综合梳理　提纲挈领　简明扼要　由浅入深

中医自学百日通

杜茂爱　主编

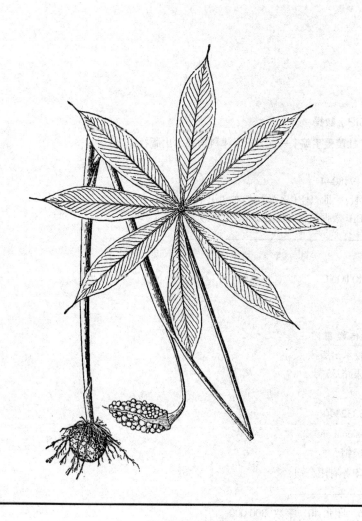

天津出版传媒集团

天津科学技术出版社

图书在版编目（CIP）数据

中医自学百日通 / 杜茂爱主编 . — 天津：天津科学技术出版社，
2015.1（2022.10 重印）

ISBN 978-7-5308-9480-4

Ⅰ . ①中… Ⅱ . ①杜… Ⅲ . ①中医学—基本知识 Ⅳ . ① R2

中国版本图书馆 CIP 数据核字（2015）第 222699 号

中医自学百日通

ZHONGYI ZIXUE BAIRITONG

责任编辑：孟祥刚

责任印制：兰　毅

出　　版：天津出版传媒集团
　　　　　天津科学技术出版社

地　　址：天津市西康路 35 号

邮　　编：300051

电　　话：（022）23332490

网　　址：www.tjkjcbs.com.cn

发　　行：新华书店经销

印　　刷：唐山楠萍印务有限公司

开本 787×1092　1/16　印张 40　字数 800 000

2022 年 10 月第 1 版第 2 次印刷

定价：68.80 元

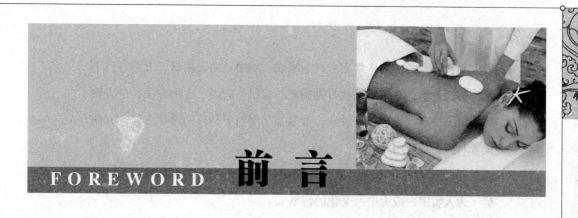

FOREWORD 前 言

中医学，是我国人民几十年来同疾病做斗争的经验总结，是我国历代医家们的实践结晶。与西方医学相比，至今仍有其自身的特色和优势，甚至能治愈一些连西医都束手无策的病症。

中医虽好，但也有些滥竽充数之辈坐诊堂中，遇上他们，恐怕连最简单易治的疾病也会成为沉疴顽疾。所以，我们都应该学习点儿中医知识、懂点儿望闻问切和药理药性，如此才可眼明心亮地揭穿那些伪中医、假药方，为自己、为父母、为子女、为伴侣的健康保驾护航。

有人会说："想学中医谈何容易，需要用几年时间来入门、十几年时间来实践，我已是不惑之年，现在去学，岂不太晚？"这里需要明确的是，学习中医，多早都不算早、多晚都不算晚，能不能学好主要是凭借耐性和悟性，及一颗仁者之心，至于年龄、性别、职业等因素反而没那么重要。

然而面对林林总总的中医学习书籍，通俗易懂和权威严谨是最重要的选择标准。本书正是这样一部全面地、系统地、通俗地介绍中医的著作，既可以作为中医爱好者初识中医的入门读物，也可以作为中医院校学员和中医临床工作者的参考资料。本着深入浅出、易懂易学、易记易用的原则，分为上中下三篇，上篇为中医理论与诊断，讲述了阴阳五行、藏象、精气血津液、病因病机、中医四诊、八纲辨证等最基本的中医理论；中篇为中药与方剂，重点介绍了各种常用中药的性味归经和功

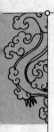

效应用，以及各种临床常用方剂的组成、功用、用法用量、方解等；下篇为临证诊治，介绍了一些常见病症的症状、病因、主治方法、单方验方、口服中成药等，还有针灸、推拿等其他简单易行的治疗方法，方便读者对应查找应用。

　　希望读者能从书中汲取到所需知识，在日后的生活实践中为己释惑、为人解困，成为中医文化的传承人。

CONTENTS 目 录

上篇 中医理论与诊断

中医
自学百日通

目录

中篇 中药与方剂

中医
自学百日通

目录

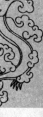

中医
自学百日通

目录

中医
自学百日通

目录

009

第十八章　解表剂

中医
自学百日通

目录

中医
自学百日通

目录

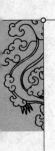

下篇　临证诊治

中医 自学百日通

目录

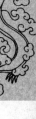

中医
自学百日通

目录

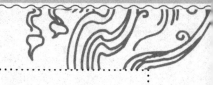

上 篇

中医理论与诊断

第一章　初识中医

几千年来，中医学在不断实践中逐步完善和提高，久盛不衰，硕果累累。中医入门的第一步便是着眼于其历史发展、内容内涵、传统理念、基本特点、独特优势来理解中医。本章从中医学的形成和发展、中医理论体系的主要内容等几个方面为读者展开了祖国医学这幅博大精深的巨幅画卷的一端。

第一节　中医学的形成和发展

中医学理论体系的形成

中医学是一门传统的医学科学，在漫长的历史时期，它形成了一套独具特色的理论体系。它与我国人文地理和传统的学术思想等存在着密切联系，属于东方的传统科学范畴。

中医学理论体系包括中医基础理论、中医预防医学和中医临床医学三部分。其中，中医基础理论的形成与发展与科学和文化背景息息相关，也是中医学的入门课程。受古代哲学思想的影响，以及社会自然科学的渗透，还有长期医疗经验的积累，中医学理论体系已经客观地概括了人体病理变化、诊断治疗、预防疾病的基本规律，对临床实践也起着指导性作用。作为一种科学的知识体系，目前的中医学理论体系还有待完善和提高，以期发挥更高的科学价值和应用价值。

战国至秦汉时期是中医学理论的形成时期，《黄帝内经》《难经》《伤寒杂病论》《神农本草经》是其中的标志性著作。

《黄帝内经》

该书又简称《内经》，分为《素问》和《灵枢》两部分。成书的年代，一般认为从春秋战国开始，可能至汉代才完成。《黄帝内经》并非黄帝所作，属后人伪托。正如《淮南子·修务训》所指出的那样，冠以"黄帝"之名，意在溯源崇本，借以说明中国医药文化发祥之早。关于《黄帝内经》的作者，多数学者认为此书并非出自一人之手，是众多医学家的论著几经修纂而成。所谓医经，就是阐述人体生理、病理、诊断、治疗和预防等的医学理论著作。为了表现它的重要性，所以称之为"经"。古人把具有一定法则、一般必须学习的重要书籍称之为"经"，如儒家"六经"，老子的"道德经"以及浅显的"三字经"等。

《黄帝内经》是我国现存最早的医学典籍，但其内容又不仅限于医学，而与中国古代的哲学、天文、地理等学科密切相关，是一部关于哲学和自然科学的综合著作。在现代学术分类的视野下，医学归属于自然科学的范畴，但医学在其本性上并不仅属于自然科学，它更蕴含着社会科学的内容。因为只

要是与人有关的学科就不仅是自然科学所能涵盖的，必然蕴含着社会文化的内容。我国古代的医学家并没有把医学看成是一门孤立的学科，而是把它放在天地自然和社会文化的大视野中来思考的。所谓"道者，上知天文，下知地理，中知人事，可以长久"。《黄帝内经》多写作于诸子百家学术争鸣的

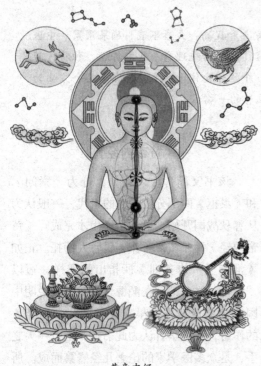

黄帝内经

年代，因此深受诸子学说的影响。从《黄帝内经》的内容上看，黄老道家、《周易》与《黄帝内经》关系最紧密。如老子的无为思想，庄子的真人、至人、圣人、贤人人格，在《黄帝内经》中就有很多地方出现，《黄帝内经》多处引用《老子》《庄子》中的语言。可以说，在价值观上，《黄帝内经》与黄老道家是一致的，有的学者将《黄帝内经》看成是黄老学派的著作是不无道理的。

《黄帝内经》以当时先进的哲学思想为指导，阐发医学基本理论。同时，《黄帝内经》又借助医学知识，对五行、气、阴阳、天人关系和形神关系等进行了探索，丰富和发展了哲学理论。

在《黄帝内经》中，"四时五行"始终贯穿全书，是该书的要旨之一。"五行"是指五种自然力量，它们存在于天空或者自然界中，并且主导着自然界的万物生长与天地万象的运行。这些力量不会增也不会减，与天地、自然界同在，而且永远不会消失，属于"阳"性的力量。"五行"用五颗星体命名，对应为"木（风）、火（热）、土（湿）、金（燥）、水（寒）"，其中木生火克土，火生土克金，土生金克水，金生水克木，水生木克火，各字所含的词义也正是《黄帝内经》所要表达的语义，而且还寓意了它们之间所存在的，或者《黄帝内经》所要表述的关系。与五行所对应的"四时"就是"春、夏、交、秋、冬"各季，这里"交季"说的正是在《黄帝内经》中经常出现的"长夏"一词。交季对应春、夏、秋、冬四季中各季结束前的十八天，以夏秋之间的长夏季节最为明显（湿气重），与五行相对应，"四时"所包含的寓意是"春生、夏长、交连（化）、秋收（敛）、冬（蛰）藏"。

天地万物由一气所化。中国古人认为气是宇宙和生命的本源，人与天地万物都由气所化生，因此有关气的理论始终贯穿在《黄帝内经》中。所谓"气"，是沟通天人万物的中介。气是人与万物生死存亡的根据，是生命的本质。既可以以有形之态存在，也可以以无形之态存在。气作为一种能量，还可以以"流"的方式进行转换，在转换的过程中，产生对人有益的或无益的作用。如果气全部处于正常运化的状态，也就是人的理想状态，被《黄帝内经》称之为"圣人"。反之，气如果全部处于非正常运化的状态则人的死期已至。对于人来说，生命取决于气，宝气、养

气、调气是养生和治病的根本要求。

阴阳观点也始终贯穿在《黄帝内经》中，例如"气"的两重性。阴阳观点与中国的传统思想相吻合，也就是与哲学上的"辩证"观点相符。任何事物都存在两面性，即对立与统一。由此，才有"中"也就是和谐存在的必要性，才有制衡存在的必然性。不是"你死我活"地消灭，而是"此消彼长"地共存；不是"赶尽杀绝"的"零和游戏"，而是平衡式的调节。《黄帝内经》认为，阴阳相对协调是健康的表现，而疾病的发生则是"阴阳失调"的结果。之所以这样，是因为在具体的环境和具体的结构中，阴阳有其特定的功能范围，一旦有一方超越此范围或不及此范围，则必定导致另一方的不及或超越，从而产生阴阳失调。但这只是阴阳在量上的失调，其在质上的失调则表现为阴阳双方的相互转化。当然这种相互转化并非是任意的，它必须在某种特定条件下或某个特定的阶段才能完成。《黄帝内经》就是运用阴阳转化的原理，建立了以五脏为中心，在内联系六腑、经脉、五体、五华、五窍、五志等，在外联系五方、五时、五味、五色、五畜、五音、五气等，相互关联、相互作用的整体医学宇宙观。阴阳脏腑辩证成为中医认识疾病的基本思维模式。

天人问题是中国古代哲学的基本问题，在这个问题上各家说法虽有不同，但基本上都认同天人合一的观点。《黄帝内经》持天人相应的观点。天人相应的基本观点就是人与自然息息相关，人由天地之气所化生，人的生命活动取决于天地自然的变化规律，人也应该主动地去顺应天地自然的变化规律。《素问·宝命全形论》说"人以天地之气生，四时之法成"，是说人和宇宙万物一样，是禀受天地之气而生、按照四时的法则而生长。人生天地之间，必须要依赖天地阴阳二气的运动和滋养才能生存。《素问·离合真邪论》说："夫圣人之起度数，必应于天地，故天有宿度，地有经水，人有经脉。"也就是说天人之间是互相影响的，如天地之气温和，则江河之水安静平和；天寒则地冻，天起风暴雷雨，江河之水也随之波涛汹涌。反映到人体中也一样，天气寒冷，人的气血运行凝涩不通，天气暑热，则使气血运行加速，人易出汗，也说明了天人相应的观点。人与自然这种相参相应的关系在《黄帝内经》中是随处可见的。无论是生理还是病理，无论是养生预防还是诊断与治疗，都离不开这种理论的指导。

形神统一，重神轻形，是中医区别于西医的基本特征。古人认为，天地万物由气所化生，具体说来，是由在天之气（阳气），和在地之形（阴气）和合而成。就人来说则是形神合一。《黄帝内经》对于形体与精神的辩证统一关系做出了说明，指出精神统一于形体，精神是由形体产生出来的生命运动。在先秦诸子中对神以及形神关系的认识，没有哪一家比《黄帝内经》的认识更清楚、更接近科学。关于形神必须统一、必须相得的论述颇多，如《灵枢·天年》和《素问·上古天真论》。如果形神不统一、不相得，人就得死。

《黄帝内经》理论体系包含着丰富的思想内容，古今学者对《黄帝内经》理论体系所包含的内容从不同角度有不同的划分。这里不再一一说明。这里要说明的一点是从唐代的王冰开始到明代的张景岳都把养生内容列为《黄帝内经》医学理论之首，是十分有见地的。在中国古代先哲看来，只有对天地宇宙有一个正确的认识，养成高尚的道德人格，建立一种合理的生活方式，才是保持身体健康，免除疾病缠绕的关键所在，才是跻斯民于仁寿的恒久之道。至于得病之后的治疗则是不得已而为之的下策。

《黄帝内经》是对中国上古医学的第一次总结。所引用的古文献有50余种，其中既有书名而内容又基本保留的有29种。它的集结成书是以古代的解剖知识为基础，古代的哲学思想为指导，通过对生命现象的长期观察，以及医疗实践的反复验证，由感性到理性，由片段到综合，逐渐发展而成的。因此，这一理论体系在古代朴素唯物辩证法思想的指导下，提出了许多重要的理论原则和学术观点。历代著名医家在理论和实践方面的创新和建树，大多与《黄帝内经》有着密切的渊源关系。作为中国传统医学的理论思想基础及精髓，在汉民族近二千年繁衍生息的漫漫历史长河中，它的医学主导作用及贡献功不可没。

《难经》

该书又叫作《黄帝八十一难经》，是东汉时期的医著，相传是秦越人（扁鹊）所作。该书的主要表现形式就是问难答疑，也就是说作者把自己认为的难点和疑点提出，然后逐一解释阐发。通过这种形式，该书共讨论了81个医学理论难题，因此本书也叫作《八十一难》。内容包括脉诊、经络、脏腑、疾病、腧穴、针法等基础理论，同时也列述了一些病证。其中1～22难论脉；23～29难论经络；30～47难论脏腑；48～61难论病；62～68难论腧穴；69～81难论针法。该书尤其对于脉学、命门、原气等有创造性的阐发，对于奇经八脉和腧穴有较为详备的论述。《难经》不但在理论方面丰富了祖国医药学的内容，而且在临床方面也有很多详细的论述。除此之外，该书还提出了"伤寒有五"的理论。所谓的"伤寒有五"就是指广义的伤寒有五种，即中风、伤寒、湿温、热病、温病，对后世伤寒学说与温病学说的发展产生了一定的影响。《难经》对诊断学、针灸学的论述也一直被医家所遵循，对历代医学家理论思维和医理研究有着广泛而深远的影响。

《伤寒杂病论》

秦汉以前，临床医学基本处于探索阶段，治病主要凭借经验。随着经验的积累和医学理论的形成，临床医学迅速发展。两汉时期，中医学已有显著的进步和发展。东汉末年著名医学家张仲景在《黄帝内经》《难经》的基础上，进一步总结前人的医学成就，经过反复实践，写成了我国第一部临床医学专著《伤寒杂病论》。该书也确立了中医临床治疗的辨证论治原则。在中医学上，医生问病情的时候，首先要了解病人有些什么症状，比如头疼、发热、怕冷、咳嗽等以及病人的表情，还要按一下病人的脉搏，这一系列的症状称作症候群，综合在一起的症候群，中医就称它为"证"。通过对"证"的仔细辨别，就可以讨论治疗，然后处方用药，这样的全过程，叫作"辨证论治"。辨证论治的基本原则，可以归结为"八纲辨证"和"六经论治"。所谓八纲（阴、阳、表、里、寒、热、虚、实）是通过运用四诊（望、闻、问、切）来分析和检查疾病的部位和性质而归纳出来的。所谓六经，就是三阳经（太阳经、阳明经、少阳经）和三阴经（太阴经、少阴经、厥阴经）。六经论治是从《黄帝内经·素问》中的六经理论引出的，通过张仲景的运用得到进一步发展。

《伤寒杂病论》经过后人的编撰整理，该书又分为《伤寒论》和《金匮要略》两部分。其中，《伤寒论》着重探讨外感疾病的诊治问题，它归纳了外感疾病发生、发展的大致规律，分析了疾病不同阶段的变化特点及诊断要点。《伤寒论》共有22篇，记述了397条治法，并记载了113首方剂。《金匮要略》主要探讨内伤杂病的诊治问题，该书以疾病分篇，论述每种病证的不同症型和不同阶段的治疗，便于后世医者分析比较。全书共25篇，记载了262首方剂，列举了60多种病症。《伤寒论》和《金匮要略》在宋代都得到了校订和发行，我们今天看到的就是宋代校订本。除重复的方剂外，两本书共载269首方剂，使用药物214味，基本概括了临床各科的常用方剂。

《伤寒杂病论》在近2000年的时间里，一直拥有强大的生命力。书中所列的药方由于来源于临床实践，配方严谨科学，疗效确凿。历史上曾有四五百位学者对其理论方药进行探索，留下了近十种专著、专论，从而形成了中医学术史上辉煌独特的伤寒学派。此外，《伤寒杂病论》还被翻译成多个版本流传到日本、朝鲜、越南等国。特别是在日本，直到今天，日本中医界还喜欢用张仲景的伤寒方。甚至在日本的一些著名中药制药工厂，伤寒方一般也会占到60%以上。可见《伤寒杂病论》不仅在我国有着深远的影响，就是在整个世界都有着深远的影响。

《神农本草经》

先秦秦汉时期，药物学知识也日渐丰富。马王堆出土书籍中，记载药物已达243种。这一时期出现了一本重要的药物学专著《神农本草经》。此书是奠基性著作，对后世影响很大。临床实践和现代研究都表明，书中的记载大多是确凿可靠的，如麻黄治喘，常山截疟，黄连止痢，海藻疗瘿等，都经得起验证。此书的问世，为中医学术体系提供了较系统的药物学知识。

该书又叫作《神农本草》，简称《本草经》或《本经》，是我国现存最早的药物学专著。成书的年代历来就有不同的说法，有人认为该书成于秦汉时期，也有人认为该书成于战国时期。原书早已消失，

现行本是后世从历代本草书中集辑而成的。汉代托古之风盛行，该书借用神农遍尝百草，发现药物这一妇孺皆知的传说来提高它的地位，增强人们的信任感。就像《黄帝内经》冠以黄帝之名一样，都是出于托名古代圣贤的意图。

书中共收载药物365种，其中，植物药252种，动物药61种，矿物药46种，根据药物的效能和使用目的不同，把药物分为三品，也就是上、中、下三品。立为3卷分别论述：卷1为"上经"，论"上药一百二十种，为君，主养命以应天，无毒，多服、久服不伤人。欲轻身益气、不老延年者，本上经"。意思就是说上品药共120种，是无毒的、具有补养作用的药物，不仅可以久服，还能强身健体，使人延年益寿；卷2为"中经"，论"中药一百二十种，为臣，主养性以应人，无毒、有毒，斟酌其宜。欲遏病补羸者，本中经"。意思就是说中品药共120种，是一些无毒或小毒的药，多数具治病和补养的双重功效，但是不能长久服用；卷3为"下经"，论"下药一百二十五种，为佐使，主治病以应地，多毒，不可久服。欲除寒热邪气、破积聚、愈疾者，本下经"。意思是说下品药共125种，这类药以夫除病邪为主，多数有毒或药性峻猛，容易克伐人体正气，不能过量使用。这种分类方法虽然很粗糙，但却是最原始的药物分类法，便于选择和使用可以轻身延年及养生保健的药品，同时提供了治疗疾病的安全有效的药物范围。

另外，《本经》也将药物以朝中的君臣地位为例，来表明其主次关系和配伍的法则。对药物的性味在《本经》中也有详细的描述。该书指出药物的基本性情有酸、苦、甘、辛、咸五味和寒热温凉四气，可针对疾病的寒、热、湿、燥性质的不同选择用药。寒病选热药；热病选寒药；湿病选温燥

中医 自学百日通

上篇·中医理论与诊断

之品；燥病须凉润之流，相互配伍，并参考五行生克的关系，对药物的归经、走势、升降、浮沉都有很好的了解后，才能选药组方，配伍用药。

药物之间的相互关系也是药学一大关键，"药有单行者，有相须者，有相使者，有相畏者，有相恶者，有相反者，有相杀者。凡此七情，和合视之。当用相须相使者，勿用相恶相反者"。也就是说药物之间，有的共同使用不仅能相互辅佐，还能发挥更大的功效，有的甚至比各自单独使用的效果强上数倍；有的两药共同使用，一方会减小另一方的药性，使其难以发挥作用；有的药可以减去另一种药物的毒性；有的药单独使用时无毒，但当共同使用就会有很大毒性，一旦服用，会对身体有害，等等。"七情和合"原则在几千年的用药实践中发挥了巨大作用，直到现在，这些都是医者或从事药物学研究人员的必备专业知识，关乎生死，不可轻视分毫。

《本经》中对于药物性质的定位和对其功能主治的描述十分准确，其中规定的大部分药物学理论和配伍规则，到今天，仍是中医药学的重要理论支柱。

总之，四部经典著作的相继问世，促使中医学在人体结构、生理、病因、病机、诊法、辨证、治疗、方剂和中药等各方面都上升到了一个新的高度，为后世中医发展奠定了基础。

中医学理论体系的发展

在中医学理论体系的发展过程中，历代医学家在经典著作的基础上，结合临床经验和医疗实践，都从不同角度上发展了中医学的理论。

晋代王叔和著有《脉经》一书，是我国现存最早的脉学专著。该书不仅阐述了脉象产生的原因，而且对24种病脉进行了详细的论述，丰富了脉学的知识和理论，使脉学系统化。后该书被翻译成多种文字流传到日本、朝鲜、欧洲等地，对后世产生了深远影响。晋代葛洪的《肘后备急方》对天花、麻风等传染病的诊断及对黄疸患者的实验观察都有较早记载，是我国第一部临床急救手册。

隋代巢元方《诸病源候论》是我国第一部讨论病因、病理和病候的专著。该书总结以往医学经验，搜集、整理、编撰各科病症，并重新进行系统分类。全书共分67门，记载病候共1739候，较多地论述了内科疾病。此外，该书尤其重视对病源的探讨，对中医病理学说的形成做出了杰出贡献。

唐代孙思邈的《备急千金要方》《千金翼方》为中医药学最早的百科全书。该书重点论述了诊病不能被外部表象所迷惑，而应通过表象看本质。其中涉及的诊脉方法，简单明了，方便掌握。此外，该书还系统论述了中医理论、方剂、诊法等，是当时医学发展水平的代表作。

宋金元时期，中医学理论体系又有了突出的发展。《太平惠民和剂局方》是一本成药配方范本，共记载药方788例，是我国历史上第一部由政府监督编制的成药药典。陈无择的《三因极一病证方论》提出著名的"三因"学说，将病因分为内因、外因、不内外因三类，是病因、辨证、理法比较完备的著作。而且，该书在儿科、妇科、内科妇科、外科等各科疾病之后均附有治疗方剂，其中不少方剂在宋以前的医学文献中没有记载，有利于对方剂学的研究和发展。南宋施发所著的《察病指南》是诊法的专著，绘制33种脉图，并以图来示意脉象，别具一格。南宋时期的崔紫虚著有《崔氏脉诀》一书，该书以浮沉迟数为纲，分类论述24脉，对后世颇有影响。元朝有敖氏者，著《点点金》

及《金镜录》，该书将各种舌象绘成12幅图谱，根据各种舌色的状况，详细写出各种舌色所主的病症，然后再分别记述它们所用的方药。后经元代杜清碧增补为36幅，也就是我们现在所看到的《敖氏伤寒金镜录》，这也是我国第一部舌诊专著。此书图文并茂，不仅奠定了舌诊学的基础，而且在理论、方法创新及临床运用等方面均有独到的贡献。金人成无己所著的《伤寒明理论》系统地阐述了张仲景《伤寒论》中20首经方的组方原理及方、药之间的配伍关系，开创方论之先河，拓展了方剂学的学术领域。戴起宗所著的《脉诀刊误集解》，对《脉诀》中内容有误、立意颇偏、语义不明之处进行了考核和订正，对后世脉学的发展极为有益。滑伯仁的《诊家枢要》对脉法的认识与论述颇有新意，重点论述了30种脉的名称、形状、主病，简明扼要。刘昉的《幼幼新书》，论述了望指纹在儿科诊断中的重要价值。危亦林著《世医得效方》，阐述了危重疾病的"十怪脉"。这些医家从不同角度探讨和发展了中医理论，而且也为制方用药的研究提供了理论基础。

明清时期，医学研究又有了许多新的成就，其中以脉诊和舌诊的研究尤为突出。明代张介宾著《景岳全书》，内容丰富，论述尤为精辟，尤其是其中的"脉神章""十问歌""二纲六变"等章节，对后世意义重大。李时珍除著有我们所熟知的《本草纲目》一书，另外还编撰了一本《濒湖脉学》。该书汲取了各家脉学之精华，对27种脉的主病、脉体和相类脉的鉴别进行了详细阐述，并且变成歌诀，言简意赅，便于习诵，为后世所推崇。此外，明末李中梓的《诊家正眼》，周学霆的《三指禅》，徐灵胎的《洄溪脉学》，周学海的《重订诊家直诀》等，也都是专论脉诊的著作，都从不同角度促使脉学不断得到充实和完善。在舌诊

著作中，多附有舌图，为其共同特点。明代申斗垣《伤寒观舌心法》一书中记录了135种舌象，其中包含119种病变舌象外，还有16种妊娠舌象。清代张登的《伤寒舌鉴》记载了120种舌象，包括6种妊娠舌象和114种病变舌象。

明清时期，温补学派颇为盛行。明代吴又可在前人的基础上和反复实践中著成《温疫论》一书，给温病学说的形成奠定了基础。该书首先区分了瘟疫与伤寒之不同，总结了瘟疫侵犯途径、传染方式和流行特点，提出了治疗法则和用药思路。在临床实践的基础上，清代叶天士的《外感温热篇》和吴鞠通的《温病条辨》中分别创立了卫气营血辨证方法和三焦辨证方法，促使温病学说日趋成熟，在治疗急性热病方面做出了巨大贡献。

明清时期另一特点就是出现了较多的传染病专著。如明代卢之颐的《痎疟论疏》，专门探讨疟疾常症与变症的诊治。《时疫白喉提要》《白喉全生集》《白喉条辨》等为白喉专著，详细阐述白喉的表现症状、诊断方法、施治原则、遣方用药、预后判断。《麻科活人全书》《郁谢麻科合璧》《麻证新书》《麻证集成》等为麻疹专著，对麻疹的发病规律、症状特点等予以概括。王孟英的《霍乱论》、罗芝园的《鼠疫约编》较详细地论述了霍乱、鼠疫的诊断与辨证。

近现代以来，随着社会的变更，西方科学与思想的传入，中医学理论体系的发展呈现了新的趋势。一方面继承和弘扬原有的学术成果；另一方面又积极吸收西方先进的医学成果，走上了中医与西医相互汇通的道路。在中华人民共和国成立之后，国家强调中西并重，倡导中西结合，在研究的广度和深度上均超过了历史上的任何时期。

近年来，我国对方剂、本草学的研究尤为突出，代表性著作有《中医方剂大辞典》

及《中华本草》。其中《中华本草》共收集记载药物8980种，对中华民族2000多年的传统药学成就进行了全面总结，是20世纪中医学科发展水平的代表性著作。此外，中医学理论体系围绕四诊和辨证，从文献、实验与临床等不同角度，对医疗、科研和教学进行了全面、深入的研究，从某种程度上也对中医学理论体系的发展和完善具有深远影响。

第二节　中医学理论体系的主要内容

人体的生理

从大众熟知的角度来看，人体大致可分为头、四肢、躯干；从浅到深则依次划分为皮、筋肉、脉和骨几类组织。但在中医学上，通常把人体内部的脏器分为脏和腑。脏包括肝、心、脾、肺、肾（五脏）。腑包括胃、大肠、小肠、三焦、膀胱、胆六个器官（六腑），大多是指胸腹腔内一些中空有腔

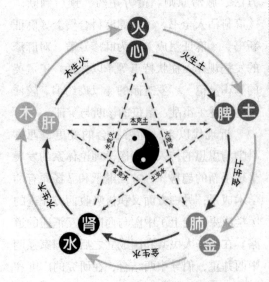

五脏

的器官。除此之外，还有"奇恒之腑"，包括脑、髓、骨、脉、子宫等。应当指出的是，中医学里的脏腑虽然与现代医学里的脏器名称大多相同，但其概念、功能却不完全一致。中医学里的脏腑除了指解剖的实质脏器官，更重要的是对人体生理功能和病理变化的概括，因此不能把两者等同起来。

古人在认识这些脏腑的基础上，进一步"以体处之，以心验之"，最终创立了中医脏腑理论最基本的模型。这里仅以肝脏的生理功能为例，来看看古人是怎样通过体验的方法，对脏腑的功能加以认识的。

我们知道肝的五行属性是属木，木就是树木，就是植物。如果要问树木生长在什么地方，大家肯定毫不犹豫地说是有水的地方，因为水是滋养树木的源泉。此外，大家都知道，树木表现出来的性质就是最不喜欢被压抑束缚，最喜欢自由自在伸展。在日常生活中，如果我们留意周围的各种树木，你就会发现一些有意思的现象：它们有的向上长，比如杨树、松树；有的向下长，比如柳树、榕树；还有的横着长，比如侧柏、灌木。再加上各种花花草草，"木"这个大家族真可谓千姿百态、丰富多彩。在这些现象的背后，就蕴含着这样一个道理：树木在自身的生长过程中，都希望自身的个性能够得到充分表达，能够自由发展。这种性质，在中医理论中，叫作"木喜条达"。也就是说这些草木一旦发展的空间受阻，它们就会"发怒"，继而想方设法冲破这些阻力。

再回过头来看一下人体的肝脏。古人通过解剖观察发现，在所有的脏器中，含血液量最多的就是肝脏，它正是人体的一个"血库"，而血液恰恰是滋养人体的"水"，所以肝脏就是人体内的木所生长的地方。这样一来，中医学就把肝脏与木做了一个固定的关联，继而把"木喜条达"这样的特性沿用到中医学中，变成了"肝主疏泄"。例如，

如果一个人总是无原因地闷闷不乐，那么他很可能是"肝气郁滞"了；如果一个人总是因为一点儿小事，就好暴躁发怒，这个人一定肝火过旺。原因都在于"肝主疏泄"这一功能无法正常地进行了。

通过观察与体验，古人对人体的各个脏器都有了深入的认识，为我们描绘了人体整体的生理过程。

人体的病理

古人通过观察和体验，认识了人体在正常情况下的生理过程。那么人体在哪些因素的影响下，会发生疾病呢？

中医学把引起疾病的因素划分为三类：外因、内因和不内外因。其中之一，中医学认为引起疾病的原因是邪气进入体内造成的。邪气可比喻为自然界的现象，主要划分为"寒、暑、风、湿、热、燥、火"七种，依据科学的观点，可将邪气解释为随气候或气温、湿度等变动的"外因"。除此之外，人体的机能也可能是在不知不觉当中受到各种精神性或情绪性的影响并累积，进而引起疾病的。因此，将精神性或情绪性的影响所导致的病症，对应前述的邪气"外因"，则被称为"内因"所致。人类的情绪影响，主要分为"喜、怒、忧、思、悲、惊、恐"七种，称为七情之乱。中医学将七情之乱比作是疾病内因的主体。除七种邪气的"外因"和七情之乱的"内因"之外，还有不属于内因或外因的"不内外因"（暴饮暴食或过度疲劳）复杂混合在一起而引起的疾病。

按照现代医学对疾病原因的认识，疾病可以划分为感染性疾病与非感染性疾病两大类。感染性疾病，是由于感染了细菌或者病毒等引起的，如果想要根治，就必须把这些病菌或者病毒清除，身体才会痊愈；而非感染性疾病，常常是人体的某些组织器官出

了问题，比如高血压就是心脏和血管系统出了问题引起的，糖尿病就是胰岛素分泌出了问题引起的，想要痊愈，就必须把这些心血管、胰岛素的问题解决了才可以。按照中医的说法，这些细菌、病毒难道不是真正的病因吗？这些出了问题的心血管、胰岛素难道不是真正的病因吗？下面就从中医的角度给大家解释一下。

先说外感病。感冒是我们最常见的病例，感冒后通常会出现头痛、发热、咽喉疼痛、咳嗽、流鼻涕等症状，西医检查首先会抽血看血象，然后再结合你的病史，诊断为上呼吸道感染，这种诊法当然也是对的。但是假如我们现在暂时放开这些固有的常规认识，试着从另一个角度思考问题，也许你对感冒就会有新的认识。

我们在冬季天气寒冷的时候着凉了会感冒，这个时候感冒的症状通常是打喷嚏、流鼻涕、明显怕冷；春夏季天气炎热的时候我们也会感冒，这个时候表现出来的症状多为不怕冷、嗓子痛、痰黄黏稠；如果是秋季因天气干燥、气温骤降而感冒，那么这个时候表现出来的症状一般就是咳嗽比较突出，痰却很少。

按照西医的说法，同样是因为细菌感染导致的疾病（甚至有可能就是同一细菌），病因相同，为什么表现出来的症状会如此不同呢？中医理论跳过细菌的环节（当然不是有意的，是受到当时条件限制的），直接把疾病与环境做了链接，以这样的思路所发现的问题，是现象还是本质呢？

而内伤疾病又与外感病不同。譬如糖尿病有一种类型，叫作阴虚火旺。表现出来的症状就是吃得多、喝得多，火气很大，但是人比较瘦，睡眠很差，入睡困难，梦又很多。如果用夫妻来比喻人体的阴阳，那么此时的状态，就是丈夫很凶悍（阳热盛），妻子很柔弱（阴气虚）。如果此时给出严惩丈

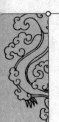

夫的决定，即用苦寒之药来清泻阳热，就会发现，丈夫气势衰败的同时，妻子也变得更加苍老无力了。因为苦寒药在清泻阳热的同时，同样会耗伤阴气。更不利的是，苦寒药对脾胃的伤害也很大，脾胃受损，气血就无法得到补充，阴阳就更虚弱了。正确的方法是，用甘凉的药滋助妻子，让她的身体更强健。只有妻子的"实力"与丈夫相当，妻子才会对丈夫起到真正的制约作用，夫妻才会真正地实现和谐幸福。

当然，外感病与感染性疾病、内伤病与非感染性疾病之间并非一样对应的关系，这里只是举一个简单的例子。

疾病的治疗和体质的调理

对导致疾病的原因形成一个正确的认识之后，接下来要解决的问题当然是如何针对疾病进行治疗。中医学在几千年的历史发展中，治疗体系可谓是丰富多样，我们比较熟悉的有针灸、拔罐、推拿、口服中药、外用中药等。其中，在中医的治疗上，中药疗法和针灸疗法是最常用的两种中医疗法。

中药疗法

从神农尝百草，伊尹制汤液开始，中药治疗就已经开始作为一种治疗方法运用到中医学上了，并且成为一种非常重要的方法。医圣张仲景的《伤寒杂病论》，更是集前人经方于大成，确立了中药疗法在中医治疗中的核心地位。那么中药是怎样发挥其治疗作用的呢？中药发挥治疗作用的基础，就是中医学上常说的四气五味。

所谓四气是指中药有寒、热、温、凉四种不同的性质（中医称四气）。其中温热与寒凉属于两类不同的性质。而温与热，寒与凉则分别具有共同性；温次于热，凉次于寒，也就是说在共同性质中又有程度上

的差异。对于有些药物，通常还标以大热、大寒、微温、微寒等词加以区分。药物的寒、热、温、凉，是从药物作用于机体所发生的反应概括出来的，是与所治疾病的寒、热性质相对而言。能够减轻或消除热证的药物，一般属于寒性或凉性，如黄芩、板蓝根对于发热口渴、咽痛等热证有清热解毒作用，表明这两种药物具有寒性。反之能够减轻或消除寒证的药物，一般属于温性，如附子、干姜对于腹中冷痛、脉沉无力等寒证有温中散寒的作用，表明这两种药物具有热性。对于寒病就要用热性药，对于热病就要用寒性药，这里药性与病性是相逆的，所谓相反相成，这就是药文化的一种具体表现。如果"以热益热（用热药治热病），以寒增寒（用寒药治寒病）"，就会导致"精气内伤，不见（现）于外"，这是治疗上的严重失误。孙思邈在《大医精诚》中严肃地批判了那些"寒而冷之（是寒病，却用寒使病症更寒），热而温之（是热病，却用热使病症更热）"的医生，如果这样医治不仅会加重病情，严重的还会导致死亡。由此可见，运用药的"四气"来治病，是多么重要，许多服用过中药者，或许对此知之甚少。

所谓五味是指中药含有酸、苦、甘、辛、咸这五种不同的味道。有些药物还具有淡味或涩味，因而实际上不止五种。但是，五味是最基本的五种滋味，所以仍然称为五味。药物五味的认定，首先是通过口尝，即用人的感觉器官辨别出来的，它是药物真实味道的反映；但五味更重要的则是通过长期的临床实践观察，不同味道的药物作用于人体，产生的不同反应和获得不同的疗效，而被归纳总结出来的。也就是说，五味早就超出了味觉的范围，建立在功效的基础上了。这里我们先对中药的五味进行简单的分述。

酸，"能收能涩"，也就是说酸味药有收敛、固涩的作用。一般固表止汗、敛肺止

咳、涩肠止泻的药物多具有酸味。酸味药多用治体虚多汗、肺虚久咳、久泻肠滑、遗尿尿频等证。如五味子固表止汗，乌梅敛肺止咳，五倍子涩肠止泻等。

苦，"能泄、能燥、能坚"，也就是说苦味药有清泄火热、泄降气逆、通泄大便、燥湿、泻火存阴等作用。一般来讲，清热泻火、下气平喘、降逆止呕、通利大便、清热燥湿、苦温燥湿、泻火存阴的药物多具有苦味。苦味药多用治热证、火证、喘咳、呕恶、便秘、湿证、阴虚火旺等证。如黄芩、栀子清热泻火，杏仁、葶苈子降气平喘，半夏、陈皮降逆止呕，大黄、枳实泻热通便，龙胆草、黄连清热燥湿，苍术、厚朴苦温燥湿，知母、黄柏泻火存阴等。

甘，"能补能和能缓"，也就是说甘味要有补益、和中、调和药性和缓急止痛的作用。一般来讲，滋养补虚、调和药性及制止疼痛的药物多具有甘味。甘味药多用治正气虚弱、身体诸痛及调和药性、中毒解救等几个方面。如人参大补元气、熟地滋补精血、饴糖缓急止痛、甘草调和药性并解药食中毒等。

辛，"能散能行"，也就是说辛味药具有发散、走窜的性质，最擅长于冲破敌人的重重阻力，使正气得以伸张。如果人体所患的疾病是由丁各种邪气停聚而引起的，那么辛味药就大有其用武之地了。比如由于风寒邪气束缚了肌表而导致感冒，就需要用辛味药如荆芥来发散，驱赶邪气，使其离开人体；由于情绪不好，引起肝气郁滞，就需要用辛味药如柴胡来疏解调达。就像有人遇到烦心事，最需要的就是找一位知心好友，三言两语，将心结化开，柴胡所扮演的，就是在体内化开心结的好友角色。

咸，"能下、能软"，也就是说咸味药有泻下通便、软坚散结的作用。一般来讲，泻下或润下通便及软化坚积、消散结块的药物多具有咸味。咸味药多用治大便燥结、瘰疬痰核、瘿瘤、癥瘕块等症。如芒硝泻热通便，海藻、牡蛎消瘰散瘿，鳖甲、土鳖虫软坚散结等。

疾病的发生和发展往往是错综复杂、瞬

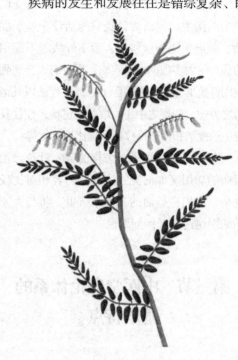

息万变的，常表现为虚实并见、寒热错杂、数病相兼，故单用一药是难以兼顾各方的。所以临床往往需要同时使用两种以上的药物。药物配合使用，药与药之间会发生某些相互作用，如有的能增强或降低原有药效，有的能抑制或消除毒副作用，有的则能产生或增强毒副反应。因此出现了一个很重要的治疗思想，叫作配伍。所谓配伍，是指有目的地按病情需要和药性特点，有选择地将多味药物配合同用来提高疗效，减少副作用的一种方法。我们今天看到的医生处方，很少是单用一味药去治疗的，就是为了避免出现药性的偏颇。

针灸疗法

从流传下来的中医经典古籍来看，针

013

灸疗法的广泛应用，是早于中药疗法的。在《黄帝内经》一书中所记载的疾病的治疗，绝大部分是用针刺法进行的。然而在今天，古代中医如此重视的针灸疗法却处于非常弱势的地位。不用说外行人，就是中医专业的学生、医生，也认为针灸只能治疗中风、面瘫、颈肩腰腿痛这些别人治不好或者不愿治的病。绝大多数的内科疾病，很少有人会想到应用针灸的方法。而实际上，针灸疗法以其运用之方便，调理之中正，取效之迅捷，往往具有中药疗法和西药治疗所无法比拟的优势。

针灸的治病原理是怎样的呢？针灸诊治疾病的功用又如何呢？这部分内容相对比较复杂，我们在后面的针灸章节里，将与大家详细探讨这方面的问题。

第三节 中医学理论体系的基本特点

整体观念

中医诊断时强调整体审察的认识论基础便是整体观念，这是中医学的一个基本特点。

西医做化验时，所得出的结果完全依靠机器和试剂，至于这个病人是谁、有何经历、病情如何等，大多不在考虑范围之内，对"症"治疗时会出现治标不治本、病情反复，或者副作用强烈、病人无法耐受的情况。而中医诊病时都是整体诊察病人的情况，而不是孤立片面地只看到一点（当前的症状），这和西医有较大的区别。

我们可以从广义和狭义两个方面来认识整体观念：

广义的整体观念——天人相应

人体是一个小宇宙，生活在天地这个大宇宙之间，天（自然和社会）与人不仅是整体与局部、大环境与小环境的关系，同时也是统一整体中对立着的两个方面。若是我们的衣食住行、一举一动无法与自然和社会相适应，破坏了这个大环境的整体和谐性，那么疾病便会悄然而至。

"一方水土养育一方人"，不同地区会有不同的气候、水土、物产、风俗，人们的生活习惯和饮食嗜好便由此呈现出差别，人体的生理特点和当地的常见病也就大不相同。"非其时而有其气"，当气候季节出现反常变化之时，人体的调节机能难以在短期内加以适应，就容易得病。诊治疾病时，自然生活环境因素的改变也是不可忽视的。

人作为智慧生物，其生理活动必然受到心理活动的影响，而社会生活环境正是影响心理活动的主要因素之一。假如我们所习惯的社会环境发生了剧变，而精神生活和日常养生保健又无法做出相应的改变或调整，以至于无法适应新的社会环境时，疾病就会从心而生。

狭义的统一整体——"全息论"

人体是一个复杂的系统，以心（心神）为主宰，以五脏为中心，由经络联结，体内充满了气、血、精、津、神等物质，它们结构上互相沟通，功能上互相协调、互为所用，病理上也是牵一发而动全身。任何疾病都具有整体性，局部的病变可以内传入里，发展成全身的病态，使得气血阴阳失调、精神活动改变；全身病态也可在某一局部呈现出病变。

因此我们在诊察疾病时，不管是病人情况，还是家庭职业和环境情况，不管是显露的病情，还是隐蔽的病情，不管是主要病情，还是次要病情，不管局部症状，还是整体病变……都要将这些因素进行全面分析、综合判断，才可以从总体上把握疾病的发生、发展及演变趋势，否则就会犯"头痛医头脚痛医脚"的错误。

医哲同理

哲学是一门思想性、理论性极强的学科，它揭示的是自然界各种事物或各种现象的普遍规律。对于各种学科来说，它的思想内容都能够渗透其中，可以说哲学是众学的基础。同样，在几千年的历史发展中，哲学也在指导着医学理论的研究与实践，是哲学指导医学科学的典型代表。所以说，中医学理论体系的建立可以说是中医临床实践过程中所积累的丰富经验与哲学思维相融合的产物。

精气学说、阴阳学说和五行学说，本是古代的哲学思想，是朴素的唯物论和辩证法，属自然哲学的范畴。它们以思辨的方法认识自然，认识宇宙，是我们认识世界的根本观点和方法，因而属于世界观和方法论范畴。但接触过中医理论者多少都知道，这些在哲学上的重要范畴，同时也是中医学的基础理论。中医学就是借助哲学的这些基本观点和方法，阐述人体生命活动的基本规律以及人与自然关系的重大问题。

精气学说作为一种自然观，帮助中医学构建了同源性思维和类比性思维的方法，构建了整体观念乃至藏象理论。阴阳学说是朴素的对立统一理论，认为人体的生命活动就是对立统一的结果。五行学说以系统结构观点，阐述了人体脏腑经络等各系统之间以及人与外界环境之间的统一性。

由上可见，中医学与哲学确实有着紧密的联系。尽管未来的医学可能会有很大的发展、突破甚至改变，但它与哲学保持的这种关系不会改变。

诊法合参

诊法是医生对患者进行诊察、搜集病情资料的基本方法。主要包括望、闻、问、切"四诊"。

望诊是医生运用视觉对患者全身和局部的变化及排出物等情况进行观察，以了解健康还是疾病的诊察方法；闻诊是医生运用听觉和嗅觉辨别患者的声音和气味变化，以此来判断病情的方法；问诊是医生通过对话的方式，对患者或陪诊者进行有目的的询问，以了解疾病的发生、发展、诊治经过、现在症状和其他有关情况，从而诊察病情的一种方法；切诊主要包含脉诊和按诊，是医生用手和指端对患者某些部位进行触摸、按压，以了解疾病的内在变化及表象反应的一种诊察方法。

望、闻、问、切用的是医生的五官，从不同角度、不同侧面对患者的病情进行分析。耳朵不能代替鼻子，眼睛不能代替嘴巴。它们之间不能相互取代，只能相互结合。只强调某种诊法的重要性，而忽略其他诊法的做法都是不对的。如果四诊不全，便得不到病人全面的、详细的资料，辨证就欠缺了准确性，甚至发生错误而导致很严重的后果。这也是四诊合参的必要性。那么，在医者看病的过程中，望、闻、问、切有没有先后顺序呢？实践当中很难划分。有的时候病人还没进到诊室，"哎哟"之声已经听到，那就可以说是先"闻诊"了。如果病人还没有说话，就已经看到了他脸色、形体的异常，那就可以说是先"望诊"了。很多的时候我们又是"问诊"在先。所以诊法的顺序并不一定按四诊的顺序。在某一个诊断的时候，实际上往往是四个诊法都要同时应用。比如中医诊腹部的时候，首先要打开衣服看他腹部皮肤的色泽、形状，这就是望诊。然后，用手去按压，了解温度、痛觉等，这就是切诊。

望、闻、问、切获得资料是感性、片面的，有真有假，还没有把握疾病的内在本

质。必须经过四诊合参，把这些感性的资料进行反复思考，分析综合，去伪存真，判断推理，最后再确定诊断，这是一个完整的思维认识过程。光有四诊，不能台参，就等于光有感知，没有判断推理，失误是必然的。

辨证论治

作为中医诊断，辨证论治又分为辨证和论治两个部分。从理论上看，辨证论治是一个整体，辨证是论治的前提，没有准确的辨证，就不会有正确的论治。辨证论治是中医诊治疾病，包括处方用药所必须遵循的原则。

中医学上，症与证和病有着质的区别。症，即单个症状、体征，是疾病的一种临床表现。如发热、口渴、尿黄、舌苔黄、脉数等。证是阶段的，病是全程的。所谓证，即证候，证候反映了个体在疾病过程中一定阶段的病因、病位、病性、邪正盛衰等所构成的病变本质。所谓病，即疾病，是指机体在致病因素作用下，病情的发生、发展乃至变化的一种全过程。如感冒病、咳嗽病、黄疸病等。证会随着疾病的进退而变化，是一个相对稳定的具有时间性、阶段性、变化性的概念。同一症状可以出现在不同疾病之中，可以由多种不同病因引起，病理机制可大相径庭，但基本性质也可以完全不同。同一种病可以有不同的本质特点，更可以有不同的发展阶段。因此，证比单纯的症状或病名更能够全面、深刻、确切地揭示疾病变化的本质。

辨证，就是将望、闻、问、切等诊法所收集的资料、症状和体征，在中医理论指导下，通过比较、分析、综合，由表及里，去粗取精，辨清疾病的原因、性质、部位及邪正之间的关系等，最后概括、判断为某种性质的证或病。因此，辨证的过程就是对病人做出正确、全面判断的过程，或者说分析并找出主要矛盾的过程。

论治，则是根据辨证的结果，确定相应的治疗原则和具体治疗方法，并加以实施。辨证是确定治疗方法的前提和依据，论治是治疗疾病的手段和方法，通过论治的效果，可以检验辨证是否正确。所以，辨证论治的过程，就是认识疾病和治疗疾病的过程。辨证和论治，二者密切相连，是诊治疾病过程中前后衔接、相互联系、不可分割的两个环节，是理论和实践的有机结合，是理（中医理论）、法（治疗原则）、方（方剂）、药（中药）在临床上的融会贯通。

辨证论治要求辨证精当，抓住本质，运作中既有原则性，又有灵活性。也就是说既应当看到一种病常可表现出多种不同的证，又须注意不同的病在其发展过程的某些阶段，有时可以出现类似的证。例如临床上"同病异治"与"异病同治"的治疗方法，就是其原则性与灵活性的具体体现。

总之，中医治病主要的不是着眼于"病"的异同，而是取决于"证"的性质。相同的证，代表着类同的主要矛盾，可以用基本相同的治疗方法；不同的证，提示其本质特点不同，就必须用不同的治法。这种针对疾病发展过程中不同的机理和本质矛盾，用不同的方法加以治疗的法则，就是辨证论治的精神实质和精髓所在。

第四节　中医为什么能诊断疾病

司外揣内

司外揣内，是指通过观察事物外在表象，以揣测分析其内在状况和变化的一种思维方法，也有人把它"从外知内"或"从表知里"。在中医学上，外，指疾病表现于外的症状、体征；内，指脏腑等内在的病理本质。意思就是指通过外部的病理现象，来推测内脏的病理变化。

人体是一个有机统一的整体，脏腑与体表是内外相应的。内在脏腑功能失调，在外部体表上就会反映出来。《灵枢·本脏》言："视其外应，以知其内脏，则知所病矣。"说明脏腑与体表是内外相应的，观察外部的表现，可以测知内脏的变化，从而了解内脏所发生的疾病，认识了内在的病理本质，便可解释显于外的证候。

司外揣内的方法与现代控制论"黑箱"方法有所类同。对于内部有着复杂联系又不便于打开的对象，就通过外部给它输一个信息，通过输入和输出信息之间的对比研究，来推测对象内部的大致联系及其变化规律。例如，根据声音的低微还是响亮，可以判断肺气虚还是不虚；据舌色鲜红还是正常，可以判断体内有热还是正常等。与"黑箱"理论相对应的就是"白箱"理论。"白箱"，我们可以把箱子打开，将里面的东西看得清清楚楚；"黑箱"，是关着的，打不开的，我们可以从外在的信息推测里面到底放的是什么东西。但严格地说，中医不是"黑箱"，也不是"白箱"，可以说是一个"灰箱"。打开箱子就像解剖的方法，虽然能清楚知道病情，但是病人承受的痛苦很深重，而且对身体也很有害。因为内部结构遭到了破坏，有可能打开了也诊断不清，也有可能使病情更加严重。对于人体来讲，很多部位一旦"打开"，如颅脑，就会造成破坏，而且后果很严重。所以，很多时候不能采用白箱的办法，我们就结合黑箱，对病情进行分析研究，最后确诊。因此，在中医诊法上，司外揣内还是很有其存在的必要性的。

见微知著

见微知著最早出自《医学心悟·医中百误歌》。微，指微小、局部的变化；著，指明显的、整体的情况。见微知著就是通过观察机体某些局部的、微小的变化，就可以推测出已经或即将出现的严重疾病。

人体是一个统一的有机整体，体内每一个脏腑都和体表、官窍等相互联系。心有病，它可以反映到舌头上面来；肝有病，可以反映到眼睛上面来。例如有的孩子感冒时两条胳膊发冷，不打喷嚏，不流清鼻涕。但是他只要胳膊一感到冷，就快要感冒了。再比如，有的孩子感冒前鼻子部位发黄。根据这些不同症状，可判断疾病的发生，这就是中医学上典型的见微知著。

20世纪80年代，我国山东大学生物系张颖清教授在研究了大量的生物现象和生物学事实的基础上，创立了全息学说。所谓全息学说，简单来讲，就是一个事物包含另一个事物的全部信息，或者说局部包含整体的全部信息。中医的很多诊法都有这个特点，为什么一个舌头能够看出全身的疾病，一个眼睛能够观察全身的表现，脉搏为什么能够诊断全身的疾病……中医诊法上这种见微知著的原理可以说与生物全息的原理是相通的。

以常衡变

常，指健康的、生理的状态；变，指异常的、病理的状态。以常衡变，是指在认识正常的基础上，通过观察、比较，发现太过、不及的异常变化，从而认识疾病的本质。

以常衡变最早出现在《素问·玉机真脏论》，"五色脉变，揆度奇恒。"恒，正常、常规；奇，异常、变动；揆度，就是揣度、推测、估量。通过从正常中发现异常，在对比中找出差别，进而认识疾病的本质。中医通过望色、闻声、切脉等来诊断病变，都含有这方面的道理。西医诊病，需要量体温、血压及验血，有一个精确的数量，可是中医没有，很多都是通过比较而得。这个比较，可从两个角度来衡量，一个是用大家普遍认为的常作为尺子衡量异常；第二个是用个人之常、相对之常来衡量，这个往往更重要。比如，很多中国人的肤色就是以黄色为主，微微透着些红色，如果一个人的肤色比较偏白或者偏黄，这个时候就要考虑他身体是否有异常，也就符合第一个的含义。如果一个人从小脸色就偏白，突然面色发黄，这就说明他的身体可能出现异常情况了，这就是刚才说的第二个。以常衡变，需要对常有一个准确的把握，要想准确把握这个常，就要把各种因素都考虑进去。比如，要考虑他的年龄、职业，甚至连同他周围的生活环境等都要考虑。而这种考虑是相对的，并不是绝对、一成不变的，比如说黄种人，黄到什么程度算是正常的，超过了一点儿或减少了一点儿都不行吗？并非如此，都是相对的。现在推行健康档案，就非常有意义，每个人的相对之常在里面都有了，包括体温、血压、脉搏等，也许以后再加上面色、舌象、脉象等中医的内容，这样就更为准确把握身体的细微变化，做到提前预防。

第五节　中医学的优势所在

简单便捷，亲民廉价

中医学不管是食疗、药疗，还是针灸等外治法，都具有简、便、廉、验四大特点。"简"就是因时制宜，操作方法简单易行；"便"就是因地制宜，随地取材，且不受时间、地点、条件的限制；"廉"就是因人制宜，不浪费人力和物力；"验"就是有效，中医药多年流传下来有很多验方和治疗方法至今仍被人们沿用，而且疗效确凿。

疗法和用药安全可靠

中医学在诊治上一般都采用自然疗法、医食同源，很少会对身体产生不良反应。我国自古就有"寓医于食""医食同源"的说法。根据各人不同的体质或不同的病情，选取具有一定保健作用或治疗作用的食物，通过合理的烹调加工，成为具有一定的色、香、味、形的美味食品。药食同源不仅养身保健、防病治病，还能吃出健康，益寿延年。我们的祖先把"美食养身"和"防病治病"两者相互结合，融为一体，能补又能治。

一举多得的治疗效果

针灸医学的"良性双向调节"作用——中脘、天枢、足三里等穴既能治疗腹泻，又能用于便秘；内关穴既能升高血糖，又能降低血糖；既可升高血压，又能降低血压；既能治疗心动过速，又能用于心动过缓。这些穴位既是双向的，又是良性的。

第六节　学习中医时需要注意的问题

古今思维方式的关系

学习任何东西，入门第一步就是要相信。只有先接受这个东西，我们才能了解它的长处与不足，进而才有资格对它进行评价。如果抱着完全怀疑的态度去学习一门学问，那无疑是在虚度自己的光阴，更是在别人面前班门弄斧，贻笑大方。

学习中医这门学问，如何才能做到相信呢？当然是先要理解古人的思维方式。现代人思考问题时，强调必须经过实证方法检验得到的结果才是真理，古人则不同。在认识探索事物的过程中，它们更注重体验的意义，这一点在前面的阐述中大家多少会有一些了解，讲阴阳五行的时候，对这个观点会有更直接的认识。

理论与实践的关系

初学中医者，一开始很可能会有这两种极端的想法：一种认为中医应该以实践为主，古人曾经说过"熟读王叔和，不如临证多"，更坚定了实践出真知的想法，认为理论学习根本没必要；而另一种想法则正好相反，认为中医学习必须要夯实理论基础，而且这种基础必须是从《易经》开始，继而是《黄帝内经》《难经》《伤寒》《脉经》等经典著作。显然这两种想法都不对。对于有第一种想法者，最容易出现的问题就是：在学到零星的几个方子或者腧穴的用法后，就会感到中医也不过如此，于是抱着自己的经验之谈，坐井观天。对于有第二种想法者，最容易出现的问题就是：在读了数部中医学著作后，就会越来越感到中医的博大精深，穷其毕生精力，也只能学到一点儿皮毛而已，竟然完全忘记医学的目的是治病救人。长期钻研理论，没有实践，学习兴趣就会越来越小，难免半途而废。

实际上，理论与实践是相辅相成、相互为用的。理论源于实践，又可以反过来指导实践；实践升华成理论，又可以用来检验理论正确与否。离开了实践的源泉与检验，理论必然会成为干瘪空洞的理论；离开理论指导的实践，也必然成为盲目的实践。

当然，对于初学者来说，理论的学习是至关重要的。而理论的学习只是迈出了第一步，只有将理论与实践真正融合，才能真正掌握防病治病的方法。

自学与求师的关系

初学中医，可能一开始会遇到很多学术上的问题，这时我们常常会有这样的疑惑：我很想学中医，可没有老师，不知该从哪里学起呢？

实际上，对于学习中医来说，自学是一个很重要的途径。明代有一位名医叫作江瓘，自己长时间患有呕血症，当时却没有医生能够医治，于是便发奋自学中医。他非常认同褚澄的"博涉知病，多诊识脉"的见解，就从古今医案入手，广泛进行搜集整理，最终汇编成一部《名医类案》，千古流芳，而他本人也成了一代名医。

然而，学习中医，如果总是靠自己的力量有时候也很难学有所成。当一些疑难问题让自己感到困惑的时候，就需要向老师或者同学求助，这也是自己增进学识最快、最有效的途径。当然，平时还要注意多结交同样喜爱中医学的朋友，大家多做交流，对自己的学习一定会有所帮助。

第
二
章

中医学的哲学基础

　　阴阳五行学说是中医学的理论基础。如果想要说明中医学与阴阳五行之间的关系，就必须先了解阴阳五行学说的具体形成，然后才会知道这一学说之所以能够成为中医学的理论基础，并不是无源之水，而是有着客观依据的。

第一节　阴阳学说

阴阳的定义

　　阴阳理论是中国古代哲学中朴素的唯物辩证法，是人们认识世界和解释世界的一种方法论。阴阳是对宇宙中相互关联的某些事物或现象对立双方的属性概括。既可代表对立的两个事物，也可代表同一事物内部相互对立的两个方面。

　　《素问·阴阳应象大论》说："阴阳者，天地之道也，万物之纲纪，变化之父母，生杀之本始。"表明阴阳这两个对立统一的方面，是宇宙间一切事物变化、发展的根源和规律，也关系到人的生老病死。

　　最初，人们把阳光的有无作为区分阴和阳的一个标准。如晚上为阴，白天为阳；背日为阴，向日为阳；我们国家的山之南有阳光，所以为阳，山之北没有阳光，所以为阴。后来，通过长期的观察，古人对事物的阴阳属性进行了划分：凡是苍白的、晦暗的、黑暗的、寒冷的、重浊的、下降的、沉闷的、低下的、抑制的、静止的、内向的、迟钝的、消极的、悲哀的、有形的、物质的、柔和的、虚弱的……都属阴；凡是红火的、明亮的、光明的、温暖的、轻扬的、上升的、热烈的、高亢的、兴奋的、运动的、外向的、灵敏的、积极的、喜庆的、无形的、精神的、刚烈的、强壮的……都属阳。

　　中医上的阴阳学说贯穿于中医学的各个领域，用来阐释中医学的诸多生理和病理现象以及人与自然界的关系，它是中医学的理论工具和方法，也是中医理论体系中重要的组成部分。

阴阳的对立统一

　　阴阳对立是宇宙中普遍存在的规律。阴与阳代表了属性相反的两种事物和现象，或一事物内部的两个方面。阴阳两个方面的本质是有区别的，阴就是阴，阳就是阳；天就是天，地就是地；男就是男，女就是女……

　　而这种对立只有统一起来，才能生存和发展，只有对立而没有统一，阴就成了孤阴，阳就成了孤阳。早在先秦时期，荀子就指出："天地合而万物生，阴阳接而变化起。""阴阳相错，而变由生。"这里的"合""接""错",就含有统一的意思。

阴阳学说对阴阳二者的统一十分重视,认为阴阳二者的相互作用能否正常进行,决定着宇宙万物的生长乃至人体生命活动的正常与否。"天地交,泰"和"天地不交,否"的论述,指出大自然的天和地统一了,自然万物就通畅、安康、生机勃勃;否则,就会失常、了无生机。人体的生命活动也是如此,机体各脏腑组织及功能活动之间,只有始终统一运作,生命过程才能正常。

阴阳相互依存

阴阳相互依存是指阴阳对立的双方相互依靠,任何一方都不能脱离另一方而单独存在,每一方都必须以对方的存在作为自身存在的前提和条件。例如上为阳,下为阴,没有上就无所谓下,没有下也就无所谓上;热为阳,寒为阴,没有热就无所谓寒,没有寒也就无所谓热……诸如此类,都说明阳依阴而存,阴依阳而在。换句话说,阴阳二者失去了任何一方,另外一方就不复存在。阴阳这种互为存在条件和根据的关系,又称为"阴阳互根"。如果由于某些原因,阴和阳之间的互根关系失常,就会导致"孤阴不生,独阳不长",甚至"阴阳离决,精气乃绝"(《素问·生气通天论》)。

阴阳相互包含

阴阳相互包含也叫阴阳互藏,是指相互对立的阴阳双方中,任何一方都包含着另一方,即阴中有阳、阳中有阴。宇宙中的任何事物都含有阴和阳两种成分。"天本阳也,然阳中有阴;地本阴也,然阴中有阳,此阴阳互藏之道。"根据阴阳互藏的道理,我们就能够了解,任何事物或现象它们的阴阳属性并不是绝对的,属阳的事物不是纯阳

无阴,属阴的事物也不是纯阴无阳。事物或现象属阴还是阳,是由其属阴或属阳成分的比例大小而定的。阳中涵阴,是说属阳的事物或现象也含有属阴的成分,但该事物或现象阳的比例占绝大部分;阴中涵阳,是说属阴的事物或现象也含有属阳的成分,但该事物或现象阴的比例占绝大部分。一般地说,表示事物属性的成分占绝对大比例的时候,就会呈现显像状态,而被包含于事物或现象内部不显露的成分虽然所占比例较小,也不能代表事物的属性,但却具有重要的调控作用。

阴阳相互制约

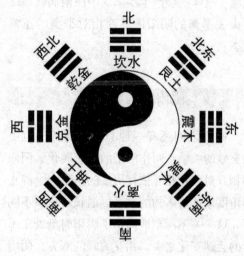

阴阳图

阴阳相互制约,是指阴阳两类事物或同一事物的阴阳两个方面存在着相互制约的关系。此处所说的"制约",是指阴阳双方的相互抑制、相互压制。如温热可以驱散寒冷,冰冷可以降低高温;水可以灭火,火可以将水烧干。正是由于对立着的阴阳双方,在运动之中相互制约和相互斗争,使事物取得了统一,才能够维持阴阳之间相对的动态平衡,也就是所谓的"阴平阳秘"。

相互对立的阴阳双方中，如果一方过于强盛，那么另一方就会被过度抑制，可致其不足；如果一方过于虚弱，对另一方的抑制就会不足，可致其偏亢。如此一来，阴阳双方就失去了相对平衡协调。如《素问·阴阳应象大论》说"阴胜则阳病，阳胜则阴病"；《类经·阴阳类》说"阴阳不和，则有盛有亏"。

就人体的生理功能而言，功能亢奋为阳，抑制属阴，两者相互制约，从而维持人体功能的动态平衡，这是人体的正常生理状态。例如心属火，肾属水，水火的相互制约就使得水火相济，人就会心火不偏亢，肾水不泛滥。一旦由于某种原因，使机体内的这种动态平衡被打破，出现阴阳偏盛或偏衰的现象，机体就会产生疾病。中医治病就是促使失去平衡的阴阳恢复到相对平衡的正常状态。

阴阳的消长转化

阴阳之间还有一种非常重要的，也更加玄妙的关系，叫作阴阳的消长转化。阴阳的相互对立和相互依存更多的是从一个静止的角度来评价事物的关系。消长转化就不同了，这一关系深刻地揭示了阴阳时刻处于不断的运动变化之中。相互关联的双方，阴增加一些，阳自然就会减少一些；反之，阳增加一些，阴就会减少一些。如果发展到一个特定的阶段，阴或阳强盛到极点，还有可能发生阴阳的相互转化，就是阴可以转化为阳，阳也可以转化为阴。如属阴的寒证在一定条件下可以转化为属阳的热证，属阳的热证在一定条件下也可以转化为属阴的寒证。因此《素问·阴阳应象大论》说："重阴必阳，重阳必阴""寒极生热，热极生寒"。临床上的急性热病，由于热毒深重，大量消耗机体的正气，在持续高热的情况下，可突

然出现体温下降、面色苍白、四肢厥冷、脉微欲绝等一派阴寒危象。此时，若抢救及时，处理得当，使四肢转温，色脉转和，阳气恢复，病情又可出现转机。

第二节 阴阳学说在中医学中的运用

说明人体的组织结构

阴阳是万事万物的发展变化规律，自然界中的任何事物和现象都可以用阴阳来解释，人也不例外。《素问·宝命全形论》中说："人生有形，不离阴阳。"阴阳学说在阐释人体的组织结构时，认为人体是一个对立统一的有机整体，其组织结构可划分为相互对立，且又彼此相互联系的两个方面。

人体的一切组织结构，运用阴阳的相对性与可分性，可划分为阴阳两个部分。由于划分的层次不同，人体脏腑经络形体组织的阴阳所指也不同。就大体部位而言，当人在站立的时候，腰腹以上属阳，腰腹以下属阴；体表属阳，体内属阴；前面的胸腹属阴，后面的背部属阳。就四肢内外侧而言，则四肢外侧为阳，内侧为阴。就内部脏腑而言，六腑传化物而不藏，为阳；五脏藏精气而不泻，为阴。由于阴阳的属性是无限可分的，因此阴阳之中还可以划分阴阳，如体表的组织皆属阳：皮肤为阴中之阳，筋骨为阳中之阴；五脏之中，心肺为阳，其中心为阳中之阳，肺为阳中之阴；肝脾肾属阴，其中肝为阴中之阳，肾为阴中之阴，脾为阴中之至阴。具体到每一个脏腑，则又有阴阳之分，如心有心阴、心阳；肝有肝阴、肝阳；肾有肾阴、肾阳等。

由此可见，人体脏腑经络及形体组织结构的上下、内外、表里、前后各部分之间，

无不包含着阴阳的对立统一。

概括人体的生理功能

阴阳学说认为，阴阳的正常、平衡是人体正常生命活动的基础。

首先，人分为形体和功能两部分，形体属阴，功能属阳，形体和功能的正常是人之阴阳正常的基础。《黄帝内经·灵枢·经脉》中提到，"人始生，先成精，精成而脑髓生，骨为干，脉为营，筋为刚，肉为墙，皮肤坚而毛发长"。所以，人的形体是由精和骨脉筋肉皮毛组成的。想让形体正常，就必须得保证人体的组成部分是正常的。而形体的补给营养主要靠饮食和呼吸，所以，饮食和呼吸正常与否是形体正常与否的保证条件。人体的功能包括运动（走路、跑步、弯腰、起立等）和神志活动（思维、意识、记忆等）两种，只要运动和神志活动正常了，人体的功能也就正常了。其次，脏腑活动是人体生长发育的基础，阴阳正常，自然也包括脏腑活动的正常。

人的生命活动正常，不只要求阴阳的正常，还要求阴阳的平衡。形体属阴，功能属阳。形体和功能之间必须平衡，也就是说有什么样的形体就有什么样的功能，要发挥什么样的功能，就必须要有什么样的形体，它们必须配套。例如要抓举200千克重的杠铃，就必须要具备抓举200千克杠铃的形体；脏属阴，腑属阳，脏腑之间也要平衡，不能失常。一旦失常，就会出现病态，我们常说的"胃强脾弱"，吃得多但运化却不好，这就是脏腑失去平衡后出现的病证；人体的新陈代谢也要和谐平衡，对人体而言，空气和饮食的进入为阴，体内浊气和浊物的外排为阳，一旦进入与排出不成比例，也就是进多出少或进少出多，就会导致病态的出现。比如有人饮食正常，但一个礼拜甚

至十几天才大便一次，且量还不多，这就是病态。

由此可见，只有阴阳的正常、平衡，才能维持生命活动的有序进行，也就是所谓的"神转不回""阴平阳秘，精神乃治"。

阐释人体的病理变化

一旦阴阳不平衡了，人体就出现了病态，这也是一切疾病产生的根本原因。

导致人体呈现病态的因素，阴阳不正常是一方面，另一方面也是我们要重点阐述的就是阴阳不平衡（也叫阴阳失调）。在某种致病因素的作用下，阴阳平衡协调关系一旦遇到破坏，引起阴阳失调，就会导致疾病的发生。因此，中医学常用阴阳失调来概括疾病的病理变化，把阴阳失调作为疾病的基本病机。阴阳失调主要包括阴阳偏盛、阴阳偏衰、阴阳互损、阴阳转化、阴阳格拒、阴阳脱失等方面。关于这几方面的详细论述可参看第六章第二节中的阴阳失调。

指导疾病的诊断

《素问·阴阳应象大论》说："善诊者，察色按脉，先别阴阳。"诊查疾病时，只有先分清阴阳，才能抓住疾病的本质。

辨别疾病的阴阳属性

首先，形体属阴，功能属阳，所以，临床上一定要先辨别病人是形体病还是功能病。如果是单纯性的功能出现了病变，这时不用治疗，只要稍加调理即好；如果是形体出现了病变，则非治疗不可，且治疗时间也会比较长。其次，从阴阳归属上来辨别阴阳。也就是说在表、在外者属阳，在里、在内者属阴；经络病属阳，脏腑病属阴。最后，从色泽、声息、症状、脉象上辨别阴阳属性。色泽辨阴阳：色泽鲜明的属

阳，晦暗的属阴。声息辨阴阳：语声高亢洪亮，多言而躁动者，大多属阳；语声低微无力，少言而沉静者，大多属阴。呼吸微弱，动辄气喘，多属阴；呼吸有力，声高气粗，多属阳。症状辨阴阳：如身热属阳，身寒属阴；口干而渴属阳，口润不渴属阴；躁动不安属阳，蜷卧静默属阴等。脉象辨阴阳：数、大、浮、洪者为阳；迟、小、沉、细者为阴。

概括证候的阴阳属性

在辨证中，一般首先以阴、阳、表、里、寒、热、虚、实八纲作为辨证的纲领，而八纲中又以阴阳为总纲，即以阴阳统帅表里、寒热、虚实六纲。表、热、实属阳，里、寒、虚属阴。

指导疾病的治疗

中医学上，阴阳学说用于指导疾病的治疗，主要体现在以下几个方面：

指导养生保健

养生，也就是保养生命的意思。人体的阴阳，是生命的根本，养生最根本的环节就是善于调理阴阳。自然界有春、夏、秋、冬四时的变化，即"四时阴阳"。要保持人体健康无病，必须"法于阴阳"，就是要使人体内的阴阳与自然界的阴阳变化相适应，保持人与自然界的协调统一，以延年益寿。

确定治疗原则

阴阳的正常平衡受到破坏是疾病发生发展的根本原因，所以，调整阴阳，补其不足，泻其有余，恢复阴阳的正常平衡，是治疗疾病的基本原则。

对于阴阳偏盛的病证，治疗时采用"寒者热之，热者寒之"的原则来治疗：阴盛伤阳所致的实寒兼阳虚的病证，我们可以应用

温热性的药物来治疗，也就是所谓的"寒者热之"；阳盛伤阴引起的实热兼阴虚证，我们可以应用寒凉性的药物来治疗，也就是所谓的"热者寒之"。

对于阴阳偏衰的病证，治疗时我们就要采取"补其不足"的原则。凡是阴虚不能制阳而引起的虚热证，一般不能用寒凉药物直折其热，要运用补（滋）阴的方法，也就是所谓的"阳病治阴"；凡是阳虚不能制阴而导致的虚寒证，一般不能用辛温发散药以祛阴寒，要运用补阳的方法，也就是所谓的"阴病治阳"。

对于阴阳互损的病证，就要采用阴阳两补法的原则进行治疗，但要分清先后主次。对阳损及阴导致的以阳虚为主的阴阳两虚证，就要以补阳为主，兼以补阴；对阴损及阳导致的以阴虚为主的阴阳两虚证，就要以补阴为主，兼以补阳。只有这样，阴阳双方才能相互资生、相互促进。

对于阴阳格拒的病证，阴盛格阳出现真寒假热证，治疗时要采用"热因热用"的原则，也就是以热治热，用热性药物来治疗具有假热征象的病证；阳盛格阴出现真热假寒证，治疗时要采用"寒因寒用"的原则，也就是以寒治寒，用寒性药物来治疗具有假寒征象的病证。这两者都属"反治"的范畴。

在阴阳脱失的病证中，包含阳脱证和阴脱证。阳随阴脱，本应补阴为主，固阳为次，但因有形之精血津液难以速生，故无形之气所当急固。阴因阳脱，也应当以补阳为主，养阴为次，阳气得固则阴不再脱。因此，不论阳脱证，还是阴脱证，都应当以补阳（气）、固阳（气）为首要治法。这是因为气是一种无形的东西，极容易散失的原因。

归纳药物的性能

治疗疾病，不但要有正确的诊断和治

疗，而且还须掌握药物的性能。中医学借用阴阳学说对药物的性味功能加以归纳说明，作为指导临床用药的依据。

药性

主要有寒、热、温、凉四种，又称为"四气"。其中寒、凉属阴（凉略次于寒），温、热属阳（温略次于热）。能减轻或消除热证的药物，一般属于凉性或寒性；能减轻或消除寒证的药物，一般属于温性或热性。故临床上治疗热证，一般用寒凉性质的药物；治疗寒证，一般用温热性质的药物。

五味

包含辛、甘、酸、苦、咸五种滋味。实际上，药味不止以上五种，有些药物属于淡味或涩味，但习惯上人们通常仍称之为"五味"。辛、甘味药属阳，酸、苦、咸味药属阴。

升降浮沉

是指中药进入人体后的走向特点。升即药性上升，降即药性下降，浮即药性发散，沉即药性镇敛。凡是具有重镇敛降作用的药物属阴；凡是具有轻浮升散作用的药物属阳。

总之，养生保健，就必须做到人与自然相统一；治疗疾病，就必须根据每一种病证确立治疗原则，在掌握药物性能的基础上选择适当的药物，以纠正疾病过程中的阴阳失调，从而达到治愈疾病的目的。

第三节　五行学说

五行的定义

同阴阳学说一样，五行学说也属于古代哲学的范畴，是人们认识事物和分析事物的一种思想方法和说理工具。五行学说同阴阳学说共同构成了中医学的理论基础。想要了解五行的定义，首先就要弄清五行的本源是什么。

五行最早是由五材演变而来的，五材，指的就是木、火、土、金、水五种物质。而木、火、土、金、水这五个字最早记载于《尚书·大禹谟》中："禹曰：吁！帝念哉！德惟善政，政在养民。水、火、金、木、土、谷，惟修；正德、利用、厚生、惟和。九功惟叙，九叙惟歌。"大概意思就是说："帝德应当使政治美好，政治在于养民。六种生活资料：水、火、金、木、土、谷，应当治理，正德、利用、厚生三件利民的事应当配合，这九件事应当理顺，九事理顺了就应当歌颂。"

《尚书·大传》中说得更明白："水火者，百姓之所饮食也。金木者，百姓之所兴作也。土者，万物之所资生，是为人用。"这段话说的就是，"水和火，是百姓做饭时必须要用到的；矿物质和木材，是百姓盖房子、做家具，下地干活，制作劳动工具所需要的；土壤，能够滋养万物，可以为人们提供食物。"所以，木、火、土、金、水这五种老百姓生活当中常用的物质，就是我们常说的"五材"。

"五行"这两个字最早见于《尚书·甘誓》中："启与有扈氏大战于甘，乃召六卿。王曰：嗟！六事之人，予誓告汝：有扈氏威侮五行，怠弃三正，天用剿绝其命，今予惟恭行行天之罚。"大概意思是说："夏启与有扈氏即将在甘（古时候的地名）进行一场大战，于是夏启召集了六军的将领。王说：啊！六军的将士们，我要向你们宣告：'有扈氏违背天意，轻视五行，怠慢甚至抛弃了我们颁布的历法。上天因此要断绝他们的国运，现在我只有奉行上天之意对他们进行惩罚'。"而五行就是指水、火、木、金、土的，则见于《尚书·洪范》中："五行：一曰水，二曰火，三曰木，四曰金，五曰土。"

了解了五行的本源，我们再来看五行的真正定义：五行，"五"是指自然界中的木、火、土、金、水五种基本物质，"行"是指它们的运动变化规律。五行学说认为：世界是物质的，宇宙间的一切事物都是由木、火、土、金、水五种基本物质的运动变化而产生的。同时，用五行之间生、克、制化理论来阐释各种事物和现象发生、发展、变化的规律，认为任何事物都不是孤立的、静止的，而是在不断的相生、相克的运动之中维持着协调平衡。这就是五行学说的基本含义。

五行的特性及其归类方法

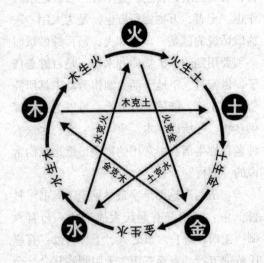

五行图

《尚书·洪范》的"水曰润下，火曰炎上，木曰曲直，金曰从革，土爱稼穑"是对五行特性的经典性概括。

木曰曲直：曲，是弯曲，直，是顺直。是指木有生长、升发、条达、舒畅的特性。

火曰炎上：炎，是一个会意字，它本义为火苗升腾，实为向外；上，是向上。是说火有温暖、发热、光明、向上、向外的特性。

土爱稼穑：爱，甲骨文字，象征两手相援引；稼穑，《毛传》解释说："种之曰稼，敛之曰穑"，也就是说种植为稼，收获为穑。所以，土爱稼穑，就是说在土的援引之下，能够种植庄稼，收获五谷。由于种植和收获是因为土的存在而化生的，进而引申为土有生新、承载、化生的特性。故曰"土为万物之母"。

金曰从革：从，甲骨文字，象征两人紧跟而行，有随行、跟随之意，后引申为顺从；革，是个象形字，本义为去毛的兽皮，后引申为改革、改变。其实是指金有顺从与变革，清除旧有的意思，也就是说金有刚与柔两个方面的特性。

水曰润下：润，是滋润，而滋润就是向里；下，是向下。是指水有滋润、向下、闭藏、寒凉的特性。

化生是土的特性，生长是木的特性，向上、向外是火的特性，向下、向里是水的特性，顺从改变而被清除是金的特性。由此可见，五行不但能表达事物和现象在某一个时间段的运动特点，更能概括事物和现象的产生、发展、衰退、消亡的运动过程。

中医的五行学说将自然界各种事物和现象，以及人体的脏腑组织、器官、生理病理现象，进行了广泛的比较和联系，运用"取类比象"（从事物的形象中找出能反映本质的特征，直接与五行各自的特性相比较，以确定其五行属性。方位、五时、五脏的五行属性即是用此思维方法确定的）、"推演络绎"（根据已知事物的五行属性，推演与此事物相关的其他事物的五行属性，如逻辑推理的"三段论"）的方法，按照事物的不同性质、形态与作用等，分别归属于木、火、土、金、水"五行"之中，用来解释人体各组织之间在生理、病理方面的复杂联系，以及人体与外在环境之间的相互关系。这就把自然界的事物或现象与人体的生命活动联系起来，在内外环境下，形成了一个五行系统，说明了人体本身及人与环境之间都是统一的。

事物属性的五行及其归类如下图所示：

自然界						五行	人体						
五味	五色	五化	五气	五方	五季		五脏	五腑	五官	五体	五志	五液	五脉
酸	青	生	风	东	春	木	肝	胆	目	筋	怒	泪	弦
苦	赤	长	暑	南	夏	火	心	小肠	舌	脉	喜	汗	洪
甘	黄	化	湿	中	长夏	土	脾	胃	口	肉	思	涎	缓
辛	白	收	燥	西	秋	金	肺	大肠	鼻	皮	悲	涕	浮
咸	黑	藏	寒	北	冬	水	肾	膀胱	耳	骨	恐	唾	沉

五行相生

"生"有资生、帮助、助长、促进的意思。五行相生是指木、火、土、金、水五行之间存在着有序的依次递相资生、助长和促进的关系。

五行相生的次序是：木生火（就是说在火里加木材，可使火更旺），火生土（就是说火可以改变土质，如砖头的制作，就是火的杰作），土生金（就是说土质决定着矿物质的成分与含量），金生水（就是说矿物质可以改变水质），水生木（就是说在水的灌溉之下，树木能更好生长）。

在五行相生的关系中，每一行都具有"我生"和"生我"的双重关系，生我者为母，我生者为子。因此，《难经》把这种五行相生的关系也叫"母子关系"。因此，五行相生实际上就是五行中的任何一行对其子行的资生与促进。

五行相克

"克"有克制、克伐、抑制、制约的意

思。五行相克是指木、火、土、金、水五行之间存在着有序的依次递相克伐、抑制、制约的关系。

五行相克的次序是：木克土（是指树根的力量强大，能突破土的障碍而生长），土克水（是指水来土挡，土能防水），水克火（是指水能灭火），火克金（是指矿物质因火而改变，即使金子也不例外），金克木（是指矿物质类可以捣毁树木）。

在五行相克的关系中，每一行都有"克我""我克"的关系，《黄帝内经》把五行相克的关系称为"所不胜"与"所胜"之间的关系，克我者为"所不胜"，我克者为"所胜"。因此，五行相克实际上是指五行中的任何一行对其所胜行的制约与克制。

五行相乘

相乘是五行之间的异常克制现象。乘，是以强凌弱的意思。相乘，就是相克太过，是指五行中的某"一行"对被克的"一行"过度克伐，使本来正常协调的关系变成了不正常的运动变化。

五行相乘的次序与相克相同，即木乘土、土乘水、水乘火、火乘金、金乘木。例如，就木克土而言，如果土正常，但木气过于亢盛，对土克伐太过，就会出现木乘土的

现象，称为"木盛乘土"；如果木正常而土过于不足，难以承受木的克伐，同样也可能出现木乘土的现象，称为"土虚木乘"。

相克和相乘是有区别的，前者是正常情况下的制约关系，后者是正常制约关系遭到破坏的异常相克现象。表现在人体上，前者为生理现象，后者则是病理现象。

五行相侮

侮，有侮辱、欺侮的意思。相侮是指五行中的一行本身太过，使原来本该克它的一行，因为它的强大而反过来被它所克制，所以，相侮实际上就是反侮、反克的意思。

相侮的顺序是：木侮金，金侮火，火侮水，水侮土，土侮木。例如，就金克木而言，如果木气过于亢盛，金不仅不能克木，反而被木所侮，出现"木反侮金"的逆向克制现象。又比如正常情况下，金克木，木克土，但当木过度虚弱时，不仅金盛乘木，土也会因为木太虚弱而"反克"木。

由此可见，相乘和相侮是一个问题的两个方面，五行中的每一"行"的太过和不及都会引起相乘和相侮的变化。

五行母子相及

"及"有连累、损及的意思。母子相及包括母病及子和子病及母两类，都是五行相生关系失常而出现的变化。

母病及子指五行中作为"母"的一行异常，连累到作为"子"的一行，结果导致母子两行都异常变化。例如水生木，水为母，木为子。如果水虚不能生木，就会引起木行也不足，结果导致水干木枯，母子俱衰。

子病及母指五行中作为"子"的一行异常，连累到作为"母"的一行，结果导致母子两行都异常变化。例如木生火，木为母，火为子。如果火势太旺，木的损耗就会过

多，导致木的不足；而木不足，生火无力，火势也会衰竭。结果导致子耗母太过，母子都不足。

五行"报复"

五行"报复"是纠正和调和五行相乘、相侮的正常自然现象。例如，木克土（制约）—木乘土（侵略）；土生金、金克木（制约）—金乘木（报复）。这种"子报母仇"类似军事上的"围魏救赵"战术；而在中医学治疗疾病中，肝病影响脾胃，是谓"木乘土"，治疗应"培土生金"，金旺足以乘木，也就消除了肝木进一步危害脾土的隐患了。可见，五行"报复"可以使五行之间失去的平衡、协调关系重新得以建立。

第四节　五行学说在中医学中的应用

说明五脏的生理功能

根据五行学说，将人体的内脏分别归属于五行，用以说明五脏的生理功能。对五脏而言，肝喜条达而恶抑郁，有疏通气血、调畅情志的功能，与木有生长、升发、条达、舒畅的特性相似，因此以肝属木；心主行血，有温养全身的功能，与火有温热、向上的特性相似，因此以心属火；脾有运化水谷以营养全身的功能，是气血生化的根源，与土敦厚、化生万物的特性相似，因此以脾属土；肺以清肃下降为顺，与金性清洁、收敛的特性相似，因此以肺属金；肾有藏精、向里收敛的功能，与水有滋润、闭藏、下流的特性相似，因此以肾属水。

五行学说除以五行的特性确定五脏的五行属性、说明五脏的生理功能外，还以五

脏为中心推演整个人体的各种组织结构与功能，并将自然界的五方、五时、五气、五色、五味等与人体的五脏六腑、五体、五官等联系起来，这样就体现了人与自然环境的统一性，表达了人与天地相应的整体观念。

＊ 说明五脏之间的相互关系 ＊

人体五脏的功能活动不是孤立的，而是互相联系的。中医学的五行理论以五行相生阐释五脏之间的相互资生关系，以五行相克说明五脏之间的相互制约关系。简单地说，就是五脏之间存在着既相互资生又相互制约的关系。

以五行相生阐释五脏之间的资生关系，最早见于《素问·阴阳应象大论》说的"肝生筋，筋生心"，是指肝木生心火，就是说肝藏血能促进心的功能发挥；"心生血，血生脾"，是指心火生脾土，就是说心之阳气可以温脾，促进脾的运化；"脾生肉，肉生肺"，是指脾土生肺金，就是说脾运化水谷之气可以让肺气变得更加充盈；"肺生皮毛，皮毛生肾"，是指肺金生肾水，就是说肺气清肃下行有助于肾的纳气；"肾生骨髓，髓生肝"，是指肾水生肝木，就是说肾藏精以滋养肝血。

除了五脏之间的相互资生关系，中医五行学说还以五行相克说明五脏之间的制约关系。这一点最早见于《素问·五脏生成》："心之合，脉也；其荣，色也；其主，肾也。肺之合，皮也；其荣，毛也；其主，心也。肝之合，筋也；其荣，爪也；其主，肺也。脾之合，肉也；其荣，唇也；其主，肝也。肾之合，骨也；其荣，发也；其主，脾也。"其中"主"，也就是制约的意思。肾水制约心火，就是说肾水滋润上行可以制约心火，防止其过亢；心火制约肺金，就是说心火的温煦有助于肺气的宣发，制约肺气的

过于肃降；肺金制约肝木，就是说肺气清肃下行可以抑制肝气的过度升发；肝木制约脾土，就是说肝气条达能疏脾，可以预防脾气壅塞；脾土制约肾水，就是说脾运化水湿，可以预防肾水泛滥。

机体的生理平衡与稳定能够得以维持，主要依赖于五脏之间既相互资生又相互制约的关系，这也就是所谓的"制则生化"。

＊ 说明五脏病变的相互影响 ＊

由于生克关系的存在，五脏之间保持着相对的平衡。但是在病理情况下，当某一脏器组织有病，就会对其他脏器组织产生影响，我们把这种病理上的相互影响叫作传变。以五行学说来认识五脏病变的传变，可以概括为相生关系的传变和相克关系的传变。

相生关系的传变

包括"母病及子"和"子病犯母"两个方面。

母病及子又叫作"母虚累子"，是指疾病的传变，从母脏传及子脏。如肾属水，肝属木，水能生木，所以说肾是母脏，肝是子脏。当肾水不足，可能导致肝阳上亢，肾病及肝，这就是母病及子了。临床上也称"水不涵木"。

子病犯母又叫作"子盗母气"，是指疾病的传变从子脏传及母脏。如肝属木，心属火，木能生火，所以说肝是母脏，心是子脏。心血不足，累及肝血亏虚，从而导致心肝血虚；或心火旺盛，引动肝火，从而形成心肝火旺之证。心病及肝，这就是子病及母。

相克关系的传变

包括"相乘"和"相侮"两个方面。

相乘，也就是指相克太过的一种病证。相克太过主要包含两方面：一种是一脏的功能太过强大，导致被克的一脏受到过分的制约；另一种情况就是被克的一脏功能太过虚弱，不能承受"克我"之脏的制约，而出现相对制约太过的情况。例如，以肺金和肝木之间的相克关系而言，前者是"金乘木"，后者是"木虚金乘"。

相侮，也叫反侮，是反克的一种病证。相侮的形成也包含两个方面：一种是由于一脏功能太过强大，不仅不受"克我"一脏的制约，反而对"克我"的一脏进行反制约；另一种情况就是由于一脏的功能低下，丧失了制约对方的能力，反而受到"我克"的一脏的制约，从而导致反克情况的出现。这两种相侮的原因都是由于一脏的不足和一脏的太过而引起的。例如，以肺金和肝木之间的相克关系而言，肺金本来能克制肝木，但是如果暴怒而致肝火亢盛，肺金不仅无力制约肝木，反而会遭到肝火的反向克制，而出现咳逆上气、咯血等木侮金的症状，称为"木火刑金"。又如脾土虚衰不前制约肾水，出现全身水肿，称为"土虚水侮"。

脏腑之间的病理影响，都可以用五行的母子关系及乘侮关系加以说明。但是疾病的发生、发展、变化的过程，还与脏腑的虚实、病邪的性质以及治疗护理等有密切的关系，并不一定都是按照这样的规律来传变的，因此不能生搬硬套。

说明五脏发病与季节的关系

中医学上也有五脏属四季的说法，如肝属春，心属夏，脾属长夏，肺属秋，肾属冬。我们都知道，人体与自然的和谐统一，是保持人体健康的根本。而这种"人与自然"的统一关系中，最明显的就是人体五脏与四季盛衰之间的一致性。如果这种一致性

被破坏，身体很可能会引发一系列问题。

肝：春季肝气最旺，气血容易上逆，因此春季多发肝病。

心：夏季心气最旺，心火容易亢盛，因此夏季多发心病。

脾：长夏时节应于脾气，脾喜燥恶湿。长夏最大的特点是湿气太重，脾脏最怕湿邪来犯，因此长夏多发脾病。

肺：秋季是肺最脆弱的时候，到了秋季，肺脏最累也最容易受外邪所伤，因此秋季多发肺病。

肾：冬三月，人体都处在肾的功能影响之下，人体能否适应冬天的气候特点，主要看肾脏是否健壮，因此冬季多发肾病。

用于疾病的诊断

五脏的生理功能因五行的生克关系联结为一个有机整体，当五脏中某一脏发生病变时，必然会引起人体内脏功能活动及其相互关系的异常变化，可以反映到体表相应的组织器官，在色泽、声音、形态、脉象等多方面出现异常变化。由于五脏与五色、五音、五味等皆有特定的联系，因此，在诊断疾病时，可以综合望、闻、问、切四诊所得的资料，然后再根据五行归属及其生克乘侮的变化规律就可以推断病情。如面见青色、喜食酸味、脉见弦象，可以诊断为肝病；面见赤色、口味苦、脉洪数者，可诊断为心火；脾虚病人，面见青色，为木盛乘土；心脏病人，面见黑色，为水旺乘火等。

用于疾病的治疗

确定治则和治法

根据五行相生规律确定"补母"和"泻子"的治疗原则，也就是《难经·六十九难》中提到的"虚则补其母，实则泻

其子"。

补母

用于治疗母子两脏都虚或单纯子脏虚弱的病证。例如，肝虚之证，我们就要补肾，这是因为肾水能生肝木；肾虚之证，我们就要补肺，这是因为肺金能生肾水；肺虚之证，我们就要补脾，这是因为脾土能生肺金；脾虚之证，我们就要补心，这是因为心火能生脾土；心虚之证，我们就要补肝，这是因为肝木能生心火。

泻子

用于治疗母子两脏都亢盛或单纯母脏亢盛的病证。生活当中，如果水库蓄水太多，我们肯定要泻水，而泻水的前提就是要有泻水的地方。五脏关系中的"母"，就相当于蓄水的水库，"子"就相当于泻水的地方。如肝火炽盛，在泻肝火的同时，我们还要泻心火，这是因为泻心火有助于抑制肝火功能偏亢。

根据五行相生规律确定的治疗方法主要有以下几种：

滋水涵木法

是滋肾阴以养肝阴，以制约肝阳偏亢的方法，适用于肾阴亏损而肝阴不足所致的肝阳偏亢证。

滋木生火法

是滋养肝血以生心血的方法，适用于肝血不足不能给养心血，或心血不足不能充养肝血，以致心肝两虚之证。

益火补土法

是指温心阳以助脾阳健运的方法，适用于心阳衰微而脾阳不振之证。

培土生金法

是补脾气以益肺气的方法，适用于脾气

虚衰，不能滋养肺气，或肺气虚衰日久累及脾气的肺脾两虚证。

金水相生法

是滋养肺肾阴虚的方法，适用于肺阴亏虚不能输布津液以滋肾，或肾阴不足，精气不能上滋于肺，而致肺肾阴虚之证。

根据五行相克规律确定的治疗方法有以下几种：

抑木扶土法

是指疏肝、平肝，兼以健脾，治疗肝盛脾虚的一种方法，适用于木旺乘土之证。如果属于土虚木乘，治疗时就要注重健脾，兼以抑肝，可改称为"扶土抑木"法。

培土制水法

是指温运脾阳，以治疗水湿停聚之病的一种方法，适用于脾虚不运，导致肾水泛滥而形成的水肿胀满之证。如果属水湿困脾，就应当以除湿为主，健脾为次，改称为"祛湿健脾"或"利水健脾"法。

佐金平木法

是指滋肺阴、肃肺气以抑制肝火刑肺的一种治疗方法，适用于肝火偏盛，影响肺气清肃之"木火刑金"（肝火犯肺）之证。肝火偏亢为主者，重在"平木"；肺阴不足为主者，重在"佐金"。

泻南补北法

是指泻心火、补肾水的一种治疗方法，适用于肾阴不足，心火偏旺，水火不济的心肾不交之证。心火偏亢为主者，重在"泻南"；肾水不足为主者，重在"补北"。

补火暖金法

是指温补心阳以暖肺寒的一种治疗方法，适用于心肺阳虚，寒痰水饮内蕴于肺的病证。

这里需要说明的是，运用五行生克规律来进行治疗的时候，必须分清主次，或者以治子为主，兼顾其母；或者以治母为主，兼顾其子。或扶弱为主，抑强为辅，或是抑强为主，扶弱为辅。

控制疾病的传变

疾病的传变，最明显的一个特点就是，五脏中某一脏有病，就会波及他脏导致疾病发生传变。因此，要想控制疾病的发展，最重要的一点就是先处理好发病的本脏。除此之外，还要根据五行的母子相及和乘侮的传变规律，预测其可能累及的脏，调整其太过和不及，以阻止疾病发生进一步传变。如肝气太过，木旺必乘土，此时应先补益脾气以防其传变，脾气健旺，则肝病不传于脾。

指导临床用药

不同的药物，具有不同的颜色和气味，也就是我们常说的五色（青、赤、黄、白、黑）、五味（酸、苦、甘、辛、咸）。五色各入不同的脏腑，各有不同的作用，而五味也与五脏有着密切的关系。一定色、味的药

物归属于一定的脏腑，从而治疗相关脏腑的病变。如色青、味酸属木，入肝；色赤、味苦属火，入心；色黄、味甘属土，入脾；色白、味辛属金，入肺；色黑、味咸属水，入肾。如白芍、山茱萸味酸入肝以补肝；黄连味苦入心以泻心火等。

治疗情志病证

情志生于五脏，五脏之间有着生克关系，所以情志之间也存在着这种关系，而我们就可以利用五行与五情的关系治疗情志病证。

悲为肺情，属金，怒为肝情，属木，由于金能克木，因此，悲可以制约怒；恐为肾情，属水，喜为心情，属火，由于水能克火，因此，恐可以制约喜；怒为肝情，属木，思为脾情，属土，由于木能克土，因此，怒可以制约思；喜为心情，属火，悲为肺情，属金，由于火能克金，因此，喜可以制约悲；思为脾情，属土，恐为肾情，属水，由于土能克水，因此，思可以制约恐。

由此可见，五行学说在中医学中的应用是非常广泛的，而且在医药学实践上具有很重要的指导意义。

第三章 藏象学说

藏象，近年来又写作"脏象"，是指藏于体内的内脏及其生理活动和病理变化表现于外的各种征象及与自然界相通应的事物和现象。

"藏象"两字最早见于《素问·六节藏象论》。藏，是指藏于体内的内脏；象，是指表现于外的生理、病理现象。如张景岳在《类经》中说："'象'，形象也。脏居于内，形见于外，故曰藏象。"

中医学正是通过观察外在征象来研究内脏的活动规律，认识内脏的实质，也就是所谓的"视其外应，以知其内脏"。藏象把形与象有机地结合起来，较确切地反映了中医学对人体生理活动的认识方法。

藏象学说的内容，是以脏腑为基础。脏腑，是内脏的总称。按照脏腑的生理功能特点，可分为脏、腑、奇恒之腑三类。脏，也就是我们平时所说的五脏，即心、肝、脾、肺、肾；腑，也就是我们平时所说的六腑，即胆、胃、小肠、大肠、膀胱、三焦；奇恒之腑，即脑、髓、骨、脉、胆、女子胞。

五脏主要用于贮藏人体生命活动所必需的各种精微物质，如精、气、血、津液等；六腑主管饮食物的受纳、传导、变化和排泄糟粕；奇恒之腑是一类相对密闭的组织器官，在生理功能上既不同于五脏，也不同于六腑，不与水谷直接接触，但具有类似于五脏贮藏精气的作用。

以五脏为中心的整体观是脏象学说的基本特点。

第一节 五脏的主要生理功能

心

心居于胸腔、横膈膜之上，在六脏中居首要地位，对脏腑功能活动起主宰作用，因此有"君主之官"的称号。心的生理功能主要表现在以下几个方面：

心主血脉

《素问·五脏生成篇》里谈到"诸血者，皆属于心"，意思就是人体内所有的血都由心来主管。心具有推动、调控全身血液在脉管中运行并滋润、营养全身的功能。

关于心主血脉理论的形成，也是通过解剖学的知识得来的。通过解剖，古代医者发现红色的血液充盈着整个心脏，并且顺着与心相连的脉管流向全身，以滋润营养机体的各个组织，从而总结出"心主血脉"这一理论。

心主血脉，包含主血和主脉两个方面。

心主血，一方面是指心气推动全身血

液运行，为各个组织输送营养物质。人体的脏腑器官、四肢百骸、肌肉皮毛以及心脉自身，都需要血液的滋润营养，才能发挥正常的生理功能，维持正常的生命活动；心主血另一方面的含义是指心生血。血液的生成，虽然来源于脾胃运化的水谷精微，但水谷精微也要通过脾的运化、升清散精的作用，上输给心肺，在心气、心阳的作用之下变化成为赤色的血液，因此有"心生血"的说法。

心主脉，这里的脉就是脉管，也叫经脉。脉管为血之府，是血液运行的通道。心脏和脉管相互连接，像网络似的布散于周身，形成一个密闭的、独立的血液循环系统。心气充沛，心脏有规律地搏动，脉管有规律地收缩，以推动血液在全身脉管中循环，维持人体正常的生命活动。而血液要正常运行，必须以脉道通利，脉壁完整为基本条件。

心脏的搏动是血液运行的原动力，脉管是血液运行的通道，心脏的搏动是否有力，脉道通利与否，血液的功能是否健全，都直接影响着血液的运行。所以说，心完成主血脉的生理功能必须具备心气充沛、血脉充盈和脉道通畅等基本条件。心血充足，脉道通利，心脏搏动正常，则脉象和缓有力，节律调匀，面色红润。如果心气不足，血液亏虚，脉道不利，则血流不畅，面色苍白无华、脉象细弱无力等；严重的气血瘀滞，脉道不畅，就会表现为面色青紫、心前区闷痛或刺痛、脉象细涩或结代。由此可以看出，心主血脉的功能可以从面色、脉搏、胸部的感觉等方面反映出来。

心主神志

心主神志，也叫心主神明，或称心藏神。在中医学上，神有广义和狭义之分。广义的神，是指人体生命活动的外在表现，是对生命活动的高度概括，比如整个人体的形象、面色、言语、应答、肢体活动等，无不包含在神的范围，也就是我们通常所说的"神气"。狭义的神，是指人的精神、意识、思维活动，包括记忆、推理、判断、综合、分析、比较、抽象等。心主神志，是指心有主宰协调五脏六腑、形体官窍生理活动的功能和主宰精神、意识、思维、情志等心理活动的功能。

心主血脉与心主神志的关系十分密切，血液是神志活动的物质基础，因此"心主血脉"为"心主神志"提供了物质基础；反过来，"心主神志"的功能正常对"心主血脉"的功能的发挥起着促进的作用。例如，心的气血充足，则能养神，使心神灵敏不惑。反过来，心神清明，则能驭气调控血液运行，以滋润营养全身脏腑、形体官窍以及心脉自身。

心开窍于舌

心开窍于舌，指舌为心之外候，也叫作"舌为心之苗"。《灵枢·脉度》中提到"心气通于舌，心和，则舌能知五味矣"，《素问·阴阳象大论》中也说"心主脉……在窍于舌"，这都说明心与舌有着密切联系，舌的形态和功能的变化都可以反映心的状态。

舌首先是一个味觉器官，用来感受酸、甜、辛、苦、咸等不同味道。除此之外，舌还是一个用来说话的器官。舌运动不灵活，说话就不清楚。语言是思维、意识的重要表现形式，所以，舌的运动又反映"心主神志"的重要方面。舌上面含有多种骨骼肌，骨骼肌内血运很丰富，血液为舌提供各种能源物质，维持舌肌的正常运动，而血液循环主要靠心的推动，所以心通过"主血脉"的功能保证舌的功能的正常；另一方面，血液又把舌活动的代谢产物及时运走。当心的功能正常时，则舌体柔软，舌质红润，语言清

中医
自学百日通

上篇
·中医理论与诊断

晰，运动灵活。如果心有病变，可以从舌上反映出来。因此，临床上可以通过观察舌的形态、色泽的变化，来推论心的病理变化。例如：舌质淡白胖嫩，可能是心阳不足；舌红瘦瘪少苔，可能是心阴不足；舌质紫暗，或出现瘀点、瘀斑，可能是心血瘀阻；舌红，甚至生疮，可能是心火上炎；舌硬转动不灵或语言不利，就是各种原因引起心神病变时产生的症状。

心在体合脉，其华在面

心合脉，是指全身的血脉都归属于心，由心进行支配调控。从脉象上可以反映心气的强弱，心血的盛衰。心合脉是中医脉诊的理论根据之一。

《素问·六节藏象论》中提到"心者……其华在面"。这里的华就是指外貌上的华彩、华光。中医学认为，人体各脏腑组织器官的功能强弱、精气盛衰，都可以在体表组织器官上显露出来，叫作荣华外露。其华在面，是指人的面部皮肤表露在外，最容易直接观察的，而且面部皮肤比较薄嫩，血管舒缩较为灵敏，这样，可以通过面部的色泽、表情、眼神活动等，反映心功能异常时引起的心脏气血盛衰的变化。如果心的功能正常，气血充足，则目光炯炯有神，面色红润有光泽，表情也缓和自然；如果心内气血不足，则面色苍白无华，表情淡漠。

心在志为喜

通常，人们把喜、怒、思、忧、恐称作五志，这五种情志的变化又是由五脏的生理功能所化生出来的，因此五志又对应五脏。

心志为喜，是指心的生理功能与情志活动中的"喜"有关。也就是说心对喜的产生与变化具有调节控制作用。喜是人对外界的刺激所产生的一种愉快的、高兴的情感反应，一般属于良性反应。适当的喜，能使血

气调和，心情舒畅，有益身心健康。《素问·举痛论》提到"喜则气和志达，营卫通利"，说的就是这个道理。但是过度的喜，就会使心神受伤，《素问·阴阳应象大论》中就有"喜伤心"的说法。例如，大家熟知的"范进中举"的故事，就是"喜伤心"的典型案例。所以，中医学认为，适度的喜悦情志，有益于健康，说明心主神志和心主血脉的功能是正常的。喜乐过度，就会损害健康，耗伤心神。

从心主神志的生理功能状况来分析，又包含太过与不及两种含义。一般来说，心主神志的功能过亢，可使人大笑不止，轻者则精神分散，重者则精神崩溃，也可见心气突然暴脱而死亡者；心主神志的功能不及，则容易使人悲伤。

心为神明之主，情志异常，不仅喜能伤心，而且五志过极，都能损伤心神。

心在液为汗

《素问·宣明五气论》中提到"五脏化液，心为汗"。因此后世有"汗为心液"的说法。血与津液同源，而汗又是津液所化生的，也有"汗血同源"的说法，因此李中梓在《医宗必读》中也说："心之所藏，在内者为血，发于外者为汗，汗者心之液也"。汗液由心所主的生理特点从病理上也可以证实；如果心阳不足，轻者可以出现自汗，重者就会大汗淋漓；心阴不足，可以出现盗汗；反之，出汗太多就会有心慌的现象，也说明汗多可以使心气耗散、心阳损伤。

肺

肺位于胸腔，左右两边各有一分叶，上接气管。《素问·病能论》有"肺者，脏之盖也"的说法，也就是说内脏中肺的"位置"最高，居于诸脏腑之首，被称为"华

盖"。肺叶娇嫩，不耐寒热，而且容易被外界邪气侵袭，因此也叫作"娇脏"。

肺的主要生理功能有以下几种。

肺主气，司呼吸

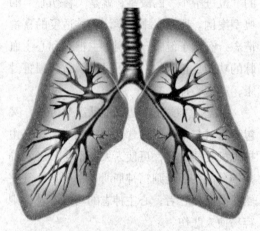

肺

肺主气包括主持、管理呼吸之气与主持、管理一身之气两个方面。

肺主呼吸之气，是指肺通过呼吸运动，吸入自然界的清气，呼出体内的浊气。通过不断地吐故纳新，使体内的气体不断得到交换，从而保证新陈代谢的顺利进行。为了保证肺主气，司呼吸的功能正常，使肺本身的生理功能正常，还要使气道（气管、支气管、咽喉）保持通畅，这也是维持呼吸正常的重要条件。

肺主一身之气是指肺有主持、调节全身各脏腑经络之气的作用。肺主一身之气具体体现在两个方面：一是气的生成，特别是宗气的生成。宗气是由肺从自然界吸入的清气与脾胃化生的水谷精气，在胸中结合而成的一种气。宗气上出喉咙，促进肺的呼吸运动；宗气贯通血脉，滋养脏腑组织以维持正常活动。因此，肺的呼吸功能健全与否，不仅影响着宗气的生成，而且也影响着全身之气的生成。另外，肺主一身之气还体现在肺对全身的气机具有调节作用。所谓气机，泛指气的运动，升降出入是其基本形式。也就是说，肺有节律地一呼一吸，对全身之气的升降出入运动具有重要的调节作用。

肺主呼吸之气和主一身之气，实际上都隶属于肺的呼吸功能。肺的呼吸功能正常是气的生成和气机调畅的根本条件。如果肺的呼吸功能失常，就会影响宗气的生成和气的运动，出现呼吸急促、胸闷、咳嗽、喘息等症状。如果肺一旦丧失呼吸功能，清气不能入，浊气不能出，宗气不能生成，人的生命也就终结了。所以说，肺的呼吸功能对肺主一身之气的作用有着很大的影响。同样，如果宗气不足或者气的运动出现异常，也会影响肺的呼吸功能。

肺主宣发与肃降

肺具有宣发与肃降两种相互协调的生理功能。

肺主宣发，是指肺气具有向上、向外、升宣、发散的生理功能。这种功能主要表现在以下三个方面：一是通过肺的宣发，将体内的浊气不断排出体外；二是将津液、水谷精微以及气血布散到全身，以滋养、濡润所有脏腑器官；三是宣发卫气，调节腠理的开合，将代谢后的津液化为汗液，排出体外。

肃降含有清肃和下降的意思。肺主肃降是指肺具有排出肺内各种异物与毒邪的功能，以保持呼吸道通畅，呼吸平稳。这种功能也主要体现在以下三个方面：一是通过肺的呼吸功能，从自然界吸入清气；二是将肺吸入的清气与水谷精微结合而成的宗气下行布散；三是将肺和呼吸道内的异物以及脏腑代谢后产生的浊液肃清。

肺气的宣发和肃降，是相互配合，相互制约的。如果宣降功能正常，则肺气升降出入通畅。如果宣降功能失常，就会出现"肺气失宣""肺失肃降"等病变，临床可见胸闷、咳嗽、喘息等症状。

通调水道

《素问·经脉别论》里说道："饮入于胃，游溢精气，上输于脾，脾气散精，上归于肺，通调水道，下输膀胱，水精四布，五经并行。"通，也就是疏通、通导的意思；调，也就是调节、调畅的意思；水道，就是水液运行和排泄的道路。肺的通调水道功能，是指肺气宣发和肃降对于体内水液的分布、运行、代谢具有疏通和调节的作用。

水液代谢对人体的生理活动具有重要作用，它主要包括水分的吸收、转输利用和排泄输出等几个环节。水液代谢需要多个脏腑配合完成，而肺是参与水液代谢的脏腑之一。

肺通调水道的功能，主要依赖于肺的宣发和肃降功能。肺主宣发，不但将水谷精微和津液布散于周身，而且还可以调节汗液的排泄，通过汗孔，使汗液正常排出。排泄汗液，是人体水液代谢的一部分。正常情况下，如果肺的宣发功能正常，汗液排泄适度，就有益于水液代谢；如果肺的宣发功能失常，可能会出现水肿、小便不利等病变。肺主肃降，将体内的水液不断地向下输送，经肾和膀胱的气化作用生成尿液而排出体外，使小便保持通利。肺气的宣发和肃降功能影响着水液的运行和排泄，所以又有"肺主行水"的说法。在病理上，肺气的宣发和肃降功能失常，影响水道的通畅，会出现尿少、水肿、小便不利等水液运行障碍的病变。对此，临床上多采用宣降肺气，疏通水道以利水的方法来进行治疗。

肺朝百脉，主治节

肺朝百脉，最早见于《素问·经脉别论》："食气入胃，浊气归心，淫精于脉，脉气流经，经气归于肺，肺朝百脉，输精于皮毛。"朝，有聚会、汇合的意思；百脉，

在古代把全身之脉称为百脉。肺朝百脉，是指全身的血液，都通过百脉汇合在肺内，通过肺的呼吸进行气体交换，然后再将经过血气交换的血液通过肺气的宣降作用输布到全身。所以，血液的正常运行，有赖于肺气的推动和调节，因此说肺能助心行血。

治节，也就是治理和调节的意思。肺主治节，是说肺辅助心脏，治理、调节全身气、血、津液及脏腑生理功能的作用。肺的治节，主要体现在以下四个方面：一是肺主呼吸，也就是治理、调节肺的呼吸功能；二是治理、调节全身气机，也就是调节气的运动，使脏腑功能活动有节；三是辅助心脏，调节血液的运行，促进血与气的交换；四是通过肺气的宣降功能，治理和调节津液的输布、运行和排泄。由此可见，肺的治节功能是对肺的生理功能的总结性概括。

肺主皮毛

皮毛，包括皮肤、汗腺、毫毛等组织，在身体的最表层，可以与外界直接接触。皮毛能分泌汗液，润泽皮肤，是机体抗御外邪侵袭的第一道屏障。肺主皮毛，是指肺的生理病理与毫毛的润泽荣枯以及皮肤、汗腺的功能密切相关。肺主宣发，能使津液遍布全身，皮毛得以润养；另一方面，皮毛可以调节肺的呼吸，皮毛与肺相互配合，皮毛通过汗孔的开合以及肺的宣降功能，可以进行微弱的气体交换，以达到协调肺的呼吸的目的。

肺与皮毛在功能上相互配合，在病理上也相互影响。肺的生理功能正常，则皮肤致密，毫毛有光泽，抗御外邪的能力较强；如果肺的功能失常，肺气不足，则皮肤枯槁憔悴，毫毛萎黄，抵御外邪的能力低下，容易招致外邪的侵袭。中医在治疗鼻塞咳嗽、发热怕冷、伤风外感的症状时，常用发汗的方法，使病邪从皮毛发散出去，这就是肺主皮

毛在医学上的具体应用。

开窍于鼻

肺主呼吸，鼻是呼吸的通道，具有通气的功能，肺通过鼻与自然界相通，因此有"肺开窍于鼻"的说法。除了通气功能，鼻还有嗅觉功能。鼻的通气和嗅觉功能都依赖于肺的调节。《灵枢·脉度》中提到："肺气通于鼻，肺和，则鼻能知臭香矣。"肺气和利，则呼吸通畅，嗅觉灵敏。在病理上，肺部疾患多数都是由于鼻受到外邪侵犯所引起的：如鼻塞流涕，嗅觉不灵，多为风寒犯肺，肺气不宣；鼻翼翕动，喘咳气逆，多为肺热引起肺气上逆。临床上，把鼻的异常表现作为判断肺脏疾病的依据之一，而且对于某些关于鼻的疾患（如鼻疣、鼻渊），从肺治疗，有时也能取得很好的疗效。

悲（忧）为肺之志

根据五志对应五脏的理论，肺之志表现为悲（忧）的情志。在情志变化上，悲和忧虽然略有不同，但对人体生理活动的影响是大体相同的，忧和悲同属肺之志。忧，是指愁苦忧虑；悲，是指伤感悲哀。忧愁和悲伤，都是人体在外界环境刺激下产生的不良的情绪反应。悲（忧）情志对人体的不良影响主要表现为它可以不断地消耗肺气而导致气机郁结，常常表现为少言懒语、胸闷不适等。

涕为肺之液

涕是由肺宣发的津液经鼻黏膜分泌而成的一种黏液，对鼻窍有润泽功能。正常情况下，肺的功能正常，则鼻窍润泽而鼻涕不外流。如果肺被邪气所袭，就会导致鼻涕的分泌和性状发生异常：风寒袭肺，则鼻塞不通或鼻流清涕；热邪塞肺，则鼻窍灼热而鼻涕黄稠；肺燥，则鼻干涕少或无涕。

肝

肝，位于腹腔，横膈膜之下，右胁之内。肝以气为用，主升、主动，喜条达而恶抑郁，体阴而用阳，因此称肝为刚脏。胆依附在肝的旁边，肝与胆通过经络联系构成表里关系，而且肝胆相连，发病时常互相影响，因此在治疗时常肝胆同治。

肝的主要生理功能有以下几种：

肝主疏泄

疏，就是疏通；泄，就是发泄、升发。肝主疏泄，是指肝气具有保持全身气机疏通、畅达、宣散、流通、排泄的生理功能。肝主疏泄的生理作用，主要表现在以下几方面。

调畅气机

气机表现为气的升、降、出、入运动，是人体气血、经络、脏腑、器官活动的基本形式。肝的疏泄功能正常与否，表现为气机的调畅与否。肝的疏泄功能正常，则气机调畅，气血和调，经络通利，全身各组织器官的生理活动也正常；肝的疏泄功能异常，则气机失调，会产生各种疾患，如肝气横逆犯胃，会有恶心、呕吐等症状；肝气郁结，就会出现乳房胀痛、胸胁胀痛等症状。

调节血液运行和津液代谢

血液的运行和津液的代谢，都有赖于气的推动作用和气机的调畅。肝气疏泄，气机调畅，血液就会运行到全身，使血液循环保持通利状态。如果肝气疏泄异常，就会阻碍全身的血液运行，形成血瘀，出现胸胁刺痛，瘕积肿块，月经不调、痛经、闭经等症。此外，肝的疏泄作用在促进津液代谢、保持津液代谢平衡方面，也发挥着重要作用。肝气疏泄，有利于维持三焦水道的通常，进而使津液的运行畅通无阻。如果肝气郁滞，影响三焦水通利，就会导致津液的输布代谢障碍，进而产生痰饮、水湿等疾病。

促进饮食消化和胆汁的分泌排泄

脾胃是具有消化功能的主要脏器，肝的疏泄功能对脾胃的消化起着重要的协助作用。脾气以升为健，胃气以降为和，只有脾升胃降协调，饮食物的消化过程才能正常。肝的疏泄功能一方面调畅气机，使脾胃之气升降协调，从而促进饮食物的消化。另一方面，饮食物的消化吸收还要借助于胆汁的分泌和排泄。胆与肝相连，胆汁是肝之余气积聚而成。胆汁的分泌和排泄，实际上也受疏泄功能的影响。如果肝的疏泄正常，胆汁才能正常地分泌和排泄，才能有助于脾胃的运化功能。如果肝的疏泄功能失常，出现肝气郁结或肝气上逆，胆汁就不能正常地分泌与排泄，导致胆汁郁滞，影响饮食物的消化吸收，可能导致食欲减退、口苦、腹痛、腹胀等症状。

调畅精神情志

人的精神情志活动包含喜、怒、忧、思、悲、恐、惊这七种。七种情志活动除由心主宰外，还与肝的疏泄功能密切相关。这是因为正常的情志活动依赖于气机的调畅，而肝能调畅气机，所以肝具有调畅情志活动的功能。肝的疏泄功能正常，气机调畅，则血气平和，心情开朗，既无亢奋，也无抑郁，情志活动才能正常。如果肝的疏泄功能减退，肝气郁结，可出现情绪低沉、郁郁寡欢以及稍受刺激就抑郁难解、多疑善虑、患得患失等病理现象；如果肝的疏泄功能太过，肝火亢盛，可见烦躁易怒、面红目赤、亢奋激动的表现，严重时气随血逆，会发生中风、猝然昏倒等危证。特别要说明的一点是，外界长久反复不良的情志刺激，特别是郁怒，会引起肝的疏泄功能失常，产生肝气郁结或气滞血瘀的病理变化。所以又有"肝喜条达而恶抑郁"及"暴怒伤肝"的说法。

通条排精与排卵

男子的排精以及女子的月经来潮、排卵等，都与肝的疏泄功能密切相关。对于男子来说，肝的疏泄功能正常，则精液排泄通畅有度；肝失疏泄，则排精不畅。对于女子来说，肝的疏泄功能正常，则经行通畅，月经周期、经量都正常；肝失疏泄，气机失调，则经行不畅，可见月经周期紊乱、经量时多时少，严重的还会出现痛经。由于肝的疏泄功能对女子的月经与生殖功能尤为重要，所以中医有"女子以肝为先天"的说法。

肝主藏血

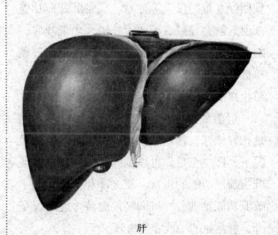

肝

肝藏血是指肝有贮藏血液、调节血量和防止出血的生理功能。其中，调节血液流量是肝藏血的主要功能之一。肝脏好比贮血的仓库，是人体贮藏血液的主要器官。在正常情况下，人体的血液运行是循环不止的，各脏腑组织器官的血量也是相对恒定的，以维持人体正常的生理活动。但是随着机体活动量的增减、情绪的变化，以及外界气候的变化等因素，人体内的血量也会发生相应的变化。当人体相对安静或情绪稳定时，由于活动量减少，全身所需要的血液量也随之减少，部分血液便归藏于肝；当人体活动剧烈或情绪激动时，所需者体血液量就会增加，

于是肝脏把贮藏的血液通过气的运动输送到全身，以润养各脏腑组织器官的功能活动。因此中医里有"人动则血运于诸经，人静则血归于肝脏"的说法。这种血液循环时所需血量或多或少的变化，以及肝内所贮血量相应的或少或多的变化，就是肝调节血量的功能表现。

如果肝藏血功能发生障碍时，可表现为以下两种情况：一是肝藏血量不足，运送到全身的血液不能满足生理活动的需要，身体其他部位就会出现各种症状。如血不养目则目花、目干涩、夜盲，血不养筋则发生筋脉拘挛，屈伸不利，表现在女子身上则可能出现闭经、月经量少等症状。二是肝藏血功能减退，就会导致血液逆流外溢，出现吐血、衄血等多种出血性疾病。中医学上把这种现象称作"肝不藏血"。此外，肝归藏血液，防止血液妄行，从而有防止出血的作用。

肝能藏血与肝主疏泄，这两种功能之间是相互依存、相互制约的关系。正常生理情况下，肝血充足，可以制约肝阳亢盛，保证肝主疏泄功能的正常，使之冲和条达；肝主疏泄功能正常，气机调畅，血液才能运行全身，肝藏血的功能才能实现。

肝主筋，其华在爪

筋，就是筋膜，附着于骨而聚于关节，是一种联结关节、肌肉的组织，具有维持肢体弛、张、收、缩等活动的作用。肝主筋也就是指肝与全身"筋"的弛张收缩运动密切相关。《素问·痿论》说："肝主身之筋膜。"肝之所以能主筋，是因为全身筋膜所需要的营养都依赖于肝血的供给。肝血充盈，筋膜得到充足的营养，运动功能才能维持，如筋力强健，运动有力，关节活动灵活自如。如果肝血不足，筋失所养，筋的活动功能减退，出现肢体麻木、屈伸不利、手足震颤、抽搐等症状。

爪，即爪甲，包括指甲和趾甲。中医学上有"爪为筋之余"的说法，也就是说指甲和趾甲是筋延续到体外的部分。肝血的盛衰，经常能在爪甲的荣枯变化上表现出来。肝血充盈，筋膜得养，则爪甲坚韧明亮，颜色红润有光泽；如果肝血不足，爪甲失其滋养，则可见爪甲色淡、薄脆，容易变形，有的甚至爪甲中间还会出现凹陷。因此中医学上有"其华在爪"的说法。

可见，在临床上根据爪甲色泽的荣枯等变化，来推论肝的生理、病理变化，是有一定参考价值的。

肝开窍于目

目又叫作"精明"，是视觉器官。肝开窍于目，是指肝的精气上通于目。《素问·五脏生成》说"肝受血而能视"，《灵枢·脉度》也提到"肝气通于目，肝和则目能辨五色矣"，这都说明目与肝有着密切的联系，目只有得到肝血的濡养，视觉功能才能发挥正常。

如果肝的功能正常，目得到肝血的濡养，则目视物清楚。如果肝有病变，常常表现在目上。例如，肝血不足，目失所养，则可见视物不明、两目干涩、夜盲等症状；肝火上炎，则可见目红肿痛；肝风内动，则可见目斜上视；肝阳上亢，则可见头目眩晕等。临床上，很多眼疾都从肝上进行论治，不少都能取得显著的疗效，这都是从"肝开窍于目"的理论中得到启发的。

怒为肝之志

怒是人在外界刺激反应下产生的情志之一，常常表现为亢奋、气愤不平等情感。对于人体生理活动来说，怒是一种不良的刺激反应。怒对人体的影响主要是使肝气上逆，进而引起肝阳上亢，甚至肝风内动，因此有"怒伤肝"的说法。人可以发怒，但要适当。如果经常发怒或者突然大怒，过度愤怒，就会引起肝失疏泄，肝气上逆，可见头痛、烦躁易怒等症。如果血随气逆，还可能出现面红、呕血、神志不清，甚至昏厥的症状。

由于肝主疏泄，调畅气机，暴怒或过怒都会使肝疏泄的功能失常，气机失调。所以，《杂病源流犀烛》说："治怒为难，惟平肝可以治怒，此医家治怒之法也。"也就是说，在临床上，对于急躁易怒等不良的情志疾病，治疗应该以平肝、疏肝为主。

泪为肝之液

肝开窍于目，泪又从目出，因此就有了"泪为肝之液"的说法。泪有保护眼睛、润养眼目的功能。一般情况下，泪液濡润而不外溢，但当有异物侵入眼睛时，眼睛就会分泌大量泪液，以清洁眼目和排出异物，这都是正常的生理情况。在病理情况下，如果肝有病变，就会从泪的异常表现出来。如果肝血不足，泪液分泌减少，常见两目干涩不适；如肝经风热，则可见泪液增多、迎风流泪等症状。

脾

脾位于中焦，在膈下偏左。在古医籍中，有脾"其色如马肝紫赤，其形如刀镰"的记载。脾与胃同居中焦，以膜相连，是对饮食物进行消化、吸收并输布其精微的主要脏器。

脾的主要生理功能有以下几种。

脾主运化

运，就是转运、输送的意思；化，就是消化、化生的意思。脾主运化就是指将饮食物中的水谷化为精微物质，并将精微物质运输、布散到全身各脏腑组织的生理功能。脾的运化功能主要包含运化水谷和运化水液两个方面。

1.运化水谷

脾的这种功能简单地说就是对食物的消化和吸收。饮食入胃后，经过胃的初步消化进入脾，脾对食物再进一步消化，吸收其精微物质，并将富有营养物质的水谷精微输送到心肺，化生成气血后再通过经脉输送全身，以营养人体各个脏腑组织器官。也就是说，有了脾的运化作用，才能使脏腑、经络等组织得到充分的营养，维持正常的生理活动。《素问·经脉别论》中说："饮入于胃，游溢精气，上输于脾；脾气散精，上归于肺；通调水道，下输膀胱；水精四布，五经并行"。这就具体地说明了脾运化水谷的功能实际上包括了消化、吸收和输送等方面的生理功能。人出生后，想要维持生命活动，就必须要靠饮食水谷中所转化的营养物质，这是气血生成的基础，而饮食水谷的运化由脾所主，所以称脾为"后天之本""气血生化之源"。

脾的运化功能强健，我们习惯上把它称为"脾气健运"。只有脾气健运，机体的消化吸收功能才能健全，气、血、津液等的化生才有足够的养料，才能润养各脏腑组织器官以维持正常的生理活动。如果脾失健运，机体的消化吸收功能就会失常，出现食欲不振、腹胀、消瘦、倦怠和气血不足等症状。

2.运化水液

也叫运化水湿。是指脾对水液的吸收、转输、布散和排泄起着重要的作用。说明脾配合肺、肾、三焦、膀胱等脏腑，在调节人体水液代谢、维持人体水液代谢平衡方面，发挥着重要功能。脾的运化水液功能，可以概括为两个方面：一是水液进入人体以后，经过脾的运化、转输，上输到肺，通过心肺而运送到全身各个脏腑组织器官，以发挥其滋润、濡养的作用；二是将全身各组织器官

代谢后的多余水液，通过肺、肾的气化功能形成汗和尿液，及时地转输给皮毛、膀胱等组织器官，以排出体外，维持体内水液代谢平衡。由此可见，脾在水液代谢过程中起着最关键的枢纽作用。因此，脾运化水液的功能健旺，水湿、痰饮等病证就能得到有效预防。反之，脾运化水液的功能减退，就会因水液停滞而出现酿湿、生痰、水肿等症状。这就是脾虚生湿，脾为生痰之源和脾虚水肿的发生机理。

脾主升清

升，就是脾气的运动特点，有上升、向上输送的意思；清，就是指水谷精微等营养物质。脾将水谷精微等营养物质进行吸收后并上输于心、肺，通过心肺的作用化生气血，经脉络输送到全身，以营养各脏腑组织，维持其生理活动。因此才有了"脾主升清"的说法。脾之升清是和胃之降浊相对而言，脾升胃降相互配合统一，才能完成饮食物的消化、吸收和输布。脾的升清功能正常，水谷精微等营养物质才能化生为气血以营养全身。如果脾的升清作用失职，就会出现头晕、目眩等症状。此外，脾气主升，这种升举作用可以让人体的内脏固定在相对恒定的位置。肌肉、韧带、筋膜能够支持和固定各个脏腑，而肌肉、韧带、筋膜要依靠脾主运化而生成的水谷精微的充养，才能强健有力。如果脾气下陷，韧带、肌肉松弛，失去对内脏的牵引作用，就会出现久泻脱肛或内脏下垂等症状。

脾主统血

统，是统摄、控制的意思。脾主统血，是指脾有统摄全身血液，使血液在脉中正常循环运行而不至于外溢的功能。沈目南在《金匮要略编注》中说："五脏六腑之血，全赖脾气统摄。"说明脾气的固摄作用是脾统血的主要机制。脾为气血生化之源，气为血帅，血随气行。脾气充足，就会加强对血液的固摄作用，使血液在脉管内遵循其常道而行，不会溢出脉外。如果脾气虚弱，失去对血液的统摄功能，不能控制血液在脉管中的运行，血逸脉外，便会出现各种出血症状，如便血、尿血、崩漏、皮下出血等，也叫作"脾不统血"。对此，临床上常采用补脾益气、引血归经的方法治疗。

脾主肌肉、四肢

脾主肌肉是指脾能维持肌肉的正常功能。《素问·痿论》也提到"脾主身之肌肉"。脾主运化的功能决定着脾能维持肌肉的正常功能。《素问集注·五脏生成篇》所说："脾主运化水谷之精，以生养肌肉，故主肉。"也就是说，全身的肌肉，都需要靠脾胃所运化的水谷精微来营养，这样才能使肌肉发达丰满，身体强健有力。因此，脾胃的运化功能与人体肌肉的壮实与否密切相关。脾胃的运化功能障碍，就会导致肌肉瘦削，软弱无力，甚至萎废不用。对此，临床上常从健脾益气入手，往往能取得满意效果，这就是对"脾主肌肉"这一理论的具体应用。

四肢，是相对于人体躯干而言的，因为其位于人体的末端，因此也叫作"四末"。人体的四肢要想维持正常的活动功能，也需要脾气输送的水谷精微等营养。因此，在脾气健运的情况下，全身各个组织就能得到充分的营养供应，四肢活动就有力。反之，如果脾失健运，则四肢的营养不足，可见四肢无力，严重的还会产生痿证。

脾开窍于口，其华在唇

口，就是口腔，在消化道的最上端。脾开窍于口，是指人的饮食、口味等与脾的运化功能密切相关。脾气健运的时候常常表现为食欲旺盛，口味也正常，《灵枢·咏度》里提到的"脾气通于口，脾和则口能知五谷矣"说的就是这个意思。反之，如果脾失健运，食欲往往就会发生改变，而且口味也会变得不正常，出现食欲不振、口淡乏味等症状。如果湿热困脾，就经常会有口黏、口甜的感觉。

唇，就是指口唇。《普济方》里提到"唇为脾余"，是说唇的色泽与脾的运化也有密切关系。如果脾气健运，气血旺盛，营养良好，口唇就会红润而有光泽。如果脾虚不运，气血不足，口唇营养不良，口唇则淡白不华，甚至萎黄不泽。同样，脾热，唇多生疮；脾燥，唇多干裂。口味和口唇的不同表现，对于脾病的诊断也是有一定帮助的。

思为脾之志

思，也就是思考、思虑，是一种人的精神意识活动的状态。根据五志对应五脏的理论，思的情志归属于脾。正常的思考无可厚非，而且也不会影响人的正常生理活动。但是，如果思虑过度或者所思不遂，对人体的生理活动就会产生不良影响。思为脾志，气机不畅，脾气郁结不展，不仅影响脾的运化功能，同时，还能损耗心血，暗伤心神。临床上经常表现为不思饮食、脘腹胀闷，严重一点的还会出现头目晕眩、气短、健忘等症状。

涎为脾之液

涎为口津，唾液中较清稀的称作涎，也就是我们俗称的"口水"。涎一方面具有保护、润泽、清洁口腔的作用；另一方面，涎在进食时分泌较多，可以将咀嚼的食物充分湿润、溶解，对食物的吞咽和消化具有促进作用。一般在正常的生理情况下，脾精上溢于口而化为涎，但不溢于口外，这主要依赖于脾气的固摄功能。如果脾气虚弱，脾气对涎液失去固摄作用，往往导致涎液大量分泌，出行口涎自出等病态。因此中医学上有"脾在液为涎"的说法。临床上，对于小儿多涎症，根据"脾在液为涎"的理论，大多采用健脾的方法进行治疗。

 肾

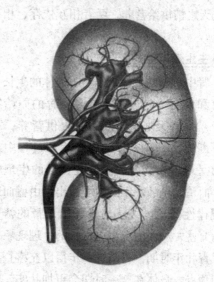

肾

肾，位于腰部，脊柱的两旁，左右各有一个。对于肾的形状，古人形容肾"形如豇豆"或"形如猪腰"。由于肾的生理功能极为重要，是脏腑阴阳的根本，也是生命之源，因此又把肾称为"先天之本"。

肾的生理功能主要有以下几种。

肾主藏精

肾主藏精，是指肾有贮存、封藏精气的功能，可以防止人体的精气无故流失。《素问·金匮真言论》说："夫精者，生之本也。"说的就是精是构成人体的基本物质，也是人体生长发育和生命活动的基本物质。肾所藏的精气包括"先天之精"和"后天之精"两类。先天之精也叫作肾本脏之精。它禀受于父母，与生俱来，是生育、繁殖及构成胚胎发育的原始物质。如《灵枢·经脉》

所说的"人始生，先成精"。后天之精就是维持生命活动的营养物质；实际上就是食物进入人体，经过脾胃运化而生成的水谷精气。先天之精和后天之精虽然来源不同，却都藏于肾，从而构成人体的精气。先天之精为后天之精准备了物质基础，后天之精不断为先天之精供给营养，两者相互依存、相互资生。

主生殖与生发育

肾中所藏的精气，影响着人体的生长、发育和生殖。先天之精是人发育的原始物质，需要后天之精不断为其提供营养，才能不断充盛。在人体的整个生命过程中，人体呈现出生、长、壮、老、已的生理状态，而精气也随着年龄的增长出现由盛而衰的规律性变化。人从幼年开始，肾的精气逐渐充盛，从而出现齿更发长的生理现象；到了青壮年时期，肾精进一步得以充盛直至达到顶点，身体在这一时期会更加壮实，筋骨也强健有力。此外，在这一时期，还会出现一种叫"天癸"的物质。所谓"天癸"，就是一种促进性腺发育成熟的物质。天癸发展到一定水平，男子就能产生精液，女子就会定期排卵按时来潮，性功能逐渐成熟，具备了一定的生殖能力。随着年岁的增长，到了老年期，精气逐渐变得衰减，天癸的生成也变得越来越少，甚至会没有，此时，性功能逐渐衰退，生殖也逐渐下降直至消失不见，形体也慢慢衰老，全身筋骨运动不灵活，齿摇发脱，出现老态龙钟的迹象。

由此可见，肾精的盛衰变化贯穿生命全过程，肾精是人体生殖、生长发育的根本。肾中精气充盈及功能正常，则人体生长发育良好，生殖能力健全；肾中精气衰退和功能失常，就会造成生长、发育迟缓，生殖功能低下。临床上，常用补肾填精的方法延缓衰老以及治疗某些老年症疾病。

精能化血

先天之精、后天之精全都藏肾中，肾精是生成血液的本原物质，因此有"血之源头在肾"的说法。《诸病源候论·虚劳病诸候下》也提到"肾藏精，精者，血之所成也"。由此可知，肾精充盈，则血液充足；肾精亏虚，则血液不足。

调节全身功能活动

肾精对人体各个生理活动都具有重要影响。根据阴阳的属性，可以将肾精分为肾阴、肾阳两个方面。肾阴又叫"元阴""真阴""肾水""真水"等，对机体各组织器官起着滋养和濡润作用；肾阳又叫"元阳""真阳""龙火""真火""命门之火"等，对机体各组织器官起着温煦和推动作用。二者之间相互依存，相互制约，维持着脏腑阴阳的相对平衡，是各脏阴阳的根本。肾阴不足，虚火内生，可见潮热盗汗、女子梦交、男子遗精等症；肾阳不足，温煦和推动功能衰减，则可出现精神疲惫、小便不利或小便频数、女子宫冷不孕、男子阳痿早泄等症。肾阴虚或阳虚，都是肾中精气不足的表现形式。肾阴不足到一定程度可以累及肾阳，肾阳不足到一定程度可以累及肾阴，成为阴损及阳或阳损及阴的阴阳两虚证。

肾主水液

肾主水液，主要是指肾在调节、控制体内水液代谢平衡方面起着极为重要的作用。《素问·逆调论》说："肾者水脏，主津液。"

在正常生理情况下，水液的代谢，首先来源于胃的受纳，经过脾的运化和转输，肺的通条，通过三焦通道，然后输送到全身。经过水液代谢后产生的汗液、尿液经过毛孔、膀胱排出体外。而水液代谢的整个过程，必须依赖于肾的气化功能才能得以完成。气化功能的动力主要就是肾阳，同时还要靠肾阳和肾阴的调节作用，通常将这种调节作用比作"开"与"合"。一般认为，肾阳主开，肾阴主合。肾气的开合，控制着尿液下注膀胱，并使膀胱能将尿液贮存到一定数量而及时排泄。肾阳不足，则开少合多，可引起尿少、尿闭甚至水肿的症状，因此《素问·水热穴论》中有"肾者，胃之关也，关门不利，故聚水而从其类也。上下溢于皮肤，故为跗肿。跗肿者，聚水而生病也"的说法。对此，治疗时应温补肾阳为主。肾阴不足，则开多阖少，可出现小便清长、尿量增加等症，治疗时应滋补肾阴为主。

肾主纳气

纳，就是摄纳、固摄的意思。肾主纳气，是指肾与人的吸气有关。也就是说，肾能摄纳肺从自然界吸入的清气，防止呼吸表浅，以保证体内外气体正常交换。肺虽然主导着人体的呼吸功能，但是也必须依赖肾的纳气作用，呼吸才能通畅、平和。《类证治裁·喘症》说："肺为气之主，肾为气之根，肺主出气，肾主纳气，阴阳相交，呼吸乃和。"只有肺肾功能协调一致，呼吸功能才会正常。实际上，肾的纳气功能就是肾的封藏作用在呼吸运动中的具体体现。如果肾的纳气功能减退，不能固摄肺所吸入的清气，就会出现呼吸困难、气短气促、呼多吸少等症，中医学上称为"肾不纳气"。对此，临床上经常采用补肾纳气的方法，不少都能获得较好的效果。

主骨生髓，其华在发

肾藏精，精能生髓，髓贮藏于骨中，而骨的生长又依赖于髓的充养。因此，古籍记载中有"肾主骨"（《素问·宣明五气篇》）以及"肾生骨髓"（《素问·阴阳应象大论》）的说法。骨的生长、发育、修复，都要依靠肾

脏精气的滋养和推动。肾精虚少，骨髓空虚，骨就失去了赖以生长的营养，久而久之，就会出现腿足萎弱不能行动或腰脊不能俯仰的症候。所以，骨软无力，小儿的囟门迟闭，都是肾脏精气不足的表现。临床上，不少补肾的药物，能加速骨质的生长和愈合，这就是以肾主骨生髓的理论为依据的。

根据所在部位的不同，髓又有骨髓、脊髓和脑髓之分。位于骨腔内的髓，称为骨髓；位于脊椎管内的髓，称为脊髓；位于颅腔中的髓，则称为脑髓。这三种髓都是由肾脏的精气所化生的。所以，肾脏精气的盛衰，不仅关系着骨的生长发育，而且还关系着髓的充盈和发育。脊髓上通于脑，聚而为脑髓，中医学上也就有了"脑为髓之海"的说法。脑髓要依靠肾精才能不断化生。肾中精气充盈，髓海得养，则大脑才思敏捷、耳聪目明、精力充沛。反之，肾中精气不足，髓海失养，小儿则会大脑发育不全，智力低下，严重的还会形成傻呆病；而成年人，多会出现记忆力减退，思维缓慢，头晕、眼花、耳鸣、失眠等症；严重者，有可能会发展成为健忘症或老年痴呆症。

另外，"齿为骨之余"是中医学上又一种的说法。齿与骨同出一源，都依赖于肾精的补充给养才能生长发育。《杂病源流犀烛·口齿唇舌病源流》中就有"齿者，肾之标，骨之本也"的说法。牙齿的生长和脱落与肾精的盛衰有着密不可分的关系。肾中精气充沛，牙齿就会坚固；如果肾中精气不足，小儿生牙就会过晚，成人的牙齿就容易松动或者早期脱落。

精与血，互相资生，肾精足就会血旺，血旺就能保证发得到充分的濡养，因此有"发为血之余"的说法。发的营养虽然依赖于血，但其生机根源于肾。在《素问·六节脏象论》中就有："肾者，……其华在发。"的论述，肾的精气盛衰，都能通过发

的润泽与枯槁，生长与脱落反映出来。青壮年肾的精气充沛，头发就会致密、色黑而有光泽；老年人肾的精气逐渐衰退，头发就会花白、色泽枯槁而且容易脱落。

开窍于耳及二阴

耳是听觉器官，听觉是否灵敏依赖于肾精是否充盈。《灵枢·脉度》曰："肾气通于耳，肾和则耳能闻五音矣。"肾精充盈，则听觉灵敏。如果肾精不足，就会出现耳鸣、听力减退，甚至耳聋等症。老年人之所以多见耳聋失聪等症，往往是由于肾精虚衰，耳窍失养所致。

二阴，是指前阴与后阴。前阴指外生殖器和尿道口，有排尿和生殖的功能；后阴，指肛门，有排泄粪便的功能。这些器官的功能大多与肾密切相关。生殖功能依赖于肾精的促进。尿液的排泄虽在膀胱，但必须依赖肾的气化才能完成。因此，尿少、尿闭或小便清长、小便失禁等都与肾的气化功能失常有关。粪便的排泄，本是大肠传化糟粕的功能，但也与肾的气化功能有关。肾阳虚衰，封藏功能失常，可见久泄滑脱，大便失禁等；也可导致生殖功能的减退，如早泄、阳痿、滑精等症。

恐为肾之志

恐，指恐惧、畏惧，是人对事情恐惧、害怕的一种情志活动，是机体在外界环境刺激下产生的不良反应。《素问·阴阳应象大论》："有脏为肾……在志为恐。"在恐惧的状态下，容易导致上焦气机闭塞不通，精气不能上行，反而会气泄于下。过度恐惧，会使肾的封藏功能失常，肾气不固，可导致大小便失禁、遗精、腰膝酸软等症。

唾为肾之液

唾与涎同为口津，其中较稠者为唾，较稀薄者为涎。唾，生于舌下，由口腔颌下腺与舌下腺所分泌。生理情况下，唾液有润泽口腔、清洁口腔以及湿润食物以利于食物下咽等功能。

《素问·宣明五气》说："五脏化液……肾为唾。"因此，中医学上认为肾藏精，唾为肾之液。病理情况下，肾阴亏虚，唾液分泌不足，常有口舌干燥的感觉。肾虚肾寒，则常见频吐唾液。

多唾或久唾，肾精都容易被损伤。因为唾由肾精化生而来，所以古代医家主张以舌抵上腭、待津唾渗出至满口后再咽之的方法以养肾精。

第二节　六腑的主要生理功能

胆

胆在右胁之内，附于肝之短叶间，其形如囊，又称为"胆囊"。胆与肝相连，在经脉络属上互为表里。胆内贮藏有胆汁，胆汁又叫"精汁""清汁"，因此，胆又有"中精之腑""中清之腑"的称号。胆既属于六腑又属于奇恒之腑。

胆的生理功能主要有以下两方面。

胆主贮存、排泄胆汁

胆汁味苦，颜色为黄绿色。胆汁来源于肝脏，由肝之余气所化生。《东医宝鉴》说："肝之余气，泄于胆，聚而成精。"胆汁生成后，就进入胆囊，由胆囊贮藏。贮藏于胆腑的胆汁，通过肝的疏泄功能，使胆汁排泄而注入肠道里面，同时协助脾胃，促进饮食物的消化和吸收。中医认为，肝胆相表里，因此二者会相互影响。如果肝胆的功能失常，胆汁的分泌与排泄就会受到阻碍，进而影响脾胃的受纳腐熟和运化功能，出现厌食、腹胀、腹泻等症。如果湿热蕴结肝胆，胆汁不循常道，反而溢于肌肤，从而出现目黄、身黄、小便黄等症状。相对于肝气升发，胆气以下降为顺，如果胆气上逆，可出现口苦、呕吐黄绿苦水等症状。

胆主决断

《素问·灵兰秘典论》有"胆者中正之官，决断出焉"的说法，是指胆在人的精神意识思维活动过程中，具有判断事物、做出决定的作用。人的精神活动，主要由心主管，但也需要胆的参与，胆对精神活动的作用就是主决断。胆气的盛衰与人对事物的决定和判断能力密切相关。胆气豪壮者，面对剧烈的精神刺激，对其造成的影响就较小，这类人遇事临危不惧，刚毅果敢。胆气虚弱者，面对剧烈的精神刺激，就会受到不良影响形成疾病，出现犹豫不决、惶恐不安、失眠、多梦以及胆怯易惊等精神情志的病变。对此，临床治疗常从胆论治，往往疗效显著。

胃

胃位于膈下，腹腔上部，上接食管，下通小肠。胃与脾以筋膜相连，互为表里关系。胃的上方是食管，下方是肠管，胃就在食管与肠管中间。胃又叫胃脘，分为上、中、下三部分：上部叫"上脘"，包括胃上口贲门；中部叫"中脘"，也就是胃体的部位；下部叫"下脘"，包括幽门。胃内腔宽阔，可以容纳大量的饮食水谷，因此有"水谷之海"的称号。又因为人体气血的化生都由饮食水谷而来，所以又把胃称为"水谷气血之海"。

胃的主要生理功能主要有以下几方面。

胃主受纳、腐熟水谷

受纳，有接受、容纳的意思；腐熟，有把食物进行初步加工消化的意思。胃主受纳和腐熟水谷是指胃有接受食物，并对其进行初步消化的功能。胃之所以能受纳、腐熟水谷，主要依赖于胃气的作用。饮食物从口而入，经过食管，进入胃里。胃气把受纳的饮食物揉磨腐熟，此时饮食物变成食糜状态，经过初步消化，精微物质被吸收，通过脾的运化功能而营养全身。未被消化的食糜则下传于小肠做进一步消化。脾与胃分工合作，使水谷精气不断化生以营养人体各脏腑组织。如果胃的受纳、腐熟水谷的功能失常，就会出现胃脘疼痛、纳呆、厌食或多食善饥等症。

胃主通降

通，就是畅通；降，就是下降。胃主通降，是指胃气宜保持畅通、下降的运动趋势。饮食物经食管入胃，经过胃的腐熟，向下传送到小肠，进一步消化和吸收。通过小肠的分清泌浊，其中浊的部分，则下移到大肠，形成粪便，排出体外。所以说胃主通降，以降为和。如果胃失通降，可出现胃脘胀满或疼痛、大便秘结等症状。如果胃气不降，反而上逆，可出现恶心、呕吐、嗳气酸腐等症状。因此，《素问·逆调论》有"胃不和则卧不安"的论述。

小肠

小肠位于腹部正中，上接幽门，与胃相通；下接阑门，与大肠相接。小肠呈管道形状，细而长，是进一步消化饮食物的器官。与心有经脉互相络属，因此与心构成表里关系。

小肠的生理功能主要有以下几种。

小肠主受盛化物

受盛，就是以器盛物，即接受、容留的意思。化物，具有变化、消化、化生的意思。小肠的受盛化物功能主要表现在以下两个方面：一是指胃初步消化的饮食物（食糜），会由小肠接受，小肠起到受盛的作用；二是经过胃初步消化的饮食物，必须在小肠停留一段时间，以方便小肠进一步消化和吸收，这就是小肠化物的功能。因此《素问·灵兰秘典论》里有"小肠者，受盛之官，化物出焉"的论述。

小肠主泌别清浊

泌别清浊是小肠的主要生理功能。所谓泌别清浊，是指小肠将经过胃初步消化的饮食物再做进一步消化的同时，伴随有小肠分清泌浊的过程。所谓清，就是津液和水谷精微。小肠将饮食物中化生的水谷精微和饮水化生的津液，进行吸收，再通过脾的作用输布至全身，以润养人体各个脏腑器官。这就是所谓的"中央土以灌四傍"。所谓浊，主要是指食物的残渣糟粕和无用的水液。小肠将饮食物的残渣糟粕，传送到大肠，形成粪便，排出体外。另一方面，小肠将无用的水液下输渗入到膀胱，生成尿液，再经尿道排出体外。张介宾在注解《素问·灵兰秘典论》中说："小肠居胃之下，受盛胃中水谷而分清浊，水液由此而渗入前，糟粕由此而归于后，脾气化而上升，小肠化而下降，故曰化物出焉。"这里就清楚地表明小肠有分清泌浊的功能。小肠的病变，最常见的就是消化功能中的清浊不分，由此导致大小便异常，出现腹痛、腹泻、尿少等症状。

要想实现小肠分清泌浊的过程，需要脾运化功能和胃通降功能的相互配合。没有脾的运化功能，水谷精微和津液的吸收就无法进行，小肠的分清功能就不能实现；同样，如果没有胃的通降功能，食物的残渣糟粕及无用的水液就不能下输至大肠、膀胱，小肠的泌浊功能也无法完成。

大肠

大肠居腹中，上端在阑门处，与小肠相接，其下端紧接肛门。大肠与肺有经脉相互络属，构成表里关系。

传导糟粕是大肠的主要生理功能。传，就是传送的意思；导，就是向下引导的意思。饮食物的残渣糟粕由小肠下输至大肠，再经过大肠吸收其中剩余的水液，形成粪便，粪便通过大肠之气的运动，向下传送引导至肛门，最后经肛门排出体外。因此，《素问·灵兰秘典论》里有"大肠者，传导之官，变化出焉"的论述。大肠是传导糟粕的通道，又有吸收水液使糟粕变化成形的作用。大肠吸收水液，参与体内的水液代谢，所以又称"大肠主津"。如果大肠的传导糟粕功能失常，在粪便的排泄方面就会出现异常，常见的症状有大便秘结或泄泻。

膀胱

膀胱位于下腹腔内，居肾之下，大肠之前，是一个储存尿液的器官。膀胱的上面有输尿管与肾相连，下面有尿道，开口于前阴。膀胱在五脏六腑中的位置最低，是水液代谢之后多余水液汇聚的地方。膀胱与肾有经脉互相络属从而构成表里关系。

膀胱的主要生理功能有以下两种。

膀胱储存尿液

人体饮入的水谷液体等通过肺、脾、肾三脏的作用，化为津液，输布至全身，发挥其滋养机体的作用。津液代谢后剩余的水液，下归于肾，经过肾的气化作用，生成尿液，由膀胱储存。由此可见，津液与小便相互影响。如果津液缺乏，则小便就会偏短偏少，反之，则小便就会偏多。

膀胱排泄小便

储存于膀胱中的尿液达到一定容量的时候，通过肾的气化作用，膀胱开启，尿液可及时从膀胱排出体外。

膀胱的储尿和排尿功能，主要依赖于肾的气化功能。储存属于肾气的固摄作用，指的就是肾的"合"，排泄属于肾气的通利作用，指的就是肾的"开"。肾气的开合，控制着尿液的储存与及时排泄。膀胱的气化，实际上属于肾的气化作用的一部分。肾的开合失调，既可以引起小便不利或癃闭，又可以引起尿频、尿急、尿痛、小便失禁等。因此，《素问·宣明五气》有"膀胱不利为癃，不约为遗溺"的说法。

三焦

三焦，顾名思义，是上焦、中焦、下焦三部分的合称，是六腑中最大的一个腑。胸膈肌以上为"上焦"，包括胸部、头部、心和肺；胸膈肌至脐为"中焦"，包括脾和胃；脐以下为"下焦"，包括肝、肾、膀胱、大肠、小肠。从形态学的观点看，有人认为三焦是"有名无形的"。我们可以把三焦理解为脏腑之间互相沟通所形成的通道，其贯通人体躯干的上下。三焦与心包有经脉互相络属，构成表里关系。

三焦的主要生理功能有以下几种。

通行元气

元气，是人体最根本的气，根源于肾，由先天之精所化生，并依赖于后天之精的濡养，可以说是人体生命活动的原动力。三焦是人体元气升降出入的通道，人体元气通过三焦到达脏腑、经络、组织器官，充沛全身，以激发、推动各个脏腑组织的功能活动。所以说，三焦是元气运行的通道。如《难经·六十六难》就有："三焦者，原气之别使也。"的说法。同时，三焦还是气化运动的主要场所，而气化运动是生命的基本特征。因此，整个人体的气化作用与三焦通行元气的功能密切联系。《中藏经·论三焦虚实寒热生死逆顺脉证之法》中说："三焦者，人之三元之气也，……总领五脏六腑营卫经络，内外上下左右之气也。三焦通，则内外上下皆通也。其于周身灌体，和调内外，营左养右，导上宣下，莫大于此者也。"说的就是三焦通，则前后内外、上下左右皆通，从而发挥导上宣下、和内调外、营左养右的诸多功能。如果元气虚弱，三焦通道功能失调，就会出现人体的气虚现象。

疏通水道

《素问·灵兰秘典论》说："三焦者，决渎之官，水道出焉。"决，有疏通的意思；渎，有沟渠的意思。这里就说明了三焦

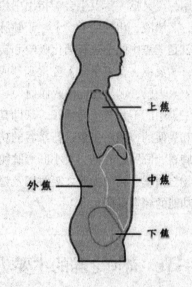

三焦

是人体管理水液的器官，有疏通水道，运行水液的作用，是水液升降出入的通路。人体的水液代谢是由肺、脾、胃、肠、肾、膀胱等多个脏腑组织参与，共同完成的一个复杂的生理过程。如《素问·经脉别论》说："饮入于胃，游溢精气，上输于脾，脾气散精，上归于肺，通调水道，下输膀胱，水精四布，五经并行。"但人体的水液代谢必须

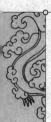

经由三焦通道，才能正常地升降出入。三焦的水道不利，必然影响肺、脾、肾等脏腑对水液的输布与排泄功能，所以，又把水液代谢的协调平衡作用，称作"三焦气化"。可以说，三焦疏通水道的功能，是对脾、肺、肾等脏腑参与水液代谢作用的综合概括。

运行水谷

《素问·六节藏象论》说："三焦……仓廪之本，营之居也，名曰器，能化糟粕，转味而入出者也。"指出三焦具有运行水谷，以及协助精微输布和传导糟粕帮助其排泄的功能。《灵枢·决气》指出"上焦开发，宣五谷味，熏肤，充肌，泽毛"，说的就是三焦中的上焦有把水谷精微输布到全身的作用；《灵枢·营卫生会》指出中焦"泌糟粕，蒸津液，化其精微，上注于肺脉"，说的就是三焦中的中焦有消化吸收和转输的作用；《灵枢·营卫生会》还提到"成糟粕而俱下入大肠，循下焦而渗入膀胱"，说的就是三焦中的下焦有传导糟粕，帮助其排泄尿液和粪便的作用。三焦运行水谷的功能，是对脾胃、肝肾、心肺、大小肠等脏腑完成饮食物之消化、精微物质之吸收以及糟粕之排泄功能的综合概括。

第三节　奇恒之腑的主要功能

奇恒之腑，在形态上似腑，多为中空有腔的器官，而在生理功能上却类似脏，有贮藏精气的作用。包括脑、髓、骨、脉、胆、女子胞六个脏器，其中胆既归属于奇恒之腑，又属于六腑之一。其余的都没有经脉上的络属关系，也没有五行的配属关系，这也是与五脏六腑的又一个不同特点。胆的生理功能已经在前面有了详细的论述，这里就不再过多赘述，接下来我们主要介绍其他五种

奇恒之腑的生理功能。

脑的主要功能

脑，处于颅腔之中，里面藏有大量的脑髓，因此有"脑为髓海"的说法。

脑的主要生理功能有以下几种。

主宰生命活动

人体生命活动的中枢主要在于脑，与人体生命活动息息相关的如吞咽、心搏、呼吸等生理活动，都是由脑髓主宰并进行调节的。

主人的精神、意识、思维活动

脑为心神之所在。历代医家对于脑与精神、意识、思维活动等的关系已经有比较明确的论述。李时珍在《本草纲目》里就提到"脑为元神之府"；王清任在《医林改错》也说"灵机记性不在心在脑"，这充分说明脑具有主持精神、意识、思维活动的功能。脑主精神、意识、思维活动的功能正常，则精神饱满，意识清楚，思维敏捷，记忆力强，语言清晰有条理，情绪情感的表达上也正常。如果这种功能失常，则精神萎靡，思维迟钝，头晕目眩，甚至还会出现精神错乱。

主五官、肢体的感觉及运动

中医学认为人的视、听、言、嗅等感觉功能及肢体运动功能都与脑有关。明代王惠源《医学原始》说："五官居身上，为知觉之具。耳、目、口、鼻聚于首，最高最显，便与物接。耳、目、口、鼻之所导入，最近于脑，必以脑先受其象而觉之，而寄之。"同时，清朝王清任《医林改错》中也指出："两耳通脑，所听之声归脑；两目系如线长于脑，所见之物归于脑；鼻通于脑，所闻香臭归于脑；小儿周岁脑渐生，舌能言一二字。"以上古籍的记载，都表明视、听、嗅、言等功能都与脑有密切关系。《灵

枢·海论》还把五官的一些病理变化与脑联系起来："髓海不足，则脑转耳鸣，胫酸眩冒，目无所见，懈怠安卧。"《灵枢·口问》也说："上气不足，脑为之不满，耳为之苦鸣，头为之苦倾，目为之眩。"也就是说脑主感觉运动的功能正常，则视力清楚，嗅觉灵敏，听觉良好，感觉正常。若其功能失常，则会视力模糊，嗅觉不灵，听觉失聪，感觉迟钝。

此外，脑对于肢体运动功能的支配，具有"上下颠倒、左右交叉"的特点。

髓的主要功能

髓是人体骨髓、脊髓和脑髓的总称，由肾的精气与饮食精微所化生。

髓的主要生理功能有以下几种。

充养脑髓

髓分布在骨腔中，由脊髓而上引到人脑中的髓，也就是我们通常所说的脑髓。《素问·五脏生成篇》有"诸髓者，皆属于脑"的说法，可见脑是髓聚居的地方。脑髓充盈，脑得髓养，人的精力才充沛，精神才旺盛，才能耳聪目明。如果脑髓不足，就会导致一系列病变的发生，例如，出现头晕目眩、腰膝酸软、健忘等症状，表现在小儿身上，还会出现小儿发育迟缓、囟门迟闭、身材矮小、反应迟钝甚至智力发育不健全等症状。

滋养骨骼

髓藏骨中，对骨具有滋养作用，因此《类经·脏象类》里才有"髓者，骨之充也"的说法。骨髓充盈，骨骼就能得到骨髓的充分滋养，人体发育才能正常，骨骼才能保持其坚硬刚强的特性。如果骨髓空虚，骨骼失养，人体就会发育不良，骨骼也会脆弱无力。

化生血液

精能生髓，髓也可以化生血液，因此，《素问·生气通天论》里有"骨髓坚固，气血皆从"的说法。骨髓是造血器官，是化生血液的源泉。临床上，血虚证常用补肾填精的方法论治，这就是对髓能生血的具体应用。

骨的主要功能

骨，泛指人体的骨骼。骨的主要生理功能有以下几种。

贮藏骨髓

骨有贮藏骨髓的作用，因此《素问·脉要精微论》里有"骨者，髓之府"的说法。骨髓能充养骨骼。髓的盈亏决定着骨的生长、发育和骨质的坚脆等。骨髓充盈，骨骼得养，则骨骼刚健。骨髓空虚，骨骼失养，就会出现骨的生长发育不良和骨质的异常变化。

支持形体

因为骨具有坚刚的特性，所以骨能够支撑人的形体，同时对各个脏腑组织具有保护的作用。《灵枢·经脉》里提到"骨为干"，说的就是骨骼是身体的主干，可以维持人体一定的形态。骨之所以能够支持形体，主要依赖于骨髓对骨骼的滋养。如果骨骼一旦失去骨髓的滋养，就会出现不能久立、行则振掉的病症。

主管运动

骨对人体的运动起着举足轻重的作用。肌肉和筋的收缩弛张，促使关节屈伸或旋转，从而表现为躯体的运动。骨在运动过程中起到了支点和支撑的作用。可见，骨具有主管运动的功能。

中医
自学百日通

上篇·中医理论与诊断

脉的主要功能

脉，又叫作血脉、血府，是气血运行的通道。

脉的主要生理功能有以下两种。

运行气血

脉是气血汇聚、活动的场所。脉对气血的运行有一定的约束力，使气血能够循着一定方向、一定路径而循环贯注，流行不止。另外，血脉还可以运载饮食物中的水谷精微，以布散到全身，滋养人体各个脏腑组织器官。脉中气血数量减少就会导致全身气血不足。脉中气血运行速度异常，如血行加速、血液妄行，就会导致出血症状；气血运行迟缓，就会出现血瘀的症状。

传递信息

人体各个脏腑组织之间并不是孤立存在的，它们通过血脉息息相通。其中，脉与心的关系尤为密切。心脏推动血液在脉管中流动时产生收缩扩张运动，中医学上叫作脉搏，它是形成脉象（脉搏的快慢、强弱、深浅的情况）的动力。脉象的形成，除了与血、心、脉有关外，还与全身脏腑机能活动密切相关。因此，脉象能够反映出脏腑功能的盛衰，气血的多少。所以，人体的病理变化，多数情况下都可以通过脉进行推断，这对疾病的诊断具有重要的参考意义。

女子胞（子宫）的主要功能

女子胞，又叫胞宫、子宫，位于小腹部，在直肠之前，膀胱之后，未受孕时，它的形态像一个倒置的梨，是女性的内生殖器官。

女子胞的主要生理功能有以下两种。

主持月经

月经，又叫作月信、月事。女子胞是女子生殖细胞发育成熟后产生月经的器官。健康的女子，到了14岁左右，子宫发育成熟，以一个月左右为周期，出现周期性排血，也就是月经开始来潮。直到50岁左右，月经才会停止。因此《血证论·男女异同论》里有"女子胞中之血，每月换一次，除旧生新"的说法。同时，在月经周期内还会产生一次排卵。月经之所以能产生，主要是脏腑气血作用于女子胞的结果。因此，女子胞功能正常与否与月经来潮有着密切关系，所以说女子胞有主持月经的功能。

孕育胎儿

女子胞是女性的孕产、生殖器官。女子发育成熟，月经按时来潮后，便具备了受孕生殖能力和养育胎胞的能力。此时，通过男女的交媾，精子与卵子的结合，就构成了胎孕。正如《类经·脏象类》里提到的"阴阳交媾，胎孕乃凝，所藏之处，名曰子宫"。胎孕一旦形成，月经就停止来潮，此时的女子胞就成了保护胎元，孕育胎儿的场所。脏腑经络气血都下达至女子胞以养胎。胎儿在女子胞内生长发育，大概10个月左右，就会从胞内娩出，这也表明一个新的生命诞生了。因此，《中西汇通医经精义·下卷》说："女子之胞，一名子宫，乃孕子之处。"

第四章 精、气、血、津液

精、气、血、津液是构成人体的基本物质，是人体各脏腑、组织、器官进行生理活动时的产物，也是维持人体生命活动的基本物质。人体的生、长、壮、老、已和疾病的发生、发展，都是精、气、血、津液运动变化的结果。精、气、血、津液的生成、输布与生理功能虽不相同，但它们之间并不是孤立存在的，而是有着密切的联系。

第一节　精的形成和功能

＊　精的概念　＊

在《黄帝内经·素问·金匮真言论》里提到"夫精者，身之本也"，就是说精是身体的根本。中医学上，精是构成人体和维持人体生命活动的基本物质。广义上的精，泛指人体内一切有形的精华物质，包括水谷精微、血及津液等。狭义上的精，指肾所藏之精，也就是生殖之精，是促进人体生长、发育和生殖功能的基本物质。精一般呈液态，贮藏或是流动于脏腑之中。

＊　精的来源　＊

请参看第三章第一节肾中的肾主藏精。

＊　精的运行　＊

精的运行，可以简单地理解为精的出入。人体之中，除了气有自主运动的特性外，其余所有物质都必须依赖于气的运动才能有所移动：血随气才能运行至全身；津液随气才能周身布散；精随气才能有所出入。

人体脏腑之中，肝具有调气主疏泄的功能。也就是说，人体内气的运行是由肝掌控的，因此，精的外出需要依靠肝；精进入血液后，化生气和营养物质，从而产生神志活动的功能；精进入津液后，化生气和营养物质，从而产生运动功能。我们常说的"肾藏精"，就是因为肾有纳摄的功能，精的内入主要依靠肾。由于生殖之精是只出不入，所以，精的内入只对骨髓而言，精的出和入也是相对于骨而言的。我们可以拿弹簧的拉与缩来做一个形象的比喻：向外拉的力就好比肝的疏泄；向内缩的力就好比肾的摄纳。

认识精的出入之后可以为以后的临床治疗进行有效的指导。比如我们常说的遗精，就是精在不该外出的时候外出，在诊断的时候，我们就要从两方面着手：一是肝功能过强，疏泄太过所致；二是肾气太虚，藏精不力所致。

＊　精的生理功能　＊

请参看第三章第一节肾中的肾主藏精。

第二节　气的形成和功能

气的概念

气是细小难见、活力很强、运动不息的精微物质。从哲学观点上看，气是构成世界的最基本物质，正是因为有了气的运动变化，才有了宇宙间的一切事物。延伸到中医学上，气是构成人体的最基本物质，也是维持人体生命活动的最基本物质。精、血、津液等都是由气所化生的。

气的来源

人体的气，从来源上看，一共分为三个方面：一是先天之精气，秉受于父母；二是水谷之精气，主要来自于饮食物；三是从自然界吸入的清气。

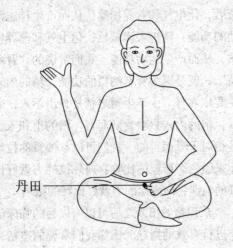

丹田

丹田

先天之精气，主要依赖于肾藏精的生理功能，先天之精的生理功能才能得以充分发挥；水谷之精气，主要依靠脾胃的运化功能才能化生；自然界的清气，就要依赖肺的呼吸功能。由此可见，气的来源与化生，不仅与先天禀赋、后天的饮食、外界自然环境等有关，还与肾、脾胃、肺的生理功能密切相关。其中，脾胃的运化功能尤其重要。因为脾胃不仅化生水谷精气，而且还能充养先天之精气。肾、脾胃、肺生理功能正常时，人体的气才能充沛；反之，如肾、脾胃、肺等功能发生异常或失去协调，都会对气产生影响，从而形成气虚等病变。

气的分类

由于气在人体内的来源不同，分布部位和功能特点也不同，因此气有各种不同的名称。

元气

元气又叫作真气、原气。属于先天之精气，禀受于父母，出生后又依赖于肾的化生作用和水谷精微的不断滋养补充。元气藏于肾中，通过三焦布散全身，内至脏腑，外达肌肤腠理，作用于人体各个脏腑经络组织。元气是人体最基本的气，也是最重要的气，是人体生命活动的原动力。

元气的主要功能表现在两个方面：一是推动人体的生长发育和生殖；二是温养和推动各个脏腑、经络等组织器官的生理活动。因此，元气充沛，那么脏腑经络等组织的功能就正常，人体就健康且少有疾病发生；元气不足，那么脏腑经络等组织的功能就会减退，人体就会虚弱且容易导致各种疾病。有的还会出现生长发育迟缓的病态现象。

宗气

宗气是人体后天的根本之气，主要在胸中积聚，是由肺吸入的清气与脾运化的水谷精气相结合而产生的。因此，肺的呼吸功能和脾胃运化功能正常与否，直接影响宗气的盛衰。宗气在胸中积聚之处，叫作"气海"，也叫"膻中"。在分布上，宗气在胸中聚集，从气海处向上循喉咙而走呼吸道；向下注入脐下丹田部位。正如在《灵枢·刺节真邪》中所说的"宗气留于海（指气海）。其下者，注于气街，其上者走于息道"。

宗气的功能主要表现在两个方面：一是促进肺主呼吸的功能。宗气上走息道，能够促进肺的呼吸功能。此外，言语、呼吸、声音的强弱都与宗气的盛衰有密切关系；二是促进心主血脉的功能。宗气横贯心脉，能够协助心气推动血液运行。此外，宗气的盛衰还关系着肢体的寒温和活动能力以及心搏的强弱和节律等。所以，临床上常以虚里（心尖冲动部位）处的搏动状况和脉象来了解宗气的盛衰。

营气

营气主要来源于脾胃运化的水谷精气，是水谷精微中富有营养的物质。因其富于营养，所以叫作营气。营气与血共同运行于脉中，循脉上下贯通，向内进入五脏六腑，向外到达肢节，周而复始，循环不息。

营气的主要生理功能表现在两个方面：一是化生血液。营气入于脉中，成为血液的组成成分之一；二是营养全身。水谷精微中的精华部分，是营气的主要成分。营气为脏腑、经络各个组织器官提供所必需的营养物质，以濡养全身，所以《素问·痹论》在论述营气的功能时说"……和调于五脏，洒陈于六腑，乃能入于脉也，故循脉上下，贯五脏，络六腑也"。由于营气与血共同在脉中运行，所以又有"营血"的称号。

卫气

卫气是行于脉外之气。卫气也是由脾胃运化的水谷精微所化生。卫气的特点是慓悍滑利，活动力特强，流动迅速，不受脉管的约束，而是在脉外运行。卫气与营气相伴而行，环周不休。《灵枢·营卫生会》说：

"谷入于胃，以传与肺，五脏六腑，皆以受气，其清者为营，浊者为卫，营在脉中，卫在脉外。"

卫气的生理功能主要表现在三个方面：一是护卫肌表。卫气在脉外运行，因此它可以抵御外邪的入侵，又可驱邪外出；二是温养脏腑、肌肉、皮毛等；三是控制调节汗孔的开合和汗液的排泄，维持体温的相对恒定。所以《灵枢·本藏》有"卫气者，所以温分肉，充皮肤，肥腠理，司开合者也"的说法。由此可见，卫气的盛衰与人体卫外功能的强弱以及能否维持体温相对恒定有密切的关系。

营气与卫气，两者都来源于水谷之精气，但在分布、性质、功能上，它们之间又有一定的区别。营在脉中，卫在脉外；营气主内守而属于阴，卫气主卫外而属于阳。营气与卫气协调运行，才能维持相对恒定的体温、正常的腠理开合，以及防御外邪的能力。反之，如果营卫不和，就会出现发热恶寒、无汗或多汗，以及抵抗能力下降等病理现象。

气的运行

气是以运动的形式而存在的，气的运动称作气机。升、降、出、入是气的基本运动形式。人体各脏腑器官都在进行升降出入的活动。如肺主呼气，肾主纳气，一出一入；脾主升清，胃主降；心火下降，肾水升腾等。所以说，各脏腑器官的生理活动，具体的表现在气的升降出入方面。气的运动是人体生命活动的标志，气的运动一旦停止，也就意味着生命的终止。因此，《素问·至真要大论》中说："出入废则神机化灭，升降息则气立孤危，故非出入，则无以生长壮老已，非升降，则无以生长化收藏。是以升降出入，无器不有，故器者，生化之宇，器散则分之，生化息矣。故无不出入，无不

升降"。

气的升降出入处于相对平衡状态，叫作"气机调畅"。升降出入的运动失调，就会出现"气机失调"的病理状态。只有气机调畅，各个脏腑功能活动才会正常，各脏腑之间才会协调统一。气机失调，各脏腑的生理功能就会受到影响，也会打乱脏腑之间的平衡。气机失调有多种表现形式：气不能内守反而外越，叫作"气脱"；气不能外达反而结聚于内，叫作"气结"或"气闭"；气的运动受阻，在局部有阻滞不通现象时，叫作"气滞"；气的上升太过或应该降反而升时，叫作"气逆"；气的上升不及或应该升反而降时，叫作"气陷"。

气的生理功能

气是维持人体生命活动的基本物质，它的生理功能主要表现在以下几个方面。

推动作用

气的推动作用是指气的激发和推动的功能。人体内其他的物质都是随着气的运动而运行。气具有活动力很强的特性，它能激发和促进人体的生长发育；也能推动和激发各脏腑、经络等组织器官的生理活动；气还能推动血液运行至全身；同时，津液在气的激发推动下才能完成生成、输布、排泄的过程。气的推动功能不足，就会影响人体的生长发育或出现早衰，还会使脏腑组织器官的功能减退，出现血液和津液的生成不足、运行滞缓，从而导致血虚、血脉瘀滞、水液停滞等病变。

温养作用

气的温养作用就是指气具有温煦和营养的功能。气能营养各脏腑、经络等组织器官以维持其生理活动。因为气是以运动的形式而存在，运动产生摩擦，摩擦生热，所以说

气是人体热量的来源。人体的体温相对恒定就是气运动的结果，这就是气的温煦作用。此外，各脏腑、经络等组织器官的生理活动，需要在气的温煦作用下才能进行；血和津液等液态物质的正常循环运行也依赖于气的温煦作用，这也就有了"血得温而行，得寒而凝"的说法。如果气的温养作用失常，就会出现畏寒肢冷、血和津液运行迟缓，脏腑、经络等组织器官功能衰退等寒性病理变化，从而影响人体的正常生命活动。

防御作用

气的防御作用是指气有护卫肌表、防御和抵抗各种外邪侵入的作用。气的防御作用主要体现在三个方面：一是护卫全身肌表，抵御外邪的入侵；二是不断与侵入体内的邪气做斗争，发挥抗病功能，使病邪得以消灭，或减轻病邪对机体的进一步损害；三是有助于机体的康复。所以，气的防御功能正常时，外邪不会轻易侵入人体，或即使有外邪侵入，机体也不容易发病；即使发病，也很容易恢复健康。当气的防御功能减弱时，那么机体就容易被外邪侵入而致病，或在发病后正气不足，难以驱邪，可使病位由浅入深，病症由轻转重，机体难以尽快康复。所以，气的防御作用与疾病的发生、发展、转归都有着密切的关系。

固摄作用

固摄，就是固护、控制、统摄的意思。气的固摄作用主要是指气对血、津液等液态物质具有固护统摄和控制作用，以防止其无故流失。具体表现在：固摄血液，可使血液依循脉道而行，防止其溢出脉外；固摄汗液、尿液、唾液、胃液、精液等，控制其分泌排泄量，不致因分泌过多而使津液无故流失。如果气的固摄作用减弱，那么体内液态物质就会大量丢失，如气不摄血，可导致各

种出血；气不摄津，可导致自汗、多尿或小便失禁、流涎等症；气不固精，可出现早泄、遗精、滑精等症。

气化作用

气化是指通过气的运动而产生的各种变化。具体地说，是指精、气、血、津液各自的新陈代谢及其相互转化。实际上，气化过程就是新陈代谢的过程，也是体内物质转化和能量转化的过程。人体从外界摄取的清气、饮食物、水分等，转化为精、气、血、津液等；津液经过人体内的新陈代谢，转化成汗液和尿液；食物经过消化和吸收后，其残渣转化成糟粕等，这一系列的生理活动都需依赖于气的运动变化。如果气化作用失常，人体的整个新陈代谢就会失常，可能会影响饮食物的消化吸收，影响气、血、津液的生成、输布，也会影响汗液、尿液和粪便的排泄等。

气的这五种功能，虽各不相同，但都是相互配合，相互为用的，是人体生命活动中不可缺少的。

第三节 血的形成和功能

血的概念

血是在脉管中循行具有营养和滋润作用的红色液体，是构成人体和维持人体生命活动的基本物质之一。血液必须在脉管中运行，才能有效地发挥其生理作用。因此在《素问·脉要精微论》里有"夫脉者，血之府也"的说法。

血的形成

人体血液生成的物质基础主要来源于脾

胃运化的水谷精微。水谷精微通过脾的升腾作用上输至心肺，再通过心肺的气化作用，生成血液。因此《灵枢·决气》说："中焦受气取汁，变化而赤，是谓血。"因此中医里有"脾胃为生血之源"的说法。所以饮食营养的好坏，脾胃运化功能的强弱，与血液的生成有直接关系。

除此之外，肾精也是化生血液的重要物质。肾精化生血液，主要是通过骨髓和肝脏的作用实现的。肾主骨，肾精有生髓的功能，髓充养于骨从而化生血液。同时，肾精输于肝，在肝的作用下也可以化血。

总之，血液是以水谷精微和肾精为物质基础的，通过脏腑的一系列功能活动而生成。如果某一脏器功能减退，或脏器之间失去协调平衡，就会影响血液的生成，从而导致血虚的病理变化。

血的运行

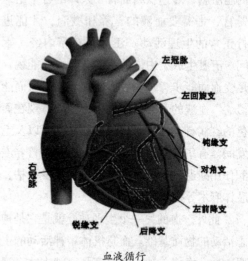

血液循环

血液循环于脉管之中，流传全身，循环不止。所以脉管是血液运行的必要通道。除此之外，血液运行要想顺利完成，还需要心、肺、肝、脾四脏的共同配合。

心主血脉，血液依靠心脏的搏动流行

全身，心气的推动是血液运行的基本动力；"肺朝百脉"，肺主一身之气，在肺气的作用下，帮助心脏内的血液输布至全身；脾主统血，血液依靠脾的固摄作用，能够让其循经而行，不致溢出脉外；肝主贮藏，可以自主调节人体活动时对血液的不同需求量。此外，肝的疏泄能调畅气机。气机通畅，才能推动血液运行。因此，在血液运行的过程中，任何一个脏腑发生功能失调，都会引起血液运行方面的病变。例如，心气虚，出现血液流动迟缓，从而会导致心血瘀阻等病理变化；脾气虚，对血液失去了统摄作用，可能会导致便血、崩漏等病理变化。另外，还要说明的是，血液运行除与上面的脏器功能有关外，脉管的通畅与否、血液的寒热都会影响血液的运行。

血的生理功能

血的主要生理功能就是营养滋润全身。内至脏腑，外达皮肉筋骨，人体的各个组织器官，都需要血液的营养和滋润，才能进行正常的生理活动。正如《黄帝内经·素问·五脏生成》中说的："肝受血而能视，足受血而能步，掌受血而能握，指受血而能摄。"血液的营养滋润作用，主要体现在面色的红润有光泽、肌肉的健壮结实，以及毛发润泽有华等方面。一旦血虚不足，营养滋润作用减退，就会有面色萎黄、毛发干枯、肢体麻木等症状出现。

此外，血的另一个生理功能就是它是神志活动的物质基础。血是机体精神活动的主要物质。血能养神，气血充盈，神志才会清晰，精神才会旺盛。《素问·八正神明论》说："血气者，人之神。"《灵枢·平人绝谷论》说："血脉和利，精神乃居。"这些古籍中的记载都说明了血液与神志活动之间的关系是密切相连的。如果血液运行失常而发生血液方面的病变，也会影响人的神志活动，出现失眠、健忘、烦躁、惊悸不安等症状，严重的甚至还会出现谵妄、昏迷等神志失常的病变。

第四节　津液的形成和功能

津液的概念

津液，泛指体内各脏器、组织中的一切正常的水分和体液。除气和血以外，它也是构成人体和维持人体生命活动的基本物质。津液包括各脏器、组织中的内在体液及其正常的分泌物和排泄液。其中分泌物包括胃液、肠液、涕、泪等，排泄液包括汗、尿液等。

津和液虽同属水液，但在性状、功能及其分布部位等方面还是有区别的。一般来说，质地比较清稀，流动性较大，易于耗散，主要分布在体表皮肤、黏膜等部位，能下注至血脉，对肌肤、皮毛及眼、耳、口、鼻等孔窍具有滋润作用的，叫作津；质地比较稠浊，流动性较小，不易耗散，主要灌注于骨节、脏腑、脑髓等组织，能濡养脑髓和骨骼，滑利关节的，叫作液。因此，《灵枢·五癃津液别》说："津液各走其道，故三焦出气，以温肌肉，充皮肤，为其津；其流而不行者，为液。"

津和液同出一体，都是体内正常的水液，饮食水谷是两者的共同来源，都需要依赖于脾胃的运化功能才能化生。在运行、代谢过程中，两者相互转化、相互补充，同样在病变过程中又相互影响。伤津可导致液的耗损，脱液也必定伤到津，所以常津液并称。但是，在辨证论治时，必须对"伤津"和"脱液"加以严格区分。

津液的形成

饮食水谷是津液的主要来源。津液的生成是通过脾胃、小肠和大肠吸收饮食水谷中的水分和营养而生成的。其中，饮食物通过胃的受纳腐熟，在脾胃的运化下生成水谷精微，再通过肝的疏泄，小肠泌别清浊的功能，吸收水液，大肠的传导变化等生理功能，其中最主要的就是对消化吸收的协同作用，再进一步吸收少量水液，共同影响津液的生成。

津液的运行

津液的运行，可以简单地概括为津液的输布与排泄。津液的输布与排泄是一个比较复杂的生理过程，与脾、肺、肾、肝、膀胱和三焦等脏腑器官的生理功能密切相关。

脾主升清，有"灌溉四旁"的功能。《素问·太阴阳明论》说脾"为胃行其津液"，在脾的运化下，将胃中的津液上输于肺，通过肺的宣降功能，将津液布散全身，以灌溉滋润人体各个组织器官。

肺主行水，通调水道。肺接受从脾转输来的津液之后，通过肺的宣发功能，将津液输布至全身体表和人体上部。另一方面，又通过肺的肃降功能，将津液代谢后产生的浊液下注到肾和膀胱，最后化为尿液而排出体外。另外，肺在进行呼气活动的时候，也能排出大量的水分。

肾主水，主宰着津液的输布、排泄。这种主宰作用主要体现在肾中精气的蒸腾气化作用，是人体组织器官参与水液代谢的原动力，这种蒸腾气化作用能推动津液布散至全身。另外，由肺下输至肾的津液，通过肾的气化，升清降浊，清者通过三焦上输于肺而布散至全身，浊者就化成尿液，向下注入膀胱。

此外，在津液的输布上，肝和三焦也起着重要作用。肝主疏泄，调畅气机，通利三焦。气机调畅了，津液运行就不会有阻碍，这也促进了津液的输布。三焦是津液运行的通道，三焦畅通无阻，那么津液的运行也会流通无阻。

在津液排泄方面，其主要途径就是呼气、汗、尿、粪便。其中，汗、尿的排泄是主要方面。肺在呼气时，可以排泄一部分水液，肾与膀胱气化水液，形成尿液排出体外，同时，大肠有传导糟粕的功能，在排出粪便的同时，也会伴随有少量水液的排出。

总之，津液的运行就是一个复杂的生理过程，需要多个脏腑的协调、配合，其中肺、脾、肾三脏的作用显得尤其重要。因此，《景岳全书·肿胀》说："盖水为至阴，故其本在肾；水化于气，故其标在肺；水惟畏土，故其制在脾。"脏腑功能失调，就会影响津液的运行，破坏津液代谢的平衡，导致水液停滞，或津液大量丧失等病理变化。

津液的生理功能

滋养机体

津液是液态营养物质，机体有滋润和濡养的作用。分布在体表的津液，能够滋养肌肤，温养肌肉，使肌肉壮实，毛发光泽；灌注于体内的津液，能够滋养内脏，维持各脏腑的正常功能；流注于孔窍的津液，对眼、鼻、口等具有滋养和保护作用；渗入到骨髓的津液，能够充养骨髓、脑髓和脊髓等；流入关节的津液，对关节有着润滑作用。

化生血液

津液渗入到血脉之中，成为组成血液的基本物质，而且津液还有滋养和滑利血脉的作用，促使血液循环不息。因此，《灵

枢·痈疽》里说："中焦出气如露，上注溪谷，而渗孙脉，津液和调，变化而赤为血。"《脾胃论·用药宜忌论》里也说："水入于经，其血乃成。"这些古籍记载都表明津液能化生血液。

运载全身之气

古代医书《程杏轩医案续录》和《血证论·阴阳水火气血论》分别有"水可化气""气生于水"的记载。此外，津液是气的载体，人体内的气必须依附于津液才能存在，否则人体之气就会涣散而没有归属。因此，津液的丢失，也必然会导致气的耗损。例如，暑病伤津耗液，不仅表现为口渴喜欢饮水，而且因为津液虚少导致化气不足，出现少气懒言、四肢乏力等症状。所以，当汗、吐、下太过而使津液大量丢失时，气也会随之脱失，中医学上把这种现象叫作"气随液脱"。正如《金匮要略心典》里提到的"吐下之余，定无完气"。

排泄代谢产物

津液在自身的代谢过程中，能把机体各处的代谢产物，以汗、尿等方式不断地排出体外，维持机体各脏腑的气化活动正常进行。如果津液的这一作用发生障碍或者受到损伤，就会使代谢产物潴留于体内，从而产生痰、饮、水、湿等各种病理变化。

调节机体的阴阳平衡

在正常情况下，人体阴阳之间处于相对的平衡状态。津液对调节机体阴阳的相对平衡，起着重要的作用。人体津液的代谢经常会发生变化，它主要随机体内生理状况和外界环境的变化而变化。津液就是通过这种变化来调节阴阳之间的动态平衡，从而使机体保持正常状态，以适应外界的变化。例如，在天气寒冷的时候，汗孔自然闭合，津液不能借助汗液排出体外，就会向下渗入到膀胱生成尿液排出，此时小便次数相对增多；当夏季炎热的时候，津液大多就会生成汗液排出体外，向下渗入到肾与膀胱的水液就会减少，相应的，小便的次数也会减少。当体内丢失大量水液后，就会有口渴的感觉，从而通过多饮水使体内的津液增加。《灵枢·五癃津液别》里说："水谷入于口，输于肠胃，其液别为五，天寒衣薄则为溺与气，天热衣厚则为汗。"这也正说明了津液代谢常随机体内的生理状况和外界环境的变化而变化，由此来调节机体的阴阳平衡。

经络，是人体组织结构的重要组成部分，我们可以把它看成是发源于脏腑而遍行于全身的一种网络系统。经络学说是研究人体经络系统的组成、循行路线、生理功能、病理变化及其与脏腑、形体、官窍、气血津液等相互关系的学说，是中医学理论体系的重要组成部分。它不仅是针灸、推拿、气功等学科的理论基础，而且在中医临床治疗上还具有重要的指导意义。经络学说与藏象学说、气血津液学说等，相互补充，相互印证，成为中医学阐述正常人体生命活动规律的重要依据。本章讨论的内容主要有十二经脉、奇经八脉、十二经筋、十五别络以及孙络、浮络等。

第一节　十二经脉

十二经脉的命名含义

十二经脉的命名是以"天人相应、人应自然"的观念为指导。十二经脉中每一经脉的名称，都是据其分布于手足内外、所属脏腑的名称和阴阳属性而命名的。

每一条经脉或循行于上肢，或循行于下肢。循行于上肢的我们把它叫作"手经"，循行于下肢的我们把它叫作"足经"。从六脏来看，肺、心、心包位于膈上，其性质属阳，上肢也为阳，因此属于肺、心、心包的经脉循行于上肢；相对而言，与它们相表里的大肠、小肠、三焦的经脉也循行于上肢。脾、肝、肾三脏位于膈下，膈下性质属阴，因此脾、肝、肾所属的经脉循行于下肢；相对而言，与它们相表里的胃、胆、膀胱所属的经脉也循行于下肢。

每一条经脉都分属于一个脏或一个腑，由表入里或者由内向外，分布、贯穿于全身。属于哪一个脏腑的经脉，便以哪一个脏腑的名称命名。

中医学认为，腑为阳、脏属阴；外为阳、内属阴。因此我们把属于腑并在肢体外侧循行的经脉叫作阳经；把属于脏并在肢体内侧循行的经脉叫作阴经。

因此，十二经脉中每一条经脉的名称，都冠以手足，配以阴阳，隶属脏腑。如手太阴肺经，行于上肢内侧（冠以手足），属于阴经（配以阴阳）、隶属于肺（隶属脏腑）。

手太阴肺经

主要循行部位

起始于中焦胃部，向下联络大肠，回过来沿着胃上口，贯穿膈肌，从肺系（气管、喉咙）横出腋下（中府、云门），沿上肢内侧前缘下行，过肘（尺泽），到达腕部（太渊），上向大鱼际部，终于拇指内侧端（少商）。支脉从腕后（列缺）分出，走向食指内侧，与手阳明大肠经相接。

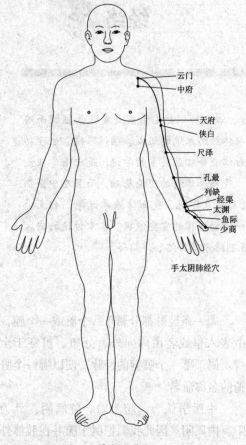

云门
中府
天府
侠白
尺泽
孔最
列缺
经渠
太渊
鱼际
少商

手太阴肺经穴

手太阴肺经

主要诊治病症

咳嗽、喘、咽喉疼痛等肺脏类的疾病。

常见疾病反应区

尺泽穴下方肌肉丰厚处；鱼际穴附近肌肉丰厚处。

当肺脏发生疾病时，尺泽穴区与鱼际穴区常见按压疼痛；急性起病者，在尺泽穴下方常出现明显压痛；长期慢性的肺脏疾病，常可在尺泽穴下方沿肺经出现硬结或条索，伴有压痛；肺脏阳气不足，寒邪较盛者，常可在鱼际附近见到较明显的青筋。

常用治疗部位

列缺，用来治疗止咳；尺泽穴，用来调治肺脏。

手阳明大肠经

主要循行部位

起始于食指末端（商阳），经第1、2掌骨之间（合谷），达腕（阳溪），沿上肢外侧前缘，过肘（曲池），向上交会颈部（会大椎），向下入锁骨上窝（缺盆），进入胸腔络属于肺，通过膈肌下行，入属大肠。其分支从锁骨上窝上行，经颈部至面颊，进入下齿槽，出来挟口旁（会地仓），左右交叉于人中，终于对侧鼻孔旁（迎香），交足阳明胃经，经气散于面部。

主要诊治病症

以口鼻为主的头面官窍各种病症；疹病。

常见疾病反应区

曲池穴下方肌肉丰厚处；虎口合谷肌肉丰厚处。

曲池穴下方区域可用于判断人体上部病情的轻重，适用范围非常广泛。虎口合谷穴更是一身大穴，针对多种疼痛性疾病，都可以通过按压合谷穴来判断病情。

常用治疗部位

合谷，用来治疗头痛、牙痛、口眼歪斜；曲池，用来解表热。

足阳明胃经

主要循行部位

起始于鼻翼旁（迎香），挟鼻上行，左右侧交会于鼻根部，旁行入目，与足太阳经相交，沿鼻侧下行，进入上齿槽中，回绕口唇，向下交会于颏唇沟，退回来沿下颌出面动脉部（大迎），再沿下颌角（颊车）、耳前（下关）、发际（头维），到额前。主干经颏唇沟左至右、右至左，从下颌角前（大迎）分出，经颈侧下行，向后交大椎，转入缺盆：一支入胸中，贯膈、属胃、络脾，至腹股部（气冲）；一支经胸部、腹部，下行至腹股沟部与前支汇合。总循下肢外侧前缘，过膝（犊鼻），至踝（解溪），入足第二趾外侧端（厉兑）。支脉从足背（冲阳）分出，前行入足大趾内侧端交于足太阴脾经。

主要诊治病症

头面官窍病症，尤其是口鼻方面的病症，如口生疮，鼻干痛；胃肠疾病，如胃痛、呕吐、腹胀、腹泻、便秘。

常见疾病反应区

足三里附近肌肉丰厚处。

常用治疗部位

足三里附近压痛明显处。

足太阴脾经

主要循行部位

起于足大趾内侧端（隐白），沿内侧赤白肉际，至内踝前（商丘），沿小腿内侧正中线上行，在踝上8寸交足厥阴之前，过膝（阴陵泉），循大腿内侧前缘上行，入腹，贯通任脉，属脾、络胃、贯膈，沿食道两旁，连舌本，散舌下，支脉从胃分出，贯膈，注心中，交手少阴心经。

主要诊治病症

腹泻、腹胀、腹痛、胃痛、呕吐等脾脏

类的疾病。

常见疾病反应区

地机穴附近；三阴交穴附近。

脾病患者，在地机穴附近常可出现明显压痛；若脾虚日久，湿邪停滞者，此处常会出现可大可小的硬结，可作为评价脾病轻重的标志。脾肾皆不足者，三阴交上下常可见明显压痛。

常用治疗部位

阴陵泉，用来治疗脾病；三阴交，用来调治肝脾肾三脏。

手少阴心经

主要循行部位

起于心中，出来后归属于心系（心脏周围的组织），分三支而行：一支下行，通过膈肌，联络小肠；一支沿食管上行，穿过面颊，联络目系；一支上肺，向下斜出于腋下（极泉），沿上肢内侧后边，至肘中（少海），沿前臂内侧后边，达腕（神门），经4、5掌骨之间（少府），终于小指内侧端（少冲），与太阳小肠经相连。

主要诊治病症

咽喉干燥、心痛、心悸、失眠、神志失常等心脏类疾病。

常见疾病反应区

因为"心者，五脏六腑之大主也，精神之所舍也，其脏坚固，邪弗能容也"，也就是说，心脏轻易不会受到外邪的侵犯。如果万一到了，"容之则伤心，心伤则神去，神去则死矣。"邪气如果在心脏停留，也就意味着生命活动即将结束。

常用治疗部位

神门，主要用来治疗心烦、惊悸、健忘、失眠、癫狂痫、胸胁痛；少海，主要用来治疗心痛，肘臂挛痛、头项痛、腋胁痛。

手太阳小肠经

主要循行部位

起自手小指尺侧端，经指掌赤白肉际，到达腕部，沿上臂后内侧出行到肩关节后，绕肩胛（天宗），在大椎穴处与督脉相会，转入缺盆，一支向前进入锁骨上窝，深入体腔，与心脏相连，沿食道下行，穿过膈肌，到达胃部，入属小肠。一支经颈侧上行，穿过面颊，又折回进入耳中。另一支脉从面颊部分出，经鼻旁到达目内眦，与足太阳膀胱经相接。

主要诊治病症

颈项肩背疾病，如头晕目眩、颈项强痛等；目疾，如视物不清。

常见疾病反应区

后溪穴周围区域。

后溪穴与后背的督脉相通，督脉上的一些疾病，可以通过按摩后溪穴来治疗。此外，对于落枕、肩膀痛等症状，按摩后溪穴也会有非常明显的效果。

常用治疗部位

后溪，主要用于治疗颈椎病；养老，主要治疗目疾。

足太阳膀胱经

主要循行部位

起于目内眦（睛明），沿前额上行，到头顶部，分别向后行至枕骨处，进入颅腔，络脑，回出下行到项部，交会于大椎穴，再分左右沿肩胛内侧，脊柱两旁，到达腰部，属肾络膀胱。本经脉一分支经臀部，从大腿后侧外缘下行至腘窝（委中）处。另一支从项后天柱分出，经背部、腰部、臀部，至腘窝，前一支脉会合，然后下行到达小腿后面正中（承山），经外踝后（昆仑），沿足背外侧终于小趾外侧端（至阴），与足少阴肾经相接。

主要诊治病症

头痛、项背痛、腰腿痛等身体后方的病症；小便异常；痔疮。

常见疾病反应区

委中穴下方；承山穴周围；足外踝下方。

现代人多在委中、承山、昆仑这三个区域内出现疼痛，对此区域的针灸推拿治疗，可以有效缓解颈腰椎病痛苦。

最常用治疗部位

委中，主要用来治疗腰痛，小便异常；昆仑，主要用来治疗头项部疾病。

足少阴肾经

主要循行部位

起于足小趾下面，斜行于足心（涌泉），沿内踝后缘（太溪），分出进入足跟，沿下肢内侧后缘上行，过膝（阴谷），上股内侧后缘入脊内（长强），穿过脊柱，属肾，络膀胱。支脉从肾上行，穿过肝和膈肌，进入肺，沿着喉咙，到达舌根两旁。又从肺分出一支流注胸中，与厥阴心包经相接。

主要诊治病症

水肿、小便异常、腰痛等肾脏疾病；阳

痿、早泄等男科病；妇科病。

常见疾病反应区

内踝后（太溪）上下区域。

肾虚患者，常常会在内踝后附近看到明显的凹陷，同正常凹陷相比，这类凹陷不仅深而且大，按压就会有酸痛的感觉。因此，内踝后下方是判断肾脏病情的重要部位，在此处按压，肾虚患者会有明显的疼痛。

常用治疗部位

太溪，主要用于调肾。

手厥阴心包经

主要循行部位

起于胸中，属于心包，向下穿过膈肌，从胸至腹依次联络上、中、下三焦，其分支从心包横出乳旁（天池），向上至腋窝下，沿上肢内侧中线入肘（曲泽），过腕部（大陵），入掌中（劳宫），沿中指桡侧终止于末端（中冲）。另一分支从掌中（劳宫）分出，沿无名指外侧端行，与手少阳三焦经相接。

主要诊治病症

心痛、胸痹等心脏疾病；胃痛、呕吐等胃腑疾病。

常见疾病反应区

内关穴周围区域。

常用治疗部位

内关，主要用来治疗心脏疾病。另外，按揉内关穴出现酸胀感对晕车患者也有很好的疗效。

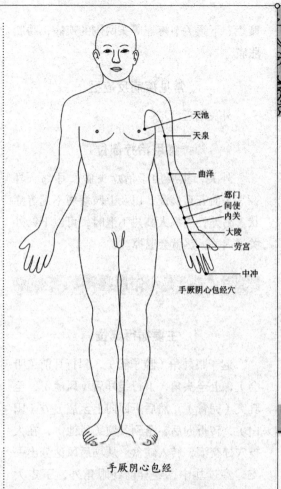

天池
天泉
曲泽
郄门
间使
内关
大陵
劳宫
中冲

手厥阴心包经穴

手厥阴心包经

手少阳三焦经

主要循行部位

该经起于无名指外侧端（关冲），经手背第四、五两指之间（中渚），到达腕部（阳池），沿上肢外侧过肘尖部（天井），到达肩部（肩髎），会于大椎，转入缺盆。该经脉一支入胸中，络心包，从胸至腹属于上、中、下焦。另一支脉从经颈侧上行，绕耳后（翳风），出行至下耳前（耳门），到达眉梢（丝竹空），与足少阳胆经相接。

主要诊治病症

耳聋，耳鸣等耳病；偏头痛、外眼角

糜烂、下颌关节疼痛等头两侧的疾病；胁肋胀痛。

常见疾病反应区

外关附近区域。

常用治疗部位

外关，主要用于治疗头痛、耳鸣、耳聋等头面五官病证，以及上肢痿痹不遂等症状。另外，当病人高热不退时，可以下针外关透内关，热就会退掉。

足少阳胆经

主要循行部位

起于眼外角（瞳子髎），斜行耳前（听会），上至头角，下行绕耳后（风池），至乳突（完骨），然后折回向上至眉上方（阳白），转折向后，落到颈项（风池），在大椎穴处交汇，转入缺盆。从项后风池分出一支，穿过耳中，经耳前到眼角外，下走大迎，上折至目下，下经颊车和颈部进入锁骨上窝，至缺盆与前支汇合。一支，经胁肋，沿胁肋到耻骨上缘（气冲），横入髋关节（环跳）。一支从足背（足临泣）分出，斜行至大拇指甲后外侧端（大敦），与足厥阴肝经相接。

主要诊治病症

偏头痛、眼睛外眦痛等头两侧的疾病。

常见疾病反应区

阳陵泉穴下方。

常用治疗部位

阳陵泉，主要用于疏利肝胆；足临泣，主要治疗眼耳疾患。

足厥阴肝经

主要循行部位

起于足大拇指外侧端（大敦），沿足背向上至内踝前一寸处（中封），小腿内侧前缘上行，过膝（曲泉），沿大腿内侧正中上行，绕阴器，循腹侧，经第11肋端（章门），终于乳下2肋（期门）。支脉从腹股沟入腹，挟胃两旁，属肝，络胆，向上穿过膈肌，分布于胁肋部，沿喉咙的后边，向上进入鼻咽部，穿过面颊，绕过口唇，上行与督脉会于头顶部。另一分支从肝分出，穿过膈肌，向上注入肺，与手太阴肺经相接。

主要诊治病症

疝气、小便异常等前阴疾病；月经、白带异常等妇科病；肝脏病。

常见疾病反应区

太冲穴区域周围。

长期肝郁气滞的患者，在太冲穴处常会摸到明显条索，一按压还会有疼痛的感觉；生气后，条索体积可增大。

常用治疗部位

太冲，主要用于调肝。

十二经脉的分布及表里关系

十二经脉在体表的分布，也就是十二经脉的循行部位，是有一定的规律的。在四肢部：分布在四肢内侧的叫作阴经，分布在四肢外侧的叫作阳经。分布在四肢内外两侧前缘的分别叫作太阴、阳明，分布在四肢内外两侧后缘的分别叫作少阴、太阳，分布在四肢内外两侧中线的分别叫作厥阴、少阳，合称手、足三阳经，手、足三阴经。大体上说来，手三阳经从手部走行至头部，足三阳

中医自学百日通

上篇·中医理论与诊断

经从头部走行至足部，手三阴经从胸部走行至手部，足三阴经从足部走行至腹部、胸部。在头面部：手、足阳明经分布在面部、额部；手、足少阳经分布在头侧部；手、足太阳经分布在颊部、后头部、项部及头顶前额。在躯干部：手三阳经分布在肩胛部；足三阳经中的阳明经分布在躯干前面，足太阳经分布在躯干背面，足少阳经分布在躯干的侧面。

掌握十二经脉的分布规律，对于临床上的诊断和治疗有重要的指导意义。

十二经脉的表里关系，是手足三阴经、三阳经通过各自的经别和别络相互沟通，组合成手足六对"表里相合"的关系。也就是手太阳与少阴为表里、阳明与太阴为表里、少阳与厥阴为表里；足太阳与少阴为表里、阳明与太阴为表里、少阳与厥阴为表里。相为表里的经脉分别络属于相为表里的脏腑，如手阳明属大肠络肺，而手太阴属肺络大肠；足太阳属膀胱络肾，而足少阴属肾络膀胱等。相为表里的两条经脉，都在四肢末端交接，并且在四肢内外两侧的相对位置分别循行。如在四肢内侧面的前、中、后顺序为太阴、厥阴、少阴；在四肢外侧面的前、中、后顺序就会分别为阳明、少阳、太阳。

十二经脉的交接次序及其交接部位

十二经脉按照一定的循行走向，相互联系，有三种交接方式。

阴经与阳经在四肢部交接

相为表里的阴经与阳经共6对，都在四肢末端交接。其中相为表里的手三阴经与手三阳经在上肢末端（手指）交接，相为表里的足三阳经和足三阴经在下肢末端（足趾）交接。如手太阴肺经与手阳明大肠经在食指端相交接；手少阴心经与手太阳小肠经在小

指相交接；手厥阴心包经与手少阳三焦经在无名指端相交接；足阳明胃经与足太阴脾经在足大趾相交接；足太阳膀胱经和足少阴肾经在足小趾交接；足少阳胆经和足厥阴肝经在足大趾爪甲后交接。

同名的手足三阳经在头面相交接

同名的手、足阳经有3对，都在头面部交接。如手足阳明经都交接于鼻翼旁；手足太阳经都交接于目内眦；手足少阳经都交接于目外眦。

阴经与阴经在胸腹相交接

手、足阴经，也叫作"异名经"，也有3对，交接部位都在胸部内脏。如足太阴经与手少阴经在心中交接；足少阴经与手厥阴经在胸中交接；足厥阴经与手太阴经在肺中交接等。

十二经脉的循行规律

十二经脉的循行也具有一定的规律。《灵枢·逆顺肥瘦》篇说："手之三阴，从脏走手；手之三阳，从手走头；足之三阳，从头走足；足之三阴，从足走腹。"也就是说手三阴经，从胸腔内脏走向手指端，同手三阳经相接；手三阳经，从手指端走向头面部，同足三阳经相接；足三阳经，从头面部走向足趾端，同足三阴经相接；足三阴经，从足趾向上走向腹部和胸部，同手三阴经相接。这样就构成了一个"阴阳相贯，如环无端"的循环路线。

第二节 奇经八脉

督脉、任脉、冲脉、带脉、阴跷脉、阳跷脉、阴维脉、阳维脉八条经脉合称为奇经八脉。与十二经脉不同，它们没有规则地分布，同脏腑之间也没有直接的络属关系，彼

此之间也无表里关系，因此叫作奇经八脉。

☀ 督脉 ☀

循行部位

督脉起于胞（女子胞为子宫，男子胞为精室）中，后行于腰背正中，循脊柱上行，经过项部到达风府，进入脑内，向上到达巅顶，前下至鼻梁，过额部，到达人中，终止于上唇系带处。有分支属肾，连心。

基本功能

总督一身之阳经

督脉在背部正中循行，六条阳经都与督脉在大椎相交，阳维脉也与督脉在风府、哑门相交，此外，督脉还与多条阳经相联系，因此，又把督脉叫作"阳脉之海"。

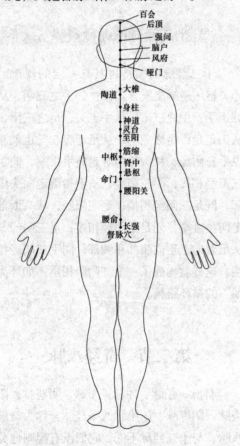

督脉

与生殖功能有关

督脉起于胞中，连接于心肾两内脏，阳气充盛，主司生殖功能，尤其是男性的生殖功能。

与人的精神意识思维活动有关

督脉沿着脊柱循行，上行入脑，并从脊里分出属肾，因此督脉与心、肾、脑、髓等密切相关，因此可能与人的精神意识思维活动有关。

常见病候

由于督脉在脑、脊部位循行，又与足厥阴肝经交会于巅顶，因此督脉经气阻滞可能会可出现头晕、目眩、脊柱强痛等症状。《素问·骨空论》有"督脉为病，脊强反折"的记载，说的就是这种症状。

☀ 任脉 ☀

循行部位

任脉起于胞中，下出会阴毛部，经阴阜，沿腹部正中线上行，到达咽喉部（天突），再上行到达下唇内，环绕口唇，沿面颊，分别通过鼻翼两旁，上至眼眶下（承泣），与足阳明经相交。有分支，自胞中后行脊柱里面，与督脉相通。

基本功能

总任一身之阴经

任脉在腹部正中循行，与足三阴经交会于关元、气海，手三阴经又借足三阴经与任脉相通，并且，任脉还与阴维脉交会于廉泉、天突。因为任脉与多条阴经相联系，所以任脉又有"阴脉之海"的称号。

妊养胎儿

任脉起于胞中，具有调节月经，促进女子生殖功能的作用。因此，王冰《素问次注》有"任主胞胎"的说法。《难经集注·二十八难》也有"任者，妊也，此是人之生养之本"的相关论述。

常见病候

任脉起于小腹内的胞中，其病症主要以下焦、产育为主。《素问·骨空论》说："任脉为病，男子内结七疝，女子带下，瘕聚。"这里说的就是任脉发生病变，就会出现疝气、带下等症状。

冲脉

循行部位

冲脉起于胞中，然后分三支向不同方向循行。一支下出会阴后，出于气街，挟脐上行，出于咽喉上部和后鼻道，环绕口唇，分行到两目眶下；一支从气街部分出，注入足少阴经，沿大腿内侧下行，到达足底，有分支从内踝后分出，斜入足背，进入足大趾；一支从胞中分出后，后行于脊柱里面，与督脉相通。

基本功能

调节十二经气血

冲脉上行至头，下行至足，前行胸腹，后行腰背，与多条经脉都有密切联系，为气血之要冲，有调节十二经脉气血的功能，因此冲脉又号称"十二经脉之海"。

与女子的月经来潮和生殖功能有关

《素问·上古天真论》里说："（女子）二七而天癸至，任脉通，太冲脉盛，月事以时下，故有子。"冲脉与女子的月经来潮和生殖功能有关，因此有"冲为血海"的说法。

常见病候

冲脉发生病变后，常常会出现哮喘、腹痛、肠鸣、月经不调、不孕等症状。

带脉

循行部位

带脉出自季胁，斜向下行至带脉、五枢、维道穴，围绕腰腹部一周。在腹面的带脉下垂到少腹。

基本功能

带脉的"带"字，含有腰带的意思。因为带脉主要在腰腹之间循行，所以带脉可以约束全身纵行的经脉，防止脉气下陷。可以这样说，带脉的主要功能，主要就是"约束诸经"。

常见病候

《素问·二十九难》说："带之为病，腹满、腰溶溶若坐水中。"说的就是带脉发生病变，常会有腹满、腰部冷重如坐水中的感觉。另外，带脉不和，常会出现女性月事不调，赤白带下等症。《素问·痿论》也说："阳明虚则宗筋纵，带脉不引，故足痿不用。"说明带脉失调，可能会导致痿症的发生。

阴跷脉

循行部位

阴跷脉从内踝下照海穴（属足少阴经的穴位）分出，沿内踝后直上，经下肢内侧，到达前阴，沿腹、胸进入缺盆，出行于人迎穴之前，经过鼻旁，到达目内眦，与手足太阳经、足阳明经、阳跷脉会合。

基本功能

跷，有轻健跷捷的意思。阴跷脉有濡养眼目，控制眼睛开合和肢节运动的功能。

常见病候

阴跷脉发生病变，常会出现多寐、癃闭等症状。

阳跷脉

循行部位

阳跷脉从外踝下申脉穴（属足太阳膀胱经的穴位）分出，沿外踝后上行，到达腹部、胸外侧，经肩部、颈外侧，上挟口角，到达目内眦，与手足太阳经、足阳明经、阴跷脉会合，再上行进入发际，向下到达耳后，与足少阳胆经在项后相交。

基本功能

同阴跷脉生理功能一样，阳跷脉也有濡养眼目，控制眼睛开合和肢节运动的功能。

常见病候

阳跷脉发生病变，常会出现目痛、不眠等症状。

阴维脉

循行部位

阴维脉起于足内踝上足少阴经的筑宾穴，沿下肢内侧上行，到达腹部，与足太阴经同行，到胁部后与足厥阴肝经相合，再上行与任脉的天突穴相交，止于咽喉部的廉泉穴。

基本功能

维，有维系的意思。阴维脉的功能是"维络诸阴"，也就是说阴维脉有维系联络全身阴经的作用。

常见病候

阴维脉发生病变，常常会出现心痛、忧郁等症状。

阳维脉

循行部位

阳维脉起于外踝下的金门穴（足太阳经的穴位），沿下肢外侧与足少阳胆经并行，向上经躯干部后外侧，到达腋后，上行至肩部，经颈部、耳后，前行到额部，分布于头侧及项后，与督脉相会。

基本功能

阳维脉的功能是"维络诸阳"，也就是说阳维脉有维系联络全身阳经的作用。《难经·二十八难》说："阳维阴维者，维络于身，溢蓄不能环流，灌溉诸经者也。"说的就是，在正常情况下，阴维脉与阳维脉相互维系，对全身经脉的气血起溢蓄调节作用，但不参与环流。

常见病候

阳维脉发生病变，常会出现恶寒发热、腰痛等症状。

中医
自学百日通

上篇·中医理论与诊断

第六章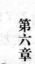

病因与病机

中医学认为，病因就是引起疾病的原因。病因学说是一门主要研究病因的性质以及致病特点的学说。根据病因发病的途径、形成过程等，可以将病因分为外感病因、内伤病因、病理产物形成的病因以及其他病因。病机，就是疾病发生、发展与变化的机理。由于病机是用中医理论分析疾病现象，从而得出的对疾病内在、本质、规律性的认识，是防治疾病的依据，所以受到历代医家的极大重视。

第一节　病因

中医病因学的基本概念

病因，是指引起疾病的原因，也叫作致病因素、病原、病邪。《医学源流论·病同因别论》对病因是这样解释的："凡人之所苦，谓之病；所以致此病者，谓之因。"疾病之所以发生，就是因为病因影响或破坏了人体内部各脏腑组织之间，以及人体与外环境之间的相对平衡协调状态，产生了形态、功能、代谢的某些失调、损害或障碍。中医认为，病因主要包含六淫、饮食、劳逸、疠气、七情、外伤、药邪、寄生虫、医过、先天因素。但是，疾病的发生、发展的变化过程，并不是由病因单方面的因素所决定的，不同的个体对病因的伤害作用、对抗和转化的反应不同。也就是说，病因的含义实际上包括了影响与作用于致病原和机体双方的因素。

病因学说主要研究病因的性质及其致病特点。病因性质，是指病因不同，性质也不尽相同。致病特点，是指不同的致病因素作用于人体的形态结构、功能活动、物质基础所反映的临床特征。病因性质与致病特点相互影响，一般来说，病因性质决定致病特点，致病特点反映病因性质。

对于病因的分类，在漫长的中医学发展过程中，历代医家都有不同的分类方法。《黄帝内经》中把病因分为阴阳两类，也就是说把属于自然界的，如风、雨、寒、暑等外来病因归属于阳，把属于病人行为不当，如饮食、喜、怒等内生病因归属于阴。汉代张仲景根据传变理论又把病因分为三类。他在《金匮要略·脏腑经络先后病脉证》里说道："……客气邪风，中人多死，千般疢难，不越三条。一者，经络受邪入脏腑，为内所因也；二者，四肢九窍，血脉相传，壅塞不通，为外皮肤所中也；三者，房室金刃，虫兽所伤。以此详之，病由都尽。"也就是指，经络受邪后深入脏腑的归为内因；病变局限于浅表的归为外因；房室、金刃、虫兽所伤归为其他病因。晋代医家陶弘景提

出"一为内疾，二为外发，三为它犯"，为以后陈无择的"三因学说"奠定了基础。宋代陈无择把病因与发病途径相结合，明确提出了"三因学说"，也就是外因、内因和不内外因。把我们常说的外感六淫，即风、寒、暑、湿、燥、火六种外感病邪归为外因；把情志所伤归为内因；把饮食劳倦、跌扑外伤、虫兽所伤归为不内外因等。"三因学说"对病因的分类比较系统、明确，也较为全面地概括了各种致病因素的致病特点，对宋以后病因学的研究起了很大的推动作用。

中医探求病因的方法

中医病因学最主要的特点就是表现在对病因的认识方法上。中医病因学除用直接观察病因的方法去认识病因外，更重要的是根据病理反应来建立病因的概念。

中医学认为，任何疾病的发生都是有原因的，都是某种致病因素影响和作用于机体的结果，没有原因的疾病是不存在的。由于致病因素的性质和致病特点不同，因此机体对致病因素的反应，以及机体所表现出来的症状和体征也不尽相同，这就为病因的认识提供了可靠的基础。中医探求病因时，常见的方法有两种。

询问求因法

顾名思义，就是医者通过询问的方式来了解病人发病的经过及其有关情况，以此来推断其病因。这种探求病因的方法主要来自于病人的主观感觉，如是否受凉，情绪有无波动，饮食是否失节，有无外伤，诸如此类。这种方法直接、简单、方便，且能较快获得有关病因的信息，但同时受限制的因素也很多，如果病人的主观感觉有所偏差，或叙述不清，或体察不到等都会妨碍对病因的认识。

辨证求因法

中医认识病因时，除了了解其可能作为致病因素的客观条件外，主要根据疾病反映出来的临床表现，通过分析疾病的症状、体征，并与各种病因的性质、特点相类比，抽象推求病因，这就是辨证求因。辨证求因是中医特有的认识病因的方法，也是探求病因的主要方法。辨证求因，一方面通过类比的方法，把病人的症状、体征与病因性质和病因特点进行比较，从而判断出致病因素，例如，发现病人具有游走不定、变化多端等特征的临床表现，因风性善行，风胜则动，因此判断其病因是风邪。辨证求因的另一方面是按辨证的方法，对病人的症状、体征进行病机分析、综合、概括，从而判断出某种病因。如病人表现有不思饮食、腹胀便溏、头身困重、舌苔白腻等症状，通过对病机分析、综合、概括，认为这是因为湿邪重浊黏滞，导致脾失健运所致，便可以判断出病因是湿邪。只有采用辨证求因的方法认识病因，把对病因的研究与对症状、体征的辨析联系起来，才能对临床治疗起指导作用。

常见的几种致病因素

外感致病因素：风邪

风的自然特性

风具有主动、善行的特点。风吹杨柳，则枝叶轻舞；狂风肆虐，则沙飞石走。风所过之处，事物多呈现摇摆不定的状态。同时，风行走的能力也是最强的。疾风暴雨、风驰电掣，这些古人用来形容速度很快的词，都与风有关。风虽然是春季的主气，但因为一年四季都有风，因此风邪引起的疾病多在春季发生，但不限于春季，其他季节也都可以发生。

风邪的性质和致病特征

风性轻扬开泄

开，有张开的意思；泄，有气液外泄的意思。风性开泄，是指风邪容易侵袭肌表，导致腠理疏泄开张，常表现为汗出恶风之证。《素问·风论》里有这样的论述："风气藏于皮肤之间，内不得通，外不得泄，腠理开则洒然寒，闭则热而闷。"风为阳邪，其性轻扬升散，具有升发、向上、向外的特性。所以风邪致病，容易侵袭人体的阳位，如上部、肌表、阳经以及腰背部。《素问·太阴阳明论》里说："伤于风者，上先受之。""犯贼风虚邪者，阳受之。"例如，风邪循经上扰头面，就会现头晕头痛、头项强痛、面肌麻痹、口眼歪斜等症状；风邪侵袭肌表，会出现恶风、发热、汗出等症状；风邪伤及肺部，就会出现鼻塞流涕、咽痒咳嗽等症状；风邪侵袭阳经及腰背部，就会出现腰背疼痛、麻木等症状。

风性善行数变

善行，是形容自然界的风有走窜善行，定位不一，变动不安的特性。这种现象发生在人体上，说明风邪致病有病位游移，行无定处的特性。比如常见的风疹，发无定处，瘙痒的感觉瞬间即至，瘙痒的部位变化莫测，此起彼伏；临床中的行痹，常会出现四肢关节游走性疼痛，痛无定处，或中肩至肘，或肩肘痛减，膝踝又起等，都能体现风邪的这一特点。数变，是指风来去疾速，风无定向，时强时弱，忽起忽止，变化多端的特性。在病理情况下，是指风邪致病具有变化无常、发病急、发病快的特性。如风疹、荨麻疹，常会有时隐时现的症状；癫痫、中风，常会猝然昏倒，不省人事等，这都验证了风邪数变的这一特点。总之，以风邪为病因的疾病无论是外感还是内伤，一般都具有发病急、变化多、传变快等特征。

风性主动

是指风在自然界的表现具有流动性和动摇不定的特点。在病理情况下，就是指风邪致病具有动摇不定的特征。在临床上常表现为眩晕、震颤、四肢抽搐、角弓反张等症状。例如，如果风比较小，就会表现为手的抖动不止，头的摇摆不定；大一点儿的风，就可以出现全身的颤抖不休，如帕金森病；如果风再大一些，就可以表现为高热时出现的所谓角弓反张，也就我们俗称的抽风；人体出现的最大的风，就是中风了，会出现人体突然昏倒，不省人事，半死半生的症状，就如同狂风过境，房屋倾倒，树木折损一样。

风为百病之长

长，有始、首的意思，是指风邪是外感病因的主导因素。主要体现在两方面：一方面体现在风邪有兼邪同病的特性。其他外邪如寒、湿、燥、热、暑邪，往往都依附于风邪侵袭人体。例如，与寒合为风寒之邪，与热合为风热之邪，与湿合为风湿之邪，与暑合则为暑风，与燥合则为风燥，与火合则为风火等。所以，临床上风邪导致的疾病较多，并且还容易与其他外邪相合而发生疾病；另一方面，风邪致病广泛。主要是因为风邪是主要的致病因素，而且它容易从皮肤渗入到机体，善动不居，无处不到，因此，风邪极易侵袭人体，且侵犯部位较广，无处不到。基于上述两种因素，才把风称为百病之长，六淫之首。

综上所述，风邪为病在症状上主要表现为汗出、瘙痒、游走不定、麻木等症状。在病位上，多侵袭阳位，且病位不固定。在发病上，风病来去急速，病程不长。同时，其他邪气多依附风侵犯人体而发生疾病。

外感致病因素：寒邪

寒的自然特性

寒具有寒冷、凝结的特性，是冬季的主

气。因为冬天是寒气当令的季节，因此冬季大多会发生寒病，但也可见于其他季节。由于气温骤降，防寒保温不够，人体容易感受寒邪而产生疾病。

寒邪的性质和致病特征

寒易伤阳

寒邪性清冷，性质属阴，因此寒是一种阴邪。正常情况下，阳主温煦，可以制阴，但如果阴寒偏盛，阳气不仅无力驱散寒邪，反而被阴寒耗伤，导致阳气亏损，所以说寒邪最易损伤人体的阳气。因此才有了"阴盛则寒""阴盛则阳病"的说法。阳气受损，失却温煦和气化的功能，导致脏腑功能减退或者机体产热不足，全身或局部就会出现明

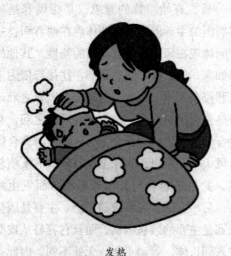

发热

显的寒象。表现在病理上，就会有两种证候，主要包含单纯的实寒证以及寒盛兼阳伤的虚实夹杂证。单纯的实寒证是指寒邪侵袭肌表，对卫阳有所遏制，从而引起的恶寒、发热、无汗、鼻塞、清涕等表实寒症；寒盛兼阳伤的虚实夹杂证是指寒邪侵入内里脏器，使脏腑的阳气有所损伤，如寒邪伤及脾胃，最初会出现呕吐清水，脘腹冷痛等里实寒证，紧接着就会出现食欲不振、畏寒肢冷、精神疲倦等阳气虚弱证。这里需要说明的是寒邪伤阳与内寒证还是有区别的。寒邪

虽易伤阳，但呈现出的症状主要是以寒象为主，兼有阳虚；内寒呈现出的症状主要是以阳虚为主，兼有寒象，内寒是由于阳气虚弱无法克制阴气而导致的。

寒性凝滞

凝滞，有凝结、阻滞的意思。气血津液在人体内的运行，都需要依赖于阳气的温煦推动，才能畅通无阻。寒邪侵入人体，寒伤阳气，阳气温煦和推动的功能减退，就会使气血津液运行迟缓，凝结阻滞不通。中医认为："不通则痛"，因此寒邪致病的重要特征就是疼痛。因此《素问·举痛论》里才有"寒气入经而稽迟，泣而不行，客于脉外则血少，客于脉中则气不通，故卒然而痛"的说法。寒为阴邪，其性清冷，寒邪所致的疼痛多数是冷痛或剧痛。因寒而痛，其痛得温则减，遇寒则加重。也就是说得温则气升血散，气血运行无阻，因此会缓解或减轻疼痛，如果再遇到寒邪侵入，疼痛反而会加剧。由于寒邪侵犯的部位不同，所以表现出来的症状也会有所不同，例如，寒邪侵袭肌表，就会导致全身疼痛；寒邪凝滞关节，就会导致关节疼痛；寒邪直中于里，就会导致胸、脘、腹冷痛或绞痛。这些都是寒邪入侵，气血津液凝滞而引起的痛证。但是疼痛的不一定都是由寒邪引起的，如湿、虚、痰等原因都会引起疼痛，但寒邪引起的疼痛更为多见。

寒性收引

收引，有收缩牵引的意思。寒性收引是指寒邪具有收引拘急的特性。寒邪侵袭人体，可使气机收敛，使皮毛腠理收缩紧闭，使经络筋脉收缩挛急。在临床上主要表现为：一是寒邪侵袭肌表，汗孔收缩不开，卫阳被遏制，从而导致发热、恶寒、无汗等症状；二是寒邪侵袭经络关节，筋脉收引挛急，气血不通，从而导致关节屈伸不利、拘挛作痛等症状。例如我们常说的类风湿关节

炎，患者手指关节除了怕冷疼痛、肿胀变形外，还有弯曲不能伸直的症状。疼痛的原因，是前面讲到的寒性凝滞；手指不伸的原因，就是这里的寒主收引。

寒邪致病所具有的伤阳、凝滞、收引三个特点，在病理过程中常是互相影响的。伤阳可加重寒凝、收引；寒凝、收引同时发作，还会加重阳气的损伤。三者互为因果，常会使病情加重。

外感致病因素：湿邪

湿的自然特性

湿具有重浊、黏滞、趋下的特性，是夏季的主气。夏秋之交属于长夏，此时阳热尚盛，又多阴雨连绵，湿热熏蒸，水气上腾，是一年中湿气最盛的时期，因此，湿病多发生在长夏季节。但是，其他季节也可以出现湿病，并且其伤人缓慢难以察觉。

湿邪的性质和致病特征

湿为阴邪，易阻滞气机，损伤阳气

湿由水气化生，水属于阴，因此湿邪属于阴邪。湿病有两个特点。一是湿邪易阻气机。湿邪侵及人体，易黏滞、沉着于脏腑经络之中，阻滞气机运行，从而导致气机升降失常。例如，湿阻胸膈，气机不畅，就会出现胸脘痞闷，呕吐下利等症状；湿困脾胃，使脾胃纳运功能减退，升降失常，就会出现食欲不振、脘痞腹胀、便溏不爽、小便短涩的症状；湿闭头目，清阳不升，清窍壅塞，就会出现头目昏重等症状；湿阻经络，就会出现关节肿胀疼痛等症状。二是湿邪易伤阳气。由于湿为阴邪，性偏寒凉，阴胜则阳病，因此说湿邪容易损伤人体内的阳气。这里需要说明的是，湿邪伤阳与寒邪伤阳有所不同，湿邪伤阳多侧重在伤及脾阳。而寒邪伤阳，多侧重于阳气失去温煦推动作用而出现寒象。脾为阴土，有喜燥恶湿的特性，是机体运化水湿的主要环节，也是气机升降

的枢纽。因此，湿邪侵袭人体，必先伤及脾土，使脾阳不振，运化无权，水湿停聚，从而引发腹胀、大便不爽、小便短少、水肿等症状。如《素问·六元正纪大论》里就说道："湿胜则濡泻，甚则水闭胕肿"。由湿邪郁遏致使阳气不伸的疾病，治疗时适宜采用化气利湿以通利小便的方法，使气机通畅，水道通调，那么湿邪就会随小便而去，湿去则阳气自通。

湿性重浊

重，有沉重的意思。浊，有浑浊、秽浊垢腻的意思。湿性重浊常有两方面的特征。湿性重浊的第一个特征指的是湿性沉重不移。湿邪导致的疾病，在临床上常表现为有沉重感。例如，湿邪外袭肌表，湿浊困遏，经气阻滞，清阳不能伸展，常会出现头重如裹、身体困重、四肢酸重等症状，正如《素问·生气通天论》里说的"因于湿，首如裹"；湿邪滞留在经络关节，阳气的布散受阻，就会出现关节疼痛，固定不移，肌肤不仁等症状。湿性重浊的第二个特征是湿性秽浊不清。湿邪为病，容易出现排泄物和分泌物等秽浊不清的病理现象。例如，湿浊在上，常会出现舌苔厚腻、面垢眵多（也就是脸脏眼屎多）等症状；湿浊在下，就会出现小便浑浊、大便溏泄、妇女白带腥浊等症状；湿邪浸淫肌肤，病灶潮湿不净，就会出现疮疡、湿疹、脓水秽浊，甚至糜烂破溃等症状。

湿性黏滞

黏，有黏腻的意思；滞，有停滞的意思。所谓湿性黏滞是指湿邪导致的病证具有粘腻停滞的特性。在病理上，这一特性主要表现在两个方面。一方面是指症状上的黏滞不爽。例如，我们常说的"腻苔"，就是舌头表面蒙着一层黏腻致密的苔。苔可薄可厚，可白可黄，这就是湿邪滞留所导致的症状。另外，湿滞膀胱，可见小便淋沥不

畅；湿滞胃肠，可见大便黏腻不爽；湿邪犯肺，可见痰多黏腻。另一方面是指病程的缠绵性。因为湿邪黏着，停滞于人体的某些组织器官，蕴蒸不化，胶着难解，因此，病程较长，往往反复发作或缠绵难愈。由于湿邪性质的特异性，在疾病的传变过程中，随体质不同，常常可从寒化形成寒湿证，又可从热化形成湿热证，例如湿疹、湿痹（着痹）等，都能体现湿邪病程较长，且容易反复发作的特点。

湿性趋下，易袭阴位

湿质重浊，因此湿邪有下趋、下注的特性，容易侵袭人体的阴位。这里所说的阴位多指人体的下部。《素问·太阴阳明论》说："伤于湿者，下先受之。"就是指人体的下部易感受湿邪而发病。但是，湿邪浸淫，上下内外，无处不到，并不是单独侵袭人体下部，湿性趋下，易袭阴位是其特性之一而已。另外，湿邪侵犯人体后，在症状上多见于下部，如带下、小便浑浊、泄泻、下痢、足部浮肿等，都是下部比较明显。

综上所述，湿邪为病，在症状上常表现为气阻胀闷、沉重不仁、秽浊不清、黏滞不爽的特点。在病位上多伤及脾及阴位。病程长，且容易反复发作。

外感致病因素：燥邪

燥的自然特性

燥具有干燥、收敛清肃的特性，是秋季的主气。人感受燥邪而出现一系列的干燥症状叫作燥病。秋季天气收敛，气候干燥，空气中水分缺失，所以说燥病多发生在秋季。燥病分为温燥、凉燥两种。初秋时节，夏热余气还没有散尽，燥与热相结合而侵犯人体，此时的疾病多是温燥。深秋时节，西风肃杀，燥与寒相结合而侵犯人体，此时的疾病多是凉燥。

燥邪的性质和致病特点

燥性干涩，易伤津液

干，有干燥的意思；涩，有涩滞的意思。燥与湿相对，燥邪侵犯人体，会导致津液的损伤，从而使津液失于滋润，表现出干燥和涩滞两大特性。《素问·阴阳应象大论》说："燥胜则干。"是指燥邪侵犯人体，使人体内的津液大量损失，致使皮肤官窍失其滋养，从而出现各种干燥症状，如鼻干咽燥、口唇燥裂、皮肤干燥、毛发干枯不荣等。除此之外，《素问·玄机原病式》里说："湿，物润而滑利，干则涩滞……由水液衰少而燥涩，气行壅滞而不得滑泽通利。"是指燥邪为害，阴津亏损不能载气敷布，就无法滑泽各个脏腑组织，从而出现涩滞不利的症状，例如痰少不易咯出、皮肤粗糙而不滑利、大便干结不畅、小便短少而不通利等。

燥易伤肺

中医学上把肺叫作娇脏，在特性上，喜清肃濡润而恶燥湿，说的是肺既不耐湿，更不耐燥。湿则饮停，燥则津伤，因此燥邪犯肺，可导致肺燥津亏的病证。此外，肺有主呼吸的功能，肺气直接与外界相通，且外合皮毛，开窍于鼻。燥邪侵犯人体，多从口鼻而入，肺首当其冲，因此说燥邪最易伤肺。燥邪犯肺，使肺津受损，宣肃失职，常会出现干咳少痰、痰中带血、痰黏难咯、喘息胸痛以及大便干燥不通等症状。

综上所述，燥邪外犯，在病位上多伤及肺，在症状上主要表现为干涩伤津。

外感致病因素：热（火）邪

热（火）邪的自然特性

火是热的源泉，热是火的特性，因此往往火热混称。热虽然旺于夏季，但是热并不像暑那样具有明显的季节性，因此在发病上也不受季节气候的限制。通常来讲，把自然界具有炎热特性的外邪称为热邪。由热邪所致的疾病叫作外感热病。

热（火）邪的性质和致病特点

热为阳邪，易伤津耗气

热邪气为自然界阳盛所生，具有热蒸躁动、升腾向上的特性，因此在阴阳的划分上，把热归为阳邪。一般情况下，热邪在病理上主要有以下几方面的特点：一是多见阳热之证。热邪导致的疾病，常会出现高热、面赤、恶热等火热的症状；二是易伤津液。热邪有发散的特性，容易导致腠理开张，迫使津液外泄。因此《素问·举痛论》里有"炅则腠理开，汗大泄"的说法。三是容易导致气的损伤，出现阳虚的症状。《素问·阴阳应象大论》说："壮火食气，气食少火，壮火散气，少火生气。"说明正常之火能够生气，热过于亢盛就会使元气耗损。另外，津液是气的载体，热过于亢盛，津液就会大量外泄，气也会随着津液的外泄而有所损耗。热盛还能伤阴，阴损及阳，会出现肤冷、肢凉、汗出不止等阳虚证。四是传变迅速。热属于阳邪，因此热邪致病有发病急、传变快的特点。

热（火）性炎上

热为阳邪，热邪性热而似火，有升腾向上的特性。《素问·至真要大论》就说："诸逆冲上，皆属于火。"说的就是热（火）有上逆的趋势和炎上的特性。因此，热邪致病，常常表现在人体的上部。例如，风热上壅，就会出现头痛、耳鸣、咽喉红肿等症状；心火上炎，就会出现舌尖红赤疼痛、口舌糜烂、生疮等症状；胃火炽盛，就会出现牙龈肿痛、齿衄等症状。

热（火）易生风、动血

生风，是指火热之邪容易侵袭人体肝脏，出现风样动症。热邪往往燔灼肝经，损耗阴液津血，使筋脉失于濡养，而致肝风内动。由热邪所致的"动"症，中医学上把它叫作"热极生风"。风火相煽，症状急迫，临床上常表现为高热、四肢抽搐、颈项强直、目睛上视、角弓反张、神昏谵语等症状。动血，血得寒则凝，得温则行。热邪侵犯人体，使血液运行加速，迫使血液妄行，从而引起的各种出血病证，如吐血、衄血、便血、尿血、皮肤发斑及妇女月经过多、崩漏等。另外，热邪容易损伤津液，津液大量耗损，就会导致血液浓稠，瘀血内阻，血不循经而致出血。同时，热邪也会使身体之气大量损耗，从而使气的固摄功能减退，致血外逸，这也是热邪迫使血液妄行的原因之一。

热（火）易致疮痈

这是因为热邪易入血分，在局部汇聚，阻碍气血的运行，使气血壅聚不散，火热蕴蒸，腐肉败血，发为痈肿疮疡。因此，中医学上有"痈疽原是火毒生"的说法。"火毒""热毒"是引起疮痈的比较常见的原因，在局部常表现为红、肿、高突、灼热等症状。

总而言之，热邪致病，以阳热之证为主，常表现为津伤、气虚、出血、神昏、风动、疮痈等症状，病位多表现在上部及心包，具有发病急、传变快的特点。

外感致病因素：暑邪

暑的自然特性

暑是火热之邪，是夏季的主气。与其他外邪不同，暑邪有明显的季节性，主要发生在夏至以后，立秋以前。因此，《素问·热论》才有"先夏至日为病温，后夏至日为病暑"的说法。暑邪导致的病证又叫作暑病。暑邪纯属外邪，并没有内生，这在六淫外邪中是独一无二的。

暑邪致病，有阴暑和阳暑的区别。暑热时节，无节制地吃生冷食物，或贪凉露宿，或冷浴时间过久所引起的热病，叫作阴暑；

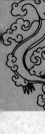

炎夏之日，烈日曝晒时间过长，或工作场所闷热而引起的热病，叫作阳暑。简单地说，就是暑月受寒为阴暑，暑月受热为阳暑。

暑邪的性质和致病特点

暑为阳邪，其性炎热

暑由盛夏火热之气所化，具有酷热的特性，火热属阳，因此暑为阳邪。《丹溪心法·中暑》提到的"暑乃夏月炎暑也，盛热之气者，火也"，说的就是这层意思。暑邪伤人，多出现一系列阳热症状，如壮热、心烦、面赤、汗大出、口大渴、苔黄燥、脉象洪大等。另外，暑邪发热与热邪发热相比，前者热度更高。并且暑邪发热也容易扰乱心神致使心烦不宁，严重的还会出现突然昏倒、不省人事的病理现象。

暑性升散，最易伤津耗气

散，有上升发散的意思。在病理上，暑邪的这一特性主要表现在以下几个方面：一是暑热上升。暑邪伤人，容易上犯头目，出现头昏、目眩等症状。另外，暑邪为害，人体之气上升而在胸中阻塞，会出现胸中烦闷、气粗喘喝有声等症状。二是暑热发散。这里的散，是指暑邪为害，容易伤津耗气。暑邪侵犯人体，皮肤腠理开张，致使汗液大量排泄，由此会出现大汗不止等症状。暑病多汗，汗出伤津，津液亏损，就会出现口渴喜饮、唇干舌燥、尿赤短少等症状。在津液大量散失的同时，身体内的阳气也会耗损，导致气虚，出现气短、乏力、神疲、脉虚等症状。《灵枢·岁露》说："……暑则皮肤缓而腠理开"。《明医杂著·暑病证治》也提到："若夏月伤暑，发热，汗大泄，无气力，脉虚细而迟，此暑伤元气也。"都是说的暑热发散这一特性。

暑多挟湿

夏季不仅气候炎热，而且雨水充沛，气候比较湿润，热蒸湿动，湿热弥漫在整个空间，身体所到的地方以及所呼吸的气体，都跟湿热之气密不可分，因此暑邪常兼夹湿邪侵犯人体，形成暑湿证。在临床上常表现的特征除了有发热、烦渴等暑热症状以外，还会出现四肢困倦、身热起伏、胸闷呕恶、大便溏泄不爽、苔腻脉濡等湿阻症状。虽然暑热症状与湿阻症状并存，但仍然以暑热症状为主。

总之，暑邪伤人，有阴暑、阳暑之分。暑邪致病以为热盛、阴伤、耗气，又多挟湿为基本特征，在临床上常表现为壮热、阴亏、气虚、湿阻等症状。

外感致病因素：疠气

疠气的基本概念

疠气，是一类具有强烈传染性的外邪。在中医学上，又把疠气叫作"疫气""疫毒""乖戾之气"等。由疠气引起的疾病又叫作"疫病""瘟病""瘟疫病"。我们通常所说的疫痢、白喉、大头瘟、虾蟆瘟、烂喉丹痧、天花、霍乱、鼠疫等就是由疠气引起的。

疠气与六淫之邪有几点不同。一是感受病邪的不同。六淫病证感受的是风、寒、暑、湿、燥、火之邪气，是气候变化造成的致病因素。而疠气是一种人们的感官不能直接观察到的微小的物质，也就是"毒"邪，而且疠气比温热火邪的毒力更强。二是入侵途径不同。六淫邪气主要是从肌表和口鼻而入，而疠气多从口鼻而入，如空气传染、随饮食而入，也可由蚊叮虫咬而发病。侵袭人体的途径是由外入内，因此把疠气归于外感病因。三是发病形式不同。六淫发病多与正气的强弱有关。病起时也较急，可传变。发病的最初阶段以表证为主，表证不解才会传入里，产生里证。疠气致病，无论老少强弱，只要有接触就会发病。《温疫论·原病》说："疫者，感天地之疠气……此气之来，无论老少强弱，触之者即病。"疠气导致的疾病发病急，来势猛烈。发病的最初阶段也有短暂的表证，但大多数分传表里，或表里之间，或直中于里，见里证。四是传染程度不同。六淫邪气致病可有传染，但传染程度较轻，疠气致病却具有剧烈流行性、传染性。五是病程及预后状况不同。六淫病证病程相对较短，预后身体恢复状况良好。疠气病证病程相对较长，而且病势危重，不仅不容易痊愈，反而具有死亡率高的特点。

疠气形成和疫病流行的原因

疠气形成和疫病流行的原因主要有以下四个方面。

气候反常

在正常的气候条件下，没有疠气形成的充足条件，疠气当然也就不能流行起来。但是，在气候反常的情况下，如久旱酷热、水涝、湿雾瘴气等，为疠气的滋生和传播创造了有利的条件，因此就会导致疫病的流行。

环境污染和饮食不洁

空气和水源受到疠气的污染，也会为疠气的滋生和传播提供有利条件，从而导致疫病发生，如瘴气、痨虫的感染。《三因极一病证方论》里说："斯疾之召，或沟渠不泄，秽恶不修，熏蒸而成；或地多死气，郁发而成。"《伤寒温疫条辨》里也说："种种秽恶，上涵空明清净之气，下败水土污浊之气，人受之者，亲上亲下，病从其类。"说的都是环境污染导致疠气滋生，疫病流行。同样，如果食物受到疠气的污染，也会导致疫病的流行，如疫痢、疫黄等病。因此，防止疫病流行的重要措施就是搞好环境卫生、保持食物的洁净。

未做好预防隔离工作

因为疠气有强烈的流行性和传染性，因此，做好预防工作，可以有利于防止疫病的发生，而做好隔离工作，可以有效防止疫病蔓延的趋势进一步扩大。

社会因素的影响

疫病的流行与否还与社会的经济、文化状况，以及社会的安定有关。如果一个国家或地区经济、文化落后，或者是战祸连绵、天灾不断，那么这个国家或地区就会很容易发生疫病。如果一个国家或地区，社会安定，经济发达，科技进步，注重卫生防疫工作，那么这个地区就不容易发生疫病，即使有疫病的发生，也能很好地控制。

疠气的致病特点

传染性强，易于流行

疠气具有强烈的传染性和流行性，这也是疠气致病最显著的特点。《素问·刺法论》里说："五疫之至，皆相染易，无问大小，病状相似"。《诸病源候论》里也记载着："人感乖戾之气而生病，则病气转相染易，乃至灭门。"说的都是疠气具有传染性和流行性。疠气通过口鼻等多种途径在人群中传播，疠气致病可散在地发生，也可以大面积地流行。散在发病，如一室一村都发病；大面积流行，如一方一境都发病。

发病急骤，病情危笃

疠气为害，常常夹杂着火热、湿毒、毒雾、瘴气等秽浊之气侵犯人体，因此，疠气导致的疾病与内伤杂病和六淫邪气发病相比较，常常具有发病急骤、来势凶猛、病情险恶、变化多端、传变快的特点。疠气致病后，容易伤津、扰神、动血、生风，同时对心、肾、肝等人体重要脏腑都有很大的损害，会出现病情危重的状况。如不及时救治，病情一旦恶化，就会导致死亡。正如《诸病源候论·温病令人不相染易候》所形容的"朝发夕死，夕发旦死"，疫病一旦发生，死亡率非常高。

特适性与偏中性

特适性是指疠气致病有一定的选择性和特异性。疠气侵袭人体的哪一个脏腑器官，产生哪种病证，这就是疠气选择性定位的特点。感受的疠气不同所产生的临床症状也就不同，也就是说每一种疠气所导致的疫

病，都有各自的临床特征和传变规律，这也就是所谓的"一气致一病"。另外，不同的疠气，在不同的病位上会产生相应的病证。如《温疫论》中所说的："当其时，适用某气，专人某脏腑经络，专发为某病。"这就说明了某种疠气与机体相应脏腑身形之间存在着特异性联系，这也反映了疠气致病的特异性。偏中性是指疠气的种属感受性。也就是说自然界中虽然存在着多种疠气，但对人类和禽兽的感受性是不同的。疠气有偏中于人的，也有偏中于禽兽的。偏中于人的，就是人病而禽兽不病；偏中于禽兽的，就是禽兽病而人不病。即使有偏中于禽兽的，因禽兽种属不同，也不互相传染。这种不同的感染和传播情况，就是物种感受疫疠之邪的特异性。

总之，六淫和疠气，都属于外感病邪。虽然性质和致病特点各有不同，但是大多数都是以火热之候为主，因此中医学上常把它们统称作外感热病。

内伤致病因素：七情

喜

喜是欢乐、高兴、愉快的表现。喜为心志，适度喜乐，可以使人体内的气通畅和缓，保持身体健康。如果喜乐过度，就会导致喜伤心，说的就是如果人的情绪过于喜乐，就会使心气涣散，心神受伤而发病。《儒林外史》中描述的范进中举后大喜过望的表现就是例证。过度喜乐就会伤及心脏，导致心气涣散，严重的还会有心气暴脱或神不守舍的病机变化，在临床上常表现为精神不能集中，严重的甚至还会出现神志失常、狂乱。正如《医碥·气》里所说的："喜则气缓，志气通畅和缓本无病。然过于喜则心神散荡不藏，为笑不休，为气不收，甚则为狂。"

怒

怒是气愤、恼火的情绪体验。外界因素阻碍个体愿望实现，是导致怒产生的基本条件。怒又分为两种，怒目相视、暴跳如雷、声调高亢、怒火勃发，这是"暴怒"，怒而即发；含恨忍辱、怒无所泄，这是"郁怒"，怒而不发。适度地发怒，有利于情绪的宣泄，对身体不会造成太大的损伤。但如果人的情绪过于愤怒，就会导致怒伤肝，说的就是过度愤怒，引起肝气上逆，肝阳上亢或肝火上炎，耗伤肝的阴血。《素问·本病论》说："人或恚怒，气逆上而不下，即伤肝也。"《灵枢·邪气脏腑病形》说："若有所大怒，气上而不下，积于胁下，则伤肝。"《素问·举痛论》说："怒则气逆，甚则呕血及飧泄。"《素问·生气通天论》说："大怒则形气绝，而血菀于上，使人薄厥。"都是对怒伤肝所做的详细阐述。怒伤肝，在临床上主要表现为头胀头痛、面红目赤、呕血，严重的还会出现晕厥卒倒；如果发怒的同时又导致肝气横逆，出现肝克脾，就会出现脘腹胀痛连及两胁、嗳气泛酸、食欲不振、腹泻等症状。

这里需要说明的是，暴怒导致的疾病，发病较快，如果及时治疗，对人体的危害较小，但因为发病迅猛，常导致血随气逆而有出血的危险病象；郁怒导致的疾病，其特点是发病较慢，病程较长，对个体的危害较大。

忧

忧是忧郁、发愁的情绪体验。根据忧的轻重程度不同，有不同的划分。一般轻者为"忧"，中度者就是"忧郁"，重度者就会发展成我们现在常说的"忧郁症"。忧郁症主要表现为情绪低落、自我评价过低、兴趣减低或丧失，同时机体活动水平也处于低下状态。

忧伤肺，《素问·举痛论》说："悲则心系急，肺布叶举，而上焦不通，营卫不散，热气在中，故气消矣。"《医醇剩义·劳伤》说："悲则气逆，膹郁不舒，积久伤肺。"说的都是过度忧伤，就会使降低肺气的调节功能，久而久之，会导致肺气的耗散。忧郁在临床上多表现为郁闷不欢、表情忧伤、默默不语，叹气频作、睡眠不安等症状。同时，气郁对脾的伤害也很大，常会出现痴呆不语、神志不清、喉中痰鸣、肢体抽搐等症状。正如张景岳所言："忧为肺之志，而亦伤脾者，母子之气通也。"

思

思有多重含义，除了表示思考、思维、思虑以外，还有思念、思慕、心绪、情思等意思，是情绪体验的一种。中医学上把思归为情绪的范畴，也可以理解为是悲、忧、愁等消极情绪的概括。思伤脾，《望诊遵经·变色望法相参》说："思则气结于脾。"《医述·卷七》说："思则气结，结于心而伤于脾也。"《医学衷中参西录·资生汤》说："心为神明之府，有时心有隐曲，思想不得自遂，则心神拂郁，心血亦遂不能濡润脾土，以成过思伤脾之病。"《琉球百问·琉球原问》说："思虑过多，脾血必耗。"以上中医古籍记载说的都是人如果思虑过度，脾的健运功能就会减退，从而导致气机郁结。在临床上常常会表现出悲情伤感、情绪低落、敏感、注意力难以集中、行为退缩回避等症状。

悲

悲是失去心爱者或物，以及愿望与事实相违背时的伤心、难过的一种情绪体验。根据悲的轻重程度不同，也可以对其进行三种划分：轻微的悲，我们把它叫作"难过"；稍微重一点的悲，我们把它叫作"悲伤"；再严重一点的悲，我们把它叫作"哀痛"。悲伤肺，也伤心。《素问·举痛论》说："悲则心系急，肺布叶举，而上焦不通，营卫不散，热气在中，故气消矣。"《医醇剩义·劳伤》说："悲则气逆，膹郁不舒，积

久伤肺。"说的都是过度悲忧伤肺，会导致肺的宣降功能失常以及心肺之气损耗，从而出现一系列病理变化。在临床上常表现为意志消沉、精神不振、气短胸闷、乏力懒言等症状。

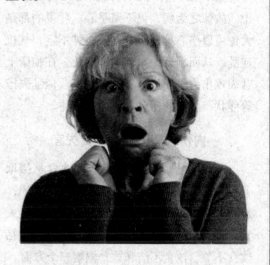

恐

恐是遇到危险而又无力应付，从而引起的一种害怕不安的情绪体验。肾在志为恐，肾气不足则恐，因此有恐伤肾的说法。《素问·举痛论》里记载着："恐则气下，精气下陷。"《灵枢·本神》也记载着："恐惧不解则伤精，精伤则骨痠痿厥，精时自下。"说的都是恐惧过度，会耗伤肾的精气，同时也会使气机功能发生紊乱。在临床上常表现出大小便失禁、遗精、阳痿、早泄等病症。另外，"恐伤肾""恐则脾气乘"，由此还会引发癫痫、癫狂、痉厥等更为严重的心身疾病。

惊

惊是指突然遭受意料之外的事件，而引发的惊吓紧张的情绪体验。产生惊的关键是意外之事不期而至。惊与恐不同，惊常为不自知，从外而致，恐为自知，由内而生。恐与惊关系密切，一般是先有惊继而生恐，因此常惊恐并称。惊伤心胆，《素问·举痛论》里说："惊则气乱，心无所倚，神无所

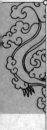

归，虑无所定，故气乱也。"《济生方·惊悸怔忡健忘门》里也说："夫惊悸者，心虚胆怯之所致也。"《杂病源流犀烛·卷六》说"惊者，心与肝胃病也。然则因所触，发为惊者，虽属肝胃，受其惊而辄动者，心也。故惊之为病，仍不离乎心。"说的都是大惊可以伤心神及胆，导致心神不定，气机逆乱，从而出现一系列病理变化。在临床上常表现出大小便失禁、惊悸不安、慌乱失措等症状，严重的还会出现神志错乱。

内伤致病因素：饮食失宜

俗话说"民以食为天"，饮食是摄取营养、维持人体生命活动不可缺少的物质，也是人们赖以生存的必要条件。但是饮食失宜，也会导致疾病的发生。饮食失宜，包括饮食不节、饮食不洁和饮食偏嗜三个方面。

饮食不节

人想要保持健康，在饮食上就要以适量为度。饮食不节，主要是指饮食明显低于或超过本人适度的饮食量，前者称为过饥，后者称为过饱。过饥就是食物的摄入量不足，气血生化的来源不足，久而久之就会因为气血衰少，身体抗病能力下降，从而产生病变。表现在局部，脾胃功能减弱，会有食欲不振、心下痞满、胃脘疼痛、嘈杂吞酸等症状；表现在全身，气血虚弱，脏腑功能活动衰退，会出现面色无华、心悸气短、神疲乏力、全身消瘦、易于感冒等症状，小儿可影响生长发育，成人可以出现早衰。过饱，就是指饮食过量或者是指我们常说的暴饮暴食，使脾胃的运化功能减退，脾胃难于消磨，导致宿食积滞，脾胃损伤，从而出现脘腹胀满、嗳腐吞酸、厌食、吐食等症状。正如《素问·痹论》里所说的："饮食自倍，肠胃乃伤。"饮食过量者，在一番尽情享受之后，往往也要承受胃肠损伤的恶果。

饮食不洁

食用不洁的或被污染过的食物，会败坏胃气，郁腐肠道，导致脾胃升降功能失调，小肠泌清别浊的功能减退，进而引发多种肠胃道疾病，出现腹痛、腹泻，以及痢疾等病证。还会引发寄生虫病，如蛔虫、蛲虫、寸白虫等，表现出腹痛、嗜食异物、面黄肌瘦等症状。

饮食偏嗜

合理饮食，没有偏嗜，才能满足人体对各种营养成分的需要。饮食偏嗜，会使人体阴阳失调，或者身体营养成分不足而导致疾病的发生。饮食偏嗜主要表现在以下几个方面：

饮食偏寒偏热

饮食偏寒是指过食生冷寒凉的食物，可损伤脾胃阳气，造成脾胃运化功能紊乱，以致寒湿内生，常会出现腹痛，泄泻等症状，严重时还可造成泄泻不止、滑脱不禁。饮食偏热是指过食辛温燥热的食物，可导致胃肠积热，出现口臭、腹满胀痛、便秘，或酿生痔疮等病证。严重的时候，积热过久还会伤及津液，出现口干、消谷善饥等症状。

饮食五味偏嗜

人的精神气血依赖于五味的资生和资养，且五味与五脏各有其亲和性。《素问·至真要大论》里记载着："夫五味入胃，各归所喜。故酸先入肝，苦先入心，甘先入脾，辛先入肺，咸先入肾。"饮食全面，营养互补，无所偏嗜，人体营养才能均衡，机体才能维持正常的生理活动。《素问·生气通天论》里说："味过于酸，肝气以津，脾气乃绝；味过于咸，大骨气劳，短肌，心气抑；味过于甘，心气喘满，色黑，肾气不衡；味过于苦，脾气不濡，胃气乃厚；味过于辛，筋脉沮弛，精神乃央。"《素问·五脏生成篇》里又说："多食咸，则脉凝泣而变色；多食苦，则皮槁而毛拔；

多食辛，则筋急而爪枯；多食酸，则肉胝而唇揭；多食甘，则骨痛而发落。"说的都是如果长期嗜好某种食物，就会造成与之相应的该脏机能偏盛，久而久之也会对其他内脏有所损伤，破坏五脏的平衡协调，产生疾病。

偏嗜饮酒

偏嗜饮酒是指长期、过量的饮酒，容易导致酒精中毒。如果急性酒精中毒，可以使人中枢神经麻痹或心脏停搏，可以诱发高血压患者心肌梗死、脑血管破裂。这些都是直接威胁人的生命的可怕症状，更不用说因酒失误造成者身伤亡事故了。如果是慢性酒精中毒，酒精刺激胃，破坏黏膜，严重的造成胃溃疡，长期溃疡会引起癌变；也可以导致心脏跳动加速，血管硬化，动脉硬化导致脑供血不足，大脑功能衰弱。

内伤致病因素：劳逸失度

中医学上，劳是相对于动而言的，逸是相对于静而言的。机体动静互涵，也就是劳逸结合，是维持机体健康的一个重要条件，也是人体养生的秘诀之一。适当的劳动，有益于气血的流通，能够增强体质；适当的休息，有利于消除疲劳，维持人体正常的功能活动。劳逸失度，就是指长时间的过度劳累或过度安逸。劳失度会使脏腑气血的失常，导致疾病的发生，这是不健康的。过劳和过逸都属于内伤的致病因素之一。

过劳

过劳，主要有三方面的表现，分别是指劳力过度、劳神过度和房劳过度。

劳力过度

又叫作"形劳"。是指劳力过度，时间过长，且得不到应有的休息，使机体之气大量损耗，从而导致积劳成疾。引起过劳的原因主要有两方面：一是长时间的体力劳动负担过重，超出了人体所能承受的限度，并且休息不够，以致积劳成疾；二是由于体质虚弱或者病后元气还未恢复，而又用强力，以致难以支持而积劳成疾。过劳的致病特点就是损伤机体之气，正如《素问·举痛论》里所说的"劳则喘息汗出，外内皆越，故气耗矣"。由于肺为气之主，脾为生气之源，因此劳力过度容易耗伤脾肺之气。过度劳作以后，都有一个体会，那就是感觉到乏，这里的乏就是气耗、气虚的表现。劳力过度，最初会表现为全身酸痛、困倦等症状；时间一长，就会出现形体消瘦、神疲体倦、气短、自汗、便溏等症状；严重的，久立、久行后还会出现腰膝、筋骨酸软等各种虚劳病证。

劳神过度

是指长期用脑过度，思虑劳神而积劳成疾。心主血脉而藏神，劳神过度，容易损耗阴血，致使心血亏虚，神失所养，从而出现心悸、心烦、失眠、多梦、怔忡、头晕、健忘、舌淡红、脉细弱等症状。脾在志为思，过度思虑也会损伤脾气，脾失健运，水谷不化，常会出现精神疲乏、食少纳呆、腹胀、便溏、四肢倦怠、面色萎黄等症状。此外，劳神过度还会导致心肾不交等病理变化，从而出现遗精、心烦、夜寐梦扰、口咽干燥而疼痛、舌红而干、脉细数等一系列虚性亢奋的症状。

房劳过度

主要指性生活不节，房事过度，也包括频繁手淫，或妇女早孕多育等，使肾精大量损耗而引起一系列的病证。性生活是人们生命过程中一个正常的生命现象，在正常条件下的性生活对身体是有益的。但是，房事不节，性生活过度，最容易耗伤肾精，损伤元气，甚至出现未老先衰之象，在临床上常表现出腰膝酸软、头晕耳鸣、精神萎靡，或遗精、早泄、阳痿，或月经不调，或不孕不育等症状。正如《寿世保元虚损门》里所记载的："人有入房纵欲，不知葆涩，以致形体

消瘦，面色萎黄，两足乏力，膝细腿摇，皮聚毛落，不能任劳，难起床席，盗汗淋漓，此损精而成痨也。"另外，手淫恶习，也会导致肾气亏损，肾精伤耗。除此之外，妇女早孕多育也会损伤肾精，耗伤肾气，导致肾藏精功能的异常，对心身健康造成极为不利的影响。

过逸

过逸其实是指过度安逸，指长期不参加劳动以及脑力上的长期松懈。过逸可致气血运行迟缓，使脾胃功能呆滞，从而引发脾胃气滞的一系列病证。长期不参加劳动，也不进行体育锻炼，就会使心肺气血运行不畅，常会出现食少腹胀、精神不振、肢体困倦、肌肉松软、形体虚胖等症状。久而久之还会形成气滞血瘀，水湿痰饮内停等病变。其次，过度安逸，长期好逸恶劳，多卧少动，可使脏腑功能活动衰退，正气不足，久而久之，体质虚弱，身体抗病能力下降，临床常会出现动则心悸，气喘汗出等症状，同时还会变生他病。另外，过度安逸还会使人精神懒散，意志消沉，产生失意和寂寞感，容易导致七情内伤之病。

七情、饮食、劳逸，都是人类生存所必需的，但都应该适度有节，既不可太过，也不可不及，只有这样，才能维持机体的健康。

病理致病因素：水湿痰饮

水湿痰饮的概念

水湿痰饮主要是指机体水液代谢障碍所形成的病理产物，也包括水谷精微不能正常转化所形成的病理产物。这种病理产物一旦形成，就会作为一种新的致病因素作用于机体，使各脏腑组织器官的功能出现失调，从而进一步引发各种复杂的病理变化。

水湿痰饮虽然都是人体水液代谢失常停留在体内的产物，但也有不同点。水邪，质地清澈澄明，多溢于体表，以头面、四肢或全身水肿为其特点；湿邪，形质不如痰、饮、水明显，多成弥散状态布散全身，致病时容易困阻脾土，一般无明显的异形异物，具有分泌物、排泄物量多黏浊，头重如裹或四肢酸重，病程缠绵持久的特点；痰邪，质地稠浊，常随身体之气上下窜行，从表里的皮肉筋骨，到内里的经络脏腑，全身每处都能到达，且致病范围广泛，症状变化多端；饮邪，较水邪稍稠，质地仍清稀，饮多在肠胃、胸胁、胸膈、肌肤等脏腑组织的间隙或疏松部位停留，因其停留的部位不同而表现出的症状也不同，因此又有痰饮、悬饮、溢饮、支饮等不同病名。

另外，痰又分为"有形之痰"和"无形之痰"。所谓有形之痰，顾名思义，就是有形质的痰液，不仅能够看见、听见，还能触摸到，如痰液咳出就能见到，痰鸣在喉咙就能听到，瘰疬、痰核等在体表就能触摸到。所谓无形之痰，是指停滞在脏腑经络等组织中，不能直接看见，但却有征可察，如梅核气、眩晕、癫狂、呕吐、肿块、腻苔等，临床上通过对症状和体征的分析、综合、概括，运用辨证求因的方法进行判断确定。无形之痰饮的概念，在中医理论上，对痰饮学说的内容做了进一步丰富的补充，同时也拓展了痰饮作为继发性病因的致病范围。

水湿痰饮都属于阴邪，虽有区别，但也有一定的联系。一般认为湿聚为水，水停成饮，饮凝成痰。因此许多情况下水湿痰饮难以截然分开，因此"水湿""水饮""痰湿""痰饮"常常相提并论。

水湿痰饮的形成

水湿痰饮是水液代谢障碍形成的病理产物，因此，只要与津液代谢有密切联系的脏腑功能失调以及有影响津液代谢的致病因素，都会导致水湿痰饮的形成。一般来说，水湿痰饮形成的初始病因包括外感六淫、疫疠之气，内伤七情、饮食劳逸，瘀血、结石等致病因素。这些因素直接或间接的影响脏腑功能的失调，也在阻碍着津液的代谢，从而使水湿痰饮由内而生。《医碥》说："痰本吾身之津液，……苟失其清肃而过热，则津液受火煎熬，转为稠浊；或失于温而过于寒，则津液因寒积滞，渐致凝结，斯痰成矣。"说的是外感六淫，或火热煎熬，或寒邪凝滞，都会导致水湿痰饮的形成；《症因脉治》里说："坐卧卑湿，或冲风冒雨，则湿气袭人，内与身中之水液，交凝积聚。"说的是湿浊留聚，也会导致水湿痰饮的形成；《症因脉治》里还说："燥热之气干于肺家，为喘为咳，伤于肠胃，为痰为嗽，此外感燥邪作矣。"说的就是燥伤津液，同样会导致水湿痰饮；《济生方·痰饮论治》里也说："人之气道贵乎顺，顺则津液流通，决无痰饮之患。一失其宜，则气道闭塞，停饮聚于膈上，结而成痰。"说的是由于气滞、气虚，气不行津，致使津液不能在全身布散，也会形成水湿痰饮；同样，在《医学入门》里也有这样的记载："痰饮，……皆因饮水及茶酒停蓄不散耳，加外邪、生冷、七情相搏成痰。"说的就是各种因素综合作用，也会导致水湿痰饮由内而生。

在水液代谢的过程中，肺、脾、肾、三焦等脏腑起着重要的作用，其功能失常是形成水湿痰饮的主要原因。肺主宣降，通调水道，输布津液。如果外邪犯肺，使肺的宣降功能失常，津液无法布散全身，久而久之，就会出现外感之痰饮的病证；肺中精气不足，津液失于宣化，就会出现痰饮恋肺的病证；或肺阴不足，虚火煎熬津液，可出现内伤燥痰的病证，因此中医学上有"肺为贮痰之器"的说法。脾主运化水湿。如果外感湿邪，饮食失宜，致使脾胃之气阻滞而无法运行；或者长久忧伤思虑，劳倦太过，脾气大量耗损，脾主运化的功能失调，就会导致水

谷精微无法正常输布转化或津液停聚不行，从而出现聚湿生痰的病证。正如《景岳全书》里所说的："脾家之痰，则有虚有实，如湿滞太过者，脾之实也；土衰不能制水者，脾之虚也。"因此中医上有"脾为生痰之源"的说法。肾主管水液代谢的全过程，如果肾开阖不利，水液排泄功能失调，水液停聚就会导致水湿痰饮的病证；如果肾阴不足，虚火灼津，煎熬津液，也会形成水湿痰饮。中医学上把三焦叫作"决渎之官"，三焦气化功能失调，致使水道不通畅而导致水湿痰饮。因此，《圣济总录》里才有"三焦调适，气脉平匀，则能宣通水液，行入于经，化而为血，灌溉周身；若三焦气涩，脉道闭塞，则水饮停滞，不得宣行，聚成痰饮"的说法。除此之外，肝气郁结，气不行水；心阳不振，行血无力，都会导致湿浊聚积而形成水湿痰饮的病证。

总而言之，水湿痰饮的形成多由外感六淫、内伤七情或饮食不宜、劳逸失度，使肺、脾、肾、三焦等脏腑气化功能失常，水液代谢障碍所致。

水湿痰饮的致病特点

阻滞气血的运行

水湿痰饮是有形的病理产物，一旦形成就会停留在经络与脏腑组织器官中，阻碍气血的运行，久而久之，还会导致瘀血的形成。《张氏医通》里记载："痰挟死血，随气攻注，流走刺痛。"《证治汇补》也指出："胃脘之血，为痰浊所滞，日积月累，渐成噎膈反胃。"这都说明水湿痰饮能够阻碍气血的运行。如果水湿痰饮流注经络，经脉气血运行不畅，就会出现肢体麻木或疼痛，屈伸不利，甚至半身不遂等症状。如果水湿痰饮在咽喉停滞，常会有梅核气的病证，自觉咽喉中有异物，既吞不下，也咳不出来。因此《丹溪心法》里才有"凡人身上、中、下有块者，多是痰"的说法。

留于脏腑，影响脏腑气机

水湿痰饮容易停留在机体各个脏腑内，使气机受阻，从而进一步导致脏腑气机升降出入失常。如痰饮停滞在肺，肺的宣降功能失调，就会出现胸闷、咳嗽、气喘，甚至不能平卧等症状；痰饮停滞在脾胃，脾的升清功能和胃的降浊功能失调，就会出现脘腹胀满、恶心呕吐、大便溏泄等症状；如果痰饮阻于心脏，心脉痹阻不通，常会有胸闷、心悸、神昏等症状；痰停滞在肝，肝的疏泄功能失调，就会出现胸胁胀满、乳房胀痛，严重的还会导致眩晕、耳鸣，或突然昏倒、不省人事等症状；痰饮停滞在肾，肾的气化功能失调，常会出现腰膝痹痛、足冷，甚至水肿的症状。

致病广泛，变化多端

痰饮导致的疾病范围非常广泛。一方面是因为痰饮致病部位十分广泛，内到脏腑，外达筋骨皮肉，全身任何部位，无处不到，可影响多个脏腑组织。因此《杂病源流犀烛》说："痰之为物，流动不测，故其为害，上至颠顶，下至涌泉，随气升降，周身内外皆到，五脏六腑俱有。"另一方面是因为痰饮致病有多种不同的病因。导致痰饮形成的原因多种多样，外感六淫、七情内伤、饮食不宜、劳逸失度等都会诱发痰饮的形成，从而表现出疾病种类多种多样，临床症状怪异复杂的特点。痰饮为病，不仅致病广泛，而且变化多端。一方面表现在变化快，症状杂。如痫证，因痰而发，病人平时如同常人一样，没有明显的症状，但是一旦发作，就会表现出突然昏仆、四肢抽搐、牙关紧闭、口吐涎沫等症状。《重订严氏济生方·咳喘痰饮门》说："其为病也，症状非一，为喘，为咳，为呕，为泄，为眩晕、心嘈怔忡，为惧寒热疼痛，为肿满挛癖，为癃闭痞隔，未有不由痰饮之所致也。"说的就是痰饮为病，表现出的症状是复杂的。另一方面表现在性多变，可转化。痰饮在体内停留，病变发展可以伤阳化寒、郁而化火、化燥伤阴、挟风挟热，因此古人才有了"百病多由痰作祟""怪病多痰"的说法。

病势缠绵，病程较长

痰饮为病，是水液代谢障碍形成的病理产物，同时形成后又作为新的致病因素作用在人体，使气机受阻，脏腑升降出入功能失常，从而进一步加重水液代谢的障碍，互为因果，恶性循环，因此痰饮导致的疾病，大多都表现出病势缠绵、病程较长、难以速愈的特点。例如，由痰饮所导致的胸痹、眩晕、咳喘、癫痫、瘰疬、痰核、瘿瘤、流注、阴疽等病，大多反复发作，病势缠绵难愈，治疗困难，尤其是一些顽痰伏饮，病程更长，因此才有了"久病多痰"的说法。另外，水湿痰饮有重浊、黏滞的特性，停滞在各个脏腑组织器官，难以化解，这也能使病情反复发作，缠绵难愈。

易扰乱神明

痰饮导致的疾病，容易蒙蔽清窍，扰乱神明，影响心神，从而导致一系列神志失常的病证。例如，痰湿上蒙清窍，就会导致眩晕证；痰迷心窍，就会导致痴呆、癫痫证；痰郁化火，就会导致狂证，等等。这都说明痰饮致病，会有许多精神失调的表现。

多见滑腻舌苔

痰饮为病，虽然疾病种类多种多样，症状也错综复杂，但是共同的特点就是都有腻苔或滑苔，这是水湿痰饮致病的特点之一。

病理致病因素：瘀血

瘀血的概念

瘀有血液停留聚积，不能活动的意思。瘀血又叫作蓄血、恶血、败血、衃血、凝血、著血、干血，是指血液在体内不能正常循环运行，使机体某一局部的血液凝聚停滞而形成的一种病理产物。瘀血，虽然是已经

失去本身生理功能的血液，但是一旦形成后，又会作为一种新的致病因素作用于机体，使气机受阻，阻碍气血的运行，从而导致脏腑的升降出入功能失调，产生新的病证。因此，中医学上把瘀血也看作是一种重要的致病因素。

瘀血的形成

形成瘀血的因素有很多，主要表现在以下几个方面：

外伤致瘀

各种外伤，如跌打损伤，或过度负重，或外伤肌肤，或内伤脏腑，血离经脉，血液停留在体内，不能及时排出或消散，或血液运行不畅，就会导致瘀血的形成。

情伤

情志内伤也会导致瘀血，大多是因为人体之气郁结不散而导致瘀血。

饮食起居失宜

饮食生活起居不正常，也会使气血运行紊乱，从而导致瘀血。

劳逸过度

过劳会大量损伤人体内的气，气有运行血液的功能，气行则血行，气虚就会导致运血无力，血行迟滞也会导致瘀血。同时，气虚会对血液的统摄功能减退，血液不循经而行，反而逸出脉外，必然导致瘀血；过逸也会使气血流通受到阻碍，久而久之形成瘀血。

血寒

血得温则行，得寒则凝。人体内阴寒亢盛，就会使血液凝涩，运行不畅，也会导致瘀血。

血热

血热相互结合，就会促使血液黏滞，导致血液运行不畅，或热灼脉络，血溢于脏腑组织之间，都会有瘀血的产生。

出血

是指出血之后，离经之血没能完全排出体外而是在体内积留，就会产生瘀血，这也就是所谓的"离经之血为瘀血"。或者是因为出血之后，过分使用寒凉的药物，使离经之血发生凝滞现象，导致血液运行不畅，从而形成瘀血。

瘀血的致病特点

疼痛

瘀血导致的疾病，一般多刺痛或如刀割样疼痛，痛点固定不移，并且绝大多数都是白天症状轻晚上症状重，病程较长。临床上，瘀阻的部位不同，表现出来的症状也不一样。例如，瘀在心，会出现心悸、胸痛、口唇指甲青紫等症状；瘀在肺，会出现胸痛、咳血等症状；瘀在胃肠，会出现脘腹疼痛、大便色黑如漆等症状；瘀在肝，会出现疼痛、痞块的症状；瘀在心，会出现发狂、神智昏乱等症状；瘀在胞宫，会出现少腹疼痛、月经不调、痛经、闭经等症状。

出血

出血既是瘀血形成的原因，又是瘀血致病的一种表现。由于瘀血停滞在脉络，新血不能归入经脉，使经络受损，进而导致新的出血。因为瘀血而导致的出血，大多数会出现血液呈暗紫色，或夹有瘀块，或大便色黑如漆，或口干但欲漱水又不想咽的症状。《温疫论补注·蓄血》里说："血为热搏，留于经络，败为紫血；溢于肠胃，腐而为黑，其色如漆。"《血证论·瘀血》里也说："离经既久，则其血变作紫血。"《伤寒绪论》里也指出："大便黑亮……然溏腻如漆者为蓄血。"

发绀

瘀血在体内的某一局部停留，阻滞了经脉，使血液运行不畅，在器官组织之中就会有浊血郁滞，因此，我们就可以在血脉丰富的地方见到发绀这种病例现象。发绀多在面、口唇、爪甲处出现青紫色，或者表现出肌肤甲错、皮下紫斑、青筋暴露等症状。

舌质紫暗

瘀血导致的疾病，常表现为舌质紫暗，或有瘀点、瘀斑，舌下静脉曲张等，这是瘀血最常见也是最敏感的特征。《金匮要略》里说："唇痿、舌青……为有瘀血"。《辨舌指南》里也记载着："舌色青者，有瘀血郁阻也。"

脉细涩沉弦或结代

瘀血导致的疾病，大多数会出现涩、迟、弦、结等脉象。

病理致病因素：结石

结石的概念

结石，是指因为体内湿热浊邪蕴结不散，久经煎熬形成砂石样的病理产物。结石形态各异，大小不一，同痰饮、瘀血一样，一旦形成，会作为一种新的致病因素作用于机体，阻碍气血的运行，从而产生新的病证。结石在机体的多个部位都会发生，以肝胆、肾、膀胱和胃最常见。一般来说，小的结石，容易排出来；而较大的结石，排出比较困难，多会留滞在体内产生疾病。

结石的形成

饮食失宜、情志内伤、药物服用不当以及其他因素是形成结石的主要原因。

饮食失宜

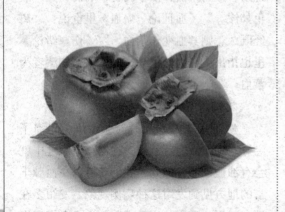

柿子

喜欢食用肥甘厚味以及辛辣味的食物，或者嗜酒太过，都会影响脾胃的运化功能，致使湿热在体内蕴生，并且内结于胆，久而久之，就会形成胆结石；湿热向下注入，在下焦蕴结，久而久之就会形成肾结石或者膀胱结石。另外，在空腹的时候吃过量柿子，就会使胃的通降和受纳功能失调，从而导致胃结石。除此之外，某些地域食用的饮水中如果矿物质或杂质超标或异常，也可能是促使结石形成的原因之一。

情志内伤

情欲不遂，肝气郁结，胆的疏泄功能失调，胆内气机不通畅，胆汁排泄受到阻碍致使胆汁郁结，久而久之，郁蒸煎熬而形成结石。

药物服用不当

长时间的并且过量的服用某些药物，如磺胺类药物、碱性药物、钙、镁、铋类药物等，机体就会受到损害，各个脏腑组织的升降出入功能也会失调，或者服用的药物及其代谢产物在体内还有残存，与浊物、水湿、热邪相合，也会诱发结石的形成。

其他因素

外感六淫、过度安逸等，也会导致气机不畅，促使湿热由内而生，形成结石。此外，结石的发生还与年龄、性别、体质和生活习惯密切相关。

结石的致病特点

结石致病，因为其所在的部位不同、形状大小不同，表现出的症状也有很大差异。

多发于六腑等脏器

六腑是受纳和传化水谷的器官，以通为顺，以降为和。如果六腑的传导功能失常，浊物就会在体内停滞，妨碍气机的升降出入，水停血瘀，最终形成结石。

病程较长，症状不定

结石是湿热蕴结，气血瘀阻，经过长时间的煎熬而形成的，除了胃柿石外，结石的形成过程缓慢，一般时间都比较长，而且在临床中治疗结石的用药时间也较长。另外，因为结石的大小不等和停留的部位不同，表现出来的症状也不同。一般来说，结石较小，形状也规则，对脏腑气机的影响非常小，病情就轻，甚至不会有任何不适症状；结石过大，且形状也不规则，就会阻碍气机运行，使病证加剧，表现出来的症状也会很明显。就结石的停留部位而言，胃结石和膀胱结石病情较轻，胆结石、肾结石病情较重。

阻滞气机，损伤脉络

结石形成，停留在身体内的某个部位，容易阻滞气机，影响气血津液的运行，从而出现局部胀闷酸痛等症状。例如，结石停留在肝胆内，使气机受阻，就会导致胁肋胀痛、黄疸等症状。另外，结石移动的过程中，会导致局部梗阻，形成多种并发病症，并且使相应的脏腑功能进一步减退，使气机受阻，脉络受损，从而导致出血等症状，例如，肾结石与膀胱结石，都会出现血尿。

疼痛

结石停留在体内，容易阻滞气机，使气机运行不通，不通则痛。因此结石导致的疾病，疼痛是其主要的症状之一。根据结石的大小，气血阻滞的轻重，疼痛的轻重也有不同。疼痛较轻的，会出现局部胀痛，或酸痛；疼痛较重的，可发生剧烈绞痛，绞痛时疼痛难忍，部位常固定不移，并且可以沿着一定的方向放射至邻近部位，还会伴有冷汗淋漓、恶心呕吐等症状。

其他致病因素：外伤、寄生虫

外伤

外伤是指因为枪弹伤、金刃伤、跌打损伤、持重努伤、烧伤、烫伤以及虫兽伤等而导致皮肤、肌肉、筋骨、内脏等损伤的因

素。如果皮肉受伤，就会出现肿痛、出血、瘀斑等症状；筋骨受伤，就会出现骨折、脱臼等症状；重要脏器受伤或出血过多，就会引起抽搐、神志昏迷，甚至死亡。

寄生虫

寄生虫是动物性寄生物的统称，包括蛔虫、蛲虫、钩虫、血吸虫等。寄生虫寄居于人体内，不仅消耗人的气血津液等营养物质，而且能损伤脏腑的生理功能，导致疾病的发生。由于感染的途径和寄生虫寄生的部位不同，临床表现也不一样，如钩虫病，可引起腹部隐痛、嗜食异物、面黄肌瘦等症状；蛔虫病，可引起胃脘剧痛，甚至四肢厥冷等症，中医学上叫作"蛔厥"；蛲虫病，会出现肛门瘙痒的症状。

第二节　病机

病机，就是疾病发生、发展与变化的机理，又叫作"病理""病变机制"。疾病的发生、发展与变化，与患病机体的体质强弱和致病邪气的性质密切相关，内容包括疾病发生的机理、病变的机理和疾病传变的机理。病机是用中医理论分析疾病现象，从而得出的对疾病内在、本质、规律性的认识，是防治疾病的依据。尽管疾病的种类繁多，临床征象错综复杂，但从总体来说，总离不开阴阳失调、邪正盛衰、精气血津液失调、经络和脏腑功能紊乱等病机变化的一般规律。

阴阳失调

阴与阳，两者之间存在着既相互制约又相互转化的关系，维持着人体内动态的平衡，这是进行正常生命活动的基本条件。因而，在中医学的病机理论中，阴阳失调是对人体各种功能性和器质性病变的高度概括，

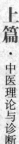

是机体内的阴阳消长失去平衡协调的简称。阴阳失调的病理变化十分复杂，主要表现在阴阳的偏盛、阴阳的偏衰、阴阳的互损、阴阳的格拒、阴阳的亡失等几方面。

阴阳偏胜

阴阳偏胜，说的是阴或阳一方的偏胜，主要是指"邪气盛则实"的实证。病邪侵入人体，必从其类。也就是说性质属阳的邪气侵入人体，形成阳偏胜；性质属阴的邪气侵入人体，形成阴偏胜。阴与阳相互制约，此消彼长。阳偏胜必然会导致阴偏衰；阴偏胜也必然会导致阳偏衰。所以，《素问·阴阳应象大论》里说："阳胜则阴病，阴胜则阳病"。

阴偏胜

实际上说的就是阴盛，是指机体在疾病过程中所出现的机能活动代谢低下、产热不足以及病理性代谢产物积聚的病理状态。阴胜的形成，大多是因为机体感受寒湿阴邪，或过食生冷，寒湿中阻，遏抑机体的阳气，又或者是因为身体一向阳虚，阳不制阴，而致阴寒内盛。阴偏胜的病机特点多表现为阴邪偏盛而阳气未衰的寒实证，如身体怕寒、四肢不温、舌苔颜色淡白等，就是阴偏胜的具体表现。《素问·调经论》在论述"阴盛生内寒"时说"寒气积于胸中而不泻，不泻则温气去，寒独留，则血凝泣，凝则脉不通，其脉盛大以涩，故中寒。"这就指出了阴寒内盛的主要病机。

阴偏胜，必然导致阳气的耗损，出现所谓的"阴盛则阳病"。从病机理论来说，阳具有主动、容易耗散的特性，并且阴寒内盛大多是由于体质向来阳虚，阳不能致阴所致。因此，临床上的阴偏胜，常常伴有阳气不同程度的耗散。

阳偏胜

也就是中医学上通常所说的阳盛。是指在疾病的发生、发展过程中，出现的一种阳气偏盛、功能亢奋、热量过剩的病理状态。形成阳偏胜的原因有很多，主要是由于感受温热阳邪；或虽感受阴邪，但从阳化热；也可能是因为情志内伤、五志过极而化火；又或者是因为气滞、血瘀、食积郁而化热所导致。阳偏胜的病机特点多表现为阳盛而阴相对未虚的实热证，在临床上主要表现为壮热、面红、目赤等热象症状。《素问·调经论》说的"阳盛则外热"，实际上是指外邪侵袭肌表，卫外阳气充盛于肌表与邪气抗争，从而引起的发热症状。

这里还需要指出的是，阳偏盛的发展趋势必然导致阴虚，也就是所谓"阳盛则阴病"。但从病机上分析，阴虚还有阴的相对虚和绝对虚两类，必须加以区分。邪客于阳而致阳盛，阴与阳相比，阴是相对不足，因此出现的症状属于实热证。如果由于阳盛而耗伤机体的阴液，阴与阳相比，阴就是绝对的亏虚，此时就会从实热证转化为虚热证或实热兼阴亏证。

阴阳偏衰

说的就是阴或阳的偏衰，是阴或阳任何一方低于正常水平所引起的病理变化，实际上包括了精、气、血、津液等基本物质的不足及其生理功能的减退，同时也包括了脏腑、经络等生理功能的减退和失调。

阴偏衰

说的就是阴虚，是指机体的精、血、津液等阴液亏耗，以及阴不制阳，导致阳相对亢盛的病理状态。形成阴偏衰的原因，主要是因为阳邪伤阴，热邪炽盛使津液耗损，或者是因为五志过极，化火伤阴，又或者是因为大病、久病使阴液有所损耗所致。阴偏衰的病机特点主要表现为阴液不足，滋养、宁静功能减退，以及阴不制阳而阳气相对偏盛的虚热证。

阴虚，在五脏内都会发生，但一般以肝、肾为主，其他三脏阴虚，大多也会累及肝肾。又因为肾阴是诸阴的根本，因此，肾阴不足在阴偏衰的病机中占有重要地位。由于阴液不足，阴气制约阳气的作用不足，阳气相对亢盛，从而形成阴虚内热、阴虚火旺和阴虚阳亢等多种"阴虚则热"的病理变化。临床上经常出现的五心烦热、骨蒸潮热、咽干口燥、舌红少苔、面红升火、盗汗、消瘦、脉细数无力等症状，都是阴虚则热的具体表现。所以，阴虚则热与阳胜则热也是有区别的，首先是病机的不同，其次是临床表现不同，前者是虚而有热，后者是以热为主，没有明显的虚象。

阳偏衰

说的就是阳虚，是指机体阳气虚损，产热不足，功能减退或衰弱，代谢活动低下的病理状态。形成阳偏衰的原因，大多是因为先天禀赋不足，或者是后天饮食不合理使身体缺乏营养，又或者是劳倦内伤，还或者是大病、久病使阳气受损所致。一般来说，阳偏衰的病机特点多表现为机体阳气不足，阳无法制阴，而促使阴相对亢盛的虚寒证。

阳气不足，一般以脾肾阳虚为主。其中，因为肾阳是诸阳的根本，所以肾阳虚衰在阳偏衰的病机中占有重要地位。阳气虚衰，对阴的制约作用不足，阳气的温煦功能减弱，必然也会促使某些脏腑、经络功能的减退，同时也会阻碍血和津液的运行，使水液不化而导致阴寒内盛，这就是阳虚则寒的主要机制。阳虚则寒，临床上不仅会出现面色㿠白、身体畏寒、四肢冰冷、舌苔淡白、脉象迟缓等寒象，而且还会出现喜静蜷卧、小便清长、下利清谷等虚象。所以，阳虚则寒和阴盛则寒还是有区别的，首先是两者的病机不同，其次就是临床表现也不同，前者是虚而有寒，后者是以寒为主，没有明显的虚象。

阴阳互损

是指在阴阳双方中任何一方虚损的前提下，病变发展影响到相对的一方，使另一方也不足而形成阴阳两虚的病机。阴阳互损包括阴损及阳和阳损及阴两个方面。在阴虚的基础上，进一步导致阳虚，中医学上叫作阴损及阳；在阳虚的基础上，进一步导致阴虚，中医学上叫作阳损及阴。前面提到，肾藏精气，内寓真阴真阳，是诸阴诸阳的根本。因此，无论是阴虚还是阳虚，都是在肾本身阴阳失调以及肾脏阴阳受损的情况下，才容易发生阴阳互损的病理变化。

阳损及阴

是指由于阳气虚损，致使阴液生化不足或失于固护，从而在阳虚的基础上又进一步导致了阴虚，形成了以阳虚为主的阴阳两虚病理状态。例如，水肿一证，其病机主要因为阳气不足，气化功能减退，阻碍水液的代谢，致使津液在体内停聚，水湿由内而生，溢于肌肤所致。但随着病变的发展，因为阳气的不足致使阴无以生，阴液日益亏耗，从而出现日渐消瘦、烦躁升火，甚至瘈癫等阴虚症状，这就表明由单纯的阳气不足所引发的病变转化成了阳损及阴的阴阳两虚证。

阴损及阳

是指由于阴液亏损，致使阳气生化不足，又或者是因为阳气失去依附而大量耗散，从而在阴虚的基础上又进一步导致了阳虚，形成了以阴虚为主的阴阳两虚的病理状态。例如，肝阳上亢证，其病机主要是水不涵木的阴虚阳亢，随着病情的发展，就会使肾脏精气受损，进而累及到肾阳，从而出现肢冷、畏寒、面色㿠白、脉沉弱等阳虚症状，这就表明阴虚阳亢证已经转化成了阴损及阳的阴阳两虚证。

阴阳格拒

是阴阳失调的病机中出现的一类比较特殊的病机。是指由于某些原因引起的阴阳双方的盛衰悬殊，偏盛的一方盘踞于内，而将偏衰的另一方排斥格拒于外，致使阴阳双方不能相护维系，从而出现真寒假热或真热假寒等复杂的病理现象。阴阳格拒主要包括阴盛格阳（真寒假热）和阳盛格阴（真热假寒）两方面。

阳盛格阴

中医学上又叫作格阴，是指机体内的邪热过于旺盛，且深伏于里，迫使阳气郁闭于内，不能向外运行到达肢体而格阴于外的一种病理状态。其疾病的本质是阳盛于内，但由于格阴于外，在临床上除了会出现壮热、面红气粗、烦躁等真热的病象外，还会出现四肢厥冷、脉象沉伏等假寒的病象，因此又把它叫作真热假寒证。

阴盛格阳

中医学上又叫作格阳，是指阳气本来就虚弱，而阴寒之邪盛在体内盘踞，迫使阳气浮越在外，是阴阳之气相互排斥、相互格拒的一种病理状态。其疾病的本质虽然是阴寒内盛，但由于格阳于外，在临床上除了会出现恶寒蜷卧、四肢厥冷等真寒的病象外，还会出现面红、烦热、欲去衣被、口渴、脉大、狂躁不安等假热的病象，因此又把它叫作真寒假热证。

阴阳亡失

是指体内的阴液或阳气突然出现大量脱失，导致生命垂危的一种病理状态。阴阳亡失包括亡阴和亡阳两方面。

亡阴

是指体内的阴液出现突然性脱失，导致全身脏腑器官功能严重衰竭的一种病理状态。形成亡阴的原因有很多，主要是因为热邪炽盛，或者邪热在体内长时间积留，大量煎灼阴液所致。也可能是由于其他致病因素大量耗损阴液而导致阴的亡失。因此，亡阴时大多会出现喘渴烦躁，手足虽温而汗多欲脱的危重证候。

亡阴和亡阳，病机不同，临床征象也有所不同，但在同一个机体中，阴与阳是相互依存的关系，阴亡，则阳失去依附而导致阳气散失；阳亡，则阴无以化生而导致阴液耗竭。因此亡阴可以迅速导致亡阳，亡阳也可以继而出现亡阴，最终导致"阴阳离决，精气乃绝"，也就是最终导致生命活动终止而死亡。

亡阳

是指体内的阳气出现突然性脱失，导致全身脏腑器官功能严重衰竭的一种病理状态。形成亡阳的原因有很多，主要是因为外邪过盛，正不敌邪，阳气突然大量耗伤进而亡失所导致。又或者是因为身体一向阳气虚弱，正气不足，疲劳过度等多种原因所导致。还或者是因为治疗时过用汗法，汗液外泄过多，同时阳气也随汗液外泄，阳气外脱所致。由于阳气的严重耗散，致使虚阳外越，就会导致慢性消耗性疾病的亡阳，大多会出现大汗淋漓、汗稀而凉、四肢逆冷、心悸气喘、面色苍白、畏寒蜷卧、神清淡漠、精神疲惫，甚至昏迷、脉微欲绝等危重证候。

邪正盛衰

邪正盛衰是指在疾病的发生、发展过程中，机体的抗病能力与致病邪气之间消长变化。它不仅关系着疾病的发生、发展和转归，同时也影响着病证的虚实变化。所以，从一定意义上来说，许多疾病的过程，也就是邪正斗争及其盛衰变化的过程。

邪正盛衰与虚实变化

虚实病机

《素问·通评虚实论》里说："邪气盛则实，精气夺则虚。"实，主要指邪气亢盛是以邪气亢盛为主要矛盾的一种病理反应。也就是说，邪气亢盛，而机体正气不虚，能积极同邪气相抗衡，正邪斗争较为剧烈，反应明显，在临床上常出现以亢奋、有余、不通为特征的证候，这就是所谓的实证。在外感六淫致病的初期和中期阶段，常常会出现实证，病程一般较短。在临床上经常出现的壮热、狂躁、声高气粗、腹痛拒按、大小便不通、脉实有力等症状都属于实证。

虚性病机，主要指正气不足，以正气虚损、抗病能力减弱为主要矛盾的一种病理反应。也就是说，机体各个脏腑组织器官以及气血津液的生理功能衰退，身体抗病能力低下，导致正气虚弱，机体的正气对抗致病邪气的力度不够，难以出现较剧烈的病理反应，所以在临床上出现一系列以衰退、虚弱、不足为主要特征的虚性病理变化。虚证常见于体质虚弱或疾病的后期，及慢性疾病过程中。例如，大病、久病，导致精气消耗；大汗、大吐或大出血会耗伤气血津液以及阳气阴精，这都会导致正气虚弱，从而出现心悸气短、神疲体倦、面容憔悴、自汗盗汗、畏寒肢冷、脉虚无力等症状。

虚实变化

在疾病的发生、发展过程中，邪正的消长盛衰，不仅可以产生单纯的虚或实的病理变化，而且在某些长期的、复杂的疾病中，还可以产生虚实错杂、虚实转化、虚实真假等错综复杂的病理。疾病失治或治疗不当，病邪久留，使人体正气受损，实性病变可转化为虚性病变，也可以形成邪实正虚的虚实错杂病变；正气不足，脏腑代谢迟缓，可内生水湿痰饮、瘀血，病变可因虚致实；或正

气不足，无力驱邪外出，可出现正虚邪实的虚实错杂病变。在一般情况下，现象与本质是相一致的，这可以反映病机的虚或实。但在特殊情况下，也就是疾病的现象与本质不完全一致，在临床上往往会出现与疾病本质不符的许多假象，主要包含真虚假实和真实假虚。所谓真虚假实，其病机是气血不足，运化无力，以致脏腑功能出现障碍而发生的病变；所谓真实假虚，其病机是实邪在体内结聚，阻滞经络气机，以致气血不能外达而发生的病变。因此，临床上分析病机，不应该被假象所迷惑，而必须透过现象看本质，通过邪正盛衰所反映的真正的虚实变化来把握病变的本质。

总之，在疾病的发生和发展过程中，病机的虚和实是相对的而不是绝对的。因此，在临床分析病机时，如果以静止的、绝对的观点来分析虚和实的病机变化，这就是错误的，我们应该以能动的、相对的观点来分析虚和实的病机变化。只有这样，才能有效地指导临床治疗。

❋ 邪正盛衰与疾病的转归 ❋

在疾病的发生、发展过程中，邪正盛衰不仅关系到虚实的病理变化，而且也关系到疾病的转归。

正胜邪退

指的是正气积极抗御邪气，使邪气日益衰退或被驱除的病理过程。是在邪正消长盛衰发展过程中，疾病向好转和痊愈方面转归的一种结局，也是在许多疾病中最常见的一种转归。这是由于患者正气比较旺盛，机体抗御病邪的能力较强；或者是由于及时得到了正确的治疗，邪气难以进一步发展而促使病邪对机体的作用消失或终止。在这一过程中，随着病邪的终止或消

失，机体脏腑经络等组织的病理性损害逐渐得到修复，精、气、血、津液等的耗伤也逐渐得到恢复，机体内的阴阳又获得了新的相对平衡，这也就表示身体即将或已经痊愈。

邪胜正衰

指的是邪气亢盛，正气虚衰，机体抗邪无力，病势迅速恶化的病理过程。是在邪正消长盛衰的发展过程中，疾病向恶化甚至死亡方面转归的一种结局。之所以形成这种转归，是由于机体的正气虚弱，或者是因为邪气过于亢盛，毒力较强，机体抗御病邪的能力日趋低下，不能制止邪气的致病作用及其进一步的发展，使机体病理损害日趋严重，最终导致病情恶化。如果脏腑经络等生理功能衰惫，正气耗竭，邪气独盛，阴阳离决，那么机体的生命活动也就宣告着终止，人也就走向了死亡。

邪正相持

是指在疾病过程中，机体内的正气不太虚弱，而邪气也不够强大，邪正双方力量势均力敌，相持不下，使病情处于迁延状态的病理过程。之所以形成这种转归，多是由于邪正相持不下，病势胶着所致。常出现在外感疾病中期，或慢性病的迁延期。其病变的发展方向，有可能是正胜邪退，也有可能是邪胜正衰，又或者是正虚邪恋。

正虚邪恋

是指正气已虚，余邪未尽，由于正气难以恢复，无力驱逐邪气，致使疾病处于缠绵难愈的病理过程。出现这种转归的原因主要是因为疾病由急性转为慢性，或慢性病久治不愈，正气已虚，病邪留恋所导致的。常出现在疾病后期。这也是疾病后留下某些后遗症的主要原因之一。

邪去正虚

是指邪气已尽，病邪对机体的损害作用消失，但正气严重破损，有待调养修复的病理过程。出现这转归的原因主要是因为邪盛伤正，正气严重被损；或者过用大汗、大吐、大下的治疗方法，病邪虽去但正气也严重受损；又或者是因为身体向来虚弱，病后正气更加衰竭所导致的。这种转归多出现在重病后的恢复期，必须加强调养，身体才能康复。

精气血失常

精气血失常，是指疾病过程中，精、气、血的生成、代谢和各自生理功能的异常，以及精、气、血互根互用关系失常的病理变化。

气的失常

气的失常主要体现在两个方面：一是气的生成不足或耗散太过，导致气的不足及功能的减退，经常表现为气虚的病理状态；二是气的运动失常，经常表现气的滞、逆、陷、闭、脱等气机失调的病理变化。

气虚

是指一身之气虚损导致不足及其一身之气某些功能低下的病理状态。形成气虚的原因，一方面是因为气的生化不足，如先天禀赋不足，或后天失养，或肺、脾、肾三脏功能失调，都能导致气的生成减少；另一方面是因为气的消耗太多，如劳倦内伤，或久病不复等使体内之气耗散而致。气虚在临床上经常表现为精神委顿、倦怠、四肢无力，少气懒言、眩晕、自汗、舌淡、脉象虚弱等症状。

由于气和血、津液的关系极为密切，气虚进一步发展，就会导致血和津液的生成不足，运行迟缓，或无故流失等，从而引起多种病变。

气机失调

是指气的升降出入运动失去平衡协调的病理变化。气的基本运动形式，就是升降出入，这是脏腑经络、阴阳气血矛盾运动的基本过程。人体内的脏腑、经络、气血、阴阳之所以能维持正常的生理功能活动，主要依赖于气的升降出入运动维持着相对的平衡。如果气机失调，可涉及五脏六腑、表里内外、四肢九窍等各方面的多种病变。一般来说，气机失调包括气逆、气滞、气陷、气脱、气闭等。

气逆

是指气的上升太过，下降不及，导致脏腑之气逆上的病理状态。形成气逆的原因大多是因为情志所伤，或因饮食寒温不适，或因痰浊壅阻等所致。肺、胃和肝等脏腑常会出现气逆的病变。肺以清肃下降为顺，如果肺气上逆，肺的肃降功能就会失调，常会出现咳嗽、气喘等症状；胃气以降为和，如果胃气上逆，胃失和降，就会出现恶心、呕吐、嗳气、呃逆等症状；肝主升发，同时还有藏血功能，如果肝气上逆，升发太过，就会出现面红目赤、头胀痛、急躁易怒等症状，严重的还会导致血随气逆，从而出现吐血、咯血、昏厥等症状。

一般来说，气逆于上，以实为主，但也有因虚而导致气上逆的病证。例如，肺虚丧失肃降功能，或者肾虚导致肾不纳气，都能导致肺气上逆；胃气虚弱而和降失职，也能导致胃气上逆。这都是因虚而导致气逆的病机。

气滞

指的是气机郁阻，停滞不畅的病理变化，又叫作气机郁滞。形成气滞的原因大多是因为情志不舒，或痰湿、食积、瘀血等阻滞，或因外邪困阻气机，或因脏腑功能障碍，影响到气的正常流通运行，形成局部或全身的气机不畅或阻滞所致。气滞于某一局部，可以出现局部的闷、胀、痛。由于肝升肺降、脾升胃降对于调整全身气机起着极其重要的作用，因此气滞多与肺、肝、脾胃关系密切，因此在临床上经常会见到肺气壅滞、肝郁气滞，或脾胃气滞的病证。由于气能推动血液和津液运行，所以气滞会导致血液运行不畅、津液输布障碍等，形成瘀血、水湿痰饮等病理产物。

气陷

主要是指气的上升不足或下降太过，是以气的升举无力为特征的一种病理状态。它是气虚病机的一种，是在气虚的基础上进一步发展而来，尤其与脾气的关系最为密切。脾宜升则健，脾气虚易导致气陷，因此又叫作中气下陷或脾气下陷。一般来说，气的升降出入运动正常，机体内脏位置才能保持相对的恒定。所以，在气虚而升举力量减弱的情况下，就不能维系脏腑器官的位置正常，从而导致某些内脏的下垂，例如胃下垂、肾下垂、子宫脱垂、直肠下垂等，同时还伴有腰腹胀满重坠、便意频频以及短气乏力、语声低微、脉弱无力等症状。

气脱

是指气不内守，大量外泄，而有脱失消亡之危的一种病理状态。形成气脱的原因大多是因为邪气过盛，正不敌邪；或因为慢性疾病，长期消耗体内精气，气虚至极；又或者是因为大出血、大汗、频繁吐泻等气随血脱失或气随津脱失而致。气脱实际上是各种虚脱病变的主要病机。气脱可以导致脏腑功能严重衰竭，在临床上经常表现为面色苍白、大汗不止、目闭口开、全身瘫软、大小便失禁、脉微欲绝等症状。气脱多发生于疾病发展的危重阶段，如果抢救不及时，气脱不复，就会导致阴阳离决而死亡。

气闭

主要是指由于浊邪外阻，或因气郁过

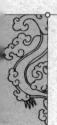

极，以致气机郁闭，外出受阻，清窍也被蒙蔽，从而出现突然昏厥的病理状态。出现气闭的原因大多是因为情志刺激，或外邪、痰浊等闭塞气机，使气的外出突然严重受阻，清窍闭塞所致。气闭的临床表现以突然昏厥、不省人事为特点，例如，触冒秽浊之气所致的闭厥；外感热病过程中的热盛闭厥，突然精神创伤所致的昏厥等，都是这一特点的具体表现。气闭发病急骤，多属于实性病变，大多可自行缓解，但也有因闭不复而生命终止的情况。

精的失常

精的失常主要包括精虚和精瘀两方面。

精虚

主要是指肾精（主要为先天之精）和水谷之精不足，及其功能低下所产生的病理变化。

肾精禀受于父母，来源于先天，依赖后天水谷之精的不断充养，才能维持其充盛的状态。肾精是生殖之精和五脏六腑之精的根本，除了具有生殖功能外，还具有促进人体生长发育和生髓化血、充脑养神的功能，肾精宜藏而不宜耗。因此，如果先天禀赋不足，或后天脾胃虚弱，失于营养，或房事过度，肾精妄泄，或体质虚弱，脏腑精亏不足，日久累及于肾等，都会导致肾精不足，进而出现一系列精虚的病理变化。肾精亏虚，经常表现为生长发育受限和生殖功能障碍，在临床上可见儿童囟门迟闭、骨软无力、生长发育迟缓，女子不孕，男子精少不育或滑精、遗精、阳痿等症状，还会出现耳鸣、眩晕、健忘，以及腰膝酸软、体弱多病、未老先衰等征象。

水谷之精来源于饮食，是饮食水谷经过脾胃受纳、腐熟而生成的精微物质，与津液融合，通过脾气的运化功能而布散到全身，对各脏腑组织器官起着濡养作用。同时，水谷之精还能化生气血以维持机体的正常生理活动。如果脾失健运，或饮食不当等，使水谷之精生成不足，就会引发水谷之精匮乏的病理变化。水谷之精不足，在临床上常会表现出面黄肌瘦、头昏目眩、疲倦乏力等虚弱状态。

精瘀

是指男子精阻滞精道，排精出现障碍而引发的一系列病理变化。《素问·上古天真论》里说"肾者主水，受五脏六腑之精而藏之，故五脏盛，乃能泻"，"丈夫……二八肾气盛，天癸至，精气溢泻"，说的是肾气旺盛，肾精充沛，男性在青春期后就会出现符合生理规律的排精现象。藏精是排精的基础，排精也是藏精的生理功能之一。如果房劳过度，忍精不泄，年少手淫过于频繁，或久旷不交，或惊恐伤肾，或忧郁气滞，或瘀血、败精、湿热瘀阻，或手术外伤等，都会导致精液排泄不畅，形成精瘀的证候。此外，肾气亏损而推动无力，或肝气郁结而疏泄不通，也可以导致精泄不畅而产生精瘀的证候。精瘀的临床表现，主要是排精不畅或排精不能，因此就会出现精道疼痛、睾丸小腹重坠、精索小核硬结如串珠、腰痛、头晕等症状。如果精瘀日久，还可能会因为败精淤积而变生他病。治疗时应该根据不同的病因进行论治，或补气，或疏肝，或活血化瘀，或祛痰利湿。

血的失常

血的失常，包括由于血液不足或因出血、久病等耗损血液太过，或血的濡养作用减弱而导致的血虚，同时，也包括由于血液运行失常而导致的血热和血瘀。

血虚

主要指血液不足或血的充养滋润功能减弱，导致脏腑组织发生一系列病变的病理状态。形成血虚的原因主要有两方面，一方面是由于血液生成不足，例如，脾胃虚弱；饮食营养不足；或心、肺、肝等脏气化功能减退致使血液生化不足。另一方面是因为血液的大量耗损，例如，失血过多，新血不及生成补充；或劳伤思虑太过，暗耗血液；或久病不愈，慢性消耗等因素而导致营血暗耗，都会引起血虚的病理变化。

血与心、肝关系密切，由于心主血脉、肝主藏血，因此心、肝两脏常见血虚病变。例如，心血不足，血不养心，心不养神，就会出现心悸、怔忡、失眠多梦等症状；肝血亏虚，血不养肝，就会出现两目干涩、视力减退或肢体肌肤麻木、肢节屈伸不利等症状。另外，如果肝血不足，导致冲任失调，在女性身上就会变现出经少、经闭等症状。

血热

是指血热炽盛，血液运行加速，迫血妄行的一种病理状态。血热大多是由于热入血分所致，如温邪、疠气入于血分，或有外感病邪入里化热，伤及血分。另外，五志过极化火或阴虚火旺都会导致血热病变。血热炽盛，迫使血液妄行和损伤脉络，常会引起各种出血，如吐血、衄血、尿血、皮肤斑疹、月经提前量多等。心主血脉而藏神，因此血热还会导致心神不安，进而出现心烦、气躁等症状，严重的还会出现神昏、谵语、发狂等症状。

血瘀

是指血液运行迟缓，流通不畅或瘀滞不通的病理状态。气机郁滞，使血液运行受阻；或人体之气不足，无力推动血液运行；或寒邪入血，血液遇寒而凝；或邪热入血，灼伤脉络，煎熬血液；或痰浊阻于脉络等原因，都可以形成血瘀病证，甚至还可以使血液凝结而成为瘀血。可以说，瘀血是血瘀的病理产物，瘀血一旦形成，又会作为新的致病因素，作用于人体，阻遏气机，滞塞脉络，而成为形成血瘀的原因之一。

血瘀可以是全身性的病变，也可以在脏腑、经络、形体、官窍等局部产生病变。在临床上，血瘀常表现为疼痛，痛有定处，得寒温而不减以及有肿块等特征。同时，还会伴随出现面目黧黑、肌肤甲错、唇舌紫暗以及瘀斑、红缕等血行迟缓和血液瘀滞的征象。由于气、血、津液的运行密切相关，因此，血瘀反过来又可以加重气机阻滞，甚至阻碍津液的输布，形成气滞、血瘀、水停的病理状态，在身体内形成一个恶性循环。

精气血相互关系失调

精与气可以相互转化，精与血同源，气为血之帅，血为气之母，精、气、血在生理上相互依存，相互为生，在病理上也常会相互累及，相互影响。

精与气血关系的失调

常常表现在精气不足、精血亏虚两方面。

精气不足，指的是精亏和气虚同时并存的病理状态。精可化气，气能生精。肾精亏损，化生肾气无力，可导致肾气不足；气虚日久，生化无力，肾失封藏，又会加重肾精的亏损。因此，先天禀赋不足，或因后天失养，或因久病、年老体弱，或房劳过度等导致肾气亏虚，肾精受损。在临床上常会表现出生长发育迟缓、神疲乏力、少气懒言、腰膝酸软、滑精、遗精、头晕等精气不足的病证。

精血亏虚，指的是精亏与血虚同时并存的病理状态。肾藏精，肝藏血，精和血都来源于饮食物中的水谷精华，并且还能相互化生，中医学上有精血同源互化的说法，因此精血两虚以肝肾病变为主。如果大病、久病伤及肝肾，或者或肝病及肾、肾病及肝，都会导致肝肾精血两亏的病变。在临床上常会出现头晕目眩、面色无华、耳聋耳鸣、神疲健忘、腰膝酸软，或男子精少、不育，或女

子月经失调、经少、不孕等精血两亏证。

气与血关系失调

常常表现在气滞血瘀、气虚血瘀、气不摄血、气随血脱以及气血两虚等几方面。

气滞血瘀，指的是气滞与血瘀同时并存的病理状态。大多因为情志内伤，气机运行不畅，导致血运的障碍，而形成气滞血瘀；也可能是因为闪挫外伤，伤及气血，导致气滞和血瘀同时形成。一般说来，肝主疏泄而藏血，气的升降出入运动之所以正常，肝的疏泄功能起着关键作用，因此，气滞血瘀多与肝的生理功能异常密切相关。另外，心主血脉而行血，因此心的功能失常，大多先出现血瘀而后导致气滞。同时，肺主气，具有调节全身气机的功能，如果外邪阻滞于肺，日久可致心肺气滞血瘀。气滞血瘀，在临床上多见闷胀疼痛以及瘀斑、瘀点等病症。

气虚血瘀，是指由于气虚而无力推动血液运行致使血液运行不畅，甚至瘀阻不行的病理状态。大多是因为年高体虚，或因大病久病伤及元气，无力行血而致。心主行血，因而气虚血瘀常与心脏功能失调密切相关，在临床上常会出现惊悸怔忡、喘促、自汗等气虚症状，同时还会出现舌质紫暗有瘀斑等瘀血症状。另外，气虚则无力运血，血瘀则肢体失养，因此还会出现肢体某部位软瘫不用或半身瘫痪等症状。

气不摄血，是指由于气虚，统摄血液运行的功能减退，血不循经，逸出脉外，而导致出血的病理状态。由于脾主统血，所以气不摄血的病变大多与脾密切相关。如果久病或思虑太过等伤脾，脾气不足，无力统摄血液，临床上就会出现咯血、吐血、紫斑、便血、尿血、崩漏等症状，同时还伴有面色无华、疲乏倦怠、舌色淡白、脉虚无力等气虚的表现。另外，肺气、肝气、肾气以及胃气亏虚，也可减弱气的统摄功能而发生出血。

气随血脱，是指在大量出血的同时，

气也随着血液的流失而大量脱散亡失，从而形成气血并脱的病理状态。大多由于外伤失血、大吐血，或妇女崩漏、产后大出血等因素所致。血液是气在体内运行的载体，血液大量流失，气体也会失去依附，随着血液外泄亡失。临床可见在大出血的同时，还会伴随出现出冷汗淋漓、面色苍白、四肢厥冷，甚至晕厥，脉微欲绝等症状。

气血两虚，指的是气虚和血虚同时并存的病理状态。多因大病、久病消耗气血所致；或者是先因为气虚不足，血液生化无源而日益亏少；又或者是因为血液大量流失，气随血液亡失，从而形成气血两虚证。临床可见面色淡白或萎黄、心悸失眠、头晕目眩、少气懒言、倦怠乏力、形体瘦怯、肌肤干燥、肢体麻木等气血不足的症状。

津液代谢失常

津液的代谢，实质上指的就是津液的生成、输布和排泄的过程。只有津液正常代谢，才能维持津液的正常输布，使津液的生成和排泄之间保持相对恒定。津液代谢失常，指的就是津液的生成不足、耗散和排泄过多，或者是输布和排泄失常。主要表现在两个方面，一方面是指津液不足导致的病理状态；另一方面是指津液的输布排泄障碍，从而出现内生水湿或痰饮的病理变化。

津液不足

津液不足，是指机体津液在数量上的亏少，致使脏腑、皮毛官窍失去滋养和濡润，从而产生一系列干燥枯涩的病理状态。形成津液不足的原因，多是因为外感温热或燥热之邪煎灼津液，或邪热内生、五志化火耗伤津液，或泄泻、多尿、失血、汗出过多，津液大量流失、损耗，又或者是因为过用、误用辛燥之剂等引起津液耗伤所致。另外，脏腑气化功能减退或者大病久病体虚，也能导致津液生成不足而产生病理变化。

由于津和液，在性状、分布部位、生理功能等方面都有所不同，因而津液不足的病理变化，又可以分为伤津和脱液，其中以伤津为主。津较清稀，流动性较大，向内对脏腑、血脉都有充盈、濡润的作用，向外又可以滋养皮毛孔窍。具有容易耗散，也容易补充的特性。在炎夏而多汗、气候干燥季节或吐泻太过的情况下，常常会有伤津的形成，在临床上常表现为口、鼻、皮肤干燥，或者是目陷、螺瘪、小便减少，大便干燥等症状。液较稠厚，流动性较小，可以充养脏腑、骨髓、脑髓、脊髓，滑利关节。具有不易损耗，一旦损耗则不易迅速补充的特性。在热病后期，或某些慢性消耗性疾病，或大面积烧伤的情况下，容易形成脱液，在临床上常会出现唇舌干燥、形瘦肉脱、舌光红无苔或少苔、肌肤毛发枯槁，甚至还会出现手足震颤、肌肉蠕动等症状，这些都属于阴液枯涸以及动风的临床表现。

在这里需要说明的是，伤津和脱液虽然有所区别，但两者之间在生理上相互统一，在病理上也互有影响。一般说来，伤津时并不一定会出现伤阴脱液的病证；而在脱液时，必然会有伤津的病证出现。

津液的输布、排泄障碍

津液的输布和排泄，是津液代谢中的两个重要环节，二者相辅相成，相互影响。津液的输布和排泄如果出现功能方面的障碍，都会不同程度的导致津液在体内的停滞，从而产生水湿、痰饮等病理产物。

津液的输布障碍，主要是指津液得不到正常的转输和布散，津液环流迟缓，因而滞留在体内某一局部，导致津液不化，水湿困阻，酿成痰饮的病理变化。导致津液输布障碍的原因很多，与肺、脾、肝等脏腑的功

能失常及三焦水道失利密切相关，其中最主要的就是脾的功能失常，因此《素问·至真要大论》里才有"诸湿肿满，皆属于脾"的说法。例如，脾失健运，运化水液的功能减退，致使津液环流迟缓，湿浊停滞，从而生湿酿痰；肺失宣降，则痰壅于肺；肝失疏泄，气机不畅，致使津液停留在体内；三焦水道不利，津液的环流就会受阻，而且影响津液的排泄。津液的排泄障碍，主要是指津液转化为汗液和尿液的功能减退，而导致水液潴留体内的病理变化。津液化为汗液，依赖于肺的宣发功能；津液化为尿液，依赖于肾的蒸腾气化功能，因此津液的排泄障碍与肺、肾功能失常密切相关，其中肾的蒸腾气化障碍起着主要作用。津液排泄出现障碍，水液就会潴留体内，溢于肌肤，同时也会影响尿液的生成和排泄，临床上就会出现水肿、腹水、尿少等病症。

这里应当指出的是，津液的输布障碍和排泄障碍，虽然各有不同，但也相互影响和互为因果，都会导致津液在体内的不正常停留，酿痰成饮，引起多种病变。

津液与气血的功能失调

津液与气血的功能协调，人体的正常生理活动才能得以维持，如果津液与气血之间的关系失调，就会出现血瘀水停、水停气阻、津亏血瘀、气随津脱、津枯血燥及津气两虚等方面的病理变化。

血瘀水停，主要是指因血脉瘀阻，影响津液的输布，从而导致水液在体内停聚的病理状态。血中有津，血瘀致使津液环流不利，并且血瘀的同时还会阻滞气机，气机不畅，容易导致津停为水，因此血瘀常伴随水停的病理变化。例如心肾阳气亏虚，无力推动血液运行，血液循环迟缓，就会出现瘀阻现象，除了有心悸、气喘、口唇爪甲青紫、舌有瘀点或瘀斑等症状外，还伴随有下肢或

者面目浮肿等症状。

水停气阻，主要是指由于津液代谢障碍，水液在体内潴留，从而导致气机阻滞的病理状态。水湿痰饮皆有形之邪，作用于身体内的某一局部，容易阻碍气的运行，使气机阻滞不通。水饮在体内的停滞部位不同，出现的症状也不同，例如，水饮阻肺，肺气壅滞，肺的宣降功能失常，就会出现胸满咳嗽、喘促不能平卧的症状；水饮停滞中焦，阻遏脾胃气机，脾的升清降浊功能就会受阻，从而出现头昏困倦、脘腹胀满、恶心呕吐等症状；水饮停于四肢，可以阻滞经脉，从而出现肢体沉重胀痛等症状。

津亏血瘀，主要是指津液亏损，导致血液运行迟缓甚至瘀阻不畅的病理状态。高热、烧伤、吐泻或大汗出等多种因素，使津液大量消耗，导致血容量减少，血液浓缩而瘀阻不畅，从而发生一系列关于血瘀的病理变化。在临床上除了有津液不足的症状外，还伴随有舌质紫绛，或有瘀点、瘀斑等症状。

气随津脱，主要是指由于津液大量丢失，气失去了赖以依附的载体而随着津液外泄，导致人体之气暴脱亡失的病理状态。由于津液是气的载体，因此出现高热、大汗或严重的吐泻状况时，气就会随津液而外泄脱失。《伤寒论·阳明病篇》有"发汗多，若重发汗者，亡其阳"的论述，说的就是汗出过多津液外泄，就会导致阳气暴脱亡失的病理变化。另外，《景岳全书·泄泻》里说："若关门不固，则气随泻去，气去则阳衰。"《金匮要略心典·痰饮篇》也指出："吐下之余，定无完气。"说的都是严重的呕吐、泄泻，也会导致气随津液脱失。在临床上常会表现出疲乏无力、少气懒言、呼吸急促等症状，严重的还会出现气息微弱、脉微欲绝等危重证候。

津枯血燥，主要是指津液亏乏枯竭，导致血燥虚热内生或血燥生风的病理状态。津血都来源于后天的水谷之精，同时血液里又包含着津液，如果因为高热伤津，或烧伤致使津液损耗，或久病年迈，脏器功能减退，致使津液生成不足，或阴虚痨热，津液暗耗，都会导致关于津枯血燥的一系列病理变化。临床可见口、鼻、舌、咽干燥，或皮肤瘙痒、落皮屑，或舌红少津、肌肉消瘦、尿少、大便干燥等症状。

津气两虚，主要是指津液和身体内的阳气同时亏虚的病理状态。如果津液突然大量丢失，身体内的阳气也会随津液外泄，从而导致气随津伤，因此在临床上除了有心烦、口干、尿短等津伤的症状外，还经常伴有短气、乏力等气虚的症状，从而出现津气两虚的病理表现。

内生"五邪"

内生"五邪"，是指在疾病的发生、发展过程中，由于各脏腑组织以及精气血津液等生理功能的失常，而产生的化风、化寒、化湿、化燥、化火等病理变化。因为是由于体内脏器机能环境所生，而并不是外界季节变化所致，同时又与风、寒、湿、燥、火外邪所致病证的临床征象类似，因此又分别叫作"内风""内寒""内湿""内燥"和"内火"。

风气内动

风气内动，指的就是"内风"。由于"内风"与肝的关系比较密切，因此又叫作肝风内动。在疾病发展过程中，由于脏腑功能失调，气血逆乱，或阴虚不能制阳，阳升无制，出现动摇、眩晕、抽搐、强直、猝然昏倒等症状，这都是风气内动的具体表现。《素问·至真要大论》里说："诸暴强直，皆属于风"，"诸风掉眩，皆属于肝。"都指明了这些临床表现，不仅与风邪为病同类，而且也与肝密切相关。风气内动产生的原因很多，主要有肝阳化风、热极生风、阴虚风动、血虚生风等。

肝阳化风

主要是指肝肾阴亏，以致阴虚阳亢，水不涵木，浮阳不潜，导致肝之阳气升动无制，便亢而化风的一种病理变化。多由于情志内伤，或操劳过度，肝肾损耗太多，以致阴虚阳亢，风气内动所致。较轻的会出现眩晕欲仆、口眼㖞斜、筋惕肉𥆧、肢麻震颤、半身不遂等症状，严重的就会出现血随气逆而发猝然仆倒，或为闭厥，或为脱厥等症状。

热极生风

又叫作热甚动风。是指由于邪热炽盛，煎灼津液，伤及营血，燔灼肝经，使筋脉失于濡养所导致的一种病理变化，主要出现在发热性疾病的高热极期。临床上一般会出现抽搐、鼻翼翕动、颈项强直、角弓反张、目睛上吊等症状，严重的还会出现高热、神昏、谵语等症状。

阴虚风动

是指由于机体阴液亏损，或由于久病耗伤阴液，致使筋脉失养而变生内风的一种病理变化，大多出现在热病后期。在临床上常会出现筋挛、手足蠕动等动风之症，还时常伴有潮热盗汗、五心烦热等虚热内生之候。

血虚生风

是指由于生血不足或失血过多，或久病耗伤营血，导致肝血不足，筋脉失养，或血虚不能荣络，从而使虚风内动的一种病理变化。正如《通俗伤寒论》里说的："血虚生风者，非真有风也。实因血不养筋，筋脉拘挛，伸缩不能自如，故手瘛疭，类似风动，故名曰内虚暗风，通称肝风。温热病末期多见此证者，以热伤血液故也。"在临床上常

会出现肢体麻木不仁、筋肉跳动，严重的还会出现手足拘挛不伸等症状。

血燥生风

主要是指由于津枯血少，肌肤失于濡养，经脉气血失于和调，于是血燥化而为风的病理变化。临床可见肌肤甲错或皮肤干燥，并时常伴有皮肤瘙痒或落屑等症状。

寒从中生

寒从中生，说的就是"内寒"。主要是指阳气亏虚，温煦气化功能减退，虚寒由内而生，或阴寒之邪在体内弥漫积滞的病理状态。

阳虚则阴盛，阴盛则内寒，临床可见面色苍白、形寒肢冷、筋脉拘挛、肢节痹痛等症状。内寒与脾肾阳虚不足有关，这是因为脾为后天之本，是气血生化的源泉，脾阳能输布至身体的任何部位；肾阳是人体阳气的根本，有温煦全身脏腑组织的功能。因此，脾肾阳气亏虚，最容易出现虚寒的病象，而其中肾阳虚衰是关键。因此《素问·至真要大论》里才有"诸寒收引，皆属于肾"的说法。

阳气虚衰，阳不化阴，从而导致阴寒性病理产物（水湿、痰饮）的积聚或停滞。因此，《素问·至真要大论》说："诸病水液，澄澈清冷，皆属于寒。"临床多见尿频清长、涕唾痰涎稀薄清冷，或大便泄泻，或水肿等病证。

中医学上，内寒与外寒不仅有所区别，而且相互联系。临床表现上，内寒主要是以虚为主，虚而有寒；外寒主要是以寒为主，兼有虚象。外感寒邪侵犯人体，必然会使人体阳气受损，而最终导致阳虚；同样，阳气虚弱，抵抗力低下，也容易感受寒邪而致病。

湿浊内生

湿浊内生，说的就是"内湿"。主要

是指由于脾运化水液功能和输布津液的功能发生障碍，导致水湿痰饮由内而生，并且在体内蓄积停滞的病理状态。多数情况下，内生之湿是由脾虚引起的，因此又叫作脾虚生湿。

内湿的产生，大多是因为身体肥胖，痰湿过于亢盛；或因恣食生冷，过食肥甘，致使脾失健运，无力推动津液运行；或喜静少动，或情志抑郁，体内气机不畅，津液输布产生障碍所致。于是，水液不化，聚而成湿，停而为痰，留而为饮，积而成水。可见，湿浊内生的关键因素就是脾的运化失职。因此《素问·至真要大论》里有"诸湿肿满，皆属于脾"的说法。

另外，脾的运化功能依赖于肾阳的温煦和气化，因此，湿浊内生不仅与脾阳虚衰有关，而且与肾有密切关系。肾主水液，肾阳是诸阳的根本，因此，肾阳不足，也必然会影响脾的运化而导致湿浊内生。反之，湿浊内困，日久也必然会累及肾阳、脾阳，导致阳虚湿盛病证的产生。

湿浊内生以沉重、胀闷、分泌物和排泄物秽浊黏滞、舌苔滑腻或厚腻等为主要特点，并且常随湿浊阻滞部位不同而表现出的症状也各异。例如，内湿留滞经脉之间，常会有头身困重、肢体重着或屈伸不利的症状；内湿阻滞于上焦，常会出现胸闷咳嗽、咯痰等症状；内湿阻滞于中焦，常会出现脘腹胀满、纳呆、口腻或甜、便溏泄泻、舌苔厚腻等症状；内湿阻滞于下焦，常会出现小便不利或浑浊、带下、腹胀便溏等症状；湿泛肌肤，就会出现水肿的症状，因此《素问·六元正纪大论》里说："湿胜则濡泄，甚则水闭肘肿。"可见，上、中、下三焦任何部位都会有内湿停留阻滞，但其病机关键是脾的运化功能失常，因此以湿阻中焦最为常见。

此外，外湿与内湿，既有区别又有联系，两者之间常相互影响。外感湿邪主要伤于肌表、筋骨关节及人体下部；内湿是因为脾、肺、肾等脏腑的功能失调，尤其是脾的功能失常，致使水湿内生所致。外感湿邪容易伤脾，致使脾失健运而滋生内湿；反之，脾的健运功能失常，内湿亢盛，也容易使机体招致外湿入侵而发病。

津伤化燥

津伤化燥，说的就是"内燥"。主要是指机体津液亏少，内不足以灌溉各脏腑组织，外不足以润泽肌肤孔窍，而出现干燥枯涩的病理状态。内燥多因久病伤阴耗液，或大汗、剧烈吐泻或亡血失精导致阴亏液少，以及热病伤津耗液而成。由于津液不足，人体各组织器官和孔窍失其濡润，从而燥热便由内而生，因此临床上常会出现干燥不润等病变。所以《素问·阴阳应象大论》里有"燥胜则干"的说法。

一般来说，内燥病变可发生于各脏腑组织，由于肺、胃、大肠具有喜润而恶燥的生理特性，因此内燥以肺、胃及大肠为多见。因为肺为燥金之脏，具有主气的功能，如果以肺燥为主，全身精血津液不能四布而化燥，就会出现痰少而黏，或干咳无痰，甚至咯血的症状；如果以胃燥为主时，则胃阴虚，可见食少、舌光红无苔、干呕等症状；如果是以肠燥为主时，就会灼伤津液，从而出现便秘的症状。因此《素问玄机原病式》里有"诸涩枯涸，干劲皴揭，皆属于燥"的说法。

外燥与内燥，在临床表现上都有干涩之象，但因为病因病机不同，又有各自的特点。外燥主要是感受外界燥邪所致，外燥偏重于犯肺、皮肤、口鼻部位；内燥多因人体阴液亏虚，或高热、大汗、剧烈吐泻，或失血过多所致，内燥遍及全身，偏重于犯肺、胃、大肠，易伤及血脉，同外燥相比，内燥病情较为严重。

火热内生

火热内生，又叫作"内火"或"内热"。主要是指由于阳盛有余，或阴虚阳亢，或气血郁滞，或病邪郁结，而导致火热内扰，人体机能亢奋的病理状态

中医学上有"火为热之极，热为火之渐"的说法，可见，火与热是同类，都属于阳，只是在程度上有所差别，火较甚于热而已。火热内生，其病机主要表现在以下几方面。

阳气过盛化火

在正常的生理情况下，人体内的阳气对各个脏腑官窍都有温煦功能，中医学上把这叫作"少火"。但是在病理情况下，如果阳气过于亢盛，表现出功能亢奋的状态，必然会增加物质的消耗，致使阴液大量损耗，这种阳气过亢的病理情况叫作"壮火"。

邪郁化火

一是指在疾病的发展过程中，外感风、寒、燥、湿等病邪都能郁结从阳而化热化火，例如寒郁化热、湿郁化火等；二是指体内的病理性代谢产物，如痰浊、瘀血、结石和食积、虫积等，也都能郁而化火。邪郁化火，主要就是由于这些因素导致机体阳气的郁滞，气郁则生热化火、实热内结所致。

五志过极化火

又叫作"五志之火"。多指由于精神情志的刺激，使机体内的阴阳、气血和脏腑之间的生理平衡受到影响，造成气机郁结，日久而化热化火的一种病理状态。例如，情志内伤，常能导致肝郁气滞，气郁化火，发为"肝火"。

阴虚火旺

大多是由于津液亏耗，阴气大伤，阴虚阳亢，导致虚热、虚火内生。

阳气过盛化火、邪郁化火及五志过极化火，属于实热实火，临床常常会出现高热、潮热、消瘦、盗汗、尿赤、便干、舌红少苔、脉细数无力等症状；阴虚火旺，这类病证属于虚火，火热征象多集中于机体某一部位，临床上常会出现虚火上炎所致的齿衄、咽痛、牙痛、颧红升火等症状。

外火与内火相比，外火主要是由感受温热之邪或五气（风、寒、暑、湿、燥）化火所致，有比较明显的外感病演变过程；内火多是由脏腑阴阳气血失调或五志化火而致，没有明显的外感病史。但外火和内火又相互影响，外火可引动内火，如外火灼伤津血、引动肝阳、化火生风等；反之，内火也容易招致外火的侵袭，如平素阳热亢盛或阴虚火旺的患者，一旦感受六淫，常会导致五气从火而化的病变。

第七章 ▶

中医四诊

　　中医学上的四诊也就是我们平常所说的望、闻、问、切四种基本方法，这不仅是中医诊察疾病的方法，更是中国传统医学具有特色的一种诊断方法。望、闻、问、切是中医诊病的四大法宝，利用这四种方法可以观察、了解疾病。这四种基本方法，每一部分虽各有其独特的作用和意义，但彼此又是互相联系的，不能单一地运用某一种诊法去判断疾病，忽视四诊合参是不对的。所以在临床上四诊必须结合运用，综合分析，才能正确全面的了解病情，才能对疾病的诊断做出正确的指导。

第一节　望诊

　　望诊，主要是指医生运用自己最直观的视觉，有目的的观察病人全身或局部的一切可见征象及其排出物的变化，以了解病情的方法。望诊在中医诊断学中占有特殊的地位。古人说"望而知之谓之神"，说的就是通过望诊就能对病情有一定的了解是非常神妙的，同时这也是医生高超医术的体现。通过对人体体表的观察，可以诊断整个机体的健康状态和病变，中医学上把这叫作"视其外应，以知其内脏，则知所病"。

　　望诊包含的内容有很多，主要包括观察人的形体、面色、舌体、皮肤、五官九窍等。

全身望诊：望神

　　神是生命的主宰，有广义和狭义之分。广义上的神，也就是我们通常所说的神气，是人体一切生命活动的外在表现，是对人体生命现象的高度概括，往往反映了人体脏腑

功能的状况；狭义上的神指神志，包括人的精神、意识、思维和情志活动。《素问·移精变气论》说："得神者昌，失神者亡。"充分说明了神对于人体的重要性。中医望神，望的是全身的总体状况，其中包括了神志的望诊，以了解生命的整体状况及判断病情。

　　神具体反映在人的目光、面色、表情、神志、言语、体态等方面，这是望神的主要内容。其中，人的面部色泽、精神意识及眼神是望神的重点，尤其是诊察眼神的变化。另外，神的状态还能够直接反映机体精、气、血和津液的盈亏，脏腑功能的盛衰，对于判断疾病的轻重预后有着重要的意义。

　　临床上，一般把神分为五类，包含得神、少神、失神、假神和神乱。

得神

　　得神又叫作有神，是神气充足的表现。神志清楚、思维敏捷、言语清晰、目光明亮、精神焕发、面色荣润含蓄、表情自然、

动作灵活、体态自如、呼吸平稳、肌肉结实等，这都是得神的具体体现。得神表明机体精气充足，身体健康没有疾病。即使有病，也说明病情较轻，脏腑正气未伤，疾病预后一般良好。

少神

少神又叫作神气不足，是轻度失神的表现。精神不振、思维迟钝、健忘、目光呆滞、声低懒言、倦怠嗜睡、少气乏力、动作迟缓等，都是少神的具体体现。病情一般不会很严重，但与健康的、有神的表现区别明显。少神表明机体精气不足，或正气轻度受损，脏腑功能减退，多见于气血阴阳虚弱类的病证，比如，气虚、血虚、阴虚、阳虚、精气亏虚等。或者是病情虽已好转，但正气还没有完全恢复的情况下，也常见少神。

失神

失神又叫作"无神"，是神气衰败的表现。精神萎靡、意识模糊、昏昏欲睡、声低气怯、语无伦次、目暗睛迷、瞳神呆滞无光、面色晦暗、表情淡漠呆板、呼吸异常、肌肉萎缩、反应迟钝，甚至全无反应等，都是失神的具体体现。失神表明机体内精气大伤，脏腑功能衰竭。病至如此，说明病情已到严重阶段，预后不良。

假神

假神是久病、重病之人，出现精神暂时好转的虚假现象。病人本已失神，不能言语，突然精神转佳，目光转亮，言语不休，但躁动不安；或数日不能进食，突然想吃东西；或本来面色苍白晦黯无泽，突然两颧泛红如妆等，这都是假神的具体体现。假神表明机体内脏腑精气极度衰竭，阴不敛阳，虚阳外越，阴阳即将离决，病情已经到了严重程度，多见于临终之前。古人常把假神比喻成"残灯复明""回光返照"。

神乱

神乱又叫作神志错乱，是精神意识失常的表现，也属失神的范畴。焦虑恐惧、淡漠痴呆、狂躁不安和神昏谵妄等，是神乱的具体体现。多见于癫、狂、痴、脏躁等病人。这里需要说明的是，神乱与失神临床意义不同。失神，主要是神志昏迷下的一种表现，表明病情严重。这里所说的神乱，以神志错乱为主要表现，多反复发作，缓解时就如同常人一般。神志错乱所表现出的症状是诊病的主要依据。

全身望诊：望色

望色，又叫作"色诊"，是通过观察病人面部皮肤的色泽变化来诊察病情的方法。面部色泽是脏腑气血的外荣，所谓"心主血脉，其华在面"，《灵枢·邪气脏腑病形》也说"十二经脉，三百六十五络，其血气皆上于面而走空窍"，说明脏腑精气通过经络也上荣于面。由此可见，面部色泽的变化可以反映脏腑的虚实、气血的盛衰以及内在的不同病理变化。

望面色包括常色与病色。

常色

常色，就是人体在正常生理状态时面部皮肤的色泽。常色的特征是光明润泽、含蓄不露。面部皮肤光明润泽，是有神气的表现，显示人体精充神旺、精气血津液充盈、脏腑功能正常。含蓄不露是指面色红黄隐隐，含于皮肤之内，而不特别显露，是胃气充足、精气内含而不外泄的表现。常色可分为主色和客色两种。

主色

主色是指与生俱来，个体一生基本不变的面色、肤色，又叫作正色。正如《医宗金鉴·四诊心法要诀》说："五脏之色，随五

形之人而见，百岁不变，故为主色也。"主色多与种族和禀赋有关。人类由于种族不同而有黄色、黑色、白色等不同人种。我国多数民族属于黄色人种，其主色的特点是红黄隐隐，明润含蓄。同样是黄种人，但由于禀赋不同，在肤色上会有偏白、偏青、偏黑、偏红、偏黄的差异。

客色

客色是指因季节、气候不同或工作生活条件的变化而发生正常变化的面色、肤色。因为客色仍然具有明润、含蓄的特征，所以依然属于常色的范围。人与自然息息相关，随着季节、气温、时辰的变化，面色也可发生相应的变化。如春天面色稍青，夏天面色稍红，长夏面色稍黄，秋天面色稍白，冬天面色稍黑。又比如，天热则脉络扩张，气血充盈，面色可稍红。天寒则脉络收缩，血行减少而迟滞，面色可稍白或稍青。正如《医宗金鉴·四诊心法要诀》所说的："四时之色，随四时加临，推迁不常，故为客色也"。由此可见，上述变化都属于正常范围，并不是病色。

病色

病色是指病人在疾病状态时面部显示的色泽。中医经过实践探索，归纳出五色诊法。五色包含青、赤、黄、白、黑五种不同的面色，可反映不同脏腑的病变及病邪的性质。常见的病色及主病如下：

青色

青色主寒证、痛证、瘀血证及惊风证，多是由于气血不通，经脉瘀阻所致。主寒证、痛证、瘀证：常见面色青白、青紫或青黑晦暗，并且多伴有疼痛感。主惊风：小儿眉间、鼻柱、口唇四周会出现青灰色，可见于高热抽搐患儿。

赤色

赤色主热证，也可见虚阳上浮之证。多

由热盛而致血液充盈脉络所致。面色红赤或满面通红，这是热证的主要表现；面色苍白却突然出现泛红如妆的样子，这是虚阳上浮的主要表现，多见于久病或重病者，属于危重证候。

黄色

黄色主虚证、湿证。多由于脾虚不能化生气血或水湿内盛，使脾不能运化所致。脾胃气虚，气血不足，可出现面色淡黄、枯槁无华的症状；脾失健运，水湿泛溢肌肤，会出现面色黄而虚浮的症状，又叫作"黄胖"；湿热熏蒸，胆汁外溢，会出现面黄鲜明如橘皮色的症状，又叫作"阳黄"，提示病人患有湿热证；寒湿郁阻，气血不荣，会出现面黄晦暗如烟熏色的症状，又叫作"阴黄"，提示病人患有寒湿证。

白色

白色主气血虚、寒证或失血证。多由于阳气虚弱，气血运行无力或失血耗气、气血不足、不能营养面部所致。面色淡白无华，唇舌色淡，是血虚证或失血证的具体体现；面色㿠白，多是阳虚证的具体体现；面色苍白，多是阳气暴脱或阴寒内盛的具体体现。

黑色

黑色主肾虚、寒证、瘀血和水饮。多由于肾阳虚致使水分在体内过多停留，造成寒水阴邪过盛所致。面黑而干焦，多是肾阴虚的具体体现；眼眶周围发黑，多是肾虚水饮或寒湿带下的具体体现；面色黧黑、肌肤甲错，多是瘀血的具体体现。

全身望诊：望形体

望形体，主要是指通过观察病人形体的强弱、胖瘦及其异常表现等来诊察病情的方法。

形体的强弱

体强

体强主要指身体强壮。具体表现为筋

中医自学百日通

上篇·中医理论与诊断

强力大、胸廓宽厚、肌肉充实、皮肤润泽、骨骼粗壮，并且精力充沛、食欲旺盛。体强是形气有余的表现。这表明体魄健壮，内脏坚实，精气充沛，气血旺盛。身体抵抗力很强，不容易生病，即使生病了也容易治疗，而且预后效果一般良好。

体弱

体弱主要指身体虚弱。具体表现为筋骨不坚、胸廓狭窄、肌肉萎缩、皮肤枯槁、骨骼细小，并且精神不振，食少乏力。体弱是形气不足的表现。这表明体质虚衰，脏腑虚弱，精气不足，气血亏虚。身体抵抗力很弱，容易患病，病后多数情况下难以治疗，并且预后效果一般较差。

形体的胖瘦

正常人体形胖瘦适宜，各部组织匀称，是健康的标志，但如果是过于肥胖或过于消瘦都可能是病理状态。观察患者形体胖瘦时，应与患者的精神状态、食欲食量情况结合起来加以判断，才能得出正确的结论。

体胖

体胖主要指形体肥胖，有常态与病态之分。体胖能食、肌肉坚实有力、动作灵活、精力充沛旺盛，多属形气有余。这是精气充足、身体健康的表现。如果体胖身肿、食欲不振、肉松皮缓、神疲乏力、动作笨拙、大便稀溏、动则气喘等，多属形盛气衰。这是阳气不足、多痰多湿的表现，因此中医学上有"胖人多气虚""肥人湿多""肥人多痰"的说法，容易导致痰饮、中风或者胸痹等病。

体瘦

体瘦主要指形体瘦削，也有常态与病态之分。形体虽瘦，但筋骨强健、肌肉坚实有力、精力充沛、饮食正常，仍属健康。如果体瘦无力、神疲倦怠，多属形气俱虚；体形瘦削，但饭量大且容易有饥饿感，属中焦

有火；体形瘦削，且饭量很少，属中气虚弱；体瘦颧红、皮肤干枯，且伴有潮热盗汗、口咽干燥等症状，多属阴虚火旺。因此中医学上有"瘦人多阴虚""瘦人多火"的说法，容易导致肺痨等病。另外需要特别指出的是，如果是久病重病，卧床不起，骨瘦如柴，这是脏腑精气衰竭，津液干枯，神气欲脱的表现，属于危重病候。这也就是《素问·玉机真藏论》所说的"大骨枯槁，大肉陷下"。

全身望诊：望姿态

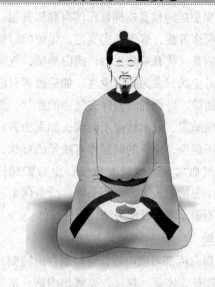

养生

望姿态，主要是指观察病人的动静姿态和肢体的异常动作来诊察病情的方法。

病人的动静姿态与机体的阴阳盛衰和病性的寒热虚实关系密切。阳主动、阴主静，因此阳、热、实证病人机体功能亢进，多有躁动不安的临床特征；阴、寒、虚证病人机体功能减退，多有喜静懒动的临床特征。可见，不同疾病可表现出特有的动静姿态，因此观察病人姿态，可以判断疾病的性质和邪正的虚实。

另外，肢体的活动除了受心神的支配

外，还与经脉及筋骨肌肉的状况密切相关。因此，观察病人肢体的某些异常动作，对于疾病的诊断也具有一定的指导意义。

动静姿态

正常的姿态是舒适自然，运动自如，反应敏捷，行住坐卧，各随所愿。正如养生谚语所说："行如风，站如松，坐如钟，卧如弓"，这是对正常健康姿态的描述。但是，不同的疾病可表现出不同的姿态。临床常见的动静姿态异常主要有以下几方面。

坐

坐姿的时候喜欢仰首，伴有胸胀气粗，咳喘痰多等症，多属肺实气逆；坐姿的时候喜欢俯首，伴有咳喘无力，痰白清稀，气短懒言的症状，多为肺虚少气；如果患者只能坐不能卧，卧倒的时候伴有气逆的症状，多为咳喘肺胀，或水饮停于胸腹；如果患者只能卧不能坐，坐下的时候伴有眩晕的症状，多为气血大虚，或脱血夺气；坐时蹙额捧头，不想抬起头来，多为头痛；低头伏案、闭目不语，多为气郁痰结，情怀抑郁。

卧

卧时面部习惯向外，身轻能自由转侧，多为阳证、实证、热证，是邪热内盛，正气未衰的表现；卧时面部习惯向内，身重难以自由转侧，多属寒证、虚证、阴证，主要是由于阴寒内盛，正气亏虚所致；卧时蜷缩成团，喜欢添加衣服被褥，多为阳虚恶寒；卧时仰面伸足，总是想要把衣服被褥揭开，多属阳盛发热。

行

行走时总是以手护住腹部，俯身前倾，多为腹痛；以手护腰、弯腰曲背或者步履艰难，多为腰腿病；行走时身体震颤不定，或步履蹒跚，多为肝风内动或筋骨受损；行走时，突然停步，以手护心，不敢行动，多为心痛病。

站

站立时左摇右晃，如同喝醉，同时伴有眩晕症状，多属肝风内动或为饮邪上泛证；不能久站，且站立时常常需要他物支撑，多属气血阴阳虚衰的病证。

望诊时，病人的某些病理姿态在自然体位时不易觉察，这时就可以根据病情，嘱咐病人做某些必要的动作或体位改变，使病理姿态（或状态）显露，以明确诊断。

异常动作

不同的疾病，在疾病过程中可出现一些不同的异常动作。因此，观察病人肢体的异常动作有助于相应疾病的诊断。

如病人唇、睑、指、趾颤动，见于外感热病，多是热极生风的先兆；见于内伤虚证，是肝阳化风、阴虚动风、血虚生风的先兆。两目上视、四肢抽搐、颈项强直、角弓反张等异常动作，属肝风内动，常见于热极生风或小儿惊风。

猝然跌倒、不省人事、口角㖞斜、半身不遂等，多为中风病；猝倒神昏、口吐涎沫、四肢抽搐、醒后如常，多为癫痫病。

恶寒战栗，多见于疟疾发作，或为外寒袭表，或为伤寒病。

肢体软弱无力，行动不便，多属痿病；关节屈伸不利，多见于痹病或中风硬瘫痪病人。

儿童努嘴伸舌、挤眉眨眼、手足伸屈扭转，状似舞蹈，不能自制，多见于小儿多动症。

局部望诊：望头与发

望头

头形

头形的大小异常和畸形多见于正值颅骨

发育期的婴幼儿，可成为一些疾病的典型体征。头颅的大小主要是以头围来衡量，一般新生儿头围约34厘米，6个月时约42厘米，1周岁时约45厘米，2周岁时约47厘米，3周岁时约48.5厘米。明显超出这个范围的为头形过大，反之为头形过小。小儿头颅均匀增大，颅缝开裂，头皮静脉变粗，用手指敲头，可听到似敲破罐子样的声音，常伴有面部较小，智力低下，多属颅内水液停聚所致；小儿头颅狭小，头顶部尖突高起，颅缝早合，头颅呈舟状、橄榄状等多种异常形状，也常伴有智力低下，多因肾精不足，颅骨发育不良所致；小儿前额左右突出，头顶平坦，头颅呈方形，也是肾精不足或脾胃虚弱、颅骨发育不良的表现，可见于佝偻病患儿。

囟门

囟门是婴幼儿颅骨接合不紧所形成的骨间隙，有前囟、后囟之分。后囟呈三角形，在出生后2~4个月时闭合；前囟呈菱形，约在出生后12~18个月时闭合，是临床观察的主要部位。

囟门突起，又叫作囟填，多属实证。大多是因为温病火邪上攻，或脑髓有病，或颅内水液停聚所致。这里需要额外说明的是，小儿哭泣时囟门暂时突起是正常的。

囟门凹陷，又叫作囟陷，多属虚证，可见于吐泻伤津、气血不足和先天精气亏虚、脑髓失充的患儿。这里也需要额外说明的是，6个月以内的婴儿囟门微陷属正常现象。

囟门迟闭，又叫作解颅。是肾气不足、发育不良的表现。多见于佝偻病患儿，常伴有"五软"（头软、项软、四肢软、肌肉软、口软），"五迟"（立迟、行迟、发迟、齿迟、语迟）等症状表现。

动态

无论大人或小儿，如果病人头摇不能自主，多是肝风内动的先兆。

望发

头发的生长与肾气和精血的盛衰关系密切，故望发可以诊察肾气的强弱和精血的盛衰。正常人的头发色黑润泽浓密，是肾气充盛、精血充足的表现。

如果头发细而稀疏，干枯无光泽，并且头发容易脱落，一多为肾气亏虚，精血不足所致；如果头发突然片状脱落，显露圆形或椭圆形光亮头皮，叫作"斑秃"，俗称"鬼剃头"，一般是血虚受风所致，也可能是由于精神因素而导致。青壮年头发稀疏易落或早白，有家族史却没有其他症状的话，一般不作病态；如果伴有眩晕、健忘、腰膝酸软等症状，多为肾虚所；伴有心悸、失眠、健忘等症状，多为劳神伤血所致；有头皮发痒、脱屑、多脂等症状，多为血热化燥所致；小儿头发稀疏黄软，生长迟缓，甚至久不生发，多因先天不足、肾精亏损所致；小儿发结如穗，枯黄无泽，多因脾胃虚损所致。

局部望诊：望目

目，也就是指眼睛，眼睛不仅是人类心灵的窗户，而且是人体内脏的外镜。五脏六腑的精气都上注于目，因此目与五脏六腑都有联系。古人将目的不同部位分属于五脏。整个眼睛，内眼角和外眼角属心，叫作"血轮"；白睛属肺，叫作"气轮"；黑睛属肝，叫作"风轮"；瞳孔属肾，叫作"水轮"；眼睑属脾，叫作"肉轮"，并认为根据五轮变化可以诊察相应脏腑的病变，这就是所谓的"五轮"学说。望目时应重点观察眼神、色泽、形态和动态的异常改变。

望眼神

望目最重要的就是望眼神，要观察两眼是否有神，所谓"人之神气，栖于两目"。目光明亮、精采内含、顾盼灵活、视物清晰

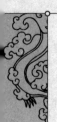

者，都是目有神的具体体现。这就表明脏腑精气充沛，正气旺盛，身体健康，或者即使有病，病情也较轻，一般预后效果良好。《形色外诊简摩·目睛形色应证篇》中提到的"凡病虽剧，而两眼有神，顾盼灵活者吉"，说的就是这个意思。目光晦黯呆滞，或浮光外露、顾盼迟钝、视物昏暗不清者，都是目无神的体现。这就表明脏腑精气亏虚，正气虚衰，大多都属于重病，而且难以治疗，并且预后效果较差。

望色泽

眼角颜色发红，多为心火；白睛发红，多为肺火或外感风热；整个眼睛发红且有肿胀感，多为肝经风热；眼胞红肿湿烂，多为脾火。另外，白睛发黄，是黄疸的标志；目眦淡白，是血液亏虚的征象；目胞色黑晦暗，多是肾虚、水寒内盛的征象。

望形态

目胞水肿，是水肿的常见表现，多属脾虚湿盛；眼窝凹陷，是亡阴脱液或五脏精气衰竭的征象，这就表明病情严重且难以治愈。眼球突出，并伴有颈前微肿，多为瘿病；喘而眼睛突起，多为肺胀。

望动态

指的是观察眼睛的动静变化。黑睛斜向一侧，横目斜视，属肝风内动；双目凝视前方不能转动，多属阴血亏损或痰迷心窍；瞳孔缩小，多属肝胆火炽所致，也可见于中毒；瞳孔散大，多属肾精耗竭，是病危证候。如果是一侧瞳孔逐渐散大，可见于中风或颅脑外伤病人；如果是两侧瞳孔完全散大，则是临床死亡的体征之一。

局部望诊：望耳

望耳，主要是指通过观察耳部变化，以测知疾病的方法。中医学认为，耳为肾之窍，且耳是"宗脉之所聚"的部位，人体各脏腑、各部位在耳部都有集中的反应点，因此，望耳可以诊察肾和全身的病变。望耳主要是观察耳的色泽、形态及耳道的变化。

望色泽

正常情况下，耳部皮肤色泽红润，是气血充足的表现。耳郭淡白，无血色，多属气血亏虚，感受风寒，或寒邪内伤脏腑多见于贫血、失血症及慢性消耗性疾病；耳郭颜色呈鲜红或暗红色，并伴有红肿疼痛，多为肝胆湿热或热毒上攻；耳郭色青发黑，可见于久病有瘀血或有剧痛的患者；耳郭干枯色黑，表明肾水亏极；耳郭色黄显著，表明脾虚湿盛；小儿耳背有红络、耳根发凉，多为出麻疹的先兆。

望形态

正常人耳郭厚大有润泽，是肾气充足的表现。耳郭瘦小而干枯，多为先天肾气不足；耳郭萎缩瘦干而色暗红，多属肾精亏损或肾阴耗竭；耳郭肿起，多由邪毒壅盛所致；耳轮皮肤甲错，粗糙如鳞状，可见于血瘀日久的病人；耳背与乳突处糜烂，多由胆脾湿热所致。

望耳道

耳内流脓，又叫作"脓耳"，或者是耳道内肿痛，伴有耳郭牵拉疼痛，为耳道疖肿。两者都是因为肝胆湿热蕴结所致。如果病程较长，日久不愈，多属肾阴不足、虚火上炎。

局部望诊：望鼻

肺气通于鼻，鼻是呼吸的通道，且足阳明胃经分布于鼻旁。因此，望鼻可以察知肺、脾胃等脏腑的病变。望鼻，主要就是观察鼻的色泽、形态以及分泌物的变化。

望色泽

正常人的肤色就是红黄隐隐，明润含蓄，鼻子也应该是这样，这表明脾胃之气充足，肺气宣通。鼻色发青，为虚寒或腹痛，多因寒凝血滞所致；鼻色发黄，多为里有湿热；鼻色发白，多见于急性大出血、脱血夺气，或气血两虚病人；鼻色发红，可见于脾肺蕴热，或鼻部皮肤过敏；鼻色发黑，多为肾阳虚，寒水内停；鼻孔干燥而色黑如烟熏，多因高热日久，热毒上熏所致。

望形态

鼻头或鼻翼部生红色粉刺，又叫作"酒渣鼻"，多因肺和脾胃湿热，热入血分所致；鼻头红肿生疮，多属肺胃积热或血热；鼻柱溃陷，多见于梅毒病、麻风恶候；喘而鼻翼扇动，是肺气失宣，呼吸困难的表现，多见于热邪蕴肺、哮病、喘病、白喉、心阳欲脱等。如果是久病重病鼻翼翕动，是亡阳的表现，属危重证候。

望分泌物

鼻流清涕，多属外感风寒；如果经常流清涕，而且反复的鼻痒、鼻塞，总是打喷嚏，那可能是鼻鼽，西医称过敏性鼻炎或变应性鼻炎，多为肺虚卫表不固，风寒乘虚侵犯所致；鼻流浊涕，多为外感风热；如果鼻子长期流脓涕，流出来的涕甚至还有腥臭味，叫作鼻渊，西医称鼻窦炎，为外感风热或胆经蕴热上攻于鼻所致；涕黄质黏量少，或偶有血丝，叫作鼻衄，多因肺、胃、肝蕴热，燥热灼伤鼻络所致。

唇的变化，可以诊察脾、胃及肠道病变。望口唇主要是观察其色泽和形态的变化。

望色泽

正常人唇色红润，是胃气充足、气血调匀的表现。唇色淡白，多属血虚或失血，是血少不能上充于唇络所致；唇色深红，多属热盛，是因热而唇部络脉扩张，血液充盈所致；嘴唇红肿而干，多是热伤津液或热入营血所致，属于实热证；口唇樱桃红色，多见于煤气中毒；口唇青紫，多属血瘀证，可见于心气、心阳虚衰或严重呼吸困难的病人；口唇青黑，是肾气将绝或水气内停所致；小儿口唇发青，多为惊风的先兆。

望形态

口唇干裂，多因燥热伤津或阴虚液亏所致；口唇糜烂，多因脾胃湿热上蒸或食积生热所致；口角流涎，见于小儿多属脾虚湿盛，或胃中湿热，见于成人多为中风口歪不收所致；唇内溃烂，色淡红，局部灼痛，叫作"口疮"，多为虚火上炎所致；小儿口腔、舌上满布白斑如雪片，叫作"鹅口疮"，多因湿热秽浊之气上蒸于口所致。

望动态

正常人的口唇可随意开合，动作协调统一。如果发生病变，例如，口开而不闭，属于虚证；口闭不开，牙关紧急，叫作"口噤"，属于实证，多因肝风内动、筋脉拘急所致；口唇哆嗦，战栗鼓颔，多为阳衰阴盛或邪正剧争所致；口角掣动，多是动风的征象；口僻，又叫作"口喎"，也就是口角向一侧歪斜（面瘫），多为风痰阻络所致。

局部望诊：望齿与龈

肾主骨，齿为骨之余，龈为胃之络，是手足阳明经分布的地方，齿和龈通过诸多经

局部望诊：望口与唇

口是饮食的通道，脾开窍于口，其华在唇，手足阳明经脉环绕口唇，因此，望口与

脉的运行，与内脏保持密切的联系。因此，望齿与龈的变化，可诊察肾、胃的病变以及津液的盈亏状况。观察齿与龈时，应注意其色泽、形态和牙齿的脱落情况等。

齿的变化

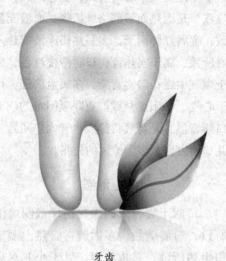

牙齿

正常人牙齿洁白、润泽、坚固，是肾气旺盛，津液充足的表现。如果牙齿黄垢，多因胃浊熏蒸所致；牙齿干燥，严重的还有齿如枯骨的症状，多因胃热炽盛、津液大伤所致，可见于温热病的晚期，属病重；牙齿松动稀疏，甚至脱落残缺，齿根外露，多因肾虚或虚火上炎所致；牙关紧急，多属肝风内动；齿龈肿痛，多属胃火上炎；牙齿有腐洞，多为"龋齿"；入睡中咬牙作响，醒后自然停止，多因胃热，或虫积，或胃有积滞所致。

龈的变化

正常人牙龈淡红而润泽，是胃气充足，气血调匀的表现。如果牙龈淡白，多属血虚或失血，龈络失充所致；牙龈红肿热痛，并且伴有齿龈出血的症状，属于实证，多因胃火亢盛所致；牙龈色淡，龈肉萎缩，多属肾虚或胃阴不足；牙龈不红不痛微肿者，属脾虚血失统摄，或肾阴亏虚、虚火上炎所致。

局部望诊：望咽喉

咽喉是肺、胃的门户，是呼吸、进食必经的通道，脾、肾二经也循喉咙、挟舌本，也与咽喉关系密切。因此，望咽喉主要可以诊察肺、胃、脾、肾的病变。观察时应注意其色泽、形态和分泌物等。

正常人咽喉淡红润泽，不痛不肿，呼吸通畅，发音正常，食物下咽顺利无阻。如果咽部深红、肿痛明显属实热证，多由肺胃热毒壅盛所致；咽喉长期疼痛，但不厉害，且咽部色红娇嫩，属阴虚证，多由肾阴亏虚、虚火上炎所致；咽喉颜色发红，干燥且疼痛，多因热伤肺津所致；咽喉红肿溃烂，多因热毒蕴结所致；咽喉淡红漫肿，多属痰湿凝聚；咽部有灰白色膜点，难以擦去，且重擦出血，很快又复生，叫作"白喉"，多为感染疫毒时邪所致，极易传染，须隔离治疗；咽喉一侧或两侧突起肿块，严重的还有溃烂，伴有黄白色脓点，或脓液形成苔片状假膜，容易剥离，属"烂乳蛾"或"烂喉痧"，是热毒壅盛，热灼肉腐，搏结成脓所致。

局部望诊：望皮肤

皮肤居一身之表，内应于肺，是卫气循行的部位，也是机体的屏障，因此有"人身之藩篱"的称谓。脏腑气血也是通过经络而外荣于皮肤。凡感受外邪或内脏有病，都会引起皮肤发生异常改变而反映于外。因此，望皮肤应注意皮肤色泽、形态的变化等。

望色泽

皮肤的色泽变化主要表现在以下几方面。

皮肤发赤

皮肤表面突然发红，色如染脂涂丹，边缘清楚，伴有局部皮肤肿胀作痛，全身发热恶寒，叫作"丹毒"。如果发生在头部，叫作"抱头火丹"；发生在腿胫部，叫作"流火"；发生在全身，游走不定的，叫作"赤游丹毒"等。多因心火过旺，或者风热乘袭，或肾火内藏，湿热下注等原因导致，也有因外伤染毒而致。如果发生在小儿身上，则与胎毒有关。

皮肤发黄

面目、皮肤、爪甲以及小便等都呈现黄色，且明显超出正常人，多数为黄疸。皮肤黄色鲜明如橘皮颜色，伴有黄汗、尿色深黄，并且口渴而舌苔黄腻等症状，这是阳黄，多因脾胃肝胆湿热内蕴，胆汁外溢肌肤而致。皮肤黄色晦暗如烟熏，伴有畏寒，口淡苔白腻等症状，这是阴黄，多因脾胃寒湿所致。

皮肤发黑

皮肤黄黑而晦暗，面额也多呈现黑色，主要是因为劳累过度，色欲伤肾，温运无力，血行不畅所致。如果是周身皮肤发黑，也可见于肾阳虚衰的病人。

皮肤白斑

皮肤局部明显变白，白斑大小不等，与正常皮肤界限清楚，病程缓慢，且无任何异常感觉，叫作白癜，又叫作白驳风。多因风湿侵袭，郁于肌肤，气血失和，血不荣肤所致。

望形态

正常人皮肤润泽、柔韧光滑而无肿胀。皮肤的形态变化主要表现在以下几方面：

皮肤干燥

皮肤干涩不荣，甚至燥裂、脱屑，多为津液损伤，或营血亏虚，肌肤失养所致。如果是皮肤局部干燥脱屑，皲裂发痒，多因血虚风燥所致。皮肤瘙痒不已，并且会出现粟米或绿豆大小的丘疹，逐渐融合成片，且伴有皮肤粗糙，起鳞屑的症状，这也多因血虚风燥所致。

肌肤甲错

是指皮肤干枯粗糙，形状像鱼鳞，伴有面色黧黑的症状，多因瘀血内阻，肌肤失养所致。如果还同时伴有面色苍白无华的症状，多因营血亏虚所致。

肌肤肿胀

指的是周身肌肤肿胀，用手按压的时候会出现压痕，属水肿。如果是头面部先出现肿胀，然后遍及全身，半身以上水肿严重，多属阳水；如果是足跗下肢先出现肿胀，然后遍及全身，半身以下水肿严重，多属阴水。上述症状，多因肺脾肾三脏功能失调，水湿内停，外渗肌肤所致。

局部望诊：望舌

望舌诊病是中医诊病的内容，俗话说"观舌诊病，中医一绝"。中医看病很注意舌，舌诊常作为中医医师诊断疾病，观察病情，决定治疗，估计预后的重要依据之一。

望舌质

望舌质，主要是观察其有神无神、舌色变化、舌形的改变及舌体的动静姿态，以此来测知脏腑病变。

望舌神

舌神是全身神气表现的一部分，是对舌象特征进行的综合性概括。望舌神，主要就是观察舌质的荣枯和灵动以辨有神、无神。舌质红活荣润，有生气，有光彩，舌体活动自如，这是有神的表现，提示脏腑气血充盛，生机旺盛，虽然病了，但预后效果也会良好；舌体干枯晦暗，毫无生气，失去光

泽，舌体活动不灵便，这是无神的表现，提示脏腑气血阴阳衰败，邪气壅盛，生机受损，属于恶候，预后不良。望舌神是判断疾病预后的关键

望舌色

舌色，也就是舌体的颜色。常见的舌色有淡红舌、淡白舌、红舌、绛舌、青紫舌等。

淡红舌

淡红舌就是指舌体颜色淡红润泽，白中透红。是脏腑功能正常，气血和调，心气充足，胃气充盛的表现，常见于正常人，或者外感病初起，病情较轻，没有损伤气血与内脏，也没有严重的瘀滞，因此在舌象上仍表现为淡红舌。

淡白舌

舌色较正常舌色浅淡，白色偏多，红色偏少，多由于阳气不足或气血虚弱所致，提示阳虚或感受寒邪或气血虚证，常见于贫血、营养不良、慢性肾功能不全等。

红舌

舌色较正常舌色偏红，甚至呈鲜红色，这是由于热盛而气血上涌所致，主要见于实热证和阴虚证。舌红，可是舌体并不小，那可能是实热；舌又红又小，多是阴虚火旺。另外，舌边发红且非常明显，多是肝火旺盛，常见于高血压、甲状腺功能亢进或高热；舌尖发红，一般提示是心火旺盛致使气血津液消耗过多，体内缺乏维生素等所致。

绛舌

比红舌的颜色更红一些，更深一些，呈暗红色。多因热入营血，气血沸涌，耗伤营阴，血液浓缩而瘀滞，虚火上炎所致，属于热性病的严重阶段。久病、重病之人出现这类舌象，提示津液亏耗，虚火内盛。

青紫舌

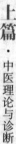

全舌呈均匀青色或紫色，或在舌上局部出现青紫色斑点或线条，称为"瘀斑舌"或"瘀点舌"。青紫舌主阴寒内盛、血行瘀滞。舌色淡紫或紫暗而湿润，多见于气虚或阳虚阴盛，以及某些先天性心脏病或药物、食物中毒等；舌色青，多因阴寒内盛，阳气受遏，血行凝涩所致；舌色紫暗或舌上有斑点，多为瘀血内阻所致；舌紫红或绛红，干枯少津，多因营血热盛，营阴被灼，血行不畅所致。

望舌形

舌形是指舌质的形状，主要包括老嫩、胖瘦、肿胀、点刺、裂纹和齿痕。

老、嫩舌

老舌，主要指舌体坚敛苍老，纹理粗糙或皱缩，舌色偏黯；嫩舌，主要指舌体浮胖娇嫩，纹理细腻，舌色浅淡。舌质老嫩是舌色和形质的综合表现，同时也是疾病虚实的标志之一。老舌多半见于实证，多因邪气盛，正气未衰，邪正交争，邪气壅滞所致。嫩舌多半见于虚证，多因阳气虚，无力运血，或阳虚水湿不化，上泛于舌所致。因此，气虚、血虚、阳虚、脾胃虚，都可以出现嫩舌

胖、瘦舌

舌体比正常者大而厚，伸舌满口，且舌肌呈弛缓状，叫作"胖大舌"，多由脾肾阳虚，水湿停聚，或湿聚成痰饮，阻滞舌络所致。常见于肾炎及内分泌功能低下的患者；舌体淡白胖嫩，苔白而水滑，多属脾肾阳虚；舌体胖大，舌色发红，并且伴有黄腻苔，多因脾胃湿热，或痰热所致。

舌体比正常者舌瘦小而薄，叫作"瘦薄舌"，主要是因为阴血耗伤，或脾虚精亏，舌失濡润充养，舌肌萎缩，以致舌体瘦薄。舌体瘦薄，舌色淡白，多因久病气血两虚，不能充养于舌所致；舌体瘦薄，舌色红绛，舌干少苔或无苔，多因热盛伤阴或阴虚火旺所致。

另外，舌体一侧肌肉逐渐萎缩变瘦薄，伴同侧面肌和咀嚼肌萎缩，发音不清，唇、舌颤动，多提示为进行性延髓麻痹。

肿胀舌

舌大满口，甚至舌体肿胀，不能闭口，也不能收缩回口中，舌色鲜红，有时还发青紫色，叫作"肿胀舌"。主实证、热证。常因心脾热盛，热毒上壅于舌或热邪夹酒毒上壅所致，又或者是因为中毒、先天性舌血管瘤所致。

点、刺舌

点，指突起于舌面的大小不一的星点，颜色发红的叫作"红点舌"，颜色发白的叫作"白点舌"。刺，说的就是舌生芒刺，指舌面颗粒增大，高起如刺，摸的时候有棘手的感觉，叫作"芒刺舌"。点和刺相似，时常一起出现，因此合称为点、刺舌。点刺舌说明热到了极点，或者是血分有热。点、刺愈多，邪热愈盛。根据点、刺的颜色，可以判断气血运行情况以及病情的轻重。如点、刺鲜红，多因邪热炽盛、阴虚火旺所致；点、刺绛紫者，多因热入营血，而气血壅滞所致；点白而舌绛，多是热盛即将糜烂的先兆。

另外，舌体不同部位出现点刺，提示不同脏腑的病变。舌尖有点刺，多为心火炽盛；舌边有点刺，多为肝胆火盛；舌中有点刺，多为胃肠热盛。

裂纹舌

是指舌面出现了多少不等、深浅不一，各种形状的裂纹、裂沟，就像田地里没有水，干了以后开裂了一样。多因精血亏虚，或阴津耗伤，舌体失养，舌面萎缩龟裂所致。舌体淡白而有裂纹，多因营血亏虚，气血生化无源，舌体失于濡润所致；舌体红绛而有裂纹，多因热盛致使血液运行加速，阴津受损所致；舌体淡白胖嫩而有裂纹，多因

脾虚不运，水湿内停所致。裂纹或裂沟中无舌苔覆盖，多为病理性变化；如沟裂中有舌苔覆盖，并且没有不适症状，就属于先天性、生理性裂纹，无临床意义。

齿痕舌

舌体边缘有牙齿挤压的痕迹，叫作齿痕舌。一般提示脾虚湿盛。常与胖大舌并见，是由于脾阳虚，水湿内停，致舌体肿大，与齿缘相互挤压而成。

舌体淡白胖大，舌边有齿痕，多因寒湿内盛，或阳虚水湿内停所致；舌质颜色淡红而舌边有齿痕，多为脾虚或气虚；舌质颜色发红而肿胀满口，舌有齿痕，多因湿热，痰浊塞滞所致。

正常人舌边也可见轻微齿痕，且长期不易消失，但舌体并不胖大，舌体颜色为淡红色，这就不属病态，应与上述病理性齿痕舌相鉴别。

望舌态

强硬舌

指舌体强硬，失其柔和，运动不灵活，伸缩不方便，中医学上也叫作"舌强"。多因热入心包，高热伤津，风痰阻络所致。如果舌红而强硬，伴有神志不清的症状，多属热扰心神；舌色红干而强硬，多为热盛伤津；舌体强硬而舌苔厚腻，多为风痰阻络；舌强说话吐字不清，伴有肢体麻木、口眼歪斜、眩晕等症状，多为中风先兆。古人认为舌强直发硬，转动不灵是一种危象，应引起重视。

痿软舌

指舌体软弱无力，一侧或全舌痿软，不能随意伸缩回旋，伴有言语困难。多因热盛伤津，气阴两虚或阴液亏损，筋脉失养所致。常见于唾液分泌减少、神经系统疾病、舌肌无力等症。久病舌体淡白而伸缩无力，多半是气血两亏所致；久病舌体发红而痿软

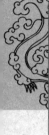

无力，多为气阴两虚，阴虚火旺所致；舌体红绛而痿软无力，多为肝肾阴亏已极所致；新病舌干红且突然痿软无力，多因热灼津伤所致。

歪斜舌

伸舌时，舌体向左或向右偏歪。歪斜舌多见于中风或中风先兆，或外伤等。多因肝风内动，夹痰瘀阻，经气不利而致。舌体歪斜，眩晕肢颤，言语不利，属肝阳化风。如果伴有口眼㖞斜，半身不遂的症状，多因肝风夹痰夹瘀阻滞经络所致。

望舌苔

望苔色

望苔色，是通过观察舌苔的不同颜色变化，以诊察疾病的方法。不同性质的邪气所致的病证反映于舌，会出现不同颜色的苔，而且随着疾病的变化，苔色也会发生相应的改变。一般有白苔、黄苔、灰黑苔三类及其兼色变化

白苔

白苔指舌苔呈白色。白苔是最常见的苔色，其他各色舌苔均可由白苔转化而成。一般来说，白苔见于表证、寒证、湿证，在某些情况下也可以见于热证。此外，还要注意苔的厚薄与干腻，不同的情况，所提示的证型不同。薄白苔：苔薄白而润，可能是正常舌象，也可能是感受外邪，邪还在肌表，尚未入里；苔薄白而干，为燥热伤津，或心肺火盛；苔薄白而湿润水滑，多为外感寒湿，或脾阳不振，水湿内停。厚白苔：苔白厚而腻，多为湿浊内困，阳气不得伸展，或为阳气虚衰，痰饮内停所致；苔白厚如积粉，扪之不燥，是外感浊邪疫气，热毒内盛所致，常见于瘟疫或内痈；苔白厚如腐渣，多因食积痰浊，胃腑积热所致。

黄苔

黄苔指舌苔呈黄色，是因病邪入里化热，脏腑内热，胃气夹邪热上泛熏灼所致。

多提示患有里证和热证。黄苔有淡黄、深黄和焦黄之分，黄色越深，热邪越重。根据黄苔的深浅、厚薄、润燥等不同，所主的病证也不同。薄黄苔：苔色淡黄，或黄白相兼，外感病多见于表寒证，寒邪入里化热初期，或表热证，风热入里初期；黄厚腻苔：苔色黄而厚腻湿润，多见于湿温病，或湿热内结，或饮食积滞，或为痰热内盛；黄干苔：苔黄且干燥发焦，多属邪热伤津。如果呈黄厚干苔，为里热实证；如果色黄干枯不润，甚至为焦黄色，多因热积于内，胃液干枯所致。黄糙苔：舌苔又黄又干燥，颗粒粗大，摸上去有粗糙的感觉；黄瓣苔：舌苔黄干，舌面上有裂纹如花瓣状，一瓣一瓣的。黄糙苔、黄瓣苔多因燥热伤津所致。

另外，根据脏腑在舌面上的分部，哪一个部位出现黄苔，就说明哪一个脏腑部位有热证。舌尖苔黄，为热在上焦；舌中苔黄，为热在胃肠；舌根苔黄，为热在下焦；舌边苔黄，为热在肝胆。

灰苔与黑苔

因为苔色呈浅黑时即为灰，苔色呈深灰时即为黑，灰、黑苔，性质相同，只是病情的轻重不同。有时候也因舌苔上灰色、黑色舌苔都有，而合称为灰黑苔。一般提示里证而且病情比较严重。灰黑燥苔：舌苔呈灰黑色且舌面干燥少津，属于热证，多因里热很盛或阴虚火旺所致；灰黑润苔：舌苔呈灰黑色但是舌面湿润，属于寒证，多因寒湿内阻或者阴寒内盛所致。

霉酱苔

霉酱苔指舌苔黄、赤、黑三色同时出现，如同霉酱一样。多因胃肠宿食，积久化热，熏蒸秽浊上泛舌面所致，也可见于湿热夹痰的病证。

望苔质

苔质，是指舌苔的质地、形态。望苔

质，就是主要观察舌苔的厚薄、润燥、滑腻、剥落等方面的改变。

苔之厚、薄

透过舌苔能隐隐见到舌体的苔叫作薄苔，又叫作做见底苔；透过舌苔不能见到舌体的苔叫作厚苔，又叫作不见底苔。舌苔的厚薄以"见底""不见底"为标准。舌苔的厚薄变化，主要反映邪气的浅深及邪正的盛衰。薄苔是由胃气、胃津熏蒸于舌而成；厚苔则常因胃气挟食浊、痰湿等邪气熏蒸，滞积于舌所致。舌苔的薄厚转化，一般是渐变的过程，如薄苔突然增厚，提示邪气极盛，迅速入里；厚苔骤然消退，舌上无新生薄苔，为正不胜邪，或胃气暴绝。

润燥

舌苔的润燥主要根据舌面津液多少来区分。舌苔干湿适中，不滑不燥，叫作"润苔"，是正常舌苔的表现，或者提示病情浅表、津液未伤。舌面水分过多，伸舌欲滴，扪之湿而滑利，叫作滑苔。滑苔多为寒湿内蕴，或阳虚水饮不化，聚于舌面所致。干燥少津，没有津液，甚至干裂，叫作燥苔。燥苔提示体内津液已伤。如高热、大汗、吐泻后，或过服温燥药物等，导致津液不足。舌苔干结粗糙，津液全无，叫作糙苔。糙苔由燥苔进一步发展而成。多见于热盛伤津的危重证候；苔质粗糙而不干者，多为秽浊之邪盘踞中焦。

腻、腐苔

察舌苔的腐腻可以了解阳气与湿浊的消长。苔质颗粒细腻致密，融合成片，紧贴舌面，揩不掉，叫作腻苔。腻苔多因湿浊内蕴，阳气被遏所致。常见于湿浊、痰饮、顽痰、食积等。苔质颗粒粗大，疏松而厚，形如豆腐渣堆积舌面，揩不掉，或成片脱落，舌底光滑，叫作腐苔。腐苔多因体内阳热有余，蒸腾胃中湿热腐浊之气上泛，聚积于舌

所致。常见于食积胃肠。

剥苔

在疾病过程中，舌苔部分或全部剥脱，剥脱处光滑无苔，叫作剥苔。舌前部苔剥落者，叫作前剥苔，多为心肺阴虚；舌中部苔剥落者，叫作中剥苔，多为胃阴不足；舌苔多处剥落，舌面仅存少量斑驳片舌苔，叫作花剥苔，多为胃阴亏虚或胃肾阴虚，又或者是气血两虚；若舌苔骤然退去，舌面光洁如镜，叫作光剥舌，又叫作镜面舌，是胃阴枯竭，胃气大伤，毫无生机的危重征象。观察舌苔有无、消长及剥落变化，不仅能测知胃气、胃阴的存亡，也可以反映邪正盛衰，判断疾病的预后。如舌苔从有到剥苔，是正气渐衰的表现；舌苔剥落后，复生薄白苔，是邪去正胜，胃气渐复的好先兆。

辨舌苔的剥落还应与先天性剥苔加以区别。先天性剥苔部位常在人字沟前呈菱形状，是先天发育不良所致。

偏、全苔

舌苔遍布舌面，叫作全苔；舌苔仅分布于舌的前、后、左、右某一局部，叫作偏苔。全苔是湿痰阻滞的征象，也可见于湿浊、食积。舌苔偏于某处，说明所分候的脏腑有邪气停聚。舌苔偏于舌尖部，是邪气入里未深，而胃气已伤；舌苔偏于舌根部，是外邪虽退，但胃滞依然；舌苔仅见于舌中，是中焦痰饮或胃肠食滞；舌苔偏于左或右，常提示邪在肝胆。

偏苔与剥苔不同。偏苔是舌苔分布上的不全，而剥苔是在舌苔布满全舌后，局部或全部舌苔剥落而出现的舌象。

真、假苔

舌苔真假，以有根、无根为标准。舌苔紧贴舌面，难以刮掉，刮后仍留有苔迹，叫作真苔，也叫作有根苔。苔不着实，好像浮涂在舌面上，一刮就掉，叫作假苔，也叫作

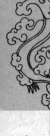

无根苔。辨舌苔的真假，对于判断疾病的轻重、预后有着重要的意义。舌苔有根，说明胃气还没有完全亏竭，疾病仍有转机；如果是无根了，那是胃气大衰，甚至败绝，病情危重，就要引起重视。如果舌苔浮厚，容易刮去，但刮后可见舌面上仍有一层薄苔，提示胃气已经渐渐恢复，病情有所好转。

局部望诊：望排出物

排泄物是指人体排出的代谢废物，包括痰、涎、唾、涕以及大便、小便等。各种排泄物都是各有关脏腑生理活动或病理活动的产物，因此，望排泄物可以测知相关脏腑的病变以及病邪的性质。

望痰

痰是由肺和气道排出的黏液，属病理产物，在一般情况下，当呼吸道发生病变时，痰液的量、色泽、稠度、气味等就会发生改变。色白，质稀的，多提示患有寒证；色黄，质稠的，多提示患有热证；痰少而黏，很难咯出来的，好像痰在喉咙、气管里面就是咯不出来，那属于燥痰；痰白滑而量多，易咯的，属于湿痰。如果痰中带血，多因肺阴亏虚而生虚火，或肝火犯肺，火热灼伤肺络，或外感邪毒、痰热，肺络受损所致。如果出现咳吐脓血如米粥状的痰，而且气味腥臭，多是患有热毒蕴藏在肺部的肺痈病。

望涎

涎，就是口水。中医认为涎是脾之液，由口腔分泌，具有濡润口腔、协助进食和促进消化的作用。流涎较多，多见于小儿。如果小儿口流白涎，且面黄肌瘦，不肯吃东西，提示患有贫血病。当小儿患胃有内热、舌炎、牙龈炎等病时，流的涎、唾液也会增多。有极少数小孩，流涎是由神经、精神或内分泌这方面的疾病引起的，通常这类小孩不仅有流涎症状，而且常常伴有其他智力发育不良或内分泌不足的症状。有时，中风患者也会看到口角流涎不止。另外，诊察时还需要注意涎的稠与稀。涎在口角黏得住，挂得住，容易拉丝的为黏稠涎，反之为清稀涎。口流清涎，为脾胃虚寒，因脾胃阳虚，气不化津所致。口流白黏涎，多为脾胃湿热，因湿热困阻中焦，脾失运化，湿浊上泛所致。

望唾

唾是从口腔吐出的带泡沫的黏液。唾为肾之液，也与胃相关。口中唾液数量很多，多为食滞，或湿阻，唾液随胃气上逆所致。如果是经常吐唾沫，多为胃寒，或肾阳虚，水液失于温化，上泛于口所致。

望涕

涕，是鼻黏膜分泌的少量黏液。望涕，主要是看它是新出现的还是长期的，是清的还是浊的。鼻塞流清涕，多是外感风寒，发病早期往往还没有全身的症状，也没有发热恶寒，属风寒表证中病情较轻的表现。如果是清涕量多如注，伴有喷嚏频作，中医叫鼻鼽，西医叫过敏性鼻炎。鼻流浊涕，也就是黄稠或黏稠鼻涕的，提示为风热，或肺经有火。如果长期的流浊涕，量多，且有腥臭味，多是鼻渊，西医叫作鼻窦炎，多为湿热蕴阻。

望呕吐物

呕吐物包含饮食物、清水，甚至鲜血等，形形色色，是较为常见的临床症状之一，外感内伤都可引起，多因胃气上逆所致。通过观察呕吐物的形、色、质、量，可以了解胃气上逆的病因，分析疾病性质。呕吐物清稀没有酸臭味，一般提示胃寒呕吐，因胃阳不足，腐熟无力，或寒邪犯胃，损伤胃阳，水饮内停，胃失和降所致；呕吐物秽浊有酸臭味，多提示胃热呕吐，因邪热犯胃，胃失和降所致；呕吐物伴酸腐味且夹杂不消化的食物，多属伤食，因暴饮暴食，损伤脾胃，食滞胃脘，胃气上逆所致；呕吐黄绿或青蓝苦水或酸水，多属肝胆湿热或郁热，肝气横逆犯胃，胆汁上溢所致；呕吐鲜血，多属胃有积热，或肝火犯胃，热伤胃络，迫血妄行所致，常见于胃溃疡出血、食管癌出血等危重症。

局部望诊：望小儿指纹

小儿指纹，指的就是小儿食指络脉，是通过观察小儿食指掌侧前缘浅表络脉的形色变化，以诊察疾病的方法。望小儿指纹，是儿科临床常用的诊断方法，适用于三岁以下的小儿。

食指络脉的三关定位

食指络脉分风关、气关、命关三关：食指近掌心的第一节部位为风关，食指第二节为气关，食指第三节为命关。

食指络脉的观察方法

诊察小儿食指络脉时，家长首先要抱着小儿面向光亮处，医生先用左手拇指、食指轻握小儿食指末端，找到食指络脉后，再以右手拇指的侧缘从命关向气关、风关推动数次，也就是从远端向近端推，或者说从指头向指根推。拇指推擦时力道要适中，用力不能太大也不能太小，也可以沾上一点清水，使食指络脉清晰地显露出来，以便于观察。

正常小儿食指络脉

正常的小儿指纹，呈淡红色，稍微暗一点，或略带紫色，隐隐现于掌指横纹的附近，就是手掌和食指的横纹，单支，且粗细

适中。另外，小儿食指络脉受各种因素的影响。年龄越小，指纹就越明显一些。同时，络脉粗细与天气冷热有关。天气热的时候，络脉增粗变长，天气冷的时候，络脉缩短变细。络脉显露与小儿胖瘦有关，肥胖的小儿络脉较深而不太明显，消瘦的小儿络脉就较浅而明显。络脉显露也与小儿皮肤厚薄有关，皮肤薄嫩，络脉就比较明显；皮肤较厚，络脉就模糊不明显。

病理小儿食指络脉

对小儿病理食指络脉的诊察，一般从长短、浮沉、色泽、形状等方面进行观察。

从长短来看

从长短来看小儿络脉越长，病情越重。指纹在风关，是邪气入络，说明病邪浅、病情轻；指纹透达气关，说明病邪已深入，说明病情进一步发展，且病位较深；指纹透达到命关时，是邪气入脏，有病危的征兆。假如络脉透过三关直达指端，叫作"透关射甲"，提示病情凶险，应积极抢救，且预后效果一般也不佳。

从浮沉来看

从浮沉来看小儿食指络脉浮现明显的，说明病位在表，多见于外感证；络脉沉隐不明显的，说明病位在里，多见于外邪入里或内伤里证。但是临床观察统计表明，健康儿童，也有偏浮偏沉的，因此，还必须结合脉症具体分析

从色泽来看

一般来说，络脉色深而浓，说明病情重，络脉颜色浅淡，说明病情较轻。络脉颜色淡白，属于虚证；络脉颜色鲜红，多属外感风寒表证；络脉颜色紫黑，属于病重的征象；络脉颜色发青，属于惊风或痛证。

从形状来看

从形状来看小儿络脉增粗，多为实证、热证，因邪正相争，气血壅滞所致；络脉变

细，多属虚证、寒证，因气血不足，脉络不充所致；络脉单支、斜形，多属病轻；多支、弯曲、环形，多为病重。络脉日渐增长，为病情加剧；络脉日渐缩短，为病情减退。

总之，望小儿食指络脉，以三关测轻重、浮沉分表里、红紫辨寒热、淡滞定虚实为其概要。

第二节　闻诊

闻诊是通过嗅气味和听声音来诊断疾病的方法。嗅气味主要是辨疾病的寒热，听声音主要是辨疾病虚实性质。

嗅气味

嗅气味主要是嗅出与疾病密切相关的气味，具体可分为嗅病体气味与病室气味两种。

病体之气

病体之气，是从病人身体上散发出来的异常气味，与全身或者局部病变有关。

口气

口气是指从口中散发出的异常气味。正常人呼吸或讲话时，口中无异常气味散出。如果口有臭气，多属消化不良，或有龋齿，或口腔不洁；口出酸臭之气，并伴有食欲缺乏、脘腹胀满的症状，是内有宿食，多属胃肠积滞；口出臭秽之气，多属胃热；口出腐臭之气，伴有咳吐脓血，多是内有溃腐疮疡。

汗气

汗气是指汗液散发出的气味。汗气腥膻，是风湿热久蕴于皮肤，津液受到蒸变所致，多见于风温、湿温、热病等；汗气臭秽，可见于瘟疫或暑热火毒炽盛之证。腋下散发阵阵难闻的臭气，就是我们常说的"狐臭"，多因是湿热内蕴或遗传所致。

鼻气

鼻气是指鼻流清涕，且没有味道，多为外感风寒；鼻出臭气，不停地流黄稠浊涕，多为鼻渊。

痰气

痰气是说在正常的生理情况下，痰通常没有异常气味。咳吐浊痰脓血，味腥臭，多为肺痈，为热毒炽盛所致；咳痰黄稠味腥，是痰热壅肺所致；咳痰清稀，没有异常气味，多属虚、寒证。

身臭

身臭是指身体散发腐臭气，应考虑有无溃腐疮疡。

呕吐物之气

呕吐物清稀无臭味，多属胃寒；呕吐物气味酸臭秽浊，多属胃热；呕吐物中夹杂着未消化的食物残渣，气味酸腐，多为食积；呕吐脓血，气味腥臭者，多属胃痈。

二便之气

大便酸臭难闻，多为湿热证；大便溏泻，微有腥臭，多为脾胃虚寒；大便泄泻，像臭鸡蛋的气味，或夹有未消化的食物，气味酸臭，多为伤食。小便黄赤混浊、腥臭，多为膀胱湿热，小便量多色清，没有臭味，多为虚寒证。如果小便中散发着烂苹果的气味，多为糖尿病。

经、带、恶露之气

月经臭秽，多属热证；月经味腥者，多属寒证。带下黄赤而臭秽，多属湿热，多因肝胆湿热循经下注所致；带下清稀而略有腥气，多属寒湿下注。崩漏或带下奇臭，并见异常颜色，需注意有妇科癌症的可能，如阴道或子宫癌。产后恶露臭秽，多因湿热或湿毒下注所致。

病室之气

病室之气，是病体或患者排出物的气味，在室内没有及时消散出去，而充斥到整个病室的表现。病室臭气熏人，多为瘟疫类疾病；病室有血腥气味，病人多患失血证；病室有腐臭或尸臭气，是脏腑败坏的征兆，病属危重；病室有尿臊气，多见于水肿病晚期病人；病室有烂苹果气味，多见于糖尿病晚期。

❋ 听咳嗽 ❋

咳嗽的性质

咳嗽是指肺失肃降，肺气向上冲击喉间而发出的一种"咳—咳"的声音，是肺气上逆的一种表现。有声无痰谓之咳；有痰无声谓之嗽，有痰有声谓之咳嗽。咳嗽多见于肺脏疾患，但也与其他脏腑病变有关，正如《素问·咳论》里提到的"五脏六腑皆令人咳，非独肺也"。咳嗽无痰或痰量甚少，叫作干咳，多见于燥邪犯肺、肺阴虚和肝火犯肺；咳而有声，痰多易咯，叫作湿咳，多见于痰饮停肺和痰湿阻肺。

咳嗽的音色

咳声重浊，多是外感风寒所致；咳声不扬、沉闷，多因邪热犯肺，津液受灼，肺气不利所致；咳声轻清、低微气怯，多因肺气虚、声带水肿或麻痹所致；咳声如犬吠，吸气困难，喉部肿胀，常伴有音哑的症状，多因疫毒攻喉，闭塞气道所致，常见于白喉病；咳声呈金属音调，多由肿瘤直接压迫气管或主支气管，使之狭窄所致；咳嗽短促，且显得非常小心，多见于各种原因所致的胸壁疼痛。

咳嗽的时间与节律

骤发性、刺激性咳嗽，多因风寒、风热或吸入刺激性气体，以及气管或支气管有异物所致；阵发性咳嗽，咳嗽阵作，连声不断，终止时带吸气吼声，多见于顿咳，又叫作百日咳，由外感疫疠之气与痰热相搏，在气道积滞所致。

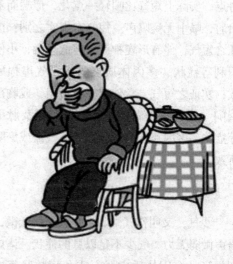

咳嗽

早晨起床或夜间躺下时咳嗽加剧，继而咯痰，多见于痰饮停肺、痰湿阻肺和肺痈。夜间咳嗽明显，多见于肺阴虚和心阳虚，血滞肺脏的病人。

❋ 听呼吸 ❋

哮喘

哮，是指呼吸急促，喉间有哮鸣音，多反复发作，缠绵难愈，兼有气喘。多因痰饮内伏，复感外邪所致，或因久居寒湿之地，或过食酸咸生冷及鱼虾等所致。喘，是指呼吸困难、短促急迫，严重的还有张口抬肩，鼻翼翕动，不能平卧的症状。实喘发病急骤，呼吸深长，气粗声高息涌，胸中胀满，唯以呼出为快，多因肺有实热，或痰饮内停所致。虚喘病势缓慢，时轻时重，喘声低微，呼吸短促难续，唯以深吸为快，一动就加剧，多因肺肾亏虚，气失摄纳，或心阳气虚所致。临床上哮症和喘症常同时出现，所以往往叫作哮喘。

短气

短气是以呼吸气急而短，不相接续为特点。实际上短气比喘轻一点儿，似喘而不抬肩，喉中无痰鸣声。短气有虚实之别：虚证之短气，伴有形瘦神疲，声低息微，小便不利等症状，多因体质衰弱或元气虚损所致；实证之短气，常伴有呼吸声粗，或胸部窒闷，或胸腹胀满，四肢关节痛以及脉沉等症状，多因痰饮、胃肠积滞或气滞或瘀阻所致。

少气

少气，又叫作气微。指呼吸短促低微，语声微弱无力，气少不足以息的症状。诸虚劳损证，多因体质虚弱，或久病肺肾气虚所致。

听语言

听语言主要是判断病人语言的表达与应答能力有无异常，吐字是否清晰等。言为心声，语言反映人的神明活动，多与心神有关，因此，语言的异常主要是心神的病变。常见的语言失常有以下几种：

谵语

谵语，指神志不清，胡言乱语，声高有力，烦躁多言。这是由于邪热、痰热扰乱神明所致，多属于实证、热证。

郑声

郑声，是指神志不清，语言重复，时断时续，语声低弱模糊。这是因为久病、重病，心气衰竭，心神失养所致，多属于虚证。

夺气

夺气，指语言低微，气短不续，想要说话却又不能说，提示宗气大衰。

独语

独语，是指自言自语，讲话无对象，喃喃不休，首尾不续，一见到人就停止言语。多因气血不足，心神失养，或气郁生痰，痰凝气结，蒙蔽心窍所致。可见于癫病、郁病。《四诊抉微》曾说："独言独语，言谈无绪，心神他寄，思虑伤神，乃为心病。"

错语

错语，指病人神志清醒而语言颠倒错乱，或言后自知说错，不能自主。多是心气不足，神失所养的虚证。

狂言

狂言，指情绪处于极度兴奋状态，精神错乱，甚至理智失去控制而哭笑无常，狂妄叫骂不避亲疏，登高而歌，弃衣而走。多因情志不遂、气郁化火，炼液成痰，痰火扰动心神所致，可见于狂病或伤寒蓄血证。

言謇

言謇，指病人神志清醒，思维正常，但是说话不流利，吐字困难，含糊不清。多是中风的先兆或者是中风后遗症，常与舌强并见。由肝风夹痰阻络，或痰瘀阻络所致。如果是因为习惯而言謇，就没有临床意义。

听其他声音

每个人的声音虽然有个体差异，但都具有发声自然、声调和畅、刚柔相济、语言流畅、言与意符的特点。但在病理情况下，就会表现为患者语声异常或出现本不该有的声音。病变声音主要表现在以下几方面：

发音

发音，指的就是语声的强弱和清浊。在疾病过程中，语声高亢有力，声音连续，前轻后重，多言而躁动，多属阳证、实证、热证；语声低微断续，前重后轻，少言而沉静，多属阴证、虚证、寒证；语声极弱，气短不续，想要言语却又无力言语，是宗气大虚的征象。语声重浊，多由外感风寒，或湿浊阻滞，致肺气失宣，肺窍不利所致。

音哑和失音

声音嘶哑，叫作音哑，完全不能发音，叫作失音。新病音哑或失音，多因外感风寒、风热，或痰湿内蕴，致使肺的宣发肃降功能失常所致，属于实证；久病音哑或失音，多因肺肾阴亏，精不上承所致，属于虚证。如果久病重病而声音突然嘶哑，是肺气将绝的征象。

另外，暴怒喊叫，耗伤气阴，声门失养，可致音哑或失音；妊娠晚期，孕妇出现音哑或失音，叫作"子痖"，属于生理现象。多因胎儿阻滞，压迫肾之脉络，肾精不能上达咽喉，声门失养所致，产后可不治而愈。

此外，应注意失音与失语也有所区别。失音是声音不能发出，失语是没有言语的能力。失语多见于中风病。

鼻鼾

鼻鼾是指熟睡或昏迷时鼻、喉发出的一种异常声响，也就是我们俗称的"打呼噜"。劳累后在熟睡时也能听见鼾声，不属病态。鼻鼾作为病来看，多因痰气交阻，息道不畅所致。常见于中老年人、肥胖颈短及鼻咽部有疾患者。如果病人突然昏迷，很快出现鼻鼾，且鼾声不绝，多属高热神昏，或中风入脏的危险证候。

呻吟

呻吟，是指病人在疼痛难忍时所发出的所发出的低哼声或像叹气的声音。可见于疼痛，或肾虚。新病呻吟，声高有力，多属于实证；久病呻吟，多为周身酸楚不适，或绵绵作痛，属于虚证。结合病人的动态来看，如果呻吟的同时捂着肚子，大多说明是肚子痛；如果呻吟的同时捂着腮，多半是牙齿痛；呻吟的同时而扪心护腹，多为胸、脘或腹痛；呻吟的同时扶着腰，多为腰痛。

惊呼

惊呼，指病人突然发出的惊叫声。声高尖锐，表情惊恐者，多因突受惊吓或剧烈疼痛，或精神失常所致。另外，小儿高热惊风，也常见阵发性惊叫。

喷嚏

喷嚏，是肺气上逆鼻窍所发出的声音。临床诊断时应注意喷嚏的次数及有无并发症。喷嚏一般来说是感受风寒之邪所致，经常和流涕、鼻塞或流泪等同时并见。新病喷嚏，伴有发热恶寒、无汗、鼻塞、清涕不止，多为风寒表证，由风寒刺激鼻窍所致。久病不愈，反而有喷嚏出现，这是阳气回复的表现，是阳气、正气祛除邪气的一种表现，表明病情渐渐有所好转。如果阳气不足，无力祛除邪气，也就不会打喷嚏。因此《医碥·杂症·欠嚏》说："嚏由气盛，郁勃使然，故阳虚者无嚏，得嚏则谓佳兆。"如果是冷风侵袭肌表，偶尔打喷嚏，不属病态，没有临床意义。

呵欠

呵欠，指张口深吸气，微有响声的一种表现。困倦想要睡觉的情况下打呵欠，不属病态。无论什么时间，都频频打呵欠，多为体虚，阴盛阳衰所致。另外，呵欠不止，可

能与情绪有关，多见于肝郁气滞。如果是老年人频繁打呵欠，有可能是中风的先兆。

太息

太息，就是我们俗称的叹息，是指病人情志抑郁，自觉胸中憋闷时，往往先深吸一口气，然后缓慢的发出，并带有"唉"的声音，所以又叫作唉声叹气。太息后，自觉胸中舒适，多由情志不畅，肝郁气滞所致。也可见于心阳不足，宗气亏虚的患者。

胃肠音

1.呕吐

古人以有物无声为吐，有声无物为干呕，有物有声为呕吐。因为在临床治疗上很难截然分开，因此统称为呕吐。呕吐总的来说就是胃气失和、胃气上逆所致。此外，食物或药物中毒、妊娠恶阻及精神因素等都会引起呕吐。如果呕吐时，吐势徐缓，声低无力，吐物清稀，属虚，属寒，常因脾胃阳虚，胃失和降，胃气上逆所致；吐势较猛，声高有力，呕吐出黏稠黄水，甚至酸臭苦水，属实，属热，常因邪热犯胃，胃气上逆所致。

2.呃逆

呃逆是指胃气上逆，通过咽喉所发出的不由自主的冲击声，声短而频，呃呃作响，俗称"打呃"。在疾病过程中发生呃逆，可根据呃声长短、高低和间歇时间不同，以辨别病证的寒热虚实，判断疾病的预后。

新起的呃声频作，声高亢而有力，多见于实热证；呃声沉缓、有力，多见于实寒证。呃声低微无力，多因脾阳虚，或病深及肾，脾肾阳虚或胃阴不足所致；呃声急促少力，多见于胃阴不足。久病之人，出现呃逆不止，声低气怯无力，形瘦骨立，是胃气衰败的征象。另外，进食过快，或者偶感风寒，或者大笑等原因，有时也会引起呃逆，没有其他并发症，持续时间短暂，常自行终止。

3.嗳气

嗳气是指胃气上逆，胃中气体上出咽喉，所发出的一种声长而缓的声音。与呃逆不同，呃逆是短促的、频发的声音，而嗳气的气体是从胃里面慢慢地出米，也就是我们俗称的"打饱膈"，也是胃气上逆的表现。正常人饮食或喝了碳酸饮料之后，偶有嗳气，这是正常现象，并非病态。病理情况下，如果嗳气酸腐，伴有脘腹胀痛，多是宿食内停，食滞胃脘；嗳气频频发作，嗳声响亮，嗳气以后，腹胀能够减轻，可随情绪变化而减轻或加剧，多属肝气犯胃；嗳气频作，伴有脘腹冷痛、得温减轻的症状，可能是寒邪犯胃或者胃阳亏虚；嗳气低沉，无酸腐气味，多属胃虚气逆。

4.肠鸣

肠鸣又叫作腹鸣，是指胃肠蠕动有声。正常者肚子也有肠鸣，只是我们耳朵听不到，病理性的肠鸣声音很大，不借助听诊器也能听到。诊察肠鸣发生的频率、强度和音调等变化，就可以判断疾病的寒热虚实。肠鸣辘辘，得暖得食后，症状会转轻，饥饿或受寒时，症状会加剧，多提示胃肠空虚；肠鸣音响亮，亢进而频急，多半是风寒湿邪使胃肠的气机紊乱，或者是气机阻滞，肝脾不和所致；肠鸣阵作，伴有腹痛欲泻，泻后疼痛感减轻，胸胁满闷不舒者，发作与情志有关，多因肝脾不调所致。如果肠鸣音稀少，说明肠道传导功能出现了病变；肠鸣完全消失，腹胀满痛，多属肠道气滞不通的重证；肠鸣音由完全消失而重新出现，说明肠蠕动功能恢复正常。

第三节　问诊

问诊，是医生通过询问病人或陪诊者，

以了解病人的发病原因、症状、体征或是其他与疾病有关的情况，以了解病情全貌的一种诊察方法。问诊在四诊中占有相当重要的地位，被称作诊病之要领，临证之首务。问诊的主要内容有一般情况、主诉、现病史、既往史、个人生活史、家族史等。询问时，应根据就诊对象，如初诊或复诊、门诊或住院等实际情况，有针对性地进行询问。

问病人的一般情况

问病人的一般情况主要就是询问病人的姓名、性别、年龄、民族、籍贯、婚否、职业、家庭住址、工作单位、工作性质、发病时间、治疗经过等基本情况。这些问题看似简单，但也必须认真对待。作为诊断疾病的参考和依据，如年龄、性别、职业等的不同，可有不同的多发病、常见病。妇女有月经、带下、妊娠、产育的疾病，男子有遗精、阳痿、早泄之类的疾病，小儿易患麻疹、水痘、外感寒热、内伤饮食等疾病，老年人又往往出现高血压、中风、冠心病等，这些和性别、年龄都有一定的关系。长期从事水中作业者，易感湿邪，风湿病、关节痛这一类的疾病会相对多些；经常在高温环境下劳作者，容易中暑；还有在矿山工作者，易患砂肺、铅中毒、汞中毒等，这些疾病都和病人的职业与工作环境有一定的关系。高山病、地方性的甲状腺肿、瘿瘤、血吸虫病、食道癌等，这些疾病的发病有明显的区域性、地方性的特点。可见，不同民族、不同籍贯、不同住址的病人，疾病性质往往也不同。

问病史

问病史主要包括主诉和现病史两个方面。

主诉

是指病人就诊时最感痛苦的症状、体征及其持续时间。主诉往往是病人就诊的主要原因，也是疾病的主要矛盾。记述主诉，应当简洁、明了，最好是少于20个字，重点突出，不能用病名和实验室检查结果。主诉包含的症状不宜过多，一般是1～3个，如"咳嗽3天""胸闷、气短1个月"等。实际上，疾病的症状是复杂多样的，但总有主次之分，尽管有时病人的陈述零乱而不分主次，医生却要善于抓住其中的主要症状，同时还要将引起主诉的原因、部位、性质、程度、时间、加重缓解的因素、伴随症状等询问清楚，不能含糊笼统。然后再结合其他三诊全面诊察，便可做出正确诊断。

现病史

现病史，是指从起病到此次就诊时疾病发生、发展、变化的全过程，以及对疾病诊治的经过。具体应包括以下内容：

1.询问发病情况

主要就是询问发病的环境与时间、发病原因或诱因，是突然发作，还是缓慢起病，是否有传染病接触史，最初的症状及其性质、部位、持续时间及程度，当时曾作过何种处理等。询问病人的发病情况，对辨别疾病的病因、病位、病性有重要作用

2.询问病情的演变过程

就是询问从发病到就诊这段时间内病情的发展变化情况。如哪一阶段有哪些主要表现，症状的性质、程度有何变化，病情有否好转或加重现象，病情演变有没有规律性，是否有新的病情出现等。询问病变过程要有目的、按时间顺序询问。总之，通过询问病情的演变，可以了解疾病邪正斗争的情况，以及疾病的发展趋势。

3.询问诊治过程

主要是询问患者在疾病过程中，曾经作过的诊断及治疗情况。如询问患者曾作过哪些检查，检查结果如何，经过哪些治疗，治疗的效果及反应又如何，同时还会询问治疗所用的药物名称、剂量与效果。总之，了解既往诊治情况，可作为当前疾病诊断与治疗的参考。

4.询问现在的症状

这是问诊的主要内容，也是诊断现阶段疾病的主要依据，应详细询问。但因其包括的内容较多，所以下面会有详细的论述。

问个人生活史

个人生活史主要包括以下几个方面的内容：

生活经历

包括病人的出生地、经历地、居住地以及居住的时间，尤其应注意是否到过某些地方病高发区或传染病流行区域，以此来分析病人所患疾病是否与该地区的地方病或传染病有关。

精神情志

平时性情、精神状态如何，对某些疾病的发生、发展与变化有一定影响。因此，了解病人的性格及其当前的精神状态，有助于对当前疾病的判断及辅助治疗。

饮食起居

饮食不当，生活起居失调，对人体影响很大，容易引起疾病。偏嗜肥甘，多病痰湿；贪食生冷，易患寒证；偏食辛辣，易患热证。好逸恶劳，易生痰湿、瘀血；劳倦过度，易患诸虚劳损。起居失常，喜欢喝酒，以酒当饭，易患胃病、肝病等。可见，了解病人的生活起居、饮食嗜好，对于分析病情具有一定的意义。

婚姻生育

是指对成年男女，应询问其婚姻、生育和配偶的健康状况，及其有无传染性疾病和遗传性疾病等状况。此外，对育龄妇女来说，应当询问月经情况，以及绝经年龄和绝经前后的情况；对已婚妇女来说，应当询问怀孕和生产的情况等。

问家族史

家族史，是指病人的直系亲属，如父母、兄弟姐妹、子女等的健康状况和患病情况，必要时应询问直系亲属的死亡原因。询问家族史，对于了解病人有没有可能发生传染性疾病和遗传性疾病具有重要意义。

问现在症状

问现在症状，是指询问病人就医时的全部症状。症状是疾病的表现，是临床辨证的主要依据，了解、掌握病人的现在症状，可以明确疾病目前的主要矛盾，并围绕主要矛盾进行辨证。可见，问现在症状是问诊中的重要一环。问现在症状要全面准确而无遗漏。

问寒热

问寒热，是询问病人有无怕冷或发热的症状。恶寒和发热的出现是由感受外邪的性质和机体阴阳的盛衰两个方面决定的。通过询问病人恶寒发热的状况，就可以辨别病变的性质和阴阳的盛衰。"阴阳不可见，寒热见之"。是说阴阳是看不到的，但人体内部的阴阳一旦出现了变化，都可从寒和热的表现上看得出来。"阳盛则热，阴盛则寒"、"阴虚则热，阳虚则寒"。体内的阳气太旺盛了或是阴气、阴液不足，这时会出现发热的症状；阴气太充盛或是阳气亏虚，就会出现怕冷的症状。了解寒热情况，首先就必须问清恶寒与发热是同时出现，还是单独出现，进一步还要询问寒热出现的时间、寒热的轻重、持续的长短及其寒热的兼症兼症等。

临床常见的寒热症状有恶寒发热、但寒不热、但热不寒、寒热往来四种类型。

恶寒发热

恶寒发热，是指恶寒与发热同时并见，是外感表证的主要症状。多见于外感病初期阶段，主要是因为外邪与卫阳之气相争所致。由于外邪性质不同，恶寒与发热又有轻重的区别。

1.恶寒重，发热轻

病人恶寒明显，伴有轻微发热，多属于外感风寒的表寒证。由于寒为阴邪，寒邪外袭肌表损伤阳气，因此恶寒明显；因为寒性凝滞，阻遏卫阳，使卫阳郁闭功能失调，所以同时出现轻微发热的感觉。

2.发热重，恶寒轻

病人发热较重，又感觉轻微怕冷，多属于外感风热的表热证。由于风热为阳邪，容易导致体内阳气亢盛，阳盛则热，所以发热较重；又因为风热袭表，使腠理开泄，因此同时有轻微恶寒的感觉。

3.发热轻而恶风

病人有轻微发热，同时伴有见风怕冷的感觉，多属于风热表证。由于风性浮越，腠理疏松，卫气抗邪而被郁遏，所以有轻微的发热怕冷的感觉。

恶寒发热的轻重，不仅与病邪的性质有关，而且与正气的盛衰亦有密切关系。如邪气轻正气虚的，恶寒发热都较轻；邪正俱盛的，恶寒发热都较重；邪气盛正气虚的，又多为恶寒重而发热轻。

但寒不热

但寒不热，是指在疾病过程中，病人只有怕冷的感觉，而没有发热的症状。但寒不热可分为恶风、恶寒、畏寒、寒战几种情况。

恶风

自觉怕风，遇风则冷，避风则症状有所缓解。多为外感风邪所致，并常与出汗同时出现。

恶寒

病人无风自冷，虽加衣盖被，或近火取暖还是有寒冷的感觉，多为感受寒邪，正邪交争，腠理密闭，卫阳郁遏而不能外达，皮毛失其温煦所致。

畏寒

自觉怕冷，但得热得暖就可以缓解，多为里寒证。往往见于阳虚或因病而损伤阳气的病人，常伴有面色淡白、四肢不温等症状。

寒战

恶寒时伴有全身发抖的症状，又叫作寒颤，是恶寒的严重表现。多因邪正剧烈交争，相持不下所致。

但热不寒

但热不寒，是指在疾病过程中，病人只觉得发热、恶热而不怕寒冷的症状。主要见于阳盛或阴虚的里热证。根据发热的轻重、时间、特点等不同，可分为壮热、潮热、微热三种类型。

壮热

指病人高热（体温超过39℃）持续不退，不恶寒反恶热的症状，同时伴有面赤汗多、口渴、喜欢喝冷水、舌红苔黄等热盛症状。多因邪气亢盛，正气相对不虚，邪正相搏，阳热内盛，蒸达于外所致。

潮热

指病人发热就像潮汐一样有规律，常在固定的时间发热或者发热加重。由于潮热的热势高低、持续时间不同，又分为三种情况。阴虚潮热：指午后或夜间发热，热势比较低，体温并不高，常伴有盗汗、颧红、舌红少津等症状。严重的状况下，有时病人会觉得有热自体内深处向外蒸发的感觉，叫作骨蒸潮热。多因久病肾阴亏虚，阴不制阳，虚火内灼而致。阳明潮热：指病人常在午后（大约是下午3～5时）发热明显，或者热势加重。多为邪热侵入胃肠，燥热内结所致。常伴有口渴饮冷、腹部胀痛拒按、大便秘结、舌红苔黄燥等症状。湿温潮热：指病人午后发热明显，但身热不扬，也就是病人自觉很热，但刚开始按其皮肤的时候发热并不明显，过一会儿后才会觉得烫手的症状。多见于"温病"中的湿温病，主要是因为午后阳气入内，与中焦湿热相合，使湿邪遏制，热难透达，湿郁热蒸而致。常伴有胸闷、恶心欲呕、大便溏薄、头身困重、舌苔黄而腻等症状。

低热

是指病人热势不高，体温一般不会超过38℃，或者只是病人自己感觉发热，而体温并没有增高的症状，又叫作微热。低热虽热势较轻，但通常持续时间较长。如果长期低热，并且一活动发热症状就加剧，同时伴有倦怠、乏力、少气、自汗等症状，这属于气虚的表现；如果长期低热，而且脸色苍白，同时伴有颧红、舌淡、五心烦热、脉细数等症状，属于阴虚的表现；因为情志不舒而出现低热，同时伴有胸闷、急躁易怒等症状，属于气郁的表现。另外，如果小儿在夏季气候炎热时长期发热，并且伴有烦渴、多尿、无汗等症状，属于气阴两虚的表现。

寒热往来

寒热往来，是指恶寒与发热交替发作，也就是说病人一会儿怕冷，一会儿发热。而且怕冷的时候就不发热，发热的时候就不怕冷，界线分明，属于半表半里证。这是因为外邪由表入里的过程中，邪气停留在半表半里之间，此时邪气不太盛，正气也未衰，邪正相争，互为进退而相持不下，正胜则发热，邪胜则恶寒，因此寒热交替发作。如果

病人感觉时冷时热，发作没有时间规律，常见于少阳病；如果病人寒战与高热交替发作，发作时有一定的时间规律，每日或两三日发作一次，同时伴有头痛剧烈、口渴、多汗，汗出热退，持续反复，经久不愈等症状，常见于疟疾病。此外，气郁化火、热入血室等，有时也可出现寒热往来。

问汗

汗为心之液，由津液所化生，通过腠理达于体表而成。汗液可以维持人体正常体温，保持阴阳消长平衡的稳定。汗液排泄是否正常，与邪气侵扰，正气强弱及腠理疏密等因素相关。因此问汗可以判断机体内正邪斗争的状态，为临床诊断提供一定的依据。

问汗首先要问有汗或无汗，然后再进一步问清出汗的时间、部位、性质、多少、颜色，以及并发症等。常见的有以下几种情况：

表证汗出异常

表证是病位在肌表，在外感病表证阶段，表证汗出异常有无汗与有汗之分。

表证无汗

病人无汗，发病急，病程短，并表现为恶寒重，发热轻，属于风寒表证。主要是因为寒性收引，寒邪侵袭肌表，使腠理致密，汗孔闭塞而致。

表证有汗

病人有汗，病程短，同时有发热怕风的症状，属于伤风表证，也可见于外感风热表证。主要是因为因风性开泄，或热性升散，风热侵袭肌表，使腠理疏松，汗孔开张而致。

里证汗出异常

里证汗出异常也有无汗与有汗之分。

里证无汗

是指病人当出汗时而不出汗，多因阳气不足，蒸化无力，或津血亏虚，汗化无源，或玄府功能障碍所致。多见于久病虚证患者。

里证有汗

分为里热证、里虚证两大类。里热证之汗出，多因里热炽盛，迫津外泄，或湿热郁蒸，蒸津外出所致。里热证汗出较多，同时伴有高热、面赤、口渴饮冷、脉洪大等症状。里虚证之汗出，多因阳虚、气虚，肌表不固，汗孔不能密闭，或阴虚、血虚，虚热内扰，迫津外泄所致。久病劳损、禀赋不足、房劳过度及外伤、产伤等都会引起里虚证。

特殊汗出

特殊汗出主要包含自汗、盗汗、冷汗、黄汗、红汗、黑汗等，因为在本书"望排出物：痰、涎、唾、涕、汗"这一小标题下面对汗已经有了详细的阐述，所以这里不再过多赘述。

局部汗出

局部汗出，指的是身体的某一部位出汗。主要包含额汗、腋汗、手足汗、腰汗、鼻汗等，因为在本书"望排出物：痰、涎、唾、涕、汗"这一小标题下面对汗已经有了详细的阐述，所以这里也不再过多赘述。

问疼痛

疼痛是临床上最常见的自觉症状之一，也是疾病的一种信号，机体的各个部位都可能发生。问疼痛时，应问清楚疼痛的部位、性质及发生的时间、牵涉的范围、兼有的症状等。一般可按从上（头）到下（足）的顺序逐一询问。

问疼痛的部位

身体各部分通过经络与脏腑密切相连，不同部位的疼痛常反映相应脏腑经络的病变。因此询问疼痛的部位，可以判断疾病的位置及相应经络脏腑的变化情况。

头痛

头痛是指头的某一部位或整个头部疼痛。中医根据头痛的部位来分经论治。前额痛属于阳明经，后头痛属于太阳经，两侧头痛属于少阳经，头顶痛属于厥阴肝经。头痛有虚有实，引起头痛的原因有很多。起病急而头痛剧烈，如风、寒、暑、湿、火以及痰浊、瘀血阻滞或上扰清阳，所引起的头痛多为实证；病程较长，头痛较轻，如气血阴阳亏少，不能上荣于头，脑窍空虚所引起的头痛，多为虚证。某些耳、目、鼻的病变也可引起头痛。因此在临床诊断上，要结合病史、头痛性质等，以辨别头痛的原因。

胸痛

胸痛是指胸部正中或偏侧疼痛。心肺居于胸中，因此胸痛多为心肺病变。临床需根据胸痛的具体部位、性质和兼症进行诊断。

左胸心前区憋闷作痛，时痛时止，界限不很清楚，常放射至左肩、左臂内侧，多属于心阳不振，痰浊阻滞所致的胸痹。相当于现代医学的心肌缺血、缺氧，心绞痛。胸痛剧烈，如针刺刀绞，面色青灰，手足青冷，冷汗淋漓，多因心脉急骤闭塞所致，见于厥（真）心痛。相当于现代医学上的心绞痛、心肌梗死，病情严重，且发夕死，夕发旦死，有的甚至只有几分钟、半个小时就死亡。

胸痛，咳喘气粗，壮热面赤，多因热邪壅肺，肺络不利所致；胸痛，壮热，咳吐脓血，多因痰热阻肺，热壅血瘀所致，可见于肺痈等；胸痛伴有潮热、盗汗、颧红、痰中带血，多因肺阴亏虚，虚火灼络所致，可见

于肺痨（肺结核）等；胸痛伴高热、咳吐铁锈色痰，为肺热壅盛。

胁痛

胁痛是指胁的一侧或两侧疼痛。因此胁痛一般与肝胆疾病有关。最常见的原因有肝失疏泄、肝胆湿热、肝胆火旺、肝胆阴虚、瘀血阻络及饮停胸胁等，阻滞气机，致使经脉不利，都可引起胁痛。

胃脘痛

胃脘痛是指上腹部、剑突下胃脘部疼痛。胃主通降，有受纳、腐熟水谷的功能，胃失和降、气机不畅，就会导致胃脘痛。进食后胃脘疼痛加剧，多属实证，因寒、热、气滞、痰血和食积所致；进食后疼痛缓解，多属虚证，因胃阴虚或胃阳不足，胃失所养引起。如果胃脘痛没有规律，且疼痛无休止，伴有身体明显消瘦的症状，有可能是患有胃癌。

腹痛

腹痛是指胃脘以下、耻骨毛际以上的部位发生疼痛。腹部的范围很广，有大腹、小腹、脐腹、少腹的区分。脐以上统称大腹，属脾胃及肝胆；脐周围称脐腹，属脾和小肠；脐以下至耻骨毛际以上为小腹，属膀胱、大小肠及胞宫；小腹两侧为少腹，是肝经所循行的部位。因寒凝、热结、寒湿、湿热、气滞、结石、血瘀、食积和虫积等所引起的腹痛，属实证，疼痛剧烈而拒按；由气虚、血虚、阳虚等所引起的腹痛，属虚证，疼痛较缓而喜按。

背痛

背痛是指躯干后部大椎以下，季肋以上部位疼痛。多因风湿、风寒、寒湿、瘀血、劳损、外伤等所致。背痛连及项部，多因寒邪侵袭太阳经，或寒凝血瘀，经脉不利所致；肩背作痛，走窜不定，遇风寒疼痛加剧，多因寒邪或寒湿侵袭，经脉阻滞不通所致。也可由劳损所致；背痛不能俯仰，多因寒湿、外伤、劳损或瘀血阻滞所致，也可见于督脉损伤。

腰痛

腰痛是指腰脊正中或腰部两侧疼痛。腰为肾之府，因此腰痛常见于肾脏及其周围组织的病变。因肾中精气阴阳虚损，不能温煦、滋养所致的腰痛，属于虚证；因风寒湿邪阻滞经脉，或瘀血阻络而导致的腰痛，属于实证。腰痛以两侧为主，疼痛隐隐，活动则疼痛感加剧，多属肾虚；腰部冷痛沉重，阴雨天加重，多属寒湿侵袭；腰脊疼痛连及下肢，呈放射性疼痛，腿抬高受限，多属经络阻滞，常见于坐骨神经痛；腰部突然剧痛，向少腹部放射，尿血，多因结石阻滞；腰痛连腹，绕如带状，多因带脉损伤所致。临床诊治时，需要结合病史和疼痛的性质，以确定引起腰痛的原因。

四肢痛

四肢痛是指四肢的肌肉、筋脉和关节等部位的疼痛。多因风寒湿邪侵袭，或风湿郁而化热，或湿热、热毒、劳损、外伤、痰瘀、瘀热等阻滞气血运行所致。也可能是因为气血不足或肾虚失养，水谷精微不能布达于四肢引起。如果只有足跟疼痛或胫膝酸痛，多属于肾虚，常见于老年人或身体虚衰者。

周身痛

周身痛是指头身、腰背、四肢等部位都感觉疼痛。有虚实之分。一般新病周身疼痛，多属实证，常因感受疫毒邪热、湿热或风寒、风湿，经气不舒而致；如果久病卧床不起，而周身作痛，多属虚证，常因气血亏虚或气血运行不畅，形体失养所致。另外，高热病人在发热过程中或发热之后，也常见于周身痛，多是因为热邪伤及体内阴气，使形体失养所致。

问疼痛的性质

由于引起疼痛的病因、病机不同，疼痛的性质也不同。

胀痛

胀痛是指疼痛伴有胀满的感觉。常见部位在胸胁、脘腹等处胀痛，时发时止，多属气滞所致。如果是头目胀痛，多为肝阳上亢或肝火上炎，使气血壅滞脑窍所致；脘腹胀痛，多半是气滞，气机不畅所致，也可见于虚证。

刺痛

刺痛是指的是像针扎一样的疼痛，多半是瘀血阻滞，血行不畅或不通而引起。常在胸胁、脘腹等部位出现。

冷痛

冷痛是指疼痛伴有冷感而喜暖。常出现在腰脊、脘腹、四肢、关节等部位。因寒邪阻络，收引凝滞所致，属实寒证；因阳气不足，脏腑经脉失于温煦而致，属虚寒证。

灼痛

灼痛是指除了疼痛以外，还伴有灼热感，喜凉恶热。常见于胃脘、胸胁、咽喉、关节等部位。因火热之邪流窜经络所致，为实热证；阴虚火旺，虚火灼络所致，为虚热证。

重痛

重痛是指除了疼痛以外，还伴有一种身体沉重的感觉。常见于头部、四肢、腰部以及全身。多是因为湿阻气机，湿邪阻困所致。但如果是头部重痛，可由肝阳上亢，气血上壅所致

酸痛

酸痛是指除了疼痛以外，还伴有一种酸软的感觉。酸痛有虚实之分。因湿邪、风寒、疫毒等阻滞经络、肌肉、关节，使气血运行不畅所致的病证，属于实性酸痛；因久病气血亏虚，肌肉失养或肾虚，骨髓失养所致的病证，属于虚性酸痛。另外剧烈运动，肌肉疲劳也常引起酸痛，这属于正常的生理现象，没有临床意义。

绞痛指疼痛剧烈，如同刀绞一样。多因有形实邪阻闭气机，或者是外感寒邪，寒凝气滞，寒性收引，筋脉挛急收引所致。寒邪引起来的疼痛，一般都比较严重，如寒邪犯胃引起的胃脘绞痛等。

空痛

空痛是指疼痛伴有空虚感觉。常见于头部或小腹部，多半是由于气血亏虚，阴精不足，组织器官失于荣养所致。

隐痛

隐痛是指痛的程度比较轻微，病人感觉不明显，可以忍耐，但绵绵不休。多因阳气亏虚，精血不足，经络脏腑失养所致。但某些实性疼痛发病初起时，也常出现隐痛，随时间推移，而逐渐加重。因此新病隐痛，不可莽撞的就判定为是虚证。

问饮食口味

问饮食与口味主要是询问病人的食欲、食量、口味、口渴及饮水等情况。

食欲与食量

食欲指对进食的要求和进食的欣快感觉，食量也就是实际的进食量。脾胃或相关脏腑发生病变，常可引起食欲与进食的异常。了解病人的食欲及食量，对判断其脾胃功能的强弱及疾病的预后转归有重要的意义。临床常见有食欲减退、厌食、消谷善饥、饥不欲食、偏嗜食物等异常情况。

食欲减退

食欲减退又叫作不欲食、食欲不振、食少、食不下、纳呆、纳少等，指患者进食的欲望减退，或食之无味，食量减少，甚至不想进食的症状。因脾胃虚弱，运化无力而导

致的食欲减退，属于虚证；因饮食积滞，或湿邪内阻等而导致的食欲减退，属于实证。食欲减退，且病程较长，并伴有面色萎黄、形体消瘦、腹胀便溏，神疲倦怠等症状，多因脾胃虚弱所致；食少纳呆，伴有胸闷、腹胀、肢体困重、舌苔腻厚等症状，多由湿盛困脾，运化功能出现障碍所致；食欲减退，伴有嗳腐食臭，舌苔厚腻的症状，多因食滞胃脘，腐熟不及所致。

厌食

厌食是指厌恶食物，甚至连食物的气味也厌恶，又叫作恶食。厌食，伴有嗳气酸腐、脘腹胀痛、舌苔厚腻的症状，属食滞胃肠；主要厌恶油腻食品，伴有脘腹痞闷、呕恶、肢体困重、大便不爽的症状，属脾胃湿热；主要厌恶油腻食品，而且胁肋胀痛，口苦，恶心，甚至伴有面目俱黄的症状，为肝胆湿热，因肝失疏泄，脾失健运所致。孕妇厌食，多为妊娠反应，一般属生理现象。如果厌食而且恶心呕吐严重，就属于病态，中医学上叫作妊娠恶阻。

消谷善饥

消谷善饥是指食欲亢进，进食量多，但食后不久就感到饥饿，又叫作多食易饥、善食易饥。多因胃火炽盛，消化功能亢进所致。多食易饥，伴有口渴多饮、尿多等症状，为消渴病；多食易饥，伴有颈前肿物，心悸多汗等症状，多为瘿瘤；多食易饥，但大便泄泻如鸭粪，消化不良，多属于胃强脾弱。胃强则胃腐熟功能亢进而多食，脾弱则运化功能减弱而便溏。

饥不欲食

饥不欲食是指有饥饿感，但是不想进食，或者进食很少。多由胃阴亏虚，虚火内扰所致。常伴有脘痞、嗳气、干呕等症状。胃中阳气正常，阳气要腐熟水谷，就会产生饥饿感，但是胃中阴气受损，吃一点就不舒服，就会产生不欲食的感觉。此外，肚里有蛔虫，也常见饥不欲食。

偏嗜食物或异物

偏嗜食物或异物是指偏嗜某种食物，或嗜食生米、泥土、纸张等异物。嗜食异物，一般认为是蛔虫病，多见于小儿，常伴有消瘦、腹痛、腹胀等症状。通常来说，一般的饮食偏嗜，不会引起疾病。但如果偏嗜太过，就有可能导致病变。如偏食生冷，容易伤及脾胃；偏嗜肥甘，体能容易生痰湿病；过食辛辣，容易患燥热病等。另外妊娠期间，孕妇喜欢吃酸辣的食物，这是正常的表现，不是病态。

口味

口味是指口里面异常的味觉或者气味。正常人的口味是吃什么有什么味，不吃什么，没有什么味。口味异常，常是脾胃功能失常或其他脏腑病变的反映。

口淡

自觉口中乏味，吃什么东西都没有味道大多是因为脾胃虚弱、寒湿中阻及寒邪犯胃所致。

口涩

自觉口有涩味，像吃了生柿子的感觉。多与舌燥同时出现。为燥热伤津，或脏腑阳热偏盛，气火上逆所致。口涩病人只要多喝水，口涩就会有所缓解。

口黏

自觉口中黏腻不爽，有种张不开嘴的感觉。多半是痰热、湿热、寒湿引起，常伴有舌苔厚腻的症状。另外，口黏常与味觉异常同见，如黏腻而甜，多为脾胃湿热；黏腻而苦，多属肝胆湿热等。

口甜

自觉口中有甜味。多因湿热蕴结在脾，脾失健运，或者脾气不足所致。

口苦

自觉口中有苦味。总的来说是体内有火，多见于热证，或湿热内蕴。多半属于肝胃郁热、伤食。

口酸

自觉口中有酸味或泛酸、吐酸水，甚至能闻到酸腐气味。

口咸

自觉口中有咸味。多因寒水上泛、肾阳不足、阳虚水气上泛所致。

口渴与饮水

口渴也就是口中干而渴的感觉，饮水指实际饮水的多少。一般情况下口渴与饮水呈正相关，口渴必饮水，微渴少饮，大渴多饮。口渴与否，是体内津液盛衰和输布情况的反映。

口不渴饮

口不渴饮是指病人口不渴也不想饮水。口不渴说明津液未伤，说明病人不是热证，不是燥证，很可能是湿证和寒证。由于寒湿邪气不会损耗津液，因此出现了口不渴饮。

口渴欲饮

口渴欲饮是指病人口干渴而想要饮水。提示津液受到损伤，阴液不足，多见于燥证、热证。口干微渴，伴有发热症状，多见于外感热病初期，提示伤津较轻；口渴并喜欢饮用冷水，同时伴有壮热面赤、汗出、脉洪数等症状，多由于热盛损伤津液所致；口渴明显，饮水量多，同时伴有小便量多、体渐消瘦等症状，多见于消渴病。

渴不多饮

渴不多饮是指病人口中干渴，但饮水不多。多为体内津液输布障碍所致。如口渴但饮水不多，常见于急性热病，由于湿热内蕴，津失布散所致；口渴而喜饮热水，但饮水量不多，或口渴想要饮水，一饮水就吐，

且小便不利，多由于痰饮内停，津液不能上承所致；口干，但只是欲漱水而不欲咽，多因瘀血内停，气化不利所致。

问睡眠

睡眠异常主要有以下两种表现。

失眠

失眠，又叫作"不寐"或"不得眠"，主要表现为夜间经常不易入睡，或睡而易醒，醒后很难入睡，或睡而不酣，时时惊醒，甚至彻夜不眠，常伴有多梦的症状。失眠，是阳不入阴、神不守舍的病理表现。引起失眠的原因有很多，见心血不足，阳热亢盛，心神失养，以致心神不安，可以导致失眠；痰火食积，邪气干扰心神，也能导致失眠。失眠，伴有多梦、心悸、烦躁不安、手足心热等症状，为心阴不足所致；失眠，如果伴有多梦、心慌、气短、面白自汗等症状，是心阳不足所致。

嗜睡

嗜睡，又叫作"多寐"，指精神困乏，睡意很浓，经常不由自主地入睡。嗜睡多见于阳虚阴盛、痰湿内盛体质者。如果睡而神昏，伴有高热谵语的症状，中医学上把这一病理现象叫作"昏睡"，是热入营血，蒙蔽心神所致；如果精神极度疲惫、困倦易睡，或似睡非睡、似醒非醒，神志朦胧，叫作"但欲寐"，多由心肾阳虚，阴寒内盛所致。

问二便

二便指大、小便，是机体的代谢废物。询问二便的情况可以判断食物消化、水液代谢的情况，为临床诊断提供可靠的依据。二便异常主要表现在以下几方面：

大便便次异常

便次异常包括便秘和泄泻两方面。

便秘

便秘又叫作大便难，是指大便的次数减少，质地干燥，排便时间延长，或欲便而排解不畅的病症。简单来讲，便秘的特点就是次少，质干，排出困难。全身任何一个脏腑的积热，都有可能导致便秘，最常见的就是胃肠积热导致便秘。此外，阳虚寒凝，有寒也可出现便秘。津液亏少，或阴血不足，肠失濡润会导致便秘；气机不畅，或气虚传送无力，或阳虚寒凝，也会导致便秘。

泄泻

泄泻又作腹泻，是指大便次数增多，大便稀软不成形，甚至便稀如水样的症状。一般新病急泻，多属实证；久病缓泻，多属虚证。外感风寒湿热疫毒之邪，或饮食所伤，食物中毒，或脾胃虚弱，或久病脾肾阳气亏虚，或情志失调、肝气郁滞等，都会导致脾的健运功能失常，小肠分清别浊的功能减退，大肠传导亢进，水液直趋于下而形成泄泻。一般新病急泻者多实；久病缓泻者多虚。暴注下泄，便如黄糜，伴有腹痛、肛门灼热的症状，多属寒湿泄泻；大便清稀，伴有腹部冷痛、肠鸣的症状，多属寒湿泄泻；腹痛泄泻，泻后痛减，伴有嗳腐吞酸的症状，多属食滞内停；久泄倦怠，腹痛隐隐，伴有食欲不振且消瘦的症状，为脾胃虚弱；腹痛泄泻多在黎明时发作，下利清谷，泄后则安，伴有形寒肢冷、腰膝酸软的症状，又叫作"五更泻"，多由阴寒湿浊内积所致。

大便便质异常

便质除干燥或稀溏以外，便质异常还有以下情况。

完谷不化

完谷不化可见大便中经常含有较多未消化的食物，多因脾肾阳虚不能腐谷消食，或伤食积滞所致。

溏结不调

溏结不调是指大便溏结不调，时干时稀，多因肝郁脾虚、胃肠不调而致；如果大便先干后稀，多属脾胃虚弱，运化无力所致。

脓血便

脓血便是指大便中夹有脓血黏液，多见于湿热痢疾，常是湿热蕴结，脉络瘀滞受损所致。

便血

便血是指血自肛门排出。多因脾胃虚弱，气不摄血，或胃肠积热、湿热蕴结等所致。

排便感异常

排便感异常，主要指排便时的异常感觉，包含以下几方面的内容：

肛门灼热

肛门灼热是指排便时肛门有灼热感。多因大肠湿热下注于肠道，热迫大肠所致，见于湿热泄泻或湿热痢疾。

里急后重

里急后重是指腹部疼痛，时时都想要排大便，但大便时又感觉肛门重坠，便出不爽的症状。多因湿热内阻，肠道气滞所致，常见于痢疾。

排便不爽

排便不爽是指排便不通畅，不爽快，有滞涩难尽的感觉。直白点说，就是经常在解完大便以后，感觉大便没有排干净，觉得不痛快。多因湿热蕴结，肠道气机不畅，或肝气犯脾，肠道气滞，或食积等所致。

大便失禁

大便失禁是指大便不能控制，甚至大便后自己都不知道的症状。多因脾肾虚衰或肛门失约所致。常见于老年人或久泻不愈、久病正虚、脾虚气陷的患者。另外，饮食不洁，突然暴泻，致使肛门失约，也会出现失禁；或神志昏迷，神机失控而大便自行流出，而导致失禁。

肛门气坠

肛门气坠是指肛门有下坠感，老是想排便，但实际上并没有大便，严重的还会脱肛，常在劳累或排便后加重。这是脾气虚弱而下陷的典型表现。常见于久泻、久痢或年老体弱的病人。

小便尿次的异常

尿次异常有小便频数、小便癃闭的不同。

小便频数

小便频数是指病人排尿次数增多，时时想要小便。新病小便频数、小便色黄赤，且有急迫感，是下焦湿热，属实证，病程较短；久病小便频数、小便清长、夜间尿频加剧，为下焦虚寒，多因肾阳不足、肾气不固、膀胱失约所致，病程较长。

小便癃闭

小便癃闭是指排尿困难，尿量减少，甚至小便闭塞不通。小便不畅，点滴而出为癃；小便不通，点滴不出为闭，统称为癃闭。主要由肾与膀胱的气化功能失常所致。癃闭有虚实之分，其实证多因湿热下注，或瘀血、砂石阻塞尿道所致；其虚证多因久病或年老肾阳不足，气化无力，开合失司所致。

小便尿量的异常

尿量的异常，指尿量过多或过少，超过正常范围。如病人小便清长而尿量增多，伴有畏寒喜暖，多见于虚寒证；尿量增多，伴多食、口渴、消瘦等症状，常见于消渴病。凡机体因水渗泄的源流有所阻滞，皆可导致

尿量减少。尿量减少，尿色发黄，伴有发热口渴的症状，多由热盛津伤，或汗下伤津，以致化源不足所致；病人尿少，并伴有浮肿的症状，这多是水肿病，由于肺脾肾功能失常，气化不利，水湿内停所致。

小便排尿异常

排尿感异常了解排尿时异常的感觉，也有助于对证候虚实的判断，如小便涩痛，并伴有尿频尿急、尿少色黄，多是湿热下注膀胱的表现，常见于淋证。若小便后余沥不尽，或小便不能随意控制而失禁，或睡中不自主地排尿等，都是肾气不足，固摄无权，膀胱失约的表现。

小便涩痛

小便涩痛是指排尿时自觉尿道灼热疼痛。多因湿热内蕴、热灼津伤，膀胱气化不利所致，常见于淋证与淋病。

余沥不尽

余沥不尽是指小便之后仍有余尿点滴不净。多因肾气不固，膀胱失约所致，常见于老年人或体质虚弱者。

小便失禁

小便失禁是指小便不能随意控制而自行溢出。多属肾气不固或下焦虚寒，膀胱失约所致。神志昏迷的病人，小便失禁，主要是因为邪闭心包，心主神明的作用减退所致。

遗尿

遗尿是指成人或3周岁以上小儿，在睡眠中经常不自主地排尿，俗称尿床。多因禀赋不足，肾气亏虚，或脾虚气陷，或肝经湿热等所致。但也有睡前饮水过多、穿衣过紧等不良生活习惯引发的，临床诊断时应注意区分。

问情志

询问病人情志是否异常，对于准确判

断以情绪异常为主要表现的疾病，了解患者的情绪状态，及时进行心理疏导具有重要意义。

常见的情志异常主要有以下几方面。

情绪亢奋

情绪亢奋是指病人表现出的与环境不相符的过分的愉快、欢乐的病态喜悦。临床上常以精力异常充沛，话多高昂为特点。多因肝郁化火，痰火互结，内扰心神所致。

情志抑郁

情志抑郁是一种不愉快的情绪体验。常表现为持续的情绪低落，干什么都提不起兴趣，郁郁寡欢，严重的甚至悲观绝望，有自杀想法或行为。多因肝郁气滞痰凝，阻闭心神所致，也与心脾肾功能失调有关。

恐惧

恐惧是指病人对某种客观刺激产生的过度的恐惧反应。常表现为紧张、害怕，并伴有心悸、颤抖等症状。多见于心胆气虚、胆郁痰扰等证。

焦虑

焦虑指病人经常没有缘由地感觉忧虑不安，紧张恐惧，甚至坐卧不宁。常有大祸临头或濒临死亡的感觉，多因气血亏损，心神失养，或痰热内扰，心神不安所致。

烦躁

烦躁是指自觉心中烦热难耐，手足躁扰不宁。多因邪热、痰火或阴虚火旺，内扰心神所致。

问小儿

问小儿的病情比较困难，有人称儿科是"哑科"，主要依靠询问其陪同者，获得有关疾病的资料。问小儿病，除一般问诊内容外，还要结合小儿的特点，重点询问以下内容：

问出生前后的情况

小儿的某些疾病多与先天因素和母亲妊娠期保健及分娩情况有关，因此要着重询问母亲在妊娠期和产育期的营养、健康状况，有何疾病，曾服用过何种药物等情况，及分娩时是否难产、早产等，婴儿头部是否受到损伤等，以了解小儿的先天情况。这些情况往往对诊断某些先天性疾病有一定参考价值。

同时，还要询问小儿的喂养方法，例如，是何种喂养方式、辅食的添加时间、种类及食量多少、消化吸收情况等。另外，还要了解小儿学行、学语等的迟早情况，从而了解小儿后天的营养状况等。从而了解小儿后天营养状况和生长发育是否符合规律。如果发育过迟，一般与先天禀赋不足和后天营养吸收不良有关，可见于营养不良、五迟五软等病；而发育过早，可见于体重超重、身体超高等。

问预防接种、传染病接触史及传染病史

小儿出生后，从母体带的先天免疫力会逐渐消失，而后天免疫机能还没有完全建立，因此，容易患有急性传染病。预防接种就可以帮助小儿建立后天免疫功能，以减少某些传染病的发生，如不易感染水痘、麻疹等。由于小儿身体内存有自动免疫功能，因此在患过某些传染病后，常可获得终身免疫力，不再患有此病。例如，曾患过麻疹，那么终身对麻疹都有免疫力。另外，如果小儿对某种传染病还没有免疫力，但却密切接触传染病患者，如水痘、传染性肝炎等，常可造成小儿感染发病，询问这些情况可作为确定诊断的重要依据。

问小儿杂病的常见病因

婴幼儿脑神经发育不完善，易受惊吓，发热易导致惊厥；小儿脏腑娇嫩，消化力差，脾胃运化腐熟力弱，容易伤食而发生脾胃疾病，如呕吐、泄泻；又因小儿抵抗力弱，对外界适应能力较差，因此易受气候及环境影响而发病。如因感受六淫之邪而导致外感病，出现发热恶寒、咳嗽、咽痛等症。所以小儿杂病常见的三大病因就是受惊、伤食、着凉，临证时，应注意围绕上述情况进行询问。

问妇人

妇女有经、带、胎、产的生理特点，对妇女的问诊，还应重点询问月经、带下、妊娠、产育等情况。

问月经

经期

经期也就是月经的周期，指每次月经相隔的时间。在正常情况下，经期是28～30天一次。月经提前一周以上，叫作月经先期，多因邪热迫血妄行，或因气虚不能摄血而致；月经延后一周或更长时间，叫作月经后期，多由寒凝、气滞、血虚、血瘀所致；月经错乱，时而提前，时而错后，叫作先后不定期，多因肝气郁滞，或因脾肾虚损所致，也有可能是因瘀血积滞所致；月经天数过多，或者经血不止，叫作经行不止，也就是经常说的崩漏，多因血热、气虚所致；在行经年龄，在未受孕的情况下，停经超过3个月，或不在哺乳期月经不来潮，多因气虚血亏、生化不足所致，又或者是因为气滞血瘀、血寒凝滞，肝气郁滞、胞脉不通而致。

经量

正常经量约为50毫升，但可略有差异。月经量过多，超过100毫升，多由血热迫血妄行或气虚不摄引起。月经量过少，少于30毫升，多因血虚生化不足，或因寒凝、血瘀、痰湿阻滞等所致。

色质

正常月经颜色鲜红，质地不稀不稠，也不夹杂血块。月经颜色淡红，甚至呈粉红色，质地清稀，是气虚、血虚的表现；月经颜色深红，质地黏稠，多因血热内炽所致，是实热证；月经颜色紫暗，且经中夹有血块，多属气滞血瘀，且常伴有痛经现象。

问带下

带下是妇女阴道内的分泌物。生理性带下为少量、无色、无臭的分泌物，具有润泽阴道的作用。问带下的情况，应从量、色、质与气味等几个方面了解。带下色黄或赤，绵绵不断，质地黏稠，气味臭秽，常伴有急躁易怒、外阴瘙痒的症状，多为肝郁化热，湿热下注所致；带下色白量多，如涕如唾，连绵不断，无明显臭味，伴有疲乏无力、纳少，或腰后怕冷的症状，常提示脾虚，运化失常，水湿下注。

问妊娠病

育龄已婚妇女，月经一向正常，突然停止，伴有呕吐择食，应考虑怀孕的可能。如果已经妊娠，就要问明怀胎次数、自然流产、人工流产等情况。妊娠常见病证主要有以下两种：妊娠妇女出现厌食、恶心呕吐，甚至反复呕吐，不能进食的症状，就走妊娠恶阻。多由胃虚、肝火、痰滞所致；妇女妊娠后，小腹疼痛，反复发作，叫作妊娠腹痛。多由血虚、阳虚和气郁所致。此外，妊娠期间，在用药上就宜慎重，以免妨碍胎儿。

问产后病

产后须注意有无发热、恶寒、腹痛，

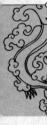
防止产后体虚外感邪气。产后恶露不净，腹痛拒按，多由气虚、血热、血瘀和邪毒所致。

问男子

男子在生理上有阴茎勃起及精液排泄等特点，因此，对男子还需要询问有无相关功能的异常，如阳痿、遗精、早泄等表现。

阳痿

阳痿，指男子阴茎不能勃起，或勃起不坚，或坚而不能持久，不能进行房事。阳痿多是由肾阳虚导致或惊恐伤肾等所致。还可见于心理因素，思虑伤脾，肝气郁结，肝失疏泄等原因。阳痿，伴有畏寒肢冷、腰膝酸软等症，为肾阳不足；伴有心悸少寐、神疲乏力等症，为心脾两虚；伴有精神抑郁，急躁易怒等症，为肝气郁结；伴有小便短赤、口苦胁胀或睾丸抽痛等症，为肝经湿热下注；继发于跌仆金刃等外伤，或盆腔、会阴部手术，并伴有少腹、睾丸局部刺痛，舌紫暗等症，为瘀血阻络所致。

遗精

遗精，是指没有经过性交，而精液自行遗泄的病症。正常的男性在生育年龄段，每周、每月都会有遗精，这是精满自溢的正常生理现象。遗精频繁，甚至清醒时，精液也自行遗出，并伴有其他症状出现，就属于病理表现。遗精频作，甚至滑精，伴有头昏目眩、面色淡白等症，多是肾气亏虚，精关不固所致；梦中遗精，伴有失眠多梦、腰膝酸软等症，多是肾阴亏虚，相火扰动精室所致；梦中遗精，同时伴有心悸气短、失眠健忘等症，为心脾两虚所致；遗精，伴有小便混赤、阴部发痒等症，多是湿热下注所致。

早泄

早泄，指病人性交时间极短，甚至尚未插入便发生射精，不能进行正常性交的症状。早泄常是肾气亏虚，精关不固的表现。早泄，伴有腰膝酸软、舌淡脉弱等症，属肾之阳气不足所致；早泄，伴有心烦不寐、潮热盗汗等症，属肝肾阴虚，相火妄动所致。这里需要说明的是，一般新婚性生活易出现过早射精，多因情绪激动、精神亢奋等原因所致，不属于早泄，没有临床意义。

阳强

阳强，指阴茎异常勃起，久举不衰的一种病症。多因肝肾阴虚或湿热下注，或寒邪直中下焦所致。阳强而胀痛剧烈，伴有排尿困难、胁肋胀痛、口苦心烦等症，为肝火内扰所致；阳强而疼痛较轻，伴有五心烦热、头晕耳鸣、潮热盗汗等症，为肝肾阴虚，相火妄动，性欲亢奋所致。

不射精

不射精，指性交时，精液不能射出的病症。多因肾精亏虚，化精无源而无精可射，或瘀血阻滞精道，精液难以射出引起。

第四节　切诊

切诊，是医生运用指端的触觉，在病人的一定部位进行触、摸、按、压，以了解病情的一种诊断方法。包括脉诊和按诊两部分内容。脉诊，是医生用手指切按病人动脉，探查脉象，以了解病情的一种诊察方法。按诊，是医生用手指直接触摸或按压病人的肌肤、手足、脘腹及其他病变部位，以测知局部冷热、软硬、压痛、痞块或其他异常变化，从而推断疾病部位、性质和病情轻重等情况的一种诊察方法。

脉诊

脉诊的原理

心主血脉，心脏搏动将血液排入脉道内并推动其运行从而形成脉搏。由此可见，心脏搏动是生命活动的标志，也是形成脉象的动力。脉搏的频率和节律都与心搏的正常与否有关。《素问·脉要精微论》说"夫脉者，血之府也"，脉道是气血运行的通道。除了脉道通畅是气血流通的必要条件外，脉还具有约束、控制和推进血液沿着脉道运行的作用，是气血周流不息，正常循行的重要条件。因此，脉的结构和功能状态能直接影响脉象。

气、血是构成人体和维持人体生命活动的基本物质，也是脉象形成的物质基础。血液的盈亏直接影响脉道的充盈度和流利度，气是血液化生的物质基础和动力，血液在脉道中运行有赖于气的推动作用，且心脏搏动的强弱也有赖于气的调节，可见，它们对脉象的影响很重要。气血充足，脉象则和缓有力；气血不足，脉象则细弱无力；气滞血瘀，可以见脉象细涩不利。

脉象的形成，除了与心脏有关外，还有赖于其他各脏的协调、配合。肺朝百脉，指循行于全身的血液均汇聚于肺，通过肺气的敷布，血液布散全身。如果肺主气司呼吸的功能减退，可以表现为脉象软弱甚至结代。脾胃为后天之本，是气血生化的源泉，通过运化水谷而吸收精微，气血旺盛，水谷精微吸收好，表现在脉上，叫脉有胃气。脉有胃气为平脉，胃气少为病脉，无胃气为死脉。肝主疏泄，可使气血调畅，经脉通利。肝的疏泄不利，则气滞血瘀，脉象弦细；肝阳上亢，则脉弦大或弦数；肝藏血不足，则脉象细弱。肾藏精，为先天之本，元气之根，是各脏腑功能活动的原动力，肾气充足，则脉搏重按不绝，脉象有根。由此可见，脉象的形成与脏腑整体活动是密不可分的。

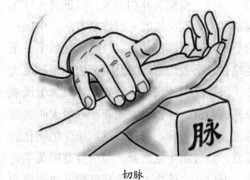

切脉

切脉的部位和方法

诊脉的部位

诊脉不仅仅是诊手上的脉，诊脉的部位还有多种。现在仍然会根据病情的需要而诊查其他部位的脉。

三部九候诊法

三部九候诊法又叫作遍诊法，主要特点是遍诊全身上、中、下三部有关的动脉，诊脉部位分上为头、中为手、下为足三部，每部又分天、地、人三候，三三合而为九，因此叫作三部九候诊法。

人迎寸口诊法

人迎寸口诊法是指诊两个部位的脉，一个是人迎部位，一个是寸口部位，两个地方互相参照，综合分析的一种诊脉的方法，比遍诊法简单。寸口主要候内脏的情况；人迎反映体表的情况。

仲景三部诊法

张仲景在《伤寒论》的序里提到："按寸不及尺，握手不及足，人迎跌阳，三部不参，动数发息，不满五十，短期未知决诊"也就是寸口、人迎、跌阳这三个地方是诊脉的部位。寸口、人迎所候的情况，上面已经提到了。诊跌阳脉，主要是候知脾胃之气。

中医 自学百日通

上篇·中医理论与诊断

139

寸口诊脉法

手腕部位的桡动脉处，就是寸口，又叫作"气口"或"脉口"。寸口诊脉法是通过诊寸口脉，根据其脉动形象，以推测人体生理功能、病理反应的一种诊察方法。中医认为，寸口这个部位是十二经脉流注的第一条经络，是手太阴肺经的原穴部位，是脉之大会。脏腑的生理病理活动能在寸口脉上反映出来。而且，寸口手太阴肺经和足太阴脾经都是太阴经。脾、胃是五脏六腑受纳运化的器官，是气血生化之源，与全身脏腑关系密切。所以寸口诊法可以诊察脏腑气血阴阳的盛衰和整体的情况。

寸口脉分为寸、关、尺三部。掌后高骨（桡骨茎突）的部位为关，关前（腕端）为寸，关后（肘端）为尺。两手各有寸、关、尺三部，共为六部脉。左寸候心，关候肝、胆，尺候肾；右寸候肺，关候脾、胃，尺候肾。

诊脉方法

时间

诊脉的时间，以清晨未起床，未进食时为最佳。因为脉象是一项非常灵敏的生理信息，它的变化与气血的运行有密切关系。并受环境、饮食、运动、情绪等各种因素的影响。因此，在清晨未起床，未进食时，机体内外环境相对稳定，能比较真实地反映机体的基础情况，因而也容易辨识异常的脉象。但在实际工作中，不可能每个病人都能做到上述准备。总的说来，诊脉时要求有一个安静的内外环境。医生心情平静，患者血脉平静，诊脉之前先让病人休息片刻，使气血平静，诊室也要保持安静，以避免外界环境的影响和病人情绪的波动。医生一定要调匀呼吸，在一呼一吸之际计算被测者的脉搏跳动次数，每次诊脉的时间不应少于1分钟，以2～3分钟为宜。

体位

诊脉时，病人应取坐位或正卧位，前臂自然向前平展，与心脏置于同一水平。手腕自然舒展，手掌向上，手指自然微微弯曲。在腕关节垫一松软的脉枕，使寸口部平直显露，这样可使气血运行通畅，以反映机体的真正脉象。此外，还要摘掉手表、手镯这类饰品，以免阻碍血液流通或影响布指。

指法

定位

医生和病人侧向坐，以左手按诊病人的右手，右手按诊病人的左手。按脉时，医生先用中指在病人的腕后高骨内侧定关部，后用食指在关前定寸部，无名指在关后定尺部。小儿寸口部位甚短，一般多用"一指定关法"诊脉，也就是用拇指或食指统按寸、关、尺三部脉。

布指

按脉时，医生三指应平齐呈弓状，以指腹按触脉体，因为指腹感觉较为灵敏。布指的疏密可视病人身材的高矮做适当的调整，身高臂长，布指宜疏，身矮臂短，布指宜密。

指力

医生用手指轻轻触及皮肤为举，又叫浮取；医生手指用力较重，甚至按到筋骨以体察脉象为按，又叫沉取；介于轻重之间的指力，或举或按，或前后左右挪动切脉，以细细体察脉象叫寻，又叫中取。三指平布后以同样的指力切三部脉，叫作总按；为了重点体会某一部脉象，仅一指用力，叫作单按。临床上总按、单按常配合使用。一般先总按，然后再单按，以便清楚地了解脉象的总体情况以及各部脉的变化。

切脉时的注意事项

切脉时首先要全神贯注，细心冷静，防止主观臆测粗枝大叶。其次，还要注意性别、年龄，以及内外环境的改变对脉象的影响，如妇女脉较男子脉细弱，且月经期常见左手关、尺脉变洪；小儿脉数，老人脉常较硬；夏天脉较洪大；冬天脉较沉小；酒后脉多数；饭后脉较有力；运动后脉常洪数；运动员脉多迟缓等。此外，有些人因桡动脉解剖位置的差异，脉不见于寸口部而在拇指腕侧处，叫作反关脉。临床诊脉时，还要注意是否存在反关脉。

正常脉象

正常脉象是健康人在生理条件下出现的脉搏动情况，也称为"常脉""平脉"。正常脉象是一息4～5次（相当于70～80次／分钟）、不浮不沉、不大不小、从容和缓、柔和有力、节律一致，寸、关、尺三部皆可触及，称为有根（尺脉沉取不绝）、有胃（有胃气，脉搏从容、和缓、流畅）、有神（脉搏应指柔和有力、节律整齐）。表明机体脏腑功能健旺、阴阳平衡、气血充盈、精神安和，是健康的征象。

正常脉象，又叫作平脉或常脉，是健康无病之人在生理条件下出现的脉搏动情况。正常脉象是一息4～5次（相当于70～80次／分钟），脉象不浮不沉、不大不小，从容和缓，柔和有力，不快不慢，节律一致。表明机体脏腑功能健旺、阴阳平衡、气血充盈、精神安和，是健康的征象。

古人将正常脉象的特点概括称为"有胃""有神""有根"。

有胃

有胃，是指脉有胃气。脉搏徐而和缓，这是有胃气的表现。即使是病脉，不论浮沉迟数，但有冲和之象，便是有胃气。脉之胃气也依赖于水谷之气的充养，同时，脉也以胃气为本，有胃气则生，少胃气则病，无胃气则死。因此，《素问·平人气象论》说："人以水谷为本，故人绝水谷则死，脉无胃气亦死。"所以，脉象胃气的盛衰有无，对判断疾病的预后有着重要的意义。

有神

有神，指的是脉有神气。其特征是脉律整齐，柔和有力。即使是病脉，脉如果依然柔和有力的话，说明有病也是比较轻的。由于水谷精微是神功能活动的物质基础，而水谷精微又由胃气所化生，所以有胃则有神，无胃则无神。所以，脉有神和脉有胃气的表现基本一致，难以截然分开。

有根

有根，也就是脉有根基。脉的有根表现为尺脉沉取不绝。尺脉候肾，肾为先天之本，肾气是人体生命活动的原动力，肾气的盛衰直接影响着人体的生命活动，也必然影响到脉气。所以，脉之有根无根主要说明肾气的盛衰。如果尺脉沉取应指有力，就是有根的脉象。如果尺脉沉取一点儿都感觉不到，这就是没有根的表现。

常见病脉和主病

疾病反应于脉象的变化，叫作病脉。所谓主病，是指病脉所揭示的证候。常见病脉和主病主要包含以下内容：

浮脉

轻按即得，重按反减。浮脉主表证，也可见于内伤久病。当外邪侵袭肌表，人体气血即趋向于肤表，脉气鼓动于外，因此脉位浅显，轻取即得，重按压迫则脉力稍减。此外，久病体虚，虚阳浮越于外，脉多浮而无力。

沉脉

脉位深沉，轻取不应，重按脉搏才清楚地显露。临床上见于里证。有力是里实证，无力是里虚证。邪郁于里，气血阻滞，阳气不得舒展，故脉沉有力。若脏腑虚弱，正气不足，阳虚气陷，脉气鼓动无力，则脉沉无力。

迟脉

脉来迟慢，一息不足四至（相当于每

分钟脉搏在60次以下）。临床上见于寒证。有力为实寒，无力为虚寒。寒凝气滞，阳失健运，因此脉象迟而有力；阳气亏虚，无力运行气血，则脉象迟而无力。此外，邪热结聚，阻滞血脉流行，也可见迟脉，但迟而有力，按之必实。因此，迟脉不能统一认为都是寒证，临证时应当脉症合参。

数脉

脉来急促，一息五六至（相当于每分钟脉搏在90次以上）。临床上见于热证。有力为实热，无力为虚热。外感热病初起，或脏腑热盛，气血运行加速，因此脉数有力；久病阴虚，阴虚火旺，虚热内生，因此脉数无力。此外心气不足而致脉气散乱，也可表现为脉数而无力。

虚脉

三部脉举之无力，按之空虚，是无力脉的总称，是指隐隐蠕动于指下，令人有一种软而空豁的感觉。主虚证，多为气血两虚。体内气不足，无力运血，因此脉来无力；血液无法充盈脉管，脉道空虚，因此按之空虚。

实脉

三部脉举按都有力，应指充实，是有力脉的统称。主实证。邪气亢盛而正气不虚，正邪相搏，气血充盈，脉道坚满，因此应指有力

滑脉

往来流畅，如按滚珠，应指圆滑。主痰饮、食积、实热。实邪壅盛于内，气实血涌，血行流利，因此脉象往来流利，如同圆珠在指下流畅地滚动。青年人脉偏滑，是气血充实的征象；妊娠妇女常见滑脉，是气血充盛养胎的表现，都属生理现象。

涩脉

脉形细小，往来涩滞不畅，应指如刀刮竹皮，与滑脉相反。主精伤、血少、气滞、血瘀等证。精伤、血少，不能濡养经脉，血行不畅，脉气往来艰涩，因此脉涩而无力，为虚证；气滞、血瘀，气机不畅，血行受阻，因此脉涩而有力，为实证。

弦脉

脉象端直以长，像按琴弦一样，指下有端直和劲急感。主肝胆病、痛证、痰饮、少阳病、疟疾。肝失疏泄，气机失常，致使脉道拘急，血气敛束不伸，出现弦脉。痛则气乱，或痰饮内停，使气机受阻，脉气因而紧张，或邪犯少阳半表半里，也会出现弦脉。

妇人脉与小儿脉

妇人和小儿因为其生理上的特殊性，脉象也与平常人有所不同，这里我们要单独论述。

诊妇人脉

妇人有经、孕、产等特殊的生理活动及其相关的疾病，因而脉象也会有一些相应的变化。

诊月经脉

妇女月经正常的话，在月经期，经期气血调和，脉会显得稍滑一点儿。尤其是左关尺脉忽然洪大于右手，没有发热症状，口味也不感到发苦，腹部也没有胀满感，这是月经将至的征象。寸关脉调和，尺脉弱或细涩，月经多不利。妇人闭经，尺脉虚细而涩，多为精血亏少的虚证；尺脉弦涩有力，多为气滞血瘀的实证。

诊妊娠脉

妇人婚后，月经停止，脉象滑数冲和，尤其在尺部明显，伴有一些异常表现，如食欲不好、嗜酸或呕吐，表明由妊娠的征象。《素问·阴阳别论》里说："阴搏阳别，谓之有子。"说的就是两手尺脉滑数流利，搏指有力异于寸部脉，便是怀孕的征象。《素问·平人气象论》里还有这样的说法："妇人手少阴脉动甚者，妊子也。"手少阴主

心，血脉旺盛，胎才有所养。说的就是诊妇人左寸脉，如果有滑数流利的脉象，这是血欲聚以养胎的征象。临床诊妊娠脉时，以上两点可以作为主要参考。

妇女出现滑而略数的脉象可并不一定都是怀孕，还需要根据年龄、月经情况综合考虑。闭经脉多虚细涩或弦涩，积聚脉多弦紧沉结或沉伏，而妊娠脉却有滑利的脉象。另外，身体劳损的状况下也会出现数脉，而妊娠脉必数兼滑，且带柔和之象。

诊临产脉

妇人将要临产时，脉象与平常不同。《脉经》中提到："妇人怀妊离经，其脉浮，设腹痛引腰脊，为今欲生也。"说的就是妇人临产时多出现浮脉，或脉数而滑或紧。清代王燕昌在《医存》里说："妇人两中指顶节之两旁，非正产时则无脉……若此处脉跳，腹连腰痛，一阵紧一阵，二目乱出金花，乃正产时也。"薛己在《妇科撮要·保产》中也说："欲产之时，但觉腹内转动……试捏产母手中指中节或本节跳动，方与临盆，即产矣。"说的都是平时无脉搏跳动的手中指中节或项节的两旁出现脉搏跳动，这就属于临产的征兆。

诊小儿脉

小儿气血未充，是稚阳稚阴、纯阳之体，因此小儿脉与成人不同，其寸口脉位狭小，寸、关、尺三部难以区分，加上小儿临诊时容易惊哭，导致脉气紊乱，因此难以准确掌握。临床诊脉时，小儿脉要与成人脉区别对待。

诊小儿脉的方法

小儿因为寸口部位短，三个指头是放不下去的，因此一指定关法是小儿诊脉的主要方法。也就是用一个指头（多用拇指或食指）总候三部的诊法。对3岁以下的小儿，医生用右手拇指按在掌后高骨上，不分三部，以测查至数为主；对3～5岁的小儿，以高骨中线为关，以一指向两侧滚转，以探寻三部脉象；对6～8岁的小儿，可向高骨前后两侧挪移指位以诊三部；对9～14岁的小儿，可以次第下指，依寸、关、尺三部诊脉；15岁以上，就可以按成人的三部诊脉法进行候脉。

小儿正常脉象

小儿脏腑娇嫩、形气未充，但生机旺盛、发育迅速，因此健康小儿的脉象平和，比成人脉软，年龄越小，脉搏越快。3岁以下的小儿，一息是六七至，也就是每分钟脉搏搏动在100～120次；4～10岁的小儿，一息是五六至，也就是每分钟脉搏跳动100次左右；10～15岁的小儿，一息是四至，也就是每分钟脉搏搏动在75次左右，与成人相等。

小儿病理脉象

小儿疾病一般都比较单纯，因此其病脉也不如成人那么复杂。小儿脉象只诊浮沉、迟数、虚实六种脉，以辨别病证的表里寒热以及虚实。浮脉多见于表证，浮而有力多为表实，浮而无力多为表虚；沉脉多见于里证，沉而有力多为里实，沉而无力多为里虚；迟脉多见于寒证，迟而有力为实寒，迟而无力为虚寒；数脉多见于热证，浮数为表热，沉数为里热，数而有力为实热，数而无力为虚热。但不是说小儿只有这六种脉，滑脉、结脉、代脉等也可能出现在有先天性心脏病或急性心肌炎的小儿身上，通常这类脉象比较少见。

＊ 按诊 ＊

按诊是切诊的重要组成部分，在辨证中起着至关重要的作用。按诊的应用范围较广，通过触、摸、按、叩等多种手法，常用的就是按头面、按颈项、按胸胁、按脘腹、按手足、按肌肤、按腧穴等。

按头面

指根据病情的需要，有目的地对头面、五官进行触摸，以了解局部及内脏病变的情况。

按头部

头部外伤，按压局部的时候，软如囊状，伴有头围增大，且四周边缘高起而硬，多为头皮下血肿；扣之局部有凹陷的症状，多为凹陷性骨折。

按额部

以掌心触按额部或者四指并拢轻触前额，以此感知机体的寒热情况。额头热，为发热；额上不热，为不发热。

按眼部

是中医检查眼疾的常用方法之一，主要用来测知疾病的虚实寒热。医生按诊眼部时，手要干净，其次手法还要轻柔。眼睛疼痛，按之缓解，为虚；按之疼痛感剧烈，为实。目痛剧烈，眼珠欲脱，按压眼球，坚硬如石，为绿风内障或雷头风；泪窍有脓，一按脓就会流出，为漏睛。

按颈项

颈项部易出现结节、肿块之类的病症，或出现颈脉搏动、肌肉僵硬等征象。因此，按颈项主要包含以下几方面的内容。

按瘿肿

颈前结喉两旁有肿块突起，让患者做吞咽运动，肿块随吞咽而上下移动的，为瘿。多因肝郁气结痰凝所致，或水土失调，痰气搏结引起。如果只是有肿块，且质地坚硬，表面凹凸不平，不能随吞咽上下移动，多属恶候，也就是我们俗称的甲状腺癌。

按结节

颈侧、颌下，摸到结块累累，大者为瘰，小者为疬，连贯如串珠状，按压使疼痛感也不剧烈，且伴有潮热盗汗，为瘰疬。多

由肺肾阴虚，虚火灼津成痰，结聚颈侧所致。如果颈侧有一两个肿块疼痛，按压时疼痛感加重，且伴有发热症状，多因邪热壅滞，热壅血瘀所致。

诊气道位移情况

正常人气管位于颈前正中部。患者取舒正坐位或仰卧位，头部摆正，使颈部自然伸直。医生将食指与无名指分别置于患者的两侧胸锁关节上，然后将中指正指在气管上，并分别与食指、无名指的距离相等，根据两侧距离是否等宽来判断气道有无偏移。气道偏移多因压迫或牵连所致。悬饮、癥积、单侧瘿肿可将气道推向健侧，而肺痿、肺空洞、肺内肿瘤等可将气道拉向患侧。

按胸胁

胸胁按诊，病人取正坐位或仰卧位，医生根据需要采用触法、摸法和叩击法，其中叩击法，尤其是指指叩击法应用得比较多。采取指指叩击法时，医生将左手中指，由上而下，沿肋间隙滑行（与肋骨平行），以右手中指用力适中地叩击左手中指末节的指关节处。胸部检查，一般先按前胸，再按侧胸和背部，同时还要注意胸部左右两侧对称部位的比较。

叩诊的时候，胸部的叩音，一般是清音。根据病人个体差异以及部位的不同，清和浊也会有所改变。肥胖、胸大肌发达或乳房丰满者，叩诊音要浊一点儿，背部较前胸音浊，上方较下方音浊。这里还需要特别注意清音与浊音的交界处，胸部自上而下叩诊时，浊音与实音交界处即为肺下界。平静呼吸时，肺下界正常位于右锁骨中线第5肋间隙、腋中线第7肋间隙、肩胛线第10肋间隙。

肺下界下移，可见肺胀、腹腔脏器下垂等病证；肺下界上移，可见肺痿、臌胀、腹内肿瘤或痞癖等病证。前胸高突，叩击时

如同鼓音高清，多因肺气壅滞所致，常见于肺胀、气胸；叩击时音浊或呈实音，并有胸痛，可见肺内肿瘤、肺痈；如果伴有局部有青紫肿胀，多因外伤所致。

右胸第五肋间以下的胸胁部位为肝区。医生将左手掌紧贴肝区皮肤，然后右手握成空拳用力适中地叩击左手背，此时病人肝区如果出现疼痛，常提示肝胆发生了病理变化或肝区内痈，也就是俗称的膈下脓肿。

按乳房

按乳房，是外科诊察乳房疾病常用的方法。按乳房的时候，首先应该把乳房进行分区，以乳头为中心划水平和垂直两线，分成四个区域。将手指并拢，用手指末两节的指腹平放在乳房表面，循序轻按乳房的外上、外下、内下、内上，最后到中央（乳头、乳晕）。按乳房时，要遵循以下的原则：先从健侧乳房开始，后检查患侧。左侧按顺时针方向，右侧按逆时针方向，并注意检查时有无乳头溢液。检查完乳房后，应触按其腋下，注意有无结节肿块。乳房按诊，切忌用手指抓捏乳房组织。因为这样，会把抓捏到的乳腺组织误认为肿块。由于乳房外上方为乳腺癌的好发部位，对此部分要反复触诊。如有副乳，还要仔细触诊有无肿块。

月经快要来的时候，有明显的肿块，伴有疼痛感。月经过了之后，恢复如常，这就是乳癖，多与月经周期有关系；乳房轻轻按压就会产生痛感，且皮肤发红有灼热感，肿块增大较迅速，多为乳痈；乳房有硬结肿块，呈圆形、椭圆形或结节形，大小如鸡蛋，边界清楚，表面光滑，随着推移有所移动，没有疼痛感，多为乳核；乳房有结节，质地较硬，边界不清，皮肉相连，没有明显痛感，病情发展缓慢，时间异常就会破溃，流稀脓夹有豆渣样物，多为乳痨；乳房肿块质硬，形状不规则，边界不清楚，高低不平，腋窝多可扪及肿块，应考虑乳腺癌的可能。男子或儿童，在乳晕周围、下面有扁圆形肿块，质地稍硬，一碰就痛，为乳疬，多因男性、儿童乳房的发育异常所致。

乳房疾病早期诊断很重要，女性应养成自我检查乳房的习惯。主要就是一望、二触、三挤。一望是两手下垂或两手高举情况下，观察两侧乳房的外形有无改变；二触是采取站、坐或仰卧位，触摸乳房，检查有无结节或肿块及有无腋窝淋巴结肿大；三挤是轻轻挤压乳晕和乳头，看是否有液体或血性液体溢出。通过自检，可以预防乳房疾病的发生。

按脘腹

按脘腹就是触按、叩击胃脘、腹部，包括整个腹部。胸骨剑突下这个地方，叫作脘腹部。肚脐周围，称脐腹部，也叫作大腹部，包括左上腹、右上腹；大腹的下面，是小腹部；小腹部的两边，是少腹。了解部位，就是为了了解脘腹部不同区域与脏腑之间的关系。脘腹主要是属于胃，也包括肝脏的一部分；右胁里面有肝、胆；大腹部有小肠；左少腹有乙状结肠，右少腹有盲肠；小腹部有膀胱、子宫等器官。

腹部按诊时，通常采用仰卧位或侧卧位，充分暴露脘腹部，两腿并拢，屈髋屈膝，以免局部肌肉紧张。医生应在患者右侧，右手第二、三、四、五指自然并拢，用指腹或食指桡侧按寻，以此来了解脘腹部有无胀满、压痛、肿块、软硬等情况，对病证的部位和属性提供参考依据。

诊压痛

在腹部由触摸到按，可知腹部有无肿块或压痛。腹痛喜按，按压的时候疼痛感减轻，且腹壁柔软，多为虚证；腹痛拒按，一按压疼痛感加剧，并伴有腹部硬满，多为实证。

中医自学百日通

上篇·中医理论与诊断

腹部压痛的出现，表明相应的腹腔器官发生了病变。如果两胁下出现肿块或是压痛，尤其是右胁肋部压痛，见于肝、胆、右肾的病变；左胁肋部压痛，见于脾、左肾等病变；剑突下面，胃脘部有肿块或是压痛，多见于胃的病变；脐腹部压痛，见于小肠、脾的病变；小腹压痛，常见于膀胱疾病或女性生殖器官的病变；少腹部压痛，可能是大肠或是阑尾的病变。

诊寒热

通过腹部按诊，可以了解腹部是喜寒还是喜热。如果腹部喜热，多半是寒证；如果腹部喜冷，多半是热证；胸腹灼热而四肢厥冷者，为真热假寒。

诊软硬

按压正常人的腹部，柔软、张力适度，没有膨胀、紧张感。如果腹部按上去，松弛而软，没有什么抵抗力，多为虚证；如果腹部按上去，绷得很紧，硬得按都按不下去，多为实证。如果按压整个腹部都松软无力，紧张度降低，多因精气耗损，气血亏虚所致，常见于久病重病之人或经产妇，也常见于体弱年老之人；如果按压整个腹部抵抗力一点都没有，紧张度完全消失，多见于痿病、瘫痪等；如果右下腹紧张，多见于肠痈患者；右上腹紧张，可见胆石、胆胀患者。

诊胀满

如果病人感到腹部发胀，按压的时候，手下也显得饱满充实，还充满弹性，且伴随有压痛感，多半属于实证；如果脘腹部虽然膨满，但按压的时候，手下虚软而缺乏弹性，且没有压痛感，多半属于虚证。

诊肿块

按诊时，如果脘腹部有肿块，就要注意肿块的部位、形态、大小、硬度、有无压痛和能否移动等情况。肿块推按也不移动，有固定的疼痛部位，为癥积；肿块推按有移动现象，或没有固定的疼痛部位，聚散不定，为瘕聚。肿块大的为病深；形状不规则，表面不光滑的为病重；坚硬如实的为恶候。

诊虫积

腹部有结块，按压时有起伏聚散的现象，往来不定，或按压时，形如条索，前后左右转移不定，或按压时手下有蚯蚓蠕动的感觉，多为虫积。

按诊：按腧穴

腧穴是经络气血在身体表面聚集、输注或通过的重点部位，也是五脏六腑之气所转输的地方，是内脏病变反映于体表的反应点。因此，按压身体的某些特定穴位，就可以判断某些内脏的病变。按腧穴时，患者可采取坐位或卧位。医生用单手或双手的食指或拇指按压腧穴，注意穴位上有没有压痛、结节、条状物或其他敏感反应。如果出现异常情况，就可以根据腧穴的变换和反应来判断哪一个内脏出现了问题。如果中府出现明显的压痛，一般多为肺病；胃脘、胃俞、足三里等穴位出现压痛，多为胃病；肝俞和期门穴有压痛，多为肝病；章门有压痛，多为脾病，等等。

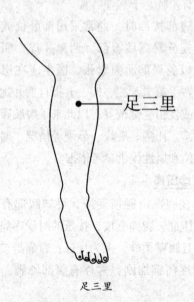

足三里

足三里

146

临床上诊断脏腑病变的常用腧穴有：

心病：大陵、巨阙、膻中。

肝病：期门、太冲、肝俞。

脾病：章门、脾俞、太白。

肺病：肺俞、太渊、中府。

肾病：太溪、气海。

胆病：日月、胆俞。

胃病：足三里、胃俞。

小肠病：关元。

大肠病：天枢、大肠俞。

膀胱病：中极。

由此可见，根据腧穴的部位、经络循行来判断疾病的部位，对于临床治疗具有很重要的参考意义。

第五节　四诊合参

望、闻、问、切四诊是医者从不同的角度检查病情和收集临床资料的方法，各有其独特的临床意义。临床上在运用四诊时，很难截然分开，可见四诊之间是相互联系、相互补充、不可分割的。因此在临床运用时，需要将其有机地结合起来，这也就是所谓的"四诊合参"。只有这样，才能全面了解病情，掌握疾病变化，做出正确判断。只强调某一种方法的重要性而忽视其他方法的做法，是不可取的。

其实，中医学的四诊是一个整体工程，要想全面获取与疾病和人体状况相关的信息，必须强调"四诊合参"，也就是望、闻、问、切在诊察时需要同步使用。这样既可以保证四诊资料的完整性，为辨证提供充足的、可靠的依据；又可以全面地分析、归纳、整理四诊所收集的资料，去粗取精，去伪存真，反复思考，推理判断，抓住主要矛盾。不应顾此失彼，片面夸大四诊中的某一种诊断方法，只抓一点而不顾及其他的诊法。也不能机械地、一成不变地看待左右两手寸、关、尺分配主脏腑的规定，而应全面地从脉象主病出发，参考其他三诊，否则，必然会导致辨证和论治的偏差和失误。

第八章

八纲辨证

　　阴、阳、表、里、寒、热、虚、实八个辨证纲领，称为"八纲"。临床上，中医运用八纲进行辨证，叫"八纲辨证"。"八纲辨证"是把四诊收集到的病情资料进行分析、归纳，探求疾病的性质、病变部位、病势轻重、机体反应强弱、正邪力量对比等情况，为临床诊断和施治提供依据，是其他辨证方法的基础，是各种辨证的总纲，在诊断疾病过程中，起着执简驭繁，提纲挈领的作用。

第一节　八纲基本证候：表里

　　表里是辨别病变部位深浅和病势趋向的两个纲领。任何疾病的辨证，按病位均可分为在表和在里，表证即病在肌表，病位较浅，病情较轻；里证则是病在脏腑，病位较深，病情较重。病邪侵犯人体，往往都有一个由表及里的传变过程，也就是病情由轻到重的转变过程。一般而言，病入一层，病深一层，出表一层，病情一层。表里辨证就是分析这一病变过程的辨证方法。此辨证方法对于外感病来说，意义尤为重要，因为外感病往往就是由表入里、由浅而深的传变过程，通过表里辨证，即可判断病变部位的浅深，病情的轻重和病理变化的趋势，掌握疾病的演变规律，从而掌握诊疗的主动权。

表证

　　【概念】指六淫、疫疠等外邪，经皮毛、口鼻侵入机体，正（卫）气抗邪于肌表浅层，以新起恶寒发热为主要表现的轻浅证候。表证多见于外感病的初期阶段，有起病急、病位浅、病程短的特征。

　　【临床表现】发热恶寒（或恶风），头身疼痛，肌肤疼痛或麻木，喷嚏，鼻塞流涕，咽喉痒痛，微有咳嗽、呼吸困难，短促急迫，舌淡红，苔薄白或薄黄，脉浮等。

　　【证候分析】病邪袭表，卫气被遏止，肌表失于温煦，所以证见恶寒；正邪相斗，卫气失于宣发，郁而发热，所以症见发热；外邪束表，经气郁滞不畅，不通则痛，所以症见头身疼痛，肌肤疼痛或麻木；肺主皮毛，鼻为肺窍，皮毛受邪，内应于肺，使肺失宣降，鼻咽则不利，所以症见鼻塞、流涕、喷嚏、咽喉痒痛、咳嗽等症状；邪气在表，未伤及里，尚未影响胃气的功能，所以舌苔没有明显变化，舌苔仍薄白；正气外趋抗邪，脉气鼓动于外，所以症见脉浮。

　　【辨证要点】因外邪有六淫之异，所以表证的具体证候表现也各有差异，但一般都是以新起恶寒，或恶寒发热并见，舌苔薄白，脉浮；脏腑症状不明显；可见咳嗽、喷嚏、鼻塞流涕、咽喉痒痛，甚至喘促等肺气失宣的兼症为辨证要点。另外，表证是外感病的初期阶段，有起病急、病症短的特征。

【治疗原则】解表。即通过发汗来祛邪外出，使邪随汗解。

【概念】泛指病位在身体深层，病邪深入侵犯脏腑、气血、骨髓所表现的证候。里证是与表证相对而言的，其概念非常广泛，除了表证及半表半里证以外，其他证候皆属里证的范畴。里证多见于外感病的中、后期，或是内伤杂病，具有发病较慢、病位较深、病情较重、病程较长的特点。

【临床表现】里证包括的范围极为广泛，临床表现多种多样，难以用几个症状全面概括，但其基本特征为：无新起恶寒发热，无寒热往来的现象，而是以脏腑、气血、津液病变的症状为主要表现。如脏腑功能紊乱，畏寒肢冷蜷卧，身倦乏力，筋骨疼痛，口淡多涎，腹痛，便秘，或泄泻，呕吐，尿少色黄或清长，舌苔厚，脉沉；或高热，恶热，或微热，潮热，烦躁，神昏，口渴引饮等。

【证候分析】里证的病因非常复杂，里证的成因，大致有四种情况：一是表证进一步发展，表邪内传入里，侵犯脏腑而成，二是外邪直接侵犯脏腑、气血、骨髓所致，也就是所说的"直中"，就是一开始发病，就主要表现为里证，比如食用生冷食物，腹部受凉，寒湿之邪直中脏腑，出现呕吐、腹泻、肠鸣、脘腹冷痛等症状，就是里寒证；三是情志内伤、饮食不节、劳倦等因素，直接损伤脏腑，使脏腑功能失调，气血阴阳逆乱而致病；四是病理产物停聚所引起的病变。

【辨证要点】病位已不在表，病邪已深入于里；无新起恶寒发热，无寒热往来的现

象；以脏腑、气血、津液病变的症状为主要表现。

【治疗原则】里证范围很广，所以治法也是多种多样的，应根据具体证候而施以恰当的治疗。但里证总的治疗原则可用"和里"二字加以概括，治疗应该通调脏腑、行气活血。

【鉴别】表证、里证的鉴别：主要观察、审视其寒热、舌象和脉象的变化。一般来说，外感病中，发热恶寒同时并见的属表证，但寒不热或但热不寒或无寒热的属里证。表证的舌象变化不大，里证的舌象变化较大。表证脉浮，里证脉不浮。

第二节　八纲基本证候：寒热

寒热是辨别疾病性质的两个纲领，寒证与热证是用以概括机体阴阳盛衰的两类证候。一般地说，寒证是机体阳气不足，或感受寒邪所表现的证候；热证是机体阳气偏盛，或感受热邪所表现的证候；也就是说阴盛或阳虚者，表现为寒证；阳盛或阴虚者，表现为热证。这就是我们所说的"阳盛则热，阴盛则寒""阳虚则寒，阴虚则热"。辨别寒热是辨明疾病的性质属寒或属热，为治疗时使用温热药或寒凉药提供依据，所谓"寒者热之，热者寒之"。因此，辨寒热的本质，实际上就是辨阴阳的盛衰。

【概念】指机体感受寒邪，引起阴偏盛而阳气受伤，或机体阳虚阴盛而阴寒内盛，所产生的证候，称之为寒证。寒证具有"冷、凉、白"等特点。根据阴盛或阳虚而寒，寒证有实寒证和虚寒证之别；根据病位的浅深，又有表寒证、里寒证之分。

【临床表现】寒证包括表寒、里寒、实

寒、虚寒。各种寒证的临床表现不尽一致。常见症状有：恶寒，喜暖恶凉，蜷卧喜静，冷痛喜温，面色苍白，手足冷，口淡不渴，痰、涎、涕清稀，大便多稀溏，小便清长，舌质浅淡或青紫，苔白滑润，脉紧或迟等。

【证候分析】实寒证多见机体感受寒邪，或过食生冷寒凉，起病急骤，体质壮实；虚寒证多见内伤久病，阳气亏虚，病史较长，体质虚弱。寒邪客表，多为表寒证；寒邪里人脏腑，或阳气亏虚，则多为里寒证。

寒邪困遏，阳气不能外达，或阳气不足，机体失其温煦，所以证见恶寒、畏寒、喜暖、肢冷蜷卧；阴寒内盛，津液未伤，所以证见口淡不渴；阳虚不化，寒湿内生，寒凝血脉，脉道拘急，气血不能上荣于面，或阳虚无力运血上荣，所以证见面色苍白，舌质淡白；阳虚寒盛，不能温化水液，所以证见尿、痰、涕清稀；寒困中阳或脾阳久虚，脾失健运，所以出现大便多稀溏；阳虚寒盛，不能温化水液，寒湿内生，所以证见苔白滑润；寒性收引，脉道收缩拘急，所以脉紧；阳虚鼓动乏力，所以脉沉迟无力。

【辨证要点】畏寒，喜暖，面色白，口淡不渴，舌淡苔白，排出物清稀，脉迟或紧等。

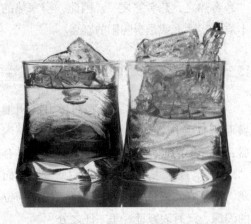

冷饮

【治疗原则】寒者热之。

热证

【概念】指机体感受阳热邪气，或机体阴虚阳亢，所表现的具有温、热、赤、稠等特点的证候。根据阳盛或阴虚而热，有实热证和虚热证之别；根据病位的浅深，又有表热证和里热证之分。

【临床表现】由于病因与病位不同，各类热证的临床表现也不尽一致。常见的有：发热，恶热喜冷，口渴喜冷饮，面红目赤，烦躁不宁，五心烦热，潮热盗汗，痰涕黄稠，大便干结，小便短赤，甚或吐血、衄血，舌红苔黄而干，脉数等。

【证候分析】实热证多因外感火热邪气，或体内阳热之气过盛，或过服辛辣温热之品、食积化热等原因所致，一般病势急骤，形体壮实；虚热证多因房事劳伤，劫夺阴精，或内伤久病，阴液耗损，虚热内生等原因所致，一般病程较长，体质瘦弱。热邪客表，多为表热证；热邪侵入脏腑，或因阴液亏虚所致，多为里热证。

热邪亢盛，或阴虚无以制阳，阳热偏亢，里热外蒸，所以证见发热、恶热喜凉；火热之性炎上，气血沸涌，面部脉络充盈，所以证见面红目赤；火热伤阴，津液被耗，所以证见小便短赤；热盛伤津，需引水自救，所以证见口渴喜冷饮；邪热扰心神，心神不安，所以证见烦躁不宁；阳热煎熬津液，所以证见痰、涕等分泌物黄稠，《素问·至真要大论》中说："诸转反戾，水液浑浊，皆属于热"；火热之邪灼伤血络，迫血妄行，所以证见吐血、衄血；肠热津亏，传导失司，所以证见大便秘结；舌红苔黄为热证，舌干少津为伤阴；邪热内盛，血行加速，故见脉数。潮热盗汗，五心烦热等症，均为阴虚不能制阳，阳亢而生内热，虚热内扰所致。

【辨证要点】发热，面红目赤，口渴喜冷饮，舌红苔黄，排出物稠浊，脉数等。

【治疗原则】热者寒之。

第三节 八纲基本证候：虚实

虚实是根据某些临床表现来分析和辨别邪正盛衰的两个纲领。虚，就是正气不足；实，就是邪气亢盛。《素问·通评虚实论》中说："邪气盛则实，精气夺则虚。"虚实主要反映的是在病变过程中，人体正气和致病邪气斗争的盛衰变化。邪气盛实者主要表现为实证，正气不足者主要表现为虚证。

虚证

【概念】虚证是指慢性久病，正气虚衰，机体气、血、阴、阳、津液、精髓等正气亏虚，以衰退、不足、松弛为特点的证候，称为虚证。

【临床表现】各种虚证的情况极其复杂，表现也极不一致，难以用几个症状来加以概括。临床上一般以久病、势缓者多为虚证，体质素弱者多为虚证，耗损过度者多为虚证，症状平缓者多为虚证，舌娇嫩、脉虚无力者为虚证。如《难经·四十八难》中所说"出者为虚""缓者为虚"。

阳虚的常见症状有：面色淡白或萎黄，精神萎靡，倦怠乏力，气短自汗，形寒肢冷，大便稀溏或滑脱，小便清长或失禁，舌质淡嫩，脉沉迟无力；阴虚的常见症状：形体消瘦，颧赤，五心烦热，潮热盗汗，心悸失眠，舌红少苔或无苔，脉细数无力。

【证候分析】虚证形成的原因主要有两类：一类是先天不足，就是一出生肾精、肾气就亏虚；二类是后天失养，如饮食不调，营血生化之源不足；内伤脏腑气血或致脾

虚，气血化生不足；房劳不节，劳倦过度，耗伤肾阴肾阳；久病不愈，失治误治，损伤正气；或外邪毒力过强，暴伤正气，正气无力与之抗争；人吐、大泻、大汗等，导致阴液气血耗损等，均可形成虚证。虽然虚证的成因不同，但均以气、血、阴、阳不足及脏腑虚损为主要病变。

在辨证时，虚证应分气虚与血虚两个方面。阳气亏虚，功能衰减，失于温养、固摄，所以证见面色无华，精神萎靡，倦怠乏力，少气懒言，气短自汗，形寒肢冷，大便溏泄或滑脱，小便清长等。血虚及阳气亏虚，无力运血上荣，头面失于濡润、滋养，则出现眩晕，面白或面色萎黄。阴虚火旺，虚火上炎，证见颧赤；虚热内扰，证见五心烦热，潮热盗汗；虚火扰心，心神不安，导致心悸失眠；舌淡脉弱是气血两虚的征象；脉虚细无力，是气血两虚，经脉不能充盈，血行又失其鼓动导致。

【辨证要点】久病、势缓，耗损过度，体质素弱，症状平缓，舌娇嫩、脉虚无力者多为虚证。

【治疗原则】虚者补之。

实证

【概念】机体感受外邪，止邪相争，或在疾病发展过程中阴阳气血失调，机体病理产物积滞，以邪气盛实，正气未衰为基本病机，以有余、结实、亢盛为特征的证候，称为实证。

【临床表现】因感受病邪性质、邪犯部位等不同，致病的病理产物各异，所以实证的临床表现较为复杂，难以用几个症状为代表。

一般情况下，临床表现为新起、暴病多为实证，病情急剧者、体质壮实者多为实证，症状剧烈者多为实证，舌苍老、脉实有

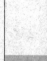

力者为为实证。《难经·四十八难》中说"人者为实""急者为实"。

临床实证证见发热烦躁，严重者神昏谵语；胸闷，痰涎壅盛，呼吸气粗，咳嗽喘促；腹部胀满、疼痛而拒按，大便秘结，或热痢下重；小便不利，淋沥涩痛；舌质坚敛苍老，舌苔厚腻；脉实等。

【证候分析】实证产生的原因，主要有三个方面：一是外邪侵入人体，正气未衰，正邪相争，形成病势较为亢奋、急迫的外感实证；二是五志化火；三是脏腑功能失调，气化失司，气机阻滞，产生瘀血、痰饮、水湿、结石、宿食等病理产物，壅聚停积于体内，逐渐形成内伤实证。

邪气亢盛，正气未衰，正邪相争，阳热内盛，所以证见发热；邪热扰心，或痰热蒙蔽心神，所以证见烦躁，病情严重者神昏谵语；实邪阻肺，气机阻滞，肺气上逆，所以证见胸闷，呼吸气粗，咳嗽喘促；邪热与燥屎互结，阻滞气机，腑气不通，所以证见便秘、腹部胀满、疼痛而拒按；湿热蕴结于大肠，热迫气滞，所以证见热痢下重；湿热蕴结于膀胱，膀胱气化不宣，致使小便不利，淋沥涩痛。舌质坚敛苍老，脉实是邪实的征象。

【辨证要点】新起、暴病，病情急剧，体质壮实，症状剧烈，舌苍老、脉实有力者多为实证。

【治疗原则】实者泻之。

第四节　八纲基本证候：阴阳

阴阳辨证是把病证分为阴证和阳证两大类，作为八纲辨证的总纲。《类经·阴阳类》中说"人之疾病……必有所本，或本于阴，或本于阳，病变虽多，其本则一"，指出了各种证候虽然复杂多变，但却不外乎阴

阳两大类，而诊断病证的要领首先必须辨明其属阴属阳，因此阴阳是八纲的总纲，一般表、实、热证主要指阳证，里、虚、寒证主要指阴证。

＊　　　阴证　　　＊

【概念】凡符合阴的一般性质的病候，具有沉静、抑制、衰退、晦暗等表现，症状表现于内、向下、不易发现的，或病邪性质为阴邪致病、病情变化发展较慢的，均为阴证。里证、虚证、寒证均属阴证的范围。但习惯上所说的阴证，指的是虚寒证。

【临床表现】不同的疾病，表现出的阴证证候是不尽相同，各有侧重的。一般临床上阴证常见：面色㿠白或暗淡，身重蜷卧，畏寒肢冷，精神萎靡，嗜睡，倦怠乏力，语声低怯，少气懒言，呼吸缓微，口淡不渴，喜少热饮，自汗，痰、涕、涎清稀，大便溏薄，小便清长，舌淡胖嫩，苔白滑，脉沉迟、细、弱、微等。

【证候分析】阴证是机体阳气亏虚，功能衰退的病理反映。阴主寒，主静，所以阴证多表现出神气不足和虚寒的征象。

阳气亏虚，神失温养，所以证见精神萎靡，甚则嗜睡；阳虚无力运血上荣，面部津液不化，所以证见面色㿠白或暗淡；阳气亏虚，功能衰减，所以证见气短乏力，语声低怯而倦怠；形体失于温煦，所以证见则畏寒肢冷；阳虚寒盛，津液未伤，所以证见口淡不渴；若阳气虚，不能化津上承于口，所以证见口干渴喜热饮而量不多；阳虚失于温运、固摄，所以证见自汗出、小便清长、大便溏泄；舌淡胖嫩，苔白滑润，脉弱或沉迟无力，是阳气亏虚的征象。

【辨证要点】里证、虚证、寒证均属阴证范围。

阳证

【概念】凡符合阳的一般属性的证候，具有兴奋、亢进、躁动、明亮等表现，症状表现于外、向上、容易发现的，或病邪性质为阳邪致病、病情变化较快的，均为阳证。表证、热证、实证均属阳证的范围。但习惯上所指的阳证，是实热证。

【临床表现】不同的疾病，表现出的阳证证候是不尽相同的。般临床上阳证常见：恶寒发热，或壮热，喜冷，面红目赤，心烦躁扰，语声高亢，呼吸快而粗，喘促痰鸣，痰、涕黄稠，口渴冷饮，大便秘结或热结旁流，小便短赤涩痛，舌红绛或点刺，苔黄燥、脉实、洪、数、浮、滑等。

【证候分析】阳证是邪热内盛，机体功能活动亢奋的病理反映。阳主动、主热，所以临床上多表现出躁动、身热面赤、心烦等症状。

阳热内盛，扰乱心神，所以证见心烦，躁动不安；邪热内盛，蒸腾于外，所以证见身热喜冷；火热上炎，气血沸涌，面部脉络充盈，所以证见面红目赤；热盛伤津，所以证见口渴喜冷饮，尿赤便秘；阳盛，功能亢奋，所以证见声高气粗；舌红苔黄燥，脉洪数有力是邪热炽盛的征象。

【辨证要点】表证、热证、实证均属阳证范围。

第九章 ▶

脏腑辨证

脏腑辨证，主要是运用脏腑理论，在认识脏腑生理活动、病理特点的基础上，将四诊收集到的疾病症状、体征等资料，进行综合分析，从而辨明疾病所在的脏腑病位及其具体性质的一种辨证方法。简单地说，就是以脏腑为纲，对疾病进行辨证。脏腑辨证主要用于内伤杂病的辨证，是临床各种疾病的诊断基础。其内容包括脏病辨证、腑病辨证和脏腑兼病辨证。

第一节　辨心病证候

心的病变主要反映在心脏本身、主血脉功能的失常及心神思维意识等精神活动的异常。临床上常见的心悸（惊悸、怔忡）、心慌、心痛、心烦、胸闷、失眠、多梦、健忘、神昏、谵语、癫狂、神志错乱、脉结或代或促等，均为心病的常见症。此外，由于舌为心之苗，所以舌痛、舌疮等某些舌体的病变，也多与心有关，常归属于心的病变。所谓"心移热于小肠"，出现小便赤涩灼痛等症，也认为与心有关。

心病的证候有虚实之分。虚证多由禀赋不足，思虑劳神，年高体弱，久病伤正等因素，导致心血虚、心阴虚、心气虚、心阳虚、心阳暴脱等病证；实证多由痰阻、血瘀、寒凝、气滞、火扰等因素，导致心脉痹阻、心火亢盛、痰蒙心神、痰火扰神及瘀阻脑络等病证。小肠病的证候则以多见小肠实热证。

＊　心血虚　＊

【概念】心血虚证是指心血亏虚，失于濡养，以心悸、失眠、多梦及血虚症状为主要表现的虚弱证候。

【临床表现】心悸，多梦，失眠，眩晕健忘，头晕眼花，面色淡白或萎黄，唇舌淡白，舌色淡，苔白，脉细或细数。

【证候分析】本证多因禀赋不足，心血亏虚；各种失血，血液未能及时补充；或脾虚，脾失健运，血化乏源；或劳神过度，耗伤心血；或久病伤及营血等，使心血亏虚，形神失养，导致本证。

血液不足，心失所养，心动不安，所以证见心悸；心血亏虚，神失濡养，神不守舍，所以证见失眠、多梦；脑窍失养，则眩晕健忘；血虚不能上荣于头面，所以证见头晕眼花、面色淡白或萎黄、唇舌色淡；血液亏虚，不能充盈脉道，所以证见脉细。

【辨证要点】以心悸，失眠，多梦，伴有血虚症状为辨证要点。

【治疗原则】补血养心，常兼以益气。

＊　心气虚　＊

【概念】心气虚证心气不足，功能衰

减，血行不畅，鼓动无力所产生的证候，称为心气虚证。

【临床表现】面色淡白，心悸或怔忡，胸闷气短，活动后病情加重，伴见精神疲惫，倦怠乏力，气短，身倦乏力，自汗，面色淡白，舌淡嫩白，苔白，脉弱或促结代等。

【证候分析】本证多因先天禀赋不足、外邪暴伤正气、素体虚弱，或久病失养，或年高脏气衰弱等原因所致。

心气不足，无力运血上荣于面，所以证见面色淡白；心气亏虚，功能衰减，神失温养，所以证见倦怠乏力，精神疲惫；心气不足，鼓动乏力，宗气亏虚，胸阳斡旋无力，可导致胸闷气短，心悸脉弱；动则耗气，活动后心气愈虚，所以活动后病情加重；气虚，肌表失于固密，所以证见自汗出；心气虚，无力行血，形体失养，机体就通过自身的调节作用，使气血运行加快，所以证见脉数无力；脉气时有不续则脉促、结或代。

【辨证要点】

①此证以心气亏虚，鼓动无力为主要病机。

②以心悸和气虚症状并见为辨证依据。

③有倦怠乏力、胸闷气短、自汗出、面色淡白等气虚的一般症状。

④有心悸或怔忡、活动后病情加重、脉虚弱或结代等心病的定位症状。

【治疗原则】补益心气。

心阴虚

【概念】心阴虚证是指心阴亏虚，虚热内扰所表现的证候。常由思虑劳神过度，暗耗心阴等导致。

【临床表现】心悸，心烦，失眠、多梦，五心烦热，盗汗，形体消瘦，手足心热，口燥咽干，午后潮热，颧红，舌红少

津，尿赤便秘，脉细而数。

【证候分析】因思虑劳神过度，暗耗心阴；或热病伤阴，耗伤心阴；或五志化火伤阴，耗伤心阴；或因劳神太过而暗耗营阴等，使心阴不足，虚热内扰，失于濡养，形成心阴虚证。

心阴虚的证候，一方面心神不宁的症状比较突出，另一方面全身也有阴虚阳亢的表现。心阴不足，心失所养，所以证见心悸；阴虚火旺，虚火扰神，心神不安，所以证见失眠多梦，心烦；阴液不足，虚火内扰，则可有五心烦热、盗汗、舌红、脉细数等症状；阴虚津亏，失于濡润，所以证见口干咽燥，大便干结；小便化源不足，所以小便短赤；阴虚火旺，虚热内扰，所以出现盗汗、手足心热或午后潮热的症状；虚火上炎，可导致颧赤；舌红少津，脉细数是阴虚火旺的征象。

【辨证要点】

①以心阴亏虚，虚热内扰心神为主要病机。

②以心烦、心悸、失眠、多梦和虚热症状并见为辨证依据。

③以形体消瘦、五心烦热、颧红盗汗、口咽干燥、舌红少津、脉细数等虚热证来定性症状。

【治疗原则】滋阴安神。

心阳虚

【概念】心阳虚证指心阳亏虚，失其温养，虚寒内生，功能衰减所产生的证候。此证常是心气虚的进一步发展。

【临床表现】心悸或怔忡，心胸憋闷，气短，疼痛，甚则气喘，动则尤甚，精神疲惫，倦怠乏力，两颧紫红，口唇发绀，自汗出，畏寒肢冷，舌淡胖滞黯或有瘀斑，或见肢体浮肿，苔白滑，脉数疾无力或促、结、

代。病情严重的可见大汗淋漓，四肢厥冷，口唇青紫，面色苍白，神志恍惚乃至昏迷，脉微欲绝等症状。

【证候分析】本证多由心气虚证发展而来。心气虚证的致病原因有先天禀赋不足，外邪暴伤心气心阳、年老脏气虚弱等因素。

心阳虚多由心气虚发展而来，因此，此证常有心气虚的临床表现。"阳虚则寒"，所以畏冷肢凉明显者，病情已属阳虚。心阳不振，胸中阳气阻痹，鼓动乏力，所以证见心悸怔忡而喘；心阳虚，无力行血，血瘀滞于心及血脉，因肺朝百脉，所以首先瘀滞于肺，致使肺气壅滞，胸闷气短；肺气上逆，证见气喘；动则耗气，所以活动后，气喘、心悸、怔忡等症状加重；阳气虚，神失温养，所以证见精神疲惫；功能衰减，所以证见倦怠乏力；心阳虚，无力运血上荣于面，所以证见面色㿠白滞黯；无力行血，血运迟滞，瘀滞于面部血络，所以证见两颊紫红，口唇发绀；阳气虚，形体失于温煦，所以证见畏寒肢冷；肌表失于固密，玄府不能密闭，所以证见自汗出；心阳虚，无力行血，血滞于舌，所以证见舌淡胖滞黯或有瘀斑；阳虚寒湿内盛，所以证见苔白滑；心阳虚，无力行血，形体失养，机体通过自身的调节，迫使心阳鼓动血行，因而脉数疾无力；脉气时有不续，所以证见脉促或代。阳气虚弱，不能推行血液，导致血行不畅，所以证见唇舌青紫，"血不利则为水"（《金匮要略》），所以可见身肿而喘不得卧。

如果心阳虚进一步发展，或因寒邪暴伤阳气，或因瘀痰阻塞心窍，均可引发心阳虚脱，临床表现为大汗淋漓、面色苍白、四肢厥冷、脉微欲绝等一系列心阳垂微、宗气大泄的证候。

【辨证要点】

①以心阳亏虚和虚寒内生为主要病机。

②以心阳亏虚和寒象症状并见为辨证依据。

③心阳虚多由心气虚发展而来，所以证见心悸或怔忡，胸闷气短，自汗，脉弱等心气虚定位症状。

④有面色㿠白、畏寒肢冷、舌淡胖、苔白滑等虚寒的定性症状。

【治疗原则】温补心阳。

心气阴两虚

【概念】心气亏虚，功能衰减，心阴不足，虚热内扰所出现的证候，称为心气阴两虚证。

【临床表现】胸闷气短，心悸，动则尤甚；心前区疼痛，倦怠乏力，少气懒言，神疲，自汗，失眠多梦，心烦，手足心热，盗汗，午后潮热，颧赤，口干咽燥，大便干结，小便短赤，舌红少苔或舌淡而苔花剥，脉细数或促。

【证候分析】本证多由先天禀赋不足，或久病虚损，或外邪内侵，耗气伤阴，致使心气阴双虚，从而形成本证候。

心之气阴两虚，鼓动乏力，所以证见心悸，胸闷气短；动则耗气，因而活动后，心悸胸闷等病情加重；心气亏虚，无力行血，血滞心脉，"不通则痛"，所以证见心前区痛；心气亏虚，功能衰减，神失所养，所以证见少气懒言，倦怠乏力而神疲；肌表失于固密，所以证见自汗出；心阴亏虚，阴虚火旺，虚热内扰，导致心悸，心烦，失眠，盗汗，或证见手足心热、午后潮热；虚火上炎，证见颧赤；阴虚津亏，失于濡润，所以证见口干咽燥，大便干结；小便化源不足，所以小便短赤；舌红少苔或舌淡红而苔花剥，脉细数或促是心气阴两虚的征象。

【辨证要点】胸闷气短，心悸，心烦失眠，倦怠神疲，手足心热，舌红少苔或苔剥。

中医
自学百日通

上篇·中医理论与诊断

156

【治疗原则】补益心气。

心火亢盛

【概念】心火亢盛证指心火内炽所产生的证候。此证多由外感火热之邪，或情志抑郁，气郁化火所引起。

【临床表现】心烦，失眠，身热，口渴喜冷，尿少色黄或灼痛，大便秘结，面色红赤，口舌红赤、生疮，舌尖红赤、苔黄，咽燥头痛，脉数有力。或兼见小便赤、涩、灼、痛，或见吐血、衄血、尿血，甚或狂躁谵语，神志不清等。

【证候分析】心火亢盛证多由火热之邪内侵，或情志之火内发，或过食辛热，温补之品，均可形成。《济生方》中对心火亢盛的证候做了比较全面的归纳，指出"心气者……热则心烦神乱，面赤身热，口舌生疮，咽燥头痛，喜笑恐惊，手心烦热，汗出衄血，其脉洪实者，是实热之候。"

心火内炽，扰乱心神，所以证见心烦、失眠、舌尖红、脉数等证候；舌为心之苗，心之华在面，心火上炎，所以证见口舌生疮而面赤；心火炽盛，扰乱心神，轻者表现为烦躁、失眠，重者则证见神昏，谵语；心火迫血妄行，除证见面赤、舌红、脉数等症状外，严重者还会出现吐血、衄血、尿血等经络受损而动血的证候；有心火的一般证候，而兼见小便赤、涩、灼、痛等症状的，古人称之为"心移热于小肠"，这是由于火热之邪伤津灼液，致使尿液量少质浓而灼热，刺激尿道所导致，或者本来就有膀胱湿热的缘故。

【辨证要点】
①以心火内炽为主要病机。
②以心烦、失眠，严重者狂躁谵语、出血等常见症状与实热证候共见为辨证依据。
③以发热，口渴喜冷，大便秘结，小便短赤或灼痛，舌尖红赤，苔黄，脉数有力等热证为定性症状，以及吐血、衄血等出血症状。

【治疗原则】清心泻火。

第二节 辨肺病证候

肺的病变主要反映在主气司呼吸功能失常、水液代谢及卫外功能失常等方面。其发病多由外感六淫等邪，痰饮停肺引起；或者是由久病咳喘、痨虫、热病耗气伤阴，耗伤肺气肺阴，脾虚，气之化生不足等原因导致。主要症状有胸闷，胸痛，咳嗽，喘哮，吐痰，咯血，气短，喉痛，声嘶或失音，鼻衄，鼻塞流涕等，其中最常见的是咳嗽和气喘，因而《素问·藏气法时论》中说："肺病者，喘咳逆气"，《中藏经》中也指出"肺者……虚实寒热皆令喘嗽"。另外，咯血、胸闷、胸痛等也是其常见症状。

肺气虚

【概念】肺气虚证是指因肺气不足导致功能活动减弱所表现的证候。此症常由久咳久喘损耗肺气，或者由脾肾亏虚影响及肺所引起。

【临床表现】咳喘无力，气短，动则益甚，咳痰清稀，语声低微，神疲乏力，懒言，自汗，易感冒，面色淡白，舌淡苔白，脉弱或浮而无力。

【证候分析】此证多因久咳久喘耗伤肺气，或是脾虚生化之源不足，或是肾虚失其摄纳之权，导致肺主气的功能减退引起。《灵枢·本神》中说："肺气虚则鼻塞不利，少气"。

由于肺主气而司呼吸，肺气亏虚，所以证见呼吸气短，咳嗽无力，声音低微；肺主皮毛，肺气不能宣发卫气于肤表，腠理不

密，卫表不固，所以证见自汗，畏风，容易感冒而鼻塞不利等。气虚而气血不荣，所以证见面白舌淡而脉弱。

【辨证要点】

①以肺气不足和宣降无力为主要病机。

②以吐痰清稀，咳喘无力和气虚症状并见为辨证依据。

③有神疲乏力，懒言自汗，易感冒，面色淡白，舌淡苔白，脉弱等气虚证的一般症状。

④有咳喘无力，气短，动则益甚，咳痰清稀，语声低微等呼吸功能减弱等肺病的定位症状。

【治疗原则】补益肺气。

肺阴虚

【概念】肺阴虚证是指肺阴亏耗，虚热内扰，肺失清肃所产生的证候。此证常由久咳伤阴，痨虫袭肺等所引起。

【临床表现】干咳无痰，或痰少而黏，不易咯出，甚或痰中带血，胸痛，声音嘶哑，口干咽燥，形体消瘦，甚则午后潮热，五心烦热，颧红，盗汗，舌红少津，少苔或无苔，脉细数。

【病候分析】本证多由久咳久咯，耗伤肺之气阴，或因痨虫袭肺，燥热之邪犯肺，灼伤阴液，或是汗多不固，阴津耗泄等，致使肺之阴液亏虚。肺为娇脏，性喜清肃柔润，阴津不足，于是肺失清润之性；阴虚则火旺，虚火灼肺，致使肺热叶焦，肺失肃降，所以证见干咳而痰少，口燥咽干，病情严重者声音嘶哑；如果肺络受损，就可能出见咳痰带血或咯血。五心烦热，颧红，潮热，盗汗，咏数，舌红等，均为阴虚失养，虚热内蒸的征象。

【辨证要点】

①以肺阴亏虚，虚热内扰为主要病机。

②以干咳无痰，或痰少而黏与虚热症状并见为辨证依据。

③有形体消瘦，五心烦热，口干咽燥，颧红，盗汗，舌红少苔或无苔，脉细而数等阴虚内热的定性症状。

④有胸痛，干咳，咯血，音哑等肺病的定位症状。

【治疗原则】滋阴润肺，或滋阴降火。

风寒束肺

【概念】风寒束肺证是指风寒之邪，侵袭肺表，肺卫失宣所表现的证候。此证常由外感风寒病邪所引起。

【临床表现】咳嗽，痰清稀色白，甚或胸闷气喘，喉痒或疼，恶寒，微有发热，头身痛楚，鼻塞流清涕，或身痛无汗，或为哮喘，或见浮肿少尿，舌苔薄白，脉浮紧或玄紧。

【证候分析】肺司呼吸，又主皮毛，风寒病邪侵犯皮毛，或内舍于肺，使肺卫失宣，从而形成本证。风寒外袭，一般均有表证，由于肺可主表，所以可称之为风寒束肺；如果表证比肺证突出，应称之为风寒束表；如果表证已不明显，可称之为寒邪犯肺；如果肺本来就有饮邪内停，却被外感风寒所引动，就称之为外寒内饮，或者称之为表寒肺饮。

风寒束表，卫阳被遏，所以证见头身疼痛，恶寒发热，鼻塞流清涕；肺为娇脏，不耐寒温，一物不容，毫毛必咳，风寒束于肺，使肺失宣降，所以证见咳嗽气喘；肺津不能布达，则可凝聚而成痰饮；或本来就有寒饮停肺，却被外感之邪所引动，所以证见吐痰清稀色白，如果痰饮与气相搏，气道不利，就发展成为哮喘。《素问·水热穴论》认为水肿的形成，"其本在肾，其末在肺"，外邪束肺，使肺气宣降失司，上窍不通，水道不利，所以证见尿少而浮肿。

【辨证要点】

①以风寒外袭和肺卫失宣为主要病机。

②以痰液清稀、咳嗽和风寒在表的征象并见为辨证依据。

③有鼻塞流清涕，恶寒，微有发热，或身痛无汗，舌苔薄白，脉浮紧等表寒证的一般症状。

④有痰清稀色白，咳嗽，甚或胸闷气喘，喉痒等肺病的定位症状。

【治疗原则】宣肺散寒解表。

风热犯肺

【概念】风热犯肺证指风热侵犯肺卫，肺卫失宣所产生的证候。本证常由外感风热邪气，或外感风寒化热所引起。

【临床表现】发热微恶风寒，胸闷气喘，咳嗽，咯痰黄稠，咽干口渴，咽痒干咳，咽喉肿痛，鼻塞流黄浊涕，或咽痒而干，或汗出，舌边尖红苔薄黄，脉浮数。

【证候分析】本证多由风热之邪侵袭肌表犯肺，正邪相交争斗，肺卫宣发失常，肺气上逆所引起。

风热侵犯肌表，卫气宣发失常，正邪交争，所以证见发热微恶寒；风热犯肺，肺气壅滞，导致胸闷；肺气上逆，所以证见咳嗽、气喘；邪热炼液成痰，所以咯痰黄稠；热邪伤津，所以证见咽干口渴；风热刺激咽喉，所以证见咽痒干咳；肺窍为之不利，所以鼻塞；风热蕴结咽喉，局部气血瘀滞，所以证见咽喉肿痛；风性开泄，热性升散，风热犯表，玄府不能密闭，所以汗出；舌边尖红，苔薄黄，脉浮数是风热侵犯肺卫的征象。

【辨证要点】

①以风热外袭和肺卫失常为主要病机。

②以咳嗽、痰黄稠和风热在表之象并见为辨证依据。

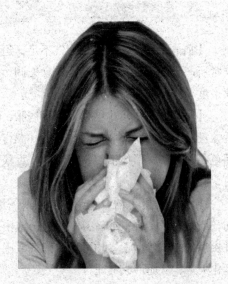

流清涕

③有发热，微恶风寒，口微渴，鼻塞流黄涕，舌边尖红，苔薄黄，脉浮数等表热证的一般症状。

④有咳嗽、咯痰黄稠，或者咽喉肿痛等肺病的定位症状。

【治疗原则】疏风清热，肃肺化痰。

第三节　脾病辨证

脾病多由饮食所伤、吐泻攻伐太过及劳倦或思虑过度等原因损伤脾阴、脾阳、脾气所引起；或者由湿邪内侵，困遏脾阳引起。脾病以脾失健运，水湿停滞，水谷不化和统血失司，清阳不升为其主要病理改变。其病变主要表现为饮食运化功能迟钝，营气亏虚、水湿潴留等导致的种种病理改变。临床上脾病的基本证候有：腹胀腹痛，食少无味，大便溏泄，出血，水肿，脏器下垂，神疲嗜睡，体倦乏力，脉缓弱等。另外，身体困重肥胖、肢体痿软，气短下坠，口腻，口甜，带下量多等病症，也常是脾病的特殊症状。

脾气虚

【概念】脾气虚证是指脾气不足，运化失常所产生的证候。此证常由饮食失调，劳累过度等伤脾耗气引起。

【临床表现】食少纳呆，脘腹痞胀，饭后尤甚，大便溏薄，肢体倦怠，少气懒言，面色萎黄无华，形体消瘦，或浮肿，舌淡苔白，脉缓或弱。

【病因病机】饮食失调，或是呕泻损伤，或因思虑劳神，或者劳倦耗损，或由他脏疾病的影响等因素，均可导致脾气亏虚，运化失常，从而形成本证。

脾主运化，脾气虚，则化食磨谷的功能减退，所以证见食少、腹胀、便溏；脾失健运，精微不能输运布达，营气亏虚，气血生化不足，四肢肌肉及全身均得不到营血的充养，所以证见形体消瘦，面色萎黄，神疲乏力，懒言气短，舌质浅淡，脉缓无力等一系列症状。

【辨证要点】

①以脾气不足和运化失常为主要病机。

②以脘腹痞胀，食少纳呆，便溏和气虚症状并见为辨证的依据。

③有面色萎黄无华，少气懒言，肢体倦怠，舌淡苔白，脉缓弱等气虚证的定性症状。

④有食少纳呆，脘腹痞胀，消瘦，便溏，浮肿等脾病的定位症状。

【治疗原则】益气健脾。

脾阳虚

【概念】脾阳虚证指脾阳虚衰，中焦阴寒内盛所产生的证候。此证常由脾气虚证发展而来，或者过食生冷，损伤脾阳所引发。

【临床表现】脘腹疼痛，喜温喜按，畏寒肢凉，纳少腹胀，大便稀溏，面白无华，或见肢体浮肿，小便不利，或见带量多而清稀，口淡不渴，舌质淡胖，舌苔白滑，脉沉迟无力。

【证候分析】本证多由脾胃气虚发展而来，也可因饮食失调，过食生冷，或用寒凉药物而损伤脾阳，也可因肾阳不振而引发。脾阳不振，气虚不运，寒从中生，从而形成脾虚寒证。

脾位于中焦，证属虚寒，所以证见脘腹疼痛，喜温喜按；阳虚无以温煦，所以畏寒，四肢不温；脾以阳气为用，脾虚气弱，则运化无权，所以证见纳少腹胀，大便溏泄稀薄；水湿泛溢于肌肤，所以肢体浮肿；水湿渗注于下，所以白带量多而清稀；脾虚不能运化水湿，所以小便不利；口淡不渴，舌淡胖，苔白滑，脉沉迟无力等，均为阳气亏虚，寒湿内停的征象。

【辨证要点】

①以脾阳虚衰和中焦阴寒内盛为主要病机。

②以脾气不足与虚寒性症状并见为辨证依据。

③有肢体困倦，腹胀纳少，大便稀溏，或周身浮肿，或白带量多清稀，小便不利等脾病的定位症状。

④有畏寒肢冷，喜温喜按，腹痛，舌淡胖，苔白滑，脉沉迟无力等虚寒的定性症状。

【治疗原则】温中健脾。

脾气下陷

【概念】脾气下陷证指脾气亏虚，升举无力而下陷所产生的证候。

【临床表现】脘腹坠胀，食后尤甚，或便意频数，肛门重坠，或久泻久痢不止，甚或脱肛、阴挺等脏器下垂，头晕目眩，神疲体倦，少气乏力，声低懒言，食少便溏，气短，动则气坠；面白，舌淡苔白，脉缓弱。

【证候分析】本证多由脾气亏虚，中气不足发展而形成，或为脾气虚证的特殊表现形式；也可因素体虚弱，过度劳倦，久泄久利等所导致。

脾气主升，能升发清阳，升举脏器。脾气虚弱，升举无力，内脏失于固脱，所以证见脘腹坠胀，便意频数，食后尤甚，或见脱肛，或阴挺等脏器下垂；脾气虚，运化无力，加之清阳不升而下陷，导致便意频数，或久泻久痢不止；清阳不升，脑窍失养，所以头晕目眩；脾虚不能化生水谷精微，形神失养，所以证见神疲，倦怠乏力，少气懒言，语声低弱，面色淡白等；劳则气耗，所以动则气短、气坠等症在活动之后更严重；食少便溏，舌淡苔白、脉弱是脾气亏虚的征象。

【辨证要点】脘腹坠胀，肛门重坠、便意频数，或脏器下垂，如阴挺、脱肛等，或泻痢不止，并伴有气虚见症。

【治疗原则】益气升提。

脾不统血

【概念】脾不统血证是指脾气不足，统血无权，血溢出脉外所产生的证候。此证常由久病或劳倦伤脾所引发。

【临床表现】皮下出血，或便血肌衄，尿血，或崩漏，月经量多；同时伴有神疲乏力，少气懒言，纳少，便溏，舌淡苔白，脉弱等症状。

【证候分析】本证多由病久脾气亏虚，或因劳倦伤脾等所引发。"气为血帅，血随气行"，脾是气血生化之源，脾气有统摄血液运行，使其不溢出于脉外的功能。中气虚弱，统摄无权，加之脾虚，使精微失运。脾虚则生化无源，导致血液生化上的形、质不全，而血液不能自固，从而导致血液不能循

经脉运行而溢出经脉。血溢肌肤，证见皮下出血；血溢于胃肠，证见便血；血渗于膀胱，形成尿血。气虚则冲任不固，渐成月经过多，或为崩漏等证。

【辨证要点】

①以脾气不足和统血无权为主要病机。

②以出血和脾气虚症状并见为辨证依据。

③有神疲乏力，少气懒言，纳少便溏，舌淡苔白，脉细弱等脾气虚的定位症状。

④出血为其主症，有血色淡，病势缓，病程长的特点。

【治疗原则】益气摄血。

寒湿困脾

【概念】寒湿困脾证是指寒湿内盛，困遏脾阳，脾运化功能障碍所表现的证候。

【临床表现】脘腹痞闷，腹痛便溏，泛恶欲吐，口淡不渴，口中黏腻，纳呆，头身困重，倦怠乏力，体胖或浮肿，小便短少，或面目晦黄如烟熏，或女子带下色白质稀量多，舌淡苔白腻，脉缓或沉细有力。

【证候分析】本证多由贪凉饮冷，使寒湿停滞于中焦；或涉水冒雨、久居湿地，使寒湿内侵；或素体湿盛，湿困中阳，致使脾运化功能障碍；或是过食肥甘，中阳被困，致使湿从内生等因素，形成寒湿困脾证。

脾喜燥而恶湿。寒湿内盛，脾阳被困，运化功能发生障碍，气滞中焦，所以可出现脘腹痞闷胀痛、纳呆便溏的症状；湿阻中焦，胃失和降，所以证见泛恶欲吐；湿为阴邪，不伤津液，湿邪内盛，所以口淡不渴；湿性黏腻，脾湿上泛，又可见口中黏腻；湿性重浊，湿阻气机，清阳不展，所以头身困重、倦怠乏力；寒湿困脾，脾不能运化水液，水液内停，泛溢肌肤，因而身体肥胖或

浮肿；小便化源不足，所以小便短少；湿阻中焦，湿壅木郁，肝胆失于疏泄，胆汁外溢，可导致身目发黄如烟熏；寒湿下注，所以带下色白质稀量多；舌淡苔白腻，脉缓或沉细有力，均为寒湿内盛的征象。

【辨证要点】脘腹痞闷，胀痛便溏，纳呆，身重倦怠，并伴有寒湿见症。

【治疗原则】化湿温中。

湿热蕴脾

【概念】湿热蕴脾证指湿热蕴结中焦，困遏脾阳，脾运化功能障碍所表现的证候。

【临床表现】脘腹痞闷胀满，泛恶欲吐，纳呆，口甜或口中黏腻，渴不多饮，便溏不爽，小便短黄，肢体困重，倦怠乏力；或身目发黄，色泽鲜明，皮肤发痒；或身热起伏，汗出热不解，舌红苔黄腻，脉滑数或迟而有力。

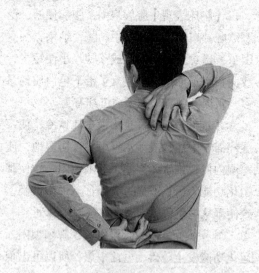

皮肤发痒

【证候分析】本证多由外感湿热之邪，或者饮食不节，过食肥甘酒酪，酿成湿热，蕴结于中焦，阻滞气机，脾运化功能障碍所引发。

湿热蕴结于中焦，气机阻滞，脾胃升降失常，所以证见脘腹痞闷胀满，纳呆，泛恶欲吐；甘入脾，湿热郁蒸脾土，甘味上泛于口，所以口甜或口中黏腻；热邪伤津，则口渴，体内有湿，所以不多饮；湿热交阻而下迫，则可导致便溏不爽，小便短黄；湿热困遏，清阳不展，所以肢体困重，倦怠乏力；湿热熏蒸肝胆，胆汁外溢，所以证见身目发黄，色泽鲜明，皮肤发痒；湿性黏腻，湿遏热伏，湿热郁蒸，所以证见身热起伏，汗出而热不解；舌红苔黄腻，脉滑数是湿热内盛的表现，因湿性黏腻，也可腻滞气机，从而导致脉迟有力。

【辨证要点】脘腹痞闷胀满，纳呆，呕恶，身热起伏，身重，便溏不爽或阳黄，并伴有湿热见症。

第四节　胃肠病辨证

胃主受纳饮食，腐熟水谷，被称为"水谷之海"。胃和脾互为表里，胃气宜降，喜润恶燥。胃气对于人体生理具有重要的意义，因而有"人以胃气为本""脾胃为后天之本"等说法。

胃病常见的病因有外邪犯胃，饥饱失常，饮食不节及其他脏腑病变因素等。其主要病机是胃失和降，受纳腐熟水谷的功能失常。常见的症状有食少，胃脘胀痛，脘痞，恶心，呕吐，嗳气，呃逆等。

胃气虚

【概念】胃气虚证胃气虚，受纳腐熟无力，胃失和降所表现的证候。

【临床表现】胃脘时痛，食欲不振，食后胀甚，或脘痞不适，按之则舒，喜暖喜按，或进食痛减，嗳气，口淡不渴，神疲，面色萎黄，形体消瘦，倦怠乏力、少气或短气，畏冷肢凉，舌淡苔薄白，脉弱或缓而无力。

【证候分析】本证多因饮食不节，饥饱失常，久病劳倦，外邪内侵等，损伤胃气，导致胃气亏虚，受纳腐熟无力，胃失和降所引起。

胃气亏虚，和降无力，气滞胃脘，所以胃脘痛或胃脘痞满不适；胃气亏虚，受纳腐熟无力，所以食欲不振；胃气虚，无力腐熟水谷，所以食后胀甚；揉按之则气机稍畅，所以按之则舒；此症属虚，所以喜暖喜按；进食则以食助实，所以进食痛减；胃虚食滞，气机不畅，胃失和降而上逆，则嗳气；胃气虚，津液未伤，口淡不渴；胃虚不能充分腐熟水谷，化生气血，气血不足，神失所养则神疲，面失所养，则面色萎黄；形体失养，故形体消瘦；气虚，功能衰减，因而倦怠乏力，少气或短气；畏冷肢凉，舌淡苔白，脉弱或缓而无力均是胃气虚弱的表现

【辨证要点】胃痛，进食痛减，或脘痞，进食尤甚，纳呆伴有气虚见症。

【治疗原则】益气温胃。

胃阴虚

【概念】胃阴虚证指胃阴不足，胃失濡润，虚热内扰所表现的证候。

【临床表现】脘痞不畅或胃脘隐痛、灼痛、胀痛，口干咽燥，饥不欲食，胃脘嘈杂，痞胀不舒，干呕呃逆，或吞咽有哽塞感，大便干结，舌红绛乏津，无苔或少苔，脉细而数。

【证候分析】本证多由热邪伤耗胃阴，或过服温燥之品、利尿之剂，损伤阴液，或吐泻太过，伤津耗液，导致胃阴亏虚，胃失濡润，虚热内扰，胃失和降引起。

胃之受纳，消化食物，依赖胃气与胃之津液的共同作用，来消磨腐熟。胃之津液不足，胃失濡润，虚热内扰，胃失和降，胃

气壅滞，食不得化，所以证见脘痞不畅或胀痛、嘈杂；虚火灼胃，所以胃脘隐痛、灼痛；胃气上逆，胃失和降，所以干呕呃逆，或吞咽有哽塞感；胃气未伤，所以知道饥饿，虚火扰胃，胃失濡润，所以食欲不振，出现饥不欲食的症状；胃之津液亏虚，不能上润咽喉，下濡肠道，所以证见口干咽燥、大便干结。舌红绛无苔或少苔乏津，脉细数是阴虚内热的一般表现。

【辨证要点】脘痞不畅，胃脘隐痛、灼痛、胀痛，并伴有饥不欲食、嘈杂，舌红绛，少苔乏津，脉细数。

【治疗原则】滋养胃阴。

胃阳虚

【概念】胃阳虚证指胃阳亏虚，功能衰减，胃失和降所表现的证候，又名胃虚寒证。

【临床表现】胃脘冷痛或隐痛，时作时止，喜暖喜按，或得食痛减，食少脘痞，泛吐酸水或夹有未消化的食物，口淡不渴，气短倦怠，畏寒肢冷，倦怠乏力，神疲，面色㿠白或萎黄，舌淡胖嫩，苔白滑或白腻，脉沉迟无力或缓而无力。

【证候分析】本证多由胃气虚证发展而来。也可因过服寒凉药物，或嗜食生冷，损伤胃阳，或久病损伤胃阳等原因，导致胃阳亏虚，功能衰减引起。

胃阳虚，阳虚则寒盛，胃脘失去温养，所以证见胃脘冷痛，或隐隐作痛，时作时止；暖能助阳，按能助实，本证属虚寒，所以喜暖喜按；进食则以食助实，所以进食后，疼痛也可得到缓解；胃阳虚，受纳腐熟的功能衰减，胃失和降，水谷不化，胃气上逆，所以证见纳呆，呕吐清水，或夹有未消化的食物；阳气亏虚，神失温养，所以神情疲疲；形体失于温煦，所以畏寒肢冷；胃功

能衰减，无力腐熟水谷，营养不能布达，所以倦怠乏力；阳虚寒盛，津液未伤，所以口淡不渴；阳虚无力行血上荣于面，所以面发白，面部水液不化，所以虚浮，从而致使面色㿠白；胃阳虚，气血生化不足，也可导致面色萎黄；畏冷肢凉，舌淡胖嫩，苔白滑，脉沉迟无力或缓而无力，是阳虚寒湿内盛的表现。

【辨证要点】胃脘痛，进食痛减，喜暖喜按，畏寒肢冷。

【治疗原则】益气温胃。

胃寒

【概念】胃寒证指寒邪犯胃，困遏胃阳，凝滞气机所产生的证候，又名胃实寒证。

【临床表现】胃脘拘急冷痛，痛势剧烈，喜暖拒按，遇寒加重，得暖痛缓，脘痞作胀，恶心呕吐，吐后痛减，口淡不渴，甚或脘腹部有水声漉漉，或口泛清水，畏寒肢冷，舌淡苔白滑，脉弦或紧。

【证候分析】本证多由贪凉饮冷，或脘腹受凉等原因导致寒邪犯胃，困遏胃阳，凝滞气机引发；或者脾胃阳气素亏，又新感寒邪等所引发。《素问·举痛论》中说："寒气客于肠胃，厥逆上出，故痛而呕也。"

寒邪在胃，胃阳被困，寒性收引，寒凝胃脘，胃络挛急，所以证见胃脘拘急冷痛，痛势剧烈；遇寒则寒凝加重，所以疼痛加重；得暖则寒凝稍解，气机稍畅，所以得温痛缓；寒凝于胃，胃失和降，胃气上逆，所以证见恶心呕吐；呕吐时，寒邪随呕吐物而出，所以吐后痛减；寒不伤津，阴寒内盛，津液未伤，所以口淡不渴；寒邪内困，阳气不能布达于外，形体失于温煦，所以畏寒肢冷；舌淡苔白滑，脉弦紧是寒盛痛剧的表现。

【辨证要点】有受寒史，胃脘冷痛，畏寒肢冷，喜暖拒按。

【治疗原则】温胃散寒。

胃热

【概念】胃热（火）证是指胃中火热炽盛，灼胃伤津，胃的功能失常所表现的证候。此证常因过食辛辣温燥之品，或者气郁化火犯胃所引发。

【临床表现】胃脘灼痛，拒按，或消谷善饥，渴喜冷饮，或见口臭，或牙龈肿痛溃烂，齿衄，大便秘结，尿少色黄，舌红苔黄，脉滑数。

【证候分析】本证多由邪热犯胃，或过食辛辣温热之品，或情志郁火犯胃，致使胃热火旺，阳气亢盛。《灵枢·师传》中说"胃中热则消谷，令人悬心善饥，脐以上皮热。"

热郁火扰，使胃失和降，所以证见胃脘灼痛而拒按；实火内灼，耗液消谷，所以渴欲饮冷，或消谷善饥；火热之邪循经上炎，证见口臭、牙龈肿痛；如果灼伤血络，迫血妄行，可见齿衄。舌红苔黄，便秘尿黄，脉滑数等，是火热之邪耗伤津液，迫血妄行的表现。

【辨证要点】胃脘灼痛，或牙龈肿痛溃烂、齿衄，或消谷善饥、口臭等为辨证依据。

【治疗原则】清胃泻火。

食积胃肠

【概念】食滞胃肠证是指饮食停滞于胃肠所产生的食积证候，此证常由饮食过量，或暴饮暴食伤及胃肠所引起。

【临床表现】脘腹胀闷，疼痛拒按，或肠鸣矢气，厌食，嗳气酸馊，呕物酸腐；或呕吐酸腐食臭，吐后胀痛减轻；大便溏泄不爽，或泻下物酸腐臭秽，舌苔厚腻，脉滑或沉实。

【病证分析】本证多由于饮食不节，暴饮暴食，致使食积不化，或因脾胃功能本来就弱，再加上饮食不慎而导致。

食物停积于胃肠，滞塞胃肠气机，所以脘腹痞胀，疼痛拒按，肠鸣矢气；食积于胃肠之内，拒于受纳，所以厌食；食积化腐，胃气上逆，所以嗳气酸馊，呕物酸腐；食浊下趋，所以矢气臭如败卵，大便不爽，或泻下之物酸腐臭秽。舌苔厚腻，脉滑或沉实，是实邪内积的表现。

【辨证要点】饮食停滞于胃肠，脘腹胀满，疼痛拒按，呕吐酸腐食臭为辨证依据。

【治疗原则】消食导积。

胃肠气滞

【概念】胃肠气滞证是指胃肠气机壅滞所表现的证候。常由情志抑郁，气机失调，或饮食停滞，阻塞胃肠引起。

【临床表现】脘腹胀满，疼痛拒按，痛而欲呕或欲泻，泻而不爽，或腹胀痛剧，游走不定，嗳气呃逆，肠鸣矢气，得之觉舒，恶心呕吐，不思饮食，大便秘结，亦或胀痛而无肠鸣矢气，舌苔白，脉弦。

【病因病机】感受寒邪，虫扰邪积，饮食不慎，情志失调，其他脏腑病变的影响等，均可引起胃肠气机紊乱，从而形成本证。

胃肠气机阻塞不舒，所以证见腹部痞胀疼痛；气机不通而上逆，所以嗳气欲呕；气机下迫，所以欲泻而不爽；嗳气、肠鸣、矢气等，是滞塞之气机暂时通畅的表现，所以得之觉舒。如果胀痛剧烈，而无肠鸣矢气，并有便秘等症的，是肠道气机闭塞的重症。

【辨证要点】脘腹胀满，疼痛拒按，嗳气肠鸣，脉弦为辨证依据。

【治疗原则】理气行滞。

肠道湿热

【概念】肠道湿热证是指湿热邪气阻滞肠道，致使肠道传导失司所表现的证候。此症常由饮食不节或不洁所引起。

【临床表现】腹痛胀坠、暴注下泄，粪如蛋汤，或腹泻不爽，粪质腥臭，黏稠如黄糜，肛门灼热，或腹痛坠胀，下痢脓血，身热口渴，或渴不欲饮，小便短黄，舌红，苔黄腻，脉滑数。

【病因病机】此证多见于夏秋之季，暑湿热邪侵犯肠胃，或者因饮食不洁或不节，致使湿热之邪内结于肠道。

湿热之邪内侵肠道，小肠气机紊乱，泌别功能失常，清浊相干，湿热下迫，证见腹痛暴泄，粪如蛋汤；湿热蕴结不解，气机传导不畅，食浊与湿热结聚腐败，所以证见腹痛作泻而不爽，粪质腥臭，黏稠如黄糜；湿热疫毒阻滞大肠，大肠传导失职，湿热伤及气血，气机滞塞，证见腹痛坠胀；肠伤血腐，所以下赤白脓血；热邪内积，泻泄伤津，所以身热口渴，小便短黄；苔黄腻，脉滑数等，表明内有湿热之邪。

【治疗原则】清化肠道湿热。

虫积肠道

【概念】肠蛔虫证是指蛔虫寄生于肠道，吸吮水谷精微，阻滞气机所产生的证候。

【临床表现】胃脘嘈杂，贪食，恶心呕吐，上腹或脐周痛，时作时止，反复发作，甚而痛势剧烈，腹痛发作时，可有包块，推按之有条索感，揉之可移，腹泻，胃脘不适，食欲不振，恶心呕吐，面黄肌瘦，或面部有白色虫斑；烦躁失眠、睡梦易惊，睡眠龂齿，或鼻孔作痒，唇内有小白点如粟粒状，面生白斑，或抽搐，白睛出现蓝斑，亦

或突发腹痛，脘腹剧痛，甚而呕吐蛔虫，汗出肢厥，呕吐蛔虫，大便排虫。

【证候分析】本证多因蛔虫寄生于肠道，吸吮水谷精微，扰乱气机所引起。

虫居肠道，争食水谷，吮吸精微，所以感觉嗜杂而贪食；又因蛔虫性喜团聚，又喜钻窜，聚而成团，在肠中搏斗，阻塞不通，所以腹痛时作，严重者痛势剧烈，或有蛔虫团结成的包块，按之有条索感；蛔虫居于肠中，扰乱气机，肠道气机紊乱，可导致腹泻；胃失和降，所以胃脘不适，食欲不振，恶心呕吐；蛔虫吸吮水谷精微，形体失养，所以嗜食异物，面黄无泽，面部起白色癣斑；蛔虫内扰，心神不安，所以证见烦躁失眠，睡梦易惊；手阳明大肠经入下齿，环唇口，行面颊，足阳明胃经起于鼻，入上齿，布面颊，虫居肠道，湿热内蕴，循胃肠经上熏，所以证见龋齿，鼻痒，唇生小点，面生白斑；如果蛔虫吸吮大量水谷精微，致使气血生化不足，可引起血虚动风而出现抽搐；肺合大肠，白睛属肺，蛔虫久居大肠，可导致白睛出现蓝斑；虫体上窜，侵入胃膈、胆道，所以证见脘腹剧痛，严重者呕吐蛔虫，汗出肢厥。蛔虫随大便排出，所以大便中可见蛔虫。

【辨证要点】腹痛时作时止，反复发作，按之有条索感。

【治疗原则】驱蛔安中。

**　　肠燥阴亏　　**

【概念】肠燥阴亏证指大肠津液亏虚，失于濡润，传导不利所产生的证候，又称之为大肠液亏证。

【临床表现】大便燥硬难排，数日大便一次，口干咽燥，左少腹扪之结块累累，腹胀满，或口臭，或头晕，舌质少津，舌苔黄燥，脉细涩。

【证候分析】本证多因过服利尿、发汗之剂，耗伤津液，或素体阴亏、久病或热病伤阴，以及妇女产后失血等原因，导致阴血津液亏虚，使肠道失于濡润，传导不利引起。

阴津亏虚，肠道失于濡润，所以大便燥硬，排出困难，数日大便一次；阴津不足，不能上承于口，所以口干咽燥；燥粪结滞左侧大肠，所以扪之结块累累；燥粪阻滞气机，肠道气滞，致使腹胀满；屎浊之气上泛，导致口臭、头晕；舌质少津，舌苔黄燥，脉细涩是阴津亏虚的征象。

【辨证要点】大便燥硬难排，口干咽燥，脉细。

【治疗原则】润肠通便。

第五节　肝胆病辨证

肝位于人体的右胁，其生理功能主要是为疏通全身气机和藏血，因此，肝的病变范围涉及比较广泛，主要概括肝脏本身、内脏气机、藏血、筋脉、目、情志活动等方面功能活动的失常，以及肝经所过部位的病变等。胆的病变一般仅表现于胆的局部证候、胆经所过部位、胆汁排泄异常，以及部分情志方面的病变等。

临床上，胁胀，胁痛，胁间积聚，口苦、黄疸，情绪抑郁，胆怯易惊，或烦躁易怒、脉弦等，常是肝胆病变的共有表现。许多偏头痛或头顶痛，眼疾，阴部疾患，乳房疾患，部分月经病，眩晕，震颤、抽搐等"内风"证，多属肝的病变。

胆附于肝，是中精之府，其生理功能为储藏、排泄胆汁，来帮助消化。胆病常见的症状有黄疸、口苦、胆怯、惊悸等。

**　　肝阴虚　　**

【概念】肝阴虚证是指肝阴亏虚，虚热

内扰所表现的证候。此证常由久病伤阴，或肾阴不足，致使水不生木所引起。

【临床表现】头昏眼花，两目干涩，视物模糊，或成雀盲，耳鸣，失眠多梦易惊，或有肢体麻木、震颤、筋挛、瘛疭等症；胁肋灼痛，形体消瘦，手足蠕动，瘛疭，口咽干燥，大便干结，五心烦热，潮热，面部烘热，盗汗，妇女常见月经量少，或质稀色淡，甚或经闭，舌红少津，少苔或无苔，脉细弦数。

【证候分析】脾气亏虚，生血不足；阳亢日久，或温热病后，耗损阴液，使肾阴不足，水不涵木；或产后、崩漏等，失血过多，均可导致肝之阴血亏虚。

肝之阴血亏虚，不能上荣头目，所以证见两眼干涩，头晕眼花，视物模糊，或成雀盲；虚火上扰，或者血不养神，则神不安，魂不宁，证见多梦、易惊、失眠等；筋脉肌肤失却阴血的濡养滋润，可见肢体麻木、震颤、筋挛、瘛疭等症；虚热内蒸，证见五心烦热、潮热盗汗；阴虚津亏，失于濡润，所以口干咽燥、大便干结；肝阴虚，筋脉失养，虚风内动，可出现手足蠕动，瘛疭；妇女以血为本，月经由血所化，肝血不足，冲任亏虚，所以月经量少色淡，甚至经闭。颧红、面白、舌淡、脉细数者，主要是肝阴虚引起。

【辨证要点】头昏耳鸣、视物模糊、两目干涩、面部烘热，伴有阴虚火旺的见症。

【治疗原则】滋阴补血养肝。

肝血虚

【概念】肝血虚证是指肝血亏虚，所属组织器官失于营养所表现的证候。此证常由血的生成不足，或久病耗伤血液所引起。

【临床表现】头晕眼花，眼睛干涩，视物模糊，或成雀盲，失眠、多梦、易惊，或有肢体麻木、筋挛、震颤、瘛疭等症；妇女常见月经量少，或质稀色淡，甚或经闭，面色淡白或颧红，舌质浅淡或舌红少津，脉细弱或细数。

【证候分析】阳亢日久，或温热病后，耗损阴液，肾阴不足，水不涵木；脾气亏虚，生血不足；产后、崩漏等，失血过多，均可导致肝之阴血亏虚。

肝之阴血亏虚，不能上荣头目，所以证见头晕眼花，眼睛干涩，视物模糊，或成雀盲；虚火上扰，或血不养神，则神不安，魂不宁，证见见易惊、多梦、失眠等；筋脉肌肤失去阴血的濡养滋润，证见肢体麻木、筋挛、震颤、瘛疭等症；妇女以血为本，月经由血所化，肝血不足，冲任亏虚，所以月经量少色淡，甚至经闭。面色淡白、舌淡、脉细弱者，主要是因为肝血虚导致；颧红、舌赤、脉细数者，主要是因为肝阴虚导致。

【辨证要点】

①以肝血不足，肝失营养为主要病机。

②以头目、筋脉、爪甲失养和血虚症状并见为辨证依据。

③有面白无华或萎黄、舌淡、脉细等血虚的定性症状。

④有头晕目眩、视物模糊，或夜盲、爪甲不荣，或肢体麻木、手足震颤、关节拘急不利，或妇女月经量少、色淡、闭经等肝血不足，头目经脉等组织失养的肝病定位症状。

【治疗原则】滋阴、补血、养肝。

肝气郁结

【概念】肝气郁结证指肝气郁结，失于疏泄，气机阻滞所产生的证候。

【临床表现】情志抑郁，暴躁易怒，胸闷善太息，胸胁、乳房、少腹胀满、胀痛、窜痛，或倦怠乏力，气短；或失眠；乳房有

结块，乳房生核；不欲饮食，或咽部如物梗阻，吐之不出，吞之不下；或颈部瘿瘤；或胁下出现痞块，或月经不调，痛经，甚则闭经；舌质淡红滞黯苔薄白，脉弦有力。

【证候分析】本证多因情志不畅，郁怒伤肝，肝失疏泄，气机郁滞所引起。也可由其他病邪侵犯肝脏引起。

肝气郁结而失疏泄，所以情志抑郁；肝郁，气机不畅，所以胸闷善太息；肝失其条达之性则性情急躁易怒；肝经循少腹布胸胁、乳房，肝郁气滞，经脉不利，可致胸胁、乳房、少腹胀满、胀痛、窜痛；肝郁气滞，清阳不展，因而倦怠乏力、气短；肝失疏泄，气机郁滞，神机失常，所以可导致失眠；肝失疏泄，气机逆乱，冲任失调，致使月经不调、痛经或闭经；气滞血瘀，胁下可出现痞块；气郁生痰，痰气结聚于乳房，使乳房内出现结块；痰气搏结于咽喉，则咽部出现梅核气；痰气搏结于颈部，致使颈部出现瘿瘤；舌淡红滞黯，苔薄白是气滞血行不畅的表现；脉弦有力是肝气郁结的表现。

"百病生于气也。"肝气郁结证是许多病证的病理基础。肝气郁结，气滞血瘀可形成血瘀证；气郁生痰，痰气互结，阻闭心窍，可形成痰迷心窍证；气郁化火，可产生肝火上炎证、肝火犯肺证、心火亢盛证和胃火炽盛证；火邪伤阴，可产生肝肾阴虚证和肝阴虚证；气郁化火，灼液成痰，痰火内扰，可形成胆郁痰扰证、痰火扰心证；肝气郁结，失于疏泄，木不疏土，可导致肝胃不和证、肝脾不调证等。

【辨证要点】情志抑郁，胸闷，善太息，脉弦。

【治疗原则】疏肝解郁。

肝胆火盛

【概念】肝胆火盛证指由于情志不畅，肝郁化火，或外感火热之邪，致使肝胆气火上逆所产生的病候。

【临床表现】胁肋灼痛，或头痛眩晕，口苦，或呕吐苦水，或突然耳聋，耳鸣如潮，或目赤肿痛，急躁狂怒，不寐或噩梦纷纭，或吐血衄血，口干，便秘尿黄，面红舌红，苔黄，脉弦数。

【病因病机】由于情志不畅，肝郁化火，或外感火热之邪，致使肝胆气火上逆，引发此证。

火热之邪内侵肝胆，证见胁肋灼痛，火性上炎；火热循肝胆之经窜扰清窍，所以证见头痛眩晕、口苦、呕吐苦水、耳聋、耳鸣、目赤肿痛；火邪内扰，神魂不得安宁，所以证见急躁狂怒、噩梦不寐；火伤血络，迫血妄行，证见吐血、衄血；邪热内炽，津液被灼，导致口干、便秘、尿赤；面红舌红，苔黄，脉弦数是肝胆火盛的表现。

【治疗原则】清泻肝胆。

肝阳上亢

【概念】肝阳上亢证指肝肾阴亏，阴不制阳，肝阳亢逆，以头目胀痛、眩晕耳鸣、面红、腰膝酸软等"上实下虚"之象为主要表现的证候。

【临床表现】面红目赤，头目胀痛，眩晕耳鸣，急躁易怒，失眠多梦，腰膝酸软，头重脚轻，舌红少津，脉弦或弦细数。

【证候分析】本证多因肝肾阴虚，肝阳失潜，或恼怒焦虑，化火伤阴，阴不制阳，致使肝肾亏于下，肝阳亢逆于上所致，故为本虚标实、上实下虚之证。常因房劳、体劳、情志刺激、嗜酒等因素，使病情突然加重。

肝肾阴虚，肝阳上亢，气血上冲，证见头目胀痛、面红目赤、眩晕耳鸣；阴虚阳亢，肝失条达之性，所以急躁易怒；亢阳扰动神魂，神魂不安，所以失眠多梦；上盛下虚，所以头重脚轻、步履不稳；腰为肾府，膝为筋府，肝肾阴虚，腰膝失养，所以腰膝酸软；舌红少津、脉弦或弦细数，均是肝肾阴亏，肝阳上亢的表现。

【辨证要点】以面红目赤，眩晕耳鸣，头目胀痛，头重脚轻，步履不稳，腰膝酸软为辨证要点。

肝火上炎

【概念】肝火上炎证是指肝火炽盛，气火上逆所产生的证候。

【临床表现】面红目赤，眩晕，头胀痛，痛势剧烈，或耳鸣如潮，或暴聋，口苦咽干，急躁易怒，失眠或噩梦纷纭，胁肋灼痛，吐衄，尿赤便秘，舌红苔黄，脉弦数有力。

【证候分析】本证多由情志不遂，气郁化火，肝火炽盛，上扰脑窍所致。

肝火上炎，气血上涌，因而面红目赤；肝火内炽，上扰脑窍，导致眩晕，头胀痛，痛势剧烈，或耳鸣如潮，或暴聋；肝火内炽，肝失其条达之性，所以急躁易怒；火热伤津，所以口苦咽干，尿赤便秘；肝火扰心，神魂不安，可出现失眠，噩梦纷纭；火灼肝经，肝经绌急不利，可导致胁肋痛；火邪迫血妄行，所以出现吐血、衄血的症状；舌红苔黄，脉弦数有力是肝火炽盛的征象。

【辨证要点】头胀痛，眩晕，耳鸣如潮或暴聋，口苦咽干，胁肋灼痛，急躁易怒，并伴有实热症状。

肝胆湿热

【概念】肝胆湿热证是指湿热蕴结于肝胆，或肝经所产生的证候。此证常由感受湿热邪气，或过食肥甘，积湿生热，侵犯肝经所引起。

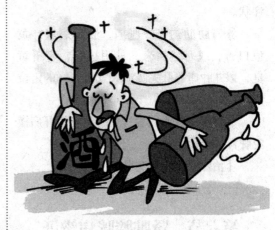

嗜酒

【临床表现】胁肋灼热胀痛，或胁下痞块，口苦，或身目发黄，黄色鲜明，腹胀，厌食，恶心呕吐，腹胀，大便不调，小便短黄；或寒热往来，或身热不扬；或阴部湿疹、灼热瘙痒，带下色黄味臭；或睾丸肿胀热痛。舌红苔黄腻，脉弦数或滑数。

【病症分析】本证由于湿热之邪内侵，或脾湿蕴而化热，或嗜酒肥甘，化生湿热，致使湿热蕴结，阻于肝胆所引发。

湿热内阻，肝胆疏泄失常，气机郁阻，血行不畅，所以证见胁肋胀痛，或有痞块；湿热熏蒸，胆气上溢，所以口苦；胆汁不循常道而外溢于肌肤，所以证见身目发黄；湿热郁阻，脾胃升降失司，运化失常，所以纳呆厌食，呕恶，腹胀，大便不调；肝经循绕阴器，如果湿热之邪循经下注，则可见阴部湿疹，或睾丸肿胀，或带下黄臭，而外阴灼热瘙痒。舌红苔黄腻，脉弦数或滑数是湿热内盛的表现。

【辨证要点】

①以湿热蕴结于肝胆，疏泄功能失常为主要病机。

②以胁肋胀痛，身目发黄，厌食腹胀，阴部瘙痒和湿热内蕴症状并见为辨证依据。

③有身热不扬，小便短黄，大便不调，舌红苔黄腻，脉弦数或滑数等湿热内盛定性症状。

④有胁肋灼痛、胀痛，胁下痞块，黄疸口苦，或寒热往来，外阴瘙痒，带下黄臭，睾丸肿痛等肝失疏泄，气机不畅的定位症状。

⑤可伴有腹胀厌食，恶心呕吐等肝病横犯脾胃的症状。

【治疗原则】清利肝胆湿热。

第六节　肾脏膀胱病辨证

肾位于腰部，膀胱位于小腹，与肾直接相通，肾与膀胱互为表里。肾藏精，为先天之本、水火之宅，主水，肾又主纳气，为气之根。膀胱主气化，司开阖，具有贮存及排泄尿液的功能。

肾的病变主要反映在人体生长发育，水液代谢失常，呼吸功能减退，生殖机能障碍，发、耳、二便和脑、髓、骨、女子胞等多方面的异常。临床上以耳鸣耳聋，齿摇发脱，腰膝酸软或疼痛，水肿，虚喘且呼多吸少，阳痿遗精，精少不育，经少或经闭不孕，二便异常等为常见症状。膀胱病变主要反映在排尿功能异常，临床上常见尿急，尿频，尿痛，尿闭，遗尿，小便失禁等症状。

肾病证候多属虚证，发病原因主要有先天禀赋不足，或房事不节，或幼年精气未充，或老年精气亏虚，或他脏病久累及肾等，致使肾的阴、阳、精、气亏损，导致肾阳虚，肾虚水泛；肾阴虚，肾精不足；肾气不固，肾不纳气等病证。膀胱病证有虚实之分，实证多因湿热蕴结于膀胱，膀胱气化不畅，导致膀胱湿热证；虚证多属于肾阳虚、肾气不固证。

【概念】肾阴虚证是指肾阴亏虚，失于濡润，虚热内生所表现的证候。此证常由房事不节，久病虚劳，或温热病后期，灼伤肾阴所引起。

【临床表现】眩晕耳鸣，腰膝酸软，健忘，发脱齿摇，形体消瘦，咽干舌燥、入夜为甚，五心烦热，骨蒸潮热，盗汗，颧红，失眠多梦，男子遗精，阳强易举，女子经少经闭，或见崩漏，尿少色黄，舌红少苔乏津，脉细数。

【病候分析】本证多因阳亢日久，虚劳久病，温热病后期，过服温燥之品等因素，致使肾阴亏虚；或因房事不节、情欲妄动，损耗肾阴所引起。肾阴为一身阴液的根本，有充养脑髓骨骼，滋润形体脏腑，抑制阳亢火动等功能。肾阴亏虚，形体脏腑失于滋养，精血髓汁等日益不足，肾阳无制，则亢而为害。

肾阴亏虚，脑髓空虚，骨骼失充，所以证见眩晕耳鸣，健忘，齿松发脱，腰膝酸痛；形体、口舌得不到阴液的滋养，导致咽干舌燥，形体消瘦；阴虚不能制阳，虚火内扰，所以证见五心烦热，或潮热，盗汗，颧红，严重者骨蒸发热；虚火扰神，所以失眠多梦；相火妄动，扰乱精室，所以常梦遗；阴液精血亏少，冲任失充，所以导致妇女经行量少，甚或经闭；虚火迫血妄行，也可导致崩漏。

【辨证要点】

①以肾阴亏虚和虚热内生为主要病机。

②以肾的常见症状和虚热之象并见为辨证依据。

③有形体消瘦，五心烦热，骨蒸潮热，颧红盗汗，尿少色黄，舌红少苔，脉细数等虚热的定性症状。

④有眩晕耳鸣，腰膝酸软，发脱齿摇，

健忘，男子遗精、早泄、阳强易举，女子经少、经闭，或见崩漏等肾虚的定位症状。

【治疗原则】滋补肾阴。

肾阳虚

【概念】肾阳虚证指肾阳亏虚，温煦失司，气化失权，导致腰膝酸冷，夜尿频多，性欲低下，或久泄不止，或浮肿及阳虚症状为主要表现的证候。如果肾阳亏虚，气不化水，水湿泛溢于肌肤，或凌心射肺，以水肿等为主症的，称为肾虚水泛证。

【临床表现】腰膝酸冷疼痛，畏寒肢冷，下肢尤甚，面色㿠白或黧黑，头目眩晕，精神萎靡，或性欲低下，男子阳痿精冷，女子宫寒不孕，或五更泄泻，久泄不止，完谷不化，或小便夜尿频多，频数清长，或癃闭，或尿少浮肿，腰以下肿甚，甚则腹部胀满，或见心悸气短，咳喘痰鸣，舌淡胖嫩，苔白润或滑，脉弱，两尺尤甚。

【证候分析】本证多因素体阳虚，或久病伤肾，或房劳过度，或年高肾亏，或其他脏腑病变累及于肾，致使命门火衰所引起。

肾阳是一身阳气的根本。肾阳虚衰，不能温煦腰府及骨骼，所以导致腰膝酸冷疼痛，畏寒肢冷，下肢尤甚；肾阳亏虚，温运失职，致使气血不能上荣于面，或上养清窍，所以证见面色㿠白、头目晕眩；肾阳虚惫，阴寒浊阴上泛，所以面色黧黑；肾阳亏虚，则机体失于激发、推动、振奋，所以证见精神萎靡；肾阳不足，命门火衰，性功能减退，导致性欲低下，男子阳痿精冷，女子宫寒不孕；肾阳不足，火不暖土，脾失健运，导致久泄不止，完谷不化，或者五更泄泻；阳虚气化失职，肾气不固，膀胱失司，所以小便频数清长、夜尿频多；如果阳虚火衰，气化无力，则导致尿少癃闭；水液失于阳气蒸化而停宇内，泛溢于肌肤，则出现浮

肿；水液不得肾阳蒸腾而下趋，所以腰以下水肿严重；水气犯脾，气机阻滞，所以腹部胀满，即"水反侮土"；阳虚水泛，抑遏心阳，所以心悸气短，是为"水气凌心"；水泛为痰，痰饮停于肺，所以咳嗽气喘、痰鸣，是为"寒水射肺"；舌淡胖嫩，苔白润或滑、脉弱等，是肾阳不足的表现。

【辨证要点】腰膝酸冷，夜尿频多，久泄不止，性欲低下，或浮肿，并伴有阳虚的症状。

【治疗原则】温肾补阳。

肾精不足

【概念】肾精不足证是指肾精亏损，生长、发育与生殖功能减退，以生长发育早衰、迟缓、生育机能低下等为主要表现的证候。

【临床表现】小儿生长发育迟缓，囟门迟闭，智力低下，身体矮小，骨骼痿软，动作迟钝，成人性机能减退，男子精少不育，女子经闭不孕，或早衰，健忘恍惚，神情呆钝，耳鸣耳聋，发枯易脱，齿松早脱，腰膝酸软，足痿无力，动作迟缓，耳鸣耳聋，发脱齿松，舌淡，脉弱。

【证候分析】本证多因先天精气匮乏，或因久病伤肾，或后天失养，肾精失充，或房劳耗精等，致使肾精亏虚所导致。

肾精主骨生髓充脑，小儿肾精不足，化气生血功能失司，导致生长发育迟缓，囟门迟闭，智力低下，身体矮小，骨骼痿软，动作迟钝；肾精匮乏，成人可见性功能减退，男子精少不育，女子经闭不孕；肾精亏损，无法充髓填脑，脑窍失养，所以证见健忘恍惚，神情呆钝，耳鸣耳聋；肾之精华在发，齿为骨之余，肾精亏少，证见发枯易脱，齿松早脱；肾精不足，腰府及骨骼失养，导致腰膝酸软，两足痿软，行动迟缓；舌淡脉

弱，是肾精不足的表现。

【辨证要点】生长发育迟缓，早衰，生育机能低下，并伴有精亏的症状。

【治疗原则】填精益气补肾。

肾气不固

【概念】肾气不固证是指肾气不足，封藏固摄功能失司所表现的证候。此症常由先天禀赋不足，或久病劳损，伤及肾气所引起。

【临床表现】腰膝酸软，耳鸣，神疲乏力，小便频数而清，或尿后余沥不尽，或夜尿多，或遗尿，或尿失禁；或男子滑精，早泄；女子月经淋漓不尽，或带下清稀，胎动易滑，或兼畏冷肢凉，舌淡，脉弱。

【病候分析】本证多由年幼而肾气不充，或年高而肾气衰弱，或久病而肾气耗损，或过用滑利之剂，致使下元不固等所引起。《素问·六节脏象论》中："肾者主蛰，封藏之本"，肾气有固摄下元的作用。

肾气亏虚，失却封藏固摄之权，耳鸣，腰痛膝软，脉弱等，是肾气亏虚的表现；肾虚膀胱失约，所以小便频数而清，尿后余沥不尽，或夜尿频多，严重者遗尿，尿失禁；肾气亏虚，精关不固，证见滑精、早泄，肾虚不能固护冲任，所以月经淋漓不尽，带下清稀，易于滑胎。

【辨证要点】

①以肾气不足和固摄无力为主要病机。

②以不能固摄小便、胎气、精液等的症状为辨证依据。

③有小便频数而清，或尿后余沥不尽，或夜尿多，或遗尿，或小便失禁；男子滑精、早泄；女子带下清稀、胎动易滑等肾病的定位症状。

④有腰膝酸软，神疲乏力、耳鸣、舌淡脉沉弱等气虚特点。

【治疗原则】补肾固摄。

肾不纳气

【概念】肾不纳气证是指肾气亏虚，摄纳无权，气不归元所产生的症候，其主要表现为久病咳喘、呼多吸少、气不得续、动则尤甚等。

【临床表现】久病咳喘，呼多吸少，气不得续，动则益甚，声音低怯，神疲，咯痰稀薄，自汗，腰膝酸软，尿随咳出，舌淡苔白，脉弱。或喘息加剧，冷汗淋漓，肢冷面青，脉浮大无根或浮数无根，或气短息促，面赤心烦，口干咽燥，舌红，脉细数。

【证候分析】本证多因久病咳喘，耗损肺气，病久累及肾，或先天元气不足，或年老肾亏，或劳损伤肾等，致使肺肾气虚，气失摄纳而形成。

《类证治裁·喘证》中指出："肺为气之主，肾为气之根，肺主出气，肾主纳气。"病久累及肾，肾气亏虚，失于摄纳，气不归元，所以证见咳喘不已、呼多吸少、气不得续；劳则耗气，所以动则喘咳更甚；肺肾气虚，宗气不足，所以声音低怯、神疲；肺肾气虚，津失敷布，停聚成痰，所以咯痰稀薄；气虚卫表不固，所以自汗；肾气亏虚，腰膝失养，膀胱失约，证见腰膝酸软，尿随咳出，舌淡苔白，脉弱是气虚的表现。如果阳气虚衰欲脱，就会导致喘息加剧，冷汗淋漓，肢冷面青；虚阳外浮，所以脉见浮大无根或浮数无根。肾气不足，久延伤阴而致气阴两虚者，除气短息促外，因阴虚内热，虚火上炎，伤津扰神，所以证见面赤心烦，口干咽燥；舌红、脉细数，是阴虚内热的征象。

【辨证要点】久病咳喘，呼多吸少，气不得续，动则尤甚，同时伴有肾虚的症状。

膀胱湿热

【概念】膀胱湿热证指湿热蕴结于膀胱，气化不利所产生的症候，其主要表现为尿频、尿急、尿涩痛等。

【临床表现】尿频，尿急，小便黄赤短少，尿道灼痛，小腹胀痛，或小便浑浊，或尿血，或尿有砂石，可伴有发热，或见腰部胀痛，舌红苔黄腻，脉滑数或濡数。

【证候分析】本证多由外感湿热之邪，蕴结于膀胱，或饮食不节，湿热内生，下注膀胱，致使膀胱气化失司所引起。

湿热蕴结于膀胱而下趋，导致尿频、尿急、小便黄赤短少；湿热下迫尿道，所以证见尿道灼痛；膀胱位于小腹，湿热阻滞膀胱，气机不利，所以小腹胀痛；热灼湿蕴，膀胱气化失司，所以小便浑浊；湿热损伤膀胱血络，迫血妄行，导致尿血；湿热煎熬尿液，日久成砂，所以尿有砂石；湿热蕴蒸，证见发热；湿热循经侵袭肾，引起腰部胀痛；舌红苔黄腻、脉滑数或濡数，是湿热内蕴的征象。

【辨证要点】尿频，尿急，尿涩痛，同时伴有湿热的症状。

【治疗原则】清热利湿通淋。

第七节　脏腑合病辨证

人体内的脏腑，在生理上是一个有机联系的整体，脏与脏、腑与腑之间，存在着分工协作的关系，脏与腑之间存在着表里相合的关系。因而在发生病变的时候，各脏腑之间，往往不是孤立无关的，而是时常相互影响的。脏病与脏，脏病与腑，腑病与腑，腑病与脏，凡是两个或两个以上的脏器相继或同时发病的。称为脏腑合病。

一般说来，脏腑合病，是指两个或两个以上的脏器证候兼并，因此，只要掌握脏腑病变的各个单一证候的临床特点，就不难掌握脏腑兼病的证候。但脏腑合病并不是两脏病症的简单相加，而是在病理上有内在的相互影响。因此，辨别病证时，应当注意审辨是两脏同时受病，还是尚有先后之分，何脏病变为主，何脏病变为次，其中有没有"因""果""生""克"关系等，这样才能明确病理的机制，做出正确的诊断，施以恰当的治疗。

脏腑合病广泛存在于临床，证候表现非常复杂。本节只介绍临床上比较常见的几种脏腑合病证候。

心肺气虚

【概念】心肺气虚证是指心肺两脏气虚，以心悸、咳喘等为主要表现的虚弱证候。

【临床表现】心悸胸闷，咳喘气短，神疲乏力，声低懒言，自汗，或唇舌淡紫，脉结或代，吐痰清稀，动则尤甚，面色淡白，舌淡苔白，脉弱。

【证候分析】本证多因年老体虚，劳倦太过，耗伤心肺之气，或久病咳喘，耗损肺气，累及于心所引起。

心气亏虚，鼓动无力，气机不畅，所以证见心悸胸闷；肺气亏虚，宣降失职，呼吸功能减弱，所以咳喘气短；气虚失于激发推动，全身机能减弱，所以神疲乏力，声低懒言；气虚失于固摄，证见自汗；心气不足，血行不利，所以证见唇舌青紫、脉结或代；津液输布无力，停聚成痰，所以吐痰清稀；劳则耗气，所以活动后诸症加重；面色淡白、舌淡苔白、脉弱等，均为气虚的表现。

【辨证要点】心悸胸闷，咳喘无力，并伴有气虚的症状。

【治疗原则】补益宗气。

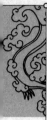

心肺气虚

【概念】心肝血虚证指心肝两脏血虚，以心悸、眩晕、失眠、肢麻等为主要表现的虚弱证候。

【临床表现】失眠健忘，心悸怔忡，视物模糊，头晕目眩，肢体麻木、震颤、拘挛，爪甲不荣，或女子月经量少色淡，甚则闭经，面色淡白，舌淡白，脉细。

【证候分析】本证多因思虑过度，或脾虚化源不足，或失血过多所引起。

心血亏虚，心神失养，所以证见心悸怔忡、失眠健忘；肝血亏虚，头目失养，所以证见头晕目眩，视物模糊；肝血不足，筋脉、爪甲失养，所以证见肢体麻木、拘挛、震颤，爪甲不荣；肝虚血少，血海不充，所以月经量少色淡，甚则闭经；面白舌淡、脉细均为血虚的表现。

【辨证要点】心悸失眠，目、筋、爪、冲任失充，并伴有血虚的症状。

心脾两虚

【概念】心脾两虚证是指心血不足，脾气虚弱所表现的证候。此症常由久病失调，或思虑过度，耗伤心脾所引起。

【临床表现】心悸心慌，头晕健忘，失眠多梦，食欲不振，腹胀便溏，倦怠乏力，面色萎黄，舌质淡嫩，脉细无力，或见皮下出血，淋漓不尽等，妇女月经量少色淡。

【病候分析】本证多由病久失调，慢性出血，或者思虑过度、劳倦太过等因素，致使心血耗伤，脾气受损所引起。心主血而藏神，脾主运化而为后天之本。思虑劳神，耗伤心血，影响脾的运化与统血功能，脾气亏虚，则生血不足，统摄无权，可导致心血亏耗，从而形成心脾气血两虚证。

心血亏虚，心气乏力，心失血养，血

不养神，所以证见心悸心慌，失眠多梦，头晕健忘；脾气亏虚，运化迟钝，导致食欲不振，腹胀，便溏；机体失气血之充养，所以证见倦怠乏力，面色萎黄不华，舌淡脉弱。如果脾虚失于统摄，则血行于脉外，可出现各种出血、月经淋漓等，血虚也可导致冲脉失充，导致月经量少色淡。

【辨证要点】

①心血不足和脾气虚弱为主要病机。

②以失眠多梦、心悸等心神失养的症状与腹胀、纳差、便溏等脾虚不运的症状共见为辨证依据。

③可有脾不统血之皮下出血，或妇女淋漓不尽、月经量少色淡等症。

【治疗原则】补益心脾。

心肾不交

【概念】心肾不交证是指心肾阴阳水火既济关系失调所产生的证候。

【临床表现】失眠多梦，心悸心烦，头晕耳鸣，健忘，遗精，腰膝酸软，口干咽燥，五心烦热，潮热盗汗，梦遗，梦交，舌红少津，脉细数；或心悸心烦，失眠多梦，伴腰膝酸困发凉。

【证候分析】五志化火，心火亢盛于上，不能下交于肾，以助肾阳，暖肾水，从而使肾水沉寒于下，或劳倦、久病、房事不节等耗伤肾阴，使肾水不能上济于心以滋心阴制心火，从而使心火独亢于上；从而导致心肾阴阳水火既济关系失调，从而引发本证。

肾水不升，心火无制，内扰心神，心神不安，所以心悸心烦，失眠多梦；肾阴不足，髓海不充，脑窍失养，出现头晕、耳鸣、健忘的症状；腰膝失养，导致腰膝酸软；阴虚津亏，津不上承，所以证见口干咽燥；阴虚火旺，虚热内扰，导致潮热盗汗，五心烦热；虚火扰动精室，导致梦遗、梦交；舌红少津，脉细数是阴虚火旺的表现。如果心火亢盛于上，内扰心神，会出现心悸、心烦、失眠、多梦等症状；火不归元，不能助肾阳暖肾水，从而使肾水沉寒于下，导致腰膝酸困发凉。

【辨证要点】心烦、心悸、失眠，五心烦热，伴腰膝酸软，或腰膝酸困发凉。

【治疗原则】滋阴降火，交通心肾。

肝气犯胃

【概念】肝气犯胃证是指肝气郁结，肝失疏泄，横逆犯胃，胃失和降所产生的证候。

【临床表现】胸胁胀满、胀痛或窜痛，情志抑郁，烦躁易怒，胸闷善太息，胃脘胀满、胀痛或窜痛，纳食减少，呃逆，嗳气，嘈杂吞酸，苔薄白或薄黄，脉弦或弦数。

【证候分析】情志不畅，肝气郁结，木不疏土，致使胃气郁滞，胃失和降，从而引发本证。

肝气郁结，失于疏泄，经脉不利，所以胸胁胀满、胀痛或窜痛；肝气郁结，不能疏泄情志，所以情志抑郁；气郁化火，肝失其条达之性，证见烦躁易怒；肝气郁结，气机不畅，导致胸闷，善太息；肝失疏泄，木不疏土，致使胃脘气机不畅，证见胃脘胀满、胀痛或窜痛；木郁作酸，所以嘈杂吞酸；肝气郁结，不能疏泄胃土，影响胃的受纳、腐熟，导致纳食减少；胃失和降，胃气上逆，导致呃逆、嗳气，嘈杂吞酸；苔薄白，脉弦是肝气郁结的征象；苔薄黄，脉弦数是肝郁化火的表现。

【辨证要点】脘胁胀满，胀痛，窜痛，嘈杂吞酸，嗳气，善太息，脉弦。

【治疗原则】疏肝和胃。

肝脾不和

【概念】肝脾不和证是指肝失疏泄，脾失健运所产生的证候。

【临床表现】情志抑郁，急躁易怒，善太息，胸胁胀满、窜痛，腹胀，纳呆，便溏不爽，或腹痛则泻，泻后痛减，或大便溏结不调，肠鸣矢气，苔白腻，脉弦缓。

【证候分析】因情志不畅，郁怒伤肝，肝失疏泄调达之性，木不疏土，致使脾失健运；或饮食不节，劳倦过度，损伤脾气，脾虚不能运化水湿，水湿停滞于中焦，导致湿壅木郁，肝失疏泄，从而形成本证。

肝主疏泄，能疏泄脾土，使其气机通畅，运化有力。如果肝失疏泄，不能疏泄脾土，称之为"木不疏土"；脾虚，不能运化水湿，水湿停滞，影响肝之疏泄，称之为"湿壅木郁"。二者均可导致肝脾失调，是肝脾不调证的病理基础。

肝气郁结，不能疏泄情志，所以精神抑郁；肝郁气滞，肝失其条达之性，所以急躁易怒；太息能使气机稍畅，胀闷可减轻，所以善太息；肝经布胸胁，肝失疏泄，经气郁滞，气机不畅，证见胸胁胀满、窜痛；肝气郁结，木不疏土，脾气郁滞，运化障碍，导致腹胀，纳呆，便溏不爽；肝郁气滞，腹中气机不畅，证见腹痛则泻；排便后，气机得畅，所以泻后痛减；肝郁脾虚，气滞湿阻，所以可见大便溏结不调，肠鸣矢气；苔白腻，脉弦缓是肝郁脾虚的征象。

如果肝郁在先，先出现情志抑郁，胸胁胀闷窜痛，然后出现腹胀、纳呆、便溏者，是木不疏土所导致；如果脾虚在先，先出现腹胀、纳呆、便溏，然后出现肝失疏泄，胸胁胀闷窜痛者，是湿壅木郁所导致。

【辨证要点】情志抑郁，暴躁易怒，善太息，腹胀，纳呆，便溏不爽，或腹痛则泻，泻后痛减，或大便溏结不调。

【治疗原则】疏肝健脾。

肝肾阴虚

【概念】肝肾阴虚证是指肝肾两脏阴液亏损不足，虚热内扰所表现的证候。常由房事不节，肾精耗损，肾病及肝，或情志内伤，肝病及肾所引起。

【临床表现】头晕目眩，双目干涩，耳鸣，健忘，颧红盗汗，五心烦热，失眠，胁痛，腰膝酸软，男子遗精，女子月经量少、经闭、崩漏，形体消瘦，口咽干燥，舌红无苔或少苔，脉细数。

【病因病机】多由情志内伤，肝阳过亢，久则耗阴，肝阴亏虚而下及肾阴，或因房事不节，肾之阴精耗损，致使肝阴随之亏虚，或是温热病久，肝肾阴液耗损等所引起。

肝肾同源，肝阴与肾阴互相滋养，同盛同衰。肾阴亏虚，则水不荣木，因而肝阴也亏；肝阴亏虚，则下及肾阴，致使肾阴也虚。阴虚则阳亢，所以肝肾阴虚证以阴液亏少，虚阳偏亢为病变特点。

肝肾阴液亏虚，不能上荣头目，所以头晕目眩，双目干涩，耳鸣，失眠健忘；阴亏而虚阳偏亢，虚火内扰，证见颧红盗汗，五心烦热，失眠等症；肝失滋养，所以胁痛隐隐；阴精亏少，所以腰膝酸软；虚火扰动精室，证见遗精；阴亏冲任空虚，所以月经量少。

【辨证要点】

①以肝肾之阴不足和虚热内扰为主要病机。

②以腰膝酸软，胁痛，目涩，耳鸣，遗精，月经量少等和虚热症状并见为辨证依据。

③有形体消瘦，五心烦热，颧红盗汗，口咽干燥，舌红无苔或少苔，脉细数等虚热的定性症状。

④有头晕目眩，双目干涩，耳鸣，腰膝酸软，胁痛，男子遗精，女子月经量少等肝肾不足的定位症状。

【治疗原则】滋补肝肾。

脾肺气虚

【概念】脾肺气虚证是指脾肺两脏气虚所产生的虚弱证候，其主要表现为咳喘气短、痰液清稀、食少便溏等。

【临床表现】久咳不止，气短而喘，食欲不振，腹胀便溏，咯痰清稀，或兼面部虚浮，下肢微肿，声低懒言，神疲乏力，面白少华，舌淡，苔白滑，脉弱。

【证候分析】本证多因久病咳喘，耗损肺气，子病及母，脾运失健，或者饮食劳倦，脾胃受损，母病及子，伤及肺气所导致。

肺气亏虚，宣降失司，气逆于上所以证见久咳不止，气短而喘；脾气亏虚，运化失健，所以食欲不振，腹胀便溏；肺脾气虚，津失运化、输布，聚泓成痰，所以咯痰清稀量多；水湿不化，泛溢肌肤，证见面浮肢肿，下肢微肿；声低懒言，神疲乏力，面白少华，舌淡苔白、脉弱，均为气虚的表现。

【辨证要点】咳喘气短，痰液清稀，食少便溏等，并伴有气虚证的症状。

【治疗原则】补脾益肺。

脾胃虚寒

【概念】脾胃虚寒证是指因劳倦过度，饮食失调，过食生冷，或久病或忧思伤脾等所产生的证候。

【临床表现】食少纳呆，脘腹痞胀、食后为甚，大便溏薄，时觉脘腹疼痛，喜温喜按，气短乏力，神疲，口淡不渴，畏冷肢凉，口吐清水，面色萎黄不华，舌淡胖，舌苔白，脉缓弱。

【病因病机】多因劳倦太过，饮食失调，或因吐泻等损伤脾胃，也可由其他脏器的病变累及而成。在生理、病理上脾胃密切相连。脾主运化，胃主受纳，脾气主升，胃气宜降，脾喜燥恶湿，胃喜润恶燥，脾与胃互为表里，共同对饮食物起消化、吸收、输布的作用。当脾胃发生病变时，也常常互相影响，脾失健运，往往胃的受纳、腐熟功能也减退，胃失和降，也常导致脾的运化功能不及。

脾胃虚寒，功能减退，所以食少纳呆，食后脘腹痞胀，大便溏泻；中焦阳气不足，温煦无能，所以脘腹时觉隐痛，喜温喜按；脾胃亏虚，生化无源，所以有气短，乏力，神疲，脉弱等症状；阳虚生寒，湿饮内停，证见畏冷肢凉，时吐清水，舌淡胖，舌苔白等症。

【治疗原则】益气温中。

脾肾阳虚

【概念】脾肾阳虚证是指脾肾阳气亏虚，功能衰减所产生的证候。

【临床表现】精神萎靡，倦怠乏力，畏寒肢冷，面色㿠白，腰膝酸冷或酸痛，或小腹冷痛，喜暖喜按，自汗出，或五更泻，或久泄久痢，下利清谷，甚则滑泄失禁；或腹胀满，全身凹陷性水肿、腹水，小便不利，甚则癃闭；舌淡胖嫩苔白滑，脉弱。

【证候分析】久病、劳倦，损伤脾肾之阳，或饮食不节，过服寒凉，损伤脾阳，累及肾阳，或久居湿地、房劳过度，损伤肾阳，累及脾阳，使脾肾两脏阳气亏虚，脾失温运，肾失蒸化，从而导致本证。

脾肾阳虚，形体失于温养，所以精神萎靡，畏寒肢冷；阳虚气弱，功能衰减，所以倦怠乏力；阳虚无力运血上荣，面部津液不化，证见面白而虚浮，呈㿠白之色；腰膝失养，导致腰膝酸冷或酸痛；小腹失于温煦，所以小腹冷痛；证属虚寒，所以喜暖喜按；玄府不能密闭，证见自汗出；肾阳虚，火不暖土，脾失温养，运化无力，所以可出现五更泻、久泄久痢、下利清谷；脾肾阳虚，后阴失约，所以出现滑泄失禁；如果脾肾阳虚，不能温化水液，水液内停，泛溢肌肤，则会出现全身水肿，按之凹陷，举手不能即起；水液积于腹中，证见腹水轻则出现移动性浊音，甚则腹胀满膨隆如鼓；水液内停，不能下趋膀胱，导致膀胱尿少，所以小便不利，甚则癃闭；舌淡胖嫩苔白滑，脉弱是阳虚寒湿内盛的表现。

【辨证要点】腰膝酸冷，畏寒肢冷，五更泻、久泄久痢，下利清谷，或全身凹陷性水肿，伴尿少、尿闭。

【治疗原则】温补脾肾。

第十章 ▶ 病性辨证

病性辨证是根据中医学理论，对四诊收集过来的资料，即患者所表现的各种症状、体征等，进行分析、归纳和判断，从而确定疾病当前证候性质的辨证方法。本章主要介绍气病辨证、血病辨证、津液病辨证、六淫辨证及情志辨证等内容。

第一节 气病辨证

气病辨证是根据脏象学说中有关气的理论，依据气的生理、病理特点，对四诊收集来的临床资料进行综合分析，从而判断疾病中是否存在气的亏损或运行障碍的证候。

临床上气病证候的分类有两种，第一种是气的亏虚，主要包括气虚证，气陷证，气不固证，气脱证，属于虚证的范畴；第二种是气的运行失常，主要包括气滞证，气逆证，气闭证，一般属实证的范畴。

气的病变与脏腑功能失调的病理密不可分，掌握气的病变规律，即为辨别脏腑病变的性质打下了基础。

气虚证

【概念】气虚证是指元气不足，脏腑功能组织减退，以神疲、乏力、脉虚等为主要表现的虚弱证候。

【临床表现】面白，头晕目眩，舌质淡嫩，气短声低，少气懒言，神疲乏力，精神萎靡，自汗，活动时诸证加剧，脉弱或虚或数而无力。

【证候分析】形成气虚证的原因，主要先天禀赋不足，后天失养，或脾虚，致使元气生成匮乏，或有久病、重病、劳累过度等，使元气耗伤太过，或年老气虚，脏腑功能减退而元气自衰。

卫气虚弱，不能推动营血上荣，脑窍失养，所以证见面白，头晕目眩，舌淡嫩；由于元气不足，脏腑功能衰退，所以出现气短声低，少言懒言，神疲乏力的症状；神失温养，所以精神萎靡；卫气虚弱，肌表失于固护，所以证见自汗；动则气耗，所以活动劳累之后诸症会加重；卫气亏虚，无力鼓动于脉，所以脉弱；如果气虚外浮则脉虚；气虚无力行血，形体失于滋养，机体就通过自身的调节，使气血运行加快，证见脉数无力。

气虚证是各个脏腑气虚证的共性概括。而因元气亏虚，以某脏腑功能减退所表现的证候为主者，临床上常见的病证有心气虚证、肺气虚证、脾气虚证、肾气虚证、胃气虚证等，甚至还可以是多脏腑气虚证候同在。

气陷证、气不固证、气脱证等证候，多是气虚的进一步发展，或者是其特殊表现。

气虚可导致多种病理变化。如果气虚运化无权，推动无力，则可导致营亏、阳虚、血虚、水停、生湿、生痰、气滞、血瘀；气虚失于固摄，则易感外邪等。同时气虚还可与血虚、阴虚、阳虚、津亏等相兼为病，从而形成气阴两虚证、阳气亏虚证、气血两虚证、津气亏虚证等。

【辨证要点】以形体虚弱，神疲乏力，气短声低，脉虚等为辨证要点。

【治疗原则】补气。

气滞证

【概念】气滞证是指机体某一部分或某一脏腑气机郁滞所产生的证候。

【临床表现】头项、胸胁、脘腹等部位胀闷、胀痛，或攻冲作痛、走窜痛，时轻时重，疼痛部位不固定，常随嗳气、矢气而减轻，或随情绪变化而加重或减轻，舌、苔无显著改变，脉弦等。

【证候分析】引起气滞证的原因主要有六：一是情志不舒，肝气郁结，失于疏泄；二是悲忧伤肺，气机郁滞；三是思虑过度，气机阻滞；四是宿食、痰饮、瘀血、砂石、虫积等阻滞气机；五是感受寒邪湿邪，凝滞或阻滞气机；六是脏气虚弱，无力运行，以致脏腑气机不畅，气机郁滞，即所谓"虚以致滞"。

气滞证的基本病机是气机郁滞。由于气机郁滞，运行不畅，所以证见痞闷胀满；气机不通，运行发生障碍，"不通则痛"，所以产生胀痛；肝阳上亢，气血上涌，头项气机壅滞，所以导致头项胀闷或胀痛；寒邪客于肺、痰饮停于肺或肺气虚，无力宣降，导致肺气壅滞，所以胸闷；情志不遂，心脉气滞，所以证见心前区胀痛；肝气郁结，失于疏泄，肝之经脉气机郁滞，所以证见胸胁胀闷不适或胀痛；肝气郁结，失于疏泄，或寒凝、食滞胃肠，致使胃、肠气滞，所以证见胃脘或肠道胀满、胀痛、窜痛或攻冲作痛；嗳气、矢气能使气机稍畅，所以得之痛减；

欢愉能使气机调畅而痛减；郁怒能使肝气郁结，气滞加重，所以证见胀闷、胀痛加重。脉弦是气机阻滞不利，脉气不舒的表现。

此外，由情志不畅引起气机流通发生障碍的，临床上常称为"气郁"。气机阻滞闭塞严重者，则称为"气闭"。

【辨证要点】机体局部胀闷、胀痛、攻痛或窜痛。

【治疗原则】行气。

气陷证

【概念】气陷证是指气虚无力升举而致气下陷所产生的证候。

【临床表现】眩晕，头晕目花，面白，精神神疲，倦怠乏力，少气、短气，或脘腹坠胀，或内脏下垂，或阴挺、脱肛；或久泄久痢，或尿频而清，淋漓不断等，淡苔白，脉弱。

【证候分析】本证多是气虚证的进一步发展，或是气虚证的一种特殊的表现形式。或者因劳累用力过度，损伤某一脏器所引起。

气虚无力，清阳之气不能升举，脑窍失养，所以则眩晕，头晕目花；气虚无力运血上荣于面，所以证见面白；神失温养，所以证见精神疲惫；气虚功能衰减，所以证见倦怠乏力，少气、短气；气虚升举无力，清阳不升，中气下陷，脏器失于固托，证见脘腹坠胀（胃下垂）或肝、脾、肾下垂，或脱肛、阴挺；中气下陷，二阴不固，所以可见久泄久痢，或小便频数而清、淋沥不断；淡苔白，脉弱是气虚血不足的表现

【辨证要点】眩晕，倦怠乏力，脘腹坠胀，脏器下垂。

【治疗原则】补气升阳。

气逆证

【概念】气逆证是指气机升降失常，逆

而向上所产生的证候。临床上多见肺胃之气上逆和肝气升发太过的病变。

【临床表现】头胀痛、眩晕，甚则昏厥、咯血、呕血；咳嗽，气喘，呃逆嗳气，恶心呕吐等。

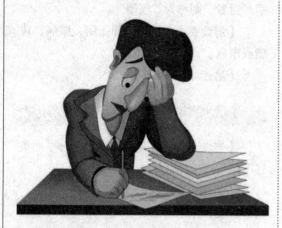

头晕

【证候分析】气逆是在气滞的基础上发展而形成的，是气机升降失常，当降不降，反而上逆或升发太过的病理表现。气逆形成的主要原因有情志不遂，外邪内侵及寒热刺激，宿食痰饮，瘀血内停等。

郁怒伤肝，肝升发太过，气火上逆，壅滞脑窍，所以证见头胀痛、眩晕；清窍被蒙，导致昏厥；肝经气火上逆，血随气升，导致呕血、咯血；气机阻滞，或外邪犯胃，使胃失和降，胃气上逆，所以证见恶心呕吐、呃逆嗳气；感受外邪或痰浊壅滞，使肺气不得宣发肃降，肺气上逆则咳嗽气喘。

【辨证要点】气机逆而向上，头胀痛、咳喘、呕吐。

【治疗原则】降气。

第二节　血病辨证

血病辨证是根据中医学理论，依据血的生理、病理特点，对四诊收集来的患者所表现的症状、体征等进行分析、判断，从而做出疾病中有无存在血液亏损或运行障碍的诊断。

临床上血病证候的分类有两种，一是血液亏虚，主要包括血虚证和血脱证，属虚证的范畴；二是血液运行失常，主要有血瘀证、血热证、血寒证，一般属实证的范畴。

血液的病变与脏腑的功能失调关系密切，掌握血液病变的规律，可为辨别脏腑病变的病理性质打下基础。

临床上常见的血病证候有血虚证，血脱证，血瘀证，血热证和血寒证。

血虚证

【概念】血虚证是指血液亏虚，脏腑形体失于濡养所产生的全身虚弱的证候。

【临床表现】面色萎黄或淡白、苍白无华，眼睑、口唇、爪甲淡白，手足、肢体麻木，爪甲变薄、变脆、容易断裂，甚或呈勺状，眩晕，头晕眼花，神情疲惫，心悸，失眠多梦，或女子月经后期，量少色淡质稀，或经期错后，甚则闭经，舌质淡白，脉细或细数无力等。

【证候分析】形成血虚证的原因主要有以下八种：一是脾胃虚弱，气血化生不足；二是肾虚，精不化血；三是各种急慢性失血，血液不能及时得到补充；四是久病不愈，大病耗血或思虑过度，暗耗阴血；五是寄生虫内居肠道吸血耗血；六是后天失养，营养匮乏，血液化生不足；七是某些毒邪抑制机体造血功能；八是瘀血内阻，瘀血不去，新血不生，影响血液化生。上述原因导致血虚，形体、脏腑、经脉失却滋润濡养，从而形成本证。

面失所养，所以证见面色萎黄或淡白，甚则苍白无华，血虚则肌肤失养，爪甲、舌体、眼睑、口唇呈淡白色；肢体、筋脉失养，所以证见手足、肢体麻木，爪甲苍白、变薄、变脆、容易断裂，或呈勺状；血虚，脑窍失养，所以眩晕，头晕眼花；心神失养，所以证见神情疲健；心主血咏而藏神，血虚心失所养，所以证见心悸，神失滋养，导致失眠多梦；血虚，冲任空虚，所以月经后期，量少色淡质稀，甚则经期错后或闭经；舌淡白，脉细或细数无力是血虚失养的表现。

【辨证要点】面、唇、睑淡白，心悸肢麻，舌淡脉细。

【治疗原则】补血。

血瘀证

【概念】血瘀证是指瘀血内阻，血行不畅所产生的证候，其主要表现为固定刺痛、肿块、出血、瘀血色脉征。

【临床表现】有疼痛、肿块、出血、瘀血色脉征等方面的表现。疼痛：如针刺刀割，痛有定处，痛处拒按，常在夜间加剧。肿块在体表者，肿块呈紫暗色，在腹内者，触及质硬，推之不移。出血：出血色紫暗，中夹血块，或大便色黑如柏油状，或妇女血崩、漏血。瘀血色脉征：面色鬐黑，或口唇爪甲紫暗，或皮下紫斑，皮肤干涩，或肌肤甲错，或腹露青筋，或下肢筋青胀痛，或皮肤出现丝状红缕，或舌有紫色斑点，舌下络脉曲张，脉多细涩，或结、代，或见无脉。

【证候分析】产生本证的原因有：一是外伤、跌仆及其他原因造成体内出血，离经之血不能及时排出或消散，淤积于内；二是血寒致使血脉凝滞，或血热致使血行壅聚，或血受煎熬，血液浓缩黏滞，导致脉道瘀塞；三是气滞而血行不畅，致使血脉瘀滞；四是气虚、阳虚，导致运血无力，血液瘀滞，血行迟缓。

血瘀证的机理主要为瘀血内积，气血运行不畅，不通则痛，所以有刺痛，痛有定处，痛处拒按等特点；夜间阳气内藏，阴气用事，血行较慢，瘀滞更加严重，所以夜间痛增；血液瘀积不散，可形成肿块，外部肿块呈紫暗色，内部肿块触及质硬，推之不移；瘀血阻塞络脉，阻碍气血运行，导致血涌络破，血不循经而溢出脉外，证见各种出血；所出之血停聚不行，所以出血色呈紫暗，或已凝结而为血块，或大便色黑如柏油状，或妇女血崩、漏血；血行瘀滞，证见面色鬐黑，唇甲青紫，或皮下紫斑；血行障碍，血液不能濡养肌肤，证见皮肤干涩、肌肤甲错；瘀阻脉络，血行受阻，证见腹露青筋，或下肢筋青胀痛，或见丝状红缕，舌有紫色斑点、舌下络脉曲张；瘀血内阻，冲任不通，则为经闭。脉多细涩，或结、代，或见无脉，也是瘀血内停的表现。

瘀血因可阻滞于人体各种脏器和组织，而有不同的血瘀证名。如瘀阻脑络证、瘀阻心脉证、肝经血瘀证、胃肠血瘀证、下焦瘀血证、瘀滞脉络证、瘀阻胞宫证等，并表现出各脏器和组织的证候特点。

血瘀与气滞互为因果，或同时为病，从而形成气滞血瘀证。血瘀可与痰、热等合并为病，从而形成痰瘀互结证、瘀热互结证。瘀血内阻还可引起血虚、水停等病理改变。

【辨证要点】以固定刺痛，肿块，出血，瘀血色脉的征象为辨证要点。

【治疗原则】活血化瘀。

血热证

【概念】血热证是指火热内炽，侵迫血分，血热妄行所产生的证候，其主要表现为身热口渴，斑疹吐衄等，本证是血分的热证，属实热证候。

【临床表现】咳血，呕血，二便出血，衄血或妇女月经先期，量多，色深红，质地黏稠，甚则崩漏等各种出血，出血色深红，或斑疹显露，或为疮痛，面红目赤，舌绛，脉数疾，心烦，失眠，躁扰不宁，甚或狂乱、神昏谵语，身热夜甚，口渴。

【证候分析】形成血热证的原因有，一是情志过激，气郁化火；二是外感热邪，或他邪化热，传入血分；三是过食辛辣燥热之品，化热生火，使火热炽盛，火热内生，侵扰血分，迫血妄行所致。

热在血分，迫血妄行，可出现各种出血症状，色深红，质稠量多，或斑疹显露；热邪内犯营血，灼肉腐血，可形成疮痈脓疡；火热上炎，气血上涌，血行加速，脉道扩张，证见面红目赤，舌绛，脉数疾；血热内扰心神，可见心烦、失眠、躁扰不宁，甚则狂乱、神昏谵语；身热夜甚、口渴，是热邪升腾，耗伤津液的表现。

血热证常见于外感温热病中，即卫气营血辨证中的血分证；又可见于外科疮疡病、妇科月经病、其他杂病之中。

【辨证要点】以各种出血、色深红、或斑疹显露，身热口渴，烦躁谵语，舌红绛，脉数有力等为辨证要点。

血寒证

【概念】血寒证是指寒邪客于血脉，凝滞气机，血行不畅所产生的证候，其主要表现为患处冷痛拘急等，属实寒证候，即血分的寒证，又称为寒客血脉证。

【临床表现】形寒畏冷，手足苍白，手足或少腹等患处冷痛拘急，得暖痛减，或痛经，月经愆期，经色紫暗，量少，夹有血块，痛经、闭经，肤色紫暗发凉，唇舌青紫，苔白滑，脉沉迟弦涩。

【证候分析】血寒证是因寒邪侵犯血脉，或阴寒内盛，凝滞气机，脉道拘挛，血行不畅，凝滞脉络，从而导致本证。

寒凝脉络，困遏阳气，气血运行不畅，阳气不得流通，形体失于温养，所以常表现为形寒畏冷；寒客血脉，脉道拘挛，血行不畅，所以证见手足苍白或青紫发凉；寒凝气机，

"不通则痛"，所以手足或少腹等患处寒冷疼痛；寒性凝滞收引，所以其痛具有拘急冷痛、得温痛减的特点；寒凝胞宫脉络，脉络不通，"不通则痛"，所以证见痛经；寒凝血瘀，经行不畅，所以月经后期，经少色紫黯并夹有血块；寒凝血瘀，月经不行，则导致闭经；肤色紫暗，唇舌青紫，苔白滑，脉沉迟弦涩，均为阴寒内盛，血行不畅的表现。

血寒证属实寒证范畴，寒滞肝脉证、寒凝胞宫证、寒凝脉络证等，均属于血寒证。

【辨证要点】以患处冷痛拘急，形寒畏冷，手足苍白或青紫发凉，局部冷痛喜暖，唇舌青紫，经色紫暗等为辨证要点。

第三节　津液病辨证

津液病辨证根据中医脏象学说理论，依据津液的生理、病理特点，对四诊收集来的患者所表现的症状、体征等进行分析、判断，从而做出疾病当前病理本质中是否存在津液亏虚或运化障碍的诊断。

津液的病变，是体内津液代谢发生异常，或停聚不化，或亏虚损伤等，而反映于临床的证候。形成津液病变的病因各种各样，也可因脏腑功能失常引起。津液生成不足或丧失过多，就会导致伤津、脱液；如果输布、排泄受到障碍，就会导致水液停聚，而表现为痰、饮、水肿等。因此，津液的病变，可概括为津液不足和水液停聚两个方面。

津液病的证候，包括津液不足引起的津液亏虚证和水液停聚而形成的痰证、饮证、水停证。

津液亏虚证

【概念】津液不足证是指体内津液亏少，脏腑、组织、官窍失于濡润滋养所产生的证候，其主要表现为口鼻、唇舌、皮肤干

燥、便干溲少等，此证多由燥热灼伤津液，或因汗、吐、下及失血等所引起。

【临床表现】皮肤枯瘪，眼窝深陷，口、鼻、唇、舌、咽喉、皮肤等干燥，口渴欲饮水，咽干唇焦，小便短少而黄，大便秘结，舌红乏津，脉细数无力。

【证候分析】大汗、大吐、大泻、高热、烧伤等因素，引起津液严重耗损；或外界气候干燥，或体内阳气偏亢，致使津液耗损；或饮水过少，或脏气虚衰，致使津液生化不足等，均可形成津液亏虚证。

津液不能充实形体，所以证见皮肤干燥瘦瘪，眼球凹陷；津液亏少，不能充养、濡润脏腑、组织、官窍，机体失其濡润，则证见口、鼻、唇、舌、咽喉、皮肤等干燥，口渴欲饮水，咽干唇焦，小便短少而黄、大便秘结等一系列干燥少津的症状；津液亏少，阳气偏旺，证见舌红、脉细数。

一般津液损伤程度较轻的，称为伤津、津亏，主要表现为干燥；津液损伤程度较重的，则称为液耗、液脱，临床表现为皮肤枯瘪，眼球深陷。但临床上常将二者通称而不作严格的区分。

津液亏虚的常见证候有：肺燥津伤证，胃燥津亏证，肠燥津亏证等，均有干燥的症状，并表现出各自脏腑的证候特点。气虚、血虚与津液亏虚可互为因果或同病，从而形成津气亏虚证、津枯血燥证等。

外界燥邪耗伤津液所引起的证候，称为燥淫证，属于外燥；体内津液亏虚所引起的证候，称为津液亏虚证，属于内燥。

【辨证要点】以口、鼻、唇、舌、咽、皮肤干燥，便干溲少等为辨证要点。

【治疗原则】滋阴补液。

痰证

【概念】痰证是指肺脾肾三脏气化功能失调，水不化津，凝聚成痰浊，痰浊内阻或流窜所产生的证候，其主要表现形式为胸闷、咳吐痰多、眩晕、体胖，或局部有圆滑的包块，苔腻、脉滑等。

【临床表现】咳嗽痰多，痰质多黏稠，胸脘痞闷，泛恶呕吐痰涎，纳呆，或局部有圆滑柔韧的包块，如瘰疬、瘿瘤、乳癖、痰核等，或头晕目眩，或神昏而喉中痰鸣，或形体肥胖；或神志错乱而为癫、狂、痴、痫，苔腻，脉滑。

【证候分析】形成痰的原因很多，主要是饮食不当、外感六淫、情志刺激、过逸少动等，致使肺、脾、肾等脏的气化功能失调，水液失其输布，停聚凝结成痰。脾失健运，水不化津，转化为水湿，凝聚成痰浊，脾为痰凝之源；肺气宣降失职，脾上归于肺的水津不能布散通调，聚而成痰，痰浊留滞于肺；肾阳虚衰，蒸化无力，水不能化气，也可凝聚成痰浊。李时珍说："脾为生痰之源"、"肺为贮痰之器"。

痰浊内停于肺，肺失宣发肃降，所以证见胸闷，咳吐痰多；痰浊中阻，胃失和降，证见胸脘痞闷，纳呆，泛恶呕吐痰涎；痰质地多稠浊，难以消散，所以常凝结积聚于某些局部而形成圆滑柔韧的包块，如瘰疬、瘿瘤、乳癖、痰核等；痰可随气升降，流窜全身，如果痰蒙清窍，则导致头晕目眩，或叫见神昏而喉中痰鸣；痰泛于肌肤，证见形体肥胖；痰蒙心神，则可见神志错乱而为癫、狂、痴、痫；苔腻、脉滑等是痰浊内阻的表现。

临床常见的痰证，根据性状及兼症不同，有湿痰、燥痰、寒痰、热痰以及风痰、瘀痰、脓痰等之分。痰浊流窜，可停积于多个脏腑、组织间，形成相应的证候，临床上常见的痰证有痰火扰神证、痰蒙心神证、痰阻心脉证、痰热壅肺证、痰浊阻肺证、风痰阻络证、瘀痰阻络证、痰气郁结证、痰阻胞宫证等，其证候除有痰的表现外，必定兼有

其他病性及痰所停部位的症状。

【辨证要点】以咳嗽，吐痰，眩晕，胸闷，呕恶，或局部有圆滑包块，体胖，苔腻，脉滑等为辨证要点。

【治疗原则】化痰理气。

饮证

【概念】饮证是指水饮质地清稀，停聚于脏腑组织之间所产生的证候，其主要表现为胸闷脘痞，肋间饱满，咳吐清稀痰涎，苔滑等。

【临床表现】头目眩晕，脘腹痞胀，水声漉漉，泛吐清水，或肋间饱满，咳唾引痛，胸闷息促，或胸闷心悸，气喘不得卧，或胸闷心悸，咳嗽气喘，痰多而稀，或喉间哮鸣有声，或身体酸痛而沉重，小便不利，甚则肢体浮肿，舌苔白滑，脉弦。

【证候分析】饮是体内水液停聚而转化成的一种比痰清稀，比水混浊的病理性产物。多由外邪侵袭，或为中阳素虚，脏腑功能衰退或障碍，使水液输布发生障碍，停聚成饮。

饮邪主要停积于心包、肺、胸胁、胃肠、肌表等部位。饮邪内阻，清阳不能上升，证见头目眩晕；饮邪停留于胃肠，阻滞气机，胃失和降，胃气上逆，证见泛吐清水，脘腹痞胀，腹部水声漉漉，为狭义的痰饮；饮邪停于胸胁，阻碍气机，压迫肺脏，则出现肋间饱满，咳唾引痛，胸闷息促等症状，为悬饮；饮邪停于心包，阻遏心阳，气血运行阻滞，可见胸闷心悸，气短不得卧等症状；饮邪犯肺，肺失宣降，气道滞塞，证见胸闷、咳吐清稀痰涎，或喉间哮鸣有声等，均为支饮；水饮流溢于四肢肌肤，导致身体酸痛而沉重，小便不利，甚则肢体浮肿，为溢饮；舌苔白滑、脉弦，也是饮邪内停的表现。

根据饮停部位的不同，临床有饮停胸胁证、饮停心包证、饮停胃肠证、饮邪客肺证

等，这些病症各有自己的证候特点。

【辨证要点】以头晕目眩，胸闷脘痞，肋间饱满，呕吐清水，咳吐清稀痰涎，苔滑、脉弦等为辨证要点。

【治疗原则】温阳化饮。

水停证

【概念】水肿是指体内水液停聚，引起肺脾肾三脏气化功能失调，水道不利，水湿潴留，泛滥肌肤，发生肢体浮肿，或腹大胀满等为主要表现的证候。

【临床表现】头面、肢体甚或全身水肿，按之凹陷不易恢复，或为腹水而见腹部膨隆，叩之音浊，小便短少不利，脘闷纳呆，面色㿠白，泛恶欲吐，神疲肢冷，腰膝疫冷，身体困重，恶寒，发热，无汗，便溏，身舌淡胖，苔白滑，脉濡缓。

【证候分析】病理性的"水"，为质地清稀、流动性大的病理性产物。水停证多由风邪外袭，或湿邪内阻，或因房劳伤肾，或久病肾虚等因素，影响肺、脾、肾的气化功能，水道不利，使水液运化、输布失常，停聚为患，泛滥于肌肤，发生浮肿，从而形成本证。此外，经脉不利，瘀血内阻，也可影响水液的运行，使水蓄停于腹腔等部位，从而形成血瘀水停。

水为有形之邪，水液输布失常，泛溢于肌肤，所以证见水肿，身体困重；水液停聚于腹腔，从而形成腹水，所以证见腹部膨隆胀满，叩之音浊；膀胱气化失职，水液停蓄而不泄，所以小便不利；便溏、舌淡胖、苔白滑、脉濡缓，是水湿内停的征象。

以水肿为主者，又有阳水和阴水的区别。阳水多因外感风邪，或水湿浸淫等因素引起水肿，性质属实，与肺脾有关。临床表现为头面浮肿，往往是从眼睑开始，继而头面，后遍及全身，小便短少，来势迅速，皮

中医
自学百日通

上篇·中医理论与诊断

184

肤薄而光亮，如果兼有恶寒发热，肢节疼重，苔薄白，脉浮紧，或咽喉肿痛，舌尖红苔薄黄，脉浮数等症状的，则为肺失通调所导致，所以又称风水相搏证。如果兼全身水肿，来势较缓，按之凹陷没指，身体困重，小便短少，脘闷纳呆，泛恶欲吐，舌苔白腻，脉沉等症状的，则与脾有关；阴水多因病久正虚，房事不节，劳倦内伤等因素所引起，性质属虚实夹杂，与脾肾有关。临床表现为水肿，腰以下为甚，按之凹陷不起，皮色晦暗，面色㿠白，脘闷腹胀，纳呆便溏，畏寒神疲，或腰膝疼冷，小便短少，舌淡胖苔白滑，脉沉迟无力。

根据形成水停的机理及脏腑的不同，临床常见的水停证有脾虚水泛证、肾虚水泛证、风水相搏证、水气凌心证等。

【辨证要点】肢体浮肿，腹大胀满，小便不利等。

【治疗原则】发汗利水或温阳利水。

第四节 六淫、疫疠辨证

六淫、疫疠辨证是指对六淫、疫疠之邪所致病证的辨识方法。

六淫病证又称为"时令病"，发病原因多与季节有关。春季多风病，夏季多暑病，长夏多湿病，秋李多燥病，冬季多寒病。在四时气候变化中，六淫并不是固定不变的。人体感受病邪，可随体质禀赋的不同，反映出不同的变化。六淫致病具有发病急，病程短，初起多见表证等共同特点。

疫疠，又名瘟疫、疫毒和毒气，是因感染疫疠毒病邪而引起的，具有强烈传染性的疾病。可以经空气传染，侵犯口鼻致病；也可随饮食、虫兽咬伤、蚊虫叮咬、皮肤接触等途径传染而发病。《素问·刺法论》中说："五疫之至，皆相染易，无问大小，病状相似。"吴又可在《温疫论》中指出：

"邪之着人，有自天受之，有传染受之，所感虽殊，其病则一。"

风淫证

风淫证是指风邪侵袭肌表和经络，正邪交争，机体卫外功能失常所产生的证候，也称外风证。风淫证以发热、汗出、恶风，或皮肤瘙痒，或肢体麻木，或突然面部偏瘫为其证候特点。风邪能导致百病，且善行数变。其性轻扬，极易侵袭阳位，具有发病快，消退快及游走不定的特点。常与他邪一起侵犯人体致病。临床上常见的风邪致病的证候有伤风和风中经络两种。

伤风

【概念】伤风是指气候突然寒暖失常，机体抗病能力下降，外界风邪从皮毛或口鼻侵犯人体，使人肌表不固，肺气失宣所产生的病证。

【临床表现】恶风，微咳，发热，汗出，鼻塞，咽痛，流涕，苔薄白，脉浮缓。

【病候分析】风邪袭于肌表，使人腠理疏松，所以出现发热，恶风，汗出等卫表不固现象。风邪犯肺，肺气失宣，气管、喉咙、鼻窍都属于"肺系"，所以出现咳嗽，咽痛，鼻塞，流涕等肺气不利的症状。苔薄白，脉浮缓，是外感初期，风邪在表的征象。

【辨证要点】临床以头痛、鼻塞、喷嚏、流涕、咽痒咳嗽、发热恶寒等为主要辨证要点。证候相类似者，称为时行感冒。

【治疗原则】疏风解表。

风中经络

【概念】风中经络，是指风邪流窜，侵入经络和筋脉之中，使人经气阻滞不通，筋脉活动不利所产生的病证。

【临床表现】面部麻痹，口眼㖞斜，不仁，或口噤不开，颈项强直，四肢抽搐等。

【病候分析】风邪侵入经络，引起局部筋脉拘急、麻痹，则可出现面部麻痹、不仁，口眼㖞斜等面瘫疾患；风邪中于经络，也可引起全身筋脉拘急、抽搐，引起或颈项强直，口噤不开，四肢抽搐等。

【辨证要点】以肌肤麻木、瘙痒或突发口眼㖞斜等为辨证要点。

【治疗原则】祛风。

＊ 寒淫证 ＊

寒淫证是指外感寒邪所引起的证候。

【临床表现】头项腰脊强痛，身体骨节皆痛，恶寒重发热轻，或战栗，无汗，或咳嗽，哮喘，咳白痰，脉浮紧；或形寒肢冷，脘腹疼痛，肠鸣，呕吐，泄泻；面白或青，苔白，脉沉紧或沉迟有力；或肢体关节痛甚，痛有定处，或手足拘挛，甚则手足寒厥，皮肤紫暗；肿胀，局部畏寒，色白，触之不温，遇寒则痛，得热痛减，舌苔白腻或滑，脉弦紧。

【证候分析】本证多因气温骤降，或涉水淋雨等因素，外感寒邪所导致。寒邪外侵，称为外寒证；寒客于肌表，郁遏卫阳者，称为"伤寒"；寒邪直中于内，伤及脏腑阳气者，称为"中寒"。

寒邪凝滞，经气郁遏不畅，所以头、项、腰脊强痛，身体骨节皆痛。寒性收引、凝滞，最易伤阳气，从而影响气血运行，易引起疼痛、发热等病症，但一般情况下，此症均有得热则减的特点；腠理紧闭，卫阳不得宣散，所以证见发热；寒为阴邪，最易伤人阳气，寒邪袭表，与卫气相争，阳气不得宣泄，腠理闭塞，从而引起恶寒重，严重者战栗、无汗。寒邪客于肺，肺失宣降，导致咳嗽、哮喘；寒伤阳气，气不化津，湿聚为痰，证见咳白痰；寒邪外束，阻滞经脉，卫阳抗邪，所以脉浮紧；寒遏阳气，所以形寒肢冷；寒滞于胃肠，脾胃之阳

为寒所凝，气血运行不畅，证见腹痛、肠鸣；胃气上逆，证见呕吐；寒邪扰及胃肠，清浊不分，水谷精微下走肠道，泄泻寒则凝滞气血，证见面白或青、苔白、脉沉紧或沉迟有力；寒伤阳气，四肢失于阳气温煦，所以证见手足拘挛，甚至寒厥；皮肤色紫，是寒凝血瘀的表现；寒邪凝滞，气血运行不畅，不通则痛，所以证见肢体、关节痛甚，且痛有定处；寒邪凝滞，阻碍气机，气机不通，所以证见肿胀，局部畏寒；血凝而不充于肤，所以证见皮色白。血凝而气亦不布，所以触之不温；寒则气血凝涩，不得宣通，热则气血流通，通则不痛，所以遇寒痛甚、得热痛减；寒邪凝滞，水湿难化，所以证见舌苔白腻或滑；寒邪郁遏阳气，阻抑脉道，脉道因之而紧张，所以证见脉弦紧。

【辨证要点】形寒肢冷，疼痛，无汗，遇寒则重，得热则减，脉紧或迟等

【两种病候】

伤寒

【概念】伤寒是指人体在抵抗力降低的情况下，感受外界寒邪，寒袭肌表，腠理闭塞，阳气被遏所致的表寒证。《灵枢·岁露论》中说："寒则皮肤急而腠理闭。"

【临床表现】头痛，身痛，恶寒，发热，无汗，咳嗽，鼻塞，气喘，苔薄白，脉浮紧。

【病候分析】寒性收引、凝滞，经气不利，筋脉拘急，气血阻滞不通，不通则痛，所以出现头痛、身痛等经腧不利的现象；寒邪束表，肌腠郁闭，卫阳不得宣发，所以出现恶寒、发热、无汗等表实证的表现；肺合皮毛，皮毛受邪，病邪内舍于肺，肺气宣降失常，所以出现鼻塞，咳嗽，喘息等肺气不利的症状；苔薄白，脉浮紧，是寒邪束表的征象。

【治疗原则】散寒解表。

中寒

【概念】中寒是指过食生冷，或胸腹部受凉，寒邪直中脏腑，导致内脏气机紊乱的病证。

【临床表现】肠鸣泄泻，呕吐清水，脘腹冷痛喜温，其痛多急骤而剧烈，遇冷更甚，或为咯稀白痰，咳嗽哮喘，恶寒肢冷，舌苔白厚，脉弦紧或沉紧。

【病候分析】寒邪直中肠胃，致使脾胃气机紊乱，升降失常，所以主见呕吐泄泻，腹痛肠鸣等症；阴寒过盛，损伤阳气，寒性凝滞，阻滞气机，所以冷痛喜温，遇冷更甚；寒邪袭肺，肺气郁闭，所以咯痰稀白，咳嗽喘哮，恶寒肢冷而不发热，舌苔白厚，脉弦紧或沉紧，均是寒邪在里的征象。

【治疗原则】温里散寒。

＊ 暑淫证 ＊

【概念】暑淫证是指暑热内侵，耗气伤津所产生的证候。

【临床表现】发热，恶热，汗出，口渴喜冷饮，神疲，气短乏力，心悸，胸闷，恶心，肢体困重，小便短黄，舌红，脉数无力；或高热，大汗出，猝然昏倒，呼吸气急，惊厥；或高热神昏，皮肤干燥，无汗等。

【证候分析】暑性炎热，刂散，易耗气伤津，且暑多夹湿，易与湿邪相杂为病。

暑性炎热，故发热恶热；其性升散，玄府不能密闭，因而汗出；暑邪耗气伤津，故困重乏力，气短口渴，小便短黄；暑邪夹湿，阻滞气机，故胸闷，心悸，恶心；舌红脉数无力，乃暑热内盛耗气之象；暑热外蒸，则高热；暑热迫津外泄，故大汗出；暑热内盛，功能亢奋，因而呼吸气急；暑闭心神，则神昏或猝倒神昏；热极生风则惊厥；暑闭气机，玄府不通，故无汗。

暑淫证以感受暑热之邪，发热汗出口渴，

疲乏或高热气急，猝倒神昏为其证候特点。

【两种病候】

伤暑

【概念】暑性炎热升散，为病必见热象，容易耗气伤津，暑必夹湿，常是暑热与湿象并见。感受暑热较轻的病证，称之为"伤暑"，

【临床表现】恶热，多汗，心烦，口渴引饮，倦怠乏力，小便短赤，舌红，苔薄黄，脉虚数。

【病因病机】伤暑是夏季感受暑热之邪，汗出过多，耗气伤津的病证。暑为夏令火热之气所化，其性炎热，故暑邪伤人，则见身热、多汗、心烦、尿赤、脉数等热象。暑热灼伤津液，暑病汗出过多亦能伤津，故见口渴、尿短等津液受伤的症状。暑病汗多，气随汗泄，故见倦怠乏力、脉虚等气耗的现象。

【治疗原则】清热解暑。

中暑

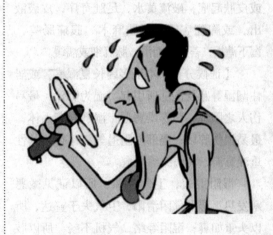

中暑

【概念】暑性炎热升散，为病必见热象，容易耗气伤津，暑必夹湿，常是暑热与湿象并见。感受暑热严重的病证，称之为"中暑"。

187

上篇·中医理论与诊断

中医 自学百日通

【临床表现】轻则精神困倦，头晕胸闷，腹痛，恶心呕吐，恶热，汗出，烦渴；重则发热面赤，大汗不止，口渴气喘；或突然晕倒，神昏痉厥，舌苔干燥，咏细数或散大。

【病因病机】中暑是夏季在烈日或高温环境中劳动过久，感受暑热过重的病证。夏季气候炎热而多湿，由于暑湿内袭，阻遏气机，故见精神困倦、头晕胸闷、腹痛、恶心呕吐、发热汗出、烦渴等热盛津伤、湿阻清阳的现象，是为中暑轻证。中暑重证，常表现有发热面赤、大汗不止、口渴、气喘等暑热伤气的现象；或见突然晕倒，神昏痉厥，舌苔干燥，脉散大等暑热扰闭心神、伤耗气阴的证候。

【治疗原则】急用芳香开窍，醒后用甘寒清热。

湿淫证

【概念】指外感湿邪所引起的证候。

【临床表现】微恶寒发热，头重如裹，四肢倦怠，肢体酸楚，或肢体重着，关节疼痛，关节肿痛，脉浮缓而濡，舌苔薄白而滑，或皮肤起疱，破流黄水，足趾奇痒，皮破液出，或胸脘痞闷，肌肤麻木，腹痛肠鸣，泻下溏垢，苔白腻而滑，脉沉细或濡缓。

【证候分析】本证多因长夏湿盛，或居住潮湿等感受湿邪所引起。湿为阴邪，最易伤人之阳气；脾喜燥恶湿，湿邪侵袭人体，最易损伤脾阳；湿邪易阻遏气机运行，其性重浊黏腻，为病缠绵难愈。

湿阻卫表，卫气失和，所以证见微恶寒发热；湿邪郁闭清阳，卫气失于宣达，所以头重如裹；湿阻经络，气机不畅，所以肢体酸楚，四肢倦怠；湿邪流注着于关节，阻滞气机，所以证见肢体重着，关节肿痛；湿性黏腻，阻抑脉道，所以脉浮缓而濡；湿遏于表，气失舒化，证见舌苔薄白而滑；湿邪浸渍肌肤，湿与风热相争，搏于气血，导致

皮肤起疱，或为黄水疮，溃破则流出黄水滋黏、浸淫蔓延；湿气下注，浸渍足趾，证见奇痒，擦破则渗出水液；湿邪内蕴，气机阻滞，所以胸脘痞闷；气机不畅，引起肌肤麻木；湿侵脾胃，升降失司，清浊不分，所以证见腹痛肠鸣，泻下溏垢。脉象濡缓、沉细，苔白腻而滑，均为湿盛阻遏阳气的表现。

确定本证，应抓住以下要点：一是以局部或全身困重、胸脘痞闷，排出物量增多且秽浊，舌苔白腻为特征性表现；二是起病缓，病情迁延难愈，其症状的发生或加重，常与阴雨气候、潮湿环境有关。

【辨证要点】关节肿痛，头重如裹，肢体重着，或腹痛肠鸣，胸脘痞闷，舌苔白腻，脉象缓濡。

【两种病候】

伤湿

【概念】湿性重浊黏滞，容易阻止人体阳气，为病缠绵难愈。伤湿是指外来湿邪，侵袭肌表，出现表证并见湿象的病证。此证常发生在多雨季节外感病的初期，又名表湿证。

【临床表现】恶寒，发热，汗出而热不彻，头身酸重，胸闷，口不渴，苔白滑，脉濡缓。

【病候分析】湿邪阻滞肤表，遏制清阳，所以证见恶寒、发热、汗出等表证；头身酸重，胸闷，汗出而热不彻，口不渴，苔白滑，脉濡缓等均是湿邪困阻的证候。

【治疗原则】发汗祛湿。

冒湿

【概念】冒湿是指冒犯雾露，或感受湿邪，阳气被遏制所引起的证候。

【临床表现】头重如裹，遍体不舒，四肢懈怠，脉来濡弱，湿伤关节，则关节酸痛重着，屈伸不利。

【病因病机】湿在头部，清阳被困，

所以证见头重如裹；湿邪弥漫全身，阳气不得敷布，所以证见遍体不舒，四肢懈怠，脉来濡弱，也是湿邪困遏的表现；湿邪侵入关节，气血不畅，所以证见酸痛；湿性重滞，所以感受重着，临床称之为"着痹"。

【治疗原则】化浊利湿。

燥淫证

【概念】指外感燥邪所引起的证候。

【临床表现】发热，头痛，微恶风寒，汗少或无，鼻孔、口唇、咽喉干燥，皮肤干燥甚至皲裂，口渴饮水，大便干燥，小便短黄，舌苔干燥，或见干咳少痰，痰黏难咯，或痰中带血，脉浮。

【证候分析】本证多因秋季感受燥邪所引起。燥是秋天的主气。燥邪致病的特点是枯涸干劲，易伤津液；肺喜润恶燥，所以燥邪每次侵犯多伤肺。

燥热犯表，卫表失和，所以证见发热，头痛，微恶风寒，汗少；燥邪伤津耗液，官窍、肌肤等失于濡养，所以证见口唇、鼻孔、咽喉干燥，皮肤干燥甚至皲裂，口渴饮水、大便干燥、小便短黄、舌苔干燥；燥热犯肺，肺津耗损，失于宣肃，所以证见干咳少痰、痰黏难咯；肺络损伤，则证见痰中带血。燥邪犯表，所以脉浮。

由于秋季气燥有偏温偏凉的不同，所以外感燥邪也有温燥和凉燥的区别。

温燥多因秋初气候尚热，炎暑未消，气温偏热，燥热迫于肺卫，灼伤液津，所以多见发热，微恶风寒，少汗，干咳，咽干，咳逆胸痛，严重者痰中带血，舌苔黄而干燥、脉浮稍数。

凉燥多因秋令肃杀，气寒而燥，寒燥侵袭肺卫，所以多见恶寒微发热，无汗，干咳，咽干，唇燥，苔白而干，脉象浮稍紧。

【辨证要点】此证多见于秋季，以见干咳少痰，痰黏难咯，以及轻微，或以官窍、肌肤等干燥不润等表证为辨证要点。

温燥

【概念】温燥是指初秋感受燥热之邪，出现燥而偏热的证候。此证发病的原因多为初秋久旱无雨，气候干燥，燥邪与热邪合而致病，也可见于素体阴虚津亏，又感燥邪的患者。

【临床表现】身热，微恶风寒，头痛少汗，口渴心烦，干咳痰少，甚或痰中带血，皮肤及鼻咽干燥，舌干苔黄，脉浮数。

【病候分析】秋初气候尚热，炎暑未去，气候干燥，燥热迫于肺里，灼津伤液，所以证见发热，微恶风寒，头痛，少汗等类似风热表证的现象，又见皮肤及咽干燥，口渴心烦，干咳、痰黏量少等燥热伤津的症状。舌干苔黄，脉浮而数，均属燥热之证。

【治疗原则】轻宣凉润。

凉燥

【概念】凉燥是指深秋气候转凉，燥邪与寒邪合而侵袭肺卫所产生的病证。

【临床表现】头痛，恶寒重，发热轻，无汗，舌自而干，喉痒，咳嗽，鼻塞，脉象浮。

【病因病机】燥寒侵犯肺卫，所以证见头痛，恶寒重，发热轻，无汗等类似外感风寒表证的现象，又见舌自而干，喉痒，咳嗽，鼻塞，脉浮等肺燥的证候。

【治疗原则】轻宣温润。

火淫证

【概念】火热证是指外感温热火邪所引起的证候。

【临床表现】壮热，口渴，面红目赤，头目胀痛，心烦失眠，或狂乱妄动，神昏谵

语，渴喜冷饮，小便短赤，大便秘结，衄血、吐血，斑疹，手足抽搐，躁扰发狂，或见痈脓，恶热，汗出，舌质红绛，苔黄燥或灰黑起芒刺，脉象洪数或细数。

【证候分析】火与热同类，都是阳盛的表现，所以火热常常混称，火与热还是有区别的，热比较轻而火比较重，热比较静而火比较易动。热邪致病，临床多表现为全身弥漫性发热的征象；火邪致病，临床多表现为某些局部的症状，如肌肤局部红、肿、热、痛等。温邪与火热性质相同，火是热之极，温是热之渐。由于温邪也是外感热病的一类致病因素，更接近于热，所以，温热也就常常并称。

火、热、温邪，其性燔灼急迫，所引起的病症常见全身或局部有显著的热象，容易耗伤阴津，使筋脉失却滋润而动风，也可迫血妄行，导致络脉损伤而出血。

火热之邪侵入气分，火性炎上，导致气血上逆，所以证见见壮热、口渴、面红目赤，头目胀痛，脉洪数；火热之邪上扰心神，所以证见心烦失眠，重者狂乱妄动、神昏谵语；火热易于伤津劫液，导致体内阴液不足，所以证见渴喜冷饮、小便短赤、大便秘结；如果邪在气分不解，进入营血，耗血动血，加速血行或迫血妄行，则导致吐血、衄血、发斑、发疹的症状；火邪耗血伤肝，筋膜舒缩失常而引动肝风，证见手足抽搐；火热壅盛，心肝受灼，证见躁扰发狂；火毒壅于血肉之间，积聚不散，肉腐血败，证见痈脓。恶热、舌红绛、苔黄或灰黑起芒刺，脉数，是火热深入营血的征象。

【辨证要点】发热恶热，面红目赤，渴喜冷饮，烦躁或狂躁，便秘尿赤，舌红，脉数。

【治疗原则】清热泻火解毒。

疫疠

【概念】疫疠，指由感染疫疠毒邪所引起的传染性病证，又名瘟疫、疫毒。

【临床表现】疫疠致病，起病急，来势猛，传变快，变化多。病初恶寒发热俱重，继之壮热，面红，头身疼痛，口渴引饮，汗出，烦躁，严重者神昏谵语，四肢抽搐，舌红绛，苔黄厚燥，或苔白如粉，脉数有力。

如果兼头面、颈部红肿疼痛，咽喉剧痛，称为大头瘟。兼有发热，咽喉红肿糜烂疼痛，全身遍布猩红色皮疹，称为烂喉痧。兼有咽喉肿痛，覆盖白膜，声如犬吠，咳声嘶哑，呼吸、吞咽困难，称为白喉。如果阵阵痉咳不止，咳嗽剧烈则面色青紫，泪涕俱出，呕吐，咳止时伴有鹭鸶样叫声，多见于小儿，称为疫咳，又称为"顿咳"、"百日咳"。兼腹痛明显，下痢赤白脓血，里急后重，时时欲泻，称为疫毒痢。

【证候分析】疫疠之邪从口鼻侵入，或内伏膜原，表里分传，所以病初即见恶寒发热俱重；疫毒迅速弥漫三焦，导致壮热、头身疼痛；瘟疫疠邪上攻，证见面红、舌红绛；如果疫邪上蒸于舌面，可导致苔白如积粉；热盛迫津外泄，所以汗出量多；热扰神明，证见烦躁，重者神昏谵语；热极生风，筋脉拘急，证见四肢抽搐；如果风温毒邪壅滞于少阳胆经，致使气血壅滞于局部，证见头面、颈部红肿疼痛，咽喉剧痛；如果疫毒壅滞于肺胃，上攻咽喉，证见咽喉红肿糜烂；外泄于肌肤，证见全身遍布猩红色皮疹；如果燥火疫毒从口鼻而入，毒聚咽喉不散，证见咽喉肿痛，覆盖白膜，拭之不去；如果白膜覆盖，阻滞气道，导致咳声嘶哑，声如犬吠，吞咽、呼吸困难；如果内有伏痰，又感疫疠之邪，疫毒与痰互结，深伏于肺，导致肺失清肃，肺气上逆，证见阵发性痉咳不止；咳剧则气机逆乱，可出现面色青紫、涕泪俱出、呕吐等症状。如果饮食不洁，湿热疫毒侵袭胃肠，阻滞气机，灼伤气血，导致腹痛，时时欲泻，里急后重，下痢赤白脓血。

疫疠的致病特点：一是传染途径多从口鼻侵入，既有空气传染，也有接触传染；二是疫疠的形成和流行需要一定的自然和社会条件，如气候反常、洪水泛滥、生活贫困、战乱频仍、环境卫生极差等；三是传染性较强，流行面较广，一旦流行，疫区内无论男女老幼，触之即病；四是发病急骤，病情危笃，传变迅速；五是疫疠致病对不同动物种属有一定的选择性，所以"牛病而羊不病，鸡病而鸭不病，人病而禽兽不病"。

【辨证要点】传染性强，发病急，病情重，传变快，症状相似。

第五节　情志内伤辨证

七情是指喜、怒、忧、思、悲、恐、惊七种情志活动，是人的精神意识对外界事物的反应，是人人皆有的情绪体验。情志病证是指七情太过、不及，或持续时间过久，导致机体阴阳失调，气血不和，经脉不通，脏腑功能紊乱而产生的病证。当外来的精神刺激过于强烈，或持续过久，超过了正常活动范围，便可导致情志内伤病的发生。

七情病证的致病特点：一是由情志因素导致；二是出现异常的情志变化，气机紊乱，脏腑功能失常，严重时可以损伤精气，甚至会危及生命。

七情病证，常与患者个性有关，人事环境为其内因。不同的情志变化，对内脏均有不同的影响。《素问·阴阳应象大论》指出："喜伤心""怒伤肝""忧伤肺""思伤脾""恐伤肾"。五脏之间相互依存、相互制约，因此，情志所伤也可相互影响，临床上所表现的病证也颇为复杂。辨证时除详查病因之外，还须仔细审查脏腑见症，方可论治有据。

＊　　喜伤证　　＊

【概念】喜伤证是指因惊喜过度而难以抑制，伤及心神，神不守舍，严重者引动心火，灼液成痰，痰火互结，蒙蔽心窍所引起的证候。

【临床表现】精神涣散，心悸不宁，少寐难安，语无伦次，哭笑无常，精神迷乱，举止失常，甚至狂躁不安等，脉数无力。

【证候分析】喜则气和志达，适度喜乐能使人心情舒畅，精神焕发，营卫调和；喜超过正常限度，则损伤心气，心气不敛，神不守舍，则见精神涣散、心悸不宁、少寐难安。若引动心火，神失所藏，则可出现喜笑不休。心火内盛，炼液成痰，痰火互结，蒙蔽心窍，则语无伦次、举止无常，甚则精神迷乱。心气涣散则脉数无力。

【辨证要点】以精神涣散，心悸不宁，少寐难安等心神不敛的表现为辨证要点。

＊　　怒伤证　　＊

【概念】怒伤证是指过度愤怒或长期郁怒，导致肝失疏泄，肝气上逆所产生的证候。

【临床表现】急躁易怒，两胁胀痛，胸闷太息，面红目赤，头胀头痛，甚至吐血；或视人如敌，怒目骂詈，眩晕，甚或发狂，或神昏暴厥，腹胀，飧泄，诸症常随情绪变化加重或减轻；呃逆，呕血，舌红苔黄，脉弦或弦数有力等。

【证候分析】郁怒伤肝，怒则气上，升发太过，化热而阳亢，形成本证。

肝气郁滞而欲发，证见两胁胀痛，急躁易怒，胸闷太息；肝气上逆，血随气升，上冲于头，所以证见面红目赤，头胀头痛，甚至吐血；怒则气逆化火，上扰神明，证见视人如敌，怒目骂詈，甚则发狂，或突致昏厥。肝失条达，横逆犯胃，胃气上逆，证见呃逆，呕血；横逆犯脾，脾失健运，证见腹胀、飧泄等症。随情绪变化，郁怒之肝气更加不畅，或可得到暂时缓解，所以其症也随之加重或减轻。舌红苔黄、脉弦或弦数有力，是气逆阳亢的表现。

【辨证要点】急躁易怒，胸胁胀闷，头胀头痛等。

思伤证

【概念】思伤证是指思虑过度，伤及心脾而致脏腑气机紊乱所产生的证候。

【临床表现】腹部胀满，食欲不振，形体消瘦，倦怠乏力，面色萎黄，头晕健忘，失眠多梦，心悸怔忡，脉沉细结。

【证候分析】脾在志为思，思虑太过，致使气结而不散。脾气郁结不畅，所以证见腹部胀满。脾失健运，所以食欲不振；病久脾虚，气血生化乏源，机体失养，所以证见形体消瘦，倦怠乏力，面色萎黄；思虑过度，伤及心神，神明失濡，所以证见头晕健忘，失眠多梦；神失所守，故心悸不宁。气结不散，故脉沉细结。

【辨证要点】腹胀纳呆、倦怠乏力、心悸失眠等。

悲伤证

【概念】悲伤证是指悲伤过度，致使气机消沉，伤及肺心诸脏所产生的证候。

【临床表现】善悲欲哭，意志消沉，精神萎靡，疲乏少力，面色惨淡，神气不足，烦热躁乱，情绪抑郁，脉结。

【证候分析】悲为肺之志。《灵枢·本神》中说"心气虚则悲。"悲则伤肺消气，神气不足，涣散不收，所以证见见善悲欲哭，意志消沉，精神萎靡，疲乏无力；气消而神亦涣散，所以证见面色惨淡而神气不足；心主血属营，肺主气属卫，心肺郁结，引起营卫之气不通利，郁久则化热，所以证见心神烦热躁乱，情绪抑郁；气消血行不畅，则脉结。

【辨证要点】善悲欲哭，意志消沉，神疲乏力等。

恐伤证

【概念】恐伤证是指恐惧过度，导致气泄下行，肾失固摄所产生的证候。

【临床表现】恐惧不安，心悸不宁，夜寐难安，常欲闭门独处，如恐人将捕之，甚至神智错乱，语言举止失常，下焦胀满，遗精滑精，阳痿，甚则二便失禁，舌苔薄白，脉弱。

【证候分析】恐为肾之志，过恐则伤肾。而恐伤病的形成，又与心、肝胆有关系。因心藏神，神伤则心怯而恐，所以常见恐惧不安，心悸不宁，夜寐难安。《沈氏尊生书·卷六》曰"肝者，肾之子，水强则胆壮，水衰则血虚，故易恐"，常欲闭门独处，恐人将捕之；甚至出现神志错乱，语言举止失常等症状。惊恐伤肾，肾伤精却，肾经不得上奉，当上者不上，当下者不下，久之上焦闭，上焦闭导致气归于下，气不行而证见下焦胀满不舒；恐则气下，肾气不同，所以出现二便失禁，滑精滑精，阳痿等症。脉弱是恐惧伤肾，肾气不足的表现。

【辨证要点】恐惧不安，心悸不宁，夜寐难安，下焦胀满。

中 篇

中药与方剂

第一章 中药基础知识

中药具有康复与保健作用，在中医理论指导下，是用来诊断、预防、治疗疾病的一种药物。

中药的发明与应用历史悠久，源远流长。取材于大自然，药材资源丰富。自古以来，我国劳动人民一直以药材作为防治疾病的主要武器，逐步积累了宝贵的经验和丰富的中药理论知识。几千年来，中药学以中医理论为基础，形成了独特的理论体系和应用形式，内容博大精深，对维护中华民族的繁衍昌盛做出了重要的贡献。

第一节 中药治病的道理

中药可补人体之不足

"药食同源"是指在诸多中药里，含有人体必需的各种营养物质，服用中药可以与一般饮食是同一作用，达到补充人体所需。常言讲"饮水可以解渴，进食可以充饥。"人体所需要的各种营养物质，包括了各种维生素、矿物质、微量元素在内，都必须靠饮食来补充。但是，现代药理研究表明，中药里含有的营养物质比一般饮食要广泛得多、丰富得多，而且也并非仅是补充蛋白质、糖类、脂肪、维生素之类，还有许多成分对人体有特殊的补养强壮作用，这是普通的饮食所不能替代的。

中药可调整人体之失常

中药中含有大量的各类生物碱、挥发油、鞣质、苷类、有机酸、树脂、油脂、植物色素和无机成分等，这些成分可以对人体

的某些脏器组织及其功能活动进行特定的调节，或能抑制、杀死各种致病性的病原体，从而达到治疗疾病的作用。

中药可养心安神

中医学认为"心藏神、主神明，"说的是人的精神、意识和思维活动。而中药防治疾病主要途径便是安心养神。利用中药补益心血，心血充盛的功效，自然使人神志清晰、思维敏捷，会表现出良好的心理状态和精神状态。当然，心血对大脑的滋养，还要借助心气和肺气的推动，心肺之气旺盛血脉就会充盈，这样才能保证"心神"正常发挥其功能作用。因此，养心血的同时不要忽视了益心肺之气。

第二节 中药的产地与采集

中药产地

天然中药材的分布和生产多带有很明显

中医
自学百日通

中篇·中药与方剂

195

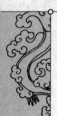

的地域性。"道"曾经是古代的行政区划，"地"指地域或地区。我国古代医药家经过长期观察、使用和比较，发现并总结出即便是分布较广的药材，也因为自然条件的不

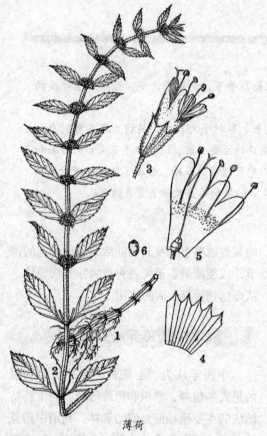

薄荷
1.茎的下部，2.茎的上部，3.花，4.展开的花萼，
5.花冠展开后示雄蕊和雌蕊，6.果实

同，各地所产的质量优劣也各不相同，并由此逐渐形成了"道地药材"的概念。所谓道地药材，也称地道药材，是指某一产地出产或采用特定工艺技术生产、货真质优、炮制考究、临床疗效突出、带有地域性特点的药材。道地药材的确定，与药材产量、质量、品种等多方面因素有关，而临床疗效则是其关键因素。如江苏的薄荷、苍术，四川的黄连、川芎、附子，广东的砂仁、陈皮，云南的茯苓、三七，河南焦作的四大怀药（地黄、菊花、牛膝、山药），山东的阿胶等，

都是非常著名的道地药材。道地药材是在长期的生产和用药实践中形成的，并不是固定的。自然环境条件的改变、人为过度采挖、栽培技术的进步、产区经济结构变化等多种因素，都可能导致药材道地的变迁，但是药材的品质和临床疗效始终是确定道地药材的主要标准。如三七原产于广西，称为广三七、田七，云南后来居上，所产三七称为滇三七，也成为三七的道地产区。不过，引种栽培和动物驯养等技术，可以缓解部分名贵药材（如西洋参、天麻、牛黄、鹿茸等）的短缺。

植物类采集

全草类大多数在植物枝叶茂盛、花朵初开时采集，从根以上割取地上部分。如益母草、薄荷等。一些茎较柔弱或植物矮小及必须带根用的中药可以连根拔起，如垂盆草、紫花地丁等。

叶类通常在花蕾将放或正盛开的时候采集，此时叶片茂盛、性味完壮、药力雄厚。但有个别植物的叶却在秋冬时采收，如桑叶。

花类药材，一般采收未开放的花蕾或刚开放的花朵，以免香味散失、花瓣散落而影响质量。如金银花、月季花等。有些植物的花期很短，有的就要分次及时采集，比如红花要采花冠由黄变红的花瓣，花粉粒需盛开时采收，比如松花粉、蒲黄等。采花时最好在晴天早晨，以便采后能够迅速晒干。

果实类药物，少数如青皮、枳实、覆盆子、乌梅等，未成熟时采收，一般应在果实成熟时采集；种子则完全成熟后采集。部分种子成熟后易散落，如牵牛子、急性子（凤仙花子）等，应该在果实成熟而未完全开裂时采集。而有些既用全草、又用种子的中药，可以在种子成熟时，割取全草，把

种子打下后分别晒干保存，如车前子、紫苏子等。

根和根茎类一般是在早春植物抽苗或在秋季植物地上部分开始枯萎时采集，但也有些根及根茎如半夏、孩儿参、延胡索等在夏天采收。大部分的根及根茎类中药需生长一年或两年以上才能采收供来源。

树皮、根皮类通常在春、夏时节植物生产旺盛，植物体内浆液充沛时采集。如厚朴、黄柏、杜仲等。肉桂则在十月油多时采收。根皮类药材通常在秋后挖根后剥取，或趁新鲜抽去木心，如五加皮、牡丹皮等。还需要注意，在采集中药时，应该重视保护药源，提倡留根保种、科学利用、适当种植等。中药在采集以后，都必须采取一定的加工处理，便于贮藏。如系植物类药品，采集后应先去除泥土杂质和非来源部分，洗净切断，除鲜用外，都应根据中药的性质，及时晒干，或阴干，或烘干，分别保藏。

动物类、矿物类采集

动物昆虫类药材，为保证药效也要根据生长活动季节采集，一般藏在地下的小动物，宜在夏秋季捕捉，如蟋蟀、蚯蚓、全蝎等；大动物虽然四季都可捕捉，但最好在秋冬季猎取，驴皮在冬至后剥取。而鹿茸在清明后45～60天雄鹿幼角未角化时采取。

矿物药材全年皆可采收，不限时间，择优采集即可。滑石、石膏、灵磁石等可放在木箱内；但芒硝、硼砂等需放在瓮内盖紧，以防受潮。

第四节　中药的四气（四性）

四气是指药物具有寒凉温热四种不同的药性，又称"四性"。

寒、凉性

寒凉药具有凉血解毒、清热泻火、滋阴除蒸、清热利尿、泻热通便、清化热痰、清心开窍、凉肝息风等作用，多用于阳盛热证，如石膏、黄连等

温、热性

温热药分别具有温里散寒、温通经脉、助阳等作用，多用于阴盛寒证，如附子、桂枝等。

四气对临床的作用

药物四气对临床用药具有指导作用，比如《素问·至真要大论》记载："寒者热之，热者寒之"。《神农本草经》记载："疗寒以热药，疗热以寒药"。这是基本的用药原则。例如，感受风寒、恶寒、流清涕、发热、小便清长、舌苔白，病性属寒。用紫苏、生姜煎汤饮服后，可以使其发汗，从而消除诸证，说明紫苏、生姜的药性是温热的。又如，皮肤疔疮、热疮、局部红肿疼痛，甚至小便黄色、舌苔发黄，或有发热，病性属热，用菊花、金银花来治疗，可消除诸证，说明菊花、金银花的药性是寒凉的。

第五节　中药的五味

五味是指药物具有辛、甘、酸、苦、咸五种不同的味道。与药物的功效有着密切的关系。了解和掌握药物的五味理论，对指导临床用药有重要意义。

五味的特性

辛具有发散、行气、活血和化湿、开

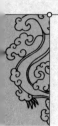
窍的作用。如木香、香附之辛能行气除满；川芎、红花之辛能活血化瘀；麻黄、薄荷之辛能发散表邪；藿香、砂仁之辛能化湿；麝香、冰片之辛能开窍。

酸具有收敛固涩的作用。如诃子、乌梅之酸能涩肠止泻；覆盆子之酸能涩精止带。五味子之酸能收敛止汗。暑热邪气典型的特征是耗气、伤阴。所以中暑后，人常会出现乏力、口渴，即是气阴被暑邪耗伤的表现。气阴既伤，益气养阴最正确。但临床实践中发现，单纯靠补益气阴还不够，还要用五味子来收敛气阴。思其缘由，药物本身并不具备气与阴。能补益气阴者，总不能离开人体自身的气阴做基础。现在暑热令人体之气阴大耗，想要恢复正常的气阴水平，一是保护现存气阴不再继续耗散，其次保护新生之气阴不会继续耗散。五味子有酸敛气阴的功效，用在这里恰到好处。

苦具有通泄、清泄、降泄、燥湿的作用。如栀子之苦能清热泻火；大黄之苦能泻热通便；黄连之苦能清热燥湿。

苦杏仁之苦能降气止咳平喘；苍、白术以其味苦，皆有燥湿之功效。而苍术又兼辛味，善于行走，令燥湿之性更强；白术又兼甘味，善于补益，从而健脾益气之功更显。

甘具有补益、和中、缓急的作用。如熟地黄、枸杞子之甘能补血滋肝肾；人参、黄芪之甘能补气；甘草、饴糖之甘能和中、缓急止痛。

咸具有泻下、软坚的作用。如牡蛎之咸能软坚散结；芒硝之咸能软坚通便。治疗便秘有很多种，而肉苁蓉味咸，本身可以软坚，从而发挥通便的作用。更重要的是，本药还有甘味，能补，温性助阳，治疗由于阳虚所致的便秘，自然就是首选药了。

此外，还有淡味，能渗湿利水，常用于湿阻、小便不利、水肿等病证，如茯苓、薏苡仁等。

中药味与气的关系

药物的气与味是药物本身具有的性能，将两者结合起来，便能够反映药物的特征和功效。每味药物都具有气和味，如麻黄辛温，黄连苦寒，生地黄甘寒等。药物的气味相同，作用便相近；气味不同，作用便不同。即便味同而气异，或气同而味异，作用也可能不同。如桂枝与薄荷，其味皆辛能发散，但气一温一凉，故桂枝适于风寒表证，薄荷则适于风热表证；黄柏与生地黄，其气皆寒能清热，但味一苦一甘，故黄柏用于湿热证，生地黄则用于热病阴伤证。此外，还有一药兼多味者，如五味子酸甘咸俱有。因此，药物气味的复杂性，决定了药物功效的多样性。临床应用中药时，既要熟悉其共性，还要掌握其个性，才能够准确有效。

第六节　中药的升降浮沉

中药的升降浮沉及作用

升降浮沉是指药物作用于机体后的四种不同趋向。升浮药物主向上、向外，有发汗解表、催吐、升阳、开窍、透疹等作用，多用于治疗病位在表、在上和病势下陷的病证；沉降药物主向下、向内，有利尿、潜阳、清热、收敛、泻下、平喘、止咳等作用，多用于治疗病位在里、在下和病势上逆的病证。

影响药物升降浮沉的因素（内因）

药物气味可以影响药物升降沉浮。凡味属辛甘，气属温热的药物，多主升浮，味属酸苦咸，气属寒凉的药物，多主沉降。药物质地轻重同样影响药物的升降沉浮。一般叶、花、皮、枝类药物，如菊花、桑叶等，多偏于升浮；而种子、根茎、矿物、介壳类药物，如紫苏子、大黄、磁石、牡蛎等，多偏于沉降。某些药也有特殊性，比如诸花皆升，唯旋覆花独降；诸子皆降，唯苍耳子、蔓荆子独升。

影响药物升降浮沉的因素（外因）

药物的升降浮沉与炮制和配伍也有关系。酒炒者升，醋炒者收敛，姜汁炒者散，盐炒者下行。有些升浮药配伍在众多沉降药中，会随之下降；反之，有些沉降药随着众多升浮药而上升。

第七节　中药的归经

归经的定义

归经是药物对于机体某部位或某些脏腑、经络的选择性治疗作用。主要指明药物在机体中的作用部位和范围。

归经的依据

归经是以脏腑、经络理论为基础，以药物所治病证为依据而确定的。每见心悸、失眠、健忘等症，多为心经有病；每见倦怠、腹泻等症，多为脾经有病；每见咳嗽、气喘等症多为肺经有病。

根据药物的具体疗效，并结合脏腑、经络的病证，足以说明哪些药物对哪些脏腑、经络的病变起主要治疗作用。如党参、白术，能健脾补中，归入脾经；朱砂、茯苓，能宁心安神，归入心经；麻黄、杏仁，能止咳平喘，归入肺经等。

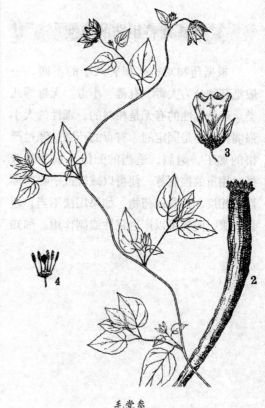

毛党参
1.植株，2.根，3.花，4.雌蕊及雄蕊

归经的作用

掌握归经便于区别功效相似的药物。还有助于区别临床辨证用药。并运用归经理论指导临床用药，还要依据脏腑经络相关学说，注意脏腑病变相互影响，恰当选择用药。

第八节　中药的毒性

关于毒的概念

古代药物毒性的含义较广，常把药物称为"毒药"。认为毒性是药物的偏性。现代对毒性的认识，多是指药物对机体的损害作用，应用不当，便可导致中毒或者产生不良

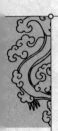

反应。

✳ 正确对待中药的毒性 ✳

　　根据药物对机体损害大小的不同，一般把药物分为大毒、有毒、小毒、无毒等几类。药物毒性的有无是相对的，毒性的大小强弱，也不是固定的。有毒的药物，经过严格的加工、炮制，适当的配伍、剂型的选择、用量的控制等，便可以减轻或消除其毒性。相反，无毒的药物，如果用法不当，超量久服，同样可以产生毒性或副作用。如知

母、人参等都有产生中毒反应的报道。所以说没有绝对无毒的药物，古人以"毒药"作为药物的总称，确实有一定道理。

✳ 安全与适量 ✳

　　掌握了药物的有毒无毒，以及毒性的大小，可以助于理解药物作用的峻猛与缓和，进而根据疾病的轻重缓急，选择适合的药物和确定相应的剂量。并根据其毒性的性质，分别采用炮制、配伍、用法等措施来减轻或消除其毒性，以保证临床用药的安全有效。

第二章 解表药

解表药又被称为"发表药"，它的主要功能包括治疗表征及发散表邪。一般的解表药都属于辛散之品，具有发散的作用，能够让外邪从汗而解，对于邪在肌表的病证效果尤为明显，正如《黄帝内经·素问·阴阳应象大论篇》所说"其在皮者，汗而发之"，也就是发散表邪的意思。解表药的治疗范围包括普通的外感表征，比如感受外邪所产生的头痛、发热、无汗、恶寒、脉浮等症状。此外，像水肿和麻疹初期，或者其他疾病同时具有表证时，都可以用解表药进行治疗。比如咳嗽、感冒、发热等呼吸系统病症。

解表药还具有不同的性能，具有可分为辛凉解表药和辛温解表药两类。虽然解表药能够通过发汗法来解除表证，不过使用过量仍然会出现损津液、耗散阳气的情况，因此那些阴虚发热、热病伤津、自汗、盗汗患者应该谨慎使用。

第一节　辛温解表药

麻黄

【简介】麻黄是麻黄科植物或其他含麻黄碱的同属植物的干燥草质茎，它的形状一般为细长圆柱形，分枝较少，表面颜色为黄绿色或淡绿色，一般在立秋至霜降期间可进行采收。

【性味归经】麻黄茎枝性辛，苦，温。归肺、膀胱经。

【功效】利水退肿，宣肺平喘，发汗解表。

【应用】

1.咳嗽气喘

麻黄能够止咳、定喘、宣肺气。搭配细辛、干姜、五味子能够治疗痰饮停肺咳嗽气喘；搭配石膏能够治疗咳痰黄稠、肺有壅热的咳嗽气喘；搭配杏仁，能够治疗寒邪犯肺的咳嗽气喘。

2.水肿

麻黄还具有消肿、利水的作用，搭配石膏、生姜皮、白术等能够治疗发热水肿或恶风水。

3.风寒表证

麻黄能够祛表邪、散风寒，对于外感恶寒、发热、风寒、头痛、无汗、身痛等病症效果显著。搭配桂枝，能够增强人体发汗解表的能够，从而有效治疗重症风寒感冒。

【使用注意】

1.由于生麻黄具有极强的发汗宣肺功能，因此肝阳上亢、肺虚咳喘、体虚多汗患者一定要慎用或禁用。

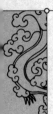

2.麻黄中所含有的麻黄碱能够收缩血管、兴奋心脏，使血压升高，因此高血压患者应该谨慎使用。

桂枝

【简介】桂枝是樟科植物肉桂的嫩枝干制而成，采收于春、夏二季。

【性味归经】辛，甘，温。归心、肺、膀胱经。

【功效】温通经脉，发汗解肌，助阳化气。

【应用】

1.风寒感冒

桂枝善祛风寒，辛温，能够治疗外感风寒及发热恶寒，有汗、无汗皆可使用。经常与麻黄搭配使用。如果和芍药、甘草、大枣、生姜搭配，能够有效治疗头痛发热、汗出恶风、外感风寒、口不渴等风寒表虚症状。

2.寒邪客于血脉、经脉

桂枝搭配伍茯苓、桃仁、芍药、丹皮，能够治疗月经不调、痛经等病症。

3.阳气凝滞诸证

桂枝还具有温通胸阳、心阳、脾阳、肾阳等功效。搭配薤白、枳实能够治疗胸阳凝滞之胸痹等症状。

【用法用量】煎服，每次3~9克；可入汤剂。

【使用注意】桂枝辛温助热，容易动血伤阴，所以血热妄行、阴虚阳盛、温热病及孕妇等应该谨慎使用。

紫苏

【简介】紫苏又叫白苏、赤苏、香苏，是唇形科一年生草本植物。紫苏的果实被称为苏子，叶片被称为苏叶，茎被称为苏梗，都可以作为中药材使用。

【性味归经】辛，温。归肺、脾经。

【功效】安胎、行气宽中、解鱼蟹毒、解表散寒。

【应用】

1.安胎

紫苏具有良好的行气安胎作用，可以治疗孕妇胸闷恶心、妊娠呕吐等症状。老苏梗的作更佳，搭配砂仁、陈皮还能够增强健胃功能。

2.风寒感冒

紫苏对于风寒感冒患者也具有明显的效果，尤其是由于气机不畅而出现咳喘、胸闷等症状的患者，可以和陈皮、香附、甘草等一起服用。

3.鱼蟹中毒

紫苏还能够治疗腹痛吐泻患者，每次服用30克左右，可以和生姜、陈皮等一起服用。

4.脾胃气滞

紫苏还可用于脾胃升降失和而见呕恶，同时可用于妊娠呕吐。

【用法用量】煎服（不宜久煎），每次3~9克。

【使用注意】

1.火升作呕者应该禁用，久服易使人真气外漏。

2.气弱表虚者及温病患者应该忌服。

生姜

【简介】生姜是多年生宿根草本植物，主要以根茎入药，使用时除去须根及泥沙，一般在秋、冬二季采挖。

【性味归经】辛，微温。归肺、脾、胃经。

【功效】温中止呕，温肺止咳，发汗解表。

【应用】

1.风寒感冒

生姜可用于解表，对于对风寒感冒轻症效果显著，可单独煎汤，也可搭配红糖、葱白乘热服用，能够起到很好的发汗解表作用，也可以作为预防感冒药物。

2.胃寒呕吐

生姜具有"呕家圣药"的美誉，可以单独使用，治疗胃寒及胃热呕吐，可搭配竹茹、黄连、半夏等一起服用。

3.解毒功能

生姜能够解鱼蟹、鸟兽毒，可以单独服用或者搭配紫苏同用。此外，生姜能解半夏、生南星之毒，煎汤饮服。

【用法用量】煎服，每次3～9克，可入汤剂。

【使用注意】内热及阴虚者应该禁服。

荆芥

【简介】荆芥为唇形科植物荆芥的全草。在夏、秋两季花开穗绿时采割地上部分，晒干。一般先单独摘取花穗，再割取茎枝，然后分别晒干。

【性味归经】辛，微温。归肺、肝经。

【功效】用于麻疹，风疹，感冒，疮疡初起，头痛。炒炭可治便血，崩漏，产后血晕。解表散风，透疹。

【应用】

1.解表散风

荆芥与防风一起使用，可以治疗感冒风寒，缓解头痛、身痛、无汗、恶寒等症状。搭配菊花、薄荷、银花、桑叶等，能够治疗目赤咽痛、感冒风热、发热恶寒等症状。

2.透疹作用

荆芥搭配牛蒡子、蝉衣、薄荷等，可以有效辅助麻疹透发。

3.治疗疮疡

荆芥对于疮疡初起有表证者效果明显，搭配连翘、赤芍、银花、防风等可消痈肿、退寒热。

4.止血作用

荆芥炒炭具有很好的止血作用，能够有效治疗崩漏、便血等症状，在临床上还可以搭配其他止血药一起使用。

【用法用量】煎服（不宜久煎），每次4.5～9克。

【使用注意】头痛阴虚、自汗表虚患者禁止服用。

防风

【简介】防风又叫东防风、关防风，是伞形科植物防风的干燥根，一般在春秋二季采挖没有抽花茎植株的根，除去泥沙和须根，晒干使用。

【性味归经】辛，甘，微温，质润。归膀胱、肝、脾经。

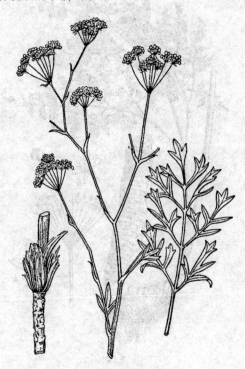

防风

【功效】止痉，胜湿止痛，祛风解表。

【应用】

1.祛风止痉

防风具有祛风解痉的功能，可用于角弓反张、风毒内侵的破伤风征，一般搭配白附子、伍天麻等服用，不过相对力量较弱，只能作为辅助药，不善于独自使用。

2.风疹瘙痒

中医指出"无风不作痒"，防风对于风疹引起的瘙痒症状效果明显，另外还能治疗多种皮肤病。

3.外感表证

防风有"风药之润剂，治风之通用药"之称，辛而微温，具有很好的祛风功能，可用于风湿、风寒、风热等症状。

【用法用量】煎服，每次3～9克；一般生用，止血炒炭用，止泻炒用。

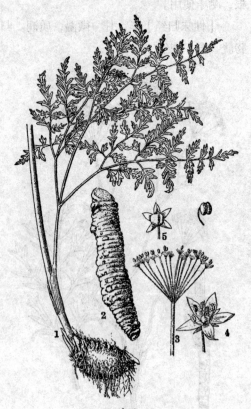

羌活
1.植株下部，2.药用根，3.果序，4.花，
5.去花冠示萼片，6.雄蕊

【使用注意】

1.孕妇禁服。

2.阴虚、气虚者以及胃十二指肠溃疡出血者忌用。

羌活

【简介】羌活是多年生草本植物，茎直立，茎和叶皆有毛，一般在春、秋两季采挖。

【性味归经】辛，苦，温，质燥。归膀胱、肾经。

【功效】祛风湿、解表。

【应用】

1.散寒解表

羌活辛温，发表能力较强，具有止痛胜湿、祛风散寒的功效，搭配苍术、细辛、川芎、防风等，能够治疗风寒湿邪袭表，肌表无汗、恶寒发热、头痛项强、肢体酸痛等病症。

2.止痛

羌活能去除风寒湿邪，通利关节而止痛，且作用部位偏上，故善治腰以上风寒湿痹，尤以肩背肢节疼痛者佳，多伍防风、姜黄、当归等药同用。

【用法用量】煎服，每次3～10克；或入散、丸。

【使用注意】头痛阴虚及阴亏血虚患者谨慎使用。

白芷

【简介】白芷是指伞型科植物兴安白芷、杭白芷或云南牛防风的干燥根，一般在春季播种，秋季叶黄时采挖。

【性味归经】辛，温。归胃、大肠、肺经。

【功效】祛风止痛，燥湿止带，通鼻

窍，消肿排脓，解表散寒。

【应用】

1.风寒感冒

白芷具有驱散风寒的能力，能够止痛、通鼻窍，搭配羌活、防风等，能够治疗流涕鼻塞及风寒感冒。

2.风寒头痛

白芷还能够治疗眉棱骨痛、鼻渊头痛、眉棱骨痛等病症。

3.痔疮肿痛

治疗痔疮肿痛时，先将皂角烟熏于患处，再将白芷末和鹅胆汁调涂在患处。

4.肿毒热痛

治疗肿毒热痛时，以白芷末调醋敷在患处。

【用法用量】外用研末撒或调敷；或入丸、散；煎服，每次3~9克。

【使用注意】血热阴虚患者忌服。

葱白

【简介】葱白为百合科葱属植物的鳞茎，使用时剥去外膜，全草四季可采。

【性味归经】辛，温。归肺、脾胃经。

【功效】散寒通阳，解表发汗。

【应用】

1.风寒感冒

葱白适用于恶寒发热、风寒感冒等病症，但是药力不太明显，可以和淡豆豉同时使用，也可以单独使用。

2.乳房胀痛，乳汁郁滞不下

将葱白外敷，能够起到通络、散结、下乳的作用。

3.小便不通

将葱白捣烂，与冰片同用，先外敷于脐部，然后施温熨，能够治疗膀胱气化不行的小便不通、寒凝气阻有阴寒腹痛。

4.治磕打损伤

将葱白捣烂，焙热包裹在破损的伤口上，能够有效治疗手足骨折、头脑破骨、指头破裂而造成的血液不止的情况。

5.治疗小儿消化不良

将生葱、生姜同时捣碎，再加入茴香粉，混匀后炒热，用纱布包好敷于脐部，能够治疗小儿吐泻严重及消化不良症状。

6.治痔正发疼痛

将葱和须熬成浓汤，然后倒在盆中进行浸泡，能够有效治疗治痔正发疼痛。

【用法用量】外用适量，捣敷，炒熨，煎水洗，用蜂蜜或醋调敷；煮粥食，酒煎，鲜品每次15~30克；或煎服，9~15克。

【使用注意】多汗表虚者忌服。

细辛

【简介】细辛又名盆草细辛、华细辛苦，是马兜铃科细辛属多年生草本植物。夏季果熟期或初秋采挖，阴干使用。

【性味归经】辛，温，有小毒。归肺、肾、心经。

【功效】解表散寒，祛风散寒，温肺化饮。

【应用】

1.风寒感冒

细辛搭配荆芥、羌活、川芎等能够散寒止痛，搭配附子、麻黄等能够治疗阴寒里盛的病症。

2.治疗风湿头痛和关节痹痛。

细辛对于风湿头痛以及关节痹痛效果显著，尤其是风寒风湿头痛、胸中滞气、痰饮、惊痫等患者，可以搭配草乌、川乌、羌活等一起服用。

3.治牙痛

治疗牙痛时可以用细辛搭配白芷使用，另外可取3克细辛和3克黄柏，一同煎水，趁热漱口、凉了之后吐掉，注意不能咀嚼，也不能吞咽。

4.鼻渊之良药

将细辛捣成末，吹入鼻中，能够有效治疗鼻息肉和鼻塞不通；与苍耳子、辛夷、白芷一起使用，能够通鼻窍、散风寒。

5.肺寒咳喘

细辛的发汗能力一般，不过散寒能力较强，搭配麻黄能够增强发汗解表作用，搭配附子能够温肾扶阳，治疗阳虚体质的外感风寒，肺寒咳喘等症。

【用法用量】散剂每次服用0.5～1克；煎服，每次1～3克。

【使用注意】

1.肺燥、干咳、伤阴患者以及阳亢、头痛、阴虚患者忌用。

2.禁止与藜芦一起服用。

第二节　辛凉解表药

薄荷

【简介】薄荷是唇形科植物，又名夜息香，一共包括25个种，夏、秋两节生长繁茂，一般开花三轮后采割，阴干或晒干使用。

【性味归经】辛，凉。归肝、肺经。

【功效】利咽透疹，清利头目，疏肝行气，疏散风热。

【应用】

1.风热头痛，目赤多泪

薄荷对于昏涩疼痛、风热攻目都具有显著的疗效，搭配甘草、甘菊花、牛蒡效果更佳。

2.风热感冒，温病初起

薄荷具有清热散凉的功能，能够有效疏散风热，对于治疗温病初起或风热感冒效果明显，搭配银花、牛蒡子、连翘、荆芥等，

能够有效治疗发热、头痛、微恶风寒患者。

3.咽喉肿痛，清热消火

薄荷还能够治疗咽喉肿痛，不仅能够疏散风热，还能够清利咽喉，常搭配甘草、马勃、牛蒡子等应用。在治疗咽喉红肿热痛病证时，也可以研末吹喉。

4.肝郁气滞，胸闷胁痛

由于薄荷性辛，同时入肝经，所以能够起到疏肝解郁的功效，搭配当归、白芍、柴胡等能够调经理气，适用于月经不调，胸胁胀痛，肝郁气滞等病症。

【用法用量】煎服，每次3～6克。

【使用注意】发汗耗气，芳香辛散，多汗体虚者应该谨慎使用。

牛蒡子

【简介】牛蒡子又称蒡翁菜、便牵牛，为菊科植物牛蒡的果实。一般深秋季节采收，晒干打出果实，去杂质晒至全干，生用或炒黄用。

【性味归经】寒，苦，辛。归胃、肺经。

【功效】解毒散肿，透疹利咽，疏散风热。

【应用】

1.用于麻疹不透

牛蒡子具有疏散风热、清泄透散的功效，搭配升麻、蝉蜕、葛根、薄荷，能够透泄热毒、促使疹子透发。

2.用于咽喉肿痛，风热感冒

牛蒡子辛散苦泄，寒能清热，搭配连翘、银花、桔梗等，具有宣肺利，咽疏散风热的功效。

3.用于痄腮喉痹，痈肿疮毒

牛蒡子具有显著的清泄热毒作用，无论咽喉红肿，痄腮肿痛，疮痈肿毒以及痰热咳嗽等症，都可适用，常与银花、连窍等配

伍。牛蒡子搭配瓜蒌、连翘、天花粉、青皮等同用，又可用治肝郁化火，胃热壅络之乳痈证。

【用法用量】生用或炒用，用时捣碎；煎服，每次6～12克。

【使用注意】

1.脾虚腹泻、痈疽已溃、脓水清稀者忌用。

2.炒用可使其苦寒及滑肠的药性略微减轻。

蝉蜕

【简介】蝉蜕又名蝉壳、伏壳，为蝉科昆虫黑蚱羽化后的蜕壳。在夏、秋季可到蝉所栖息的树下附近地面收集，或树干上采集。

【性味归经】味苦，寒。归肺、肝经。

【功效】利咽开音，疏散风热，息风止痉，明目退翳，透疹。

【应用】

1.利咽消肿

蝉蜕具有良好的利咽喉、疏风热功能，搭配牛蒡子、薄荷、甘草、桔梗、连翘等，能够治疗由外感引起的咽喉肿痛患者。另外，蝉蜕还具有治疗音哑的功能，搭配胖大海、玉蝴蝶、桔梗等，能够有效治疗肺气失宣、风邪郁肺导致的音哑症状。

2.止痒祛风

蝉蜕不仅能够对风疹起到止痒去祛的作用，还能够疏散风热，搭配薄荷用于风热表证。

3.治破伤风、小儿惊风

蝉蜕既可以息内风、定惊解痉，又可以祛外风，搭配全蝎能够治疗破伤风导致的四肢抽搐现象，搭配钩藤能够治疗小儿惊风、夜啼等症状。

4.用于麻疹透发不畅

蝉蜕的清热、透发作用能够有效疏散风热，搭配薄荷与牛蒡子可用于麻疹初起透发不畅的患者，搭配紫草、连翘等能够治疗热盛疹出不畅。

5.用于目赤肿、翳膜遮睛

蝉蜕具有明目退翳的功效，对于麻疹后目生翳膜，以及风热引起的翳障、目赤等现象，都具有显著的效果，搭配白蒺藜、谷精草、菊花等效果更好。

【用法用量】一般病证用量宜小，止痉则需大量；单味研末冲服，或者煎服，每次3～10克。

【使用注意】孕妇忌用。

桑叶

【简介】桑叶又叫荆桑、黄桑、桑葚树，是桑科植物桑的干燥叶。一般在霜降后采集。

【性味归经】苦，甘，寒，质润。归肺、肝经。

【功效】凉肝润肺，清肝明目，疏风清热。

【应用】

1.用于风热感冒

桑叶轻清凉散以疏风热，对外感风热、咳嗽、头痛等效果明显，搭配银花、菊花、前胡、薄荷、桔梗等，能够有效治疗风热感冒或温病初起，温邪犯肺，头痛，发热，咳嗽等症状。

2.用于目赤肿痛

桑叶还能够清除肝火，搭配决明子、菊花、车前子等，能够有效治疗肝火上炎的目赤肿痛及风热引起的目赤羞明。至于肝阴不足，眼目昏花，桑叶还可配滋养肝肾的女贞子、枸杞子、黑芝麻等同用。

3.用于肺热燥咳

桑叶味苦寒，具有凉润肺燥，甘寒益

阴，清泄肺热的功效，可用于干咳少痰、燥热伤肺喷雾，如果症状较轻，可以搭配贝母、沙参、杏仁同用，如桑杏汤；如果症状较重，则可搭配生阿胶、麦冬、石膏同用。

4.用于肝阳眩晕

桑叶味苦寒，而且兼入肝经，能够起到良好的平降肝阳功效，搭配石决明、白芍、菊花等，能够有效治疗眩晕头痛、肝阳上亢等症状；另外，取桑叶研末、黑芝麻研末，加入适量白蜜熬膏，空腹时用盐汤、临睡时用温酒调食，能够有效治疗肝阴不足，眼目昏花等病症。

5.用于血热妄行

桑叶性状甘寒，单用或搭配其他止血药物时，能够起到良好的凉血、止血功效。

【用法用量】蜜炙或生用，也可煎服，每次5～9克。

【使用注意】孕妇及经期妇女忌用

菊花

【简介】菊花是多年生草本植物，喜阳、耐寒，但不耐旱，一般在霜降前采摘它的头状花序。

【性味归经】辛，苦，甘，微寒。归肺、肝经。

【功效】疏散风热，清热解毒，平肝阳，明目。

【应用】

1.用于风热感冒

菊花清热能力较强，疏风较弱，搭配桑叶能够有效治疗外感风热，也可搭配连翘、黄芩、山栀等治热盛烦躁等症。

2.用于目赤昏花

菊花能够有效治疗目赤昏花、肿痛，无论属于肝火或风热引起者，均可应用，搭配白蒺藜、蝉衣既能清肝火，又能散风热。如

肝阴不足，眼目昏花，则多配生地、杞子等同用。

3.用于疮疡肿痛

菊花具有良好的清热解毒功效，为外科要药，主要用于红肿热痛、热毒疮疡之症，特别对于疔疮肿痛毒尤有良好疗效，既可捣烂外敷，又可内服。在临床上常与地丁草、蒲公英等清热解毒之品配合应用。

【用法用量】泡茶或煎服，每次5～10克。

【使用注意】

1.风寒感冒患者忌用。

2.泄泻食少、气虚胃寒者慎用。

蔓荆子

【简介】蔓荆子又叫蔓荆实、万荆子，是马鞭草科植物单叶蔓荆干燥带宿萼的成熟果实，一般在秋季果实成熟时采收，晒干。

【性味归经】苦，辛，微寒。归肝、胃、膀胱经。

【功效】清利头目，镇静、止痛，疏散风热。

【应用】

1.疏散风热、止痛祛风

蔓荆子辛能散风，微寒清热，轻浮上行，主散头面之邪，有祛风止痛之效，用治外感风热，头痛头晕，常与菊花、薄荷等同用，头痛头风常与白蒺藜、川芎、钩藤等同用。

2.用于目赤肿痛，目昏多泪

蔓荆子不仅能疏散风热，还能够清利头目，因此可治风热上攻，目赤肿痛，目昏多泪，搭配蝉蜕、菊花、龙胆草等同用；另外，蔓荆子药性升发，清利头目，与黄芪、党参、白芍等同用，还可用治清阳不升，目生翳障，耳鸣耳聋等症，如益气聪明汤。

3.用于慢性支气管炎

蔓荆子搭配百蕊草能够有效治疗慢性支气管炎，对痰、咳、喘均有疗效，平喘作用稍差。

【用法用量】外用适量，煎汤外洗；还可入丸、散；煎服，每次6～12克。

【使用注意】体衰胃虚者忌用。

葛根

【简介】葛根俗称野葛，是豆科植物野葛或者甘葛藤的干燥根，秋冬两季皆可采挖。

【性味归经】辛，甘，凉，质润。归脾、胃经。

【功效】解肌退热，生津透疹，升阳止泻，解酒止渴。

【应用】

1.用于发汗退热，项背强痛

葛根与柴胡搭配可治疗表热症，对风寒感冒，表实无汗患者效果显著。葛根与芍药、桂枝、麻黄等搭配，能够治疗多种因素导致的项背强痛。

2.用于阴虚消渴，热病口渴

由于葛根既有止泻功能，又有生津功能，因此在麻疹发热口渴，或伴有腹泻等症状时，可以搭配升麻一起应用。葛根又能生津止渴，对热病口渴，或消渴等症，可配麦冬、天花粉等同用。清代消渴名方玉泉丸，便由葛根、地黄、天花粉、五味子、麦冬等组成。

3.用于麻疹不透

葛根搭配甘草、升麻，能够有效治疗麻疹初起疹发不畅的症状。

4.用于泻痢，泄泻

葛根性能升发清阳，可至脾胃阳气上升，有制止泄泻的作用，临床常配合党参、白术等治疗脾虚泄泻；但又可配黄连、黄芩等，用于湿热泻痢等症。

【用法用量】煎服，每次9～15克；生用可透疹、解肌退热、生津；煨用可升阳止泻。

【使用注意】体衰胃虚者慎服。

柴胡

【简介】柴胡是伞形科植物柴胡或狭叶柴胡的干燥根，春、秋两季采挖，除去泥沙和茎叶，晒干使用。

【性味归经】苦，微寒。归肝、胆经。

【功效】和表解里，升举阳气，疏肝解郁。

【应用】

1.用于表证发热

柴胡柴胡具有良好的退热作用，邪在少阳、寒热往来，常搭配半夏、大枣、人参、黄芩等一起使用，主治少阳证。

2.用于气虚下陷

柴胡具有升举阳气的特性，经常搭配升

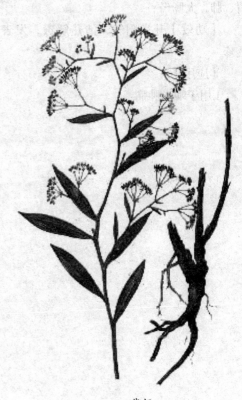

柴胡

麻一起使用，搭配陈皮、白术、黄芪等能够有效治疗气虚下陷的症状。

3.用于肝郁气滞

柴胡入肝胆经，既具良好的疏肝解郁作用，又为疏肝诸药之向导，是治肝气郁结之要药。

【用法用量】煎服，每次3～9克；生用可解表退热，用量稍重更佳；醋炙可疏肝解郁，用量宜轻；酒炙或生用可治疗升阳之症，用量宜轻。

【使用注意】柴胡其性升散，肝阳上亢，肝风内动，气机上逆及阴虚火旺者忌用或慎用。

升麻

【简介】升麻是毛茛科植物大三叶升麻、兴安升麻或升麻的干燥根茎。

【性味归经】辛，甘，微寒。归脾、胃、肺、大肠经。

【功效】升举阳气，清热解毒，发表透疹。

【应用】

1.用于咽喉肿痛

升麻可搭配黄连、黄芩等，对于风热疫毒上攻而引起的咽喉肿痛、头面红肿功效显著。

2.用于麻疹不透

升麻的发表力较弱，一般表证较少应用，因其透发作用，多用于麻疹透发不畅，常与白芍、葛根搭配应用。

3.用于热毒疮疡

升麻清热解毒以治胃火亢盛的牙龈腐烂、口舌生疮及咽喉肿痛，临床常与石膏、黄连等配伍；对热病高热、身发斑疹以及疮疡肿痛，升麻又可配银花、连翘、赤芍、当归等同用。

4.用于气虚下陷，脏器脱垂

升麻的升举阳气作用与柴胡相似，故两药往往相须为用，并多配补气药党参、黄芪以升阳举陷。

【用法用量】用于清热解毒，可用到15克，宜生用；煎服用于升阳，每次3～6克；宜蜜炙、酒炒；或入丸、散。外用适量，研末调敷或煎汤含漱或淋洗。

【使用注意】

1.体虚胃寒患者慎用。

2.疹毒内陷患者禁用。

中医 自学百日通

中篇·中药与方剂

第三章 ▶ 清热药

凡是治疗里热证，以清解里热为主的药物，统称为清热药。它的药性寒凉，可以入心、肺、肝、胃、肾经，对于痈肿疮毒、痢疾、热病高热及咽喉肿痛、目赤肿痛等各种里热证具有治疗的功能。清热药的主要治疗范围包括呼吸、消化、心脑血管等多系统病症。

清热药拥有不同的性能，具体可分为五大类，分别是：清热解毒药、清热凉血药、清热泻火药、清虚热药、清热燥湿药。一般的清热既可以用鲜品捣汁入药，又可以鲜品入煎剂，用量可以加倍。

由于清热药性属寒凉，如果服用时间过长或者服用剂量过大，就会导致阳气受损，因此在使用过程中要注意中病即止。脾胃虚弱及阳气不足者应该谨慎使用。

第一节　清热泻火药

石膏

【简介】石膏是单斜晶系矿物，是主要化学成分为硫酸钙（CaSO4）的水合物。晶体常作板状，集合体常呈致密粒状、纤维状或叶片状。

【性味归经】辛，甘，大寒。归肺、胃经。

【功效】生用时止渴除烦，泻火清热。煅用时敛疮生肌，止血收湿。

【应用】

1.用于头痛、牙龈肿痛

石膏能清泄胃火，搭配知母、牛膝、生地等，能够有效治疗胃火亢盛所引起的牙龈肿痛。

2.用于温病高热，身发斑疹

如果人体胃火过旺或者血热炽盛，就很容易出现气血两燔的现象，从而导致温病发斑。在临床上遇到此种症候，常用清热泻火较强的石膏，搭配凉血解毒的药物如鲜生地、板蓝根、赤芍、玄参、丹皮等同用。

3.用于肺热咳喘

石膏搭配杏仁、麻黄、甘草等，能够有效治疗身发高热、邪热袭肺、咳嗽、口渴欲饮、气急鼻煽等症状。

4.用于水火烫伤、湿疹、疮疡溃后不敛

将石膏研成粉末外用，能够起到清热、收敛、生肌的作用，可以搭配青黛、黄柏等，也可以单独使用。

【用法用量】打碎先煎，每次15～60克；外用适量。

【使用注意】

1.虚寒证禁服。

2.血虚、阴虚发热及脾胃虚弱者慎服。

芦根

【简介】芦根又称苇根，为禾本科植物芦苇的新鲜或干燥根茎。四季皆可采挖，除去芽、须根及膜状叶，鲜用或晒干。

【性味归经】甘，寒。归肺、胃经。

【功效】清肺胃热，止呕利尿，生津止渴。

【应用】

1.胃热呕哕

芦根鲜品可以搭配生姜、青竹如煎服，治疗清胃热而且止呕逆。

2.热病烦渴

芦根性味甘寒，既能够清透肺胃气分实热，又能够生津止渴、除烦，单用时煎浓汁频饮，搭配门冬、麦天花粉药用，或者用其鲜汁搭配荸荠汁、麦冬汁、藕汁、梨汁服用，能够有效治疗热病伤津，烦热口渴等症状。

3.肺痈吐脓，肺热咳嗽

芦根入肺经，能够有效清透肺热，搭配黄芩、瓜蒌、贝母治疗肺热咳嗽，效果显著。如果治肺痈吐脓，则多搭配薏苡仁、冬瓜仁等用。如果治风热咳嗽，则搭配桑叶、菊花、苦杏仁等药用，比如桑菊饮。

4.热淋涩痛

芦根还具有利尿清热的功能，搭配车前子、白茅根等，能够有效治疗热淋涩痛、小便短赤等病症。

5.解毒功能

芦根还可用于河豚中毒，可搭配紫苏叶、生姜等煎水饮，也可单用捣汁饮。

6.透疹

小儿麻疹初期疹芦根出不畅，可以芦根配薄荷、蝉衣，疏风清热，宣毒透疹。

【用法用量】煎服，每次15~30克；或者捣汁使用；鲜品加倍。

【使用注意】孕妇及脾胃虚寒者慎用。

天花粉

【简介】天花粉又被称为瓜蒌根，是葫芦科植物栝楼的干燥根。一般在秋、冬二季采挖。洗净去皮，纵剖成瓣或切段，干燥使用。

【性味归经】甘，微寒，微苦。归肺、胃经。

【功效】清热泻火，内热消渴，消肿排脓。

【应用】

1.肺热燥咳

天花粉既能够泻火以清肺热，又能够生津以润肺燥，搭配天门冬、生地黄、麦门冬等，可以治疗燥热伤肺、痰中带血、干咳少痰等肺热燥咳证。天花粉还具有生津润燥的功效，搭配人参可治气阴两伤之咯血、咳喘，以及燥热伤肺等病症。

2.疮疡肿毒

天花粉不仅能够清热泻火而解毒，还能够消肿排脓以疗疮，搭配金银花、穿山甲白芷等，能够起到良好的清热、消肿作用，适用于热毒炽盛、疮疡初起，对于脓已形成者可溃疮排脓，对于未成脓者可消退。另外，搭配薄荷等分为末，以西瓜汁送服，能够有效治疗风热上攻、咽喉肿痛等病症。而对于已溃脓出不畅者有排脓作用，但均以热毒炽盛者为宜，常与连翘、蒲公英、浙贝母等药同用。

3.热病烦渴

天花粉性味甘寒，既能够清肺胃二经实热，又能够生津止渴，可搭配麦门冬、芦根或者五味子、生地黄等，有效治疗各种热病烦渴。天花粉还具有生津止渴的功效，在治疗咽干口渴、燥伤肺胃时可搭配沙参、玉竹、麦门冬等药材。

4.内热消渴

天花粉善清肺胃热、生津止渴,可以搭配麦门冬、芦根、白茅根等治疗积热内蕴、化燥伤津的消渴证;在治疗气阴两伤及内热消渴患者时,搭配人参效果更佳。

【用法用量】煎服,每次10～15克。

【使用注意】禁止和乌头类药材一同使用。

栀子

【简介】栀子又名黄栀子、黄果树,为茜草科植物栀子的干燥成熟果实。

【性味归经】苦,寒。归心、肺、三焦经。

【功效】泻火解毒,清热利湿,凉血散瘀。焦栀子:凉血止血。

【应用】

1.散热解烦

栀子具有泻心火、去除烦躁以及清泻三焦火邪的功效。在外感热病的气分症初期,可以搭配豆豉,以除烦解、郁透邪泄热,从而有效治疗胸闷、发热、心烦等症状。另外可搭配黄芩、黄连等,治疗实烦、神昏谵语等病症。

2.凉血止血

栀子还适用于实火、热毒引起的鼻衄、尿血、吐血、目赤肿痛和疮疡肿毒等症。栀子又有清热解毒、凉血止血的作用,搭配生地、侧柏叶、丹皮等,可以治疗血热妄行;搭配银花、黄连、连翘等,可治疗疮疡肿毒;搭配石决明、菊花等,可治疗目赤肿痛。

3.泄热利湿

栀子对于湿热郁结所致的面目皮肤发黄、疲倦、饮食减少、黄疸等症效果明显,

搭配黄柏、茵陈蒿等效果更佳。将生栀子研末后,与黄酒、面粉调服,具有消肿活络的作用,可用于跌仆损伤、扭挫伤、皮肤青肿疼痛等症,为民间常用的"吊筋药",尤其适用于四肢关节附近的肌肉、肌腱损伤。

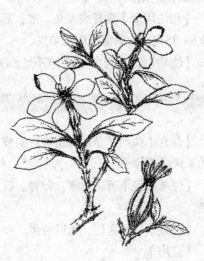

栀子

【用法用量】可研末调匀外敷,也可煎服,每次6～9克。

【使用注意】脾胃虚弱及阳气不足者慎用。

夏枯草

【简介】夏枯草是唇形科植物夏枯草的干燥果穗,又名麦夏枯,夏季果穗呈棕红色时采收。

【性味归经】辛,苦,寒。归肝、胆经。

【功效】清火明目,散结消肿。

【应用】

1.清肝降火

夏枯草的主要功效就是清肝火、散郁结,能够治疗多种肝经的病症。夏枯草搭配白芍、当归能够治疗肝虚目珠疼痛的症状。

2.目赤肿痛

夏枯草善于清肝火,而肝开窍于目,因此搭配决明子、菊花等,能够治疗肝火上炎

中医
自学百日通

中篇·中药与方剂

而引起的目赤肿痛等症状。搭配石决明、钩藤，可平降肝阳，治头痛、头晕等症状。

3.瘰疬瘿瘤

夏枯草善消肿散结，在治疗瘰疬时可与玄参、连翘等同用，比如内消瘰疬丸；在治疗瘿瘤时可与昆布、海藻等共同使用。

【用法用量】熬膏或入丸、散；煎服，每次6～15克，大剂量可用至30克。

【使用注意】脾胃虚弱或阳气不足者忌用。

决明子

【简介】决明子是豆科植物决明或小决明的干燥成熟种子。

【性味归经】苦，微寒。归肾、肝、大肠经。

【功效】润肠通便，明目清热。

【应用】

1.大便秘结

决明子具有很好的润肠通便作用，可以和其他润肠之品合用，也可以单独服用，注意不能久煎。

2.目赤目暗

决明子单独泡茶饮服也具有明目的作用。常与沙苑子、枸杞子等同用，用于肝肾阴虚者。常与桑叶、夏枯草、菊花等配伍，用于风热或肝火上炎所引起的眼睛疾病。

3.头痛眩晕

决明子单独泡茶饮服或做出决明子枕可辅助降血压。另外，决明子还能够平抑肝阳，搭配菊花、夏枯草效果更佳。

【用法用量】煎服，每次10～15克，不宜久煎。

【使用注意】便溏气虚者慎用。

竹叶

【简介】竹叶是禾本科植物淡竹的干燥叶。

【性味归经】辛，淡，甘，寒。归心、胃、小肠经。

【功效】利尿生津，除烦清热。

【应用】

1.口疮尿赤

竹叶上能够清心火，下能够利小便，上可以治心火上炎之口舌生疮，下可以疗心移热于小肠之小便短赤涩痛，搭配木通、生地黄等药效果更佳。

2.热病烦渴

竹叶甘寒入心经，具有除烦及清心泻火的功效，搭配人参会、门冬等，能够清胃生津以止渴，还可以治热病后期的气津两伤、余热未清的症状。

【用法用量】煎服，每次6～15克。

【使用注意】

1.孕产妇不宜饮用竹叶青茶。

2.小便不禁者慎用。

第二节　清热燥湿药

黄芩

【简介】黄芩是唇形科植物黄芩的干燥根。黄芩本名为"芩"，因为草色黄而被称为"黄芩"。春、秋两季采挖，除去须根及泥沙，晒干使用。

【性味归经】苦，寒。归胆、脾、肺、大肠、小肠经。

【功效】凉血安胎，清热燥湿，解毒泻火。

【应用】

1.胎动不安

黄芩具有清热安胎的功效，搭配生地黄、黄柏等，能够治疗血热、胎动不安等病症；搭配白术，能够治疗气虚血热导致的胎动不安；搭配续断、熟地黄、人参等，能够

214

治疗肾虚有热导致的胎动不安。

2.湿温、暑湿、胸闷呕恶，湿热痞满、黄疸泻痢

黄芩性味苦寒，清热燥湿作用较强，善清肺胃胆及大肠的湿热，尤其擅长于清中上焦湿热。对湿温发热，可与滑石、白蔻仁、茯苓等配合应用；对湿热泻痢、腹痛，又常与白芍、葛根、甘草同用；对于湿热蕴结所致的黄疸，可与绵茵陈、栀子、淡竹叶等同用。

3.肺热咳嗽、高热烦渴

黄芩主入肺经，清热泻火力强，配栀子、薄荷、大黄等，可用于治外感热病，中上焦热盛而引起的面赤唇燥、高热烦渴、尿赤便秘、苔黄脉数者。治肺热咳嗽，可与知母、桑白皮等同用；治热病高热，常与黄连、山栀等配伍；对热毒疮疡，可与银花、连翘等药同用；治血热妄行，可与生地、丹皮、侧柏叶等同用。

4.痈肿疮毒

黄芩还有清热泻火、清解热毒的作用，搭配黄连、栀子、黄柏，可有效治疗火毒炽盛之痈肿疮毒；搭配黄连、槐花、大黄等，能够治热毒壅滞痔疮热痛等病症。

【用法用量】煎服，每次3~9克；或者入丸、散。生用清热，炒用安胎，炭用止血，酒炙用可清上焦热。

【使用注意】食少便溏、脾胃虚寒者忌用。

黄连

【简介】黄连是毛茛科植物黄连或同属植物的干燥根茎。

【性味归经】大寒，大苦。归心、胃、肝、大肠经

【功效】解毒止泻，清热降燥。

【应用】

1.呕恶泻

黄连对于泻痢湿热具有显著的疗效，搭配木香效果更佳；黄连还具有清中焦湿热的功效，是止呕的要药。

2.消渴

在治疗胃火炽盛的中消证时，黄连可以搭配天花粉、知母、生地等同用。

3.诸经火热证

黄连可以用于治疗三焦热盛神、昏谵语等症状，清脏腑实热作用广泛；搭配黄芩、栀子、黄柏，可治实烦；搭配阿胶、鸡子黄可治疗虚烦。

【用法用量】研末，每次0.3~0.6克；煎服，每次1.5~3克；或者入丸、散。

【使用注意】

1.阴虚津伤及苦燥伤阴者慎用。

2.长期过多服用容易伤脾胃、脾胃虚寒者忌用。

黄柏

【简介】黄柏俗称"川黄柏"，为芸香科植物黄檗或黄皮树除去栓皮的干燥树皮。

【性味归经】苦，寒。归肾、膀胱、大肠经。

【功效】退热除蒸，清热燥湿，泻火解毒。

【应用】

1.阴虚滑精

黄柏能够有效治疗阴虚症状，除清实热外，还能够清虚热以疗潮热骨蒸，泻肾火以疗梦遗滑精，常搭配知母、地黄等一同使用。

2.湿热诸证

黄柏清热燥湿，偏走下焦。搭配茵陈、栀子，能治湿热黄疸；搭配秦皮、黄连、白头翁等，能治湿热泻痢；搭配车前子、山药、白果、芡实等，能治疗湿热下注的白浊黄带；搭配牛膝、苍术等，能治湿热下注的

足膝肿痛、痿证。

3.热毒疮疡

黄柏还具有良好的燥湿泻火解毒功效，无论外用还是内服，都可治疗湿热疮疡、湿疹之症；内服时可搭配黄芩、栀子等，外用时可搭配大黄、滑石等研末撒敷。

4.抗菌作用

黄柏还含有一种抗菌有效成分"小檗碱"，对于金黄色葡萄球菌、草绿色链球菌、肺炎球菌、白喉杆菌、痢疾杆菌（宋内氏除外）等均有很好的抑制作用。

【用法用量】煎服，每次3～9克；或入丸、散。

【使用注意】脾胃虚寒者忌用。

龙胆草

【简介】龙胆草又称龙胆花，为多年生草本植物，在夏秋季开出紫蓝色的花朵。药用龙胆草是指龙干燥根及根茎。

【性味归经】苦，寒。归肝、胆、膀胱经。

【功效】温胆去火，清热燥湿。

【应用】

1.湿热黄疸

龙胆草搭配苦参，能够有效治疗下焦湿热所引起的黄疸病症。

2.惊风抽搐

龙胆草还具有清泻肝胆实火的功能，搭配大黄、黄柏、芦荟等，可用于热极生风所引起的高热惊风抽搐、肝经热盛等症状。

3.肝胆实火上攻、湿热下注诸证

龙胆草搭配黄芩、柴胡、泽泻、车前子、木通、栀子等，适用于头晕头痛、目赤口苦、湿疹瘙痒、阴肿阴痒、带下黄臭等病症。

【用法用量】煎服，每次3～6克；或者入丸、散。

【使用注意】阳虚无火及脾胃虚弱者禁服

苦参

【简介】苦参为多年生落叶亚灌木植物苦参的干燥根。每年春、秋两季采收入药用。

【性味归经】苦，寒。归心、胃、肝、膀胱、大肠经。

【功效】杀虫利尿，清热燥湿。

【应用】

1.湿热带下、阴肿阴痒

苦参具有杀虫止痒、清热燥湿的功效，对于湿热所引起的带下证疗效显著；搭配蛇床子、鹤虱等，能够治疗阴肿阴痒、湿热带下等病症。

2.小便不利

苦参既可以利尿，又可以清热，与木通、石韦等配伍，可以治疗因湿热蕴结而引起的灼热涩痛、小便不利等症状。

3.湿热泻痢

苦参大苦大寒，入胃、大肠经，清热燥湿而治胃肠湿热所引起的泄泻、痢疾，可以搭配木香使用，也可以单独使用。

4.湿疹湿疮、疥癣

苦参搭配皂角、荆芥等，可治疗皮肤瘙痒等病症；治疗疥癣时，可以搭配硫黄、枯矾制成软膏外涂，也可以配花椒煎汤外搽；治疗湿疹、湿疮时，可以搭配黄柏、蛇床子煎水外洗，也可能单用煎水外洗。

【用法用量】外洗10～15克；煎服，每次3～6克。

【使用注意】

1.不能与藜芦同用。

2.脾胃虚寒者忌用。

第三节　清热解毒药

金银花

【简介】金银花又名忍冬，是忍冬科多

年生半常绿藤本植物忍冬、红腺忍冬、山银花或毛花柱忍冬的干燥花蕾或带初开的花。夏初花开放前采收。

【性味归经】甘，寒。归心、肺、胃经。

【功效】凉血止痢，清热解毒，凉散风热。

【应用】

1.用于热毒血痢

下痢便血者通常是由于热毒结聚肠道、入血分所致；金银花具有凉血、解热毒功能，因此可治疗血痢便血，在临床上常以金银花炒炭，与黄连、黄芩、白芍、马齿苋等共同使用。

2.用于外感风热或温病初起

金银花性味甘寒，搭配牛蒡子、连翘、薄荷等，可以起到宣散及气血两清的作用。

3.用于疮痈肿毒

金银花是治疗阳证疮痈肿毒的要药。常与野菊花、紫花地丁、蒲公英、天葵子等共同使用，或者单用新鲜者捣烂外敷。

4.用于疏表解毒

银花味甘性寒，气味芳香，既可清透疏表，又能解血分热毒，尤为治阳性疮疡的要药。配以鲜生地、玄参、连翘、竹叶卷心等，则清营泄热；配以连翘、牛蒡子、薄荷、荆芥，则疏表解热；配以黄芩、白芍、甘草等，则清热治痢；配以紫花地丁、野菊花、蒲公英，则解毒疗疮；配以黄芪、当归、甘草，则托毒消痈。

5.抗病原微生物作用

金银花对多种致病菌如金黄色葡萄球菌、大肠杆菌、溶血性链球菌、痢疾杆菌、伤寒杆菌、霍乱弧菌、副伤寒杆菌等均有一定抑制作用。

【用法用量】炒炭用于止痢；煎服，每次6~15克。

【使用注意】气虚疮疡脓清及脾胃虚寒者慎用。

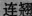

连翘

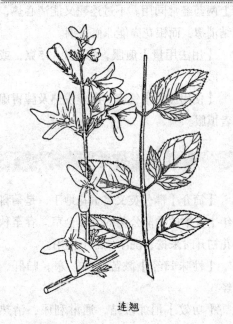

连翘

【简介】连翘又名旱连子，是木樨科植物连翘的干燥果实。秋季果实刚熟还带绿色时采收，除去杂质，晒干或蒸熟使用。

【性味归经】苦，微寒。归肺、心、小肠经。

【功效】清心泄热，疏散风热，散结消瘰。

【应用】

1.热在气分、热在血分

连翘具有良好的清热解毒功能，应用于热病有口渴、烦躁、高热或者发斑疹等症状。

2.疮疡肿毒、瘰疬乳痈

连翘味苦性凉，轻清上浮，搭配青莲心、玄参、麦冬、竹叶卷心等，则清心泄热；搭配银花、紫花地丁、蒲公英、赤芍等，则解毒消痈；配以荆芥、薄荷、银花、甘草，则散风清热；搭配夏枯草、玄参、贝母等，则散结消瘰。

3.外感风热或温病初起

连翘的作用和金银花类似，两药常配合应用。都能起到良好的清热解毒作用，既能

清里热、解疮毒，又能透热达表，因此在临床上两药经常同用。不过连翘又能清心热，散结消瘰，而银花尚能凉血止痢。

【用法用量】煎服，每次6~15克；或者入散剂。

【使用注意】气虚、阴虚发热及脾胃虚热者慎服。

蒲公英

【简介】蒲公英又名黄花地丁，是菊科多年生草本植物蒲公英的干燥全草。春至秋季花初开时采挖，洗净、晒干使用。

【性味归经】微苦，甘，寒。归肝、胃经。

【功效】消痈散结，通淋利尿，清热解毒。

【应用】

1.热淋，湿热黄疸

蒲公英有清利湿热之功效，搭配车前草、忍冬藤等，能够有效治疗小便热淋，从而起到利尿通淋的功效。

2.痈肿疔毒，乳痈内痈

蒲公英还是消痈散结的佳品，主治内外热毒疮痈的症状，同时能疏郁通乳，是治疗乳痈之要药；搭配金银花、全瓜蒌、牛蒡子等药，可用于治乳痈肿痛；本口既可以鲜品捣汁煎服，渣敷患处，又可以浓煎内服；搭配紫花地丁、野菊花、金银花等药，能够有效治疗毒肿痛。

3.咽喉肿痛

蒲公英清热泄火能够较强，能够有效治疗咽喉肿痛等症，可取蒲公英、板蓝根各15克，浙贝、北杏仁各9克，黄芩、枳实、金银花、栀子、瓜蒌皮各12克，甘草3克，水煎服。

【用法用量】煎服，每次9~15克；外用鲜品适量捣敷或煎汤熏洗患处；也可制成片剂和糖浆。

【使用注意】脾胃虚寒者忌用，更不可共蜜同食。

射干

【简介】射干又名山蒲扇，是鸢尾科植物射干的干燥根茎，初芽或茎叶枯萎时采挖。

【性味归经】寒，苦。归肺、肝经。

【功效】清热化痰，解毒利咽，散热消结。

【应用】

1.咳嗽气喘，痰涎壅盛

射干能够消肿痛、清热毒，搭配麻黄、款冬、紫菀等，能够清肺热而消痰涎，治疗治咳嗽痰喘。

2.感受风热，或痰热壅盛所致的咽喉肿痛

射干还是治咽喉肿痛要药，搭配桔梗、甘草、牛蒡子等效果更佳。

【用法用量】鲜品捣成汁服用；煎服，每次5~10克；还可以入丸、散。

【使用注意】

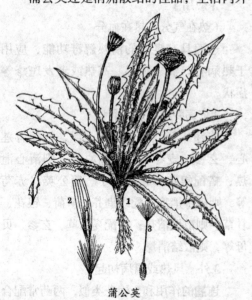

蒲公英
1.植株，2.舌状花，3.瘦果

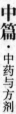

218

1.孕妇慎用或忌用。

2.脾虚便溏者慎用。

山豆根

【简介】山豆根又名苦豆根，是豆科植物越南槐的干燥根及根茎，秋季采挖。

【性味归经】苦，寒，微毒。归心、肺、胃经。

【功效】消肿利咽，清热解毒。

【应用】

1.治热肿

山豆根加水研成浓稠的汁涂在患处，干了后重新再涂，能够起到很好的消热肿作用。

2.治头上白屑，头风

将山豆根捣成末，再用油调和后涂抹，能够有效治疗头上白屑及头风症。

3.喉中发痈

用山豆根与醋磨在一起，然后含在嘴里，流哈喇子就好了，严重到不能说话的，用鸡毛扫喉咙眼把哈喇子引出来。

【用法用量】煎服，每次3~6克。

【使用注意】

1.脾胃虚寒者忌用。

2.本品微毒，不宜过量服用。

白花蛇舌草

【简介】白花蛇舌草是一年生披散草本白花蛇舌草的全草，秋季采集，洗净鲜用或晒干。

【性味归经】甘，淡，凉。归胃、大肠、小肠经。

【功效】消痈散结、清热解毒、利尿除湿。

【应用】

1.利尿除湿

白花蛇舌草味甘性寒，具有良好的清热利湿通淋之效。另外与山栀、黄柏、茵陈等同用，治湿热黄疸；与红藤、败酱草等同用，可用治肠痈；与银花、连翘等同用，可治疗疮疖肿毒等症。与白茅根、车前子、茯苓等同用，可治小便不利等症。

2.抗癌作用

白花蛇舌草的清热解毒功效显著，被广泛应用于各种癌症的治疗，和半枝莲并称"抗癌双将"。此外，白花蛇舌草还可用于咽喉炎、阑尾炎、扁桃体炎、尿路感染、肝炎、菌痢、盆腔炎、毒蛇咬伤、肿瘤等。

【用法用量】外用适量；煎服，每次15~30克。

【使用注意】脾胃虚寒及阴疽者慎用。

忍冬藤

【简介】忍冬藤又名金银花藤，是忍冬科植物忍冬的干燥茎枝，秋冬二季采割。

【性味归经】甘，寒。归心、肺、胃经。

【功效】消肿止痛，疏风通络，清热解毒。

【应用】

1.用于温病发热

忍冬藤煎汤代茶频饮，能治四时外感、发热口渴或兼肢体酸痛者。

2.用于消肿止痛

忍冬藤对于痈疽发背、奶痈、肠痈、无名肿痛，憎寒壮热，比如伤寒等，都具有明显的功效。

3.用于肢体酸痛

忍冬藤搭配稀莶草、鸡血藤、老鹳草、白薇等，能够治疗肢体酸痛。

【用法用量】煎服，每次9~30克。

【使用注意】脾胃虚寒、泄泻不止者

禁用。

大青叶

【简介】大青叶又名菘蓝，是十字花科植物菘蓝的干燥叶片。

【性味归经】苦，寒。归心、肺、胃经。

【功效】凉血消斑，利咽止痛。

【应用】

1.瘟疫时毒

大青叶味苦性寒，具有很好的凉血消肿、利咽解毒功能，搭配大黄、生麻、生地等，可治疗心胃火盛，咽喉肿痛，口舌生疮等病症；如果瘟毒上攻，发热头痛，痄腮，喉痹者，可以与金银花、大黄、拳参同用；搭配紫花地丁、蒲公英、蚤休等药材，或者用鲜品捣烂外敷，能够有效治疗血热毒盛，丹毒红肿的患者。

2.热入营血，温毒发斑

大青叶善解心胃二经实火热毒，入血可以起到凉血消斑、气血两清的作用，可以用于治温热病引起的高热神昏，气血两燔，发斑发疹，搭配栀子、水牛角、玄参等效果更佳。

【用法用量】煎服，每次9~15克。

【使用注意】脾胃虚寒者忌用。

穿心莲

【简介】穿心莲又名春莲秋柳，是一年生草本植物穿心莲的全草。秋初茎叶茂盛时采割。

【性味归经】苦，寒。归肺、胃、大肠、小肠经。

【功效】消肿凉血，清热解毒。

【应用】

1.治急性菌痢，胃肠炎

穿心莲15~20克，煎服，每日服一剂，分两次服下。

2.治百日咳

穿心莲叶三片，用水泡，与蜂蜜调和服用，每天服三次。

3.治高血压（充血型）

穿心莲叶5~7片，用开水泡服，每天可以服数次。

4.治咽喉炎

鲜穿心莲，12克，嚼烂后服用。

5.细菌性痢疾，阿米巴痢疾，肠炎

穿心莲鲜叶10~15片，用水煎与蜂蜜调和后服用。

【用法用量】煎服，每次6~9克，入丸或散剂。

【使用注意】多服久服易伤胃气。

鱼腥草

【简介】鱼腥草又名蕺菜，是三白草科植物蕺菜的干燥地上部分。夏季茎叶茂盛花穗多时采割，洗净晒干使用。

【性味归经】辛，微寒。归肺经。

【功效】利尿通淋，消痈排脓，清热解毒。

【应用】

1.湿热淋证

鱼腥草具有清膀胱湿热的功效，搭配海金沙、车前草、白茅根等药效果更佳。

2.肺痈吐脓，肺热咳嗽

鱼腥草具有良好的清热解毒作用，故前人用以治肺痈（肺脓疡）的要药。近年来在临床应用本品在前人的基础上有所发展，用于大叶性肺炎、急性支气管炎及肠炎、腹泻等疾患，颇有疗效。

3.热毒疮疡

鱼腥草清热解毒而消痈肿，故可适用于

中医
自学百日通

中篇·中药与方剂

热毒痈肿，可单味煎汤内服，也可用鲜草捣烂外敷，或者与野菊花、金银花、蒲公英等同用。

【用法用量】煎服，每次15～25克。

【使用注意】阴性外疡及虚寒者忌服。

白头翁

【简介】白头翁又名毛姑朵花，是毛茛科植物白头翁的根。春、秋二季采挖。

【性味归经】苦，寒。归大肠、胃经。

【功效】凉血止痢，滋阴止痒，清热解毒。

【应用】

1.少小阴㿗

生的白头翁根，数量不限，捣碎，敷在患处，一宿当作疮，二十天就会痊愈。

2.外痔肿痛

白头翁草对于大便有纯血或脓血，肛门灼热，腹痛，里急后生，同时伴有发热等症状均有良好的功效，治疗可以单用以根捣涂与患处，也可搭配秦皮、黄连、黄柏等同用。

3.热毒血痢，温疟，血衄，痔疮出血

白头翁苦寒降泄，具有很好的清热解毒、凉血止痢，尤善于清胃肠湿热及血分热毒，因此又被称为治热毒血痢之良药。用治热痢腹痛，里急后重，下痢脓血，可单用，或配伍黄连、黄柏、秦皮同用，如白头翁汤。

4.疮痈肿毒

白头翁草苦寒，主入阳明，有解毒凉血消肿之功，可与蒲公英、连翘等清热解毒，消痈散结药同用，以治疗痄腮、瘰疬、疮痈肿痛等证。

【用法用量】煎服，每次9～15克。

【使用注意】元气已衰、下痢已久、脾胃不适者忌用。

第四节　清热凉血药

生地黄

【简介】生地黄又名地髓，黄玄参科多年生草本植物地黄的新鲜或干燥的块根。

【性味归经】甘，寒。归心、肝、肾经。

【功效】清热生津，滋阴凉血。

【应用】

1.骨蒸劳热，阴虚内热

生地黄具有甘寒养阴、苦寒泄热的特性，入肾经而滋阴降火，养阴津而泄伏热。搭配地骨皮、知母等，能够有效治疗潮热骨蒸、阴虚内热等症状。

2.肠燥便秘，津伤口渴

生地黄不仅能生津止渴，又能清热养阴，搭配沙参、玉竹、麦冬等，能够有效治疗烦渴多饮、热病伤阴等病症；搭配麦冬、玄参等，能够治疗肠燥便秘、温病津伤等病症。

【用法用量】煎服，每次10～30克。

【使用注意】腹满便溏及脾虚湿滞者禁用。

玄参

【简介】玄参是玄参科植物玄参的干燥根。冬季茎叶枯萎时采挖。

【性味归经】苦，咸，甘，微寒。归肺、胃、肾经。

【功效】清热解毒，凉血滋阴。

【应用】

1.用于温热病热入营血、口渴舌绛等症

温邪入于营血，伤阴劫液则口渴舌绛，内陷心包则烦燥神昏。玄参能清热凉血，并有养阴生津作用，常合鲜生地、麦冬、黄

连、连翘、银花、竹叶卷心等同用于以上诸症。

2.用于咽喉肿痛、瘰疬结核、目赤

玄参能够治疗外感风热所致的咽喉肿痛，以及阴虚、虚火上炎所致的咽喉肿痛。如感受风热者须配辛凉解表药如薄荷、牛蒡子等品；虚火上炎者配合养阴药如鲜生地、麦冬等品同用，故玄参为喉科常用之品，尤以治虚火上炎者为佳。

3.温邪入营，内陷心包，温毒发斑

玄参咸寒质润，善于泻火解毒，清热凉血，又能养阴润燥，可用于热入营血或气血两燔证，与白虎汤、水牛角配伍。

【用法用量】捣敷外用；煎服，每次9～15克；入丸或散。

【使用注意】

1.食少便溏及脾胃虚寒者忌慎用。

2.不能与藜芦同服。

牡丹皮

【简介】牡丹皮又名丹根，是毛茛科多年生落叶小灌木牡丹的干燥根皮。

【性味归经】甘，苦，微寒。归心、肝、肾经。

【功效】退虚消痈，活血祛瘀，清热凉血。

【应用】

1.跌打伤痛

牡丹皮具有显著的活血祛瘀功效，可与乳香、红花、没药等配伍。

2.肠痈初起

牡丹皮苦寒，清热凉血之中，能活血散瘀，使瘀滞散而气血流畅，疼痛得解，常和当归、赤芍、桃仁、红花等同用。

3.温病伤阴，夜热早凉、无汗骨蒸

牡丹皮性味苦辛寒。入血分而善于清透阴分伏热，是治疗无汗骨蒸的要药，常与知母、鳖甲、生地黄配伍。

4.温毒发斑，血热吐衄

牡丹皮清营血之实热，同时还能治阴虚发热。清血分实热，常与鲜生地、赤芍等同用；疗虚热，常与大生地、知母、青蒿、鳖甲等药相配伍；治血热妄行，常与鲜茅根、侧柏叶、山栀等同用。

【用法用量】生用可清热凉血，酒炙用可祛瘀活血；煎服，每次6～12克。

【使用注意】孕妇、月经过多及血虚有寒者慎用。

紫草

【简介】紫草又名山紫草，是紫草科多年生草本植物紫草的干燥根。春、秋二季采挖。

【性味归经】咸，甘，寒。归心、肝经。

【功效】解毒活血，透疹凉血。

【应用】

1.水火烫

紫草搭配黄柏、牡丹皮、大黄等药，麻油熬膏外搽，或者以植物油浸泡，滤取油液，外涂患处，能够有效治疗水火烫伤。

2.湿疹

紫草搭配黄连、黄柏、漏芦等药，对于湿疹具有很好的治疗效果。

3.疮疡

紫草活血消肿，清热凉血，可搭配当归、白芷、血竭等药，治疮疡长久溃疡不消退；或者搭配金银花、连翘、蒲公英等药，治痈肿疮疡。

【用法用量】外用时用植物油浸泡或熬膏涂搽；煎服，每次5～10克。

【使用注意】大便滑泄及胃肠虚弱者忌用。

赤芍

【简介】赤芍又名草芍药，是毛茛科植物赤芍或川赤芍的干燥根。春、秋二季采挖。

【性味归经】苦，微寒。归肝经。

【功效】解毒透疹，活血祛瘀，清热凉血。

【应用】

1.通顺血脉

赤芍能够治疗邪气腹痛、血痹、寒热疝瘕等，还能够散恶血，逐贼血，利膀胱大小肠，去水气，消痈肿等。

2.凉血、解毒、透疹

赤芍性寒，具有清热凉血、解毒、透疹的能够，可搭配牛蒡子、连翘、蝉衣、荆芥等，治疗血热毒盛、麻疹、斑疹透发不畅等症；如果疹出而色甚深，呈紫暗色而不红活者，则可搭配以凉血解毒药如丹皮、银花、连窍等。

3.治风补劳

赤芍还能够治风补劳，主女人一切病并产前后所产生的病痛，通月水，益气，退热除烦，天行热疾，瘟瘴惊狂，妇人血运，及肠风泻血；痔瘘、发背、疮疥，目赤，头痛。

【用法用量】煎服，每次6～12克。

【使用注意】

1.经闭血寒者慎用。

2.不能与藜芦同服。

第五节　清虚热药

青蒿

【简介】青蒿是为菊科植物青蒿、牡蒿或其他同属植物的地上干燥部分。

【性味归经】辛，苦，寒。归肝、胆经。

【功效】解暑截疟，凉血除蒸，清透虚热。

【应用】

1.疟疾寒热

青蒿气味芳香，虽属苦寒而不伤脾胃，常与佩兰、藿香、滑石等用于外感暑热，有宣化湿热、清解暑邪的作用；搭配半夏、黄芩、竹茹等可用于温热病寒热往来及疟疾等症。

2.肝胆湿热

青蒿搭配黄芩、滑石、半夏等，还能够治疗湿热郁遏少阳三焦，寒热如疟，气机不利，胸痞作呕等症。

3.阴虚发热，劳热骨蒸

青蒿味苦寒。入肝走血，具有清退虚热、凉血除蒸的作用，可用于阴虚发热或原因不明的低热，常和鳖甲、秦艽、地骨皮等搭配使用。

【用法用量】抗疟，每次20～40克；不宜久煎；煎服，每次6～12克。

【使用注意】妊娠早期忌用。

地骨皮

【简介】地骨皮又叫枸杞皮，是茄科植物枸杞或宁夏枸杞的根皮。春、秋季采挖。

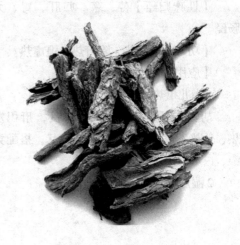

地骨皮

【性味归经】甘，寒。归肺、肝、肾经。

【功效】清肺除蒸，凉血降火。

【应用】

1.肺热咳嗽

地骨皮能清泄肺热，多用于治肺火郁结，气逆不降，咳嗽气喘，皮肤蒸热等症状，肺热除则肺气清肃，喘咳等症自可减除，常搭配桑白皮等同用。

2.血热出血证

地骨皮入血分而凉血，因此还可用于吐血、衄血等症，可单独酒煎使用，也可以搭配侧柏叶、白茅根等同用。

3.阴虚发热，盗汗骨蒸

地骨皮甘寒清润，能清肝肾的虚热，除有汗的骨蒸，对阴虚发热、低热不退等症，尤为适宜，常搭配鳖甲、青蒿、白薇等药同用。

【用法用量】煎服，每次9~15克。

【使用注意】脾虚便溏及外感风寒发热者慎用。

胡黄连

【简介】胡黄连是玄参科多年生草本植物胡黄连的干燥根茎。

【性味归经】苦，寒。归肝、胃、大肠经。

【功效】清湿热，除疳热，退虚热。

【应用】

1.小儿疳热

胡黄连可用于小儿消化不良，疳积发热，低热不退，腹胀体瘦等症症状，搭配党参、白术、山楂等效果更佳。

2.湿热泻痢

胡黄连拥有类似于黄连的除湿解毒功能，善除胃肠湿热，对于湿热下痢及湿热痔疮等症均可应用，可与黄芩、黄柏、白头翁等配伍。

3.骨蒸潮热

胡黄连性寒，与青蒿、知母、银柴胡、地骨皮、秦艽、鳖甲等配伍，可治阴虚发热、午后潮热等病症。

【用法用量】外用：浸汁点眼或研末调敷；煎服，每次2.5克~7.5克；或入丸、散。

【使用注意】脾虚胃寒者忌用。

银柴胡

【简介】银柴胡又名山菜根，是石竹科植物银柴胡的干燥根。

【性味归经】甘，微寒。归肝、胃经。

【功效】除小儿疳热，清虚热。

【应用】

1.疳积发热

银柴胡能去除疳热，以及清虚热，对于小儿虫积或食滞所引起的疳积发热，口渴消瘦，腹部膨大，毛发焦枯等症状均有良好的功效，搭配使君子、胡黄连、鸡内金等效果更佳。

2.阴虚发热

银柴胡甘寒益阴，不仅能够退虚热、除骨蒸，还能够清热凉血，搭配青蒿、地骨皮等，可用于潮热盗汗，阴虚发热，骨蒸劳热等病症。

【用法用量】煎服，每次3~10克。

【使用注意】血虚无热及外感风寒者忌用。

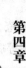

第四章 ▶ 泻下药

泻下药就是那些具有促进排便、润滑肠道功能，或者能够引起腹泻的药物。它的药性主要为苦寒，归胃经、大肠经，主要功效包括排除胃肠有形积滞，比如宿食、水湿痰饮、毒瘀、燥屎、虫积等，以及泻下通便，一般都用于实热内结、水肿停饮、胃肠积滞等。

泻下药具有不同的性能，它主要能够治疗便秘、肠梗阻、腹水等消化系统疾病。在使用泻下药之时，应该应该坚持"见好就收"的原则；体虚患者可使用润下药或配伍扶正的药，或者减少用量，从而顾护正气。

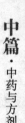

✳ 大黄 ✳

【简介】大黄是蓼科植物大黄的干燥根及根茎。

【性味归经】苦，寒。归心、肝、脾、胃、大肠经。

【功效】泻热通肠，凉血解毒，逐瘀通经。

【应用】

1.热毒疮疡

大黄具有清热解毒、活血祛瘀的功能，搭配芒硝、桃仁、牡丹皮、冬瓜仁等，能够有效治疗肠痈腹痛，令火热毒邪从肠道而走。

2.湿热黄疸

大黄搭配栀子、茵陈蒿，能够起到利湿退黄的作用。

3.便秘积滞

生大黄还有"将军"的称号，治疗泻下效果显著，搭配厚朴、枳实、芒硝等，能够有效治疗热结便秘等病症。

【用法用量】外用适量；煎服，每次5～15克；还可用开水泡服，入汤剂应后下。

【使用注意】

1.女性哺乳期及月经期慎用。

2.孕妇及虚证者忌用。

✳ 芒硝 ✳

【简介】芒硝是硫酸盐类矿物芒硝族芒硝，经加工精制而成的结晶体。

【性味归经】咸、苦，寒。归胃、大肠经。

【功效】清火消肿，泻热通便，润燥软坚。

【应用】

1.泻热导滞

芒硝咸寒，对实热积滞、大便秘结之症，常配合大黄相须为用，泻热导滞的作用较为显著。

2.除疮止痛

225

芒硝外用之时，可以溶于冷开水中涂抹，能有效治疗皮肤疮肿或疮疹赤热、痒痛等病症；搭配硼砂、冰片等外吹患处，有清凉、消肿、止痛的功效，能够有效治疗口疮、咽痛等病症。

【用法用量】外用适量，包敷在患处；用药液溶服。每次6~15克；水煎时，先煮枳实、厚朴，然后下大黄。

【使用注意】

1.孕妇忌服。

2.不能和三棱、硫黄同用。

番泻叶

【简介】番泻叶又叫旃那叶，是豆科植物狭叶番泻或尖叶番泻的干燥小叶。

【性味归经】甘、苦，寒。归大肠经。

【功效】利水消肿，泻下通便。

【应用】

1.腹水胀满

在治疗腹水胀满时，可与大腹皮、牵牛子等同用，也可以单味泡服。

2.便秘

在治疗习惯性便秘、热结便秘及老年性便秘时，单味泡服就能取得显著的效果。大剂量会立即泻下，小剂量效果会慢一些。

【用法用量】开水泡服，每次2~6克；入煎剂适宜后下。

【使用注意】孕妇禁用。

芦荟

【简介】芦荟是百合科植物库拉索芦荟、好望角芦荟或其他同属近缘植物叶的汁液浓缩干燥物。

【性味归经】苦，寒。归肝、胃、大肠经。

【功效】杀虫疗疳，清肝泻火，泻下通便。

【应用】

1.疮疖肿痛

芦荟外用，可以治疗痤疮、痔疮肿痛、疮疖肿痛、顽癣、皮肤粗糙等病症。

2.肝火便秘

芦荟药性苦寒而降泄，不仅清肝火，而且泻下力极强，适宜于治疗肝经实火的躁狂易怒、惊悸抽搐等症，常与黄芩、黄柏、龙胆草、大黄、黄连、当归等同用。

【用法用量】外用适量；有臭气，味极苦，不宜入汤煎服；入丸散服，每次1~2克。

【使用注意】

1.孕妇、食少便溏及脾胃虚弱者慎用。

火麻仁

【简介】火麻仁又叫大麻仁或火麻，是桑科植物大麻的干燥成熟果实。秋季果实成熟时采收。

【性味归经】甘，平。归脾、胃、大肠经。

【功效】润肠通便，降燥护心。

【应用】

1.修复心肌

火麻仁对心脏受损有修复和保健作用。

2.肠燥便秘

火麻仁甘平质润性滑，比较适合老人、产妇及体虚之人的便秘，常搭配柏子仁、瓜蒌仁、郁李仁、等同用。

3.补益虚劳

火麻仁多和生津益气的药一同使用，能够对消渴阴亏肠燥的病人，起到滋阴补虚而润燥的作用。

【用法用量】外用，榨油涂抹在患处，或者捣碎敷在患处；入丸或汤剂，每次

9～18克。

【使用注意】食用量达到60～120克就会导致中毒。

郁李仁

【简介】郁李仁是蔷薇植物李的干燥成熟种子。

【性味归经】辛，甘，苦，平。归大肠、小肠经。

【功效】利水消肿，润肠通便。

【应用】

1.消水肿

郁李仁辛散苦降，搭配桑白皮、赤小豆等，能够起到利小便而消水肿的功效。

2.肠燥便秘

郁李仁甘平质润多脂，搭配麻子仁、桃仁、杏仁等，能够起到润肠通便的功效。

【用法用量】煎服，每次3～9克。

【使用注意】

1.孕妇忌服。

2.使用过量会引起胃肠、皮肤等不适。

甘遂

【简介】甘遂又名萱根子，是大戟科植物甘遂的干燥块根。

【性味归经】苦，寒，有剧毒。归肺、肾、大肠经。

【功效】消肿散结，泻水逐饮。

【应用】

1.水肿，腹胀，胸胁停饮

甘遂药性峻猛，善行经隧之水，通利二便，为泻水圣药，具有攻水逐饮之功，因此可用于面浮水肿、胸水腹水等症，搭配大戟、牵牛子、芫花等药效果更佳。

2.外用于湿热肿毒之症。

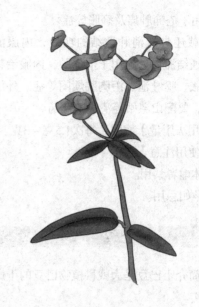

甘遂

甘遂研末水调外敷，能消肿破结，故可用于因湿热壅滞而结成的肿毒，但主要宜用于初起之时，并须配合清热解毒药内服。

【用法用量】外用适量，研末调敷；内服宜用炮制品，入丸散，每次0.5～1克。

【使用注意】

1.此药作用峻猛，只能暂时服用，不宜久服。

2.孕妇及年老体弱者忌服。

大戟

【简介】大戟是豆科植物胡枝子属多年生灌木美丽胡枝子和大叶胡枝子的干燥根皮。

【性味归经】苦，寒。入肾、肺、脾经。

【功效】消肿散结，攻积逐水。

【应用】

1.用于治疗胸、腹积水

大戟的适应证和用法与芫花相同。另外它的攻水逐饮的功效，与甘遂相似，故可用于胸水、腹水、水肿喘满等症，多与甘遂、芫花等同用。

2.用于疮痈肿痛及痧胀等症

大戟还具有消肿散结的功效，内服能攻泻而通结滞。外涂用于消疮肿，内服治腹痛、痧胀、呕吐泄、泻胸脘烦闷等症。外用治疮毒，要配山慈姑等清热解毒药。

【用法用量】煎服，每次1.5克~3克。

【使用注意】

1.体虚者禁用。

2.孕妇忌用。

巴豆

【简介】巴豆是大戟科植物巴豆的干燥成熟果实。

【性味归经】辛，热，有大毒。归胃、大肠经。

【功效】泻下逐水，祛痰利咽，劫痰蚀疮。

【应用】

1.腹水鼓胀

巴豆与绛矾、神曲同用，能够有效治疗血吸虫病晚期肝硬化腹水等病症。

2.寒积便秘

巴豆药性猛烈，为温通峻下药，能祛寒积而通便秘，泻积水而消水肿，适用于身体实壮的水肿、腹水，以及寒积便秘等症。

3.痰迷心窍、癫痫

巴豆攻泻劫痰，治癫痫痴狂，常与朱砂、牛黄等药同用，以祛痰而治窍闭。

【用法用量】入丸散，每次服用0.1~0.3克；不入汤剂。

【使用注意】

1.妇女月经、哺乳、妊娠期及体弱者忌用。

2.制霜使用，可降低毒性。

牵牛子

【简介】牵牛子是旋花科植物牵牛的干燥成熟种子。

【性味归经】苦，寒，有毒。归大肠、肺、肾经。

【功效】杀虫攻积，消痰涤饮，泻水通便。

【应用】

1.水肿、鼓胀

牵牛子泻下之力颇强，又能通利小便，可使水湿从二便排出而消水肿。搭配木通、桑白皮、白术、陈皮等，能够有效治疗水肿喘满、二便不利等症；搭配大戟、芫花、甘遂等，适用于腹水肿胀。

2.虫积，食积

牵牛子既能驱杀肠寄生虫，并有泻下作用，使虫体得以排除，常配伍槟榔、大黄等同用，对蛔虫、绦虫都有驱杀作用。治食积，可与莱菔子、山楂等同用。

3.痰壅咳喘

牵牛子苦泄泻下而能祛痰逐饮，痰饮去则气机得畅，喘满得平，可与杏仁、葶苈子等同用。

【用法用量】煎服，每次3~10克。

【使用注意】

1.孕妇禁用。

2.不能与巴豆同用。

祛湿药

祛风湿药是指那些具有解除痹痛、祛除风湿功能的药物。这类药物性或温或凉，味多辛苦，主要归于肝、肾二经。祛风湿药能够通利经络、祛除风湿，还具有补肝肾强筋骨作用，主要适用于风寒湿邪侵犯人体，留着于筋骨、经络之间所引起的肢节不利，风湿痹痛，腰膝痿弱及酸楚麻木等症状。其主要代表药包括桑寄生、独活、秦艽等。

根据特性的不同，祛风湿药又可分为祛风寒湿药、祛风湿热药和祛风湿强筋骨药，其中祛风湿热药适应热痹；祛风湿强筋骨药适应于久痹、顽痹；祛风寒湿药适应于各种风、寒、湿痹。

第一节 祛风寒湿药

独活

【简介】独活又名独摇草，是指伞形科草本植物重齿毛当归的干燥根。春初或秋末采挖。

【性味归经】辛，苦，微温。归肾、膀胱经。

【功效】散寒解表，止痛，祛风除湿。

【应用】

1.湿邪及风寒表证者

独活的辛散药力比较缓，不过却具有祛除风寒湿邪而解表的功效，搭配白芷、细辛、羌活、荆芥、防本品风等，能够有效治疗风寒表证，同时能治疗湿邪者。

2.风湿痹痛

独活辛散苦燥，气香温通，具有通痹

止痛有功效，凡风寒湿痹，关节疼痛，无论新久，均可应用，尤以下部之痹痛、腰膝酸痛、两足痿痹、屈伸不利等症为适宜，常与桑寄生、秦艽、杜仲、防风、牛膝等同用。

【用法用量】外用适量，煎汤洗；煎服，每次3~10克；或者入丸、散。

【使用注意】血燥阴虚者忌用。

威灵仙

【简介】威灵仙是指毛茛科植物威灵仙、东北铁线莲、棉团铁线莲的干燥根及根茎。

【性味归经】辛，咸，温。归膀胱经。

【功效】通络止痛，祛风除湿，消痰散癖。

【应用】

1.各种疼痛

威灵仙对于各种跌打疼痛、牙痛、头

痛、胃脘痛等都具有良好的治疗功效。

2.风湿痹证

威灵仙性温通利，辛散善走，功能祛除风湿，具有较强的通络止痛作用，是治疗风湿痹痛的常用药物。用于风湿所致的肢体疼痛及脚气疼痛等症，一般搭配独活、羌活、牛膝、秦艽等同用，也可以单独使用。

【用法用量】外用适量，捣烂敷在患处；也可以煎水熏洗；煎服，每次6～9克，治骨哽咽喉可用到30～50克；可以入丸、散。

【使用注意】本品辛散走窜，气血虚弱者慎服。

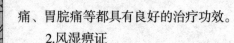

乌梢蛇

【简介】乌梢蛇是指游蛇科动物乌梢蛇除去内脏的干燥体。

【性味归经】甘，咸，微温。归肝经。

【功效】祛风止痉，定惊通络。

【应用】

1.破伤风，惊风抽搐

乌梢蛇具有较强的定惊止痉功能，搭配蜈蚣等药，能够治疗破伤风小儿惊风痉厥及痉挛抽搐等病症；另外，乌梢蛇还具有祛风攻毒之效，可搭配雄黄治疗痲疯和疥癣等病症。

2.风湿痹痛、筋脉拘急

乌梢蛇还具有较强的透骨搜风，祛风通络功能，搭配独活、豨莶草、威灵仙等药能够有效治疗风湿痹痛、筋脉拘急等症；也可搭配当归、全蝎、白芷、羌活等浸酒服，治疗语言謇涩、口眼㖞斜，或肌肉麻痹、筋脉挛急等病症。

【用法用量】煎服，每次3～9克；或熬膏、酒浸、入丸散；研末服用，每次1～1.5克，每日2次或3次。

【使用注意】

1.异性蛋白过敏及阴虚内热者忌用。

2.血虚生风者慎用。

木瓜

【简介】木瓜是指蔷薇科植物贴梗海棠的近成熟干燥果实。夏秋果实绿黄色时采摘。

【性味归经】酸，温。归肝、脾经。

【功效】舒筋活络，除湿利痹，消食，治脚气。

【应用】

1.用于风湿痹证

木瓜酸温入肝，具有除湿通络之功，为风湿痹痛、筋脉拘挛常用药，临床上治风湿痹痛时一般用于腰膝酸痛者居多，常与虎骨等配用。

2.治疗脚气水肿、吐泻转筋

木瓜温通，去湿舒筋，是脚气水肿常用药。可配伍薏苡仁、蚕砂、黄连、吴茱萸等药同用。此外，木瓜还有消食、生津、止渴的作用，可配伍吴茱萸、紫苏、槟榔同用。

【用法用量】煎服，每次6～9克。

【使用注意】内有郁热及小便短赤者慎用。

丝瓜络

【简介】丝瓜络是葫芦科草本植物丝瓜老熟果实的网状纤维。

【性味归经】甘，平。归肝、肺、胃经。

【功效】活血下乳，祛风通络。

【应用】

1.乳汁不通，乳痈

丝瓜络体轻通利，善通乳络，在治疗产后乳汁不通或乳少时，可与王不留行、路路通、穿山甲、猪蹄等配伍；在治疗乳痈肿痛时，可与蒲公英、浙贝母、青皮、瓜蒌等配伍。

2.风湿痹证

丝瓜络药力平和，善祛风通络，主要入复方中应用；治风湿痹痛，肢体麻痹，筋脉拘挛，常与秦艽、当归、防风、鸡血藤等配伍。

3.胸胁胀痛

丝瓜络还能入肝活血通络，搭配郁金、香附、柴胡等，可治疗气血瘀滞引起的胸胁胀痛。

【用法用量】煎服，每次5~15克；或者研末服用，每次1.5~3克。

【使用注意】脾胃虚寒者慎用。

第二节 祛风湿热药

秦艽

【简介】秦艽是指龙胆科植物秦艽的干燥根。

【性味归经】性辛，苦，平。归胃、肝、胆经。

【功效】通络止痛，退虚热，祛风湿，清湿热。

【应用】

1.骨蒸潮热

秦艽能够退除虚热，常与知母、鳖甲、地骨皮等配伍。

2.风湿痹证

秦艽药性润而不燥，有"风药中润剂"的称号，无论湿热、寒湿、痹证新久，都可以应用；在配伍方面常与羌活、独活、防风、桑枝等同用。

3.湿热黄疸

秦艽能化湿退黄，常与茯苓、茵陈、泽泻等配伍。

【用法用量】煎服，每次3~9克。

【使用注意】溲多、便滑及久痛虚羸者忌服。

防己

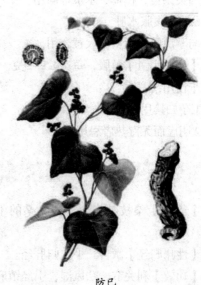

防己

【简介】防己是指防己科植物粉防己及马兜铃科植物广防己的干燥根。

【性味归经】辛，苦，寒。归膀胱、肺经。

【功效】利水消肿，祛风止痛。

【应用】

1.风寒湿痹，四肢挛急

与肉桂、麻黄、茯苓等同用。

2.风湿痹证

防己能祛风湿而止痛，因其性寒，以致湿热痹痛为宜，多配伍薏苡仁、滑石、蚕砂等清热除湿之品。对寒湿痹痛，须用温经止痛的肉桂、附子等药同用。

3.一身悉肿，小便短少

搭配黄芪、茯苓、桂枝等，可治一身悉肿，小便短少者。

4.水肿，腹水，小便不利，脚气

味苦寒降利，能够清热利水，善走下行而泄下焦膀胱湿热，尤其事宜治疗下肢

水肿，小便不利等症；常与白术、黄芪、甘草等配伍，用于风水脉浮，身重汗出恶风等症。

5.脚气足胫肿痛、重着、麻木

与吴茱萸、槟榔、木瓜等同用。

6.湿热腹胀水肿

与葶苈子、椒目、大黄合用。

【用法用量】煎服，每次4.5～9克。

【使用注意】

1.孕妇禁用。

2.阴虚而无湿热者忌用。

＊ 桑枝 ＊

【简介】桑枝是指桑科植物桑的干燥嫩枝。

【性味归经】微苦，平。归肝经。

【功效】利关节，祛风湿，引经镇麻。

【应用】

1.通利关节

桑枝具有通利关节的功效，搭配威灵仙、防己、羌活、独活等，能够有效治疗风湿痹痛；桑枝善走上肢，尤以治肩背酸痛、经络不利为常用，可单位熬膏服或与祛风湿药配伍使用。

2.消肿祛风

桑枝不仅具有利水，治水肿；生津液，治消渴的功效。还能够祛风止痒，治皮疹瘙痒、白癜风等。

【用法用量】外用，煎水熏洗；煎服，每次9～15克。

【使用注意】孕妇禁用。

＊ 桑寄生 ＊

【简介】桑寄生是指桑寄生科植物斛寄生的干燥带叶茎枝。

【性味归经】甘，苦，平。入肝、肾经。

【功效】补肾强筋，养血安胎，祛风除湿。

【应用】

1.肝肾不足

桑寄生药性平和，专入肝肾，是补益肝肾要药，常与杜仲、续断等配伍应用。

2.胎漏下血，胎动不安

桑寄生有补肝肾而同时具有养血安胎的功效，用于肝肾虚亏、冲任不固所引起的胎漏下血、胎动不安，常与菟丝子、续断、阿胶等配伍。

3.风湿痹痛

桑寄能祛除风湿，又能补肝肾、强筋骨，对风湿痹痛、肝肾不足、腰膝酸痛最为适宜，常与独活、牛膝等配伍应用。

【用法用量】外用适量，捣烂外敷；煎服，每次10～15克。

【使用注意】微毒，服用应适量。

第三节　祛风湿强筋骨药

＊ 五加皮 ＊

【简介】五加皮又名山接风，是指五加科植物细柱五加的干燥根皮。夏、秋二季采挖。

【性味归经】辛，苦，温。归肝、肾经。

【功效】祛风除湿，利水消肿，补肝强筋。

【应用】

1.筋骨痿软

五加皮的温补功效十分显著，不仅能够补肝肾，还能强健筋骨，搭配杜仲、牛膝等，可治疗筋骨痿软、肝肾不足等病症。

2.水肿，小便不利

五加皮能温肾而除湿利水，常搭配茯

苓皮、大腹皮、生姜皮、地骨皮等，治疗水肿、小便不利等病症。

3.风湿痹证

五加皮苦能燥湿，辛能散风，温能祛寒，并且具有补益的功效，是强壮性祛风湿药，尤其适宜老人及久病体虚者。治腰膝疼痛，风湿痹证，筋脉拘挛，可以单用浸酒服，或配牛膝、木瓜、桑寄生等同用。

4.用于肝肾不足、腰膝酸痛

五加皮还能强筋健骨、温补肝肾，搭配木瓜、牛膝、续断等药，可用于治肝肾不足所致腰膝酸疼、下肢痿弱以及小儿行迟等病症。

【用法用量】水煎煎服，每次4.5~9克；或酒浸、入丸散服。

【使用注意】火旺阴虚者忌用。

狗脊

【简介】狗脊又名猴毛头，是指蚌壳蕨科植物金毛狗脊的干燥根茎。秋、冬二季采挖。

【性味归经】甘，苦，温。归肝、肾经。

【功效】强腰膝，祛风湿，固肾气。

【应用】

1.固肾气

狗脊性温入肾，功能温下元而固肾气，故常用于肾气不固之遗尿、尿频、男子遗精、女子白带等证。凡年老肾虚尿频不禁者，可与益智仁、茯苓、杜仲等配伍，以益肾缩尿。

2.风湿痹证

狗脊甘温以补肝肾、强腰膝、坚筋骨，苦温能温散风寒湿邪，能行能补，对肝肾不足，同时具有风寒湿邪引起的腰痛脊强、不能俯仰的患者最为适宜。治疗腰膝酸软，下肢无力有良效。

3.温补止血

狗脊还有温补固摄作用，可治疗白带、遗尿过多。另外，狗脊的绒毛有止血作用，外敷可用于金疮出血。

【用法用量】煎服，每次6~12克。

【使用注意】小便不利、肾虚有热、短涩黄赤者慎服。

第四节 化湿药

藿香

【简介】藿香又名合香，是唇形科多年生草本植物广藿香或藿香的干燥地上部分。

【性味归经】辛，温。归肺、胃、脾经。

【功效】辟秽祛湿，镇痛止疟。

【应用】

1.暑湿症，湿温初起

藿香性味微温，具有化湿而不燥热特性，又善于解暑，是解暑要药。藿香治疗暑湿的症状，不论偏寒、偏热，都可以应用，常与佩兰配伍同用，并称藿佩。另外，还可搭配薄荷、茵陈、黄芩等，用于治疗湿温初起。

2.脾胃虚弱，呕吐

藿香还是芳化湿浊的要药，其芳香可以辟秽浊、和理脾胃，适用于感受秽浊、湿阻脾胃引起的脘腹胀满、呕吐泄泻等症状，搭配苏叶、半夏、陈皮、厚朴等效果更佳；搭配竹茹、黄连能够治疗湿热者；搭配半夏可治疗胃寒呕吐；搭配党参、甘草，能够治疗脾胃虚弱者；搭配砂仁，能治妊娠呕吐。搭配陈皮、紫苏，可治疗外感风寒者。

【用法用量】煎服，每次5~10克。

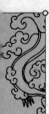

【使用注意】血燥阴虚者慎用。

佩兰

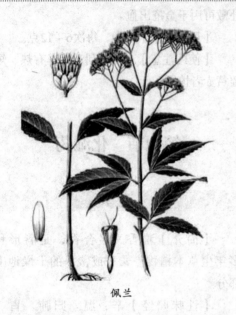

佩兰

【简介】佩兰又名泽兰，是指菊科植物佩兰的干燥地上部分。夏、秋二季分两次采割。

【性味归经】辛，平。归脾、胃、肺经。

【功效】芳香化湿、醒脾开胃、发表解暑。

【应用】

1.用于暑湿症

佩兰能醒暑化湿，用于暑湿表证，湿浊中阴，口中甜腻，皖痞呕恶，口臭，多涎，头胀胸闷，常搭配厚朴、藿香、荷叶同用。

2.用于湿阻脾胃、脘腹胀满

佩兰气味芳香，善治湿阻中焦之证，其化湿和中的功效与藿香相似，每相须为用；脾瘅证，可单用煎汤服。常与藿香、黄芩、苡仁等药配合应用。此外，又适用于湿热内阻、口中甜腻多涎、口气腐臭之症。

【用法用量】煎服，每次3～9克。

【使用注意】气虚、阴虚者忌用。

苍术

【简介】苍术是指菊科植物茅苍术或北苍术的干燥根茎。

【性味归经】温，辛，苦。归脾、胃、肝经。

【功效】解表明目，祛风湿，燥湿健脾。

【应用】

1.风湿痹痛

苍术既能够辛散祛风，又能够温燥除湿，散除经络肢体的风湿之邪，搭配独活、羌活等可有效治疗寒湿凝滞肢体关节疼痛产症。

2.痿证

苍术对湿热下注引起的脚膝肿痛、痿软无力、舌苔白腻厚浊等症状具有显著的功效，搭配黄柏、牛膝、苡仁等效果更佳。

3.湿阻脾胃、脘腹胀满

苍术温燥而且辛烈，由于其燥湿力强，湿去那么脾胃就得以健运，因此称其功效燥湿健脾。用治湿阻脾胃，常与陈皮、厚朴等配伍应用。

4.夜盲、眼目昏涩

苍术是治夜盲要药，生用时有明目的功效，可搭配猪肝、羊肝、石决明等同用，也可单用。

5.风寒表证

苍术辛散，具有散寒解表的作用，搭配羌活、细辛、防风等，可有效治疗外感风寒湿邪的无汗、身痛、头痛等症状。

【用法用量】煎服，每次3～9克。

【使用注意】血燥阴虚者慎用。

厚朴

【简介】厚朴是指木兰科植物厚朴的干燥干皮、根皮及枝皮。

【性味归经】辛，苦，温。归肺、胃、脾、大肠经。

【功效】下气除满，化痰燥湿。

【应用】

1.梅核气

厚朴搭配半夏、生姜、紫苏、茯苓等，能够起到良好的燥湿化痰功效。

2.腹胀便秘

厚朴不仅能够散无形的气滞，还能够下有形的湿满，是消除胀满的要药。搭配大黄、枳实等，能够很好地治疗气滞便秘及热结便秘。

3.湿阻中焦

厚朴辛苦温，善行气、燥湿、除满，搭配陈皮、苍术等，能够有效消除湿滞痞满。

【用法用量】煎服，每次3～9克。

【使用注意】孕妇禁用。

砂仁

【简介】砂仁是指姜科植物阳春砂、绿壳砂或海南砂的干燥成熟果实。【性味归经】辛，温。归胃、脾、肾经。

【功效】理气安胎，温脾止泻，化湿开胃。

【应用】

1.气滞妊娠恶阻及胎动不安

砂仁能行气和中而止呕安胎，适用于胎动不安，妊娠恶阻等症。临床上用治胎动不安，常配合白术、苏梗等同用；治妊娠恶阻，可配合半夏、竹茹等同用。

2.湿阻中焦及脾胃气滞证

砂仁辛散温通，气味芬芳，其化湿醒脾，行气温中的功效都很好，是醒脾调胃要药。对于湿阻脾胃引起的食欲不振及呕吐泄泻等症，常配合白术、陈皮等同用；对于脾虚气滞，可与白术、党参等同用；对于脾胃气滞、脘腹胀满，常配合厚朴、陈皮、木香等同用。

3.脾胃虚寒吐泻

砂仁辛温入脾，能温中止泻，可单用研末服用，或与温中祛寒的干姜、熟附子，陈皮等同用。

【用法用量】煎服，每次3～6克，入汤剂适宜后下。

【使用注意】血燥阴虚者忌用。

白豆蔻

【简介】白豆蔻又名豆蔻，是指姜科植物白豆蔻的干燥成熟果实。

【性味归经】辛，温。归肺、胃、脾经。

【功效】温中止呕，化湿行气。

【应用】

1.湿温初起

白豆蔻具有辛散入肺而宣化湿邪的特性，常用于胸闷不饥、湿温初起等症状，搭配杏仁、薏苡仁等，能够有效治疗湿邪偏重者。

2.湿阻中焦及脾胃气滞证

白豆蔻与砂仁的功效类似，所以在临床上经常与砂仁搭配使用，或与藿香、陈皮等同用；搭配黄芪、白术、人参等，能够治疗脾虚湿阻气滞引起的食少无力、胸腹虚胀患者。

3.用于呕吐

白豆蔻具有止呕作用，能温中散寒，治疗胃寒呕恶，常搭配合半夏、藿香、生姜等同用。治小儿胃寒吐乳，可配甘草、砂仁共研细末，常渗口中。

【用法用量】煎服，每次3～6克；入汤剂宜后下。

【使用注意】血燥阴虚者忌用。

第六章 ▶ 利水渗湿药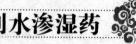

　　利水渗湿药是指那些具有渗泄水湿、通利水道功能，并且能够治疗水湿内停病症的药物。此类药物味多甘、淡，性多平、寒，主要归肾、膀胱经。利水渗湿药具有排除停蓄体内水湿之邪及通利小便的作用，不仅能防止水湿日久化饮、水气凌心等，还能够解除由水湿停蓄引起的各种病证。利水渗湿药的治疗范围包括小便不利、水肿、淋症等，另外对于湿温、黄疸、湿疮等水湿为患也具有显著的治疗效果。它的代表药物有茯苓、泽泻、滑石等。需要注意的是，利水渗湿药，容易耗伤津液，阴亏津少、肾虚、遗精、遗尿患者应该慎用或忌用。还一些药物通利作用较强，孕妇应该忌用。

第一节　利水消肿药

茯苓

【简介】茯苓茯苓又叫云苓或松苓，为寄生在松树根上的菌类植物，形状像甘薯，外皮黑褐色，里面白色或粉红色。其原生物为多孔菌科真菌茯苓的干燥菌核，是道地药材。

【性味归经】甘，淡，平。归心、肺、脾、肾经。

【功效】宁心安神，健脾化痰，利水渗湿。

【应用】

1.脾虚泄泻

茯苓不仅能够健脾，还能够渗湿，对于脾虚运化失常所致泄泻、带下都具有显著的效果，应用茯苓有标本兼顾之效，常与白术、党参、山药等配伍，又可用为补肺脾，治气虚辅佐药。

2.小便不利，水肿

茯苓药性平和，可利水渗湿，而且利水而不伤正气，可用于治疗各类型的水肿。凡是小便不利、水湿停滞，不论属于脾虚湿聚，还是偏于寒湿，或偏于湿热，都可以配合应用。

3.心悸，失眠

茯苓还具有安神宁心的功能，搭配人参、菖蒲、远志等，能够有效治疗失眠、心悸、心神不宁等症状。

4.痰饮咳嗽

茯苓既具有健脾作用，又能够利水渗湿，对于脾虚不能运化水湿，停聚化生痰饮的症状，可配半夏、陈皮同用，也可配桂枝、白术同用。

【用法用量】煎服，每次9～15克。

【使用注意】气虚下陷或虚寒精滑者

忌服。

薏苡仁

【简介】薏苡仁又名薏米,是指禾本科植物薏苡的干燥成熟种仁。秋季果实成熟时采集。

【性味归经】淡,甘,凉。归肺、胃、脾经。

【功效】清热排脓、除痹止泻、健脾渗湿。

【应用】

1.风湿痹气,肢体痿痹

薏苡仁渗湿除痹,能舒筋脉,缓和拘挛,也是治疗肺痈、肠痈的常用药物。

2.风湿

这个症状是风湿并重,阻滞经络,气血运行不利,卫阳不充,失于防御,风湿之邪乘虚而入,或者是经脉久有劳伤,再次被风湿的邪气侵袭。麻杏苡甘汤中麻黄除湿温经、疏风散邪,杏仁宣肺卫之表,充卫通阳,苡仁除湿驱风,同时能运脾化湿,甘草和诸药、建中州、四药合用有祛湿、除风、解表、通阳的作用。

3.小便不利,水肿脚气

薏苡仁性属微寒,故可用于湿热内蕴之症,对小便短赤,可与滑石、通草等同用;对湿温病邪在气分,湿邪偏胜者,可与竹叶、杏仁、木通、蔻仁等同用。本品又具健脾之功,用以治脾虚水肿、脚气肿痛,配伍白术、茯苓、吴茱萸、木瓜等同用。

4.泄泻、带下:

薏苡仁既能渗湿,又能健脾,搭配茯苓、白术等,能够有效治疗脾虚有湿的泄泻、带下等病症。

【用法用量】生用可清利湿热,炒用能健脾止泻;煎服,每次9～30克。

【使用注意】脾约便难者及孕妇忌服。

猪苓

【简介】猪苓又名野猪粪,是指多孔菌科真菌猪苓的干燥菌核。春、秋二季采挖。

【性味归经】甘,淡,平。归肾、膀胱经。

【功效】利水渗湿,消肿止泻。

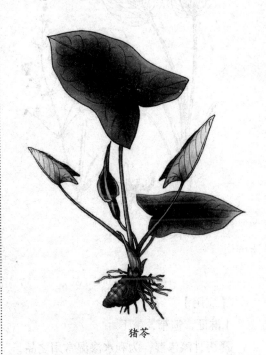

猪苓

【应用】

猪苓甘淡渗泄,利尿作用十分显著,主要用于水肿,小便不利,泄泻等病症,常与茯苓、泽泻等品同用(如五苓散);阴虚者配阿胶、滑石等同用(如猪苓汤)。因其能利尿,故有分利水湿的功效,凡湿注带下,湿浊淋病,湿热泄泻等症,都可配合其他利水渗湿药或清热燥湿药同用。

【用法用量】煎服,每次10～15克;或入丸、散。

【使用注意】无水湿者忌服。

泽泻

【简介】泽泻是指泽泻科沼泽植物泽泻

的干燥块茎。

【性味归经】甘，寒。归肾、膀胱经。

【功效】渗湿泄热，利水消肿。

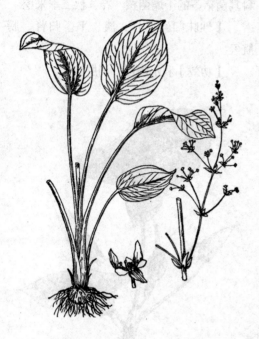
泽泻

【应用】

1.淋证，遗精，带下

泽泻甘淡渗湿，为利水渗湿常用之品，且药性寒凉，可用于肾阴不足、虚火亢盛，搭配山茱萸、地黄等同用，可以泄相火。

2.水肿，小便不利，泄泻，痰饮

泽泻还能够能泄肾与膀胱之热，对水湿偏热者，尤为适宜。对于治水肿、小便不利等症状都具有显著的疗效，通常与茯苓、猪苓、车前子等配伍；也可搭配白术，治痰饮泄泻眩晕等症状。

【用法用量】煎服，每次6～12克；或入丸、散。、

【使用注意】无湿热及肾虚精滑者禁服。

冬瓜皮

【简介】为葫芦科植物冬瓜的干燥外层果皮。

【性味归经】甘，凉。归脾、小肠经。

【功效】利尿通淋，清热解暑，利水消肿。

【应用】

1.暑热证

冬瓜皮性味寒凉，具有很好的清热解暑功效，搭配西瓜皮可用于治夏日暑热口渴、小便短赤等病症。另外，还可搭配滑石、扁豆花、生薏苡仁等。

2.消水肿

冬瓜皮味甘，药性平和，主要作用于水肿，有通利小便、排出水湿以消除肿胀之功，一般用作利水辅助之品，常配合茯苓皮、泽泻、猪苓等药同用。若治体虚浮肿，则用冬瓜皮、赤小豆、红糖适量，煮烂，食豆服汤。

【用法用量】煎服，每次9～30克。

【使用注意】虚肿及营养不良者慎用。

玉米须

【简介】为禾本科植物玉米的花柱及柱头。

【性味归经】甘，平。归膀胱、肝、胆经。

【功效】利湿退黄，利水消肿。

【应用】

1.热淋、石淋

由于玉米须归膀胱经，其利水通淋功效十分显著，尤其适宜膀胱湿热的小便短赤涩痛。单味大剂量玉米须煎汤，能够有效治疗热淋、石淋。在治疗石淋时，可搭配金钱草、海金沙等；在治疗热淋时，还可搭配车前草、珍珠草等同用。

2.黄疸

玉米须有显著增加胆汁分泌和促进胆汁排泄的作用，能使胆汁内有机物和渣质减少，黏稠度、比重和胆红素含量降低。单味

大剂量煎汤服，或者与金钱草、郁金、茵陈等配用，可有效。利湿退黄。

3.水肿

玉米须甘淡而平，功能利水渗湿消肿，用于水肿、小便不利。可单用玉米须大剂量煎服；或者与冬瓜皮、泽泻、赤小豆等利水药同用；也可治脾虚水肿，与白术、茯苓等配伍。

【用法用量】煎服，每次30~60克。

【使用注意】

1.不作药用时勿服。

2.煮食去苞须。

第二节　利尿通淋药

车前子

【简介】车前子又名虾蟆衣子，是车前科植物车前或平车前的干燥成熟种子。

【性味归经】甘，微寒。归肝、肺、肾、小肠经。

【功效】祛痰明目、渗湿止泻、清热利尿。

【应用】

1.目赤肿痛或眼目昏花

车前子具有清肝明目的功效，虚实皆可配用，搭配熟地、菟丝子等，可能治疗肝肾不足所致的迎风流泪、眼目昏花等病症；搭配菊花、青箱子、决明子等，可治疗肝火上炎所致的目赤肿痛。

2.湿热下注、小便淋沥涩痛等症

车前子甘寒清热，性专降泄，能够起到渗湿泄热、通利小便功效，可搭配滑石、木通，用于小便淋沥涩痛、湿热下注等症。另外对于小便不利、水肿等症，也具有显著功效，为临床所常用，主要用于实证；如肾虚水肿，可配肉桂、附子、熟地、牛膝等

同用。

3.用于湿热泄泻。

车前子能渗利水湿，分清泌浊而止泻，利小便而实大便，临床上以治湿热泄泻为宜，症情轻者，可以单味使用，较重者可配猪苓、泽泻、茯苓、苡仁等同用。

【用法用量】外用适量，水煎洗或研末；煎服，每次9~15克。入煎剂宜包煎。

【使用注意】

1.内伤劳倦及肾虚者应禁服车前子。

2.精滑不固者应禁服车前草。

滑石

【简介】滑石是硅酸盐类矿物滑石族滑石，主含含水硅酸镁。采挖后，除去泥沙及杂石使用。

【性味归经】甘、淡，寒。归膀胱、肺、胃经。

【功效】收湿敛疮，清热解暑，清热通淋。

【应用】

1.暑湿，湿温

滑石甘淡而寒，既能利水湿，又能解暑热，是治暑湿之常用药。

滑石能够清暑、泄热、渗湿，搭配鲜藿香、生甘草、鲜佩兰等，能够治疗暑热病症，搭配生苡仁、通草、竹叶等，能够治疗小便短赤、湿温胸闷等病症。

2.热淋，石淋，尿热涩痛

滑石性寒滑利，具有清热利窍的作用，为清热通淋常用之品，临床用于小便不利、淋沥涩痛等症，可配车前子、木通等品；也可搭配薏苡仁、茯苓、车前子，治疗湿热引起的水泻。

3.清热收湿

滑石外用还具有清热收湿的作用，可搭配枯矾、石膏、炉甘石等，用于治疗湿疹、

疳子等病症。

【用法用量】外用适量，研末撒；或者调敷；煎服，每次9~24克；或入丸、散。

【使用注意】注意药用滑石粉与工业用滑石粉应区分使用。

瞿麦

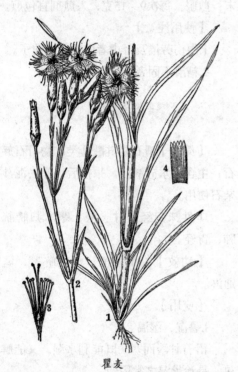

瞿麦
1.植株下部，2.植株上部，3.雄蕊和雌蕊，4.萼的解剖

【简介】瞿麦是指石竹科植物瞿麦和石竹的干燥地上部分。切段生用。

【性味归经】苦，寒。归心、小肠经。

【功效】利尿通淋、破血通经。

【应用】

1.本品苦寒泄降，能清心与小肠火，导热下行，有利尿通淋的功效，是治淋常用药，尤其以热淋最为适宜。

2.本品能破血通经，治疗闭经。

【用法用量】煎服，每次3~10克；或入丸、散。外用适量，煎汤洗；或研末撒。

【使用注意】孕妇忌服。

海金沙

【简介】海金沙科蕨类植物海金沙的干燥成熟种子。

【性味归经】甘，咸，寒。归膀胱、小肠经。

【功效】利尿通淋、清热解毒。

【应用】

1.热淋急痛

海金沙研为粉末，搭配生甘草汤冲服，可治疗热淋急痛。

2.小便不通，脐下满闷

治疗小便不通及脐下满闷时，可取海金沙50克，腊面茶25克，然后将二味药捣研细。每服三钱，搭配生姜、甘草汤调下。

3.小便出血

治疗小便出血时，可将海金沙研为末，用砂糖水或新汲水调下。

4.尿酸结石症

治疗尿酸结石症时，可将滑石、海金沙共研为末，以麦冬、车前子、木通煎水调药末，并加蜂蜜少许，用温水冲服。

【用法用量】煎服，6~15克；包煎。

【使用注意】肾阴亏虚者忌用。

萆薢

【简介】萆薢是指薯蓣科植物绵萆薢、福州薯蓣和粉背薯蓣的根茎。春、秋季采挖。切片生用。

【性味归经】苦，平。归肝、胃、肾经。

【功效】祛风湿，利湿浊。

【应用】

1.萆薢对于风湿痹痛具有很好的疗效，搭配牛膝、附子，可治寒湿者；搭配黄柏、防己，可治湿热者。

2.草薢还经常用于小便混浊、膏淋、白如米泔等病症，搭配茯苓、石菖蒲效果更佳。同时还搭配猪苓、白术，用于治疗妇女白带属湿盛者。

【用法用量】煎服，每次9～15克。

【使用注意】肾虚阴亏者慎用。

石韦

【简介】石韦是指水龙骨科植物庐山石韦、石韦或有柄石韦的地上部分。夏季采收。切丝生用。

【性味归经】苦，微寒。归肺、膀胱经。

【功效】凉血止血，清肺止咳，利尿通淋。

【应用】

1.治疗衄血、尿血、吐血、崩漏时，搭配侧柏叶、茜草。

2.治疗肺热咳喘时，搭配黄芩、鱼腥草等。

3.治疗石淋、血淋、热淋时，搭配车前子、滑石、金钱草等。

【用法用量】煎服，每次6～12克。

【使用注意】阴虚及无湿热者忌用。

枳椇子

【简介】枳椇子又叫拐枣，是鼠李科植物枳椇的带有肉质果柄的干燥果实或种子。

【性味归经】甘、酸，平。归脾经。

【功效】善解酒毒，利水消肿。

【应用】

1.酒醉

枳椇子善解酒毒，清胸膈之热。治酒醉后头晕、呕吐诸证。

2.水肿证

枳椇子通利二便而消肿。用于水湿停蓄所致的水肿、小便不利证，可与猪苓、泽泻、椿皮等同用。

【用法用量】煎服，每次9～15克；浸酒或入丸剂。

【使用注意】脾胃虚寒者忌用。

第三节　利湿退黄药

茵陈蒿

【简介】茵陈蒿是菊科草本植物滨蒿或茵陈蒿的幼苗。

【性味归经】苦、辛，微寒。归脾、肝、胃、胆经。

【功效】解毒疗疮，清热利湿，退黄疸。

【应用】

1.小便不利

茵陈苦泄下降，功专清利湿热，能够有效治疗小便不利者，搭配泽泻、猪苓效果更佳。

2.湿热黄疸

茵陈还是治疗黄疸的要药，主要用于湿热熏蒸而发生黄疸的病症，可配合大黄、栀子等同用，也可以单用一味，大剂量煎汤内服。此外，搭配温中祛寒之品如干姜、附子等，还能够除阴寒而退黄疸。

【用法用量】外用适量，煎水洗；煎服，每次10～15克；或入丸、散。

【使用注意】非因湿热引起的发黄忌服。

金钱草

【简介】金钱草又叫马蹄金，是报春花科植物过路黄的干燥全草。

【性味归经】甘、淡，寒。归肝、胆、

肾、膀胱等经。

【功效】解毒消肿，利尿通淋，利湿退黄。

【应用】

1.疮疡肿痛，蛇虫咬伤、烫伤

金钱草具有清热解毒的功效，可以消肿止痛，有效治疗疮疡肿痛，蛇虫咬伤、烫伤等，可用50～100克鲜金钱草捣汁饮服，以渣外敷局部。

2.热淋、石淋

金钱草性寒清热，甘淡利尿，通淋排石，能够起到清热利尿通淋的作用，可单味浓煎代茶饮服，或搭配生鸡内金、海金沙、石苇、瞿麦、冬葵子、茵陈蒿等，治疗热淋，尤其善于治疗石淋。

3.湿热黄疸

金钱草还具有清热利湿、利疸退黄的功效，搭配栀子、茵陈等，能有效治疗湿热黄疸。

【用法用量】外用适量，鲜品捣敷；煎服，每次15～60克，鲜品加倍；或捣汁饮用。

【使用注意】脾虚泄泻及阴疽诸毒者忌

捣汁生服。

虎杖

【简介】虎杖是指蓼科植物虎杖的根茎和根。春、秋季采挖。切段或厚片生用。

【性味归经】苦，寒。归肺、肝、胆经。

【功效】活血祛瘀，化痰止咳，利湿退黄，清热解毒。

【应用】

1.治伤折，血瘀不散。

2.与黄芩、枇杷叶配伍，用于肺热咳嗽。

3.治月经闭不通，结瘕，腹大如瓮，短气欲死。

4.时疫流毒攻手足，肿痛欲断。

5.月水不利。虎杖150克，凌霄花、没药50克，研成细末。用热酒冲服，每次5克。

【用法用量】外用适量；煎服，每次9～15克。

【使用注意】孕妇禁用。

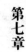

第七章　　　　　　温里药

温里药又被称为祛寒药，是指那些以治疗里寒、温里祛寒为目的的药物。此类药物性辛散温通，辛而温热，善走脏腑而祛里寒，也就是《内经》中所说的"寒者热之"的意思。由于温里药的归经不同，因此可以治疗肺寒痰饮、脾胃实寒、心肾阳虚及脾胃虚寒等多种病证。在应用过程中应该随证配伍，其代表药有附子、干姜、肉桂等。温里药的主要治疗范围包括现代医学的消化系统疾病及休克现象。

温里药的主要药理作用包括镇静、镇痛、抗休克、抗血栓、抗胃溃疡、耐缺氧等。由于此类特性辛热燥烈，容易耗阴动火，因此在炎热季节应该减少其用量，而实阴虚火旺、热证或津血亏虚者忌用，孕妇禁用。

附子

【简介】附子是指毛茛科植物乌头的子根的加工品。

【性味归经】甘，辛，大热。大毒。归心、脾、肾经。

【功效】散寒止痛，补火助阳，回阳救逆。

【应用】

1.寒痹证

附子具有散寒止痛的功能，凡风寒湿痹周身骨节疼痛者均可用之，搭配白术、桂枝、甘草等，能够治疗寒痹痛剧症状。

2.阳虚证

附子下可被肾阳，中可温脾阳，上可助心阳。在治疗寒湿内盛、脾肾阳虚所引起的脘腹冷痛、大便溏泻等症时，可与党参、干姜、白术等配伍；在治疗阳虚兼外感风寒时，可与麻黄、细辛配伍；在治疗脾、肾阳虚及水气内停所引起的小便不利、肢体浮肿等症时，可与茯苓、白术配伍。

3.亡阳证

附子又被称为回阳救逆第一要药。人参能大补元气，附子能回阳救逆，两者同用，可治亡阳同时气脱症；阳气衰微，阴寒内盛，或大汗、大吐、大泻所致的亡阳证，常与干姜、甘草同用。

【用法用量】煎服，每次3～12克；宜先煎0.5～1小时，至口尝无麻辣感为度。

【使用注意】

1.阴虚阳亢者及孕妇忌用。

2.不宜与半夏、天花粉、贝母同服。

3.炮制、煎煮方法不当，可引起中毒。

吴茱萸

【简介】吴茱萸是指芸香科植物吴茱萸的干燥近成熟果实，以甘草汤制过应用。

【性味归经】苦，辛，热，有小毒。归肝、胃、脾、肾经。

【功效】助阳止泻，降逆止呕，散寒止痛。

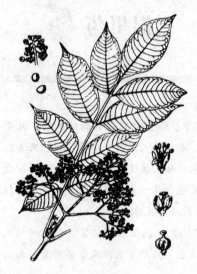

吴茱萸

【应用】

1.虚寒泄泻

吴茱萸性味辛热，具有助阳止泻、温脾益肾的功效，搭配五味子、肉豆蔻、补骨脂等，能够有效治疗五更泄泻、脾肾阳虚等病症。

2.胃寒呕吐

吴茱萸还具有降逆止呕的功效，搭配生姜、半夏等，能够有效治疗外寒内侵、胃失和降之呕吐；搭配伍黄连，能够治疗肝胃不和、肝郁化火的胁痛口苦、呕吐吞酸症状。

3.寒凝疼痛

吴茱萸性热祛寒，辛散苦泄，主入肝经，既疏肝气之郁滞，又散肝经之寒邪，为治肝寒气滞诸痛之主药。在治疗干呕吐涎沫、厥阴头痛、治苔白脉迟等症时，可搭配人参和生姜。

【用法用量】外用适量；煎服，每次1.5～4.5克。

【使用注意】

1.阴虚有热者忌用。

2.本品辛热燥烈，易耗气动火，所以不宜多用、久服。

高良姜

【简介】高良姜是指姜科植物高良姜的干燥根茎。夏末秋初采挖，除须鳞，洗净切段，晒干后使用。

【性味归经】辛，热。归脾、胃经。

【功效】温中止呕，散寒止痛。

【应用】

1.胃寒呕吐

高良姜性味辛热，具有和胃止呕、温散寒邪的功效。通常搭配半夏、生姜等，用于治疗胃寒呕吐等症状；或者搭配茯苓、党参、白术等，用于治疗虚寒呕吐。

2.胃寒冷痛

高良姜辛散温通，能散寒止痛，搭配炮姜能够有效治疗胃寒脘腹冷痛；还可以搭配香附，治脘腹胀痛、胃寒肝郁等病症，起到散寒止痛、疏肝解郁的效果。

【用法用量】煎服，每次3～6克；或入丸、散。

【使用注意】阴虚有热者慎用。

肉桂

【简介】肉桂是樟科常绿乔木植物肉桂的干皮和粗枝皮。

【性味归经】辛，甘，大热。归心、肝、肾、脾经。

【功效】温经通脉，散寒止痛，补火助阳。

【应用】

1.寒疝腹痛

肉桂辛热散寒可以止痛，甘热助阳可以补虚。在治疗寒疝腹痛时，可以搭配吴茱黄、小茴香等。在治疗寒邪内侵或脾胃虚寒的脘腹冷痛时，可以搭配干姜、高良姜、荜茇等，也可以可单用研末，酒煎服。

2.肾阳不足

肉桂辛甘大热，能起到益阳消阴，补火助阳之效。常搭配熟地、附子、山茱萸等，用于治疗肾阳不足引起的腰膝冷痛、阳痿宫冷、夜尿频多、滑精遗尿等症状。

3.虚阳上浮诸证

肉桂大热入肝肾，可有效治疗元阳亏虚、虚阳上浮导致的面赤、虚喘、汗出、心悸、失眠、脉微等症状，搭配山茱萸、五味子、牡蛎、人参等效果更佳。

4.胸痹心痛

肉桂辛散温通，散寒止痛。与干姜、附子、川椒等同用，可以治疗胸阳不振、寒邪内侵的胸痹心痛。

5.痛经闭经

肉桂还具有运经脉、行气血的功效，搭配当归、川芎、小茴香等，能够治疗冲任虚寒、寒凝血滞引起的闭经、痛经等病症。

【用法用量】研末冲服，每次1~2克；入汤剂应后下；煎服，每次2~5克。

【使用注意】阴虚阳亢、孕妇及失血者忌用。

干姜

【简介】干姜是指姜科植物姜的干燥根茎。

【性味归经】辛，热。归心、肺、脾、胃、肾经。

【功效】温肺化饮，回阳通脉，温中散寒。

【应用】

1.寒饮喘咳

干姜性味辛热，且入肺经，能够起到温肺散寒化饮的功效。搭配五味子、细辛、麻黄等，能够有效治疗形寒背冷、寒饮喘咳、痰多清稀等病症。

2.亡阳证

干姜还入心、脾、肾经，具有回阳通脉、温阳守中的功效。搭配附子，可以用于治心肾阳虚，阴寒内盛引起的脉微欲绝、亡阳厥逆等症状。

3.腹痛，呕吐，泄泻

干姜被称为温暖中焦的主药。搭配白术、党参等，能够有效治疗脘腹冷痛、脾胃虚寒、泄泻、呕吐等症状。

【用法用量】煎服，每次3~9克。

【使用注意】血热出血、阴虚内热者忌用。

丁香

【简介】丁香又叫公丁香，是桃金娘科植物丁香的干燥花蕾。

【性味归经】辛，温。归脾、肺、胃、肾经。

【功效】温肾助阳，散寒止痛，温中降逆。

【应用】

1.宫冷，阳痿

丁香性味辛温，主入肾经，搭配肉桂、附子、淫羊藿等，能够温肾助阳，有效治疗宫冷、阳痿等病症。

2.脘腹冷痛

丁香还具有温中散寒的功效，搭配五灵脂、延胡索等，能够治疗胃寒。

3.胃寒呕吐，呃逆

丁香善降逆止呕，治疗胃寒呕逆效果极佳。常搭配党参、柿蒂、生姜等，治虚寒呕逆；搭配砂仁、白术等，治脾胃虚寒引起的食少、吐泻等症状。

【用法用量】煎服，2~5克；或入丸、散。

【使用注意】

1.阴虚内热及热证者忌用。

2.不能与郁金同服。

胡椒

【简介】胡椒又名黑川，是胡椒科植物胡椒的干燥近成熟或成熟果实。

【性味归经】辛，热。归胃、大肠经。

【功效】下气消痰，温中散寒。

【应用】

1.癫痫证

胡椒辛散温通，能够下气消痰，常与荜茇等分为末服，用来治痰气郁滞、蒙蔽清窍的癫痫痰多证。

2.胃寒腹痛，呕吐泄泻

胡椒味辛性热，具有温中散寒止痛的功效，可搭配荜茇、高良姜，或者单用研末入猪肚中炖服，用于治呕吐、胃寒脘腹冷痛等症。也可搭配姜汁、半夏为丸服，用于治疗反胃及不欲饮食；或者搭配吴茱萸、白术等，治疗脾胃虚寒引起泄泻等症状。

【用法用量】煎服，1～3克；或入丸、散。

【使用注意】阴虚有火者忌服。

乌头

【简介】乌头是毛茛科植物北乌头的干燥块根。

【性味归经】辛，苦，热；有大毒。归心、肝、肾、脾经。

【功效】温经止痛，祛风除湿。

【应用】乌头的性味及功效都和附子相近。但是祛风通痹的功效胜于附子，而补阳之力不如附子。因此古代才有"附子逐寒，乌头祛风"的说话。乌头有回阳、逐冷、祛风湿的作用，能治疗肾阳衰弱的腰膝冷痛、精神不振、脚气等病症。然而，乌头是有毒药物，使用时特别注意。

【用法用量】煎服，1.5～3克；宜先煎。

【使用注意】毒性剧烈，草乌尤甚，所以要慎用。

中医

自学百日通

中篇·中药与方剂

理气药

凡是用于治疗气逆证或气滞，以疏理气机为主的药物统称为理气药。此类药具有行散气滞的功效，所以又被称为行气药，功效较强者被称为破气药。

理气药性多属温，味多苦辛，归肺、肝、脾、胃经，具有理气宽中、疏肝解郁、降逆和胃、行气止痛等功效。理气药适用于胃气上逆、脾胃气滞、肺气壅滞、肝气郁滞等病症，代表药有青皮、香附、枳实、木香、薤白、乌药、陈皮、川楝子等，治疗范围包括现代医学的消化系统、心血管系统及呼吸系统等疾病。

由于理气药具有辛温香燥的特性，所以易耗气伤阴，气阴亏虚的患者慎用。理气药大多含有挥发油，不适宜久煎。破气药易伤胎气，孕妇慎用。

陈皮

【简介】陈皮又名橘皮，是指芸香科植物橘的干燥成熟果皮。

【性味归经】辛，苦，温。归肺、脾经。

【功效】燥湿化痰，理气畅中。

【应用】

1.呕吐、呃逆

陈皮不仅善止呕呃，还能够理胃畅中，搭配理气肠中的药品，能够有效治疗寒热虚实各种原因导致的呕呃。

2.止咳化痰

陈皮具有良好的燥湿化痰功效，搭配半夏、茯苓、甘草等，能够有效治疗湿痰壅肺、痰多咳嗽等病症。

3.脾胃气滞证

陈皮气味芳香，辛散温通，具有较强的理气功效，为治疗脾胃气滞的要药；搭配苍术、厚朴、甘草等，可治疗脾胃气滞、寒湿中阻等病症。

【用法用量】煎服，每次3～9克。

【使用注意】阴虚燥咳及气虚者忌用。

青皮

【简介】青皮又叫青皮子，是指芸香科植物橘的幼果或未成熟果实的干燥果皮。

【性味归经】苦，辛，温。归肝、胆、胃经。

【功效】消积化滞，疏肝破气。

【应用】

1.食积气滞证

治疗食积证时，可搭配麦芽、山楂、草果、神曲等共同使用。

2.肝气郁滞证

治疗肝气郁滞、寒疝疼痛时，叫搭配乌药、橘核等。

【用法用量】醋炒可疏肝；煎服，每次3～9克。

【使用注意】气虚者忌用。

木香

【简介】木香是指菊科植物木香的干燥根。秋、冬二季采挖。

【性味归经】辛，苦，温。归脾、胆、胃、大肠、三焦经。

【功效】健脾、消食、温中、行气、止痛。

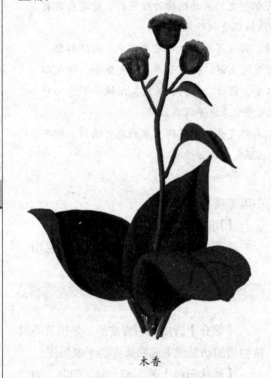

木香

【应用】

1.泻痢腹痛

木香归大肠经，能够有效治疗泻痢里急后重等症。搭配黄连，能够治疗湿热泻痢之腹痛；搭配枳实、槟榔、大黄等，能够治疗泻痢腹痛，气滞大肠，里急后重等症状。

2.胸腹胀痛

木香辛温通散，具有良好的行气止痛功效，搭配川楝子、枳壳、延胡索等，能够行散胸腹气滞；搭配柴胡、郁金等，能够治疗胸腹胀痛。

【用法用量】煨用行气药力缓而实肠止泻，生用行气药力强；煎服，每次3~6克。

【使用注意】阴虚津液不足者忌用。

川楝子

【简介】川楝子又名金铃子，是指楝科植物川楝树的干燥成熟果实。

【性味归经】苦，寒，有小毒。归肝、小肠、膀胱经。

【功效】杀虫疗癣，行气止痛，疏肝泄热。

【应用】

1.用于腹痛虫积及头癣

川楝子有杀虫止痛的功效，常搭配槟榔、使君子等，用于治疗虫积腹痛。但其功效较苦楝根皮为弱。外用又可治头癣，具体方法为：焙黄研末，用猪油或麻油调成油膏，涂于患处即可，注意在涂药前先须将患处洗净。

2.用于肋疼痛，脘腹胀痛及疝痛，痛经等症

川楝子功能行气，归肝经，善治肝气犯胃疼痛以及肋疼痛、经行腹痛；又入胃经，对脾胃气滞、脘腹胀痛，亦颇为常用，常与延胡索等配伍同用。

【用法用量】煎服，每次4.5~9克。

【使用注意】

1.川楝子有毒，不适宜过量或者持续服用，以免中毒。

2.又因性寒，脾胃虚寒者慎用。

香附

【简介】香附又名香头草，为莎草科的多年生草本植物莎草的干燥根茎。

【性味归经】辛，微苦，微甘，平。归肝、脾、三焦经。

【功效】理气调中，疏肝解郁，调经止痛。

【应用】

1.肝郁月经不调，痛经

李时珍在自己的著作中将香附称为"气病之总司，妇科之主帅"，这是因为香附善调经止痛、疏肝理气，是妇科调经要药。在治疗时常与元胡、乌药、砂仁、甘草、木香等同用。

2.肝郁气滞

香附入肝经，辛散苦降，甘缓性平，长于疏肝理气，并有止痛作用，常与川芎、柴胡、枳壳等同用，用于肝郁气滞引起的胁痛、腹痛。

3.腹痛，乳房胀痛

香附还能治疝气腹痛，搭配小茴香、乌药效果更佳；治疗乳房胀痛时，可搭配柴胡、瓜蒌、青橘叶等。

【用法用量】醋炙止痛力增强；煎服，每次6~9克。

【使用注意】

1.多用、久用、独用耗气损血。

2.气虚无滞及阴虚血热者慎用。

枳实

【简介】枳实又叫酸橙，是指芸香科常绿小乔木植物酸橙及其栽培变种或甜橙的干燥幼果。

【性味归经】苦，辛、酸，微寒。归脾、胃、大肠经。

【功效】消积导滞，化痰开痹，行气除胀。

【应用】

1.食积停滞

枳实苦降下行，具有很好的消积导滞功效，搭配茯苓、大黄、白术、泽泻、黄芩、六曲等，能够治疗脾胃湿热之积滞泄泻、胸闷腹痛。

2.胸腹胀满

枳实苦而微寒，性沉降而下行，善理气除痞，是治痞满、导积滞的要药。用于胸腹胀满，常与木香、陈皮等同用。脾虚而见脘腹胀满闷塞者，常配合白术同用；对食积不化、脘腹胀满者，可配神曲、山楂等同用。

3.便秘腹痛

枳实还能够行气消积，搭配厚朴、大黄能够治疗便秘腹痛，常用于热结便秘。

【用法用量】炒后性较平和；煎服，每次3~9克。

【使用注意】孕妇及体虚者忌用。

薤白

【简介】薤白是指百合科植物小根蒜或薤的地下干燥鳞茎。

【性味归经】辛，苦，温。归心、肺、胃、大肠经。

【功效】行气导滞，通阳散结。

【应用】

1.胃寒气滞

如果治胃肠气滞、泻痢里急后重，可单用本品或与木香、枳实配伍；用于胃寒气滞之脘腹痞满胀痛，与高良姜、木香、砂仁等同用；

2.胸结胸痹

薤白辛散苦降，能够温通滑利，善散阴寒之凝滞，行胸阳之闭结，为治胸痹之要药。

【用法用量】煎服，每次5~9克。

【使用注意】气虚者忌服。

乌药

【简介】乌药是指樟科植物乌药的干燥块根。

【性味归经】辛，温。归肺、肾、脾、膀胱经。

【功效】温肾散寒，行气止痛。

【应用】

1.尿频，遗尿

乌药性辛温，搭配益智仁、山药等，能够有效治疗膀胱虚肾、阳不足冷所致的小儿遗尿、小便频数等症状。

2.寒凝气滞之胸腹诸痛证

乌药善行气散寒止痛，常搭配小茴香、青皮、高良姜等，于治疗寒疝腹痛；搭配当归、香附、木香等；搭配木香、青皮、莪术等，可治疗寒凝气滞痛经治脘腹胀痛。

【用法用量】外用适量，研末调敷；煎服，每次5~10克；或入丸、散。

【使用注意】气虚、内热者忌服。

玫瑰花

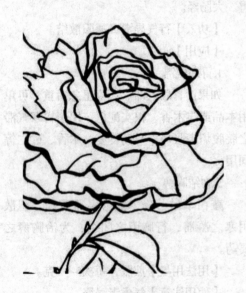

玫瑰花

【简介】玫瑰花是指蔷薇科植物玫瑰的干燥花蕾。

【性味归经】甘，微苦，温。归肝、脾经。

【功效】活血止痛，疏肝解郁。

【应用】

1.跌打伤痛

玫瑰花性温通行，味苦疏泄，能够起到活血散瘀以止痛的功效。搭配当归、川芎、赤芍等，能够治疗治疗跌打损伤等。

2.月经不调、经前乳房胀痛

玫瑰花具有经解郁胀的功效，善疏解肝郁，搭配治川芎、白芍、当归等，可治疗肝气郁滞等症状。

【用法用量】内服煎汤，每次1.5~6克。

【使用注意】阴虚火旺忌用。

佛手

【简介】佛手是指芸香科植物佛手的成熟干燥果实。

【性味归经】辛，苦，温，归肝、肺、脾、胃经。

【功效】和中止痛，疏肝理气，化痰止咳。

【应用】

1.肺脾气滞

佛手芳香醒脾，苦温燥湿而善于健脾化痰，可促进消化液的分泌，还有促泻下作用。搭配半夏、陈皮等，可治疗肺脾气滞引起的久咳、痰多、胸膺等症状。

2.肝郁气滞

佛手辛行苦泄，具有疏肝解郁、行气止痛的功效。搭配香附、柴胡、郁金等，能够有效治疗肝郁气滞、肝胃不和引起的胸肋胀痛、脘腹痞满等症。

3.脾胃气滞

佛手还具有醒脾理气、和中导滞的作用。搭配木香、香附、砂仁等，能够有效治疗脾胃气滞引起的脘腹胀痛、呕恶食少等。

【用法用量】泡茶饮；煎服，每次3~10克。

【使用注意】阴虚有火者忌用。

刀豆

【简介】刀豆是指豆科植物刀豆的成熟种子。

【性味归经】甘，温。归胃、肾经。

【功效】温肾助阳，降气止呃。

【应用】

1.肾虚腰痛

刀豆性味甘温，入肾经而能温肾助阳。可、可搭配杜仲、桑寄生、牛膝等，也可单用治肾阳虚腰痛，如刀豆炒猪腰。

2.呃逆，呕吐

刀豆性主沉降，甘温暖胃，能降气止呃、温中和胃。在治疗中焦虚寒引起的呕吐、呃逆等病症时，可搭配丁香、柿蒂等。

【用法用量】煎服，每次9～15克。

【使用注意】胃热盛者忌用。

柿蒂

【简介】柿蒂又名柿钱，是柿树科植物柿的干燥宿萼。

【性味归经】苦，涩，平。归胃经。

【功效】降气止呃。

【应用】

柿蒂味苦，专入胃经，具有降胃气而止呃逆的功效。由于其性平和，因此适用于胃气上逆引起的各种呃逆症状；搭配丁香、人参等，可治疗虚寒呃逆；搭配生姜、丁香等，可治疗胃寒；搭配竹茹、黄连等，可治疗胃热呃逆；搭配陈皮、半夏、厚朴等，可治疗痰浊内阻之呃逆；搭配人参、丁香、伍附子等，可治疗元气暴脱、命门火衰、上逆作呃等。

【用法用量】外用适量，研末撒；煎服，每次5～10克；或入散。

【使用注意】脾胃泄泻、体弱多病、便溏、产后外感风寒及糖尿病患者忌食。

第九章 止血药

止血药是指那些以治疗出血症为主、具有制止体内外出血症状的药物。此类物主入心、肝、脾经，治疗范围包括吐血、咯血、衄血、尿血、便血、崩漏、咳血、紫癜及外伤出血等各种出血证。从性能上来看，止血药又可分为收敛止血药、凉血止血药、温经止血药、化瘀止血药四类，主要应用于现代医学的血液系统疾病，其共同的药理作用包括抑制纤溶和促进血液凝固等。

第一节　凉血止血药

＊ 小蓟 ＊

【简介】小蓟，是指菊科植物刺儿菜的干燥地上干燥部分或根。

【性味归经】甘、苦，凉。归心、肝经。

【功效】散瘀解毒、消痈，凉血止血。

【应用】

1.热毒痈肿

小蓟能清热解毒，散瘀消肿，用于治热毒疮疡初起肿痛的症状。可单用鲜品捣烂敷患处，也可与没药、乳香同用。

2.血热出血证

小蓟性属寒凉，善清血分之热而凉血止血，单用即效，可用于血热妄行所致的出血证，如咯血、衄血、吐血、崩漏、尿血等。常与大蓟常配伍同用。

【用法用量】外用适量；煎服，每次9～15克。

【使用注意】脾胃虚寒而无瘀滞者慎用。

＊ 大蓟 ＊

【简介】大蓟又叫马刺草，是指菊科植物蓟的干燥地上部分或根。

【性味归经】甘、苦，凉。归心、肝经。

【功效】祛瘀消肿，凉血止血。

【应用】

1.热毒痈肿

大蓟具有凉血解毒、散瘀消肿的功效，可应用于内外痈肿，外敷或单味内服都能够起到显著的效果，以鲜品为佳。

2.血热出血证

大蓟性味寒凉，能够止血、凉血，主要治疗血热妄行引起的诸多出血证，尤其多用于吐血、咯血及崩漏下血。既可搭配小蓟使用，也可以单用使用。

【用法用量】外用适量，捣碎敷在患处；煎服，每次6～10克。

【使用注意】脾胃虚寒而无瘀滞者忌服。

地榆

【简介】地榆又名黄爪香，是指蔷薇科植物地榆的干燥根。

【性味归经】酸，苦，涩，微寒。归肝、大肠经。

【功效】解毒敛疮，凉血止血。

【应用】

1.解毒敛疮

地榆性味苦寒，具有泻火、解毒、敛疮的功效，搭配黄连、大黄粉、冰片等，或者单味研末麻油调敷，能够起到显著的解毒敛疮作用，另外还能治火烫伤。

2.血热出血证

地榆善于泄热而凉血止血，味即酸又涩，还能收敛止血，可以用来治疗多种血热出血的症状。又因为地榆药性下降，因此尤其适宜下焦的下血。如治血痢不止者与甘草同用。

【用法用量】外用适量；煎服，每次10～15克，大剂量可用至30克；或人丸、散。

【使用注意】

1.对于大面积烧伤病人，不适宜使用地榆制剂外涂，以防其所含鞣质被大量吸收而引起中毒性肝炎。

2.虚寒性便血、下痢、崩漏及出血有瘀者忌用。

白茅根

【简介】白茅根是指禾本科植物白茅的干燥根茎。

【性味归经】甘，寒。归肺、胃、膀胱经。

【功效】清肺胃热，清热利尿，凉血止血。

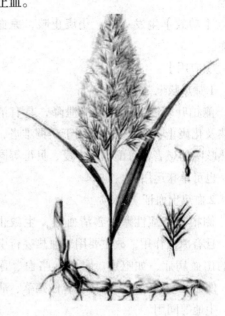

白茅根

【应用】

1.水肿、热淋、黄疸

白茅根单用时可煎服，也可以搭配其他清热利尿药一起使用，对于治疗湿热黄疸效果显著，搭配茵陈、山栀等效果更佳。

2.血热出血证

白茅根性味甘寒，能清血分之热而凉血止血，可用于治多种血热出血之证，且单用有效，或配伍其他凉血止血药同用；在治疗咯血时，可以与藕同用，或者取鲜品煮汁服。

【用法用量】鲜品每次30～60克；煎服，每次9～30克。

【使用注意】溲多不渴及脾胃虚寒者忌服。

侧柏叶

【简介】侧柏叶又叫扁柏，是指柏科植物侧柏的嫩枝叶。

【性味归经】苦，涩，寒。归肺、肝、脾经。

【功效】生发乌发，化痰止咳，凉血止血。

【应用】

1.肺热咳嗽

侧柏叶寒能清热，苦能泄降，具有清肺热及化痰止咳的功效。适用于痰稠难咯，肺热咳喘的患者，可配伍制半夏、贝母等同用，也可单味运用。

2.血热出血证

侧柏叶苦涩性寒，善清血热，生敛止血，且有凉血作用，故主要用于血热妄行引起的出血病症，如呕血、鼻衄、咯血、尿血、便血及崩漏等，多与藕节、仙鹤草、蒲黄、生地等同用。

【用法用量】煎服，每次6～12克。

【使用注意】多服易引起倒胃现象。

槐花

【简介】槐花是指豆科植物槐的干燥花蕾及花。

【性味归经】苦，微寒。归肝、大肠经。

【功效】清肝泻火，凉血止血。

【应用】

1.目赤、头痛

槐花具有清泻肝火的功效，对于肝火上炎引起的目赤、头胀、头痛及眩晕等症状，可单味煎汤代茶饮，也可搭配夏枯草、菊花等同用。

2.血热出血证

槐花性属寒凉，主要用于出血属于血热的病症。本品善治下部出血，多用于便血、痔血等症，常配合地榆等药同用。如仙鹤草、白茅根、侧柏叶等配伍，还可用至咯血、鼻衄等症。

【用法用量】外用：煎水熏洗或研末撒；生用、炒用或炒炭用；煎服，每次5～9克；或入丸、散剂。

【使用注意】脾胃虚寒者忌用。

第二节　化瘀止血药

三七

【简介】三七又名田七，是伞形目五加科植物三七的干燥根。

【性味归经】甘、微苦，温。归肝、胃经。

【功效】活血定痛，化瘀止血。

【应用】

1.吐血、衄血、便血等症

三七味甘微苦性温，入肝经血分，功效善于止血，并有活血行瘀的功效，对人体各种出血均可应用，如兼有瘀滞现象者，尤为适合。可配合花蕊石、血余炭研粉吞服，也可单味内服。

2.跌打损伤，瘀血肿痛

三七活血化瘀而消肿定痛，用治瘀滞疼痛及伤痛，常单独应用，或配合活血、理气等药同用。如果皮破者，也可用三七粉外敷。

3.补虚强壮

搭配猪肉炖服，能够有效治疗虚损劳伤等症。

【用法用量】外用适量；煎服，每次3～10克，也可以入丸、散；研末外掺或调敷多数研成粉末服用，每次1～1.5克。

【使用注意】孕妇忌用。

茜草

【简介】茜草是指茜草科植物茜草的干

燥根及根茎。

【性味归经】苦，寒。归肝经。

【功效】止血通经，凉血祛瘀。

【应用】

1.血瘀经闭，跌打损伤，风湿痹痛

茜草能通经络，行瘀滞，所以可用于治跌打损伤、风湿痹痛、经闭等血瘀经络闭阻的症状，尤其适宜于妇科血瘀证，是妇科调经要药。如《经验广集》中述及的可用其治血滞经闭，单用本品酒煎服，或配红花、桃仁、当归等同用；治痹证，也可单用浸酒服，或配伍海风藤、鸡血藤、延胡索等同用；治跌打损伤，可单味泡酒服，或配乳香、三七、没药等同用。

2.出血证

茜草味苦性寒，善走血分，既能够凉血止血，又能够活血行血，所以可用于血热妄行或血瘀脉络的出血证，对于血热夹瘀的各种出血证，最为适宜。

【用法用量】生用或酒炒能活血通经；炒炭用可止血；煎服，每次10～15克，大剂量可用30克；可入丸、散。

【使用注意】无瘀滞及脾胃虚寒者忌用。

【简介】蒲黄是指香蒲科植物香蒲或同属植物的干燥花粉。

【性味归经】甘，平。归肝、心包经。

【功效】收敛止血，活血祛瘀，化瘀利尿。

【应用】

1.出血证

蒲黄性甘平，收敛止血作用较佳，各种出血都可以应用，临床上可以单用，也可配合仙鹤草、茜草炭、棕榈炭、旱莲草、侧柏

叶等同用。

2.瘀血痛证

蒲黄还具有行血通经、消瘀止痛的功效，适用于产后疼痛、痛经、心腹疼痛、跌打损伤等瘀血作痛者，对于妇科疾病的治疗效果尤为明显，常搭配五灵脂使用。

【用法用量】外用适量，研末外掺或调敷；煎服，每次3～10克，包煎；化瘀、利尿多生用，止血多炒用。

【使用注意】孕妇忌用。

第三节　收敛止血药

白及

【简介】白及是指兰科植物白及的干燥块茎。

【性味归经】甘，苦，涩，寒。归肺、胃、肝经。

【功效】消肿生肌，收敛止血。

【应用】

1.疮疡肿痛，手足皲裂

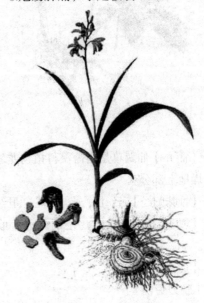

白及

白及又有消肿生肌之功，用治疮疡，不论已溃未溃均可应用，单用研成粉末，麻油调匀涂在患处，或入复方。

2.出血证

白及质黏味涩，为收敛止血之要药，可用于治体内外各种出血证，比如用于肺、胃出血病症，可单独应用，也可配阿胶（蛤粉炒）、藕节、生地等治咯血；配乌贼骨等治呕血。

【用法用量】外用适量；煎服，每次6～15克；研末服用，每次1.5～3克。

【使用注意】与乌头类药材相克。

仙鹤草

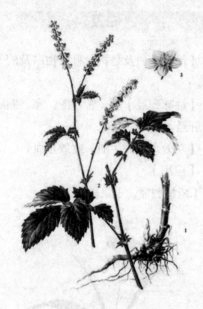

仙鹤草

【简介】仙鹤草是指蔷薇科植物龙牙草的干燥地上部分。

【性味归经】苦，涩，平。归心、肝经。

【功效】补虚强体，止痢截疟，收敛止血。

【应用】

1.脱力劳伤

仙鹤草有补虚、强壮的作用，可用治脱力劳伤之症，民间称之为"脱力草"。症见面色萎黄、神疲乏力而吃饭正常者，常用大剂量仙鹤草与大枣同煮，食枣饮汁。

2.泻痢及疟疾寒热

仙鹤草药性平和，能涩肠止泻止痢，同时能补虚，又能够止血，对于血痢及久病泻痢最为适宜，配伍其他药物同用，或者单用水煎服。

【用法用量】煎服，每次6～12克。

【使用注意】非出血不止者不用。

藕节

【简介】藕节是指睡莲科植物莲的干燥根茎节部。

【性味归经】甘，涩，平。归肝、肺、胃经。

【功效】收敛止血。

【应用】

1.治鼻衄不止

藕节捣碎成汁饮用，适量滴在鼻子中，可治疗鼻衄不止的症状。

2.出血证

藕节既能收涩，又能化瘀，故能止血而不留瘀，可用治各种出血的症候，对呕血、咯血等症，尤为适宜，可鲜藕捣汁饮用止血，也常入复方中使用，比如搭配白及、茜草炭等同用。

【用法用量】捣汁或入散剂：煎服，每次15～25克。

【使用注意】忌铁器。

第四节　温经止血药

艾叶

【简介】艾叶又叫"蕲艾"，是指菊科

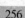

植物艾的叶，少数带茎。

【性味归经】辛，苦，温，有小毒。归肝、脾、肾经。

【功效】调经安胎，散寒止痛，温经止血。

【应用】

1.月经不调、痛经

艾叶辛温散寒，对虚寒性的月经不调、腹痛等症，有散寒止痛的作用，可配合川芎、香附、白芍、当归等同用。另外，艾叶还是妇科安胎之要药。多与桑寄生、阿胶等同用。

2.脘腹冷痛

艾叶还能够有效治疗脾胃虚寒所引起的脘腹冷痛等症状，治疗时可单味艾叶煎服，或以艾叶炒热熨敷脐腹，或配伍温中理气的药品。

【用法用量】煎服，每次3~9克。

【使用注意】

1.有微毒，不可过量服用。

2.阴虚血热者忌用。

炮姜

【简介】泡姜又名黑姜，是姜科植物姜干燥根茎的炮制品。

【性味归经】苦，涩，温。归脾、胃、肝经。

【功效】温中止泻，温经止血。

【应用】

1.腹泻、腹痛

炮姜性味温良，具有暖脾胃及温中止痛止泻的功能，能够有效治疗虚寒性腹痛、腹泻等病症；将炮姜研成粉末饮服，可用于治疗中寒水泻；搭配厚朴、附子等，可用于治疗脾虚冷泻不止等；搭配高良姜，可治疗寒凝脘腹痛。

2.出血证

炮姜主入脾经，能够温经止血，是治疗脾胃虚寒、脾不统血所致出血证的要药。可以单味药研成粉末，治疗血痢不止；如果治冲任虚寒，崩漏下血，可与棕榈炭、乌梅同用；也可搭配人参、黄芪、附子等，用于治疗虚寒性吐血、便血等病症。

【用法用量】外用适量，研成粉木调敷；煎服，每次3~6克；或入丸、散。

【使用注意】阴虚有热者及孕妇禁服。

第十章 活血化瘀药

活血化瘀药是指那些用于治疗瘀血病证，以促进血行、消散瘀血、通利血脉为主的药物。此类药也被称为活血药或祛瘀药，活血功效较强者又被称为逐瘀药或破血药。活血药性味多为辛，苦、温，部分动物类药味咸，入心、肝两经。

活血化瘀药具有不同的性能，大致可分为四类：活血止痛、活血调经、活血疗伤、破血消癥，主要适用于瘀血阻滞引起的胸胁疼痛、癥瘕结块、风湿痹痛、疮疡肿痛、跌扑伤痛，以及月经不调、痛经、经闭、产后瘀滞腹痛等病症。其治疗范围涉及现代医学的内科、肿瘤科、妇科、外科等多系统疾病。由于活血药行散力强，容易耗血动血，不适宜用于妇女月经过多及其他出血证无瘀血现象者；对于孕妇尤其应该慎用或忌用。

第一节 活血止痛药

川芎

【简介】川芎是伞形科草本植物川芎的干燥根茎。

【性味归经】辛，温。归肝、胆、心包经。

【功效】祛风止痛，活血行气。

【应用】

1.感冒头痛，偏正头痛

川芎性味辛温，具有祛风止痛的功效，能够上行头目巅顶，搭配细辛、白芷等，有效治疗头风头痛等症。搭配荆芥、防风、羌活等，能够治疗风邪引起的头痛及风寒感冒头痛等；搭配菊花、僵蚕等，能够治风热头痛；无论风湿、风热、风寒、血虚、血瘀头痛，都可以随症状配伍应用。

2.血瘀气滞痛证

川芎下行血海，中开郁结，上行头目，能够有效通络，既能够行气又能够行血，是血中气药，适用于各种瘀血阻滞的病证，尤其是妇科调经要药。搭配当归等药，能够有效治疗月经不调、痛经、经闭等；搭配羌活、独活等，能够治疗风湿痹痛；搭配柴胡、香附等，能够治疗胸胁疼痛；搭配三棱、莪术等，能够治癥瘕结块。

【用法用量】煎服，每次3～9克。

【使用注意】孕妇及阴虚火旺、热盛、多汗、无瘀者慎用。

延胡索

【简介】延胡索是指罂粟科草本植物延胡索的干燥块茎，别名元胡。

【性味归经】辛，苦，温。归心、肝、脾经。

【功效】行气、活血、止痛。

【应用】

1.各种痛症

延胡索具有良好的活血行气功效，止痛功效显著，既能够治气滞疼痛，又能够治血瘀疼痛，广泛用于胸腹疼痛、肢体疼痛、疝痛、痛经等各种痛证，可单独使用，也可搭配瓜蒌、薤白、桂枝、赤芍、当归、乳香、川芎等。

2.冠心病

延胡索还能够用于治疗冠心病心绞痛，搭配活血行气药同用效果更佳。

【用法用量】研末冲服，每次1.5～3克；煎服，每次3～9克。

【使用注意】肝阳上亢及阴虚火旺者慎用。

郁金

【简介】郁金是指姜科草本植物郁金、姜黄、广西莪术或莪术的干燥块根。

【性味归经】辛，苦，寒。归肝、胆、心经。

【功效】清心凉血，行气解郁，利胆退黄，活血止痛。

【应用】

1.血热出血证

郁金药性清凉，具有极强的清心凉血功效。如果搭配生地、丹皮、山栀等凉血药，可用于血热妄行引起的衄血、尿血、吐血、倒经、血淋等症状。

2.月经不调，经行腹痛

郁金功能活血行气，具有较缓弱的止痛作用，用治经行腹痛，可与柴胡、香附、当归、白芍等配伍；搭配泽兰、丹参、鳖甲、青皮等，可有效治疗胁下癥块者。

3.黄疸

郁金利胆退黄，可用治黄疸，常搭配茵陈、栀子、枳壳、青皮、芒硝等同用。

【用法用量】煎服，每次3～9克。

【使用注意】与丁香相克。

乳香

【简介】乳香是指橄榄科植物乳香树及其同属植物皮部渗出的树脂凝固而成。

【性味归经】辛，苦，温。归心、肝、脾经。

【功效】消肿生肌，活血行气止痛。

【应用】

1.气滞血瘀

乳香辛散走窜，味苦通泄，既入血分，又入气分，具有良好的止痛作用，且作用广泛，适用于瘀阻疼痛的症候。

2.跌打损伤

乳香既能活血消痈，又能散瘀止痛、祛腐生肌，为外伤科要药。治跌打损伤，常配没药、血竭、红花等药同用。

3.疮疡肿痛

乳香还是治疗疮疡的要药，外用治疮疡溃破，常与没药同用；内服治疮疡肿痛，多配麝香、雄黄等同用。

【用法用量】煎服，每次3～9克。

【使用注意】

1.无瘀滞者及孕妇慎用。

2.胃弱者忌用。

五灵脂

【简介】五灵脂是指鼯鼠科动物复齿鼯鼠的干燥粪便。

【性味归经】苦，咸，甘，温。归肝经。

【功效】化瘀止血，活血止痛。

【应用】

1.瘀滞出血证

五灵脂炒用，既能化瘀，又能止血，用于妇女崩漏经多、色紫成块、少腹刺痛，可搭配三七、生地、丹皮同用。

2.瘀滞疼痛

五灵脂苦泄温通，专人肝经血分，能通利血脉而消散瘀血，具有良好的止痛效果，为治疗血滞诸痛的要药，用于胸腹疼痛、经行腹痛、产后瘀痛，常与生蒲黄同用。

3.虫毒

五灵脂研末外敷，能够有效治疗蛇、蝎、蜈蚣等螯咬之症。

【用法用量】煎服，每次3~10克，适宜包煎。

【使用注意】

1.不宜和人参同用。

2.孕妇及血虚无瘀者忌用。

没药

【简介】没药是指橄榄科植物没药树或其同属植物皮部取得的干燥胶树脂。

【性味归经】辛，苦，平。归心、肝、脾经。

【功效】消肿生肌，活血止痛。

【应用】

1.瘀滞疼痛

没药的药性和乳香差不多，也常和乳香搭配使用，治疗跌打损伤瘀滞疼痛，疮疡溃后久不收口及一切瘀滞痛的症状。它们的区别在于没药偏于散血化瘀，治疗血瘀气滞较重之胃痛多用；乳香偏于行气、伸筋，治疗痹证多用。

2.疮疡肿痛

没药和乳香研末，外敷溃疡，有消肿止痛、去腐生肌的作用。米粉200克（炒黄），入没药、乳香末各25克，用酒调成膏

药摊开贴在患处。

【用法用量】外用适量，研成粉末调敷；煎服，每次3~10克；或入丸、散。

【使用注意】

1.胃弱者慎用。

2.孕妇及无瘀滞者忌用。

姜黄

【简介】姜黄是指姜科植物姜黄的干燥根茎。

【性味归经】辛，苦，温。归肝、脾经。

【功效】通经止痛，活血行气，祛风利痹。

【应用】

1.风湿痹痛

姜黄辛散苦燥温通，外散风寒湿邪，内行气血，有活血行气止痛的功效，故可用治血瘀气滞所致的胸胁疼痛及经闭腹痛等症，常与当归、白芍、红花、延胡索等配合应用。

2.气滞血瘀

姜黄辛散温通，苦泄，治跌打损伤，瘀肿疼痛，可配乳香、苏木、没药；治气滞血瘀的经闭、痛经、产后腹痛，常与川芎、当归、红花同用。

2.痈疡疮疖

姜黄还可用于痈疡疮疖，可与大黄、天南星、白芷、天花粉等药配合，研末外敷。

【用法用量】外用适量；煎服，每次3~9克。

【使用注意】血虚而无气滞血瘀者慎用。

第二节　活血调经药

丹参

【简介】丹参又名赤参，是唇形科草本

植物丹参的干燥根及根茎。

【性味归经】苦，微寒。归心、心包、肝经。

【功效】凉血消痈，活血调经，清心除烦，祛瘀止痛。

【应用】

1.温病热入营血

丹参性寒，入心经而能够清心，入血分而能够凉血，搭配鲜地黄、犀角、玄参等药，可以用于治疗热入营血引起的身发斑疹以及神昏烦躁等病症。

2.气滞血瘀诸证

丹参还广泛应用于血热瘀肿病症所致的各种病症，比如搭配砂仁、檀香等药同用，可治疗治胸腹疼痛、症瘕结块、风湿痹痛、疮疡肿痛等。

3.心悸失眠

丹参还具有养血安神的功效，搭配柏子仁、酸枣仁等，能够有效治疗心悸失眠等病症。

【用法用量】酒炙用能够活血化瘀；煎服，每次5～15克。

【使用注意】

1.与藜芦相克。

2.孕妇禁用。

红花

【简介】红花是指菊科植物红花的筒状花序。

【性味归经】辛，温。归肝、心经。

【功效】祛瘀止痛，活血通经。

【应用】

1.斑疹色暗

红花辛散温通，可用于麻疹出而复收，或热郁血滞、斑疹色不活红，取其活血祛瘀以化滞，可与当归、连翘、牛蒡子、葛根、甘草等配伍。本品还能够治疗冠心病心绞

痛、血栓闭塞性脉管炎等，常搭配丹参、当归、桃仁、川芎、赤芍等同用。

2.血瘀经闭、痛经、产后瘀痛等痛症

红花少用活血，多用祛瘀，为治瘀血组滞之要药，尤为妇女调经常用之品。在配伍方面，每与桃仁相须而用，并称桃红；活血就会添加川芎、当归、芍药等；祛瘀则加用莪术、三棱、大黄、蟅虫等。

【用法用量】煎服，每次3～9克。

【使用注意】孕妇忌服。

桃仁

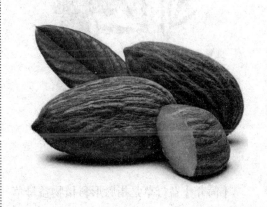

桃仁

【简介】桃仁是指蔷薇科植物桃或山桃的种仁。

【性味归经】辛，苦，平。归肝、肺、大肠经。

【功效】润肠通便，活血祛瘀。

【应用】

1.血瘀经滞

桃仁可用于产后瘀滞腹痛、血瘀经闭、痛经等，搭配当归、赤芍、红花等效果更佳；在治疗肠痈、肺痈时，可搭配芦根、薏苡仁、冬瓜仁和大黄等；在治疗跌打损伤、瘀血肿痛时，可搭配当归、红花等。

2.肠燥便秘

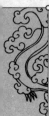

桃仁还具有治疗肠燥便秘的功效，常搭配郁李仁和火麻仁同用。

【用法用量】煎服，每次4.5~9克。

【使用注意】孕妇慎用。

益母草

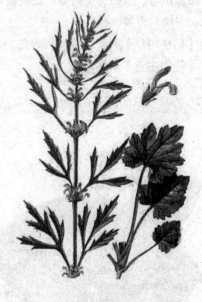

益母草

【简介】益母草是指唇形科植物益母草的地上干燥部分。

【性味归经】辛，微苦，微寒。归心、肝、膀胱经。

【功效】凉血消疹，利水消肿，活血调经。

【应用】

1.水肿、小便不利

益母草具有活血、利水而消肿的功效，现临床常用于急、慢性肾炎水肿，可单味煎服，也可搭配茯苓、合虎杖、白茅根、泽兰、车前子等同用。

益母草有利尿消肿作用。

2.妇女经产诸证

益母草辛开苦泄，善祛瘀生新，活血调经，是妇科经产要药，常用于月经不调、痛经，产后恶露不尽及瘀滞腹痛，可单味熬膏服用，也可与当归、川芎、赤芍等配伍应用。

3.皮肤痒疹

益母草还能有效治疗皮肤痒疹，也可单味应用，也可配合凉血解毒、祛风止痒药同用。

【用法用量】煎服，每次10~30克。

【使用注意】孕妇禁用。

牛膝

【简介】牛膝是指苋科草本植物川牛膝或牛膝的干燥根。

【性味归经】酸，苦，平。归肝、肾经。

【功效】补肝强肾，引火下行，利水通淋，活血通经。

【应用】

1.腰膝酸痛，足膝痿软无力

牛膝性善下行，归肝肾二经，是治疗腰膝下肢病症常用药。可搭配苍术、狗脊、木瓜等，治疗肝肾不足引起的腰膝酸痛；也可以搭配苍术、黄柏等，治疗腰膝关节疼痛等。

2.吐血、衄血、牙龈肿痛、头痛晕眩

牛膝能够治疗吐血、衄血，常与白茅根、侧柏叶小蓟配伍；治牙龈肿痛属于阴虚火旺的证候，可搭配如生地、石膏等；治疗头痛眩晕的症状，常与平肝药如代赭石、龙骨、牡蛎等同用。

3.尿血、淋证、小便不利

牛膝还具有利水通淋功效，搭配滑石、瞿麦冬葵子、车前子等，能够治疗膀胱湿热外泄。

【用法用量】煎服，4.5~9克。

【使用注意】

1.活血祛瘀宜生用。

2.补肝肾，强筋骨宜酒炒用。

3.孕妇及脾虚泄泻、月经过多者忌服。

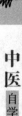

土鳖虫

【简介】土鳖虫是指鳖蠊科昆虫地鳖的雌虫体。夏季捕捉。沸水烫死，干燥入药。

【性味归经】咸，寒，有小毒。归肝经。

【功效】续筋接骨，破血逐瘀。

【应用】

1.土鳖虫可治疗骨折损伤、瘀滞疼痛等症，常搭配乳香、自然铜、苏木等同用。

2.土鳖虫还可治疗产后瘀阻、血瘀经闭等，常搭配水蛭、桃仁、红花等同用。

【用法用量】研末服用，每次1~1.5克；煎服，每次3~9克。

【使用注意】孕妇禁用。

血竭

【简介】血竭又叫麒麟竭，是指棕榈科植物麒麟竭的果实及树干中渗出的树脂。

【性味归经】甘，咸，平。归心、肝经。

【功效】敛疮生肌，行瘀止血。

【应用】

1.瘀阻腹痛，血瘀痛经

血竭内服活血散瘀止痛，可用于外伤瘀痛，筋骨伤痛，血瘀痛经，产后瘀阻腹痛及血瘀心腹诸痛。本品还可治疗腹中血块。

2.折跌痰血，凝滞作痛

血竭可用于治疗跌打肿痛，内伤瘀痛；外伤出血不止，瘰疬，臁疮溃久不合。外用止血生肌敛疮，善治痈疽恶疮、久不收口及外伤出血。可以同儿茶、乳香、没药等配合研末外敷。

【用法用量】外用，研末撒或入膏药用研末；内服，每次1~2克；或入丸剂。

【使用注意】

1.月经期及孕妇慎用。

2.无瘀血者忌用。

斑蝥

【简介】斑蝥是指芫青科昆虫南方大斑蝥或黄黑小斑蝥的全体。

【性味归经】辛，热，有大毒，归肝、肾、胃经。

【功效】攻毒蚀疮，散结消癥，破血逐瘀。

【应用】

1.疮疽瘰疬

斑蝥对皮肤有强烈的刺激作用，能治疗顽癣，痈疽恶疮，瘰疬等。本品为辛散有毒之品，外用有以毒攻毒、消肿散结的功效。此外，本品外敷，有发泡作用，可作发泡疗法用以治疗多种疾病，如面瘫、风湿痹痛等。

2.症瘕积聚

斑蝥还有破症散结的功效，可用于用于癥瘕、经闭等症。本品辛行温通而入血分，能破血通经，消癥散结。可以用于治疗多种癌肿，尤其是肝癌效果最为明显。

【用法用量】外用适量，研末敷贴，或酒、醋浸涂，或作发泡；内服多入丸散，每次0.03~0.06克；内服需与糯米同炒，或配丹参、青黛以缓解其毒性。

【使用注意】

1.大毒，内服需慎，孕妇禁用。

2.外用不宜久敷和大面积使用。

穿山甲

【简介】穿山甲是指鲮鲤科动物鲮鲤的鳞甲。

【性味归经】咸，微寒。归肝、胃经。

【功效】通经，散血，下乳。

【应用】

1.穿山甲既能够消癥通经，又能够活血祛瘀。因为其性善走窜，外通经络，内达脏腑，具有很强的活血祛瘀力，能透达关节，通利经络，用于治疗中风瘫痪、风湿痹痛等症。

2.穿山甲擅长通经下乳，能够有效治疗产后乳汁不下的症状。而且可以单用研末，用于治疗瘰疬、痈肿疮毒等症。

3.穿山甲还具有消肿排脓、活血消痈的功效，可使已成脓的患者迅速击溃，脓未成者消散，能够有效治疗疮疡肿痛等症。

【用法用量】研末服用，每次1~1.5克；煎服，每次3~10克。

【使用注意】

1.痈肿已溃烂的患者忌用。

2.孕妇慎用。

鸡血藤

【简介】鸡血藤是指豆科植物密花豆的干燥藤茎。

【性味归经】苦，微甘，温。归肝、肾经。

【功效】舒筋活络，调经止痛，行血补血。

【应用】

1.风湿痹痛，手足麻木，肢体瘫痪及血虚萎黄

鸡血藤舒筋活络，行血养血，是治疗经脉不畅，络脉不和病症的常用药。治血虚不养筋的肢体麻木及血虚萎黄，多配益气补血药的黄芪、当归等药同用。

2.月经不调、痛经、闭经

鸡血藤性质和缓，温而不烈，苦而不燥，行血散瘀，调经止痛，同时又具有补血作用，凡妇人血瘀及血虚的月经病证都可应用。

【用法用量】浸酒服，或熬膏服；煎

服，每次9~15克。

【使用注意】阴虚火亢者忌用。

水蛭

【简介】水蛭是指水蛭科动物蚂蟥或柳叶蚂蟥的干燥全体。

【性味归经】咸，苦，平，有小毒。归肝经。

【功效】破血逐瘀。

【应用】

水蛭对于血瘀经闭等病症都具有较好的功效，常搭配三棱、当归、桃仁等使用。如果体虚的患者，可以搭配当归、人参等补益气血药，以防伤正。

【用法用量】研末服用，每次0.3~0.5克；煎服，每次1.5~3克。

【使用注意】孕妇及妇女月经期禁用。

第三节 活血疗伤药

骨碎补

【简介】骨碎补是指水龙骨科植物槲蕨或中华槲蕨的干燥根茎。

【性味归经】苦，温。归肝、肾经

【功效】补肾强骨，活血续伤。

【应用】

1.肾虚证

骨碎补苦温入肾，能温补肾阳，强筋健骨，能温肾止泻，对肾虚久泻之症，常与淮山药、补骨脂等配合应用。

2.跌打损伤

骨碎补能消肿止痛、活血散瘀、续筋接骨，适用于骨折损伤、筋骨疼痛等症，常与续断、自然铜等配合应用。此外，骨碎补用酒浸汁，外搽还可治秃发。

【用法用量】外用，捣碎敷在患处；煎服，每次3~9克；浸酒或入丸、散。

【使用注意】血虚风燥及阴虚火旺者慎用。

自然铜

【简介】自然铜是硫化物类矿物黄铁矿族黄铁矿，主含二硫化铁（FeS_2）。采挖后，除去杂质使用。

【性味归经】辛，平。归肝经。

【功效】接骨疗伤，散瘀止痛。

【应用】

本品味辛气平，入血行血，有散瘀止痛、续筋接骨的功效，能够活血散瘀，续筋接骨，尤其擅长于促进骨折的愈合，为伤科专用之品，搭配续断、乳香、当归等，能够有效治疗跌打损伤、筋伤骨折等症。

【用法用量】外用适量；煎服，每次3~9克；多入丸、散；入煎剂宜先煎。

【使用注意】

1.不宜久服。

2.血虚无瘀及阴虚火旺者忌用。

第四节 破血消症药

莪术

【简介】莪术是姜科植物蓬莪术、郁金或广西莪术的干燥根茎。

【性味归经】辛，苦，温。归肝、脾经。

【功效】消积止痛，破血行气。

【应用】

1.食积停滞，脘腹胀痛

莪术具有行气消食积的功效，搭配三棱、麦芽、山楂等药，能够让气行通畅而痛止；对于有脾虚气弱者，还可与补气健脾药同用。

2.症瘕结块，血滞经闭

莪术还具有破血祛瘀的功效，搭配四物汤、白芷等药品，能够有效治疗妇人经闭腹胀，症瘕积聚，血气结滞等症状。

【用法用量】外用适量，可以煎汤洗；或研成粉末调敷；煎服，3~10克；或入丸、散。

【使用注意】孕妇及月经过多者慎用。

三棱

【简介】三棱是黑三棱科植物黑三棱的干燥块茎。

【性味归经】辛，苦，平。归肝、脾经。

【功效】消积止痛，破血行气。

【应用】

三棱的药性与莪术十分类似，都能够用于治疗行气消积、破血祛瘀等病症，因此常被用为对药。莪术侧重于破气，而三棱侧重于破血。搭配香附、紫草根、木馒头等，还能够治疗瘀血瘀滞、气血结积引起的卵巢癌，宫颈癌等；搭配白花蛇舌草、茯苓、大腹皮等，能够治疗热毒蕴结、气滞血瘀的肝癌。另外，三棱还适用于腹部结块、血瘀气滞、肝脾肿大、食积胀痛、经闭腹痛等病症。

【用法用量】煎服，每次3~9克。

【使用注意】

1.孕妇及月经过多者忌用。

2.醋炒能加强止痛作用。

第十一章 ▶ 化痰止咳平喘药

第一节 温化寒痰药

半夏

【简介】半夏为天南星科植物半夏的一部分干燥块茎，适合在夏季、秋季采挖。

【性味归经】半夏块茎性味辛，温，有毒。归脾、胃经。

【功效】内服：燥湿化痰，消痞散结，降逆止呕；外用：消肿止痛。

【应用】

1.用于痰多咳嗽

半夏性温，主要适用于湿痰、气逆引起的咳嗽等症状，常与陈皮、茯苓等配伍，祛除湿痰，平复咳嗽。

2.用于呕吐

半夏具有降逆止呕的功效，是治疗呕吐的最佳药物。配生姜，可以治疗胃寒引起的呕吐；配黄连、竹茹，可治疗胃热引起的呕吐；配麦冬、石斛，可治疗胃阴虚引起的呕吐；配人参、白蜜，可治疗胃气虚引起的呕吐。

3.用于胸脘痞闷

胸脘痞闷是由于湿痰内阻、寒热郁结引起的胸部和胃脘部胀闷不畅的一种症状。配陈皮、茯苓可治疗胸脘痞闷。

4.用于肿痛

半夏外用可消肿止痛。与醋调配，可以治疗因疮疖，毒蛇咬伤等引起的肿痛症状。

【用法用量】煎服，每次3~9克；外用适量。

【使用注意】

1.半夏不能与乌头类药物同用。

2.阴虚、血证等症状者禁用半夏。

天南星

【简介】天南星为天南星科植物天南星、东北天南星或异叶天南星的块茎。天南星分为生南星和制南星。剥除外皮及须根，晒干，为生南星；用生姜、明矾泡制后，为制南星。天南星适合在春、秋季采挖。

【性味归经】辛，苦，性温。有毒。归肺、肝经。

【功效】燥湿化痰，祛风解痉，散结消肿。

【应用】

1.用于痰多、湿痰表征

痰多、湿痰患者，会出现气喘、胸闷等症状，而天南星性温，具有燥湿化痰的功效，配半夏、茯苓、枳实、陈皮，疗效更好。

2.天南星配天麻、全蝎，可用于风痰眩晕、半身不遂、口歪眼斜等；配防风、天麻，可治破伤风。

3.用于痈肿、蛇虫咬伤等，磨成粉末与醋调配，外敷。

【用法用量】内服应制用，煎熬，每次3～9克；外敷时应生用，适量即可。

【使用注意】

1.天南星性温，据有祛湿痰功效，所以阴虚燥痰者忌用。

2.孕妇忌用。

胆南星

【简介】天南星的粉末，与牛、羊的胆汁经过拌制、加工而成的成品，就是胆南星。

【性味归经】凉，苦。归肝、胆经。

【功效】清热化痰、熄风定惊。

【应用】

1.用于清热化痰

胆南星，性凉，适用于热痰者。

2.用于惊风、癫痫、中风病症。

【用法用量】煎服，每次3～6克。

【使用注意】

1.胆南星性凉，肺虚及阴虚者慎用。

2.皮肤过敏、消化道溃疡者慎用。

白前

【简介】白前是萝藦科植物柳叶白前或芫花叶白前的干燥根茎及根，适宜在秋季采挖。

【性味归经】辛，苦，微温，归肺经。

【功效】降气，消痰，止咳。

【应用】

1用于痰多咳嗽，胸闷喘急。白前性温，不论是湿痰、燥痰及咳嗽，都非常适用。

2.用于降肺气。白前归肺经，可舒缓、降肺气。

【用法用量】煎服，每次3～9克。

【使用注意】阴虚火旺者、肺肾气虚者慎用。

旋覆花

【简介】旋覆花为菊科植物旋覆花的头状花序，适合在夏、秋季采集。

【性味归经】苦，辛，咸，性微温。归肺、胃经。

【功效】降气、消痰、止呕。

【应用】

1.用于痰多、气喘，配辛、半夏、茯苓，可治痰多咳嗽、气喘等。

2.用于痰浊中阻、呕吐，代赭石、半夏、生姜，可治痰浊中阻引起的呕吐等现象。

【用法用量】包煎内服，每次3～9克。

【使用注意】因五脏劳损而患有痨病咳嗽的阴虚病人禁用。

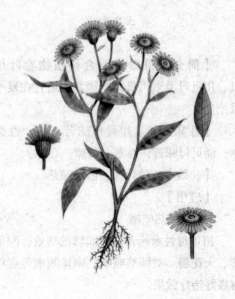

旋覆花

第二节　清化热痰药

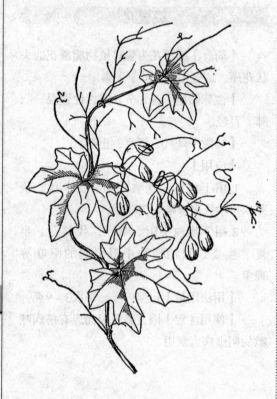

土贝母

【简介】贝母为百合科植物卷叶川贝、川贝母及浙贝母等的鳞茎。适宜在夏季采挖。

【性味归经】川贝母味苦，甘，性微寒；浙贝母味苦，性寒。归肺、心经。

【功效】止咳化痰，散结清热

【应用】

1.用于肺热咳嗽

川贝母性寒味苦，有润肺的功效，配瓜蒌、天花粉，对肺热咳嗽、咽燥咳嗽等症状有极好治疗效果。

2.用于瘰疬

瘰疬是由风热、痰毒等引起，而浙贝母

性寒，有散结清热的效用，并配以玄参、牡蛎，功效更佳。

【用法用量】煎服，每次3~9克。

【使用注意】

1.脾胃虚寒者不适宜服用。

2.咳血、呕吐、眩晕、阴虚火旺者慎用。

【简介】瓜蒌为葫芦科植物栝蒌或双边瓜蒌的成熟果实。可生用或者制用。

【性味归经】甘，寒。归肺、胃、大肠经。

【功效】润肺化痰，宽胸散结，润肠通便。

【应用】

1.用于肺热痰多

瓜蒌性寒，可清热润肺，化痰止喘，配以知母、浙贝母等，可治疗咳嗽、气喘等症状。

2.用于胸痹

胸内积热，痰浊会导致胸痹，瓜蒌具有的宽胸散结效能，配以薤白，可有效治疗胸痹的症状。

3.用于肠燥便秘

肺内郁热，肠胃不通，导致便秘。瓜蒌配以火麻仁、郁李仁等，可以润肠通便，治疗便秘。

【用法用量】全瓜蒌10~20克，瓜蒌皮6~12克，瓜蒌仁10~15克，都要捣碎后煎服。

【使用注意】

1.瓜蒌寒性较重，脾虚便稀以及湿痰者忌用。

2.瓜蒌不能与川乌、制川乌、草乌、制草乌等乌头类药物同用。

竹茹

【简介】竹茹为禾本科植物青杆竹、大头典竹或淡竹的茎的中间部位。

【性味归经】甘，微寒。归肺、胃经。

【功效】清热化痰，降燥止呕。

【应用】

1.用于肺热咳嗽

竹茹性寒，可清化肺内积热，味甘，可治疗咳嗽，配以瓜蒌、桑白皮，可清肺热，止咳嗽。

2.用于胃热呕吐

竹茹配人参、陈皮、生姜，可清热止呕。

3.用于心烦气躁

竹茹甘，微寒，可缓解心烦气躁的症状。

【用法用量】将新鲜竹茎，刮去外面的皮，取出中间层，将其刮成丝，然后晒干，可生用、炒用或与姜汁混用，每次6～10克。

【使用注意】湿痰咳嗽、胃寒呕吐者慎用。

前胡

【简介】前胡为伞形科植物白花前胡或紫花前胡的根茎。除去杂质，晒干生用，或者配有蜜，混合炒炙。

【性味归经】辛，苦，微寒。归肺经。

【功效】散风清热，降气化痰。

【应用】

1.用于痰热咳喘

前胡性微寒，可散风清热，治疗风热痰多以及咳嗽气喘。

2.用于肺气上逆引起的咳嗽

肺气上逆，痰多，最容易引起咳嗽。前胡可降气化痰，治疗相关症状。

【用法用量】煎服，每次6～10克。

【使用注意】前胡性寒，阴虚、寒痰咳嗽者慎用。

桔梗

【简介】桔梗为桔梗科植物桔梗的根。

【性味归经】苦，辛，平。归肺经。

【功效】宣肺，祛痰，排脓。

【应用】

1.用于咳嗽痰多

桔梗配紫苏叶、杏仁等，可治疗风寒咳嗽；配以桑叶、杏仁等，治疗风热咳嗽。

2.用于肺肿

桔梗配薏苡仁、鱼腥草等，用于治疗肺气上涨，肺痈。

3.用于咽喉肿痛

桔梗配射干、板蓝根等，用于治疗热毒引起的咽喉肿痛。

【用法用量】煎服，每次3～9克。

【使用注意】

1.呕吐、咳血、眩晕者不宜用桔梗。

2.胃、十二指肠溃疡者慎用。

胖大海

【简介】胖大海为梧桐科植物胖大海的成熟种子。

【性味归经】甘，寒。归肺、大肠经。

【功效】清肺利咽、化痰、润肠通便。

【应用】

1.用于肺热、咽痛咳嗽

胖大海性寒，可去肺热，止咳嗽，治疗咽喉肿痛，可单独服用，也可以配桔梗、甘草服用。

2.用于便秘

胖大海可以清热，润肠，通便。

【用法用量】热水泡制或者煎服，每次

中医 自学百日通

中篇·中药与方剂

269

2～3枚即可。

【使用注意】脾胃虚寒体质、肺阴虚导致的咳嗽、低血压人群，不宜服用胖大海。

天花粉

【简介】天花粉为葫芦科植物瓜蒌和双边瓜蒌的根。天花粉适宜在秋、冬季采挖。

【性味归经】甘，微苦，微寒。归肺、胃经。

【功效】清热泻火，消肿排脓。

【应用】

1.肺热燥咳

天花粉归肺、胃，清肺热，生津解渴，可治疗肺热燥咳。

2.用于脓疮

天花粉可清热解毒，可治疗脓疮、疮疡、毒疮等症。

【用法用量】煎服，每次10～15克。

【使用注意】天花粉不能与川乌、制川乌、草乌、制草乌等乌头类药物同用。

第三节　止咳平喘药

苦杏仁

【简介】苦杏仁为蔷薇科山杏、西伯利亚杏、东北杏或杏的成熟种子。

【性味归经】苦，微温，有小毒。归肺、大肠经。

【功效】化痰止咳，平喘，润肠通便。

【应用】

1.用于咳嗽气喘

苦杏仁味苦，配以麻黄、甘草，可治疗风寒咳嗽；配以桑叶、菊花，治疗风热咳嗽；配以沙参、川贝母，治疗燥热咳嗽。

2.用于便秘

苦杏仁配以郁李仁、火麻仁、当归，可以润肠胃通便，治疗肠燥便秘。

【用法用量】打碎煎服，每次3～10克。

【使用注意】

1.苦杏仁有小毒，不宜过量食用，以免中毒。

2.阴虚咳喘以及大便溏泻者忌用。

3.婴儿慎用。

莱菔子

【简介】莱菔子为十字花科植物萝卜的干燥成熟种子。夏季果实成熟后，晒干取出种子，除去杂质，然后再晒干，即可使用。

【性味归经】辛，甘，平。归脾、肺、胃经。

【功效】降气化痰、消食除胀。

【应用】

用于积食，脘腹胀痛

莱菔子入胃后，可以消化积食，缓解因积食气滞而带来的脘腹胀痛，不消化等症。

【用法用量】煎服，每次6～10克。

【使用注意】

1.莱菔子味辛，耗元气，气虚及无积食、积痰者慎用。

2.不能与人参一起服用。

百部

【简介】百部为百部科植物直立百部、对叶百部或蔓生百部的块根。蜜炙用或者生用，适合在春、秋季采挖。

【性味归经】甘，苦，微温。入肺经。

【功效】杀虫灭虱、润肺止咳。

【应用】

1.用于咳嗽

百部具有润肺止咳的功效，治疗肺痨咳

嗽、新久咳嗽、百日咳。百部配参、麦冬、川贝母，可治疗阴虚以及肺痨咳嗽；配荆芥、桔梗、紫菀等，可治风寒咳嗽。

2.用于虫虱

百部的杀虫灭虱功效很强大，对蛲虫病、阴道滴虫、头虱等，有极佳的治疗消灭之效。

【用法用量】煎服，每次5~15克；外用适量。

【使用注意】

1.脾胃内热者慎用。

2.百部主治风寒咳嗽，风热咳嗽者慎用，以免加重咳嗽。

3.长久咳嗽以及虚性咳嗽应蜜炙服用。

款冬花

【简介】款冬花为菊科植物款冬的花蕾。在地冻前，花尚未出土的时候采摘。

【性味归经】温，辛。归肺经。

【功效】润肺，化痰，止咳。

【应用】

款冬花具有润肺，化痰止咳的功效，所以用来治疗肺热咳嗽，气虚咳喘，最适宜不过了。款冬花配知母、桑叶、贝母，治肺热咳嗽；配麦冬、沙参，治阴虚咳嗽。

【用法用量】可和蜜水 起炒制使用，也可单独生用；煎服，每次5~9克。

【使用注意】因阴虚过度劳累而导致咳嗽者忌用。

枇杷叶

【简介】枇杷叶为蔷薇科植物枇杷的干燥叶子。枇杷叶适合在初夏采集，生用或者炙用。

【性味归经】苦，微寒。归肺、胃经。

【功效】化痰止咳，降气止呕。

【应用】

1.用于内热咳嗽

枇杷叶配以黄芩、地骨皮，治肺热咳嗽；配熟地黄、人参，治虚热咳嗽。

2.用于气逆呕吐

枇杷叶配陈皮、竹茹，可治气逆引起的呕吐。

【用法用量】煎服，每次6~9克；止咳时应炙用，止呕时应生用。

【使用注意】胃寒呕吐、肺感风寒而咳嗽者禁用。

葶苈子

【简介】葶苈子为十字花科植物独行菜（北葶苈子）和播娘蒿（南葶苈子）的成熟种子。

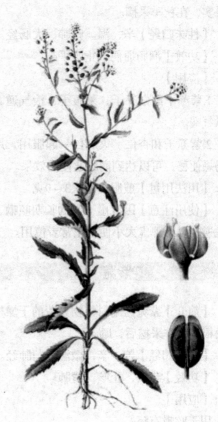

葶苈子

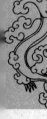

【性味归经】苦，辛，大寒。归肺、膀胱经。

【功效】利水消肿，泻肺平喘。

【应用】

1.用于胸腹积水

葶苈子配椒目、防己，可以消除胸腹内积水、水肿等。

2.用于痰多咳嗽

葶苈子配杏仁、桑白皮，可痰滞引起的咳嗽、气喘等症。

【用法用量】煎服，每次3～9克。

【使用注意】因脾虚引起的咳嗽者禁用。

紫苏子

【简介】紫苏子为唇形科植物紫苏的成熟果实，在秋季采摘。

【性味归经】辛，温。归肺、大肠经。

【功效】润肠通便，止咳平喘。

【应用】

1.紫苏子配白芥子、莱菔子，治气逆、咳嗽气喘。

2.紫苏子和杏仁、火麻仁一起服用，用于肠燥便秘，可以达到润肠通便的效果。

【用法用量】煎服，每次3～9克。

【使用注意】因气虚引起的长期咳嗽、阴虚逆喘以及脾虚大小便不正常者慎用。

紫菀

【简介】紫菀为菊科植物紫菀的干燥根茎及根。秋季采挖后，晒干。

【性味归经】苦，辛，微温。归肺经。

【功效】化痰，止咳，清肺。

【应用】

用于咳嗽有痰

紫菀甘苦，利于化痰止咳，治疗各类咳嗽。紫菀与荆芥、白前等一起用，治外感风寒咳嗽；与半夏、细辛、款冬花一起用，治寒热咳嗽；与知母、川贝母一起用，治肺虚咳嗽。

【用法用量】煎服，每次5～9克。

【使用注意】

1.体内实热者禁用。

2.外感急咳时需生服紫菀，肺虚长久咳嗽者服用时，必须蜜炙用。

桑白皮

【简介】桑白皮为桑科植物桑的干燥根皮。一般是在冬季采挖。

【性味归经】甘，寒。归肺经。

【功效】利水消肿，泻肺平喘。

【应用】

1.用于肺热咳喘

桑白皮味甘，而且属于寒性，可以泻肺热，平复咳嗽气喘，此时可与地骨皮、生甘草等配合使用。

2.用于小便不利、水肿。桑白皮配以大腹皮、茯苓皮、生姜皮等，可治水肿、小便不利之证。

【用法用量】煎服，每次6～12克。

【使用注意】肺虚、因风寒侵袭而咳嗽者忌用。

白果

【简介】白果为银杏科植物银杏的成熟种子。

【性味归经】甘，苦，涩，平，有微毒。归肺经。

【功效】止带、缩尿、化痰定喘。

【应用】

1.用于脾肾亏虚，带下

脾肾亏虚的女性，会出现带下的妇科疾

病。白果配以山药、莲子，可治色清带下；配以黄柏、车前子，可治色黄腥臭的湿热带下症状。

2.用于哮喘、痰多咳嗽

白果具有化痰定喘的功效，治寒喘时，与麻黄配用；治虚喘，则配五味子、胡桃肉；治肺热燥咳，就配款冬花、天冬、麦冬一起使用。

3.用于遗尿、尿频

白果与熟地黄、山茱萸、覆盆子等相配使用，可治遗尿、尿频症状。

【用法用量】煎服，每次5~10克。

【使用注意】

1.白果有微毒，不能过量食用，小孩尤其要谨慎。

2.白果中毒会出现呕吐、腹泻、发热以及抽搐等症，严重者会导致呼吸麻痹而窒息。

海藻

【简介】海藻为马尾藻科植物海蒿子或羊栖菜的干燥藻体。

【性味归经】咸，寒。归肝、肾经。

【功效】利水消肿，消痰散结。

【应用】

1.用于瘿瘤、肿痛

海藻性寒，能软坚消肿，对于瘿瘤、瘰疬、睾丸肿痛等，有很好的治疗效果。

2.用于痰多水肿

海藻具有利水消肿的功效，针对痰多水肿，自身效果较弱，配以茯苓、猪苓、泽泻等利湿药，效果会增强。

【用法用量】煎服，每次6~12克。

【使用注意】脾胃虚寒、体内寒湿者禁用。

罗汉果

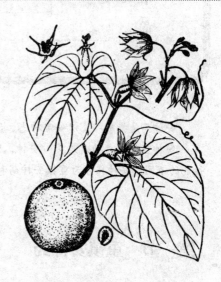

罗汉果

【简介】罗汉果为葫芦科植物罗汉果的果实。

【性味归经】甘，凉。归肺、大肠经。

【功效】润肠通便，消炎利咽，止咳。

【应用】

1.用于咽痛、咳喘

罗汉果属于寒性，对咽喉痛、咳嗽具有极佳的治疗功效。治咳喘、咽痛，可单独使用罗汉果泡水或者配用百部、桑白皮。

2.用于便秘

罗汉果味甘，具有生津润肠、通便的效能，如果配用蜂蜜，治疗便秘效果会更佳。

【用法用量】煎服，每次9~15克。

【使用注意】脾胃虚寒者禁服。

第十二章 安神药

安神药是指那些凡以安定神志、治疗心神不宁病证为主的药物。

安神药的主要功效是养心安神，同时还兼有清热解毒、祛痰、润肠等作用。根据性能的不同，安神药分为重镇安神药和养心安神药。

第一节　重镇安神药

朱砂

【简介】朱砂主含硫化汞，为硫化物类矿物辰砂族辰砂。它经过人工打碎后，磨成粉末，生用。

【性味归经】甘，寒，有毒。归心经。

【功效】镇惊安神，清热解毒。

【应用】

1.用于心神不宁、心悸、失眠

朱砂性寒，可以镇惊，养心安神，多与当归、生地黄、炙甘草一起使用。

2.用于咽痛、生疮、肿痛

不论是内服，还是外用，朱砂都具有清热解毒的功效。朱砂配以雄黄、山慈菇、大戟，用于疮疡肿毒；配冰片、硼砂外用，可治口舌生疮、咽喉肿痛。

【用法用量】粉末冲服或者制成药丸服用，每次0.1～0.5克。

【使用注意】

1.朱砂自身有毒，不宜过量服用或者长时间持续服用。

2.孕妇以及肝功能不健全者禁用。

龙骨

【简介】龙骨为古代大型哺乳动物：象类、鹿类、犀牛类等骨骼的化石。生用或者经过煅烧炮制后使用。

【性味归经】甘，涩，平。归心、肝、肾经。

【功效】镇惊安神，平肝固涩。

【应用】

1.用于心神不宁、心悸失眠

龙骨归心、肝经，可镇惊安神，对心神不宁、心悸失眠、多梦等症状，并配以菖蒲、远志，具有极好的治疗效能。

2.用于肝阳眩晕

龙骨有平肝潜阳的功效，性平，与牡蛎、白芍同用，可治疗阴阳不平、头痛眩晕等症。

3.用于正虚滑脱

根据龙骨的固涩功效，配牡蛎、芡实，可治遗精、滑精、带下、遗尿等；配牡蛎、五味子，治自汗、盗汗。

【用法用量】煎服，每次15～30克；外

用适量。

【使用注意】体内湿热积滞者禁用。

磁石

【简介】磁石为氧化物类磁铁矿的矿石。

【性味归经】咸，寒。归心、肝、肾经。

【功效】镇惊安神，纳气平喘、平肝潜阳，聪耳明目。

【应用】

1.用于心神不宁、心悸失眠

磁石配以朱砂、神曲，治心神不宁、心悸、失眠等。

2.用于肾虚气喘

磁石可提肾气，治肾虚，配五味子、胡桃肉、蛤蚧等，治因肾虚带来的气喘症状。

3.用于头晕目眩

磁石有平肝潜阳的功效，归肝、神经，可益肾补阴，配石决明、珍珠、牡蛎，治因肝阳上亢引起的头晕目眩。

4.用于耳鸣目昏

磁石归肾经。可补肾，达到聪耳明目的作用。磁石配以熟地黄、枸杞子、山茱萸，治耳鸣目昏。

【用法用量】打碎煎服，每次9 30克；入散、丸，每次1～3克。

【使用注意】脾胃虚弱者慎用。

琥珀

【简介】琥珀是一种化石样物质，为古代松科植物（如枫树、松树）的树脂埋藏地下经年久转化而成。

【性味归经】甘，平。归心、肝、膀胱经。

【功效】镇惊安神，利尿通淋，活血散瘀。

【应用】

1.用于心神不宁、心悸失眠

琥珀归心、肝二经，主治心神不宁、心悸失眠、惊风，可与菖蒲、远志、茯神等配用；治小儿惊风，可与胆南星、天竺黄、茯苓等同用。

2.用于尿频、尿痛、小便不畅

琥珀具有利尿通淋功效，可治尿频、尿痛、小便不利等。

3.用于痛经

琥珀的活血化瘀的功效，对痛经的缓解具有很好作用。琥珀配以当归、莪术、乌药等活血行气药，对瘀血、闭经效果极佳。

【用法用量】粉末冲服或者入散、丸，每次1.5～3克。

【使用注意】

1.不可煎服。

2.禁用火煅烧。

第二节　养心安神药

酸枣仁

【简介】酸枣仁为鼠李科植物酸枣的干燥成熟种子。适宜在秋季采摘。

【性味归经】甘，酸，平。归心、肝、胆经。

【功效】养心安神，敛汗。

【应用】

1.用于心悸失眠

酸枣仁常与当归、白芍、何首乌等，治心悸、失眠、多梦。

2.用于盗汗、自汗

酸枣仁配山茱萸、五味子，治体虚自汗、盗汗。

【用法用量】煎服，每次9～15克，研末服用，每次1.5～2克。

【使用注意】患有滑泄症及实邪郁火者慎服。

柏子仁

【简介】柏子仁为柏科植物侧柏的干燥种仁。

【性味归经】甘，平。归心、肾、大肠经。

【功效】养心安神，润肠通便。

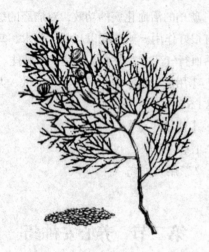

柏子仁

【应用】

1.用于心烦失眠、心悸怔忡

柏子仁味甘，具有很强的安神效能。柏子仁配以酸枣仁、五味子等，治心烦失眠、心悸怔忡、健忘多梦。

2.用于便秘

柏子仁含有油脂，归大肠经，可润肠胃，再配以火麻仁、当归，可治便秘。

【用法用量】煎服，每次10～20克。

【使用注意】便溏以及多痰者慎用。

远志

【简介】远志为远志科植物远志或卵叶远志的干燥根。适合在春、秋季采挖。

【性味归经】辛，苦，微温。归心、肾、肺经。

【功效】宁心安神、祛痰散肿。

【应用】

1.用于心悸、多梦失眠

远志归肾经，补肾益智，宁心安神，对心悸、失眠、多梦、健忘等症，配以茯神、龙齿、朱砂等镇静安神药，治疗效果更好。

2.用于痰多咳嗽

远志配以桔梗、杏仁，可治痰多咳嗽、痰阻心窍引发的癫痫、抽搐。

3.用于痈疽毒疮、各类肿痛

远志具有散结肿痛的功效，内服或者外用，可治痈疽毒疮以及乳房肿痛等各类肿痛。

【用法用量】煎服，每次3～9克。

【使用注意】

1.内热或痰热者禁用。

2.胃炎及溃疡患者慎用。

灵芝

【简介】灵芝为多孔菌科真菌赤芝或紫芝的干燥实体。

【性味归经】甘，平。归心、肺、肝、肾经。

【功效】补气安神，平喘止咳。

【应用】

1.用于心神不宁、心悸、多梦

灵芝味甘，归肾经、心经，是一款效果极好的补药，补血提神，益肾补气。灵芝治因心神失养、气血不足引发的心神不行、多梦、失眠、健忘等症。治疗此类症状，可配以当归、白芍、酸枣仁、柏子仁、龙眼肉等。

2.用于痰多咳喘

灵芝归肺经，甘甜润肺，生津化痰，止咳平喘。灵芝配以党参、五味子、干姜、半夏等，可治痰多咳喘。

【用法用量】煎服，每次6～12克；研末服用，每次1.5～3克。

【使用注意】正在大出血患者及手术前、后一周内病人禁用。

夜交藤

【简介】夜交藤为蓼科植物何首乌的干燥藤茎。

【性味归经】甘，平。归心、肝经。

【功效】养血安神，祛风止痒。

【应用】

1.用于心神不宁、失眠多梦

夜交藤味甘，归心、肾二经，可以养心、补肾、安神。夜交藤配合欢皮、酸枣仁、柏子仁等养心安神药，治阴虚缺血引起的失眠多梦、头目眩晕等。

2.用于风湿痹痛、血虚身痛

夜交藤可通经络，养血祛风，治风湿痹痛，可配羌活、独活、桑寄生、秦艽等药物；治血虚身痛，可配以与鸡血藤、当归、川芎等。

3.用于皮肤痒痛

夜交藤与蝉蜕、浮萍、地肤子、蛇床子等药物同用，可治疗风疹疥癣、皮肤痒痛等

瘙痒症状。

【用法用量】煎服，每次10～20克；外用适量，可直接捣烂外敷。

【使用注意】体内燥热者慎用。

合欢皮

【简介】合欢皮为豆科植物合欢的干燥树皮。

【性味归经】甘，平。归心、肝、肺经。

【功效】悦心安神，活血消肿。

【应用】

1.用于心神不宁，愤怒忧郁

合欢皮甘，平，归心、肝经，可化解肝郁，愉悦身心。治心神不宁、愤怒忧郁、心情郁闷，可配用柏子仁、酸枣仁、首乌藤、郁金等安神解郁药。

2.用于跌伤骨折、瘀血肿痛

合欢皮归心经，可活血化瘀。合欢皮配桃仁、红花、乳香、没药、骨碎补等药材，可消除瘀血肿痛。

【用法用量】煎服，每次6～12克；外用，研磨调配外敷，

【使用注意】胃炎患者慎用。

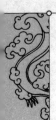

第十三章　平肝息风药

平肝息风药指那些具有平肝潜阳、熄风止痉作用的药物。平肝息风药主要分为两类，一类是平抑肝阳药；另一类是息风止痉药。

第一节　平抑肝阳药

石决明

【简介】石决明为鲍科动物杂色鲍（光底石决明）、盘大鲍（毛底石决明）等的贝壳。

【性味归经】咸，寒。归肝经。

【功效】平肝潜阳，清肝明目。

【应用】

1.用于肝肾阴虚、肝阳眩晕

石决明性寒归肝，清热平肝，泻肝风，镇肝阳，滋养肝阴，对肝阳上亢、头目眩晕、肝肾阴虚，有很好的治疗效果。

2.用于眼昏、视物模糊

石决明具有清肝火，治疗内热带来的眼昏、视物模糊等现象。

【用法用量】煎服，每次15～30克。

【使用注意】脾胃虚寒、食少便溏者慎用。

珍珠母

【简介】珍珠母为蚌科动物三角帆蚌、褶纹冠蚌或者珍珠贝科动物马氏珍珠贝的贝壳。

【性味归经】咸，寒。归肝、心经。

【功效】平肝潜阳，定惊安神，明目。

【应用】

1.用于肝阴、肝阳失调，头晕目眩

珍珠母具有清肝火、平肝潜阳的功效。治由于肝阴不足、肝阳上亢引起的头昏目眩、心悸失眠、耳鸣等症，可配白芍、生地黄、龙齿等。治肝阳眩晕，可配石决明、牡蛎、磁石等平肝药一起使用。

2.用于惊风、心神不宁

珍珠母配朱砂、龙骨、琥珀等安神药，可治心悸失眠、多梦等；配伍天麻、钩藤、天南星等息风止痉药，治惊风抽搐等。

3.用于眼睛视物昏花

珍珠母性寒去热，可清肝明目。珍珠母与石决明、菊花、车前子配用，可治视物昏花现象。

【用法用量】敲碎，煎服，每次10～25克；或者入丸、散；外用适量。

【使用注意】

1.脾胃虚寒者慎用。

2.珍珠母性寒去热，孕妇使用珍珠母，

其寒性会导致流产、大出血等，因此孕妇禁用。

牡蛎

【简介】牡蛎为牡蛎科动物长牡蛎、大连湾牡蛎或近江牡蛎的贝壳。

【性味归经】咸，微寒。归肝、胆、肾经。

【功效】镇惊安神，潜阳补阴，收敛固涩，散结软坚。

【应用】

1.用于心神不安、惊悸失眠

牡蛎配朱砂、琥珀、酸枣仁等药材，可镇惊安神，治心神不安、惊悸失眠。

2.用于阴虚阳亢、头痛眩晕

牡蛎与龙骨，白芍等一起用，可治头痛眩晕；与龟甲、鳖甲同用，治内热伤阴、抽搐等症。

3.用于痰核，瘰疬，症瘕积滞

牡蛎具有散结软坚的功效。牡蛎配以浙贝母、玄参等，治痰核，瘰疬等症；配以鳖甲、丹参、莪术，治气滞血瘀带来的症瘕。

4.用于盗汗、自汗

牡蛎治盗汗、自汗、遗精、带下等症，经常与龙骨配用。

【用法用量】敲碎，煎服，每次15～30克。

【使用注意】收敛固涩状况下需煅用，其他可生用。

代赭石

【简介】代赭石为三方晶系氧化物类矿物赤铁矿的矿石。

【性味归经】苦，寒。归肝、心经。

【功效】平肝潜阳，降逆止呕，凉血止血。

【应用】

1.用于肝阳上亢

代赭石性味苦寒，是重镇潜阳的常用药物之一。代赭石配以怀牛膝、生龙骨、生牡蛎、生白芍等滋阴潜阳药，治由肝阳上亢引起的头晕目眩等症状。

2.用于呕吐、气逆

代赭石与旋覆花、半夏、生姜等同用，治气逆带来的呕吐、噫气等。

3.用于血热、出血症

代赭石味苦性寒，有凉血止血的功效。它可治疗血热、血崩、出血症等。

【用法用量】使用时，先敲碎或者用醋浸泡后，煎服，每次10～30克；也可以研成粉末生用；入丸、散，每次1～3克。

【使用注意】

1.含有微量的砷元素，服用时间过长会引起砷中毒。

2.孕妇禁用。

刺蒺藜

【简介】刺蒺藜为蒺藜科植物蒺藜的干燥果实。

【性味归经】辛，苦，微温，有小毒。归肝经。

【功效】平肝解郁，祛风明目。

【应用】

1.用于肝火郁结，头晕目眩

刺蒺藜配以钩藤、珍珠母、菊花等，可重镇潜阳，清肝解郁，治疗头晕目眩症。

2.用于风热上攻，眼昏肿痛

刺蒺藜辛，苦，散热清火，祛风明目。配以菊花、蔓荆子、决明子、青葙子等，治流泪、眼痛等。

3.用于风湿瘙痒、白癜风

刺蒺藜配以防风、荆芥、地肤子等祛风止痒药，可治风疹瘙痒。

【用法用量】煎服，每次6~9克；也可入丸、散；外用适量。

【使用注意】

1.气弱血虚者慎用。

2.会对胎儿造成危害，孕妇禁用。

第二节　息风止痉药

钩藤

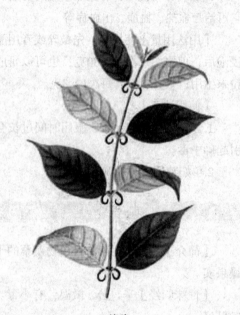

钩藤

【简介】钩藤为茜草科植物钩藤及其同属多种植物（如大叶钩藤、毛钩藤、华钩藤或无柄果钩藤）的带钩茎枝。

【性味归经】甘，微寒。归肝、心包经。

【功效】清热平肝，息风定惊。

【应用】

1.用于头痛、眩晕

钩藤具有清肝热、平肝阳的功效，配以夏枯草、龙胆草、栀子、黄芩等，治肝火引起的头痛、眩晕等症；配天麻、石决明、怀牛膝、杜仲、茯神等，治肝阳上亢引起的头痛、眩晕等。

2.用于肝火内动、惊风抽搐

钩藤可熄风定惊，配天麻、全蝎等，治肝风引起的痉挛、抽搐等症。

【用法用量】煎服，每次3~12克。

【使用注意】无阳热实火及脾胃虚寒者慎用。

天麻

【简介】天麻为兰科植物天麻的干燥块茎。质量好的天麻为黄白色，块茎坚硬，半透明。适宜在冬、春季采挖。

【性味归经】甘，平。归肝经。

【功效】熄风定惊，平抑肝阳，祛风通络。

【应用】

1.用于肝风内动，惊风抽搐

天麻与钩藤、全蝎等配合使用，可治惊风抽搐、小儿惊风等。

2.用于肝阳上亢，眼晕头痛

天麻既可以息肝风，又可以平肝阳，再配以钩藤、石决明，治肝阳上亢引起的头痛、眼晕；配夏、陈皮、茯苓、白术等，治风痰侵扰带来的痰多、眩晕等症。

3.用于风湿痛、手脚麻木

天麻可祛风通络，止痛，配秦艽、当归、牛膝等，治风湿痛、手脚麻木、手足不遂等。

【用法用量】煎服，每次3~9克；研末服用，每次1~1.5克。

【使用注意】

1.使用天麻制剂或单味天麻时，如果出现心跳及呼吸加快、胸闷气促、恶心呕吐、头晕、皮肤瘙痒等症状时，应该立即停止用药，严重者必须及时到医院诊治。

2.阴虚、血虚、津液衰少者慎用。

3.天麻入汤药时不易久煎，煎煮时间必

须恰当。

地龙

【简介】地龙为钜蚓科动物参环毛蚓、威廉环毛蚓、通俗环毛蚓或栉盲环毛蚓的干燥体。

【性味归经】咸，寒。归肝、肺、膀胱经。

【功效】清热，通络，平喘，利尿。

【应用】

1.用于高热惊风，惊痫抽搐

地龙性寒。归肝肺，可清热定惊。如果患上小儿急慢惊风，地龙与朱砂制成药丸服用；针对高热惊痫，抽搐的状况，地龙与钩藤、牛黄、白僵蚕、全蝎等息风止痉药配用，则可有效。

2.用于风湿痹痛，半身不遂

地龙可清热，通脉络，与黄芪、当归、川芎、赤芍等补气活血药一起使用，可治经络不利、血滞不通、半身不遂等。

3.用于肺热咳喘

地龙与与麻黄、杏仁、生石膏一起使用，可治肺热引起的咳嗽、哮喘等。

4.用于小便不利

地龙性寒。归膀胱经，可清热通便道。治小便不利，可单用，也可配以伍车前子、木通、冬葵子等使用。

【用法用量】煎服，每次4.5~9克；鲜用，每次10~20克；研末服用，每次1~2克；外用适量。

【使用注意】

1.胃呆纳少者不适宜多用。

2.血虚不能濡养筋脉、肾虚喘促、脾胃虚弱、阳气虚损者禁用。

3.温病无壮热及脾胃素弱、伤寒非阳明实热狂躁者忌用。

4.畏盐、葱。

全蝎

【简介】全蝎为钳蝎科动物东亚钳蝎的死后干燥全体。全蝎需要经过加过方可入药，分为淡蝎和咸蝎两种。

【性味归经】辛，平，有毒。归肝经。

【功效】息风解痉、通络止痛、解毒散结

【应用】

1.用于惊风、痉挛、抽搐

全蝎有息风解痉的功效，治惊风、痉挛、抽搐、小儿惊风等症。全蝎配白僵蚕、白附子，治中锋、口歪眼斜；与蜈蚣相配使用，治癫痫、抽搐；配以与羚羊角、钩藤、天麻等，治小儿热惊风引起的抽搐、惊风等症。

2.用于风湿顽痹

全蝎与当归、秦艽等同用，治一般的风湿顽痹、关节疼痛；如果与蜈蚣、僵蚕，对顽固性偏头痛症有极好的治疗效果。

3.用于疮疡肿毒

全蝎本身有毒，味辛，服用后可以毒攻毒，多为外敷。

【用法用量】煎服，每次2~5克；研末服用，每次0.6~1克。

【使用注意】

1.服用时间不宜过长，用量不宜过大。

2.全蝎的毒性会给胎儿带来危险，孕妇禁用。

蜈蚣

【简介】蜈蚣为蜈蚣科动物少棘巨蜈蚣的干燥全体，适合生用或者烤炙用。

【性味归经】辛，温，有毒。归肝经。

【功效】息风镇痉、通络止痛、攻毒散结

【应用】

1.用于破伤风、小儿急慢惊风

蜈蚣可熄风镇痉，和全蝎配合使用，治小儿急慢惊风、破伤风等。

2.用于风湿痹通

蜈蚣与全蝎、天麻按比例配合使用，可治风湿痹痛、半身不遂、顽固性偏头痛等症。

3.用于疮疡肿毒

蜈蚣本身有毒，可攻毒散结，与雄黄配用，治各类疮疡肿毒，多外敷。

【用法用量】煎服，每次1～3克；研末服用，每次0.6～1克。

【使用注意】孕妇禁用。

僵蚕

【简介】僵蚕为蚕蛾科昆虫家蚕的幼虫在未吐丝前因感染或者被人工接种白僵菌而发病致死的虫体。僵蚕坚脆，易被折断，白色的外层，有腥味。

【性味归经】味咸、辛，性平。归肝、肺经。

【功效】祛风定惊，散结化痰

【应用】

1.用于惊风、抽搐

僵蚕味咸，祛风定惊，与胆南星、天竺黄、钩藤配用，可治痰热惊风、抽搐等。

2.用于痰核、瘰疬

僵蚕具有散结化痰的功效，治痰核、瘰疬等症。

【用法用量】煎服，每次3～9克；研末服用，每次1～1.5克。

【使用注意】服用僵蚕散热风时，应生用，其他时候多制用。

羚羊角

【简介】羚羊角为牛科动物赛加羚的角。

【性味归经】咸，寒。归肝、心经。

【功效】清肝明目，散血解毒。

【应用】

1.用于肝热上火，头晕目眩

羚羊角味咸性寒。归肝经，可去肝火，清肝阳。羚羊角配以决明子、黄芩、龙胆草、车前子等，可去肝热，明目。

2.用于热毒、败血症

羚羊角可散血解毒，清血凉血，对体内热毒、败血症有极好的治疗效果。常与石膏、寒水石、麝香等配合使用。

【用法用量】煎服，每次1～3克；研末服用，每次0.3～0.6克。

【使用注意】脾胃虚弱、慢惊者慎用。

牛黄

【简介】牛黄为牛科动物牛（黄牛、水牛）的胆结石。一般研磨成细末使用。

【性味归经】苦，凉。归肝、心经。

【功效】化痰开窍，清热解毒。

【应用】

1.用于高热烦躁，头晕眼花

牛黄性凉，归心经，能清心，提神开窍。牛黄常与麝香、冰片、朱砂、黄连、栀子等药物同用，治高热烦躁、头晕眼花、惊风癫痫等。

2.用于各类肿痛

牛黄性凉，是清热解毒的良药。牛黄配以黄芩、雄黄、大黄等药材，治牙痛、咽喉痛、口舌生疮等。

【用法用量】入丸、散，每次0.15～0.35克。

【使用注意】怀孕的女性食用后容易滑胎、流产，孕妇禁用。

珍珠

【简介】珍珠为珍珠贝科动物，例如

马氏珍珠贝、蚌科动物三角帆蚌或褶纹冠蚌等，双壳类动物受刺激而形成的珍珠。

【性味归经】甘，咸，寒。归心、肝经。

【功效】定惊安神，解毒明目。

【应用】

1.用于心悸失眠，心神不宁

珍珠味咸性寒。归心经后，清热益阴，定惊安神。珍珠与酸枣仁、柏子仁、五味子等安神药同用，更能发挥定惊安神的功效。

2.用于口腔溃疡、各类肿痛

珍珠可清肺热，解热毒。珍珠与硼砂、冰片、黄连等配用，治口腔溃疡以及咽喉肿痛等各类肿痛症。

3.用于眼昏，视物不清

珍珠归肝经，可清肝明目。珍珠治眼昏流泪、眼红发涩、视物不清等症，与青葙子、菊花、石决明等明目药材配合，效果会更好。

【用法用量】入丸、散，每次0.1~0.3克。

【使用注意】

1.过敏体质者忌用。

2.珍珠粉性凉，所以女性在月经期间应该停用，脾胃虚寒者与孕妇慎用。

3.结石及胃寒者忌用。

4.草酸类食物（例如菠菜）与珍珠粉同食容易引发结石。

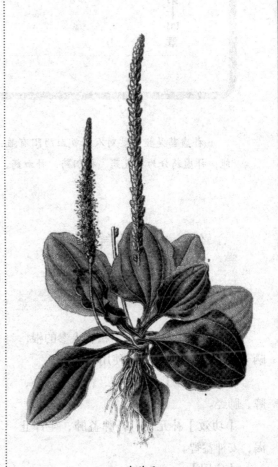

车前子

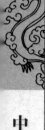

第十四章　补虚药

补虚药是指那些对人体气血阴阳有益，并治疗各种虚弱病证的药物。根据药物功能，补虚药分为补气药、补阳药、补血药、补阴药四类。

第一节　补气药

人参

【简介】人参为五加科植物人参的根，晒干后，切片或者研成末使用。

【性味归经】甘，微苦，微温。归心、脾、肺经。

【功效】补元气，补脾益肺，生津止渴，安神益智。

【应用】

1.用于气虚、元气大伤

人参是一种大补的药品，对元气大补。人参适用于因大汗、大出血、手术、受伤等引起的元气大伤、气虚等症。

2.用于脾肺虚弱、气喘

人参补脾益肺，配以与蛤蚧、胡桃肉等，治肺虚气喘。人参还是治疗脾胃虚弱的佳品。人参与白术、茯苓、山药、莲肉、砂仁等一起使用，治脾虚引起的腹胀腹泻、怠倦乏力等。

3.用于热病耗津

人参可生津止渴，配以生地、天花粉，可消渴；配以麦冬、五味子，治内热伤阴、气虚汗多等。

4.用于神志不安、失眠多梦

人参配以酸枣仁、桂圆肉、当归等，治气血两亏、失眠多梦、心神不安等。

【用法用量】煎服，每次3~9克；重症每次可为15~30克。

【使用注意】体热阴虚以及体质壮实者禁用。

西洋参

【简介】西洋参为五加科植物西洋参的根。

【性味归经】甘，微苦，性寒。归心、肺、肾经。

【功效】补气养阴，清火生津。

【应用】

1.用于气阴两伤

西洋参有补气养阴的功效，配鲜生地黄、麦冬等，可治气阴两伤、元气不足、阴虚等。

2.用于阴虚火旺、汗多口渴

西洋参性寒，可去火养阴，敛汗，适用于运动后的乏力、汗多。

【用法用量】煎服，每次3~6克。切片

用，每次1～2克，每天2次。

【使用注意】西洋参性寒，而藜芦性寒有毒，两者不可混合使用。

太子参

【简介】太子参为石竹科植物孩儿参的干燥块根。肥润均匀，色泽黄白，没有根须的太子参，质量最佳。太子参适合在夏季枯萎时采挖。

【性味归经】凉，甘，微苦。归脾、肺经。

【功效】补气健脾，生津润肺。

【应用】

1.用于气阴不足，脾虚体倦

太子参性凉，是上好的补气健脾的中药，适用于气阴不足，脾虚体倦，食欲不振，病后虚弱等症。

2.用于肺燥干咳

太子参有生津润肺的功效，适用于自汗口渴、肺燥干咳等症状。

【用法用量】煎服，每次9～30克。

【使用注意】患有高血压以及肾炎、胃炎者不应该多吃。

黄芪

【简介】黄芪为豆科植物膜荚黄芪及蒙古黄芪的干燥根，每次生用或者蜜炙用。

【性味归经】味甘，性微温。归脾、肺经。

【功效】补气固表，解毒生肌，利水消肿。

【应用】

1.用于中气不足，表虚自汗

黄芪有补气固表的功效，适用于气血双亏、中气不足，可配熟地黄、当归、升麻、柴胡等。针对表虚出汗、盗汗等症状，黄芪

可与麻黄根、浮小麦、牡蛎等同用，产生极佳的效果。

2.用于疮疡、溃脓

黄芪性温，解毒生肌，是治各类溃疡的良药。黄芪配以党参、肉桂、当归等，适用于疮疡，出脓不止；配以当归、银花、白芷、穿山甲、皂角刺等，治溃疡化脓等。

3.用于水肿

黄芪可利水消肿，配以白术、茯苓等，可治脚气水肿、面目浮肿等。

【用法用量】煎服，每次9～15克。

【使用注意】体内积滞、阳虚阳亢者禁用。

白术

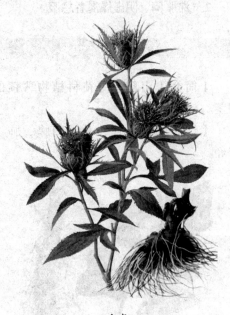

白术

【简介】白术为菊科植物白术的干燥根茎。生用或者土炒用。

【性味归经】苦，甘，温。归脾、胃经。

【功效】补气健脾，燥湿利水，止汗安胎。

【应用】

1.用于脾胃虚弱

白术与党参、甘草、陈皮、茯苓等同用，治脾胃虚弱、厌食困乏等症。

2.用于痰饮、水肿

白术不仅能燥湿，而且还可以利水，与茯苓、桂枝等同用，可治痰饮；白术配以茯苓、泽泻等，治水肿。

3.用于表虚自汗

白术配以黄芪、防风等，可固表止汗。

4.用于胎动不稳

白术与黄芩、砂仁、杜仲、续断、桑寄生等同用，可安胎。

【用法用量】煎服，每次6～12克。

【使用注意】

1.气滞饱闷、胃胀腹胀者忌食。

2.气滞胀闷、阴虚燥渴者忌服。

山药

【简介】山药为薯蓣科植物薯蓣的根茎。

【性味归经】甘，平。归脾、肺、肾经。

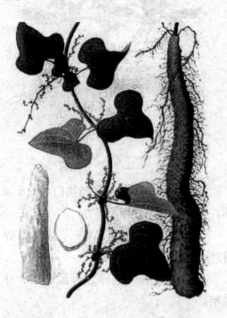
山药

【功效】补脾益肺，补肾固精。

【应用】

1.用于脾虚

山药味甘性平，可补脾益气，滋补脾阴。多用于脾气虚弱、消瘦乏力以及女性带下增多。

2.用于肺虚

山药与党参、麦冬同用，可治肺虚引起的咳嗽、气喘等症。

3.用于肾虚、遗精

山药可滋养肾阴，提肾气，配以覆盆子、芡实、山茱萸，治肾虚引起的遗精、尿频等。

【用法用量】煎服，每次15～30克。

【使用注意】

1.山药有微毒，不可以生吃。

2.糖尿病患者宜少吃。

3.体质偏热、容易上火者慎食。

4.大便干燥、胸腹胀满、便秘者宜少吃。

5.小苏打会使山药中的淀粉酶失效，胃肠道不好者食用山药时，切忌同时服用小苏打片等碱性药物。

6.肝硬化、消化性溃疡患者，食用山药应选用蒸、炖等烹饪方法，忌醋熘和爆炒。

7.山药中的薯蓣皂苷可以合成荷尔蒙，如睾丸激素和雌激素，所以，女性乳腺癌、男性前列腺癌患者禁用。

甘草

【简介】甘草为豆科植物甘草机其他同属甘草（例如胀果甘草、光果甘草）的根和根茎。每次生用或者蜜炙用。

【性味归经】甘，平。归心、肺、脾、胃经。

【功效】补心健脾，清热解毒，祛痰止咳，缓急止痛，调和药性。

【应用】

1.用于心慌悸动

甘草与阿胶、生地、麦冬、人参、桂枝等配合使用，可养心，缓解心慌悸动。

2.用于脾胃虚弱

甘草性平，可补气养脾，配以党参、白术、茯苓等，对脾胃虚弱证有极好的效果。

3.用于咽喉肿痛

甘草味甘，清热解毒，与桔梗、牛蒡子等配合使用，治咽喉肿痛。

4.用于痰多咳嗽

甘草有祛痰止咳的功效，治肺寒、肺热咳嗽。

5.用于食物中毒

甘草用在复方中，有一定的调和、解毒的功效。

【用法用量】煎服，每次3～9克。

【使用注意】

1.甘草用来清热解毒时，可生用。

2.用来补中益气，则要蜜炙用。

3.甘草不适合与京大戟、芫花、甘遂同用，会引起药性的冲突。

4.甘草有加重体内湿气的作用，所以水肿者禁用。

党参

【简介】党参为桔梗科植物党参及素花党参等同属多种植物的干燥根。

【性味归经】甘，平。归脾、肺经。

【功效】益气，生津，养血。

【应用】

1.用于肺脾气虚证

党参味甘，归脾肺经，养气健肺脾，与黄芪、白术、山药等配用，可治气虚不足，食少厌食，气短促喘等。

2.用于气血不足

党参配以当归、熟地黄，治气血不足引

起的心悸、头晕等症。

【用法用量】煎服，每次9～30克。

【使用注意】内有热证者忌用。

大枣

【简介】大枣为鼠李科植物大枣的干燥成熟果实。可多种用法，例如生用，炒用或者泡用。

【性味归经】甘，温。归脾、胃、心经。

【功效】补血安神，补中益气，缓和药性。

【应用】

1.用于气血两亏

大枣最好的功能效就是补血安神，对于气血两亏带来的头晕、心失充养、心神不宁等症，配以小麦、甘草等，具有极强的治疗效果。

2.用于缓和药物烈性

大枣性温，与部分烈性较强或者有毒性的药物混合使用，则可以缓和其药物，达到一定的药性。

【用法用量】可生用，泡水用；煎服，每次6～12克。

【使用注意】体内有湿痰、虫病的患者忌用，不然会加重湿气以及病虫的滋生。

龙眼肉

【简介】龙眼肉为无患子科植物龙眼树的干燥假种皮。

【性味归经】甘，温。归心、脾经。

【功效】补心益脾，养血安神。

【应用】

用于心脾两虚证

龙眼肉能补心益脾，养血安神，用于心脾劳伤、思虑过度、心悸不安、失眠多梦、健忘等症，可单独使用，也可配以人参、当归、酸枣仁等使用。

【用法用量】龙眼肉可生用，也可熬制用，每次9~15克。

【使用注意】不合适体内有痰火者使用，不然会加重火气。

蜂蜜

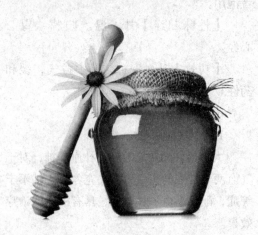

蜂蜜

【简介】蜂蜜为蜜蜂科昆虫，例如中华蜜蜂或意大利蜜蜂，所酿成的蜜。

【性味归经】甘，平。归肺、脾、大肠经。

【功效】养脾润肺，润肠通便。

【应用】

1.用于脾虚证

蜂蜜味甘性平，可补脾益气，用于脾气虚弱、营养不良等，平时可做食物食用，是极好的药材以及保养品。

2.用于肺虚咳嗽

蜂蜜可润肺止咳，对肺虚久咳、气短乏力、生津耗损具有极好的补益功效。蜂蜜可用来泡水或者煮汤食用，是上佳的润肺止咳药物。

3.用于肠燥便秘

蜂蜜可单独服用或者配以生地黄、当归、火麻仁等药物，可治肠燥便秘。

【用法用量】用水煎服或直接冲服，每次15~30克，大剂量时可达到30~60克。

【使用注意】便溏泄泻者禁用。

第二节　补阳药

鹿茸

【简介】鹿茸为鹿科梅花鹿或马鹿等雄鹿头上未骨化而带茸毛的幼角。

【性味归经】甘，咸，温。归肝、肾经。

【功效】补肾阳，益精血，强筋骨，调冲任，托疮毒。

【应用】

1.用于肾阳虚弱，精血不足

鹿茸属于大补性的中药材，可补肾阳，益精血，单独用或者与枸杞子、淫羊藿、杜仲等配合用，主治肾虚引起的阳痿早泄、宫冷不孕、气血不足、腰膝酸痛等。

2.用于冲任虚弱、紊乱

鹿茸配熟地黄、阿胶、海螵蛸等药材，治冲任虚寒、带下过多等疾病。

3.用于阴疽疮疡

鹿茸与黄芪、肉桂等共同使用，治疮疡溃烂不愈等。

【用法用量】研末内服，入丸、散，每次1~2克；切片生用或者研末使用。

【使用注意】鹿茸性温，大补，所以阴虚阳亢、胃火旺者禁用。

杜仲

【简介】杜仲为杜仲科植物杜仲的干燥树皮。杜仲质地坚脆，容易折断，银白色，断层有橡胶丝。

【性味归经】甘，温。归肝、肾经。

【功效】补肝肾、强筋骨、安胎。

【应用】

1.用于肝肾不足

肝肾不足，容易引起腰膝酸痛、阳痿早泄、全身无力。杜仲可补肝肾，强筋骨，配以熟地黄、菟丝子，效果会更好。

2.用于胎动不安

杜仲配以与桑寄生、续断，可安胎保胎。

【用法用量】煎服，每次3～9克。

【使用注意】阴虚内火旺者禁用。

肉苁蓉

【简介】肉苁蓉为列当科植物肉苁蓉的带鳞叶的干燥肉质茎。生用或者经过酒泡制用。

【性味归经】甘，咸，温。归肾、大肠经。

【功效】补肾阳、益精血、润肠通便。

【应用】

1.用于肾阳不足、精血亏损

肉苁蓉补肾阳、益精血，配以巴戟天、菟丝子，治肾阳不足、精血亏损引起的阳痿早泄、宫冷不孕、腰膝酸软等。

2.用于便秘

肉从蓉与当归、火麻仁一起使用，可润肠通便，治便秘。

【用法用量】煎服，每次5～9克。

【使用注意】阴虚内火旺、大便泄泻者忌用。

益智仁

【简介】益智仁为姜科植物益智的干燥成熟果实。生用或者用盐水炒用。

【性味归经】辛，温。归肾、脾经。

【功效】益补脾肾，固精缩尿。

【应用】

1.用于脾胃虚寒

益智仁单独使用或者配以理中丸、六君子汤同用，治脾胃虚弱、腹痛难忍、垂涎不止。

2.用于遗精、遗尿

益智仁可固精缩尿，按比例配以乌药、山药，治遗精、遗尿、尿频、下焦虚寒。

【用法用量】煎服，每次6～9克。

【使用注意】阴虚体热者慎用。

菟丝子

【简介】菟丝子为旋花科植物菟丝子的成熟种子。适合在秋季采收。

【性味归经】甘，辛，平。归肝、肾经。

【功效】补肾益精，养肝明目，止泻安胎。

【应用】

1.用于肾虚证

菟丝子可补肾益精，配以熟地黄、杜仲、淫羊藿等，治肾虚引起的腰痛、阳痿早泄、尿频、遗尿、带下等症。

2.用于肝阳不足

菟丝子性平，养肝明目，与枸杞子、熟地黄等一起使用，治肝阳不足、视力昏花、记忆力减退等。

3.用于胎动不安

菟丝子与续断、桑寄生、阿胶一起用，可治胎动不安、滑胎等症。

【用法用量】煎服，每次6～12克。

【使用注意】阴虚火旺、肠燥便秘、小便不畅者慎用。

蛤蚧

【简介】蛤蚧为脊椎动物壁虎科动物蛤

蚧除去内脏的干燥体。头部有毒，使用时需要去掉头、足和鳞片。

【性味归经】咸，平。归肺、肾经。

【功效】补肾益精、润肺定喘。

【应用】

1.用于肾虚证

蛤蚧补肾益精，适用于肾虚引起的阳痿早泄、益精。

2.用于咳嗽

蛤蚧有润肺定喘的功效，补肺气，益精养血，治咳嗽、气喘等。

【用法用量】制成药丸或者泡酒服用，每次3~6克。

【使用注意】外感风寒导致咳嗽者禁用。

冬虫夏草

【简介】冬虫夏草为麦角菌科植物冬虫夏草菌的子座以及寄生在植物上的蝙蝠蛾科昆虫绿蝙蝠蛾幼虫的尸体的复合体。

【性味归经】甘，温，平。归肾、肺、肝经。

【功效】补肾益肺，活血化瘀。

【应用】

1.用于肾虚证

冬虫夏草是一种珍贵的大补药材，补肾益肺，适用于阳痿早泄、遗精、腰膝酸痛、咳嗽咳血。

2.用于痰多咳血

冬虫夏草可活血化瘀，对痰多咳血、瘀肿有极好的效果。

【用法用量】入丸、散内服，每次5~15克。

【使用注意】

1.忌生食

2.发霉后禁止食用。

3.适量食用。

4.急性高热、妇女月经期、婴儿禁用。

5.高血压中风、热性体质者以及肿瘤病患者在放疗期间忌用。

6.脑出血、体内出血、有邪胜或实火者以及风湿性关节炎患者禁用。

淫羊藿

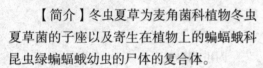

【简介】淫羊藿为小蘖科植物淫羊藿及同属其他植物的茎叶。淫羊藿切丝生用或者使用羊脂烧制使用。

【性味归经】辛，甘，温。归肾、肝经。

【功效】补肾壮阳，祛风除湿。

【应用】

1.用于肾阳不足

淫羊藿对肾阳有大补的作用，与枸杞子、肉苁蓉同用，治肾阳不足、精血亏损引起的阳痿早泄、遗精、不孕不育等症。

2.用于风湿痹痛

淫羊藿与桑寄生、独活一起使用，治风湿痹痛、腰膝酸痛等。

【用法用量】煎服，每次3~9克。

【使用注意】阴虚者忌用。

补骨脂

【简介】补骨脂为豆科植物补骨脂的成熟种子。适合生用或者用盐水炒过之后用。

【性味归经】辛，苦，温。归肾、脾经。

【功效】补肾健脾、助阳益精，纳气平喘。

【应用】

1.用于肾阳不足

补骨脂与淫羊藿、菟丝子同用，可治肾阳不足、早泄、遗精等肾虚引起的相关症状。

2.用于气喘

补骨脂可纳气平喘，配人参、沉香使用，治肾气不足、气喘等。

【用法用量】煎服，每次6~9克。

【使用注意】

1.补骨脂味辛性温，阴虚火旺体质者禁用。

2.补骨脂属于温性的药物，大便干燥、小便短涩、容易上火者禁用。

续折。

巴戟天

【简介】巴戟天为茜草科植物巴戟天的干燥根须。

【性味归经】辛，甘，微温。归肾、肝经。

【功效】补肾助阳，祛风除湿。

【应用】

1.用于肾阳不足、宫冷不孕

巴戟天有补肾助阳的功效，治肾虚、肾阳不足、宫冷不孕等病症。巴戟天与淫羊藿、仙茅、枸杞子配合使用，治肾虚引起的阳痿不孕等；配以肉桂、吴茱萸、高良姜，可治宫冷不孕、月经不调等病症。

2.用于风湿痹痛

巴戟天与肉苁蓉、杜仲、菟丝子等配用，治腰膝酸软、风湿疼痛等。

【用法用量】煎服，每次3~9克。

【使用注意】阴虚、内火、小便不利、口干舌燥者禁用。

续断

【简介】断续为川续断科植物川续断的干燥根。

【性味归经】苦，辛，微温。归肝、肾经。

【功效】补肾益肝，止血安胎，疗伤续折。

【应用】

1.用于肾虚证

断续补肾益肝，对肾虚症状有极好的治疗效果。断续配以鹿茸、肉苁蓉、菟丝子等药材，治肾阳不足、阳痿早泄、遗精遗尿等症。对于肝肾不足引起的腰膝酸痛，断续与草薢、杜仲、牛膝等配合使用，功效将会增倍。

2.用于血漏、胎动不安

断续配以侧柏炭、当归、艾叶等止血的药材，可治流血不止、血崩不止等；断续与桑寄生、阿胶等一起使用，可治滑胎征兆、防流产等。

3.用于跌打损伤、骨折

断续有治血化瘀、疗伤续折的功效，与桃仁、红花、穿山甲、苏木等同用，可续接筋骨、疗伤止痛等。

【用法用量】煎服，每次9~15克。

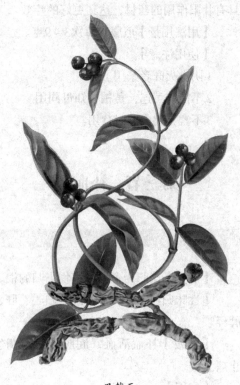

巴戟天

中医
自学百日通

中篇·中药与方剂

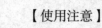
【使用注意】

1.恶雷丸。

2.地黄为之使。

3.怒气郁、初痢禁用。

韭菜子

【简介】韭菜子为百合科植物韭菜的干燥成熟种子。

【性味归经】辛，甘，温。归肾、肝经。

【功效】温补肝肾，壮阳固精。

【应用】

1.用于肾阳不足

韭菜子可补肾助阳，与麦冬、车前子、菟丝子等同用，治肾阳虚衰引起的阳痿不举、遗精、遗尿等。

2.用于肝肾不足

肝肾不足容易引起筋骨酸软、举步维艰等症，韭菜子配以仙茅、巴戟天、枸杞子等具有壮阳作用的药材，达到更好的疗效。

【用法用量】煎服，每次3～9克。

【使用注意】

1.阴虚火旺者禁用。

2.不能与黄连，黄柏，知母同用。

3.不宜与鸭肉同时食用。

第三节　补血药

当归

【简介】当归为伞形科植物当归的根。

【性味归经】甘，辛，温。归心、肝、脾经。

【功效】补血活血，润肠通便，调经止痛。

【应用】

1.用于血虚症

当归是补血的常用中药材，常与熟地黄、白芍等搭配使用，治血虚引起的面色枯黄、心悸、眩晕等。

2.用于肠燥便秘

当归配以生何首乌、火麻仁等药材，治肠燥便秘。

3.用于痛经、闭经等妇科症

当归是治疗妇科疾病的常用中药材。血虚血瘀会引起痛经、闭经等妇科疾病，当归配以桂枝、吴茱萸，治血虚寒滞症；与川芎、延胡索一起用，治体内气不通导致的血瘀症。

【用法用量】煎服，每次6～12克。

【使用注意】

1.当归用来活血化瘀，用酒炒过后使用，效果更好。

2.大便溏稀的患者禁用。

白芍

【简介】白芍为毛茛科植物芍药的根，适合在夏、秋季采挖。

【性味归经】苦，酸，微寒。归肝、脾经。

【功效】养血调经，止痛止汗。

【应用】

1.用于血虚、月经不调

白芍有养血调经的功效，配以熟地黄、当归，治月经不调、崩漏、痛经等症。

2.用于腹痛等痛症

白芍配以柴胡、甘草等，治腹痛、四肢挛痛、胁痛等。

3.用于阴虚盗汗

白芍与生地黄、牡蛎一起用，治阴血不足、盗汗、自汗等。

【用法用量】煎服，每次5～15克；也可生用或者用酒炒过后使用。

【使用注意】脾胃虚寒、腹痛中寒者禁用。

阿胶

【简介】阿胶为将马科动物驴的皮去毛后，经过一系列程序熬制成的胶块。

【性味归经】甘，平。归肝、肺、肾经。

【功效】补血止血，滋阴润燥。

【应用】

1.用于血虚、出血证

阿胶是治妇科的上等良药，具有极好的补血止血功效。阿胶与当归、黄芪一起用，治血虚引起的面色枯黄、失眠、闭经等症；而阿胶单用或者对症配用，治咳血、尿血、崩漏等出血证。

2.用于阴虚燥咳

阿胶与麦冬、杏仁等配用，治阴虚燥咳、心烦失眠等症。

【用法用量】放入汤剂然后烊化冲服，每次5～15克；也可将阿胶打碎成块用；或者将阿胶与蛤粉一起炒，制成成阿胶珠用。

【使用注意】阿胶比较黏稠，不利于消化，所以脾胃虚弱、消化不好者慎用。

何首乌

【简介】何首乌为蓼科植物何首乌的块根。生何首乌与黑豆汁一起蒸拌，然后晒干成黑色，为制首乌。

【性味归经】生何首乌甘，苦，平。归心、肝、大肠经。制何首乌甘，涩，性微温。归肝、肾经。

【功效】生何首乌：解毒、润肠。制何首乌：补肝肾、益精血。

【应用】

1.用于痈疽疮疡、便秘

生何首乌与金银花、连翘一起用，治痈疽疮疡、风疹瘙痒；配火麻仁、当归一起用，治肠燥便秘。

2.用于精血两亏

制何首乌可补肝肾，益精血，与熟地黄、枸杞子一起用，治头晕眼花、头发早白；制何首乌配以当归、酸枣仁等，治面色枯黄、失眠健忘等。

【用法用量】煎服，每次6～12克。

【使用注意】

1.大便溏泄、体内有湿痰者禁用。

2.不可与萝卜、葱、蒜一起使用。

熟地黄

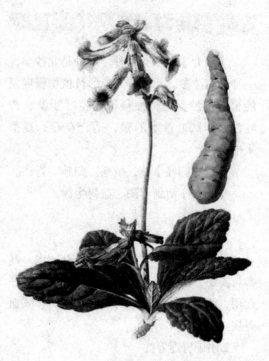

地黄

【简介】熟地黄为玄参科植物地黄的块根经过反复蒸晒而形成的一种中药材。

【性味归经】甘，微温。归心、肝、肾经。

【功效】补血滋阴，益精填髓。

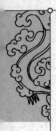

【应用】

1.用于血虚证

熟地黄有补血滋阴的功效，与当归、白芍一起用，治眩晕、血虚萎黄、心悸失眠、月经不调等症；配以山茱萸、山药等，可补阴血，治阴虚引起的盗汗、遗精等。

2.用于精血亏损

熟地黄与制何首乌、枸杞子等中药材同用，治精血亏损、腰膝酸软、眼花耳鸣等。

【用法用量】煎服，每次9～15克。

【使用注意】脾虚、厌食者忌用。

第四节　补阴药

沙参

【简介】沙参有两种，一种是北沙参，一种是南沙参。北沙参为伞形科植物珊瑚菜的根。南沙参为桔梗科植物轮叶沙参、杏叶沙参、阔叶沙参的根，适合在春、夏季采挖。

【性味归经】甘，微寒。归肺、胃经。

【功效】清肺养阴，益胃生津。

【应用】

1.用于肺热阴虚

沙参味甘性寒，可去肺热，补阴虚。沙参与麦冬、南沙参、杏仁、桑叶、玄参等一起用，治肺热阴虚引起的干咳、少痰、咳血等症。

2.用于胃虚等症

沙参可补胃阴、生津止渴，配以石斛、玉竹、乌梅等，可治胃阴虚弱引起的食欲不振、大便干结等症。

【用法用量】煎服，每次6～10克。

【使用注意】藜芦性寒有毒，不可与沙参一起使用。

黄精

【简介】黄精为百合科植物黄精、滇黄精或多花黄精的干燥根茎。

【性味归经】甘，平。归脾、肺、肾经。

【功效】健脾，补肾，润肺。

【应用】

1.用于脾虚症

黄精既可补脾气，养脾阴。黄精用于脾气、脾阴两虚引起的面色枯黄、大便干结、口干厌食等症，适合单用或者与健脾中药一起用。

2.用于肾虚症

黄精适用于肾精亏损带来的腰膝酸软、头发早白等症，常与枸杞、何首乌等补肾中药一起用。

3.用于肺虚症

黄精配以沙参、川贝母等药材，治肺阴虚弱、肺干燥带来的咳嗽、干咳等症。

【用法用量】煎服，每次6～10克。

【使用注意】

1.体内有湿痰、气滞不畅者禁用。

2.不可与叶、花等植物一起使用。

石斛

【简介】石斛为兰科植物金钗石斛及同属多种植物（例如，环草石斛、马鞭石斛、黄草石斛、铁皮石斛）的茎。

【性味归经】甘，微寒。归胃、肾经。

【功效】生津养胃，清热滋阴。

【应用】

1.用于胃热阴虚，热病津伤

石斛性微寒，与生地黄、麦冬一起用，治胃热阴虚、牙龈肿痛、口舌生疮等；石斛配以天花粉、沙参，治热病津伤等症。

2.用于阴虚证

中篇·中药与方剂

石斛与生地黄、黄柏一起用，治虚热不退、阴虚等症。

【用法用量】煎服，每次6～12克；也可生用。

【使用注意】脾胃虚寒者忌用。

枸杞子

【简介】枸杞子为茄科植物宁夏枸杞的成熟果实。枸杞子每次生用。

【性味归经】甘，平。归肝、肾经。

【功效】滋补肝肾，益精明目。

【应用】

1.用于肝肾不足

枸杞子可滋补肝肾，与熟地黄、菟丝子一起用，适用于肝肾不足引起的血虚、精亏、面色萎黄、腰膝酸软等症。

2.用于阴虚、眼花眩晕

枸杞子配以熟地黄、山茱萸，治阴虚、头晕目眩、视物昏花等。

【用法用量】煎服或者泡水饮用，每次6～12克。

【使用注意】脾胃虚弱、阴虚滑精者忌用。

墨旱莲

【简介】墨旱莲为菊科一年生草本植物鳢肠的地上部分，收割最好时间是在夏、秋季果实接近成熟时，而且墨旱莲收割前要经过露水露过，然后晒干。

【性味归经】甘，酸，寒。归肝、肾经。

【功效】滋补肝肾，凉血止血。

【应用】

1.用于肝肾阴虚证

肝肾阴虚容易引起腰膝酸软、头发早白、头晕眼花、阴虚血热等症，墨旱莲对这些症状，具有很好的治疗效果。

2.用于血热、咳血

墨旱莲性寒。归肝肾经，可止血、清血，适用于血热、咳血、尿血、出血不止等症。

【用法用量】煎服，每次6～12克；可生用。

【使用注意】脾肾虚寒者禁用。

女贞子

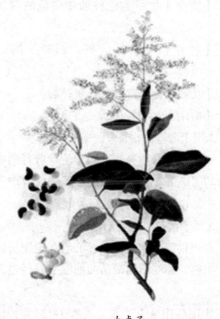

女贞子

【简介】女贞子为木犀科植物女贞的成熟果实。女贞子呈油性，形状与肾相似，颜色为紫黑色。

【性味归经】甘，苦，凉。归肝、肾经。

【功效】养肝补肾，明目，乌发。

【应用】

1.用于阴虚内热

女贞子性凉，既可补肝益肾，又可滋阴清热。女贞子适用于腰膝酸软、阴虚内热、惊悸失眠等。

2.用于视物昏花、头发早白

女贞子有明目乌发的功效，对视物昏花、头发早白、耳鸣等症，有很好的治疗效果。

【用法用量】煎服，每次6～12克；也可生用或者用酒泡制使用。

【使用注意】脾肾虚寒、腹泻、体质阳虚者慎用。

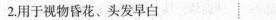

龟甲

【简介】龟甲为龟科动物乌龟的腹部甲壳。

【性味归经】甘，寒。归肾、肝、心经。

【功效】补肝益肾，养血补心。

【应用】

1.用于肝肾阴虚证

龟甲可补肝益肾，适用于治疗肝肾阴虚导致的阴虚阳亢、内热等症以及阴血亏虚引起的头晕、惊悸失眠、健忘等症。

2.用于血热、冲任不固

龟甲性寒，清血热，养心经。龟甲可治阴虚血热、冲任不固带来的崩漏、月经过多等症。

【用法用量】煎服，每次9～24克；也可熬成膏药状或者制成药丸使用。

【使用注意】龟甲用砂子翻炒后，在温度高的情况下，放入醋中，冷却后使用。

鳖甲

【简介】鳖甲为鳖科动物鳖的背部甲壳。

【性味归经】咸，寒。归肝、肾经。

【功效】滋阴潜阳，散结软坚。

【应用】

1.用于阴虚内热

鳖甲可滋阴潜阳，可补肾阴，适用于治疗阴虚内热、热病伤阴，抽搐、骨蒸盗汗等症。

2.用于妇女闭经

鳖甲治癥瘕积聚，闭经、小儿惊痫等。

【用法用量】要先进行熬制，然后使用，每次10～30克。

【使用注意】

1.用砂子翻炒后，在温度高的情况下，放入醋中，冷却后使用。

2.脾胃阳衰以及孕妇禁用。

麦冬

【简介】麦冬为百合科植物麦冬的块根。

【性味归经】甘，微苦，微寒。归心、肺、胃经。

【功效】润肺养阴，益胃生津，定心除烦。

【应用】

1.用于阴虚肺燥、干咳

麦冬配以沙参、枇杷叶，可治阴虚肺燥、干咳少痰等。

2.用于胃虚伤津

热病导致胃虚伤津，口干舌燥，麦冬与石斛、玉竹一起用，可治以上病症。

3.用于心烦失眠

麦冬可定心除烦，与生地黄、酸枣仁一起，治心阴不足引起的心烦失眠、躁动不安等症。

【用法用量】煎服，每次6～12克；也可生用。

【使用注意】

1.体质偏寒者忌用。

2.脾胃虚寒、因感风寒而感冒咳嗽、痰多体内湿浊者禁用。

百合

【简介】百合是一种常用的保健中药，为百合科植物百合和细叶百合的地下鳞茎。

【性味归经】甘，微寒。归心、肺经。

【功效】润肺止咳，定心安神。

【应用】

1.用于肺燥咳嗽

百合是一种常用的药材，最常用的功效是润肺止咳，与沙参、麦冬、川贝母一起用，可润肺、止咳、化痰等。

2.用于心悸、失眠多梦

百合有定心安神的功效，配以麦冬、酸枣仁等，可治疗失眠多梦、心悸等症。

【用法用量】煎服，每次6～12克。

【使用注意】

1.百合用来定心安神时，适合生用；而用来润肺时，则需要蜜炙用。

2.因感染风寒而咳嗽者禁用。

玉竹

【简介】玉竹为百合科植物玉竹的根茎。适合在秋季采挖。

【性味归经】甘，微寒。归肺、胃经。

【功效】养阴润肺，益胃生津。

【应用】

1.用于阴虚肺燥

玉竹味甘，可润肺，补阴，配以沙参、麦冬，治阴虚肺燥，干咳少痰，咳嗽等症。

2.用于烦热口渴

热病容易伤津，给人带来烦热口渴的感觉。所以，玉竹与生地黄、麦冬等一起用，可治上述病症。

【用法用量】煎服，每次6～12克。

【使用注意】体质虚寒、胃有湿痰者忌用。

桑葚

【简介】桑葚为桑科植物桑的干燥成熟果穗。桑葚为紫色，多汁。

【性味归经】甘，酸，寒。归肝、肾经。

【功效】滋阴补血，生津去燥。

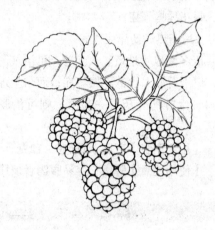

桑葚

【应用】

1.用于阴虚证

桑葚可以补阴，又可去内热。桑葚与熟地黄、何首乌等一起用，治肝肾阴虚带来的头发早白、头晕眼花、耳鸣、精血亏损等症。

2.用于伤津口渴、肠燥便秘

桑葚可生津去燥，治伤津口渴、肠燥便秘等症。

【用法用量】煎服，每次9～15克。

【使用注意】脾胃虚寒、容易腹泻者忌用。

天冬

【简介】天冬为百合科植物天冬的干燥块根。

【性味归经】甘，苦，寒。归肺、肾、胃经。

【功效】养阴、润燥、清肺、生津

【应用】

1.用于肺肾阴虚症状

天冬养阴、清肺、润燥，配以麦冬、沙参、川贝母等中药材，治肺燥阴虚带来的干咳少痰、咳血、咽痛等症；与熟地、枸杞子、牛膝等一起用，治肾阴亏损、腰膝酸痛、眼花耳鸣等症。

2.用于热病伤津症

天冬配以生地黄、人参等，可治气阴俱伤、口干舌燥、食欲不振等症；而与生地、当归、生首乌等药材一起用，则可治肠燥便秘。

【用法用量】煎服，每次6～12克。

【使用注意】脾虚、容易腹泻者慎用。

黑芝麻

【简介】黑芝麻为脂麻科植物脂麻的干燥成熟种子。

【性味归经】甘，平。归肝、肾、大肠经。

【功效】补肝肾、养血益精、润肠通便。

【应用】

1.用于肝肾亏虚引起的病症

黑芝麻不仅是一种常用中药材，也是一种日常食材。它可以补肝肾、养血益精。黑芝麻常用于肝肾精血亏虚引起的头晕眼花、头发须白、四肢无力等症。黑芝麻配以巴戟天、熟地黄等中药材，可起到延年益寿的效用。

2.用于肠燥便秘

黑芝麻单用或者与肉苁蓉、苏子、火麻仁等一起用，可润肠燥、通便。

【用法用量】可生用，炒用或者熬制用，每次9～15克。

【使用注意】患有慢性肠炎者禁用。

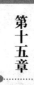

第十五章 ▶

收涩药

收涩药为那些凭借收敛固涩的效用，来治疗各种滑脱病证的药物统称。根据性能的不同，收涩药可分为三种，分别是固表止汗药、敛肺涩肠药和固精缩尿止带药。

第一节 固表止汗药

麻黄根

【简介】麻黄根为麻黄科植物草麻黄或中麻黄的干燥根及根茎。

【性味归经】甘，微涩，平。归肺经。

【功效】固表止汗。

【应用】

用于盗汗、自汗

麻黄根味涩性平，进入肺经，到达肌表，可固表止汗。麻黄根与黄芪、牡蛎一起用，主治气虚带来的自汗症；麻黄根配以熟地黄、当归等，主治阴虚引起的盗汗症。

【用法用量】煎服，每次3~9克；外用时研成末外敷，适量即可。

【使用注意】体带外表邪气者禁用。

第二节 敛肺涩肠药

五味子

【简介】五味子为木兰科植物五味子或华中五味子的干燥成熟果实。

【性味归经】酸，甘，温。归肺、肾、心经。

【功效】收敛固涩，补肾益气，生津止汗，宁心安神。

【应用】

1.用于久咳虚喘

五味子可敛肺气，配以山茱萸、山药，治久咳虚喘。

2.用于肾虚遗精、尿频

五味子是针对肾虚引起的滑精、遗精等症的常用中药之一。五味子与金樱子、山茱萸一起用，可治遗精、滑精、尿频等。

3.用于盗汗、自汗

五味子味酸性温，可生津止汗。五味子与麻黄根、牡蛎等调配使用，可治盗汗、自汗。

4.用于津伤口渴

五味子与人参、麦冬一起用，治因气热阴伤引起的汗多口渴等症。

5.用于心悸失眠

五味子有宁心安神的功效，与酸枣仁、生地黄同用，可治阴虚亏损、惊悸不安、心神不宁等症。

【用法用量】煎服，每次3~5克。

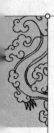

【使用注意】
1.外表有邪气、体热者忌用。
2.刚刚患上咳嗽、痧疹的患者禁用。

乌梅

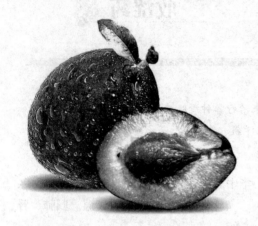

【简介】乌梅为蔷薇科植物梅的近成熟果实。

【性味归经】酸，涩，平。归肝、脾、肺、大肠经。

【功效】敛肺，止咳，涩肠，止泻，生津，安蛔。

【应用】

1.用于肺虚久咳

乌梅味酸，归肺经，敛肺气，止咳嗽。乌梅配以五味子、罂粟壳，对治疗肺虚、久咳不止有极好的治疗效果。

2.用于久泻，久痢

乌梅味涩，归大肠经，可涩肠、止泻，并配以罂粟壳、诃子等，专治久泻，久痢。

3.用于热病伤津口渴

乌梅可生津液，止口渴，单用或者与天花粉、麦冬、人参等一起用，治热病、伤津口渴。

4.用于蛔虫腹痛、呕吐

乌梅味酸，为安蛔虫的重要药材。乌梅配以细辛、川椒、黄连、附子等，可驱蛔虫，或者治蛔虫带来的腹痛、呕吐等症。

【用法用量】煎服，每次6~12克。

【使用注意】乌梅味酸，多吃有损牙齿。

罂粟壳

【简介】罂粟壳为罂粟科植物罂粟成熟蒴果的干燥外壳。

【性味归经】酸，涩，平，有毒。归肺、大肠、肾经。

【功效】涩肠止泻，敛肺止咳，止痛。

【应用】

1.用于久泻，久痢

罂粟壳味涩性平，可涩肠止泻，治久泻，久痢等症。

2.用于肺虚、咳嗽不止

罂粟壳归肺经，敛气止咳，可单独与蜂蜜调制服用或者与乌梅配合使用，治肺虚、久咳不止。

3.用于各类疼痛症

罂粟壳具有极好的止痛效果，适用于腹痛、胃痛、筋骨痛等各类疼痛症。

【用法用量】煎服，每次3~6克。

【使用注意】

1.罂粟壳用来止咳，可蜜炙用。

2.罂粟壳有毒，长期或者过量服用，会成瘾。

3.罂粟壳可止泻止咳，但是，刚开始咳嗽、腹泻者慎用。

肉豆蔻

【简介】肉豆蔻为肉豆蔻科植物肉豆蔻的干燥成熟种仁。

【性味归经】辛，温。归脾、胃、大肠经。

【功效】涩肠止泻，行气止痛。

【应用】

1.用于虚寒性泻痢

肉豆蔻性温，归脾、胃、大肠经，能暖脾胃，涩大肠，为治疗虚寒性泻痢的常用中药材。肉豆蔻配以肉桂、干姜、党参、白术、诃子等，治脾胃虚寒引起的久泻久痢等症；如果治因脾肾阳虚引起的泻痢等症，可与补骨脂、五味子、吴茱萸一起用。

2.用于胃寒胀痛

肉豆蔻可行气止痛，与木香、干姜、半夏等配合使用，治胃寒气滞、胀痛、呕吐等症。

【用法用量】煎服，每次3~9克。

【使用注意】休内火气旺、牙齿疼痛、体湿气滞等症禁用。

诃子

【简介】诃子为使君子科植物诃子的成熟果实。

【性味归经】苦，酸，涩，平。归肺、大肠经。

【功效】涩肠止泻，敛肺止咳，利咽开音。

【应用】

1.用于久泻、久痢

诃子味涩，归大肠经，可涩肠止泻，治久泻久痢。诃子与干姜、罂粟壳、陈皮一起，用来治疗虚寒性久泻久痢。

2.用于久咳、失音

诃子可敛肺止咳、利咽开音，是治疗失音的重要中药材。诃子与人参、五味子等一起用，可治肺虚导致的久咳、失音等症。

【用法用量】煎服，每次3~9克。

【使用注意】

1.诃子用来涩肠止泻时，需用水熬制煨用；如果用来清热敛肺，开音，则要生用。

2.体内湿热有邪气者禁用。

石榴皮

【简介】石榴皮为石榴科植物石榴的果皮，晒干后方可使用。

【性味归经】酸，涩，温。归大肠经。

【功效】涩肠止泻，杀虫，止血。

【应用】

1.用于泻痢症

石榴皮味涩，归大肠经，可涩肠止泻，单用或者配以肉豆蔻、诃子同用，治久泻、久痢。

2.用于虫积腹痛

石榴皮有杀虫的功效，与槟榔、使君子一起用，治蛔虫、蛲虫、绦虫等引起的腹痛。

3.用于崩漏、大小便出血

石榴皮与当归、阿胶、艾叶炭等一起用，治崩漏以及妊娠出血不止等；如果治疗大小便出血症状，石榴皮可单独煎服或者配以地榆、槐花等煎服。

【用法用量】煎服，每次3~9克。

【使用注意】

1.大便秘结、感冒及急性炎症患者慎用。

2.糖尿病患者禁用。

3.泻痢初起、胃炎患者忌用。

第三节　固精缩尿止带药

山茱萸

【简介】山茱萸为山茱萸科植物山茱萸的干燥成熟果肉。

【性味归经】酸，涩，微温。归肝、肾经。

【功效】补肝益肾，收敛固涩。

【应用】

1.用于肝肾亏虚症

山茱萸归肝肾经，可补肝益肾，与熟地黄、菟丝子等一起用，可治肝肾阴虚引起的腰膝酸软、头晕目眩、遗精滑精、阳痿等症。

2.用于大汗不止、体虚

山茱萸有收敛固涩的功效，可收敛止汗，固精，配以人参、牡蛎，适用于体虚、大汗不止；山茱萸与熟地黄、山药一起用，治肾虚带来的遗精、遗尿等症；针对女性月经量过多、崩漏等症，可用山茱萸与白术、黄芪、龙骨搭配服用。

【用法用量】煎服，每次5~10克。如果用山茱萸来进行急救固脱，每次20~30克。

【使用注意】阳痿、体内湿热、小便淋漓等症禁用。

莲子

【简介】莲子为睡莲科植物莲的成熟种子，剥开取里面的仁入药生用。

【性味归经】甘，涩，平。归脾、心、肾经。

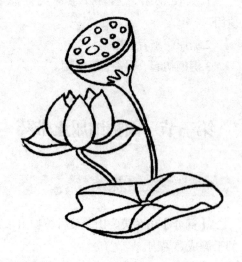

莲子

【功效】固精止带，补脾止泻，养心益肾。

【应用】

1.用于带下

莲子味涩，适用于脾虚、肾虚引起的带下病症。莲子与茯苓、白术等一起用，治脾虚引起的带下症；莲子配以山茱萸、山药、芡实等，主治肾虚带下、带下增多、腰膝酸软等症。

2.用于遗精、滑精

莲子可益肾固精，与芡实、龙骨等同用，专治肾虚导致的遗精、滑精等症。

3.用于脾虚久泻

莲子可补脾气，涩肠止泻，与党参、茯苓、白术等一起用，治脾虚久泻、食欲不振等症。

3.用于心神不宁、失眠多梦

莲子归心经，养心血，补益气，宁心神，配以酸枣仁、茯神、远志等，治烦躁、心神不宁、失眠多梦、心悸等症。

【用法用量】煎服，每次6~15克。

【使用注意】

1.凡外感前后，气郁痞胀，疳、疸、疟、痔，食不运化，溺赤便秘及产妇忌用。

2.大便燥结、中满痞胀者忌服。

芡实

【简介】芡实为睡莲科植物芡的成熟种仁。

【性味归经】甘，涩，平。归脾、肾经。

【功效】益肾固精，健脾止泻，除湿止带。

【应用】

1.用于遗精、滑精

芡实能益肾固精，配以莲子、牡蛎或者

金樱子等，可治肾虚、遗精、滑精等。

2.用于脾虚久泻

芡实不仅能健脾除湿，还可止泻，与白术、茯苓、扁豆等一起用，治脾虚、腹泻等症。

3.用于带下清稀

芡实与党参、白术、山药等一起用，主治脾肾两虚导致的带下、白带增多等症；芡实配黄柏、车前子一起用，适用于湿热带下症。

【用法用量】煎服，每次10~15克；适合生用或者炒用。

【使用注意】刚分娩的准妈妈、体内气郁结、便秘患者禁用。

覆盆子

【简介】覆盆子为蔷薇科植物覆盆子的尚未成熟的果实。

【性味归经】甘，酸，微温。归肾、肝经。

【功效】补肝益肾、固精、缩尿。

【应用】

1.用于肝肾不足

覆盆子与菟丝子、枸杞子一起用，治肝肾不足，头晕眼花等症。

2.用于肾虚证

覆盆子可固精缩尿，配以菟丝子、枸杞子，治肾虚引起的遗精、滑精等；如果与桑螵蛸、益智仁一起用，则适用于遗尿、尿频等症。

【用法用量】煎服，每次6~12克。

【使用注意】阴虚肾热、小便量少且不通畅者禁用。

桑螵蛸

【简介】桑螵蛸为螳螂科昆虫大刀螂、小刀螂或巨斧螳螂的卵鞘。

【性味归经】甘，咸，平。归肝、肾经。

【功效】固精缩尿，补肾助阳。

【应用】

1.用于遗精、滑精

桑螵蛸与菟丝子、山茱萸一起用，治肾虚、遗精、滑精等；桑螵蛸配以益智仁、龙骨等，治肾虚遗尿、尿频等症。

2.用于肾阳不足、阳痿

桑螵蛸与鹿茸、肉苁蓉等配合使用，专攻肾阳不足、肾虚、阳痿等病症。

【用法用量】煎服，每次5~9克。

【使用注意】阴虚内热、膀胱有热者禁用。

海螵蛸

【简介】海螵蛸为乌鲗科动物无针乌贼或金乌贼的内壳。

【性味归经】咸，涩，微温，归肝、肾经。

【功效】固精止带、收敛止血、除湿敛疮。

【应用】

1.用于遗精、带下

海螵蛸味涩，固精止带，适用于遗精、带下等病症。

2.用于出血症

海螵蛸可收敛止血，对于崩漏、出血、吐血以及外伤出血等，具有很好的效果。

3.用于湿疮、湿疹

海螵蛸可除湿敛疮，用于湿疮、湿疹、溃疡不愈等。

【用法用量】将内壳收集起来，洗干净，干燥后便可生用，每次6~12克。

【使用注意】

1.久服容易导致便秘，要配润肠药同时服用。

2.阴虚多热者尽量少用。

第十六章 消食药、开窍药和驱虫药

凡是用来将消化食积作为主要作用，主治饮食积滞的药物，称为消食药。消食药多味甘性平，主要归脾胃二经。

凡具有辛香发散窜入的属性，把开窍醒神作为主要作用，治疗闭证神昏的药物，称为开窍药，又名芳香开窍药。开窍药味辛、气味芳香，善于走窜到经络，都入心经。

凡是用来驱除或杀灭人体内寄生虫，治疗虫证为主要目的的药物，称为驱虫药。驱虫药主要治疗蛔虫、蛲虫、绦虫、钩虫、姜片虫等多种肠道寄生虫病，药入脾、胃、大肠经，利用部分药物的毒性，将体内的寄生虫，特别是寄存在肠道内的寄生虫杀掉或者麻痹，然后排出体外。

第一节 消食药

山楂

【简介】山楂为蔷薇科植物山里红或山楂的成熟果实。

【性味归经】酸，甘，微温。归脾、胃、肝经。

【功效】消食化积、活血化瘀。

【应用】

1.用于积食、消化不良

山楂味酸，归胃经，可消化体内积滞的饮食，特别是对积滞的油腻类饮食，有很好的化积作用。山楂配以莱菔子、神曲等，用于积食、消化不良、脘腹胀满、胃酸嗳气等症。

2.用于瘀阻疼痛、痛经

山楂配以川芎、桃仁、红花等，可活血、化瘀、止痛等。山楂与当归、香附、红花一起用，对瘀阻疼痛、痛经、恶露不尽，有很好的治疗效用。

【用法用量】适合生用或者熬制用，每次9～12克。

【使用注意】脾胃虚弱、没有积食、胃酸分泌过多者禁用。

神曲

【简介】神曲为面粉与其他药物混合，然后经过发酵而成的一种加工品。

【性味归经】甘，辛，温。归脾、胃经。

【功效】消食，暖胃。

【应用】

用于饮食积滞

神曲可消食，健脾开胃，配以山楂、麦芽、木香等使用，可治脘腹胀痛、消化不良等。

【用法用量】煎服，每次6~12克。

【使用注意】

1.脾阴虚、胃火旺盛者禁用。

2.神曲入药，可产生滑胎、流产的后果，孕妇禁用。

✳ 麦芽 ✳

【简介】麦芽为禾本科植物大麦的成熟果实，经过发芽，然后干燥而成。

【性味归经】甘，平。归脾、胃、肝经。

【功效】健胃消食，回乳消胀。

【应用】

1.用于饮食积滞

麦芽味甘，健胃消食，配以山楂、神曲、鸡内金，用于食物积滞、消化不良。麦芽和白术、陈皮配合使用，治脾虚厌食、饭后胀痛感等症。

2.用于断乳

麦芽可回乳，生麦芽、炒麦芽各60克，混合煎服，有助于回乳、乳房肿痛等。

【用法用量】煎服，每次9~15克。

【使用注意】

1.长期服用麦芽，容易降低肾功能。

2.孕妇、体内有痰火、哮喘者禁用。

✳ 鸡内金 ✳

【简介】鸡内金为雉科动物家鸡的干燥沙囊内壁。将鸡杀了之后，取出鸡肫，立即剥下其内壁，晒干后可用。

【性味归经】甘，平。归脾、胃、小肠、膀胱经。

【功效】健胃消食，固精止尿。

【应用】

1.用于消化不良

鸡内金味甘，入胃经，健胃消食，化积食，主要用于饮食积滞导致的消化不良，可单独服用鸡内金。如果病症较严重，鸡内金可配配山楂、麦芽一起使用，功效更强。

2.用于遗精、遗尿

鸡内金单独服用，治肾虚遗精；如果配以菟丝子、桑螵蛸等使用，用于遗尿、尿频等症。

【用法用量】煎服，每次3~9克。

【使用注意】

1.孕妇忌用。

2.脾虚无积滞者慎用。

3.冲服鸡内金时，不要同时食用富含鞣酸的咖啡、茶叶、苹果、柿子等。

✳ 槟榔 ✳

【简介】槟榔为棕榈科植物槟榔的干燥成熟种子。

【性味归经】苦，辛，性温。归胃、大肠经。

【功效】杀虫，行气，利水。

【应用】

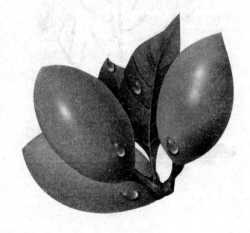

槟榔

1.用于绦虫证

槟榔可杀虫，与使君子、苦楝皮一起用，治蛔虫病、蛲虫病、姜片虫。

2.用于食积气滞、腹胀便秘

槟榔行气、消食，治疗食积气滞。槟榔用于食积气滞、腹胀便秘等症，可与木香、青皮、大黄等一起用。

3.用于水肿

槟榔可行气利水，配以商陆、泽泻、木通使用，可治水肿。脚气肿痛。

【用法用量】煎服，每次3～10克。如果用来杀绦虫、姜片虫，每次30～60克。

【使用注意】孕妇、脾虚、大便稀溏者禁用。

莱菔子

【简介】莱菔子为十字花科植物萝卜的成熟种子。

【性味归经】辛、甘，性平。归肺、脾、胃经。

【功效】消食除胀，降气化痰。

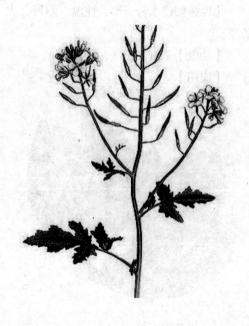

白芥子

【应用】

1.用于消化不良、胀痛

莱菔子味辛，可消食化积，行气除胀，与山楂、神曲、陈皮一起用，治食积气滞导致的脘腹胀痛、消化不良等症。

2.用于痰多咳喘

莱菔子单用或者与白芥子、苏子等一起用，治痰多、咳喘、胸闷等症。

【用法用量】煎服，每次4.5～9克。

【使用注意】气虚者禁用。

第二节 开窍药

麝香

【简介】麝香为成熟雄性，鹿科动物林麝、马麝或原麝体内香囊中的分泌物。麝香香气浓烈而长久，需封闭且避光储存。

【性味归经】辛，温。归心、脾经。

【功效】开窍醒神，活血散结，消肿止痛。

【应用】

1.用于闭证、神昏

麝香味辛，有浓烈的香味，有很强的开窍通闭的作用，是醒神的常用药材。麝香用于各种闭证、神昏、痉厥等症。

2.用于经血不通

麝香可活血散结，还有催产的效用，对经血不通、分娩不下等症，有极好的效果。

3.用于各类肿痛

麝香有消肿止痛的功效，用于各类肿痛症，例如疮疡肿毒、咽喉肿痛等症，也可用于头痛、跌打损伤等。

【用法用量】入丸、散，内服，每次0.03～0.1克。

【使用注意】麝香不仅可以活血散结，

而且还是催产药物，所以孕妇禁用，以免造成流产或者早产。

冰片

【简介】冰片为龙脑香科植物龙脑香的树干，经过蒸馏冷却而得的加工品，也称"梅片"。菊科植物艾纳香的叶经过加工而成的结晶，为"艾片"。随着科技的进步，现在研发新的合成品，为"有机冰片"。

【性味归经】辛，苦，性微寒。归心、脾经。

【功效】开窍醒神，清热解毒。

【应用】

1.用于窍闭神昏

冰片味辛，寒性药物，具有很强的开窍醒神的功效。冰片配以牛黄、麝香等药物，制成丸服，治窍闭神昏、惊厥等症。

2.用于各类肿痛症

冰片属于寒性药物，入心脾性，可清热解毒。消炎止痛。冰片配以与玄明粉、硼砂使用，用于咽喉肿痛、疮疡。冰片和炉甘石、珍珠一起用，主治眼红肿痛。

【用法用量】入丸、散，内服，每次0.15～0.3克。外用适量。

【使用注意】易造成流产、早产等后果，孕妇禁用。

石菖蒲

【简介】石菖蒲为天南星科植物石菖蒲的根茎。

【性味归经】辛，温。归心、胃经。

【功效】祛痰开窍，化湿和中。

【应用】

1.用于痰湿闭窍、神志不清

石菖蒲味辛，可开窍、祛痰。石菖蒲与郁金、竹茹、半夏等一起用，用于神志不清、痴呆、高热神昏、癫狂等症。

2.用于湿浊中阻

石菖蒲与藿香、厚朴同用，治湿浊中阻、腹部胀闷等症。

【用法用量】煎服，每次3～9克。

【使用注意】容易烦躁汗多、咳嗽、咳血、肾虚滑精者慎用。

第三节 驱虫药

使君子

【简介】使君子为使君子科植物使君子的干燥成熟果实。最佳采摘时间是每年9～10月份果皮变成紫黑颜色时。

【性味归经】甘，温。归脾、胃经。

【功效】杀虫。

【应用】

用于蛔虫病，蛲虫病

使君子的主要功效就是杀虫。使君子可驱蛔虫，主要适用于小孩子，症状轻的可以单独服用使君子，如果症状比较严重，则可配以苦楝皮、槟榔使用。使君子与百部、槟榔、大黄等中药材一起使用，主治蛲虫病。

【用法用量】煎服，每次9～12克。如果在炒制后咀嚼服用，每次6～9克。小孩每次1～1.5粒，一天总量不能超过20粒。

【使用注意】

1.使君子不可大量或者过量服用，不然会出现呕吐、腹泻、眩晕等不良反应。

2.服用使君子时，切记不能饮茶。

苦楝皮

【简介】苦楝皮为楝科植物楝或川楝的干燥树皮及根皮。

【性味归经】苦，寒，有毒。归肝、脾、胃经。

【功效】杀虫，治癣。

【应用】

1.用于肠道寄生虫病

苦楝皮单独服用或与使君子、槟榔、大黄等一起用，治蛔虫病；与百部、乌梅一起用，治蛲虫病，如果给小孩用，可将这几种药煎熬，使用汤汁灌肠，连续用2～4天。

2.用于疥癣、湿疮

苦楝皮对疥癣、湿疮有很好的治疗效果，可研成末，与猪脂调配，涂抹到患病处。

【用法用量】煎服，每次4.5～9克；鲜品，每次15～30克。

【使用注意】苦楝皮本身有毒性，不能过量或者长久服用，否则会中毒。

＊　　　槟榔　　　＊

【简介】槟榔为棕榈科植物槟榔的干燥成熟种子。

【性味归经】苦，辛，性温。归胃、大肠经。

【功效】杀虫，行气，利水。

【应用】

1.用于绦虫证

槟榔可杀虫，与使君子、苦楝皮一起用，治蛔虫病、蛲虫病、姜片虫。

2.用于食积气滞、腹胀便秘

槟榔行气、消食，治疗食积气滞。槟榔用于食积气滞、腹胀便秘等症，可与木香、青皮、大黄等一起用。

3.用于水肿

槟榔可行气利水，配以商陆、泽泻、木通使用，可治水肿。脚气肿痛。

【用法用量】煎服，每次3～10克；如果用来杀绦虫、姜片虫，每次30～60克。

【使用注意】孕妇、脾虚、大便稀溏者禁用。

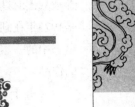

第十七章 ▶

方剂的基本知识

方剂由各类性能的中药材组成，所以方剂学是一门较复杂的学科。它的起源与发展，组成与变化等，都需要我们进行清晰、明了的认识，那样才可以全面了解、掌握方剂学。

第一节　方剂学的起源与发展

✲　萌芽时期　✲

方剂的历史源远流长。原始社会时期，我们的祖先主要依靠采集草木果实、捕猎禽兽作为饮食，来填饱肚子，但是由于当时各种条件的限制，难免会出现某些药效反应或者中毒的现象。可是，物的其反，也正是因为这样，他们本身带有的某种病痛却得到好转或者治愈。于是，祖先们在以后的食物寻觅中并始有所辨别和选择。

疾病成为他们的敌人之一，为了同它做斗争，他们经过无数次的反复体验，并积累了一定的经验教训。这些经验经过口耳相传，大家开始利用经验收集食物，慢慢就初步掌握了简单的药物知识。"神农乃始教民播种五谷，相土地宜燥湿肥饶高下。尝百草之滋味，水泉之甘苦，使民知避就。当此之时，一日而遇七十毒，神而化之，使民宜之"的记述，生动而形象地概括了药物知识萌芽的实践过程。

到了夏代，农业、手工业已有显著发展，当时夏代的陶釜、陶罐等烹调器具已较精致，商代铜制的饮食器皿更为精巧，这就为熬制和煎煮药物提供了条件。据文献记载，商代的伊尹创制了汤药。正如晋初皇甫谧《甲乙经·序》载曰："伊尹以亚圣之才撰用神农本草，以为汤液"。正是由于民间用药知识长期的积累，才促成了汤药的创制，它是商代完成的用药经验的一项重大总结。汤药的发明，大大提高了药物的疗效，它标志了方剂的诞生。方剂产生的上限年代已无法确定，但据《周礼》中关于"和药""和齐"的记载，周代已经通行将药物配合成方剂，煎成汤汁用于治病。

✲　酝酿时期　✲

春秋战国时期，医与巫有了初步的区分。春秋末期，文化学术较发达。这些因素，一定程度上推动了医学的发展，使医学具备了一定的理论与实践知识，同时，方剂也有了进一步的发展，创制了方剂理论和一定数量的方剂与剂型。《五十二病方》是现存最早的一部方剂著作，它可以证明方剂在春秋战国时期的发展状况。《五十二病方》是1973年在湖南长沙马王堆三号汉墓出土的帛书中的一本医方书籍，据考证是战国时期的作品。

《五十二病方》总数有280首，以内服及外用方剂为主，全面反映了战国时期的方剂学成就。从应用形式看，书中属对病或对症治疗，无理法指导，属方剂的低级阶段。而成书年代晚于《五十二病方》的《黄帝内经》，是一部祖国医学的理论性经典著作。《黄帝内经》中记载13首，剂型有汤、丸、膏、丹、饮、酒醴六种，并较全面而系统地总结了有关治则、治法、组方模式和因病而异灵活组方等，为方剂学的形成和发展初步奠定了理论基础。

汉代，医药文化有了进一步的发展，直接促进医药方书便逐渐增多。根据《汉书·艺文志》的记载，计有经方十一家，274卷。这里的"经方"则是指广义的方剂类书籍。这些"经方"虽均已遗失，但说明方剂在汉代已积累了丰富的资料，并按病归类，编为专书。东汉末年，张仲景的《伤寒杂病论》，创造性地融理、法、方、药于一体，被后世尊为"方书之祖"。书中共记载剂方314首，其论理明畅，辨证精确，立法严谨，组方全面，用药精当，并对煎服法及服药后反应、注意事项等，作了详细说明，继承发扬了汉代以前的中医药理论，其中凝聚着丰富的实践知识，是现存所见到的辨证论治的经典著作，对方剂学的发展产生了深远的影响。

从魏晋南北朝至明代这一历史时期，由于农业、工商业、交通运输业的发达，加之文化学术兴盛，医药事业发展迅速，相继出现了葛洪、孙思邈、王焘、成无己、金元四大家、张景岳等对方剂有着卓越贡献的名家，对医学的发展产生了巨大的影响，使方剂学的形成向前大大推进了一步。

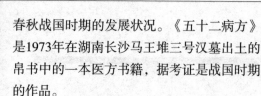

形成时期

到了清代，方剂学进入了一个新的发展时期，于是方剂脱离临床各科而自成体系，成为一门独立的学科，这样的情况下，方剂学便逐步形成，其主要依据如下。

治法与方剂丰多种多样，自成体系

《内经》中记载治法理论，奠定治法基础，再加上历代医家的不断补充与提炼，逐渐形成体系。到清代，温病学的发展补充了清热滋阴各类法治；吴尚先著的《理论骈文》丰富了中医外治法；王清任的《医林改错》倡导活血化瘀的方法，使治法多种多样。程国彭在之前治法理论的基础上，对治法进行了系统性总结，即将治法概括为八法。于是，治法体系便逐渐形成了。清代越来越多的医家创制新方，如使方剂种类臻于完善。

方剂学专著的出现

清代已出现类似方剂学的专著，其代表作主要是汪昂的《医方集解》和吴仪洛的《成方切用》两书。汪昂在继承前人成就的基础上，将所选方剂按治法和病证分为补养、发表、涌吐、攻里等二十二类，每类首列概说、叙述本法大意、适应范围、注意事项，次列方名、组成、主治、煎服法与变化用法，并逐个写出方解论述组方意义、作用机理，使学者知其然又知其所以然，是一部最具有代表性的方剂学专著。后来吴仪洛著《成方切用》，在《医方集解》的基础上，除增添了一些新的方剂外，又将《内经》中有关制方的条文编为一篇，列在卷首，命为"制方总义"，相当于总论，弥补了不足，使全书有法有方，有总论及各论，内容更加完善，这些均是将方剂作为一门独立学科进行研究的重要依据。

制方理论更加系统完善

制方理论每次包括两方面内容，一是对制方原理的阐释；二是制方原则与方法。到清代，罗美的《古今名医方论》、汪昂的《医方集解》、王子接的《降雪园古方选注》等专著，从不同角度对临床用方的证治机理、组方原理、加减宜忌等进行了较为深入的阐发，促进了方剂学制方理论的完善。在制方原则及方法方面，《内经》只是提出君臣佐使，而宋代许洪则提出了具体的制方方法，清代吴仪洛在《成方切用》中另列"制方总义"，明确提出了制方的原则及方法，并使之更加完善、系统。

方剂分类更加合理

清以前的分类多以功用（治法）、病证分类，至清代汪昂开创了新的分类方法，即以治法（功效）分类为主，以病证分类为辅的综合分类法，这种分类方法体现了治法与方剂的内在本质联系，符合中医临床辨证方法组方的每次规律，对于方剂学理论体系的形成具有重要意义。

发展时期

新中国成立以来，在党和人民政府的关怀和大力支持下，广大中医工作者对方剂进行了收集、整理和研究，取得了前所未有的成效，突出表现在以下五个方面。

人才培养

国家建立高等院校，并招收方剂专业硕士、博士研究生，培养了一支专门从事方剂教育和研究的专业队伍，为中医药人才培养和提高学术研究水平做出了贡献。

编写教材

编写出版了各种面向不同层次的《方剂学》教材与专著，使方剂学的概念与理论系统化、规范化、科学化。

文献整理

点校或重印了大批古籍方书，编撰出版了载方近10万首的《中医方剂大辞典》。

创制新方

创制了许多确有效验的新方，如清胰汤、阑尾清解汤、利尿排石汤、宫外孕方等。

改进剂型

首先改进传统剂型，如汤剂改冲剂（小柴胡冲剂）、注射剂（生脉注射液）；丸剂改浸膏剂（如银翘解毒片）、注射剂（如清开灵注射液）等。其次是开发新剂型，如片剂、肌肉注射剂、静脉注射剂、粉针剂、大输液、滴丸、胶囊等。

现代研究

随着现代科学技术的飞速发展，方剂的实验研究得到了前所未有的重视与发展。目前，对方剂的研究正在进行新的探索，即从中医药学基本理论着手，采用生物学、生物化学、病理学、药理学、免疫学、化学等多学科密切配合和交叉渗透进行研究，以逐步做到用现代科学验证和阐明方剂的配伍规律和作用原理，在这方面已取得了诸多成果。

第二节　方剂与病证、治法、中药的关系

方剂与病证

方剂是中医理、法、方、药中的一个组成部分，是在辨证立法的基础上选择药物配

伍而成，所以方剂是临床辨证论治的产物，也是临床对具体病证做出的针对性治疗用药的特定方案；"证"是疾病状态下的机体阴阳、脏腑、气血紊乱的综合反映，是疾病某一阶段病变的本质概括。

任何一首方剂都含有药物组成和适应证这两个必不可少的内容。从临床应用而言，每一首方剂中的药物搭配所产生的综合功效与其所主病证的病机是互相对应的；从理论把握而言，对于方剂搭配原理的认识是以方证病机为基础的；方剂与其所主治的病证的对应关系，被称为"方证相应"。那些用药搭配与特定病证高度相关的方剂才可能取得最好的疗效。方与证的相关程度高，则治疗效果好；反之则治疗效果差。即一个特定方剂总有与其高度适应的病证，而一个特定的病证总应有高度针对的方药治疗。

方剂是为病证而创制的，病证是方剂创制或运用的目标，没有适应证的药物组成不能称为方剂，任何改变方剂要素的因素也必然会改变方剂的适应病证，故方证不可分离。所以，在临床运用方剂时，一定要充分考虑到不同病症之间的相关程度，然后对方剂进行相应的加减，方随证变，随证加减。

方剂与治法

方剂和治法，都属于中医学理、法、方、药体系的重要组成部分。方剂是在治法指导下，按照组方原则搭配而成的药物有序组合；治法则是在辨清证候，审明病因病机的基础上所制定的。即"方从法出""法随证立"。只有治法与病证相符，方剂的功用与治法相同，才能药到病除，达到治病的效果。

方剂的功用与治法是同一的，所谓"方即是法"。概而言之，治法是用方或组方的

依据，方剂是体现治法的主要手段。方与法两者之间是相互依存，密不可分的。

汗法

汗法是通过开泄腠理、宣发肺气、促进发汗等作用，使在体表的外感六淫（即风、寒、暑、湿、燥、火六种致病因素）之邪随着汗而解的一种治法。《素问·阴阳应象大论》的"其有邪者，渍形以为汗；其在皮者，汗而发之"之训是汗法的理论依据。汗法具有发汗解表、透邪外出、宣通血脉等作用，主要适应于外感六淫之邪所导致的表证，以及麻疹、疮疡、疟疾、痢疾、水肿等具有寒热表证者。由于病邪有寒热的差别，体质有虚实的差异，所以汗法又有辛温、辛凉、扶正解表的区别。在运用汗法时，主要以外有表证者为主，而且不可出汗太过，以免带来副作用。

吐法

吐法是通过服用药物而引起呕吐，使停留在咽喉、胸膈、胃脘部位的痰涎、宿食或毒物从口中吐出的一类治法。《素问·阴阳应象大论》的"其高者，引而越之"之训是吐法的理论依据。吐法具有清吐痰涎、宿食、毒物的作用，主要适用于中风痰壅，宿食或毒物停留在胃脘而尚未离开胃进入肠，以及痰涎壅盛带来的癫狂、喉痹等证。吐法容易耗伤正气，导致气血上逆，所以体质虚弱、肝阳上亢、刚生产的女性、孕妇等忌用。

下法

下法是指将停留在肠胃的宿食、燥屎、冷积、瘀血、痰结、水饮等，通过泻下、攻逐等作用，从前阴尿道与后阴肛门清除出，用来祛邪除病的一类治法。《素问·阴阳应象大论》的"中满者，泻之于内；其下者，

引而竭之"之训是下法的理论依据。下法具有泻下积滞、攻逐水饮、破瘀通经和逐痰催生等作用，主要适用于邪在肠胃而导致大便不通、燥屎内结，或热结旁流，以及蓄血、蓄水等症状。由于病情有寒热的区分，体质有虚实的差异，所以下法又有寒下、温下、润下、逐水、攻补兼施的差别。下法的主要特点是攻逐，容易损伤正气，所以临床适用于那些停留在肠胃的症候。孕妇，产后、月经期女性及年老体弱人，都应该慎用。

和法

和法是利用和解或调和的方法，使藏匿于半表半里的病邪，或者脏腑、阴阳等表里失和的病症得以解除的方法。和解是专治存在半表半里的病邪的一种方法。至于调和的方法，戴天章说："寒热并用之谓和，补泻合剂之谓和，表里双解之谓和，平其亢厉之谓和"（《广瘟疫论》）。可见，和法具有祛除病邪、调整脏腑功能等作用，主要适用于少阳不和、肝脾不和、肠胃不和、气血不和等证。和法的分类较多，如和解少阳、调和肝脾、调和肠胃、疏肝和胃、分消上下等。如果邪气不在半表半里，或病情单一，则不适宜使用和法。

温法

温法是借助温里祛寒的功效，来治疗里寒证的一种治法。《素问·至真要大论》说的"寒者热之"之训是温法的理论依据。温法具有温中祛寒、回阳救逆、温通经脉等作用，主要适用于中焦虚寒、亡阳厥逆、经脉寒凝等证。里寒证有部位浅深、程度轻重的差别，所以温法又有温中祛寒、回阳救逆和温经散寒的区别。《医学心悟》说："温者，温其中也，脏受寒侵，必须温剂。"因此，温法在使用时，要以里寒证为标准，如果寒邪在表，则不适宜使用。

清法

清法是通过清热、泻火、解毒、凉血等作用，来清除里热之邪的一种治法。《素问·至真要大论》的"热者寒之""温者清之"之训是清法的理论依据。清法具有清热泻火、凉血解毒、清脏腑热、清虚热等作用，主要适用于热盛气分、热盛成毒、虚热、脏腑热等多种热证。由于里热证有热在气分、营分、血分、热壅成毒以及热在某一脏腑的区分，因而清法又有清气分热、清营凉血、清热解毒、清脏腑热等不同治法。《医学心悟》说："清者，清其热也。脏腑有热，则清之。"因此，清法在运用时，要以里热证为准，禁用于里寒证，以免给阳气带来更大伤害。

消法

消法是通过消食导滞、行气活血、化痰利水、驱虫等方法，使气、血、痰、食、水、虫等逐渐枳累形成的有形病邪渐消缓散的一类治法。《素问·至真要大论》的"坚者削之""结者散之"之训是消法的理论依据。消法具有消食导滞、消痕散结、化痰利水等作用，主要适用于饮食积滞内停、气滞血瘀、癥瘕积聚、水湿内停、痰饮不化、疳积、虫积以及疮疡痈肿等病证。由于消法有损害的一面，所以正气不足者，应当将消法与补法结合运用。

补法

补法是通过补益人体气血阴阳，来主治各种虚弱证候的一类治法。《素问·三部九候论》的"虚则补之"、《素问·至真要大论》的"损者益之"之训是补法的理论依据。补法具有补益人体气、血、阴、阳的不足和扶正祛邪的作用，主要适用于气血、阴阳不足所导致的各种虚证及正虚有邪的症状。补法的具体内容非常多，既有补益气、血、阴、阳的不同，又有分补五脏的侧重不同，还有直接与间接补益的差异。补法主要是扶助虚弱，治疗虚证，运用时应注意虚证的实质、部位、程度、真假、气血阴阳之间的联系和脾胃的功能，力求达到补虚不恋邪、补而不滞的效果。

方剂与中药

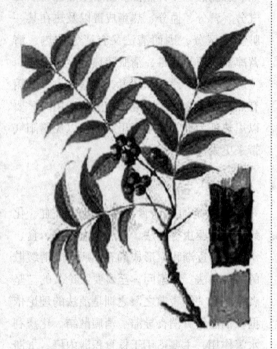

黄怕

"方以药成"，指在辨证论治的基础上，选择恰当的重要组成方剂，并利用药物之间相须、相使、相反、相成的关系，使组成方剂的各类药物配伍后组成一个有机整体，从而发挥治疗作用。在处方用药中，中药与方剂在理论与应用上都密切相关，相辅相成。

方药共荣

纵观中医药发展史，方剂与中药之间存在相互影响、相互发展，共同繁荣的现象。一方面，根据相传下来的本草书籍记载，中药数量的逐步增加，以及药性表述的变化，使方剂根据病证用药、配药的范围扩大，而且方剂的数量也随之增多；另一方面，随着方剂在临床的运用日趋成熟，对中药功效的认识以及药物配伍的功效逐渐深入。比如黄芩可以安胎，这样的功效，实源于《金匮要略》中治疗胎动不安的当归散，即黄芩具有的安胎作用是黄芩与白术等药配伍后的效果，所以《本草纲目》谓："黄芩得白术，安胎"。

方剂产生的基础来自对中药功效的认识和了解，而方剂经过各类药物配伍而应用于临床后，在一定程度上也扩大了对中药功效的新认识。此外，本草专著收载方剂，就是方药共荣的实例。如《本草纲目》收载药物1892种，收载附方11000多首，把中药和方剂密切联系在一起。

方药离合

清代名医徐大椿在《医学源流论·方药离合论》中说："方之与药，似合而实离也。得天地之气，成一物之性，各有功能，可以变易气血，以除疾病，此药之力也。然草木之性，与人殊体，人人肠胃，何以能如之所欲，以致其效。圣人为之制方，以调剂之，或用以专攻，或用以兼治，或以相辅者，或以相反者，或以相用者，或以相制者。故方之既成，能使药各全其性，亦能使药各失其性。"可见，"方药离合"是从药物的性能效用角度对方药关系的一种抽象概括，包括"方与药合"与"方与药离"两种情况。

方与药合

单味药的功效通过组方用药在方中得以体现，同时方中药物基本上保留或发挥其原有的性能效用而成为全方功效的一部分，表现出方与药在效用上的趋同或集合。如主治三焦火毒证的方药黄连解毒汤，方中黄连、黄芩、黄柏、栀子都有泻火解毒功效，四种药材各有所长，黄芩清上焦之火，黄连泻中焦之火，黄柏泻下焦之火，栀子清泻三焦之火，相须为用，所以全方泻火解毒的功劳颇为显著。又如白术、茯苓的配伍也体现了方与药合，白术味苦性温而善燥湿，茯苓味甘性淡而善渗湿，二者合而用之，一燥一渗，健脾除湿；相辅相成，尤其能兼顾脾主运化、喜燥恶湿的生理特点，成为古今治疗脾胃气虚、脾虚夹湿、湿邪停滞及脾虚肝郁证的常用方药，著名方剂如四君子汤、参苓白术散、五苓散、逍遥散等名方中都含有该配伍。

方与药离

即方剂功效并不单单是方中各单味药物功效的简单相加，而是方中诸多药物的综合体现。某种药物的多种功效，不全在同一首方中得到全部发挥，其单味药的使用禁忌大多也不适宜方剂，而且药物通过配伍方剂还可产生新的功效。如桂枝汤，用桂枝解肌发表，白芍益阴敛营，生姜解表止呕，大枣益气补中，甘草调和药性，然而，几种药物合用则呈现出解肌发表，调和营卫的功效。桂枝汤犹如由柴胡、黄芩、人参、甘草、半夏、生姜、大枣组成的小柴胡汤，通过七味药的外透内清，胆胃并治，邪正兼顾的功效，使本方具有和解捌阳的新功效。

从中医药学科发展方面而言，中药与方剂关系密切，不可分离。历代方与药的发展虽有若分若合的现象，如本草与方书的分离、医与药的分家、学科中的方剂学与中药学的划分等，然而方剂是在中医药理论指导下，最快条件使用中药防治疾病的主要形式，是医理和药理的统一。

而现阶段，随着方剂与中药的学科分化，人们有可能会忽略二者之间内在的联系，淡化中医药基础理论对临床选方用药和方剂基础研究的指导思想，或者片面夸大单味中药或中药组分或成分的作用而忽视其配伍的相互关系，从而导致重药轻方，或只重视方剂整体效用而忽视其单味药的作用。因此，对于方剂与中药的关系应予以重视。

第三节　方剂的分类

当一门学科发展到一定程度，且内容十分丰富，那么，就会出现分类。当然，方剂的分类也不例外，它是在方剂数量的增多、内容得到极大充实的情况下进行的。方剂分类的目的在于将众多的方剂按不同要求加以分门别类，便于业医者执简驭繁，有条不紊的学习、选用和研究方剂。

方剂的分类最早见于《内经》，其后金代成无己、明代张景岳、清代汪昂等都从不同角度作了分类，其分类方法并不一样，总之，归纳起来有如下几种。

按病征分类

《五十二病方》是病证分类法的第一本方书，即按书中收载方剂所治的病证的名字来分类。该书记载了五十二种疾病，医方283首。另如《汉书·艺文志》中所记载的《五脏六腑痹十二病方》、《五脏六腑疝十六病方》、《风寒热十六病方》、《金创瘛疭方》等，这些方书虽然已经失传，但从书名来看，也属于按病证分类方剂的书。由于这种分类法较接近于临床，所以对根据病证选方和研究处方有一定帮助，所以其后的《太平圣惠方》、《普济方》、《张氏医通》、《医方考》、《兰台轨范》等书都采用了这一分类方法。

按组成分类

按组成分类可以追溯到《内经》，《素问·至真要大论》有："君一臣二，制之小

也；君一臣三佐五，制之中也；君一臣三佐九，制之大也。""君一臣二，奇之制也；君二臣四，偶之制也；君二臣三，奇之制也；君二臣六，偶之制也。""补上治上制以缓，补下治下制以急，急则气味厚，缓则气味薄。"以及"奇之不去则偶之，是谓重方"等。到金代，成无己在《伤寒明理药方论·序》说："制方之用，大、小、缓、急、奇、偶、复七方是也。"这才明确提出"七方"的名称，并将《内经》的"重"改为"复"。将病邪的轻重、病位的上下、病势的缓急、病体的强弱作为制方的依据，这是"七方"的实质。

所谓大方，是指药味多或药量大，需用重剂治疗盛邪病重的方剂；小方是指药味少或药量小，需要轻剂，治疗邪轻病浅的方剂；缓方是指药性缓和，气味较轻，用于每次慢性虚弱病证，需长期服用方能见效的方剂；急方是指药性峻猛，气味较厚，用于病情危急，需迅速治疗方可见效的方剂；奇方是指单味药或组成药物为单数的方剂；偶方是指两味药或组成药物为双数的方剂；复方是指两方或数方合用而用来治较复杂病证的方剂。

按治法（功用）分类

明人张景岳的《景岳全书》属于治法分类法的经典专著。张氏在《景岳全书·古方八阵》中说："古方之散列于诸家者，既多且杂，或互见于各门，或彼此之重复，欲通其用，涉猎固难，欲尽收之，徒资莠乱，今余采其要者，类为八阵，曰补、和、攻、散、寒、热、固、因。"也就是补其不足、调和偏胜、攻其有余、散其外邪、寒凉清热、温阳散寒、固其滑脱、因证列方。但由于太过于简略，并不能将他认为可取得的方剂完全概括出来，再加上因某些含义不清，不能被选用，所以他又按照专科需要，附列

出"妇人规""小儿则""痘疹诠""外科钤"四大门类，用来填补其中的不足。张景岳之后，清代程钟龄的"八法"也属于按治法分类的行列，他说："沦治病之方，则又以汗、和、下、消、吐、清、温、补八法尽之。"不过严格地说，这只是用举例来论述治法，而不是专门的方剂分类。然而，这种分类法对于据法选方和研究处方有实用价值，所以后世对方剂的分类多采用了这种方法。

综合分类法

清·王昂著的《医方集解》，开创了新的综和分类法。综合分类法是以治法为主，结合方剂的功效、疾病的病因和所治专科进行分类，将所收方剂分为补养、发表、涌吐、攻里、表里、和解、理气、理血、祛风、祛寒、清暑、利湿、润燥、泻火、除痰、消导、收涩、杀虫、明目、痈疡、经产、急救等二十二类。综合分类法，简明扼要，概念清楚，切合临床，也便于学习和研究，被后世多数医家所推崇，所以后来吴仪洛的《成方切用》，张秉成的《成方便读》，以及现代各中医院校使用的统编教材《方剂学》讲义等，都沿用了这种分类方法。

综上所述，历代对方剂学的分类方法并不一样，或简或繁，或侧重于治法，或功效，或病证，各有特点。但是，有些方剂往往兼容数种分类法，难以进行归类，所以究竟用何种方式来分类，如何才能达到纲目清晰，法方统一，概念明确，首尾相贯等的目标，并便于学习、选用和研究，尚有待继续探索。

第四节 方剂的配伍

中医临床用药多用复方的形式。所以，

要制成一首有效方剂，必须按照方剂组方理论的要求，选择合适的药物，妥善配伍。配伍是中医临床用药的主要形式，也是组成方剂的基础。系统学习方剂的配伍理论，掌握配伍规律，对于根据病证合理选药组方、正确运用成方、提高临床实践能力、确保临床用药安全高效，具有重要的指导意义。

配伍的概念

方剂配伍的概念

中医方剂中所谓的配伍，指根据病情发展需要和药物的性能，有选择地将两味或两味以上的药物配合在一起使用。这种药物组合，并不是随机的、无序的、随意的凑合，也不是没有重点的将药物简单进行罗列，而是根据病证的需要，遵循中医立法用药的原则，有目的、有重点、有规律的进行用药。《神农本草经序录》云："药有阴阳配合……有单行者，有相须者，有相使者，有相畏者，有相恶者，有相反者，有相杀者，凡此七情，合和视之"，可以将中药配伍关系概括为相须、相使、相畏、相杀、相恶、相反六种配伍关系，说明了药物配伍一起使用时，既可以增强药物疗效，也可能对人体造成不利的影响。只有通过合理的配伍，才能够在增强疗效的前提下，还可以消除或缓解某些药物对人体的不利影响，进而扩大药物的治疗范围，适应复杂多变的病情。

方剂学配值与中药学配伍的区别与联系

药物是构成方剂的基本要素，药物的性能是方剂功效的基础，这就是"方以药成"。方剂的发展形成离不开药物，它是在发现药物并将其用来治疗疾病，在经历了漫长的历史过程，积累了一定经验的基础上逐步发展而成的。所以说，方剂是运用药物治病的进一步发展和完善。中药学与方剂学都

很重视配伍这一重要环节，但两者在适应病证和配伍形式上既有区别又有联系。

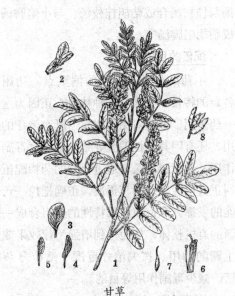

甘草

1.花枝，2.花，3.旗瓣，4.翼瓣，5.龙骨瓣，
6.雄蕊和雌蕊的花柱及柱头，7.雌蕊，8.果实

中药配伍的适应病证具有不稳定性，而方剂配伍的适应病证较特定。单味中药的功效不止一种，配伍时用药和每次比例都会不一样，那么，适应病证也会随之而变；而方剂配伍总是针对特定病证进行选药组方。当中药配伍的适应病证一旦固定或特指，便成为方剂中的固定配伍。如黄连配吴茱萸，可因两种药物的每次多少及其不同配伍比例，适用于肝火犯胃、肝寒犯胃两种不同的病证，这是中药配伍的适应病证不稳定性的特点。但是，当黄连与吴茱萸每次配比为6：1时，这是专为肝火犯胃证而配伍，此时的配伍便成为"左金丸"中的方剂配伍。

就配伍形式而言，中药的配伍形式相对简单、单一；而方剂的配伍则形式多样、复杂多变，如"药药配伍""药方配伍""方方配伍"等。"药药配伍"是指由若干个药对或药组合而成，如麻黄配桂枝、甘草药与麻黄配杏仁药对，组成麻黄汤；"药方配伍"是指在某一成方的基础上配伍用药，如

四君子汤配伍半夏、陈皮为六君子汤；"方方配伍"是指若干成方一起使用，如小柴胡汤与桂枝汤合成柴胡桂枝汤、与小陷胸汤合成柴胡陷胸汤等。

配伍的目的

中药的药性有各自的偏重点，功用有各自的特长，每次有多种功效。正因为这种一药多用，中药对用药对象，既有治疗的作用，还有因其药性偏胜导致不同程度毒副的作用，这就要求医者通过合理的药物配伍，纠正其偏性，遏制其毒性，正确把控一药多能的发挥方向，使各具特性的药组合成一个新的有机整体，从而达到增强治疗效果或产生新的功用、扩大治疗范围、适应复杂病情、减少毒副作用等目的。

协同增效

性能功效相近的药物配伍应用，通过药物之间的协同作用达到增强疗效的目的。这种协同增效作用，一方面源于各药效能的相加，如荆芥、防风同用用来疏风解表、党参、黄芪同用可以健脾益气，桃仁、红花同用可以活血祛瘀等。另一方面是根据药物作用的不同特点，病证需求而增强某种疗效。如麻黄主要用来开腠发汗而解卫分之郁，桂枝主要药性在于温经散寒而透营分之滞，两种药协同相配，可增强发汗散寒解表的力度；又如大黄特性是荡涤肠腑，芒硝特性是软坚润燥，两种药协同相伍，可增强泻热攻积的功效。其他，如附子配干姜用来回阳救逆、石膏配知母用来清热泻火、人参配附子可以益气回阳等，都属于协同增效。这种配伍方法在组方运用中较为普遍。

扩大治疗范围，适应病情需要

相对而言，单味中药的适应范围比较小，方剂的适应范围相对来说比较广泛。方剂经过适当配伍，不仅可以改变药物原来的性能，而且还可以拓宽药物原有的功效，从而扩大方药的适应范围。

方剂配伍不仅可协同增效，而且配伍中的一种药物药性克制另外一种药物偏激的药性，从而扩大适应范围，如大黄性味苦寒，如果单味使用仅适用于里热积滞证。但大黄与性味辛热的附子、细辛或干姜配伍，则能制约大黄寒性，变寒下为温下法，便可拓展方剂适用于里寒积滞证。

方剂形成后，还可通过随证配伍，进一步扩大成方的治疗范围。以四君子汤为例，该方是治脾胃气虚证的基础方，若脾胃气虚兼有气滞、湿痰、痰阻气滞等症状，可根据兼有的症状进行配伍，转化为其他特异功散（四君子汤配伍陈皮）、六君子汤（四君子汤配伍陈皮、半夏）、香砂六君子汤（六君子汤配伍木香、砂仁），如此可不断扩大四君子汤的治疗范围。

减缓药物的毒副作用

药物的性能各不相同，用来治病，有利也有弊。方剂经过合理配伍，可以调整药物的偏性，缓解其烈性，制约其毒性，从而减少对人体的不利因素。

方剂配伍可以使药物的毒副作用得到减缓，主要从以下两个方面反映出来：一是"七情"配伍关系中"相杀"和"相畏"的合理应用，如生姜能减轻和消除半夏的毒性等；二是功用相近的多味药物的配合同用，如十枣汤中的甘遂、芫花、大戟三味药的泻下逐水功用相近，且单味药每次也大致相似，在十枣汤中按相关比例调配服用。甘遂、芫花、大戟三味药一起使用的总量相当于单味药的常每次。这种方式既可以将相近功用的药物之间的协同作用发挥得淋漓尽致，又能减少单味药物的每次，从而在确保疗效的基础上最大限度地控制和减轻毒副作用。

调控药物的作用方向

单味中药具有多种效用。中医药学中，主治病证、药材产地、药物炮制、药用部

中篇·中药与方剂

位、药物每次、方剂配伍等是因素直接影响着多效用单味中药的发挥方向，然而方剂的配伍环境是个不可忽视的重要因素。如桂枝具有发汗解表、温经止痛、温阳化气、平冲降逆等多种效用，但其具体效用的发挥方向却受到方剂配伍环境等诸多因素的控制。更好发挥发汗解表功效，桂枝要多和麻黄相配；温经止痛，多和细辛相配；平冲降逆，则多与茯苓、甘草相配；温阳化气利水，常与泽泻、猪苓、茯苓相配。又如柴胡有发表退热、疏肝理气、升举阳气等效用，但要发表退热，柴胡多配葛根；疏肝理气，多配香附；升举阳气，多伍黄芪、升麻。由此可见，方剂配伍可以调控单味中药的作用方向，从而降低临床应用方药的随意性。

方剂配伍的形式

根据方药离合理论，在对中药用药时，一定要重视并掌握方剂配伍这一重要环节，发挥其相辅相成、相制相成、相反相成的综合作用。

相辅相成配伍

相须配伍

指两味药之间在某方面具有特殊协同作用，然后通过配伍来增进或产生某种治疗效应的配伍关系。相须配伍主要强调两种药在协同增效方面存在彼此需求的关系。如上述麻黄与桂枝在发汗方面，石膏与知母在清热方面，大黄与芒硝在泻下方面，附子与干姜、甘草在回阳救逆方面，芍药与甘草在缓急止痛方面，槟榔与南瓜子在驱绦虫方面，全蝎与蜈蚣在止痉方面等，都具有特殊的协同增效配伍关系。

相使配伍

指两味药一起使用可增进某方面治疗效应，但不具有特殊协同作用的配伍关系。很多药物都具有相使配伍关系，据《蜀本草》统计，"相使者九十种"；据《本草经集注·序录》七情药例统计，相使药物涉及

118条。每次来说，具有相近功效的药物配合使用后，药效都可能有所增强，这种配伍关系都是相使，当然，具有特殊协同作用的药物除外。例如，具有燥湿和胃化痰功效的半夏与具有理气行滞化痰功效的橘皮一起使用，两种药均可化痰，再加上橘皮有理气行滞的功效可使气顺痰消，所以半夏与橘皮配伍同用，可以增强理气行滞，燥湿化痰的效用，用来治疗湿痰为病。

互补配伍

指某些药物配伍后，通过功效互补产生了新的功效，如桂枝配伍芍药产生调和营卫的功效，可用来治营卫不和诸证；柴胡配伍黄芩，产生以和解少阳的功效，可用来治疗少阳病等，黄连配伍肉桂，产生交通心肾的效用，能用来治心肾不交证等，这些都是对"七情"配伍用药规律的补充和发展。

相制相成配伍

制毒配伍

相畏与相杀是传统的制毒配伍关系，属于同一种配伍关系的两种不同提法，是针对药物之间相互对待而言的。相畏，就是两种药物一起使用后，一种药物的毒副作用能被另一种药物消除或减轻。如生半夏的毒性能被生姜消除或减轻，所以云半夏畏生姜；相杀，即两种药物一起使用后，一种药物能减轻或消除另一种药物的毒副作用。如生姜能消除或减轻生半夏的毒性，所以云生姜杀半夏。其他，如芫花配大枣、常山配槟榔、乌头配白蜜，都属相畏相杀的制毒配伍关系。

制性配伍

指两种药物一起使用后，一种药物的偏烈性能被其他药物消除或减轻的配伍方法。制性配伍包括两方面：一是"制性存用"，例如治疗里寒积滞证，大黄与辛热性质的附子、细辛或干姜配伍，则大黄的寒性遭到制约，它具有的泻下积滞的效用仍然保存，从而变寒下为温下法；二是"制性增效"，如

治疗寒滞肝脉证，天台乌药散原方显示，"先将巴豆微打破，同川楝子用麸炒黑"者，是用巴豆的辛热性缓解川楝子的寒性，从而增强川楝子行气散结的功效；后来药方显示，"去巴豆及麸皮不用"者，也就是说去除巴豆峻下作用的含义。所以，由于受到制性而功效增强后的川楝子与乌药、木香、茴香、青皮、高良姜等药配伍，同样具有行气疏肝、散寒止痛的功能。

相反相成配伍

相反相成配伍又称"反成配伍"，指药物性能相反，但在治疗中又起相成作用的配伍关系。通常，将药性的寒热温凉、作用趋向的升降浮沉、效用的开阖补泻等性能相反的药物进行合理配伍，用来达到增强疗效或产生新效，或制约某种药物的偏性的目的。

寒热并用

指针对热证或寒证，将寒凉药与温热药同时使用的配伍方法。例如，治疗肝郁化火、犯胃导致的胁痛吞酸，在主用黄连清泻肝胃的火气的基础上，并辅佐少量使用吴茱萸，辛开肝郁，苦降胃逆，既可有助于黄连和胃降逆，又能使黄连泻火而无凉遏的漏洞；治疗寒实冷积引起的腹痛便秘，用附子配与大黄，大黄的寒性被附子的辛热性制约而泻下的功效仍存在，组成温下剂，这是寒热并用与制性存用的综合运用。

补泻兼施

指针对虚证或实证，将补益药与祛邪药同用的配伍方法。例如，治疗肾阴不足引起的腰膝痠痛，主要使用熟地来滋阴补肾、填精益髓，辅佐使用泽泻来降泄肾浊，这样可减少熟地黄的滋腻感，真正意图在于以泄助补；治疗肾阳不足导致的便秘，主要使用肉苁蓉来温肾益精、润肠通便，少量辅佐使用泽泻来渗泄肾浊，寓通于补；治疗肝经湿热等证，在用龙胆草、黄芩、栀子清热祛湿为主的基础上，少量使用生地、当归来滋阴养血，可达到祛邪而不伤正的功效。

升降相因

指针对向上或向下病势趋向的病证，将升浮上行的药物与沉降下行的药物一同使用的配伍方法。各种病证通常表现出不同的病势趋向：病势向上，如胃气上逆的呕吐、呃逆；肺气上逆的喘息；病势向下，如泄泻、痢疾、崩漏、脱肛等。在主要使用逆反病势趋向的药物基础上，少量辅佐使用顺应病势趋向的药物，这样有利于恢复气机的正常升降，所谓"高下相召，升降相因"（《素问·六微旨大论》）。例如，治疗肠失传导的便秘，主要使用大黄、枳壳来降泄下行，辅佐使用升麻、桔梗来升清上行、开提肺气，用来辅助肠腑传导升清降浊的力度；治疗脾虚气陷的脱肛，主用黄芪、柴胡、升麻补气升清，少量辅佐使用枳壳来宽肠降浊，达到帮助升阳举陷的功效。

动静结合

指针对虚证，在滋腻味厚的药中，辅佐使用少量的辛香气薄药物进而实现既可以进补又不积滞的配伍方法。《景岳全书》谓："用纯气者，用其动而能行；用纯味者，用其静而能守；有气味兼用者，合和之妙，贵乎相成。"例如，治疗血虚证，用滋腻味厚的熟地配以辛香气薄的川芎，补中有行，可补血而不会滞血；治疗心脾气血两虚证，用人参、龙眼肉、黄芪、白术、酸枣仁等味厚药物补养心脾气血的同时，辅佐使用少量的气薄辛香的木香理气，来醒脾助运，可防滋腻阻碍胃经，补气血的同时又不滞血，所以张璐在归脾汤方论中说："此方滋养心脾，鼓动少火，妙以木香调畅诸气。世以木香性燥不用，服之多致痞闷，或泄泻、减食者，以其纯阴无阳，不能输化药力故耳。"（《古今名医方论》）

通涩并行

指将通利药物与固涩药物共同使用的配

伍方法。例如，用性苦寒的白头翁配伍性苦寒味微涩的秦皮，清中有涩，涩不留邪，为凉血解毒、清肠止痢来治疗热毒血痢的常用配伍；用利湿分清的萆薢配伍固精益肾的益智仁，既有化浊分清的功效，又没有渗利泄精的弊端；用收涩止血的棕榈炭、五倍子、海螵蛸配伍化瘀止血的茜草，不仅可以止血，而且还消除了留有瘀血的弊端。

散收同用

指将辛散药与酸敛药品同用的配伍方法。例如，用温散化饮的干姜、细辛配以可以收敛肺气的五味子，既增强止咳平喘的功效，又没有耗散肺气之疑虑；用宣发肺气的麻黄配以敛肺定喘的白果，既可以加强麻黄宣肺平喘的功力，又防止麻黄辛散太过。

刚柔相济

指将药性辛温刚燥的药物与药性滋腻柔润的药物一同使用的配伍方法。例如，对于脾阳不足，血失统摄所导致的失血，用附子配以阿胶，可温中养血止血；治疗肺胃阴虚气逆引起的呕吐，用麦冬配以半夏，可滋阴降逆和胃。其他如陈皮、藿香梗、半夏、厚朴配伍石斛、麦冬、芦根，半夏、陈皮配熟地、当归等，都是刚柔相济的配伍范例，有滋而不腻、温而不燥的妙用。

以上从不同角度列举的配伍方法，全面诠释了方剂配伍应用中相辅相成、相制相成、相反相成的基本原理。

第五节　方剂的组成

方剂是根据病情的需要，在辨证的基础上，遵循确定的治法，选择适当的药物，配伍组合而成。君、臣、佐、使是前人对方剂组方结构的概括，即在《素问·至真要大论》所说的"主病之谓君，佐君之谓臣，应

臣之谓使"这一理论的基础上提出的制方理论。

方中药物配伍之间的主从关系，可以从组方结构清楚地认识了解。它们之间的关系既有明确的作用方向，又有相互间的紧密配合，因而能够发挥整体的理想的治疗效果。所以，一首方剂的疗效一旦确切，它就必须具有针对性强、组方严谨、选药适当、每次准确的特性，否则就失去了组成方剂的意义。

君药

君药，是指针对主病或主证起到主要治疗作用的药物。君药是方剂的主要组成部分，不可缺少。

臣药

臣药，有两种意义。一是辅助君药来加强治疗作用的药物；二是针对重要的兼病或兼证起主要治疗作用的药物。

佐药

佐药，有三种意义。一是佐助药，即配合君、臣药用来加强治疗作用，或直接治疗次要兼证的药物；二是佐制药，即用以消除或减弱君、臣药的毒性，或可以制约君、臣药的峻烈药性的药物；三是反佐药，即病重无法用药时，在与君、臣药性味相反而又能在治疗中起相成作用的状况下使用的药物。

使药

使药，有两种意义。一是引经药，即在使药的辅助下，使组方中的药物药力达到病除的药物；二是调和药，即在方中诸多药物中，具有调和作用的药物。

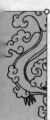

为了让大家清楚地认识方剂上述君臣佐使的组方结构，现举麻黄汤（《伤寒论》）为例。麻黄汤由麻黄、桂枝、杏仁、炙甘草组成，主治风寒表实证，例如见恶寒发热，头痛身疼，无汗咳喘，舌苔薄白，脉浮紧等症。其主要病机为风寒束表，毛窍闭塞，肺气不宣。所以治疗应当辛温发汗，宣肺平喘。其组成意义如下：

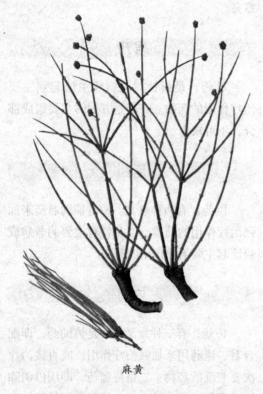

麻黄

君药——麻黄：性味辛温，主要功效为发汗解表以散风寒；宣发肺气以平喘逆

臣药——桂枝：性味辛甘温，主要功效为解肌发表，助麻黄发汗散寒；温通经脉，解头身疼痛

麻黄汤佐药——杏仁：性味苦平，主要功效为降肺气来辅助麻黄平喘（佐助药）

炙甘草：味甘可缓解麻黄、桂枝具备的发汗峻猛的药性（佐制药）

使药——炙甘草：性味甘温，主要作用是调和诸药

通过对麻黄汤的分析，我们清楚地明白，遣药组方时既要针对病机考虑配伍用药的合理性，又要按照方剂组成的基本结构要求，将方药组合成为一个主次分明、全面兼顾的有机整体，使之更好地发挥整体效果。

由此可见，方剂中药物所起的不同作用决定了方剂基本结构的君、臣、佐、使。然而，每一方药中是否都要具备君、臣、佐、使，以及它们药味的多少，是由病情及治疗的需要来决定。但是值得注意的是，方药中，君药是必不可少的，因为君药直接决定着方剂存在的意义；其余臣、佐、使药是否一一具备，则不好说。

出自26《方剂学》第5章　方剂组成的基本结构

出自27《方剂学》第四章　组方原则

第六节　方剂的变化

方剂的组成原则，是根据病情的需要，结合患者体质、性别、年龄的不同，并考虑到季节与气候的变化、地域的差异等因素而确定的。因此，运用成方，或遣药组方时，必须因病、因人、因时、因地制宜，将原则性和灵活性相结合，使方药与病证紧密结合，随时做到随机应变，达到最终治病的目的。正所谓"方之精，变也"，方药的精华，在于改变。

药味加减的变化

方剂由药物组成，而药物的药性则是通过其与方中另外药物的配伍关系来体现，体现的程度的高低，就是该药在方中的"药力"。药物间的配伍关系是药物在方中药力大小及药力如何发挥的决定性因素之一，也是决定方剂功用的主要因素。因此，方剂中的药物有所增加或者减少，方中药物间的配伍关系也必然发生变化，进而方剂的功用也随之发生相应改变。成方中药味加减的变化，是指不改变君药的前提下，方中其他药物发生加减变化，来适应病情变化的需要。

佐使药的加减

药味加减变化每次有两种情况，一种是佐使的加减。佐使药在组方中的药力较小，即使发生变化，也不会引起功效的根本改变。所以，这种药味加减是在主症不变的情况下，对某些药物进行加减，来适应一些次要兼症的需要。现在拿桂枝汤（桂枝、芍药、生姜、大枣、甘草）作为例子进行说明。桂枝汤主治中风表虚证，主要症状有发热头痛、汗出恶风、鼻鸣干呕、苔薄白、脉浮缓。如果患者出现咳喘症状，可在方中加厚朴、杏仁来治疗下气平喘（即桂枝加厚朴杏子汤）。

臣药的加减

第二种是臣药的加减。臣药是方剂中的主药，它的改变会引起方剂的主要配伍关系发生变化，从而使方剂的功效发生较大变化。例如麻黄汤，适用于外感风寒表实证，具有发汗解表、宣肺平喘的功效。如果从方中去掉桂枝，只用麻黄、杏仁、甘草三味药熬制组方，那么，方剂解表的药力减弱，专攻宣肺散寒、止咳平喘，成为治疗风寒入肺引起的鼻塞声重、语音不出、咳嗽胸闷的方剂。

✳ 药量增减的变化 ✳

药物在方中药力大小的重要表现之一就是药量。当特定方剂的组成药物相同，而药物每次不相同时，药力就会发生变化，从而引起药物配伍关系及君臣佐使有所改变，其功用、主治均和以前有所差异。例如，小承气汤与厚朴三物汤虽然都由大黄、厚朴、枳实组成，但小承气汤组成药物药量分别为大黄四两为君，枳实五枚为臣，厚朴二两为

佐，其功用为攻下热结，主治阳明里热结实证的潮热、谵语、大便秘结、胸腹痞满、舌苔老黄、脉沉数；而厚朴三物汤的药物药量为厚朴八两为君，枳实五枚为臣，大黄四两为佐使，其功用为行气消满，主治气滞腹满、大便不通。小承气汤主要功效是行气以助攻下，病机是热结导致的浊气不行；后厚朴三物汤功能是泻下以助行气，病机是气郁导致的大便不下。

可见，方剂中药物的每次十分重要，因为没有量则无法辨别药物在方剂中的药力，而无法明确其功效和主治病证。

✳ 剂型的变化 ✳

同一首方剂，由于剂型不同，其药力和功效及主治病证也有所区别，这就是剂型的变化。以治疗脾胃虚寒证的理中丸为例，若将丸剂改为汤剂内服，那么药效作用快、药力强，适应于病证比较严重的患者；反之，若病证较轻缓的患者，则可将汤剂改为改丸剂，药效慢而药力平缓。

第七节　方剂的剂型

剂型是指方剂组成之后，根据病情与药物的特点制成一定的形态。春秋战国时期就有了对剂型的记载，如《内经》十一方中的汤、丸、散、膏、酒、丹等剂型。之后，历代医家开始在实践中，创制新的剂型，丰富剂型的内容，如药露、锭、饼、条、线、熏烟、熏洗、滴耳、灌肠、坐药等剂型。明代本草纲目所载剂型已有40余种。

✳ 汤剂 ✳

汤剂在古代称为汤液，首先把药物饮片放置水或黄酒或水、酒各半的混合液中，待

浸透后，再在适当火候下进行一定时间的煎煮，去除药渣，留取汁液，最后制成液体剂型，就是汤剂。汤剂主要服用方法是内服，如麻黄汤、桂枝汤等。

吸收快，疗效发挥迅速，使用灵活是汤剂的特点。由于汤剂可以根据病情加减使用，灵活地全面地适用于每个病人或者各种病证，成为各个时期中医在临床使用最广泛的一种剂型。汤剂的缺点是煎煮比较耗费时间，每个疗程服每次大。

散剂

将处方中药物晒干或焙干，分别粉碎成粗末或细粉，然后按照每次比例混合而得的粉末状制剂，就是散剂。散剂是中医中常用的传统中药剂型之一。根据用法，散剂分为内服散剂和外用散剂，适用于多种内、外科疾病。内服散剂颗粒细，每次小，可直接冲服，如七厘散、参苓白术散等；颗粒较粗，需要煎煮后取其汁液服用的散剂，称为煮散，如银翘散。外用散剂用于外敷或掺撒疮面，如金黄散、生肌散、八宝退云散、冰硼散、锡类散等。

散剂的特点是：吸收较快，制作简单，节省药材，保质期长，便于服用、携带、贮存，可大量生产。

丸剂

将处方药物研成细末，或煎煮浓缩后待干燥后粉碎，用水或蜜、酒、醋、药汁、米糊、面糊等作为赋形剂，将粉末黏合而成的球形固体制剂，就是丸剂。根据赋形剂的不同，丸剂分为水丸、蜜丸、糊丸、蜡丸、浓缩丸。根据制备工艺不同，丸剂分为泛制丸（如水丸、浓缩丸、水蜜丸等）、塑制丸（如蜜丸、蜡丸、糊丸等）、滴制丸（如滴丸）。

丸剂的特点是：吸收较慢，作用持久，体积小，服用、携带、贮存都比较方便。丸剂每次多用于慢性、虚弱性疾病，有时也用于急救，如安宫牛黄丸、三物备急丸等。

蜜丸

将药物磨成细粉，用炼制过的蜜作为黏合剂，两者配制成丸。蜜的黏合力强，而且味甘质润，具有补益、润肺、滑肠、缓和药性的作用，特点是崩解缓慢，作用缓和而持久，利于服食。临床主要用于慢性病或虚弱性疾病的治疗。

水丸

将药物磨成粉末，用水或酒、醋、蜜水、药汁等作为赋形剂，两者混合制成药丸。水丸的特点是，与其他丸剂相比更容易崩解、溶散，起效较快，体积小，便于服用，适用于多种疾病。

糊丸

将药料细粉用米糊或面糊作为赋形剂，制成的丸剂。糊丸的特点是黏性大，崩解缓慢，服用后在体内吸收慢，不但可以延长药效，又能减少药物对肠胃的刺激。糊丸适用于对胃肠道有刺激性或者毒性较大的药物。

浓缩丸

将方中部分药物进行煎煮，然后浓缩成膏，与其他药物细末混合，待干燥后粉碎，用水、酒等作为赋形剂制成的丸剂。浓缩丸的特点是有效成分含量高，吸收较快，体积小，服每次少，可用于治疗各种疾病。

膏剂

将药物用水或植物油进行煎熬，去除药渣后浓缩而成的剂型，就是膏剂。膏剂有内服和外用两种。流浸膏、浸膏、煎膏属于内服膏剂，软膏和硬膏属于外用膏剂。

流浸膏

将药材放置到具有溶解功能的溶媒中，浸出药材中的有效成分，然后用低温将浸出液中的一部分溶媒蒸发除去，并将浓度及含醇量调整到规定的标准而成的剂型。除特别规定者外，流浸膏1毫升的有效成分相当于1克的药材。流浸膏与酊剂中均含醇，但流浸膏的有效成分含量高于酊剂，因此服每次小，溶媒的副作用也就变小，如甘草流浸膏、益母草流浸膏等。

浸膏

浸出药材中的有效成分，除去其他溶剂，然后将其浓缩成半固体或固体的浸出剂型。按照正规规定，每1克浸膏约相当于2～5克药材。浸膏不含溶媒，完全没有溶媒的副作用。浸膏具有浓度高，体积小，服用剂量小，便于服用的特点。另外，浸膏可制成片剂及丸剂使用，或直接装入胶囊使用。浸膏可分为两种，一种是软浸膏，为半固体，如毛冬青膏等，多用来制片或制丸；一种时干浸膏，为干燥粉末，如紫珠草浸膏、龙胆草浸膏等，可直接冲服或装入胶囊服用。

煎膏

又称膏滋，即将药材加水反复煎煮到一定程度后，去除药渣留取汁液，进行浓缩，然后再加入适当蜂蜜、冰糖或砂糖进行煎熬，最后制成半液体剂型。煎膏具有体积小、含量高、便于服用的特点。煎膏味甜而营养丰富，具有很好的滋补作用，适合久病体虚者服用，如参芪膏、八珍益母膏等。

其他剂型还有酒剂、丹剂、茶剂、露剂、锭剂、条剂、线剂、搽剂、栓剂、冲剂、片剂、糖浆剂、口服液、注射剂、胶囊剂、灸剂、熨剂、灌肠剂、气雾剂等各种剂型，因为在临床最常用者即为汤剂、散剂、丸剂、膏剂，其他不再一一介绍。

第八节　方剂的命名

方剂的命名方法有很多，各有取义，各有不同。

＊　以方中主药命名　＊

此种命名方法的目的在于突出该方的君药，向大家展示该方的主要功效。例如，麻黄汤以麻黄命名，表明麻黄是该方的君药，组方具有发汗平喘的功效；丹参饮以丹参命名，表明丹参是本方的主药，活血祛瘀等是组方的主要作用。

＊　以主要功效命名　＊

该种命名方式主要来突出该方的作用，并揭示其主要适应于哪些病证。例如，增液汤显然突出了其滋阴润燥的功效，进而表明其可用于阴亏肠燥等证；化虫丸，显而易见说明了其作用是驱除肠内寄生虫，适用于肠寄生虫病等。

＊　以主治病证命名　＊

该命名方式用来直接表明组方可治的病证。例如，定痫丸，根据命名可知道其主治痫证。

＊　以所治脏腑命名　＊

此命名方式用来阐明本方可以治疗哪种脏腑的病证。例如，补心丹，主治性属虚证的心经病变；清胃散，主治的脏腑是胃，以及胃热引起的相关病证。

以君药和功效结合命名

该命名方式将组方的君药和主要功效直接明了地展示给医者和患者。例如，人参养荣汤，人参是本方的君药，功效是补养气血；黄连解毒汤，君药是黄连，主要功效是泻火解毒等。

以君药与主治结合命名

此命名方式直接说明该方的君药是什么，主治的病证是哪种。例如，枳实消痞丸，该方的君药是枳实，主治的病证是脾胃虚弱、寒热互结心下的痞证；当归四逆汤，表明当归是其君药，血虚寒侵经脉引起的手足厥寒证等是其主治病症。

以组成药味命名

该命名方式主要提示该方是由哪几味药组成。例如，苓桂术甘汤，提示本方由茯苓、桂枝、白术、甘草四种药味组成。

以组成药味的多少命名

此命名方式主要提示了该方的组方内包含多少味药。例如，二妙散，说明本方包含了苍术、黄柏两味药。再如四物汤、八珍汤、十全大补汤等，都是根据此种方式命名。

以药物分量比例命名

此种命名方式揭示了该方的药量，以及药物效力的强弱。例如，六一散，揭示本方含有滑石六两，甘草一两，按照6∶1的药物比例组方。

以方剂的大小命名

该命名方式提示该方用药多少，效力大小。例如，大承气汤提示本方组成药味比较多，泻下力较强；小承气汤提示组成药味较少，泻下力较弱。

以制剂的颜色命名

此类命名方式提示本方制成以后呈现什么颜色。例如，红升丹，提示该制剂是红色；白降丹提示该制剂是白色等。

以入药部位命名

使用此种命名方式是用来说明该方的用药特点。例如，五皮饮，提示本方特点是由五种药的皮组成，三子养亲汤，三种药的种子组成了该方。

以取象比类法命名

该命名方式本意其实要说明本方的功效。例如，白虎汤，含有的寓意是说明本方的功效有如"虎啸谷风冷，凉风酷暑消，神乎解热。"每次。舟车丸，其本意在于说明本方有着如"顺流之舟，下坡之车可决其渎而大下之"的功效，可药到病除。

以服药特点命名

此命名方式主要说明本方的特殊服用方法。例如，鸡鸣散，说明应该在天明前服用本方；七厘散，说明本方一次只能服用七厘。

第十八章

解表剂

由以解表药为主组成，用来治疗表证，具有发汗、解肌、透疹等作用的方剂，就是解表剂。根据具体作用的不同，解表剂可分为：适用于外感风寒表证的辛温解表；适用于风热表证的辛凉解表以及适用于虚人感冒的扶正解表。

第一节 祛风解表

川芎茶调散

【方剂出处】《太平惠民和剂局方》。

【约方组成】川芎、荆芥各120克，羌活、白芷、甘草各60克，细辛30克，薄荷240克，防风45克。

【功能与主治】具有疏风止痛的功效。主治外感风邪引起的头痛证。

【用法用量】以上药物均为细末，每次剂量6克，每日2次，适宜在饭后用清茶调服。也可以作为汤剂服用，用水煎熬，剂量按原比例酌情减少。

【方解】方剂中的川芎性味辛温行散，是治疗头痛的主要药物，为君药。羌活、白芷、细辛可祛风止痛，为佐药，主要辅助君药、臣药，加强祛风止痛的功效。炙甘草有益气和中的作用，用来调和每种药物的效用，也作为佐药。方中的几种药物配制共用，主要用来行散疏风，而且还具有清降的作用。

【运用】

1.本方是治疗外感风邪引起的头痛的常用方剂。外感风邪头痛的主要症状是头痛、鼻塞、舌苔薄白、脉浮，而由于气虚、血虚、肝肾阴亏等引起的头痛，并不适用于本方。

2.本方经常被用于由风邪侵袭引起的感冒头痛、偏头痛、血管神经性头痛、慢性鼻炎头痛等。

【方歌】川芎茶调散荆防，辛芷薄荷甘草羌，目昏鼻塞风攻上，偏正头痛此擅长。

牵正散

【方剂出处】《杨氏家藏方》。

【药方组成】白附子、白僵蚕各6克，全蝎3克。

【功能与主治】具有祛风化痰，通络止痉的功效。主治风邪侵袭头面经络导致的口眼㖞斜，或面肌抽动，舌淡苔白。

【用法用量】本方药物为细末，使用温酒辅助服用，每次3克，每日2~3次。本方还可做汤剂服用，每次根据原来方剂的比例斟酌定量。

【方解】方中的白附子性味辛温燥烈，

可祛风化痰，治疗头面风邪最有效，为君药。全蝎善于通经络，僵蚕功能为化痰，所以僵蚕、全蝎都具有祛风止痉的功效，为臣药。本方使用烈酒调服，药物被引入经络，直达病原。本方可以阻止风邪热痰侵袭入头部、面部经络，可使风散痰消，经络通畅，口眼㖞斜得以扶正，所以被称为"牵正"。

【运用】

1.本方是治疗邪风热痰阻塞头部、面部经络运行的常用方剂，方子的辩证要点是口眼㖞斜、舌淡苔薄白等症。气虚血瘀、肝风内动引起的口眼㖞斜或半身不遂者，不适宜服用本方剂；方中的白附子和全蝎具有毒性，在剂量方面要谨慎。

2.本方常用于风邪热痰阻碍经络运行导致的面部神经麻痹、三叉神经痛、偏头痛等症。

【方歌】牵正散是杨家方，全蝎僵蚕白附襄，服用少量热酒下，口眼㖞斜疗效彰。

消风散

【方剂出处】《外科正宗》。

【药方组成】当归、生地、防风、蝉蜕、知母、苦参、胡麻、荆芥、苍术、牛蒡子、石膏各6克，甘草、木通各3克。

【功能与主治】具有疏风除湿，清热养血的功效。主治风疹、湿疹等证。

【用法用量】煎服。

【方解】方中的中药材荆芥、防风、牛蒡子、蝉蜕，有疏风止痒的作用，共为君药。苍术可祛风燥湿，木通可渗利湿热，苦参可清热燥湿，共同祛除湿邪；石膏、知母有清热泻火的功效，用于祛除热邪，所以苍术、木通、苦参、石膏、知母五味药为臣药。然而体内热风积郁，容易引起阴血损耗，湿热侵袭，进而使血脉遭到瘀阻，所以方中还加入当归、生地、胡麻仁作为佐

药，养血活血。甘草可清热解毒，调和中药药性，为佐使。本方为治疗风疹、湿疹的良方。

【运用】

1.本方是治疗风疹、湿疹的常用药方。皮肤瘙痒、疹出色红、脉浮是辨证病证的要点。服药期间，患者不宜食用辛辣食物、鱼腥、烟酒、浓茶等，以免影响疗效。

2.本方常用于风热或者风湿导致的急性荨麻疹、湿疹、过敏性皮炎、稻田性皮炎、药物性皮炎、神经性皮炎等症。

【方歌】消风散内用荆防，蝉蜕胡麻苦参苍，石知蒡通归地草，风疹湿疹服之康。

第二节 散寒解表

麻黄汤

【方剂出处】《伤寒杂病论》。

【药方组成】麻黄9克，桂枝6克，杏仁6克，甘草3克。

【功能与主治】具有发汗解表，宣肺平喘的功效。主治外感风寒表实证。

【用法用量】用水煎熬，温服，服后加盖衣被，出微汗。

【方解】方中的麻黄性味辛温，具有发汗解表、祛风散寒、宣利肺气、止咳平喘的多重功效，为君药。桂枝可解放肌表发汗，可以协助麻黄发挥解表作用，使经脉畅通缓解肢体疼痛，为臣药。杏仁性味苦温，有降利肺气，加强宣肺平喘的功效，为佐药。炙甘草，不仅可以调和麻杏的宣降作用，而且又能缓和麻黄、桂枝相结合的峻烈药性，调和出汗不至于太猛烈反而损耗正气，为使药，同时还又有佐药的作用。

【运用】

1.本方临床应用把恶寒发热、无汗气

喘、脉浮紧作为辩证要点，它还是治疗外感风寒表实证的基础药方。

2.方子可根据病症轻重进行加减变化。风寒表证比较轻，头部、身体疼痛不严重的情况下，可去除桂枝，缓解发汗的药力。患者出现肺气郁积引起的咳嗽咯痰，可在方子中加入苏子、橘红等药材，用来增强祛痰、止咳、平喘的功效。

【方歌】麻黄汤有杏桂草，发汗平喘主解表，风寒表实用此方，寒热无汗喘咳疗。

麻黄附子细辛汤

【方剂出处】《伤寒杂病论》。

【药方组成】麻黄6克，附子炮9克，细辛3克。

【功能与主治】具有温补肾阳，宣散表寒的功效。主治阳虚风寒证。

【用法用量】加水煎熬，温服。

【方解】方中麻黄性味辛温，入肝脏，可发汗、散寒解表，为君药；附子性属辛热，有着补肾助阳的功效，为臣药；细辛，可以宣散侵入肾经的寒气，为佐药。麻黄、细辛可去除肌表的寒邪，而附子主要是温补肾阳，三味药一起使用，共同发挥温补宣散额作用，可治愈表里诸多病证。

【运用】

1.本方主要治疗风寒侵入肺肾引起的病证，常见症状有恶寒重，发热轻，神疲欲寐；或暴哑、暴盲或暴聋，舌淡苔白，脉沉紧无力等。

2.对于脾阳虚患者，方中可加入干姜，温补脾阳，再加上附子，可补阳益气。针对痰多咳嗽病症，可加陈皮、生姜来化痰止咳。

【方歌】麻黄附子细辛汤，发表温经两法彰，若非表里相兼治，阳虚感冒岂能康。

麻杏薏甘汤

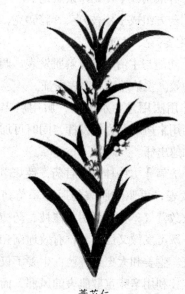

薏苡仁

【方剂出处】《伤寒杂病论》。

【药方组成】麻黄、薏苡仁各1.5克，杏仁1.8克，甘草3克。

【功能与主治】具有发表祛风，利湿清热的功效。主治风湿热痹证。

【用法用量】将药研为末，每次煎药6克，温服，微微汗出为佳，应避免外风侵袭。

【方解】方中麻黄既可以发汗祛湿，又能通利关节；杏仁有降肺止逆、降利湿浊的作用，与麻黄配伍使用，可宣发营卫，肃降湿浊；薏苡仁不仅可以降利湿浊，又能健脾益气，并且以通络、利湿、清热为主要功效，与杏仁配伍能降利湿浊；甘草益气和中，与薏苡仁配伍可益气利湿。

【运用】现代临床中，常用于普通感冒、流行性感冒、支气管炎、慢性阻塞性肺疾病、慢性鼻炎、风湿性关节炎、强直性脊柱炎、坐骨神经痛等病症。

【方歌】辛温发汗麻黄汤，麻桂杏草共煎尝，恶寒发热头身痛，表实无汗服之康。

桂枝汤

【方剂出处】《伤寒杂病论》。

【药方组成】桂枝9克，芍药9克，甘草6克，生姜9克，大枣3枚。

【功能与主治】具有解肌发表，调和营卫的功效。主治外感风寒表虚证。

【用法用量】水煎熬，服用后喝少量热粥，用来协助药力的发挥，同时可加盖衣被，加速出汗。

【方解】方中桂枝为君药，性味辛温，解肌发表，可驱散肌表的风邪。芍药为臣药，收敛营气，补益营阴。桂枝、药芍配伍合用，既可发散又可收敛，有效地调和营气和卫气。生姜和大枣是佐药：生姜不仅可以协助桂枝利用辛味宣散肌表的风邪，而且还有和胃止呕的作用；大枣味甘性平，既能益气补中，又可滋脾生津。生姜、大枣相配，是补脾和胃、调和营卫的绝佳组合。炙甘草调和药性，为使药。

【运用】

1.本方可治疗外感风寒表虚证，又可调和营卫和阴阳治法，主要辩证要点是营卫不和，发热恶风，自汗出，脉浮缓或浮弱等。那些无汗烦躁、表寒里热、发热口渴的症状，禁用本方。

2.用于感冒、流行性感冒、汗出异常、荨麻疹、产后低热及妊娠恶阻等属阴阳营卫不和者。

【方歌】桂枝汤治太阳风，桂芍甘草姜枣同，解肌发表调营卫，汗出恶风此方功。

小青龙汤

【方剂出处】《伤寒杂病论》。

【药方组成】麻黄、芍药、桂枝、半夏各9克，细辛、干姜、甘草、五味子各6克。

【功能与主治】具有解表散寒，温肺化饮的功效。主治体内有水饮停滞，外感风寒的外寒里饮证。

【用法用量】水煎，温服。

【方解】方中的麻黄、桂枝性味辛温，主要用来发汗解除表证。另外，麻黄有开宣肺气进而止咳平喘的作用，桂枝可温补阳气而行散体内积滞的水饮，所以麻黄和桂枝是方中的君药。干姜、细辛可温肺化饮，帮助麻黄、桂枝解除表证祛除风邪，为臣药。半夏可燥湿化痰，五味子可敛肺止咳，芍药不仅可以增强止咳平喘的功效，还可以防止辛散温燥的药物过度消耗元气损伤津气，所以半夏、五味子、芍药为佐药。炙甘草主要负责益气和中，调和辛散药性，为使药。

【运用】

1.本方主要治疗外感风寒、水饮停滞体内、咳喘，常见辩证要点是咳嗽喘息、痰涎清稀、恶寒发热、无汗。方中性味辛温的药物比较多，所以其辛散温化的药力比较强，要根据病人的体质强弱酌情确定使用剂量。阴虚引起的干咳无痰或有痰热证者，忌用。

2.本方还可用于具有慢性气管炎、支气管哮喘、老年性肺气肿以及慢性气管炎急性发作等辩证要点的外寒内饮证人。

【方歌】小青龙汤治水气，喘咳呕哕渴利慰，姜桂麻黄芍药甘，细辛半夏兼五味。

香苏散

【方剂出处】《太平惠民和剂局方》。

【药方组成】香附子、紫苏各120克，甘草30克，陈皮60克。

【功能与主治】具有疏散风寒，调和理气的功效。主治外感风寒，气机郁结不舒证。

【用法用量】做汤剂服用，加水煎熬，服用药量按照原方比例酌情减少。

【方解】方中紫苏叶性味辛温，可解除

表证驱散寒邪，同时药物芳香可化解浊气，一药多用，为君药。香附子味苦性平，行气开郁，与紫苏配伍，不仅可以发汗解除表证，而且还可以行气活血，为臣药。陈皮有燥湿作用，协助紫苏、香附子来舒畅气机，化解湿浊而使津液畅行，为佐药。甘草调和药性，为使药。

【运用】

1.本方临床应用的主要病症有恶寒发热，头痛无汗，胸脘痞闷，苔薄白，脉浮等，是治疗外感风寒以及气机停滞的常用药方。

2.现代治疗中，主要应用于胃肠型感冒。

【方歌】香苏散有陈皮草，苏叶香附君臣药，外感风寒气郁证，理气解表效果好。

第三节 祛暑解表

清络饮

【方剂出处】《温病条辨》。

【药方组成】荷叶、银花、丝瓜皮、西瓜翠衣、扁豆花、竹叶心各6克。

【功能与主治】具有祛暑清热的功效。主治暑热伤肺，邪气较轻的病证。

【用法用量】煎服，每天2次。

【方解】方中鲜扁豆花性平味甘，入肺经，芳香散气，可清热消暑，同时还可以化解湿气，为君药。银花味辛性凉，解暑消热的良药；西瓜翠衣有清热解暑、生津止渴的作用；丝瓜皮清肺；荷叶疏散体内热气，解暑，四味药为臣药。竹叶心可清心利水，为佐药。

【运用】

1.本方主要用于暑热伤肺的轻微证，病症有轻微的身热口渴、头目不清、舌苔薄白等。

2.现代临床中，主要治疗中暑、小儿夏热等轻微的中暑、损伤元气等症。

【方歌】清络饮用荷叶边，竹丝银扁翠衣添；鲜用辛凉轻轻剂，暑伤肺络轻轻煎。

香薷散

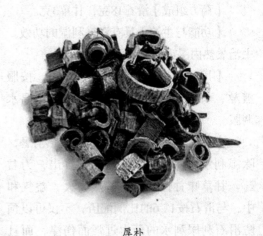

厚朴

【方剂出处】《太平惠民和剂局方》。

【药方组成】香薷9克，白扁豆、厚朴各6克。

【功能与主治】具有祛暑解表，化湿和中的功效。主治中暑伤阴证。

【用法用量】做汤剂使用，煎服，或者加入少量酒一起煎熬。

【方解】方中香薷为君药，性味辛温，可发散解除表证，其芳香气味可解暑化湿。厚朴为臣药，其性味辛温苦燥，行气燥湿，使脾脏畅行。白扁豆为佐药，其味甘性平，不仅可健脾，还可消暑。煎熬方剂时，加入少量的酒，主要目的在于补温经脉，阳气畅通，利于药力很快扩散在体内。

【运用】

1.本方主治的病症有恶寒发热、头重身痛、无汗、胸闷、苔白腻、脉浮，它是治疗外感风寒、体内湿气停滞的常用药方。

2.夏季感冒、急性肠胃炎等外感风寒引起的轻微病症，可使用本方。

【方歌】三物香薷豆朴先，散寒化湿功效兼；若益银翘豆易花，新加香薷祛暑煎。

六一散

【方剂出处】《宣明论方》。

【药方组成】滑石18克，甘草3克。

【功能与主治】具有清暑利湿的功效。主治暑热内湿证。

【用法用量】方中药材为细末，按服煎熬，每服9~18克，每日2~3服，温水调服。

【方解】方中的滑石性寒，清热消暑，除湿利水，使体内水湿随小便排出，为君药。甘草味甘性偏凉，清热去火，益气和中，与滑石按1:6的比例配伍，不仅可以预防滑石利尿利水的药力过强而伤津，而且还调和滑石太过寒凉而伤胃的作用，为佐使药。

【运用】

1.本方主要针对体内湿热停滞导致的小便不利，常见症状有身热烦渴、小便不利等。阴虚且体内无湿热者禁用本方。

2.现代临床中，本方可用于属于湿热证的膀胱炎、尿道炎等。

【方歌】六一滑石与甘草，解肌行水兼清燥，益元碧玉与鸡苏，砂黛薄荷加之好。

桂苓甘露散

【方剂出处】《宣明论方》。

【药方组成】茯苓、泽泻各3克，甘草、石膏、官桂、寒水石各6克，白术1.5克，滑石12克，猪苓1.5克。

【功能与主治】具有清热解暑，化气利湿的功效。主治暑湿证。

【用法用量】煎服。

【方解】方中滑石具有清热解暑、利水祛湿的功效，而且剂量最大，为君药。寒水石药性可协助滑石清热解暑，为臣药。泽泻、茯苓、猪苓性味甘淡，利水，可帮助滑石的发挥利水渗湿的功效；白术可健脾燥湿来祛湿，水畅行；官桂性味辛热，有助于通气，再与泽泻、茯苓、猪苓配伍，使体内水湿随小便排出，同时，还可预防药效过于寒凉导致水湿滞留在体内，五味药为佐药。甘草调和诸多药性，一方面帮助白术、茯苓发挥健脾的功效，另一方面还缓解滑石、石膏、寒水石过于寒凉的药性，为佐使药。

【运用】

1.本方是祛暑利湿的常用方剂。临床中主要用于发热头痛、烦渴引饮、小便不利等。

2.本方整体药效偏寒，主要适用于暑热过重、湿邪严重的暑湿严重病证，而每次的伤暑较轻的病证，以及出汗过多、津气大伤者，应谨慎服用。

【方歌】桂苓甘露猪苓膏，术泽寒水滑石草，清暑化气又利湿，发热烦渴吐泻消。

第四节 治燥解表

杏苏散

【方剂出处】《温病条辨》。

【药方组成】苏叶、杏仁、茯苓、前胡各9~15克，半夏、橘皮、桔梗、枳壳各6~10克，甘草3~5克，生姜3片，大枣3枚。

【功能与主治】具有轻宣凉燥，理肺化痰的功效。主治外感凉燥证。

【用法用量】水煎，温服。

【方解】方中苏叶性味辛温但不燥，

可发汗解除表证，宣畅肺气，使凉燥病邪从肌表得以解除；杏仁性味苦温而且温润，可清肃肺气，润燥止咳。苏叶和杏仁配伍使用，具有苦辛、温润的特质，同为君药。前胡可疏散邪风、解除表证来协助苏叶，另外还可降气化痰来帮助杏仁；桔梗、枳壳都可宣降肺气，不但能疏散清理胸膈的气机，还可化痰止咳。三味药一起使用，可使气机通顺，津液通达全身，达到理肺化痰的功效，同为臣药。橘皮、半夏可气机运行、燥湿化痰；茯苓可体内渗湿，健脾用来却断生痰的源头；生姜、大枣可调和营气和卫气，滋养脾脏，津液运行来增强润燥的药效，同为佐药。甘草调和药性，和桔梗配合使用，可宣肺利咽，为佐使药。

【运用】

1.本方是治疗凉燥证的代表方剂。现代临床中，可用于外感风寒、肺气不宣引起的咳嗽，但是风温或内伤引起的咳嗽，则忌用本方。

2.本方还用于属于轻微的外感凉燥或者风寒引起的咳嗽病证，主要症状有流行性感冒、慢性支气管炎、肺气肿等。

【方歌】杏苏散内夏陈前，枳桔苓草姜枣添，轻宣温润治凉燥，嗽止痰化病自痊。

清燥救肺汤

【方剂出处】《医门法律》。

【药方组成】桑叶9克，石膏8克，甘草、胡麻仁、阿胶、枇杷叶各3克，人参、杏仁各2克，麦冬4克。

【功能与主治】具有清燥润肺，益气养阴的功效。主治外感热邪、损伤肺气的温燥伤肺重证。

【用法用量】加水煎熬，经常热服。

【方解】方中桑叶为君药，其质轻性寒，可润肺，清除、透泄燥热，清肺止咳。

石膏味辛甘，属性大寒，不仅可以清除肺热而且还可生津止渴。石膏和具有性味甘寒，可生津养阴的麦门冬配伍使用，可增强桑叶清除温燥，同时滋养被损伤的津液，所以石膏与麦门冬同为臣药。杏仁、枇杷叶味苦，可降肺气，止咳平喘；阿胶、胡麻仁帮助麦门冬更好发挥养阴润燥的功效；人参、甘草可益气补中，同为佐药。甘草调和药性，为使药。

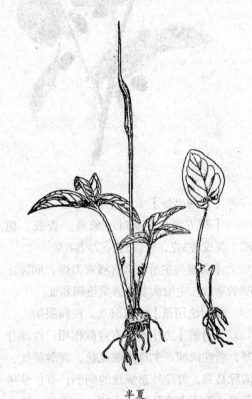

半夏

【运用】

1.本方是治疗燥热引起肺气损伤的常用方剂。如果患者痰多，可加入贝母、瓜蒌来加强润肺化痰的功效；血虚症状，方中加生地黄可用来养血滋阴润燥；热邪严重症状可加羚羊角，或加牛黄来清除体内热邪。

2.燥热伤肺、气阴两伤引起的肺炎、支气管哮喘、急慢性支气管炎、肺气肿、肺癌等症，都可使用本方。

【方歌】清燥救肺参草杷，石膏胶杏麦

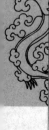

胡麻，经霜收下干桑叶，清燥润肺效堪夸。

桑杏汤

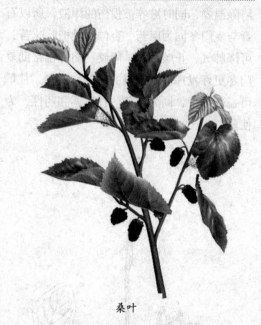

桑叶

【方剂出处】《温病条辨》。

【药方组成】桑叶、象贝、香豉、栀皮、梨皮各3克，杏仁5克，沙参6克。

【功能与主治】具有清宣温燥，润肺止咳的功效。主治秋季外感燥热病邪证。

【用法用量】加水煎熬，按顿服用。

【方解】方中桑叶有宣散作用，性味甘寒，药性清润，主攻疏散风热、宣散肺气、清除热邪，解除外感燥热的病邪；杏仁性味苦温，善于肃降肺气、止咳，为君药。淡豆豉性属辛凉，有透泄发散作用，用来协助桑叶发挥散发表邪的功效；象贝可以润肺化痰、止咳，同为臣药。沙参可养阴生津，润肺止咳；梨皮性味甘凉，可益于养阴降火、生津润肺；栀子皮性寒。入头面部，清除发泄肺热，同为佐药。

【运用】

1.本方是治疗秋季感染燥热，损伤肺部较轻的病证。主要病症有身热不甚、干咳无痰或痰少而黏、右脉数大等

2.本方主要用来治疗外感温燥的较轻病证，外感凉燥者忌用。

【方歌】桑杏汤中象贝宜，沙参栀豉与梨皮，身热咽干咳痰少，辛凉甘润燥能医。

第五节　清温解表

桑菊饮

【方剂出处】《温病条辨》。

【药方组成】桑叶7.5克，菊花3克，杏仁、桔梗、苇根各6克，连翘4.5克，薄荷、生甘草各2.5克。

【功能与主治】具有疏风清热，宣肺止咳的功效。主治风热病邪引起的外感热病初起，邪风侵入肺络等病证。

【用法用量】水煎，温服，每天2次。

【方解】方中桑叶味甘苦性凉，可疏散风热，且可进入肺络，发散风热、停止咳嗽；菊花味辛甘性寒，可疏散风热，又可以清除头目上的邪风，肃清肺部。两味药，配伍合用，主要用来疏散肺中的风热，都为君药。杏仁味苦，可以降肺气；桔梗味辛，可开宣肺气，两药合用，可宣降肺气、止咳，同为臣药。薄荷性味辛凉，可疏散风热，清利头目，协助君药发挥疏散风热的药力；连翘可透泄邪气、解除毒邪；芦根可清热生津，为佐药。甘草调和方中药物的药性，为使药。

【运用】

1.本方主治由风热侵入肺部引起的咳嗽证，主要病症有咳嗽、身体微热、口微渴、脉浮数等。

2.现代临床中，本方常用于由于风热侵入肺部或者肝经感染风热引起的感冒、急性支气管炎、上呼吸道感染、肺炎、急性结膜炎、角膜炎等症。

3.方中的药物大部分为轻清宣透的药品,所以不适合长久煎熬。

【方歌】桑菊饮中桔梗翘,杏仁甘草薄荷饶,芦根为引轻清剂,热盛阳明人母膏。

银翘散

【方剂出处】《温病条辨》。

【药方组成】连翘、银花各30克,桔梗、薄荷、牛蒡子18克,竹叶、荆芥穗各12克,甘草、淡豆豉各15克。

【功能与主治】具有辛凉透表,清热解毒的功效。主治温病初起证。

【用法用量】作汤剂,煎服,每服18克。

【方解】方中,银花、连翘气味芳香,不但可以疏散风热、清热解毒,而且还可以去除污浊,化解浊气,为君药。薄荷、牛蒡子性味辛凉,疏散风热,消散头目热象,并可解毒利咽;荆芥穗、淡豆豉味辛性温,解除表证,发散邪风,协助君药发挥祛除邪风的功效,为臣药。芦根、竹叶可清热生津;桔梗有开宣肺气、止咳利咽的作用,所以为佐药。生甘草配合桔梗,可利咽止咳,而且调和药性,为佐使药。

【运用】

1.本方在《温病条辨》中被称为"辛凉平剂",是治疗外感风热表证的常用药方。主治温病初起,肺卫感染邪气的病证,症状有发热,微恶风寒,咽痛,口渴,脉浮数。

2.现代临床中,主要用于感冒、流行性感冒、急性扁桃体炎、流行性乙型脑炎、流行性脑脊髓膜炎、腮腺炎以及麻疹、风疹、疮疡初起等风热证。

3.方中很多药物属于芳香、宣散的药品,不适宜长久煎熬。外感风寒以及湿热病初起的患者禁用。

【方歌】银翘散主上焦疴,竹叶荆牛豉

薄荷;甘桔芦根凉解法,风温初感此方宜。

升麻葛根汤

【方剂出处】《太平惠民和剂局方》。

【药方组成】升麻、白芍药、甘草各6克,葛根各9克。

【功能与主治】具有辛凉解表,透疹解毒的功效。主治麻疹初起证。

【用法用量】做汤剂,煎服,每次9克,每次按照方子比较酌情增减。

【方解】方中升麻辛甘、药性寒凉,入脾、胃经,有升散的性能,可解除肌表邪风、透泄疹毒,清热解毒,为君药。葛根味道甘甜,属性寒凉,入脾胃经,可解除肌表邪风、透泄疹毒,生津除热,为臣药。方中芍药的作用在于,体内有血瘀的情况下使用赤芍,味苦性寒,进入体内,可化除瘀血,清热凉血,散瘀解毒;阴气损伤的情况下使用白芍,配以炙甘草,有养阴生津的功效。

【运用】

1.本方主治以疹发不出或出而不畅,舌红,脉数为症状的麻疹初起证。

2.现代临床中,本方除用来治疗麻疹外,还可治疗带状疱疹、单纯性疱疹、水痘、腹泻、急性细菌性痢疾等病症。

【方歌】阎氏升麻葛根汤,芍药甘草合成方;麻疹初起出不透,解肌透疹此方良。

第六节 解六淫兼邪表证

败毒散

【方剂出处】《太平惠民和剂局方》。

【药方组成】柴胡、前胡、川芎、枳壳、羌活、独活、茯苓、桔梗、人参、甘草各90克。

【功能与主治】具有祛寒散湿，益气解表的功效。主治气虚，外感风寒湿邪证。

【用法用量】作为汤剂，煎服，每次6克，温服，每次按照比例酌情增减。

【方解】羌活性味辛温，有升散的性能，入足太阳经；独活性能扩散，入少阴肾经；川芎、柴胡可升散行气，入肝胆经、厥阴经；桔梗性辛，可开宣肺气；前胡可降肺气；枳壳降胆、胃气；人参性味甘温，滋补阴气，补充元气来扶正、驱除邪风；茯苓味甘淡，滋渗湿脾气；甘草调和中气；生姜、薄荷作为引药，体内寒热都可用，用来增强解除表证的药力。

【运用】

1.临床中，主要用于恶寒发热、肢体酸痛、无汗、脉虚浮等症。

2.方中药物药性多数性味辛温，香燥，外感风热、阴虚外邪侵入者禁用。如果时疫、湿温、湿热郁结在肠中导致的痢疾症，也禁用本方。

【方歌】人参败毒茯苓草，枳桔柴前羌独芎，薄荷少许姜三片，时行感冒有奇功。

参苏饮

【方剂出处】《太平惠民和剂局方》。

【药方组成】人参、紫苏叶、干葛、半夏、前胡、茯苓、生姜各6克，枳壳、桔梗、木香、陈皮、甘草各4克。

【功能与主治】具有益气解表，理气化痰的功效。主治虚人外感风寒，内有痰湿证。

【用法用量】加水煎熬，加入7片生姜，1枚大枣，然后温服。

【方解】方中紫苏叶性味辛温，入肺脾经，主要功效是发散肌表的邪风，同时又能养肺止咳，理气宽中，为君药。葛根可解除肌表邪风，为臣药。桔梗、枳壳、半夏、

前胡可以制约肺气迅猛外散，化痰止咳；木香、陈皮可使气数通畅，滋养脾气且中气畅顺；茯苓可健脾行湿来消除瘀痰，都为佐药。甘草配合人参、茯苓使用，可益气健脾，调和方中药物的药性，为佐使药。煎熬方剂时，加入适量的生姜、大枣，可以增快解除表邪、益脾的药效。

【运用】

1.本方是治疗气虚外感风寒、内有痰湿证的常用方剂。主要病症有恶寒发热、无汗头痛、咳痰色白、胸脘满闷、倦怠乏力、苔白、脉虚浮等。

2.体内没有痰湿者慎用本方。

【方歌】参苏饮内用陈皮，枳壳前胡半夏齐，干葛木香甘桔茯，气虚外感最相宜。

再造散

【方剂出处】《伤寒六书》。

【药方组成】黄芪6克，人参、桂枝、熟附子、羌活、防风、川芎、煨生姜各3克，甘草1.5克。

【功能与主治】具有益气助阳、解表散寒的功效。主治阳气虚弱，外感风寒证。

【用法用量】加水煎熬，加入2枚大枣，3克炒白芍，然后温服。

【方解】方中桂枝、羌活主要功效是发散、驱除风寒，为君。防风性温，解除表邪，可增强君药驱除邪气的药效，为臣药。附子性温可补阳气，黄芪、人参主要利于元气，既可以指导正气向有利的方向发散，又可以抑制阳气随着体液外出虚脱；川芎可行气活血、驱除邪风；白芍有收敛阴气、滋养血气的作用，与桂枝配伍，来调和营气与卫气，并减轻附子、羌活等药材的燥性；煨姜暖胃，大枣滋养脾气，一起使用有益于脾胃，调和营气和卫气，所以都为佐药。甘草调和方中药材的药效，为使药。

【运用】

1.药方的主要功效是益气、助阳、解表。主要针对的病症有：恶寒严重重，轻微发热，头痛无汗，面色苍白，肢冷，舌淡，脉沉无力或浮大无力。

2.现代临床主治阳气虚弱、外感风寒方面的病证，例如老年人感冒、风湿性关节炎等病。

3.血虚、感染风寒者不可适应本方。

【方歌】再造散用参芪甘，桂附羌防芎芍参，细辛加枣煨姜煎，阳虚无汗法当谙。

柴葛解肌汤

【方剂出处】《伤寒六书》。

【药方组成】柴胡、黄芩、芍药各6克，干葛9克，甘草、羌活、白芷、桔梗各3克。

【功能与主治】具有解肌清热的功效。主治外感风寒，郁结化热证。

【用法用量】加水煎熬，再加3片生姜、2枚大枣、3克的石膏，然后温服。

【方解】方中的葛根味辛性凉，进入阳明经可以解除肌表的邪气；柴胡同样味辛性寒，进入少阳经，透达表邪消热，所以葛根与柴胡为君药。羌活、白芷能协助葛根、柴胡驱除、解除肌表的寒邪，起到祛风止痛的作用；黄芩、石膏可清除体内的热邪，所以三者为臣药。桔梗可以使肺气畅通来协助驱除体内的邪气；芍药、大枣可收敛阴气、止血，不仅能预防热邪损伤阴气，而且还可抑制过度疏散热邪带来副作用，所以三者为佐药。甘草主要调和方中药材的药性，为使药。

【运用】

1.本方主治外感风寒，主要症状有：严重发热现象，轻微恶寒病症，头痛，眼眶痛，鼻干，脉浮微洪等。

2.现代临床中，主要治疗感冒、流行性感冒、牙龈炎、急性结膜炎等归属外感风寒的一些症状。

【方歌】柴葛解肌陶氏汤，邪在三阳热势张，芩芍桔甘羌活芷，石膏大枣与生姜。

麻黄杏仁甘草石膏汤

【方剂出处】《伤寒杂病论》。

【药方组成】麻黄、甘草6克，杏仁9克，石膏24克。

【功能与主治】具有辛凉疏表，清肺平喘的功效。主治外感风邪，邪热壅肺证。

【用法用量】煎服。

【方解】方中麻黄性味辛温，具有宣肺平喘，解除表证，发散邪气。石膏味辛性寒，可清除、透泄肺胃的热邪以助津液滋生。麻黄和石膏两味药配伍使用，一个以宣肺为主要功效，一个以清肺为主要作用，不仅可以宣散肺脏感染的风热，而且还可清除宣散肺中郁结的热邪，同为君药。杏仁可以宣降肺气用来平息气喘、咳嗽，可以与麻黄、石膏同时使用，药效相辅相成，为臣药。甘草既可以调和方中药效，益气和中，防止石膏寒凉属性损伤中气，为佐使药。

【运用】

1.本方是治疗肌表邪气木解、肺热咳喘的常用药方。主要症状有风热侵入肺部，风寒转化为热邪郁结肺中，身体发热不止，咳喘气急，口渴等。

2.现代临床用于急性气管炎、肺炎、百日咳等。

【方歌】麻杏甘石伤寒方，汗出而喘法度良，辛凉宣泄能清肺，定喘除热效力彰。

九味羌活汤

【方剂出处】《此事难知》引张元素方。

【药方组成】羌活、防风、苍术各9克，川芎、香白芷、生地黄、黄芩、甘草各6克，细辛3克。

【功能与主治】具有发汗祛湿，清除里热的功效。主治外感风寒湿邪，内有蕴热证。

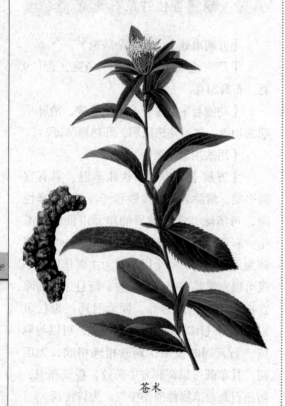

苍术

【用法用量】水煎，温服。

【方解】方中羌活性味辛温，入太阳经，解除肌表寒邪，祛除风湿，有利关节，停止麻痹疼痛，是治疗肌表感染风寒湿邪的关键药物，为君药。防风味辛甘性温，善于祛除风邪，并能祛湿止痛；苍术和防风一样，性味辛温，但苍术入太阴经，主要功效是燥湿，并且可以祛除风邪，发散寒邪，两味药配伍结合，协助羌活发挥祛除风邪、发散寒邪、除湿止痛的功效，同为臣药。细辛、白芷、川芎祛散风、寒邪，宣散痹症、止痛，其中，细辛主治少阴头痛，白芷主治阳明头痛，川芎善于治疗治疗少阳、厥阴头

痛；生地、黄芩可清泄肌里的热邪，同时还可协调辛温燥烈的药品损伤津液，同为佐药。甘草调和方中药物的药效，为使药。

【运用】

1.本方主治外感风寒湿邪同时又有肌里热邪证。主要症状有发热恶寒、无汗头痛、肢体酸楚疼痛、口苦微渴。

2.现代临床中，用于感冒、流行性感冒、风湿性关节炎等病症。

【方歌】九味羌活用防风，细辛苍芷与川芎，黄芩生地同甘草，发汗祛湿效力宏。

羌活胜湿汤

【方剂出处】《内外伤辨惑论》。

【药方组成】羌活、独活各6克，藁本、防风、甘草各3克，蔓荆子2克，川芎1.5克。

【功能与主治】具有祛风，除湿，止痛的功效。主治肌表感染风湿引起的全身疼痛证。

【用法用量】煎服。

【方解】方中羌活、独活都是发散辛苦药味，气味芳香，燥热猛烈的药品，有祛除风、湿邪，发散寒邪、止痛的功效；但是，羌活主要祛除上半身以上感染的风、湿邪，而独活善于祛除下半身感染的风、湿邪，两者合二为一使用，可以祛除全身的风、湿邪，疏通脉络，减轻疼痛，为君药。防风可祛除风湿邪气，减轻疼痛；蔓荆子可以散发头部、面部的风邪，减轻疼痛，同为臣药。甘草益气补中，调和方中药物的药性，为使药。

【运用】

1.本方适用的病症有头身重痛，肩背或腰脊疼痛，苔白脉浮等，主要属于风湿滞留在肌表经络的病证。

2.现代临床中，主治经络感染湿邪引起

的风湿性关节炎，类风湿性关节炎，坐骨神经痛，神经性头痛等症。

【方歌】羌活胜湿羌独芎，甘蔓藁本及防风，湿气在表头腰重，发汗升阳有奇功。

加减葳蕤汤

【方剂出处】《通俗伤寒论》。

【药方组成】生葳蕤9克，桔梗5克，东白薇3克，淡豆豉9~12克，苏薄荷5克，甘草2克，红枣两枚，

【功能与主治】具有滋养阴气，解除表证的功效。主治阴虚外感风热证。

【用法用量】用水煎熬，然后温服。

【方解】方中的药物葳蕤性味甘寒，可养阴生津，同时还能清除热邪，因为葳蕤有滋养性还是不粘腻，适宜于阴虚而有肌表邪气的病症；薄荷本质辛凉，可疏散风热，清利咽喉，同为君药。葱白、淡豆豉可清除表证，散发邪气，来协助薄荷增强其发散、解除表证的药力，同为佐药。甘草主要起着调和方中药材的药效，为佐药。

【运用】

1.本方组成的主要目的就是治疗阴虚、感受风寒等，主要病症有阴虚外感、头痛身热、微恶风寒、咽干、口渴、舌赤、脉数等。

2.现代临床中，常用于感冒、流行性感冒、上呼吸道感染等症状。

【方歌】加减葳蕤用白薇，豆豉葱白桔梗随，草枣薄荷八味共，滋阴发汗功可慰。

黄芪桂枝五物汤

【方剂出处】《伤寒杂病论》。

【药方组成】黄芪、芍药、桂枝各9克，生姜18克，大枣4枚。

【功能与主治】具有益气温经，和血通痹的功效。主治邪气侵入血引起的痹症。

【用法用量】煎服。

【方解】黄芪性味甘温，滋养元气，滋补肌表的卫气，为君药。桂枝可散发风寒，疏通经络，和黄芪配伍使用，滋补益气和阳气，调和血气，疏通经络。芍药养血，调和营气，滋养肌肤而疏通血阻，和桂枝一起使用，可调和营气与卫气而中和肌表、肌里，所以芍药、桂枝同为臣药。生姜味辛性温，疏散风邪，来增加桂枝的药力；大枣味甘性温，益气养血，来增强黄芪、芍药的药力，两者同为佐使药。

【运用】

1.本方主治的病证为血痹证，主要病症是肌肤麻木不仁，汗出恶风，脉微涩而紧。

2.现代临床中，常用于中风后遗症、末梢神经炎、肩周炎、坐骨神经痛等症。

【方歌】黄芪桂枝五物汤，芍药大枣与生姜，益气温经和营卫，血痹风痹功效良。

第十九章

清热剂

凡是用清热药作为主要组成药物，而治疗里热证的方剂统称清热剂。清热剂适用于里热证，并且具有清热、泻火、凉血、解毒等作用。

里热证是指外感六淫邪气、疫疠之气，入里化热化火；或五志过极，脏腑偏盛，化热化火；或嗜食炙博温热之品，或过服或误用温补方药，化热生火；或阴虚水亏，虚热内生等，致使脏腑、气血积热，以身热，口渴，心烦口苦，小便短赤，舌红脉数等为主症的病证。

第一节　清气分热

白虎汤

【方剂出处】《伤寒杂病论》。

【药方组成】石膏50克，知母18克，甘草6克，粳米9克。

【功能与主治】具有清热生津的功效。主治气分热盛证。

【用法用量】水中加入粳米进行煎煮，直到粳米煮熟成汤，便可取出汤，然后温服。

【方解】方中石膏为君药，因为石膏味辛甘，性大寒。入阳明经，清除气分热邪，去除烦躁、止渴。知母苦寒滋润，不但可以协助石膏清泄胃部的热邪，又可以滋养阴气，润燥生津，救治被损伤的阴气津液，所以为臣药。粳米、甘草为佐药，两者可益胃生津，并且还可以预防石膏的寒性损伤中气。再加上甘草还调和方中药物的药性，还

可做使药。并防石膏大寒伤中，其中炙甘草调和诸药，兼作使药。

【运用】

1.本方是治疗阳明经气分热邪严重病证的基础药方，主治病症有全身大热、大出汗、口渴、脉洪大。

2.现代临床中，此方主要治疗感染性疾病，如大叶性肺炎、流行性乙型脑炎，流行性出血热、牙龈炎以及小儿夏季发热、糖尿病、风湿性关节炎等。

【方歌】白虎汤用石膏偎，知母甘草粳米陪，亦有加人人参者，躁烦热渴舌生苔。

竹叶石膏汤

【方剂出处】《伤寒杂病论》。

【药方组成】竹叶、人参、甘草各6克，石膏50克，半夏9克，麦门冬20克，粳米10克。

【功能与主治】具有清热生津，益气和胃的功效。主治伤寒、温病（感染温邪导

致的急性热病）、暑病（暑热邪气侵入得的急性热病）之后，余热未清除，气津两伤的病证。

【用法用量】加水，加粳米进行煎煮，直到粳米烂熟成汤，取汤，然后温服。

【方解】石膏为方中的君药，清除热邪，滋生津液，去除烦躁，止渴。人参、麦冬为臣药，补气养阴，滋生津液。君药、臣药相结合，清除、进补一起运行。半夏具有降低气逆，调和胃气的作用，它的药性虽然温和，但是与具有清热生津药性的药物配合使用，那么，它的温燥药性减弱，同时还利用辛散的药性，促使君药、臣药进补而不滞留。竹叶可清除热邪与烦躁；粳米、甘草养胃，调和中气，同为佐药。另外，甘草还具有调和方中药物药性的作用，又为使药。

【运用】

1.本方主治的病症为身热多汗、气逆欲呕、烦渴喜饮、舌红少津、脉虚数等。本方药物多清凉质润，如内有痰湿，或阳虚发热，均应忌用。

2.现代临床中，本方常用于流脑后期、夏季热邪侵体、中暑等。

【方歌】竹叶石膏汤人参，麦冬半夏甘草临，再加粳米同煎服，暑烦热渴脉虚寻。

第二节　清营凉血

清营汤

【方剂出处】《温病条辨》。

【药方组成】犀角90克，生地黄15克，元参、麦冬、银花各9克，竹叶心3克，丹参、连翘各6克，黄连5克。

【功能与主治】具有清营解毒，透热养阴的功效。主治热邪侵入营分的病证。

【用法用量】作汤剂，煎服。煎煮时，先把水牛角进行煎煮，然后再放入其他药物。

【方解】方中水牛角味苦咸性寒，可除淤积在营分的热邪，为君药。生地黄具有甘寒滋润的作用，可以清除营分的热邪，凉血滋阴；麦冬有清除热邪，养阴生津的功效，元参可滋养阴气，降火解毒，所以三味药为臣药，协助君药发挥清除营分热邪，凉血，解毒，滋阴的效能。银花、连翘善于清热解毒，而且药味芳香，可轻宣透泄邪气，使侵入营分的热邪不郁结在体内，进而促使药性转出营分而解热邪；竹叶心可以清除侵入心经的热邪，其具有清心透达的药性，协助银花、连翘将热邪透泄出外；黄连可清心解毒；丹参清洁心经，活血化瘀，预防阻止热邪与血结合。

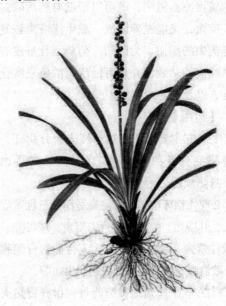

麦冬

【运用】

1.本方主治以身热夜甚，神烦少寐，斑疹隐隐，舌绛而干，脉细数等为主要病症的温病热传营分引起的病证。

2.现代临床中，此方常用于治疗乙型脑炎、流行性脑脊髓膜炎、流行性出血热、败血症、伤寒或其他热性病。

【方歌】清营汤治热传营，脉数舌绛辨分明，犀地银翘玄连竹，丹麦清热更护阴。

犀角地黄汤

【方剂出处】《备急千金要方》。

【药方组成】犀角90克，生地黄24克，芍药12克，牡丹皮9克。

【功能与主治】具有清热解毒，凉血散瘀的功效。主治热邪侵入血分引起的病证。

【用法用量】加水煎煮，先将水牛角进行煎煮，然后将剩下的药材放入。或者将水牛角浓缩粉用药汁搅拌冲服，每次1.5~3克。

【方解】方中犀角味苦咸性寒，药效直达血分，可凉血清心，解除热毒，为君药。生地黄可凉血滋阴，既可以帮助君药清除热邪、凉血，又能滋养阴气、滋生津液来恢复已经流失的阴血，为臣药。芍药、牡丹皮有清热凉血的功效，并且可以活血散瘀来淡化斑点，以及谨防凉血淤积。

【运用】

1.本方主要运用于热邪侵入血分病证，主要病症有各种失血，斑色紫黑，神昏谵语，身热烦躁，舌质红绛。

2.现代临床中，此方主要适用于急性重症肝炎、肝昏迷、弥漫性血管内凝血、尿毒症、过敏性紫癜、急性白血病、流行性脑脊髓膜炎、败血症、斑疹伤寒、溃疡病出血等。

【方歌】犀角地黄芍药丹，血升胃热火邪干，斑黄阳毒皆堪治，或益柴芩总伐肝。

第三节　清热解毒

普济消毒饮

【方剂出处】《东垣试效方》。

【药方组成】黄芩、黄连各15克，陈皮、甘草、玄参、柴胡、桔梗各6克，连翘、板蓝根、马勃、牛蒡子、薄荷各3克，僵蚕、升麻各2克。

【功能与主治】具有清热解毒，疏风散邪的功效。主治风热邪毒侵入三阳经引起的大头瘟证。

【用法用量】加水煎熬，可不限时服用。

【方解】方中黄芩、黄连一起使用，具有清泄上焦郁结的热毒，为君药。牛蒡子、连翘、薄荷、僵蚕气味清淡清心，性味辛凉，有宣泄作用，可以疏散上焦头部、面部的风热邪气，同为臣药。玄参、马勃、板蓝根可清热解毒，利咽散结；桔梗、甘草清利咽喉；陈皮梳理元气，疏散郁结，发散热邪而不会郁结体内，为佐药。柴胡、升麻有疏散风热的作用，并能牵引方中药物的药效直达头部、面部，为使药。

【运用】

1.本方运用于以头面红肿，恶寒发热，舌红苔黄，脉浮数等症为特点的大头瘟证。

2.现代临床中，主要应用于丹毒、腮腺炎、急性扁桃体炎、淋巴结炎伴淋巴管回流障碍等病病症。

【方歌】普济消毒芩连鼠，玄参甘桔蓝根侣，升柴马勃连翘陈，僵蚕薄荷为末咀。

黄连解毒汤

【方剂出处】《外台秘要》引崔氏方。

【药方组成】黄连9克，黄芩、黄柏各6克，栀子9克。

【功能与主治】具有泻火解毒的功效。主治三焦侵入毒邪、热邪亢盛引起的病证。

【用法用量】煎服，每天2次。

【方解】方中黄连性味苦寒，可清心泻火，同时可透泄中焦内的火热邪气，为君药。黄芩味苦性寒。可清泻肺内的热邪，善于清除上焦的火热邪气，为臣药。黄柏性味苦寒，有清泻肝肾的功效，善于清泄下焦的火热邪气，为佐药。栀子味苦性寒，可清泻三焦的火热邪气之，并能引导热邪向下运行，进而使火热邪气。顺着小便的排出而解除，为使药。四味药一起使用，苦寒性质直达体内周围，火邪被祛除而热毒也被解除，相关病症就会痊愈。

【运用】

1.本方主治由于三焦内火毒邪气亢盛引起的病证，有大热烦躁，口燥咽干，或湿热黄疸，舌红苔黄，脉数有力等症状。

2.现代临床中，此方主要适用于败血症、脓毒血症、痢疾、泌尿系统感染、流行性脑脊髓膜炎、乙型脑炎以及感染性炎症等疾病。

【方歌】黄连解毒汤四味，黄芩黄柏栀子配；大热狂躁呕不眠，吐衄斑黄均可退。

❋ 半夏泻心汤 ❋

【方剂出处】《伤寒杂病论》。

【药方组成】半夏12克，黄芩、干姜、人参、甘草各9克，黄连3克，大枣4枚。

【功能与主治】具有调和寒热，散结除痞的功效。主治寒、热邪互相结合引起的脾胃被伤的痞证。

【用法用量】水煎，温服，每日3次。

【方解】方中性味辛温的半夏为君药，具有散发郁结、清除痞证，以及肃降气逆停止呕吐。性味辛热可以温和中气，发散寒邪的干姜，同样性味苦寒，用来清泄热邪的黄芩、黄连同为臣药。以上四味药配伍使用，具有寒热平调，辛开苦降的作用。人参、甘草属性甘温，可以滋补益气，来进补脾虚，为佐药。甘草可补脾、调和中气，而调和方中药物的药性，为使药。

【运用】

1.本方主治寒热互结的痞证，主要症状有：下痞满，呕吐泻利，苔腻微黄等。

2.现代临床中，此方应用于急慢性胃肠炎、慢性结肠炎、慢性肝炎、早期肝硬化等。

【方歌】半夏泻心黄连芩，干姜甘草与人参，大枣和之治虚痞，辛开苦降效如神。

❋ 凉膈散 ❋

【方剂出处】《太平惠民和剂局方》。

【药方组成】大黄、朴硝、甘草各9克，栀子、薄荷、黄芩各5克，连翘18克。

【功能与主治】具有泻火通便，清上泄下的功效。主治上焦、中焦邪气入侵郁结生成热邪之类的病证。

【用法用量】方中药物为粗末，每服剂量为6～12克，煎煮前，加入3克的竹叶以及少许的蜂蜜，水煎，温服。

【方解】方中注重使用连翘来清热解毒，透泄上焦郁结的热邪，为君药。黄芩可清除胸膈内郁结的热邪，栀子有疏通三焦，牵引邪火从身体下部排出；大黄、芒硝具有清火通便的作用，将中焦内郁结的燥热邪气，引导向下运行排出，所以黄芩、栀子、大黄、芒硝四味药共为臣药。君药、臣药一起使用，用来清上泻下。薄荷、竹叶具有疏散的作用，用来解除上焦的热邪，为佐药。甘草、蜂蜜用来缓和大黄、芒硝猛烈排泻药力，还可保存胃津，湿润燥结，并且还用来调和方中药物的药性，为佐使药。

【运用】

1.本方主要治疗上焦、中焦内的火热邪气侵入导致的病证，症状有胸膈烦热，面赤唇焦，烦躁口渴，舌红苔黄，脉数等。

2.现代临床中，常用于咽炎、急性扁桃体炎、胆道感染、急性黄疸性肝炎等病症。

【方歌】凉膈硝黄栀子翘，黄芩甘草薄荷饶；竹叶蜜煎疗膈上，中焦燥实服之消。

第四节　清脏腑热

龙胆泻肝汤

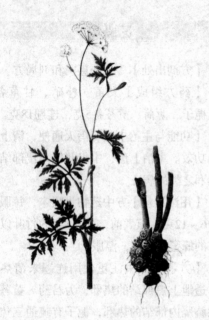

当归

【方剂出处】《医方集解》。

【药方组成】龙胆草、木通、柴胡、甘草各6克，黄芩、栀子、生地黄、车前子各9克，泽泻12克，当归3克。

【功能与主治】具有清泻肝胆实火，清利肝经湿热的功效。主治肝胆实火上炎证与肝经湿热下注证。

【用法用量】煎服，可入丸，每次6～9克，每天2次，温服。

【方解】方中龙胆草属性大苦大寒，既能清泻肝胆因感染邪火引起的病证，又可以祛除肝经内的湿热，为君药。黄芩、栀子性味苦寒，有清热燥湿的功效，还可加强君药泻火除湿的药力，所以为臣药。泽泻、木通、车前子可渗利湿热，引导肝火湿热邪气随着小便的排出而离去；肝经感染的邪火，容易损伤阴血，所以使用当归、生地黄来滋阴养血，促使邪气去除而保障肝经的阴血不被损伤；如果火邪或湿热内郁结在肝经，容易导致肝胆元气不足，于是使用柴胡来舒畅肝胆的气机；柴胡与当归、生地黄结合使用，体现养肝体与调和肝用的配伍。

【运用】

1.本方主治肝胆实火，肝经湿热证，常见病症有口苦尿赤，舌苔黄，脉弦数有力等。

2.现代临床中，常用于高血压病、传染性肝炎、急性胆囊炎、乳腺炎、急性结膜炎、角膜溃疡、外耳道疖肿、化脓性中耳炎、突发性耳聋、顽固性偏头痛、带状疱疹等；泌尿生殖系统炎症如急性尿道炎、急性膀胱炎、急性肾盂肾炎、外阴炎、急性睾丸炎、急性盆腔炎、腹股沟淋巴腺炎、淋病等。

3.本方药物性味多为苦寒，容易损伤脾胃，所以只适用于体内火热邪气带来的实证。如果脾虚而不正常运行引起的腹泻，胃寒凝滞导致的脘痛等病症，不适宜使用。

【方歌】龙胆泻肝栀芩柴，生地车前泽泻偕，木通甘草当归合，肝经湿热力能排。

导赤散

【方剂出处】《小儿药证直诀》。

【药方组成】生地黄、木通、生甘草梢各6克。

【功能与主治】具有清心、利水、养阴的功效。主治心经侵入火热邪气引起的心经火热证。

【用法用量】煎煮前加入剂量为3克的竹叶，然后加水煎煮，服用。

【方解】方中木通性味苦寒，上焦可以

清心泻火，下焦又能治疗下焦湿热入侵引起的淋证；生地黄味甘寒而质润，入心、肾二经，可以滋养阴气，清除热邪来控制心经的火邪。木通和生地黄配伍使用，上焦清除侵入心经的火邪，下焦通小便，滋养阴液，所以两药同为君药。竹叶性味甘淡，可清心除烦，疏导心火向下运行，帮助木通发挥清热利水的功效，为臣药。生甘草梢效用较多，一可清热解毒；二可减轻淋痛；三则预防木通、生地黄的寒凉性损伤胃；四可调和药性，为佐使药。

【运用】

1.本方主要用于火热邪气入侵心经引起的病证，相关症状有：心胸烦热，口舌生疮或小便亦涩，舌红脉数等。

2.现代临床中，常用于治疗口腔炎、小儿鹅口疮、小儿夜啼等以及急性泌尿系统感染等症。

【方歌】导赤生地与木通，草梢竹叶四般攻，口糜淋痛小肠火，引热同归小便中。

清胃散

【方剂出处】《兰室秘藏》。

【药方组成】生地黄、当归、黄连各6克，牡丹皮、升麻各9克。

【功能与主治】具有清胃凉血的功效。主治热邪侵入胃中导致的积热证。

【用法用量】将药研成细末，水煎，温服。

【方解】方中黄连性味苦寒，药效直达胃中的阳热亢盛的火邪，为君药。辛甘微寒的升麻，一方面入阳明经，可清热解毒；另一方面，可以发散体内郁结的火邪，为臣药。胃中火邪炽热繁盛，损伤到血分，所以方中配伍生地黄可清除热邪，凉血滋阴；牡丹皮可清热、凉血、活血；当归可养血、活血。可见，生地黄、牡丹皮、当归都可清热

凉血，活血消肿，共为佐药。升麻同时有引导经络的功效，又为使药。

【运用】

1.本方主治以牙痛牵引头痛，口气热臭，舌红苔黄，脉滑数等为主要症状的胃积热证。

2.现代临床中，常用于口腔炎、牙周炎、舌炎、三叉神经痛等症。

【方歌】清胃散用升麻连，当归生地牡丹全，或加石膏平胃热，口疮吐衄与牙宣。

泻白散

【方剂出处】《小儿药证直诀》。

【药方组成】地骨皮、桑白皮哥30克，甘草3克。

【功能与主治】具有清泻肺热，止咳平喘的功效。主治肺部感染热邪引起的咳喘证。

【用法用量】煎服。

【方解】方中的桑白皮性寒味甘，入肺经，可清除肺部的火邪，下泻肺气，平定咳喘，为君药。地骨皮味甘淡性寒，有清肺降火，善于消退虚热的功效，为臣药。君药、臣药结合使用，可清泻肺火。炙甘草、粳米性味甘温，有养胃和中的作用，可补益肺气，共为佐药。炙甘草还可以调和药性，也可做使药。

【运用】

1.本方主要用于以喘咳气急，皮肤蒸热，舌红苔黄，脉细数为主要病症的肺热咳喘证。

2.现代临床中，常用于支气管炎、肺炎初期及恢复期、百日咳、小儿麻疹初期等症。

【方歌】泻白桑皮地骨皮，甘草粳米四般宜，参茯知芩皆可入，肺热喘嗽此方施。

白头翁汤

【方剂出处】《伤寒杂病论》。

【药方组成】白头翁15克，黄柏、黄连、秦皮各9克。

【功能与主治】具有清热解毒，凉血止痢的功效。主治感染热毒引起的痢疾。

【用法用量】煎服。

【方解】方中性味苦寒。入大肠、血分的白头翁为君药，具有清热解毒的功效，解除大肠内的血热邪气，治疗痢疾。臣药是性味苦寒的黄连、黄柏，可清热解毒、解除胃气壅滞。佐药是味苦性寒的秦皮，清除热邪、干燥湿邪，同时还可以收涩止血、治疗痢疾。

【运用】

1.本方只要适用于下痢脓血，赤多白少，腹痛，里急后重，舌红苔黄，脉弦数等症。

2.现代临床中，常用于细菌性痢疾、阿米巴痢疾证等。

【方歌】白头翁汤治热痢，黄连黄柏佐秦皮，清热解毒并凉血，赤多白少脓血医。

左金丸

【方剂出处】《丹溪心法》。

【药方组成】黄连18克，吴茱萸3克。

【功能与主治】具有清泻肝火，降逆止呕的功效。主治肝内的火邪侵犯到胃而引起的病证。

【用法用量】口服，一次3~6克，每天2次。也可作汤剂。

【方解】方中注重使用性味苦寒的黄连为君药，清除热邪，散泻火气。针对肝火郁结病证，如果单纯使用苦寒性的药物来降泻，恐怕难以开解郁结，所以配伍较小剂量的吴茱萸，一方面可以因为味辛发散邪气，

疏通肝气，用来顺通肝木条达的药性；第二方面就是发散郁结的火气；第三方面是药入脾胃，肃降气逆、调和胃气、治疗呕吐，又可以预防黄连的苦寒性质损伤中气，为佐药。

【运用】

1.本方主要治疗以胁肋胀痛，嘈杂吞酸，呕吐口苦，舌红苔黄，脉弦数等为主要症状的肝火犯胃引起的病证。

2.现代临床中，常用于急、慢性胃炎，胃及十二指肠溃疡，食管炎等。

【方歌】左金连茱六一丸，肝火犯胃吐吞酸，再加芍药名戊己，热泻热痢服之安。

玉女煎

【方剂出处】《景岳全书》。

【药方组成】石膏9~10克，熟地黄9~30克，麦冬6克，知母、牛膝各5克。

【功能与主治】具有清除胃热，滋养肾阴的功效。主治胃热阴虚证。

【用法用量】煎服。

【方解】在方中，味辛甘性寒的石膏为君药，可清楚阳明经、胃部的热邪，同时还可生津止渴。熟地黄为臣药，滋养体内不充足的肾水。石膏与熟地黄配伍使用，上焦清泄胃水，下焦补充肾水，虚证、实证都兼顾。知母，一方面帮助石膏来清除胃部的热邪来除烦止渴，石膏与知母配伍，有清除明阳经、胃部的热邪；另一方面，帮助生地黄，发挥滋养少阴而补充肾水。麦门冬，味甘性寒，清除胃热，滋养阴津。牛膝，引导热邪向下运行，并且可以滋补肝肾。所以，知母、麦门冬、牛膝为佐药。

【运用】

1.本方只要适用于少阴不足，胃热阴虚证，主要病症有牙痛齿松，烦热干渴，舌红苔黄而干。

2.现代临床中，常用于治疗急性口腔炎、舌炎、三叉神经痛、糖尿病、病毒性心肌炎等疾病。

【方歌】玉女煎中地膝兼，石膏知母麦冬全，肾虚胃火牙痛效，去膝地生温热痉。

【方剂出处】《素问·病机气宜保命集》。

【药方组成】芍药30克，当归、黄连、黄芩各15克，槟榔、木香、甘草各6克，大黄9克，官桂5克。

【功能与主治】具有清除热邪、苦燥的药祛除湿邪，调气和血的功效。

【用法用量】水煎，温服，每次15克。

【方解】方中黄芩、黄连为君药，清除热邪，使用苦燥药祛除湿邪。方中注重使用芍药来护肝理脾，平缓急症，治疗疼痛症；当归可以和血行血；木香、槟榔通气疏导滞留药效，四味药配伍使用，行血、调气来排除肠中壅滞，都为臣药。大黄苦寒，有沉降的作用，不但可以帮助黄芩、黄连更好发挥泻火燥湿的功能，又可以结合方中臣药药性来活血行气，并疏通腑脏下泻，引导体内的湿热积滞从大便出排出；使用少量的桂枝肉，温性通行全身，既可以进入血分协助当归、芍药发挥血液运行、调和营卫，又可以制约茯苓、黄连苦寒的属性，同为佐药。甘草调和方中药物，与芍药一起使用，可缓急止痛，为佐使药。

【运用】

1.本方主治痢下赤白，腹痛，里急后重，苔黄腻，脉滑数等湿热痢疾症。

2.现代临床中，常用于细菌性痢疾、阿米巴痢疾、急性肠炎、过敏性肠炎等疾病。

【方歌】芍药芩连与锦纹，桂甘槟木及归身，别名导气除甘桂，枳壳加之效若神。

第五节　清虚热

【方剂出处】《温病条辨》。

【药方组成】青蒿、知母各6克，鳖甲15克，细生地12克，丹皮9克。

【功能与主治】具有滋养阴气，透泄热邪的功效。主治温病后期，阴液耗伤，邪气潜伏阴分引起的病症。

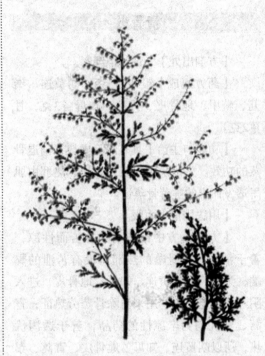

青蒿

【用法用量】煎服。

【方解】方中鳖甲性味咸寒，直接进入阴分，滋养阴气，消退热邪；青蒿味苦辛而性寒，气味芳香，清中有透散药力，清除热邪，透散脉络，将邪气引出来。两味药配伍使用，滋阴清热，内清外透，使阴分内潜伏热邪有外出的机会，共为君药。性味甘寒的生地，凉血滋阴；苦寒质润的知母，可降火滋阴，共同协助鳖甲来养阴退热，所以生地、知母为臣药。佐药为丹皮，其味辛苦性

347

中医 自学百日通

中篇·中药与方剂

凉,可散泄血中潜伏的火邪,清除阴分中潜伏的热邪。

【运用】

1.本方适用于夜热早凉、热退无汗、舌红少苔、脉细数等病症。

2.本方可用于原因不明的发热、各种传染病恢复期的低热、慢性肾盂肾炎、肾结核等属症。

【方歌】青蒿鳖甲地知丹,热伏阴分此方攀,夜热早凉无汗者,养阴透热服之安。

清骨散

【方剂出处】《证治准绳》。

【药方组成】银柴胡5克,胡黄连、秦艽、鳖甲、地骨皮、青蒿、知母各3克,甘草2克。

【功能与主治】具有清除虚热,消退骨蒸的功效。主治阴虚内热,虚损、热邪由肌里透发而出的虚劳骨蒸证。

【用法用量】煎服。

【方解】方中银柴胡味甘苦而性凉,善于消退虚劳骨蒸的热邪而没有苦泄的弊端,为君药。胡黄连、知母、地骨皮,进入阴经,消退虚火,用来清除骨蒸劳热证;青蒿、秦艽均为辛凉性的药品,善于透泻伏热,所以胡黄连、知母、地骨皮、青蒿、秦艽都为臣药。佐药是性味咸寒的鳖甲,有滋阴潜阳的功效,与知母结合使用,滋养阴气的药力更加显著,并且还能引导药效进入阴经。甘草可以调和药性,为使药。

【运用】

1.本方常用于以骨蒸潮热,唇红颧赤,

盗汗,舌红少苔,脉细数为主要病症的阴虚内热,虚劳骨蒸证。

2.现代临床中,常用于结核病,或其他慢性消耗性疾病的低热不退等。

【方歌】清骨散用银柴胡,胡连秦艽鳖甲辅,地骨青蒿知母草,骨蒸劳热保无虞。

当归六黄汤

【方剂出处】《兰室秘藏》。

【药方组成】当归、生地黄、黄芩、黄柏、黄连、熟地黄各6克,黄芪12克。

【功能与主治】具有滋阴泻火,固表止汗的功效。主治阴虚火旺、盗汗证。

【用法用量】煎服,饭前服用。

【方解】方中当归、生地黄、熟地黄三味药一起使用,进入肝肾,来滋养阴血,使阴血充盈,共为君药。盗汗症状是因为体内肾水不足,水不能灭火,导致心火独旺,逼迫津液外泄。臣以黄连可清泻心火,结合黄芩、黄柏可以使用苦寒性质排泄火气,而用来坚固阴气。阳气过盛,火热内生,并且汗出过多,损伤到卫气,进而会加重盗汗,于是就在方中双倍剂量使用黄芪,为臣药。

【运用】

1.本方主治阴虚火旺引起的盗汗证,主要病症有盗汗面赤,心烦口干,便干溲赤,舌红脉数等。

2.现代临床中,常用于结核病、甲状腺功能亢进等的病症。

【方歌】当归六黄二地黄,芩连芪柏共煎尝,滋阴泻火兼顾表,阴虚火旺盗汗良。

第
二
十
章

温里剂

凡是主要用温热药组方，具有温里助阳、散寒通脉的功效，主治里寒证的方剂，统称温里剂。它属于"八法"中的"温法"。

温里剂适用于里寒证，里寒证是指寒邪在肌里的病证。素体阳虚，寒从中生；或因外寒直中三阴，深入脏腑；或由过食寒凉食物或药物，损伤阳气所致等是形成里寒证的主要原因。畏寒肢凉，喜温蜷卧，面色淡白，口淡不渴，小便清长，舌质淡，脉沉迟或缓等症状是里寒证的主要表现病症。

第一节 温中祛寒

理中丸

【方剂出处】《伤寒杂病论》。

【药方组成】干姜、人参、白术、甘草各9克。

【功能与主治】具有温中祛寒，补气健脾的功效。主治脾胃虚寒证与阳虚失血证。

【用法用量】将方中药物研成细末，加蜂蜜炼制成药丸，每个药丸重9克，温开水送服，每次1丸，每天2～3次。做汤剂，煎服，每次按照原药方的比例酌情加减。

【方解】方中干姜，大辛大热，可温脾暖胃，助阳祛寒，为君药。阳气虚弱还带有气息薄弱，因为气息旺盛也可以帮助阳气恢复，而人参性味甘温，可益气健脾，补益虚证帮助阳气，所以人参味臣药。脾属中央土，喜燥恶湿，体虚则湿浊容易滋生，反而困在脾胃，所以甘温苦燥的白术为佐药，既

可以健脾补虚来滋助阳气，又可以燥湿运行脾帮助转化。炙甘草与其他药物等分剂量，一方面配伍人参、白术可以协助益气健脾，补虚助阳；另一方面，缓解急症，减轻疼痛；最后可调和药性，既做佐药又做使药。

【运用】

1.本方主治症状有脘腹绵绵作痛，呕吐，便溏，畏寒肢冷，舌淡，苔白，脉沉细，都属于中焦虚寒证。

2.现代临床中，常用于治疗急慢性胃炎、胃及十二指肠溃疡、胃扩张、胃下垂、慢性结肠炎、小儿肠痉挛、慢性口腔溃疡、霍乱、妇女子宫出血等病症。

【方歌】理中丸主理中乡，甘草人参术干姜，呕利腹痛阴寒盛，或加附子总扶阳。

大建中汤

【方剂出处】《伤寒杂病论》。

【药方组成】蜀椒、人参各6克，干姜12克。

【功能与主治】具有温中补虚，降逆止痛的功效。主治中焦脾胃阳气虚弱，体内阴寒亢盛引起的脘腹疼痛。

【用法用量】煎煮，取其汁液加饴糖冲服。

【方解】方中将味辛性热的蜀椒作为君药，功效有：温补脾胃，补助命火，散寒止痛。性味辛热的干姜有温中散寒，帮助蜀椒发挥散发寒邪的药力的作用；味甘性温的饴糖可以温补中虚，缓急止痛，帮助发挥蜀椒止痛的功效，共为臣药。佐药是人参，因其可以补脾益气，配合饴糖来甘温补中而补益脾胃，中气亢盛而邪气不可干。四味药配伍使用，共同发挥补虚缓急，散寒止痛的药效。

【运用】

本方主要用于胃肠痉挛、肠粘连、胃下垂、肠管狭窄、疝气、蛔虫性肠梗阻等病症。

【方歌】大建中汤建中阳，蜀椒干姜参饴糖；阴盛阳虚腹冷痛，温补中焦止痛强。

小建中汤

【方剂出处】《伤寒杂病论》。

【药方组成】芍药18克，桂枝、生姜9克，甘草6克，大枣4枚，胶饴30克。

【功能与主治】具有温中补虚，和里缓急的功效。主治阴阳气血虚损，腹中拘急疼痛引起的病证。

【用法用量】煎服，取其汁液加饴糖冲服。

【方解】本方由桂枝汤增倍加入芍药与饴糖组成。方中重用甘温质润的饴糖为君药，可温补中焦，缓急止痛。性味辛温的桂枝，可温补阳气，祛除寒邪，与饴糖配伍使用，辛味药和甘味药配合有益阳的作用，补温中焦进而补脾虚。味酸甘的白芍滋养营

气、阴气，缓解肝部急性病症，止腹痛。所以，桂枝和白芍为臣药。生姜可温胃散寒，大枣补脾益气，两药为佐药。炙甘草不仅有益气和中的作用，而且还可调和药性，可做佐使药。其中，甘草与芍药配合使用，酸味药和甘味药可补益阴气，平缓肝急而止腹痛。

【运用】

1.本方是温建中脏的主要方剂，主要以温中、补虚、缓急为主，而且还可以调和阴阳，柔肝理脾，主治的主要症状有腹痛喜温欲按、心悸、发热、面色无华、舌质淡、脉沉弱或细弦等。

2.现代临床中，常用于胃及十二指肠溃疡、慢性肝炎、神经衰弱、再生障碍性贫血、功能性发热等。

3.本方中多是药味甘甜的药物，呕吐症状不宜使用，以免甘味使膈膜更加甜腻而加重呕吐症。脘腹胀满者禁用此方。

【方歌】小建中汤芍药多，桂姜甘草大枣和，重用饴糖补中脏，虚劳腹痛服之瘥。

吴茱萸汤

【方剂出处】《伤寒杂病论》。

【药方组成】吴茱萸、人参各9克，生姜18克，大枣4枚。

【功能与主治】具有温中补虚，降逆止呕的功效。主治肝胃虚寒，污浊的阴气上逆引起的病证。

【用法用量】煎服，每天3次。

【方解】方中吴茱萸味辛苦性热，入肝脾胃经，可补温胃寒，发散肝寒，治疗呕逆，一味药有三种功效，所以为君药。方中还加重了性味辛温的生姜每次，因为生姜是治疗呕吐的良药，有温胃散寒，降逆止呕的作用，所以做臣药。吴茱萸与生姜配伍使用，相须为用，药力非常强，温补和肃降并

行，主要针对虚寒气逆方面的病机，颇为恰当。性味甘温者参为佐药，可补益中焦脾胃的虚证。味甘性平的大枣为佐使药，不仅有益气补脾的作用，而且还调和药性。人参与大枣一起使用，补益中气，温补脾气，清新的阳气得以上升，污浊的阴气下降，可通过补虚来协助下降气逆。

【运用】

1.本方主治肝胃虚寒，浊阴上逆引起的病证，主要症状有食后欲吐，或呕吐酸水，或巅顶头痛，畏寒肢凉，舌淡苔白滑，脉沉弦或迟等。

2.现代临床中，常用于慢性胃炎、神经性呕吐、神经性头痛、耳源性眩晕等病症。

【方歌】吴茱萸汤重用姜，人参大枣共煎尝，厥阴头痛胃寒呕，温中补虚降逆良。

第二节　回阳救逆

参附汤

【方剂出处】《正体类要》。

【药方组成】人参12克，附子9克。

【功能与主治】具有益气、回阳、固脱的功效。主治元气大伤，阳气严重脱落引起的病证。

【用法用量】煎服，每次6克；阳气虚脱症，药量加倍。

【方解】方中性味甘温者参为君药，大补脾气与肺气，用来挽救将要脱落的元气。臣药是味辛性热的附子，补温壮大心脾、肾阳气，用来挽救即将脱落的真阳气。二味药配伍，相须为用，上焦补助心肺，中焦温暖脾土，下焦温补肾命，可顷刻之间使元气真阳得到温补，以达到益气、回阳、固脱的功效。

【运用】

1.本方运用于以手足厥冷，冷汗淋漓，呼吸微弱，脉微欲绝为主要病症的阳气严重脱落的病证。

2.现代临床中，常用于休克、心律失常、心力衰竭及急性心肌梗死等疾病。

【方歌】参附汤是救脱方，益气固阳效力彰；肢厥汗出脉欲绝，阳气暴脱急煎尝。

四逆汤

【方剂出处】《伤寒杂病论》。

【药方组成】甘草6克，干姜6~9克，附子15克。

【功能与主治】具有回阳救逆的功效。主治阳气极度衰疲，寒邪深入少阴导致的少阴病，心肾阳衰引起的寒厥证。

【用法用量】煎服，每次10~20毫升，每天3次。

【方解】方中的生附子性情大辛大热，

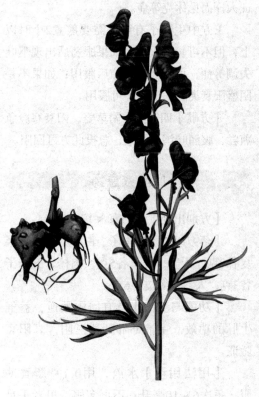
附子

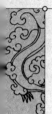

进入心、脾、肾经，温壮心肾的阳气，挽回阳气攻破阴寒而来治疗危重证，为君药。如果生用附子，药力则能迅速到达身体内外来温补阳气、驱逐寒邪。性味辛热的干姜为臣药，它入心、脾、肺经，既能与附子相须为用，用来增强温里回阳的药力；又可以温中散寒，助阳通脉。炙甘草可一药三用：一是可以益气补中，与干姜、附子温、补结合，治疗虚寒病证的根本；二是，甘甜的药味可缓解干姜、附子峻烈的药性，使其破除阴寒、挽回阳气而达目的；三是，可调和药性，并使药力持久，是为佐药同时又为使药的作用。

【运用】

1.本方主治以四肢厥冷，神衰欲寐，面色苍白，脉微欲绝为主要症状的心肾阳衰寒厥证。

2.现代临床中，本方常用于心肌梗死、心力衰竭、急性胃肠炎吐泻过多，或某些急证大汗而见休克等症。

3.方中生附子有毒，需要煎煮2小时以上，但不可长久服用。如果服药后出现呕吐失调等症，可将药液放凉后服用；如果不是阴盛阳衰类的病证，不可服用。

【方歌】四逆汤中附草姜，阳衰寒厥急煎尝，腹痛吐泻脉沉细，急投此方可回阳。

回阳救急汤

【方剂出处】《伤寒六书》。

【药方组成】熟附子、白术、茯苓、半夏各9克，干姜、甘草各5克，肉桂、五味子各3克，人参、陈皮各6克。

【功能与主治】具有回阳救逆，益气生脉的功效。主治寒邪到达三阴，真阳衰微证。

【用法用量】水煎，用0.1克麝香冲服，每次6～10毫升；不可多服，患者手足

温和立即停止服用。

【方解】方中熟附子有温里散寒，回阳救逆的作用；干姜可温中散寒，助阳通脉；肉桂味辛甘性热，补元阳，通血脉；三味药为君药，用来温壮心脾肾的阳气，破散三阴的阴寒。臣药是人参、白术、茯苓、陈皮、半夏、炙甘草（六君子汤），可以用来补益脾胃，固护中州。其中人参性味甘温，大补元气，与附子相配使用，可回阳救逆，益气固脱。麝香，通阳开窍，通行十二经脉，使参附姜桂诸药力迅速到达多种经络发挥作用；五味子的作用有三方面：一是收敛虚阳来固脱；二是与人参相合，来益气生脉；三是与麝香相合，散中有收，使麝香通阳而没有耗散正气之虞，所以麝香、五味子为佐药。

【运用】

1.本方是针对寒邪直中三阴、真阳衰微所导致的病证而组方，除每次里寒证之外，将厥、利、脉微、神衰欲寐并重为证治要点。

2.现代临床中，可用于急性胃肠炎吐泻过多，属于亡阳欲脱者。

【方歌】回阳救急用六君，桂附干姜五味群，加麝三厘或胆汁，三阴寒厥建奇勋。

第三节　温经散寒

当归四逆汤

【方剂出处】《伤寒杂病论》。

【药方组成】当归12克，桂枝、芍药各9克，细辛3克，甘草、通草各6克，大枣8枚。

【功能与主治】具有温经散寒，养血通脉的功效。主治血虚、阳衰阴盛引起的肢体厥冷症。

【用法用量】用8000毫升煮取3000毫升，去滓温服，每日1000毫升，每日三次。

【方解】方中当归性味甘温，养血和血来增补虚弱；桂枝味辛性温，温和经络，发散寒邪来疏通经脉以通脉，共为君药。细辛有温经散寒的作用，协助桂枝更好地温和、疏通血脉；白芍可养血和营，帮助当归发挥补益营血的作用，搭配桂枝来调和阴阳（营卫），共为臣药。通草可通利经脉来使血脉畅行；大枣、甘草，益气健脾，养血补虚，共为佐药。大枣加重使用剂量，既可结合当归、芍药来温补营血，又可预防桂枝辛燥的烈性药性烈损伤阴气。甘草同时还可调和药性而作为使药。

【运用】

1.本方有温经散寒，养血通脉的功效，主治素体血虚、寒邪凝滞经脉导致的手足厥寒、脉细欲绝、舌淡等症。

2.对于雷诺氏病、无脉证、血栓闭塞性脉管炎、肩周炎、坐骨神经痛、风湿性关节炎、冻疮、痛经等病症，可酌情加减使用本方。

【方歌】当归四逆芍桂枝，细辛甘枣通草施，血虚寒厥四末冷，温经通脉最相宜。

黄芪桂枝五物汤

【方剂出处】《伤寒杂病论》。

【药方组成】黄芪、芍药、桂枝各9克，生姜18克，大枣4枚。

【功能与主治】具有益气温经，疏风和营的功效。主治血痹。

【用法用量】煎服，每天3次。

【方解】方中黄芪甘温益气，温补处在肌表的卫气，为君药。桂枝发散风寒，而温经通痹，与黄芪配伍，可益气温阳，和血通经。芍药有养血和营的作用，濡养肌肤来疏通血痹，与桂枝一起使用，调和营卫而调和表里，所以，芍药、桂枝都为臣药。生姜性味辛温，可疏散风邪，用来帮助发挥桂枝的药力；大枣味甘性温，可益气养血，用来加强黄芪、芍药的功效；大枣与生姜配伍使用，又能调和营卫，调节药性，为佐使之用。

【运用】

1.本方主治以四肢麻木，或身体不仁、微恶风寒、舌淡、脉无力为常见病症的血痹证。

2.现代临床中，常用于末梢神经炎、中风后遗症、风湿性关节炎、肩周炎、坐骨神经痛等病症。

【方歌】黄芪桂枝五物汤，芍药大枣与生姜，益气温经和营卫，血痹风痹功效良。

中篇·中药与方剂

第二十一章

▶ 治风剂

在中医理论中，治风剂就是辛散、祛风，或滋潜熄风的药物。作用就是疏散外风或平熄内风。本章将为读者介绍一些常见治风剂。

第一节 疏散外风

苍耳子散

【方剂出处】《济生方》。

【药方组成】苍耳子60克，辛夷仁、白芷各50克，川芎、黄芩、薄荷、川贝母、淡豆豉、菊花、甘草各10克。

【功能主治】具有疏风止痛、通利鼻窍的功效。主治鼻渊、鼻流浊涕不止等症。

【用法用量】用400毫升水，文火煎沸10分钟后，温服。儿童剂量酌减，7剂为1疗程。

【方解】方中苍耳子上通脑顶，外达皮肤，具有宣通鼻窍、散风止痛的功效；辛夷善除头面风寒，而能开肺气通鼻窍；薄荷清散风热，清利头目；白芷主手足阳明，上行头面，通窍表汗，除湿散风；葱白升阳通气，茶清苦寒下行，使清升浊降，风热散而脑液自固；黄芩、川贝母、淡豆豉、菊花、甘草等皆具有解表疏风、通利鼻窍的功效。此方以苍耳子为主药，搭配薄荷、川贝母、白芷等，能够起到很好的祛风散热作用。

【运用】原方用于风邪上攻鼻渊等症

状。临床上可用作急慢性鼻炎、鼻窦炎及过敏性鼻炎等症。

【方歌】苍耳子散辛夷花，薄荷白芷四药抓，疏风祛邪通肺窍，鼻塞涕浊效堪夸。

牵正散

【方剂出处】《杨氏家藏方》

【药方组成】白附子8克，僵蚕6克、全蝎1只。

【功能主治】具有风中经络的功效。主治口眼歪斜等症。

【用法用量】白附子，僵蚕，去毒后的生蝎碾为细末，热酒调服，每次10克。

【配伍特点】三味药合用，效果显著。风邪得到散除，痰得到化解，经络通畅，这就是"牵正"的意思。

【方解】在本方中白附子为君药，它的性味辛温，具有治头面之风的功能，并擅长祛风化痰；而全蝎、僵蚕为臣药其中僵蚕有化痰作用，全蝎长于通络，且均具有祛风止痉的功能。

【运用】方中药性偏于温燥，适用于风痰阻络而偏于寒性者。本方为治风中经络，口眼斜的常用方剂。若酌加蜈蚣、天麻、地龙等祛风止痉通络之品,可增强疗效。

【方歌】牵正散是《杨家方》,全蝎僵蚕白附裹,服用少量热酒下,口眼歪斜疗效彰。

大秦艽汤

【方剂出处】《素问·病机气宜保命集》。

【药方组成】秦艽90克,甘草、川芎、当归、石膏、川独活、白芍药各60克,细辛15克,川羌活、防风、黄芩、吴白芷、白术、生地黄、熟地黄、白茯苓各30克。

【功能主治】具有祛热的功效。主治口眼歪斜,舌强不能言语,手足不能运动,或者恶寒发热,舌苔白或黄等症。

【用法用量】将以上各味药碾碎,每服30克,水煎去滓后,温水服用。每日3次,每次50克。

【配伍特点】以祛风散邪为主,配伍补血、活血、益气、清热的药物,疏养结合,邪正兼顾。

【方解】在本方中秦艽具有通经活络,祛风清热,为君药;防风、白芷、羌活、独活、细辛等药性味辛温,均具有祛风散邪的功效,为臣药;语言和手足运动的障碍,白芍、熟地、当归搭配可以起到养血柔筋、祛风而不伤阴血的功效,能够有效治疗血虚不能养筋且风药多燥症状;川芎与白芍、当归相配使用,可以起到活血通络的功效;脾胃作为气血生化之源,可以有效化生血气,因此可以搭配具有益气健脾的茯苓和白术一起使用;石膏、生地、黄芩均能清热,是为风邪郁而化热者设,以上这几位味药都为佐药。

【运用】本方以祛风散邪为主,配伍补血、活血、益气、清热的药物,疏养结

合,邪正兼顾,具有祛风清热,养血通络的功效。

【方歌】大秦艽汤羌独防,芎芷辛芩二地黄,石膏归芍芩甘术,风邪散见可通尝。

小活络丹

【方剂出处】《太平惠民和剂局方》。

【药方组成】川乌炮、去皮脐,草乌炮、去皮脐,地龙去土,天南星炮各6克,乳香研,没药研各5克。

【功能主治】风寒湿痹。肢体筋脉疼痛,麻木拘挛,关节屈伸不利,疼痛游走不定。亦治中风,手足不仁,日久不愈,经络中湿痰瘀血,而见腰腿沉重,或腿臂间作痛。

【用法用量】为细末,入研药和匀,酒面糊为丸,如梧桐子大,每服20丸,空心,日午冷酒送下,荆芥茶下亦得。

【配伍特点】综观全方,有药峻力宏,功专止痛的配伍特点。

【方解】本方中的君药包括川乌及草乌,它们都具有很好的温经活络、散寒止痛、祛风除湿功效;而辅药主要有天南星,它能够起到祛经络之痰、燥湿活络以及祛风的功效;佐药包括乳香和没药为佐药,具有止痛活血化瘀的功效;使药为地乌,具有很好的通经活络的功效。

【运用】本方临床常用于治疗慢性风湿性关节炎、类风湿关节炎、坐骨神经痛、急性软组织挫伤、骨质增生症等症。

【方歌】小活络丹天南星,二乌乳没加地龙,中风手足皆麻木,风痰瘀血闭在经。

玉真散

【方剂出处】《外科正宗》。

【药方组成】白附子、天南星、天麻、

白芷、防风、羌活各50克。

【功能主治】此方具有祛风解痉的功效。主治破伤风，牙关紧急，咬牙缩舌等症。

【用法用量】每服6克，用热酒200毫升调服，外敷患处；每日3次。

【配伍特点】本方集祛风、化痰、止痉于一起，标本兼治。

【方解】本方中的君药包括天南星和白附子，它们均具有定搐解痉、祛风化痰的功效；臣药包括防风、羌活、白芷，它们具有疏散经络中的风邪以及导邪外出的功效；天麻熄风解痉，为佐药。热酒或童便有通经络、行气血之功。以上几味药搭配使用，能够起到止痛、祛风解痉的良好功效。

【运用】此药方，药性偏于温燥，容易耗气伤津，破伤风患者不宜使用；肝经热盛动风者忌用；孕妇禁用；白附子、生天南星均有毒性，不能过量或久用。

【方歌】玉真散治破伤风，牙关紧急反张弓，星麻白附羌防芷，外敷内服一方通。

消风散

【方剂出处】《外科正宗》。

【药方组成】当归、生地、防风、蝉蜕、知母、苦参、胡麻、荆芥、苍术、牛蒡子、石膏、甘草、木通各6克。

【功能主治】本方具有消除风疹、湿疹的功效。主治皮肤瘙痒，疹出色红等症。

【用法用量】上述药材碾碎，煎熬后服用，每次6克，每日3次。

【配伍特点】本方以祛风为主，配伍祛湿、清热、养血之品，兼顾扶正，是治疗风疹、湿疹的良方。

【方解】本方中的君药包括防风、荆芥，防风具有发表祛风、胜湿的功效，长于祛一切风，荆芥味辛性温，善去血中之风，

二药搭配使用，能够起到良好的疏风止痒作用；臣药包括苍术和苦参，苍术燥湿、辟秽、发汗、健脾，苦参性寒，善能清热燥湿，止痒，两者相配，燥性尤强，即燥湿止痒，又散风除热。佐药主要是蝉蜕和牛蒡子，蝉蜕能散风热、透疹，而牛蒡子能够疏散风热、透疹、解毒，此二味不仅可增荆芥、防风祛风之力，更能疏散风热透疹；膏和知母具有清热泻火的功效，木通利湿热，胡麻仁、生地、当归滋阴养血润燥，且生地善清血中之热，与清气分热之石膏、知母共除内热。甘草为我的佐使，既又可调和诸药，能够清热解毒；当归不仅具有活血的功效，还能够有效治疗风先行血，从而达到血行风自灭的作用。

【运用】此方以祛风为主，配伍祛湿、清热、养血之品。风疹属虚寒者，则不宜用。服药期间，应忌食辛辣、鱼腥、烟酒、浓茶等，以免影响疗效。

【方歌】消风止痒祛风湿，木通苍术苦参知，荆防归蒡蝉膏草，生地胡麻水煎之。

独活寄生汤

【方剂出处】《备急千金要方》。

【药方组成】独活、桑寄生、杜仲、牛膝、细辛、秦艽、茯苓、肉桂心、防风、川芎、人参、甘草、当归、芍药、干地黄各20克。

【功能主治】此方具有祛风湿，止痹痛，补气血的功效。主治肝肾两虚，气血不足等症。

【用法用量】按照以上药材剂量，抓取药材，用500毫升水煎服，每次50克，每日两次。

【配伍特点】本方以祛风寒湿邪为主，以补肝肾、益气血为辅助，邪正兼顾。

【方解】本方的君药为独活，它辛苦

微温，具有蠲痹止痛及祛下焦风寒湿邪的功效。肉桂温里祛寒，通利血脉；防风、秦艽祛风胜湿；细辛辛温发散，祛寒止痛，均为臣药；而当归、地黄、芍药、川芎能够养血活血；牛膝、寄生、杜仲补益肝肾，强壮筋骨；人参、茯苓、甘草补气健脾，扶助正气，以上几味药均为佐药；甘草为使药，具有调和诸药的效果。诸药搭配应用，能够使风寒湿邪俱除，肝肾强健，气血充足，还能够缓解痹痛等。

【运用】临床常以腰膝冷痛，肢节屈伸不利，心悸气短，脉细弱为辨证要点。

【方歌】独活寄生艽防辛，芎归地芍桂苓均，杜仲牛膝人参草，冷风顽痹屈能伸。

第二节　平熄内风

天麻钩藤饮

【方剂出处】《杂病证治新义》。

【药方组成】天麻90克，川牛膝、钩藤各12克，生决明18克，山栀、杜仲、黄芩、益母草、桑寄生、夜交藤、朱茯神各9克。

【功能主治】此方具有抑制肝阴虚的功效。主治肝阳偏亢，肝风上扰等症。

【用法用量】以上各药材，按照剂量抓取。研为细末，每次30克，每日3次。

【方解】本方中的君药为钩藤和中天麻，它们都具有平肝熄风的功效；臣药包括川牛膝及石决明，其中川牛膝能够引血下行，而石决明性味咸平，功能平肝潜阳、除热明目，与天麻、钩藤合用，可以加强平肝熄风之力；佐药包括栀子、黄芩、益母草、杜仲、桑寄生、夜交藤、朱茯神等，其中杜仲、桑寄生补益肝肾；栀子、黄芩清热泻火，使肝经之热不致上扰；益母草活血利水；夜交藤、朱茯神安神定志。合而用之，

能够起到清热活血平肝熄风的功效。

【配伍特点】以上诸药合用，共同组成平肝熄风，清热活血，补益肝肾的药方。

【运用】临床常用于治疗高血压病、急性脑血管病、内耳性眩晕等，对于头痛，眩晕，失眠多梦，舌红苔黄等症状也有显著疗效。

【方歌】天麻钩藤益母桑，栀芩清热决潜阳，杜仲牛膝益肾损，茯神夜交安神良。

羚角钩藤汤

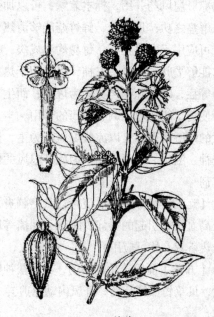

双钩藤

【方剂出处】《重订通俗伤寒论》。

【药方组成】羚角片4.5克煎熟，双钩藤9克，霜桑叶6克，滁菊花9克，鲜生地15克，生白芍9克，川贝母12克，茯神木9克，生甘草3克。

【功能主治】此方具有祛热解毒的功效。主治高热不退，烦闷躁扰，手足抽搐，发为痉厥，甚则神昏，舌绛而干等症。

【用法用量】以上各药，按照剂量抓取，水煎服。每次100克，每日2次。

【方解】

本方中的君药为双钩藤和羚羊角，钩

357

藤清热平肝熄风止痉，羚羊角能够熄风清泄肝热，止痉之效颇佳，将两味药搭配使用，能够起到很好的凉肝熄风作用；臣药为菊花和桑叶，二药辛凉疏泄，能够清热平肝熄风，以加强凉肝熄风之效。《本草经流》说："菊花专制肝木，故为祛风之要药。"风火相煽，热极动风，最容易耗费阴劫液，所以搭配鲜生地、白芍药、生甘草三味，能够起到良好的酸甘化阴作用，能够使滋阴增液，柔肝舒筋，上述药物与羚羊角、钩藤等清热凉肝熄风药并用，标本兼顾，可以加强熄风解痉之功；川贝母、鲜竹菇能够清热化痰，可应用于邪热亢盛，每易灼津成痰；茯神木能够平肝、宁心、安神，可应用于热扰心神等症，以上几味药材均为佐药；而生甘草为使药，能够起到调和诸药的作用。本方最大的配伍特点就是以凉肝熄风药为主，搭配安神、滋阴、化痰之品，为凉肝熄风的代表方剂。

【运用】妊娠子痫、流行性乙型脑炎，以及高血压病引起的头痛、眩晕、抽搐等属肝经热盛者，均可应用。

【方歌】俞氏羚角钩藤汤，桑菊茯神鲜地黄，贝草竹菇同芍药，肝风内动急煎尝。

阿胶鸡子黄汤

【方剂出处】《通俗伤寒论》。

【药方组成】陈阿胶6克，生白芍9克，石决明15克，双钩藤6克，生地12克，清炙草2克，生牡蛎12克，络石藤9克，茯神木12克，鸡蛋黄2个。

【功能主治】本方具有滋阴养血，柔肝熄风的功效。主治邪热久羁，阴血不足，虚风内动，筋脉拘急，手足瘛疭，心烦不寐或头目眩晕，舌绛少苔，脉细数等症。

【用法用量】以上各药，按照剂量抓取，水煎服。每次100克，每日2次。

【配伍特点】本方配有钩藤、茯神木，兼有凉肝熄风，定神安志的功效。

【方解】本方中的君药包括鸡子黄及阿胶，它们均具有滋阴养血的功效；辅药包括茯神木、甘草、生地、白芍，其中茯神木、甘草具有缓中益气的作用，生地、白芍能够养血柔肝；另外，血虚者肝阳必亢，因此取石决明、牡蛎作为镇肝潜阳的兼制药；而筋挛者络也不能舒，故用钩藤、络石藤，通络疏风作为引和药。以上诸药搭配使用，能够起到肝柔气和，血足阴充的作用。

【运用】本方具有滋阴熄风的功效，配有钩藤、茯神木，兼有凉肝熄风，定神安志的功效。

【方歌】阿胶鸡子黄汤好，地芍钩藤牡蛎草，决明茯神络石藤，阴虚动风此方保。

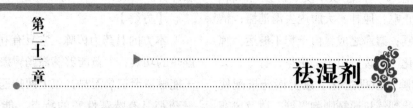

第二十二章 祛湿剂

人体内湿邪的特点为：重浊黏滞，易困气机，易伤阳气。祛湿剂可以化湿祛邪，达到身体平衡。祛湿剂又可具体分为：燥湿和胃、清热燥湿、利水渗湿、温化寒湿、祛风胜湿。

第一节 燥湿和胃

平胃散

【方剂出处】《太平惠民和剂局方》。

【药方组成】苍术120克，厚朴90克，陈橘皮60克，甘草30克。

【功能主治】本方具有燥湿运脾，行气和胃的功效。主治脘腹胀满，不思饮食，口淡无味，恶心呕吐，嗳气吞酸，肢体沉重，怠惰嗜卧，常多自利，舌苔白腻而厚，脉缓等症。

【用法用量】以上药材碾为细末，每服4~6克，姜枣煎汤送下。每日2次。

【方解】本方中的苍术具有良好的燥湿健脾功效，为君药；厚朴能够除湿散满，为臣药；陈皮能够理气化痰，为佐药；而枣、甘草、姜为使药，能够有效调和脾胃不适症状。只要是属于脾胃病变，并且属于所谓的脾胃湿滞，呈现胸腹胀满、口淡食少、舌苔白厚而腻主症的，都可用本方进行治疗，因此古代人又将它称为"治脾圣药"。后世的许多健胃方剂，都是以它为基础扩展演变而

来的。

【运用】临床常用于治疗慢性胃炎、消化道功能紊乱、胃及十二指肠溃疡等属湿滞脾胃者。

【方歌】平胃散用苍术朴，陈皮甘草四般施。除湿散满驱瘴岚，调胃诸方以此扩。又不换金正气散，即是此方加夏藿。

藿香正气散

【方剂出处】《太平惠民和剂局方》。

【药方组成】大腹皮、白芷、紫苏、茯苓各30克，半夏曲、白术、陈皮、厚朴、苦桔梗各60克，藿香90克，甘草75克。

【功能主治】本方具有解表化湿，理气和中的功效。主治外感风寒，恶寒发热，头痛，胸膈满闷，脘腹疼痛，恶心呕吐，肠鸣泄泻等症。

【用法用量】以上各药，按照剂量抓取，水煎服。每次100克，每日2次。

【方解】

本方的君药为藿香，它能够起到芳香化湿、理气、解表的功效；臣药为苏叶、白芷，它们具有解表散寒而兼化湿滞功效，如

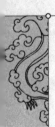

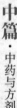

果将三味药搭配使用，能够让其解表化湿之功，相得益彰；再佐以半夏、陈皮理气和胃、降逆止呕；厚朴、大腹皮去湿消滞；桔梗宣肺利膈；湿滞之成，由于脾不健运，脾运则湿可化，又佐以白术、茯苓、甘草、大枣益气健脾，以助运化。以上诸药搭配使用，能够起到气机通畅则胸膈舒，以及风寒得解而寒热除的功效。

【运用】临床常用于治疗急性胃肠炎或四时感冒属湿滞脾胃，外感风寒的患者。

【方歌】藿香正气大腹苏，甘桔陈苓术朴俱，夏曲白芷加姜枣，感伤岚瘴并能驱。

第二节 清热燥湿

茵陈蒿汤

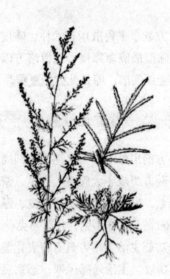

茵陈

【方剂出处】《伤寒论》

【药方组成】茵陈18克，栀子12克，大黄6克。

【功能主治】本方具有清热，利湿，退黄的功效。主治腹微满，小便短赤，大便不爽或秘结，舌红苔黄腻等症。

【用法用量】以上药材，用水煎服，温服即可。每次100克，每日2次。

【方解】

本方的君药为茵陈，它具有利肝胆、清湿热的功效；大黄能够荡涤肠胃瘀热，而栀子能够清泄三焦湿热，以上两味药为臣药。三药都具有味苦性寒的特点，能够清热利湿，使湿从二便排泄，所以经常应用于肝胆湿热等症状。

【运用】临床常用于治疗急性黄疸型传染性肝炎、胆囊炎、胆石症、钩端螺旋体病等所引起的黄疸。

【方歌】茵陈蒿汤治阳黄，栀子大黄组成方，栀子柏皮加甘草，茵陈四逆治阴黄。

三仁汤

【方剂出处】《温病条辨》。

【药方组成】杏仁、半夏各15克，飞滑石、生薏苡仁各18克，白通草、白蔻仁、竹叶、厚朴各6克。

【功能主治】本方具有宣畅气机，清利湿热的功效。主治头痛恶寒，身重疼痛，肢体倦怠，面色淡黄，胸闷不饥等症。

【用法用量】以上各药，按照剂量抓取，水煎服。每次100克，每日3次。

【方解】本方的君药为三仁，其中白蔻仁芳香化湿，行气宽中，宣畅脾胃，能够起到畅中的作用；杏仁苦温宣畅上焦肺气，使气化则湿亦化，能够起到开上的作用；薏苡仁利湿清热而健脾，疏导下焦，使湿热从小便而去，能够起到渗下的作用。另外，通草、滑石、竹叶为臣药，具有甘寒淡渗，利湿清热，疏导下焦，使湿有出路的功效。半夏燥湿和胃，止呕除痞，厚朴行气化湿，二药又可使寒凉之品清热而不碍湿，共为佐药。

【运用】临床常用于治疗肠伤寒、胃肠

炎、肾盂肾炎、布氏杆菌病、肾小球肾炎以及关节炎等症状。

【方歌】三仁杏蔻薏苡仁，朴夏通草滑竹伦，水用甘澜扬百遍，湿瘟初起法堪遵。

八正散

【方剂出处】《太平惠民和剂局方》。

【药方组成】车前子、瞿麦、扁蓄、滑石、山栀子仁、甘草、木通、大黄各500克。

【功能主治】本方具有清热泻火，利水通淋的功效。主治尿频尿急，溺时涩痛，淋沥不畅，尿色浑赤等症。

【用法用量】以上各药，按照剂量抓取，每服6克~10克，煎汤送服。

【方解】本方中的君药包括木通、扁蓄、车前子、瞿麦、滑石，它们都具有清热除湿、利尿通淋的功效；再搭配辅药大黄以泄热降火，导热下行，搭配栀子以清利三焦湿热，增强泻火解毒功率；而甘草能够梢调和诸药，灯芯能够清心利水，缓急止痛，为辅佐药；将诸药合用，能够起到利尿通淋、清热泻火的功效。

【运用】临床常用于治疗膀胱炎、尿道炎、急性前列腺炎、泌尿系结石、肾盂肾炎、术后或产后尿潴留等病症。

【方歌】八正木通与车前，扁蓄大黄滑石研，草梢瞿麦兼栀子，煎加灯草痛淋蠲。

甘露消毒丹

【方剂出处】《医效秘传》。

【药方组成】飞滑石450克，淡黄芩300克，绵茵陈330克，石菖蒲180克，川贝母、木通150克，藿香、连翘、白蔻仁、薄荷、射干各120克。

【功能主治】本方具有利湿化浊，清热解毒的功效。主治发热倦怠，胸闷腹胀，肢

酸咽痛，身目发黄，颐肿口渴等症。

【用法用量】以上各药，按照剂量抓取，水煎服。每次100克，每日2次。

【方解】本方中的君药包括茵陈、黄芩、滑石，其中茵陈能够清热利湿退黄，以除肝胆脾胃之湿热；黄芩能够苦寒燥湿，清热解毒；滑石能够清热利湿，使湿热、疫毒从小便而去。臣药包括木通、连翘、薄荷、贝母、射干，其中木通能够渗利湿热，导湿热从小便而出；连翘能清热解毒；薄荷能够利咽止痛解咽喉之湿热疫毒并消肿；射干能够清利咽喉；贝母具有清热散结及利咽的功效。

【运用】临床应用时，本方以身热肢酸，口渴尿赤，或咽痛身黄，舌苔白腻或微黄为辨证要点。

【方歌】甘露消毒蔻藿香，茵陈滑石木通菖，芩翘贝母射干薄，湿热时疫是主方。

连朴饮

【方剂出处】《霍乱论》。

【药方组成】制厚朴6克，川连、石菖蒲、制半夏各3克，香豉、焦栀各9克，芦根60克。

【功能主治】本方具有清热化湿，理气和中的功效。主治上吐下泻，胸脘痞闷，心烦躁扰，小便短赤，舌苔黄腻等症状。

【用法用量】以上各药，按照剂量抓取，水煎服。每次100克，每日2次。

【方解】本方中的君药包括厚朴和黄连，其中厚朴具有行气燥湿，消胀除满的功效，黄连具有清热燥湿解毒的功效，二味药搭配使用，能够起到湿去热清、气行胃和的功效；臣药包括半夏和栀子，其中半夏辛温而燥，为燥湿化痰要药，善于降逆和胃止呕；栀子苦寒，助黄连清热燥湿，且可通利三焦，使湿热之邪排出体外；佐以淡豆豉芳

香化湿，和胃除烦；石菖蒲辛香走窜，化湿浊，醒脾胃，用于湿阻中焦之脘腹胀闷；芦根甘寒质轻，能清透肺胃气分之实热，并能养胃生津，止渴除烦，而无恋邪之患。

【运用】在临床应用中，本方以吐泻烦闷，小便短赤，舌苔黄腻，脉滑数为辨证要点。

【方歌】连朴饮用香豆豉，菖蒲半夏焦山栀，芦根厚朴黄连入，湿热霍乱此方施。

当归拈痛汤

【方剂出处】《医学启源》。

【药方组成】羌活、甘草、茵陈各15克，防风、苍术、当归身、知母、猪苓、泽泻各9克，升麻、白术、黄芩各3克，葛根、人参、苦参各6克。

【功能主治】本方具有利湿清热，疏风止痛的功效。主治遍身肢节烦痛，或肩背沉重，或脚气肿痛，脚膝生疮等症。

【用法用量】以上各药，按照剂量抓取，水煎服。每次100克，每日2次。

【方解】本方中的君药有羌活和茵陈，其中茵陈能够清热利湿，而通利关节，羌活祛风胜湿，止周身痹痛；臣药包括猪苓、泽泻、苦参、防风、黄芩、升麻、葛根，其中猪苓、泽泻能够利水渗湿；黄芩、苦参能够清热燥湿，共助祛湿清热之力；防风、升麻、葛根能够解表疏风，升发脾胃清阳以化湿，以资疏风除湿之功。佐药白术、苍术、知母、人参、当归，其中人参、当归益气养血，扶正祛邪，且可使诸药燥利而不伤气血；白术、苍术能够健脾燥湿，使湿邪得以运化；知母清热润燥，兼能使辛散而不耗阴津。使药为甘草，它能够看到调和药性及益脾胃的功效。诸药搭配使用，能够起到疏风散邪，利湿清热，表里分消的功效。

【运用】临床常用于治疗风湿性关节

炎、类风湿性关节炎属湿热内蕴等症状。

【方歌】当归拈痛羌防升，猪泽茵陈芩葛人，二术苦参知母草，疮疡湿热服皆应。

二妙散

【方剂出处】《丹溪心法》。

【药方组成】黄柏、苍术各15克。

【功能主治】本方具有清热燥湿的功效。主治筋骨疼痛，或两足痿软，或足膝红肿疼痛等症。

【用法用量】以上各药，按照剂量抓取，水煎服，每次服3~5克，每日3次。

【方解】本方的君药为黄柏，其性苦寒，功效主要为清热除湿，且偏走下焦，特别适用于骨节走痛及足膝酸痛无力等病症，此外黄柏还具有散阴分之火，除足膝之湿，清下部之热的功效，为治下焦湿热要药。苍术为臣药，它的性苦温，能除燥湿。由于本方的组方十分严谨，药少而力专，所以君、臣两药又可颠倒变换，具有相辅相成的特征。

【运用】临床应用以足膝肿痛，小便短赤，舌苔黄腻为辨证要点。

【方歌】二妙散中苍柏煎，若云三秒牛膝添，再加苡仁名四妙，湿热下注痿痹痊。

第三节　利水渗湿

防己黄芪汤

【方剂出处】《伤寒杂病论》。

【药方组成】防己、茯苓各12克，黄芪15克，甘草6克，白术9克。

【功能主治】本方具有益气祛风，健脾利水功效。主治汗出恶风，身重微肿，或肢节疼痛等症。

【用法用量】以上各药，按照剂量抓取，加生姜、大枣各10克，水煎服。每次100克，每日2次。

【方解】本方中的防己、茯苓，能够治皮水，也就是"身肿而冷，状如周痹"，"外证胕肿，按之没指，不恶风"之证。而这类病症主要是由于卫阳不足，水湿郁于肌肤引起的，所以方中以防己、茯苓为君药，配伍桂枝、黄芪温补卫阳，组成温阳利水之剂。防己黄芪汤主治为风水表虚证，故方中以黄芪与防己配伍，固表祛风而行水，症见汗出恶风，身重脉浮。在治疗表虚邪而兼湿者时，又以防己和黄芪为主药。防己与白术配合祛湿气；黄芪同甘草补表虚，固肌表。

【运用】临床应用以汗出恶风，小便不利，苔白脉浮为辨证要点。

【方歌】《金匮》防己黄芪汤，白术甘草枣生姜，益气祛风又行水，表虚风水风湿康。

猪苓汤

【方剂出处】《伤寒杂病论》。

【药方组成】猪苓、茯苓、泽泻、阿胶、滑石各10克。

【功能主治】本方具有利水，养阴，清热的功效。主治小便不利，发热、口渴欲饮，或心烦不寐，或兼有咳嗽、呕恶、下利等症。

【用法用量】以上各药，按照剂量抓取，水煎服。每次100克，每日2次。

【方解】本方中的君药为猪苓，由于它主入膀胱及肾经，因此具有淡渗利水的作用；臣药有泽泻、茯苓，它们的主要功能是增加猪苓利水渗湿的功效；佐药有滑石及阿胶，其中滑石性味甘寒，具有利水而清热的功效；阿胶性味甘咸，具有润燥而滋阴的功

效。以上五味药搭配使用，能够利水渗湿与清热养阴并进，利水而不伤阴，滋阴而不敛邪，使水湿去，邪热清，阴津复，诸症自然得到解决。

【运用】临床常用于治疗泌尿系感染、肾炎、膀胱炎、产后尿潴留等病症。

【方歌】猪苓汤用猪茯苓，泽泻滑石阿胶并，小便不利兼烦渴，利水养阴热亦平。

五皮散

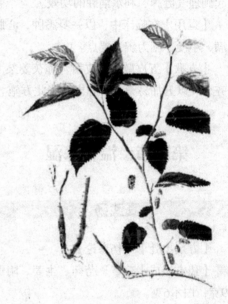

桑白皮

【方剂出处】《华氏中藏经》。

【药方组成】生姜皮、桑白皮、陈橘皮、大腹皮、茯苓皮各9克。

【功能主治】本方具有利水消肿，理气健脾的功效。主治肢体沉重，心腹胀满，上气喘急，小便不利等症。

【用法用量】以上各药，按照剂量抓取，水煎服。每次100克，每日2次。

【方解】本方中的君药为茯苓皮，其性甘淡渗湿，实土而利水，其功专行皮肤水湿，可应用于皮肤水肿等症；臣药为大腹皮，它能够起到行气导滞、宽中理气的功

效，还具有利水消肿的作用；佐药包括陈皮、桑白皮和生姜皮，其中桑白皮肃降肺气，通调水道而利水消肿，陈皮既健脾又理气燥湿，健脾则脾运有力，水湿难停；理气则加强大腹皮行气导滞之功，既可治气滞不行，又可使气行则水湿行。肺为水之上源，主通调水道，下输膀胱。水湿为患不单由于脾虚，也责之于肺失宣降之职；生姜皮辛散水气，和脾行水消肿，主要用于治疗水肿及小便不利等病症。以上五味药搭配使用，能够起到理气健脾、利水消肿的功效。

【运用】在临床中，以一身悉肿，心腹胀满，小便不利为辨证要点。

【方歌】五皮散用五皮散，陈茯姜桑大腹齐，或以五加易桑百，脾虚肤胀此方施。

第四节　温化寒湿

真武汤

【方剂出处】《伤寒论》。

【药方组成】茯苓、芍药、生姜、附子各9克，白术6克。

【功能主治】本方具有温阳利水的功效。主治畏寒肢厥，小便不利，心下悸动不宁，头目眩晕等症。

【用法用量】水煎服，每日三次，每次6克。

【方解】本方主要应用于阳虚不能化水所致的一些病症，方中君药为附子，其性大辛大热，能够壮肾中阳气，以散在里之寒水；臣药有生姜、茯苓、白术及白芍，其中生姜能够温散水气，茯苓、白术能够健脾利水，而白芍能够敛阴和里，并制熟附子、生姜之辛燥，使利水而不伤阴。以上几味药搭配使用，能够有效治疗肾阳不足引起的气不化水、肢体浮肿、小便不利等病症。

【运用】临床应用以小便不利，肢体沉重或浮肿，舌质淡胖，苔白脉沉为辨证要点。

【方歌】真武汤壮肾中阳，茯苓术芍附生姜，少阴腹痛有水气，悸眩瞤惕保安康。

苓桂术甘汤

【方剂出处】《伤寒杂病论》。

【药方组成】茯苓12克，桂枝9克，白术、甘草各6克。

【功能主治】本方具有温阳化饮，健脾利湿的功效。主治胸胁支满，目眩心悸，短气而咳，舌苔白滑等症。

【用法用量】以上各药，按照剂量抓取，水煎服，每日3次，每次6克。

【方解】本方中茯苓具有健脾渗淡利湿的功效；桂枝能够温阳降逆，并且助茯苓气化以行水；白术具有健脾燥湿的功效，能够使中焦健运，则水湿自除；甘草则具有调和诸药以及健脾补中的功效。

【运用】临床应用以胸胁支满，目眩心悸，舌苔白滑为辨证要点。饮邪化热，咳痰黏稠者，不适用此方。

【方歌】苓桂术甘化饮剂，温阳化饮又健脾，饮邪上逆胸胁满，水饮下行悸眩去。

实脾散

【方剂出处】《重订严氏济生方》。

【药方组成】厚朴、白术、木瓜、木香、草果仁、大腹子、附子、白茯苓、干姜各30克，甘草15克。

【功能主治】本方具有温阳健脾，行气利水的功效。主治手足不温，口中不渴，胸腹胀满，大便溏薄等症。

【用法用量】以上各药，按照剂量抓取，加生姜、大枣，水煎服，每次12克，每日三次。

【方解】本方中的君药为干姜和附子，其中干姜偏温脾阳，能够助运化以制水，而附子善温肾阳，助气化以行水，二味药搭配使用，能够起到温肾暖脾、扶阳抑阴的功效。臣药包括茯苓、白术、木瓜、厚朴、木香、槟榔、草果，其中木瓜芳香醒脾而化湿；茯苓、白术健脾渗湿，使水湿从小便而利；厚朴、木香、槟榔、草果能够行气导滞，化湿行水，使气行则湿化，气顺则胀消。又以生姜、甘草、大枣，调和诸药，益脾和中。以上几味药搭配使用，能够起到温暖脾肾、行气利水的功效。由于本方具有很强的温补脾土作用，具有脾实则水治之能，所以才以故"实脾"命名。

【运用】临床常用于治疗慢性肾小球肾炎、心源性水肿、肝硬化腹水等病症。

【方歌】实脾苓术与木瓜，甘草木香大腹加，草果姜附兼厚朴，虚寒阴水效堪夸。

萆薢分清饮

【方剂出处】《杨氏家藏方》。

【药方组成】川萆薢6克，黄柏、石菖蒲各15克，茯苓、白术各3克，莲子心2.1克，丹参、车前子各4.5克。

【功能主治】本方具有导湿理脾，清热利湿，分清别浊的功效。主治小便频数，浑浊不清，白如米泔，凝如膏糊，舌淡苔白等症。

【用法用量】以上各药，按照剂量抓取，水煎服。每次100克，每日2次。

【方解】本方的君药为川萆薢，它具有利湿清热、化浊分清作用；臣药为石菖蒲，它不仅能够化浊除湿、祛膀胱虚寒，还能够助萆薢分清化浊之力；乌药能够温肾寒，暖膀胱，治小便频数；黄柏、茯苓、白术、莲子心、丹参、车前子等皆能够起到清热利湿

的功效；再以食盐为使，取其咸以入肾，引药直达下焦。

【运用】本方现代适用于乳糜尿、慢性前列腺炎、慢性肾盂肾炎、慢性肾炎、慢性盆腔炎等病症。

【方歌】萆薢分清石菖蒲，萆薢乌药益智俱，或益茯苓盐煎服，通心固肾浊精驱。

甘姜苓术汤

【方剂出处】《伤寒杂病论》。

【药方组成】甘草、白术各6克，干姜、茯苓各12克。

【功能主治】本方具有温脾胜湿的功效。主治身劳汗出，衣里冷湿，致患肾着等症。

【用法用量】水煎服，每次6克，每日3次。

【方解】本方中的君药为干姜，它具有辛热之性，能够起到温中祛寒的功效；臣药为茯苓，它具有淡渗利湿的作用，两者配伍，一热一利，热以胜寒，利以渗湿，寒去湿消，则病本得除；佐药为白术，它具有健脾燥湿的功效，以助除湿之力；甘草能够调诸药而和脾胃。以上四味药搭配使用，能够祛寒除湿，当寒湿尽去之时，冷重则会自愈。

【运用】方中干姜辛热，温里散寒；白术、茯苓健脾利水为臣；甘草补气和中，调和诸药。

【方歌】干姜苓术入甘草，寒湿为患痛在腰；温阳散寒祛脾湿，苔润脉细皆可疗。

鸡鸣散

【方剂出处】《证治准绳》。

【药方组成】槟榔、陈皮、木瓜各1.3克、吴茱萸、紫苏各0.4克、桔梗、生姜各

0.7克。

【功能主治】本方主治脚气疼痛，及风湿流注，足痛筋脉浮肿等症状。

【用法用量】以上各药，按照剂量抓取，水煎服，每次服4克，清晨空腹时服用。

【方解】槟榔具有质重下达的特性，能够行气逐湿，为本方中的君药；陈皮能够理气燥湿，木瓜能够化湿通络，为本方的臣药；而吴萸、生姜可以温散寒邪，紫苏叶、桔梗可以宣通气机，为本方的佐药。以上几味药搭配使用，能够起到化湿通络、行气降浊的功效。

【运用】本方有开上、导下、疏中之效。每天待服用过药方后，再食用早餐。

【方歌】鸡鸣散是绝奇方，苏叶茱萸桔梗姜，瓜橘槟榔煎冷服，脚气浮肿效果良。

第五节　祛风胜湿

羌活胜湿汤

【方剂出处】《内外伤辨惑论》。

【药方组成】羌活、独活各6克，藁本、防风、甘草各3克，蔓荆子2克，川芎1.5克。

【功能主治】本方具有祛风，胜湿，止痛的功效。主治头痛身重，或腰脊疼痛，难以转侧等症。

【用法用量】以上各药，按照剂量抓取，水煎服。每次6克，每日2次。

【方解】本方中的君药为独活和羌活，其中独活能够祛下部风湿，羌活能够祛上部风湿，两味药搭配使用，不仅能够散周身风湿，还能够舒利关节而通痹；防风、藁本为本方的臣药，它们能够祛太阳经风湿，并且能够止头痛；佐药分别是蔓荆子、川芎，其中川芎活血能够祛风止痛，蔓荆子祛风善治头痛，与羌活、藁本、川芎同用，止痛作用尤为显著；甘草则具有调药制中的功效。

【运用】临床中，本方应用以头身重痛或腰脊疼痛，苔白脉浮为辨证要点。

【方歌】羌胡胜湿羌独芎，甘蔓藁本与防风，湿气在表头腰中，发汗升阳有奇功。

桂枝芍药知母汤

【方剂出处】《伤寒杂病论》。

【药方组成】桂枝、知母、防风各25克，芍药18.5克，甘草、麻黄、生姜、附子各12.5克，白术30克。

【功能主治】本方具有祛风除湿，通阳散寒，佐以清热的功效。主治肢节疼痛，身体尪羸，脚肿如脱，头眩短气等症。

【用法用量】以上各药，按照剂量抓取。取水700毫升，煮取210毫升，每次温服70毫升，每日三次。

【方解】方中桂枝能够诸肢节疼痛，身体尪羸，脚肿如脱；芍药能够治疗关节痛疼、肢体肿而气冲呕逆者；防风能够治头眩痛，身体痛，骨节痛；麻黄具有发汗解表的功效；附子能够逐湿痹；知母能够消下肢浮肿，适用于风湿关节痛肢体肿而气冲呕逆者；生姜和甘草为调和药，同时也具有肿消止痛的功效。

【运用】本方兼用黄芪汤加当归、忍冬花收效更佳。

【方歌】桂枝芍药知母汤，甘草生姜与麻黄，白术防风炮附子，寒热错杂此方良。

第二十三章 ▶ 理气剂

气是人体生命活动的物质基础，来源于脾、肾的升降出入。凡以理气药为主组成，具有行气或降气的作用，主治气滞或气逆病症的方剂，统称为理气剂。理气剂主要归于中医八法中的"消法"。分行气剂、降气剂。

第一节 行气

半夏厚朴汤

【方剂出处】《金匮要略》。

【药方组成】半夏、茯苓各12克，厚朴9克，生姜15克，苏叶6克。

【功能主治】本方具有行气散结，降逆化痰的功效。主治胸膈满闷，或咳或呕，舌苔白润或白滑等症。

【用法用量】以上各药，按照剂量抓取，水煎服，三天一次，每次15克。

【方解】本方的君药为半夏，它辛温入肺胃，能够起到降逆和胃、化痰散结的功效；臣药为厚朴，它苦辛性温，能够起到下气除满的作用，还能够帮助半夏散结降逆；佐药包括生姜、苏叶和茶花，其中生姜辛温散结，和胃止呕，且制半夏之毒；茯苓甘淡渗湿健脾，以助半夏化痰；苏叶芳香行气，理肺舒肝，助厚朴行气宽胸、宣通郁结之气。以上五味药搭配使用，能够起到很好的行气散结、燥湿降逆的作用，还能够使郁气得疏，痰涎得化，则痰气郁结之梅核气自除。

【运用】药方中多辛温苦燥的药物，仅适宜于痰气互结而无热的患者。

【方歌】半夏厚朴与紫苏，茯苓生姜共煎服，痰凝气聚成梅核，降逆开郁气自舒。

柴胡疏肝散

【方剂出处】《证治准绳》。

【药方组成】陈皮、柴胡6克，川芎、香附、枳壳、芍药各4.5克，甘草1.5克。

【功能主治】本方具有疏肝理气，活血止痛的功效。主治慢性肝炎、慢性胃炎、肋间神经痛等症。

【用法用量】以上各药，按照剂量抓取，水煎服。每次100克水，每日1次，饭前服用。

【方解】方中柴胡疏肝解郁，调理气机为君药；臣以香附专人肝经，既疏肝解郁，又理气止痛；川芎辛散，开郁行气，活血止痛，二药助柴胡疏肝理气止痛。佐以陈皮理气行滞和胃，醋炒以增入肝行气之功；枳壳理气宽中，行气消胀，与陈皮相伍以理气行滞调中；白芍、甘草养血柔肝，缓急止痛。

炙甘草又调和诸药，兼作使药。本方重用柴胡，轻用甘草，将枳实改为枳壳，再加陈皮、川芎、香附重在行气疏肝，兼以和血止痛，为治肝郁血滞之良方。

【运用】临床常用于治疗慢性肝炎、慢性胃炎、肋间神经痛等症状。

【方歌】柴胡疏肝芍川芎，枳壳陈皮草香附，疏肝行气兼活血，胁肋疼痛立能消。

金铃子散

【方剂出处】《太平圣惠方》。

【药方组成】金铃子、玄胡各30克。

【功能主治】本方具有疏肝泄热，活血止痛的功效。主治心胸胁肋脘腹等疼痛。

【用法用量】以上各药，按照剂量抓取。研为粉末，每服9克，酒或开水送下。

【方解】本方中的君药为金铃子，金铃子可就是川楝子，具有清泄肝火、疏肝行气的功效；玄胡为臣药，不仅具有行气活血止痛的功效，还能够增强金铃子行气止痛的功效。两味药搭配使用，既可行气止痛，又能疏肝泄热，能够起到气血畅，肝热清的功效。

【运用】临床常用于治疗胃及十二指肠溃疡、慢性胃炎、慢性肝炎、胆囊炎等病症。

【方歌】金铃子散止痛方，延胡酒调效更强，疏肝泄热行气血，心腹胸胁痛经良。

枳实薤白桂枝汤

【方剂出处】《伤寒杂病论》。

【药方组成】枳实、厚朴各12克，薤白9克、桂枝、瓜蒌各6克。

【功能主治】本方具有通阳散结，祛痰下气的功效。主治胸满而痛，甚或胸痛彻背，喘息咳唾，短气等症。

【用法用量】以上各药，按照剂量抓取，水煎服，每日分3次服用，每次20克。

【方解】本方中的君药有瓜蒌和薤白，其中薤白能够宣通胸阳、散寒化痰，瓜蒌能够起到宽胸涤痰散结的作用；臣药包括厚朴和瓜蒌，其中厚朴能够下气除满，燥湿化痰，瓜蒌能够下气破结，消痞除满，二味药共助君药增强宽胸散结、下气除满、通阳化痰之效；佐药为桂枝，它能够通阳散寒，降逆平冲。诸药搭配使用，能使胸阳振，阴寒消，气机畅，痰浊除，从而有效治疗胸痹胸痛、喘息短气等病症。

【运用】临床中本方常用于冠心病心绞痛、肋间神经痛、非化脓性肋软骨炎等病症。

【方歌】瓜蒌薤白桂枝汤，蒌实厚朴合成方，通阳散结又下气，祛痰治疗胸痹良。

瓜蒌薤白白酒汤

【方剂出处】《伤寒杂病论》。

【药方组成】瓜蒌实、薤白各12克，白酒200克。

【功能主治】本方具有通阳散结，行气祛痰的功效。主治胸痹、胸部闷痛，甚至胸痛彻背，喘息咳唾，短气等症。

【用法用量】三味药方同时煮沸，温热服用，每次10克，每日3次。

【方解】在本方中，瓜蒌实具有涤痰散结、理气宽胸的功效，为本方君药；薤白能够温通滑利，行气止痛，通阳散结，为本方臣药。两味药搭配使用，一通阳气，一祛痰结，相辅相成，为治胸痹之要药；再佐以辛散温通之白酒，行气活血，增强薤白行气通阳之功。三味药搭配精当，能够通阳散结，行气祛痰，使胸中阳气宣通，痰浊消而气机畅，则胸痹喘息诸症自除。

【运用】临床常用于治疗冠心病心绞

痛、非化脓性肋软骨炎、肋间神经痛、慢性支气管炎等病症。

【方歌】瓜蒌薤白白酒汤，胸痹胸闷痛难当，咳息短气时咳睡，难卧再加半夏良。

厚朴温中汤

【方剂出处】《内外伤辨惑论》。

【药方组成】厚朴、陈皮各30克，甘草、茯苓、草豆蔻仁、木香各15克，干姜2克。

【功能主治】本方具有温中行气，燥湿除满的功效。主治脘腹胀满或疼痛，不思饮食，四肢倦怠，舌苔白腻等症。

【用法用量】以上各药，按照剂量抓取。加姜3片，水煎服，每次10克，每日3次。

【方解】本方中的君药为厚朴，它具有辛苦温燥的特性，苦温燥湿以除满，辛散行气以消胀；臣药为草豆蔻，它辛温芳香，能够燥湿运脾、温中散寒；干姜、生姜助草豆蔻温胃暖脾以散寒止痛；陈皮、木香助厚朴行气宽中以消胀除满；茯苓、甘草渗湿健脾而和中，以上几味药均为佐使药。诸药搭配使用，能够起到燥湿除满、行气温中的功效。

【运用】临床常用于治疗急慢性胃炎、慢性肠炎、胃溃疡、胃肠功能紊乱等病症。

【方歌】厚朴温中陈草苓，干姜草蔻木香停，煎服加姜治腹痛，脘腹胀满用皆灵。

暖肝煎

【方剂出处】《景岳全书》。

【药方组成】当归、小茴香、肉桂、乌药、茯苓各6克，枸杞子9克，沉香3克。

【功能主治】本方具有温补肝肾，行气止痛的功效。主治睾丸冷痛，或小腹疼痛，疝气痛，畏寒喜暖等症。

【用法用量】以上各药，按照剂量抓取。水煎服，每次6克，每日3次。

【方解】本方中的君药为小茴香和肉桂，其中小茴香味辛性温，能够暖肝散寒、理气止痛，肉桂辛甘大热，能够温肾暖肝，散寒止痛；当归、杞子能够温补肝脏，养血补肝，两药以补肝肾之不足；乌药、沉香皆辛温之品，能够起到行气散寒而止痛的功效，以上几味药均为臣药。阳虚阴盛，水湿不化，故用甘淡之茯苓渗湿健脾；少佐辛温之生姜，温散寒凝，为佐使药。

【运用】临床常用于治疗精索静脉曲张、附睾炎、鞘膜积液、腹股沟疝等病症。

【方歌】暖肝煎中杞茯归，茴沉乌药姜肉桂，下焦虚寒疝气痛，温补肝肾此方推。

天台乌药散

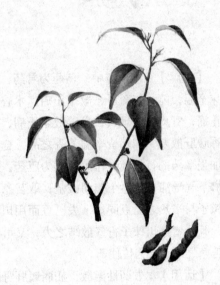

乌药

【方剂出处】《圣济总录》。

【药方组成】天台乌药、木香、小茴香、青皮、高良姜各15克、槟榔9克，川楝子、巴豆各12克。

【功能主治】本方具有行气疏肝，散寒

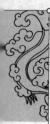

止痛的功效。主治小肠疝气，少腹引控睾丸而痛，偏坠肿胀，或少腹疼痛等症。

【用法用量】巴豆与川楝子同炒黑，去巴豆，水煎取汁，冲入适量黄酒服。每次50克，每日3次。

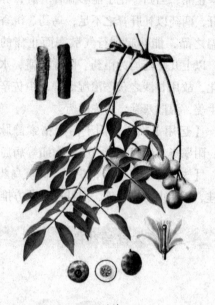

川楝

【方解】在本药方中，乌药为君药，其性味辛温，能行气疏肝，散寒止痛；木香行气止痛，青皮疏肝理气，良姜散寒止痛，小茴香暖肝散寒，四药皆辛温芳香之品，合用以加强乌药的行气疏肝作用，共为臣药；用槟榔下气导滞，直达下焦而破坚；取苦寒之川楝子与辛热之巴豆同炒，去巴豆而用川楝子，既能增强川楝子行气散结之力，又可制其苦寒之性，共为佐使药。

【运用】本方药性温散，疝痛属肝肾阴虚气滞，或湿热下注者均不宜使用此方。

【方歌】天台乌药木茴香，巴豆制楝青槟姜，行气疏肝止疼痛，寒疝腹痛是良方。

加味乌药汤

【方剂出处】《济阴纲目》。

【药方组成】乌药、缩砂、木香、延胡索各30克，香附60克，甘草45克。

【功能主治】本方具有行气活血，调经止痛的功效。主治少腹胀痛，胀甚于痛，或连胸胁、乳房胀痛等症。

【用法用量】以上各药，按照剂量抓取，加生姜3片，水煎服，每次10克，每日2次。

【方解】本方中香附具有调经止痛、疏肝理气的功效，为本方的君药；乌药和延胡索为臣药，其中延胡索能够行气活血、调经止痛，而乌药不仅辛散温通，还能助香附疏肝解郁，行气止痛；生姜温胃散寒，木香、砂仁行气止痛而消胀，均为佐药；甘草缓急止痛，兼调诸药，为佐使之用。以上几味药搭配使用，能够行气活血、调经止痛，使气行血畅，经调痛止。

【运用】各种药材相配，共奏行气活血，调经止痛的功效。

【方歌】加味乌药汤砂仁，香附木香姜草伦，配入延胡共七味，经前胀痛效堪珍。

第二节 降气

苏子降气汤

【方剂出处】《太平惠民和剂局方》。

【药方组成】紫苏子、半夏各75克，甘草60克，前胡、厚朴各30克，川当归、陈皮、肉桂各45克。

【功能主治】本方具有降气平喘，祛痰止咳的功效。主治痰涎壅盛，胸膈满闷，喘咳短气，呼多吸少等症。

【用法用量】加生姜2片，枣子1个，苏叶2克，水煎服。每次5克，每日2次。

【方解】本方中的君药为半夏和紫苏子，二味药均具有降气化痰，止咳平喘的功

中医
自学百日通

中篇·中药与方剂

效；厚朴、前胡、陈皮下气祛痰，协助主药治疗上实，肉桂温肾纳气治疗下虚，均为辅药；当归养血润燥，制约大队燥药伤阴的副作用，为佐药；甘草调和诸药为使。

【运用】本方药性偏温燥，以降气祛痰为主，对于肺肾阴虚的喘咳以及肺热痰喘之症，均不宜使用。

【方歌】苏子降气半夏归，前胡桂朴草姜随，上实下虚痰嗽喘，或加沉香去肉桂。

橘皮竹茹汤

【方剂出处】《伤寒杂病论》。

【药方组成】橘皮、竹茹各15克，大枣200克，生姜9克，甘草6克，人参3克。

【功能主治】本方具有降逆止呃，益气清热的功效。主治呃逆或干呕，虚烦少气，口干，舌红嫩等症。

【用法用量】以上各药，按照剂量抓取，水煎服。每次100克，每日2次。

【方解】本方中的君药为竹茹和橘皮，其中竹茹能够清胃降气止呕，橘皮能够理气健胃，和中止呕，二味药搭配使用，能够降呕、清热安胃；臣药为人参和生姜，其中人参益气补中，与橘皮相合，则行中有补；生姜和胃止呕，为呕家之圣药，助君药降胃气之逆；甘草、大枣益气补脾养胃，合人参以补中益胃，奠安中土而复胃气之虚，俱为佐药。甘草调和药性，兼作使药。以上几味药搭配使用，能够起到益气清热、降逆止呃的功效。

【运用】临床常用于治疗妊娠呕吐、幽门不完全性梗阻、膈肌痉挛及术后呃逆不止等症。

【方歌】橘皮竹茹治呕逆，人参甘草枣姜齐，胃虚有热失和将，久病之后更相宜。

橘皮竹茹汤

【方剂出处】《济生方》。

【药方组成】橘皮、竹茹各15克，大枣200克，生姜9克，甘草6克，人参3克。

【功能主治】本方具有降逆止呃，益气清热的功效。主治呃逆或干呕，虚烦少气，口干等症。

【用法用量】以上各药，按照剂量抓取，水煎服。每次100克，每日2次。

【方解】在本药方中，竹茹清胃降气止呕；橘皮理气健胃，和中止呕，二药相伍，既能降呕，又可清热安胃，且用量俱重，共为君药；生姜和胃止呕，为呕家之圣药，助君药降胃气之逆；人参益气补中，与橘皮相合，则行中有补，同为臣药。甘草、大枣益气补脾养胃，合人参以补中益胃，奠安中土而复胃气之虚，俱为佐药。甘草调和药性，兼作使药。

【运用】临床常用于治疗妊娠呕吐、幽门不完全性梗阻、膈肌痉挛及术后呃逆不止等症。

【方歌】橘皮竹茹治呕逆，人参甘草枣姜齐，胃虚有热失和将，久病之后更相宜。

第二十四章

和解剂

在中医理论中，凡具有和解少阳，调和肝脾，调和肠胃，截疟等作用，治疗少阳证、肝脾不和、肠胃不和、疟疾的方剂，统称和解剂。和解剂具体分为和解少阳、调和脾胃、调和肠胃。

第一节　和解少阳

＊　大柴胡汤　＊

【方剂出处】《金匮要略》。

【药方组成】柴胡12克，黄芩、芍药、半夏、枳实各9克，生姜15克，大枣200克，大黄6克。

【功能主治】本方具有和解少阳，内泻热结的功效。主治胸胁苦满，呕不止，郁郁微烦，心下痞硬，或心下满痛，大便不解等症。

【用法用量】以上各药，按照剂量抓取，水煎服。每次100克，每日2次。

【方解】本方中解少阳半表半里之邪，去人参、甘草，恐其甘缓留邪；大黄、枳实，能泄阳明热结；芍药助柴胡、黄芩清肝胆之热，合枳实、大黄治腹中实痛；半夏和胃降浊以止呕逆，生姜、大枣既助半夏和胃止呕，又能调营卫而和诸药。

【运用】临床常用于治疗急性胰腺炎、急性胆囊炎、胆石症、胃及十二指肠溃疡等症。

【方歌】大柴胡汤芩大黄，枳芍半夏枣

生姜，少阳阳明合为病，和解攻里效无双。

＊　小柴胡汤　＊

【方剂出处】《伤寒杂病论》。

【药方组成】柴胡30克，黄芩、人参、半夏、甘草、生姜各9克，大枣200克。

【功能主治】本方具有和解少阳的功效。主治目眩、口苦等症。

【用法用量】以上各药，按照剂量抓取，水煎服。每次200克，每日3次。

【配伍特点】柴胡苦平升散，黄芩降泄，二者配伍，为和解少阳的基本结构。

【方解】本方中柴胡能够透解邪热，疏达经气；黄芩清泄邪热；半夏和胃降逆；人参、炙甘草扶助正气，抵抗病邪；生姜、大枣和胃气，生津。以上几味药搭配使用，可使邪气得解，少阳得和，上焦得通，津液得下，胃气得和，有汗出热解之功效。

【运用】临床常用于治疗感冒、流行性感冒、疟疾、慢性肝炎、肝硬化、急慢性胆囊炎、胆结石、急性胰腺炎、胸膜炎、中耳炎等症。

【方歌】小柴胡汤和解功，半夏人参甘

草从，更加黄芩生姜枣，少阳万病此方宗。

柴胡加龙骨牡蛎汤

【方剂出处】《伤寒杂病论》。

【药方组成】柴胡12克，龙骨、黄芩、生姜、铅丹、人参、桂枝、牡蛎、茯苓各4.5克，半夏、大黄各6克，大枣200克。

【功能主治】本方具有和解清热，镇惊安神的功效。主治神经官能症，小舞蹈病等症。

【用法用量】取水1600毫升，煮取800毫升，放入大黄，更去滓，每四次温服200毫升。

【方解】本方中柴胡、桂枝、黄芩具有和里解外的功效，能够有效治疗寒热往来、身重等病症；龙骨、牡蛎、铅丹重镇安神，以治烦躁惊狂；半夏、生姜和胃降逆；大黄泻里热，和胃气；茯苓安心神，利小便；人参、大枣益气养营，扶正祛邪。

【运用】临床中用于癫痫、神经官能症、美尼尔氏综合征以及高血压病等症。

【方歌】参苓龙牡桂丹铅，芩夏柴黄姜枣全。枣六余皆一两半，大黄二两后同煎。

达原饮

【方剂出处】《温疫论》。

【药方组成】槟榔6克，厚朴、知母、芍药、黄芩各3克，草果仁、甘草各1.5克。

【功能主治】本方具有开达膜原，辟秽化浊的功效。主治胸闷呕恶，头痛烦躁，脉弦数，舌边深红，舌苔垢腻等症。

【用法用量】以上各药，按照剂量抓取，水煎服。每次100克，每日2次。

【方解】槟榔辛散湿邪，具有化痰破结、使邪速溃的功效，为本方中的君药；草果辛香化浊，辟秽止呕，宣透伏邪，厚朴芳香化浊，理气祛湿，共为臣药。由于以上三

药气味辛烈，可直达膜原，逐邪外出。凡温热疫毒之邪，最易化火伤阴，所以搭配白芍、知母清热滋阴，并可防诸辛燥药之耗散阴津；而黄芩苦寒，能够清热燥湿，以上三味药为本方的佐药；再配以甘草生用为使者，既可调和诸药，又能清热解毒。

【运用】临床中，本方常用于疟疾、流行性感冒、病毒性脑炎等症。

【方歌】达原草果槟厚朴，知母黄芩芍甘佐，辟秽化浊达膜原，邪伏膜原寒热作。

蒿芩清胆汤

【方剂出处】《重订通俗伤寒论》。

【药方组成】青蒿6克，竹茹、茯苓、子芩、碧玉散各9克，半夏、生枳壳、广陈皮各4.5克。

【功能主治】本方具有清胆利湿，和胃化痰的功效。主治寒热如疟，寒轻热重，口苦膈闷，吐酸苦水等症。

【用法用量】以上各药，按照剂量抓取，水煎服。每次100克，每日2次。

【配伍特点】青蒿、黄芩配赤茯苓、碧玉散，和解中兼清里热，理气化痰。

【方解】在本药方中，青蒿和黄芩共为君药，其中青蒿苦寒芳香，清透少阳邪热；黄芩苦寒，善清胆热，并能燥湿，两药相合，既可内清少阳湿热，又能透邪外出；竹茹善清胆胃之热，化痰、止呕；半夏燥湿化痰，和胃降逆，两味相协，以加强化痰止呕之功；碧玉散、赤茯苓清热利湿，导邪从小便而去；四味药相伍，使热清湿化痰除，共为臣药；枳壳下气宽中，除痰消痞；陈皮理气化痰，宽胸畅膈，为佐药。

【运用】临床常用于治疗流行性感冒、急性胃炎、急性胆囊炎等症。

【方歌】蒿芩清胆枳竹茹，陈夏茯苓加碧玉，热重寒轻痰挟湿，胸痞呕恶总能除。

五积散

【方剂出处】《仙授理伤续断秘方》。

【药方组成】白芷、川芎、甘草、茯苓、当归、肉桂、芍药、半夏各90克，陈皮、枳壳、麻黄各180克，苍术720克，干姜、厚朴各120克，桔梗360克。

【功能主治】本方具有散寒祛湿，理气活血，化痰消积的功效。主治腹胁胀痛，胸膈停痰等症。

【用法用量】以上各药，按照剂量抓取，水煎服。每次100克，每日2次。

【方解】方中麻黄、白芷具有发散表寒的功效，为君药；干姜、肉桂能够温散里寒；苍术、厚朴健脾燥湿；半夏、陈皮、茯苓理气化痰；当归、川芎、芍药养血和血；桔梗、枳壳升降气机；甘草调和诸药。以上几味药搭配使用，能够起到祛湿、散寒、活血、化痰的功效。

【运用】临床常用于治疗脾胃宿冷，外感风寒湿，内伤生冷，心腹痞闷，头目昏痛，肢体怠惰，饮食不进等症状。

【方歌】五积散治五般积，麻黄苍芷归芍齐，枳桔桂苓甘草补，

川芎两姜半陈皮，发表温里活血瘀，祛湿化痰兼顺气。

第二节 调和肝脾

逍遥散

【方剂出处】《太平惠民和剂局方》。

【药方组成】柴胡、当归、白芍、白术、茯苓、生姜各15克，薄荷、炙甘草各6克。

【功能主治】本方具有疏肝解郁，养血健脾的功效。主治两胁作痛，头痛目眩，口燥咽干，神疲食少，或月经不调等症。

【用法用量】研为粗末，每服9克，煨少许姜、薄荷，共煎汤温服，每日三次。

【配伍特点】当归、芍药与柴胡同用，补肝体而助肝用，血和则肝和，血充则肝柔。诸药合用，使肝郁得疏，血虚得养。

【方解】本方中的君药为柴胡，它能够疏肝解瘀，使肝气得以条达；臣药为白芍、当归，其中当归甘辛苦温，养血和血，且气香可理气，为血中之气药，而白芍酸苦微寒，能够养血敛阴，柔肝缓急，二味药搭配使用，能够补肝体而助肝用，使血和则肝和，血充则肝柔；木郁则土衰，肝病易于传脾，故以白术、茯苓、甘草健脾益气，非但实土以抑木，且使营血生化有源，共为佐药；薄荷少许，能够疏散郁遏之气，透达肝经郁热；烧生姜降逆和中，且能辛散达郁；柴胡为肝经引经药，又可以当成使药。

【运用】临床常用于治疗慢性肝炎、肝硬化及十二指肠溃疡、慢性胃炎、胃肠神经官能症、经前期紧张症等病症。

【方歌】逍遥散用当归芍，柴苓术草姜薄荷，散郁除蒸功最捷，调经八味丹栀着。

当归芍药散

【方剂出处】《伤寒杂病论》。

【药方组成】当归、川芎各9克，芍药30克，茯苓、白术各12克，泽泻15克。

【功能主治】本方具有疏肝健脾，活血化瘀，健脾利湿的功效。主治肝郁气滞，脾虚湿胜，腹中疼痛等症。

【用法用量】以上各药，按照剂量抓取，水煎服。每次100克，每日2次。

【方解】方中芍药具有缓挛急而治腹痛的功效；当归、川芎调经血并兼补虚；茯苓、白术、泽泻利小便而逐水气，故此治瘀血性的腹中急痛症，其人或冒眩，或心下悸，或小便不利而有血虚的表现者。以上几味药搭配使用，能够健脾利湿、养血调肝、养血益脾。

【运用】临床用于妇女功能性水肿、慢性盆腔炎、功能性子宫出血、痛经、妊娠阑尾炎，以及慢性肾炎、肝硬化腹水、脾功能亢进等症。

【方歌】当归芍药用川芎，白术苓泽六味同，妊娠腹中绵绵痛，调肝理脾可为功。

痛泻要方

【方剂出处】《医学正传》。

【药方组成】陈皮45克，白术90克，白芍60克，防风30克。

【功能主治】本方具有补脾柔肝，祛湿止泻的功效。主治大便泄泻，泻必腹痛，泻后痛缓，舌苔薄白等症。

【用法用量】以上各药，按照剂量抓取，水煎服。每次50克，每日2次。

【配伍特点】白术补脾，白芍柔肝缓急，二者相配，土中泻木，实现补脾柔肝的功效。

【方解】本方中的君药为白术，其味甘苦而性温，能够补脾燥湿以治土虚；臣药为白芍，其性酸寒，能够柔肝缓急止痛以抑肝旺；佐药为陈皮，它能够理气燥湿，醒脾和胃；防风辛散肝郁，疏理脾气，又为脾经引经之药，能胜湿以助止泻之功，为佐使药。以上几味药搭配使用，能够起到祛湿止泻、补脾柔肝的功效。

【运用】临床常用于治疗急性肠炎、慢性结肠炎、肠易激综合征等症。

【方歌】痛泻要方用陈皮，术芍防风共成剂，肠鸣泄泻腹之痛，治在泻肝又补脾。

第三节　调和肠胃

半夏泻心汤

【方剂出处】《伤寒杂病论》。

【药方组成】半夏15克，黄芩、干姜、人参、炙甘草各9克，黄连3克，大枣200克。

【功能主治】本方具有寒热平调，消痞散结的功效。主治呕吐，肠鸣下利等症。

【用法用量】以上各药，按照剂量抓取，水煎服。每次100克，每日2次。

【方解】本方是由小柴胡汤化裁得到，即加川连、干姜，而去柴胡、生姜。本方中法夏、干姜辛温除寒，和胃止呕；人参、大枣、炙甘草补中益气，养胃；川连、黄芩苦寒泄降除热，清肠燥湿。

【配伍特点】本方寒热互用，来综合阴阳；辛、苦并进来调节升降；补和泻的方法，同时使用来顾其虚实。

【运用】临床常用于治疗急慢性胃肠炎、慢性结肠炎，慢性肝炎，早期肝硬化等病症。

【方歌】半夏泻心黄连芩，干姜草枣人参行，辛开苦降消痞满，治在调阳又和阴。

黄连汤

【方剂出处】《伤寒杂病论》。

【药方组成】黄连、甘草、干姜、桂枝各9克，人参、半夏各6克，大枣200克。

【功能主治】本方具有平调寒热，和胃降逆的功效。主治腹中痛，欲呕吐等症。

【用法用量】取水1000毫升，煮取600毫升。去滓温服，白天3次，夜晚2次。

【方解】方中葛根甘辛而平，既可以生发脾胃清阳之气而止下利，又能解表退热，为本方的君药；黄芩、黄连清热燥湿，厚肠止利，为本方的臣药；甘草甘缓和中，协调诸药。四味药搭配使用，能够起到良好的解表清里作用。

【运用】胸中有热，胃中有邪气等症状，同样适用于本方。

【方歌】黄连汤内用干姜，半夏人参甘草藏，更用桂枝兼大枣，寒热平调呕痛忘。

第二十五章 ▸ 补益剂

在中医理论中，补益剂是以补养强壮药物为主要组成，具有补益人体气血阴阳不足作用的一类方剂。补益剂主要治疗气虚症。具体分为：补气、补血、气血双补、补阴、补阳、阴阳双补。

第一节　补气

四君子汤

【方剂出处】《太平惠民和剂局方》。

【药方组成】人参、白术、茯苓各9克，甘草6克。

【功能主治】本方具有益气健脾的功效。主治面色萎黄，语声低微，气短乏力，食少便溏，舌淡苔白等症。

【用法用量】研为细末，水煎服。每次100克，每日2次。

【方解】人参为本方君药，具有健脾养胃、甘温益气的功效；白术为臣药，其味苦温，能够健脾燥湿，加强益气助运之力；茯苓佐药，其性甘淡，能够健脾渗湿；茯苓与白术搭配使用，则健脾祛湿之功更显；甘草甘温，为本方使药，能够起到益气和中、调和诸药的功效；四味药合用，可达到益气健脾的功效。

【运用】临床常用于治疗慢性胃炎、消化性溃疡等症。

【方歌】四君子汤中和义，参术茯苓甘草比，益以夏陈名六君，祛痰补益气虚饵，除却半夏名异功，或加香砂气滞使。

生脉散

【方剂出处】《内外伤辨惑论》。

【药方组成】人参、麦门冬各9克，五味子6克。

【功能主治】本方具有益气生津，敛阴止汗的功效。主治干咳少痰，短气自汗，口干舌燥等症。

【用法用量】以上各药，按照剂量抓取，水煎服。每次100克，每日2次。

【方解】方中人参性味甘温，为君药，能够益元气，补肺气，生津液；麦门冬甘寒养阴清热，为臣药，能够起到润肺生津的功效；人参、麦冬合用，则有益气养阴之功。五味子酸温，敛肺止汗，生津止渴，为佐药；三药合用，一补一润一敛，益气养阴，生津止渴，敛阴止汗，使气复津生，汗止阴存，气充脉复，故名"生脉"。

【运用】方中人参性味甘温，若属阴虚有热者，可用西洋参代替。

【方歌】生脉麦冬五味参，保肺清心治

暑淫，气少汗多兼口渴，病危脉绝急煎斟。

第二节　补血

四物汤

【方剂出处】《太平惠民和剂局方》。

【药方组成】白芍药、川当归、熟地黄、川芎各50克。

【功能主治】本方具有补血和血，调经化瘀的功效。主治脐腹亏痛，崩中漏下，血瘕块硬，时发疼痛等症。

【用法用量】以上各药，按照剂量抓取。用水220毫升，煎至150毫升，空腹时热服。每服9克，每日3次。

【方解】本方的主药为熟地黄，它能够滋肾补血，以养胞宫；由于肝肾同源，肾虚则肝血亦虚，故辅以当归补血养肝，和血调经；再以白芍养血和阴、川芎活血行气，畅通之血，使补而不滞，营血调和，以上几味药均为佐使药。四味药搭配使用，能够起到补血调血的功效，因此本方多应用于血虚血滞之证，妇女痛经、月经不调等病症。

【运用】本方具有补血和血调经的功效。

【方歌】四物归地芍与芎，营血虚滞此方宗；妇女经病凭加减，临证之时可变通。

当归补血汤

【方剂出处】《内外伤辨惑论》。

【药方组成】黄芪30克，当归6克。

【功能主治】本方具有补气生血的功效。主治肌热面红，烦渴欲饮，脉洪大而虚，重按无力等症。

【用法用量】以上各药，按照剂量抓取，水煎服。每次100克，每日2次。空腹时温服。

【方解】本方中的君药为黄芪，其用量是当归的五倍，其原因主要有两点，一是本方证为阴血亏虚，以致阳气欲浮越散亡，此时恐一时滋阴补血固里不及，阳气外亡，所以重用黄芪补气而专固肌表，即"有形之血不能速生，无形之气所当急固"之理；二是因为有形之血生于无形之气，所以用黄芪大补脾肺之气，以资化源，使气旺血生。配以少量当归养血和营，则浮阳秘敛，阳生阴长，气旺血生，而虚热自退。

【运用】临床常用于治疗冠心病心绞痛；妇人经期、产后发热等症状。

【方歌】当归补血君黄芪，芪归用量五比一，补气生血代表剂，血虚发热此方宜。

第三节　气血双补

八珍汤

【方剂出处】《正体类要》。

【药方组成】人参、白术、白茯苓、当归、川芎、白芍药、熟地黄、甘草各30克。

【功能主治】本方具有益气补血的功效。主治面色苍白或萎黄，头晕耳眩，四肢倦怠，气短懒言，心悸怔忡等症。

【用法用量】以上各药，按照剂量抓取，加生姜3片，大枣5枚，水煎服，每次100克，每日2次。

【配伍特点】全方八药，实为四君子汤和四物汤的复方。用法中加入姜、枣为引，调和脾胃，以资生化气血。

【方解】人参与熟地是本方中的君药，二味药搭配使用，能够起到良好的益气养血功效；当归、白芍、白术、茯苓为本方中的臣药，其中当归、白芍能够养血和营，助熟地补益阴血，白术、茯苓能够健脾渗湿，协

中医 自学百日通

中篇·中药与方剂

人参益气补脾；川芎活血行气，使之补而不滞，为本方中的佐药；而炙甘草能够益气和中，调和诸药，为本方中的使药。以上所说人参、白术、茯苓、甘草为四君子汤；地熟、白芍、当归、川芎为四物汤，所以本方是四君子汤和四物汤的复方。

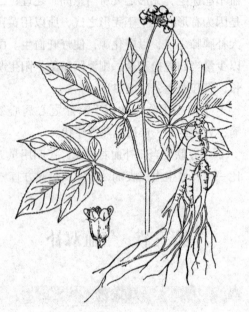

人参

【运用】临床常用于治疗病后虚弱、各种慢性病，以及妇女月经不调等病症。

【方歌】气血双补八珍汤，四君四物合成方，煎加姜枣调营卫，气血亏虚服之康。

泰山磐石散

【方剂出处】《古今医统大全》。

【药方组成】人参、当归、白芍药、熟地黄、续断、黄芩各3克，黄芪、白术、糯米各6克，炙甘草、川芎、砂仁各2克。

【功能主治】本方具有益气健脾，养血安胎的功效。主治面色淡白，倦怠无力，不思饮食等症。

【用法用量】以上各药，按照剂量抓取，水煎服。每次100克，每日2次。

【方解】本方中方中人参、黄芪、白术、炙甘草益气健脾以固胎元；当归、熟地、白芍、川芎养血和血以养胎元；续断与熟地合用，补益肝肾而保胎元。白术与黄芩相配，健脾清热，为安胎要药。少用砂仁理气醒脾，既可防益气养血之品滋腻碍胃，又有安胎之效。糯米补脾养胃。诸药配伍，使气血旺盛，冲任安固，自无堕胎之患。

【运用】此方临床中用于先兆流产或习惯性流产，胎元不固等病症。

【方歌】泰山磐石八珍选，去苓加芪芩断联，再益砂仁及糯米，妇人胎动可安全。

归脾汤

【方剂出处】《济生方》。

【药方组成】白术、当归、白茯苓、黄芪、龙眼肉、远志、酸枣仁、人参各3克，木香1.5克，甘草1克。

【功能主治】本方具有益气补血，健脾养心的功效。主治心悸怔忡，健忘失眠，盗汗，体倦食少等症。

【用法用量】以上各药，按照剂量抓取，加生姜、大枣各50克，水煎服。

【配伍特点】本方一是心脾同治，重点在脾，使脾旺则气血生化有源，方名归脾，意在于此；二是气血并补，但重在补气，意即气为血之帅，气旺血自生，血足则心有所养；三是补气养血药中佐以木香理气醒脾，补而不滞。

【方解】本方以人参、白术、茯苓、甘草搭配而成的四君子汤为君药，其功效主要是补气健脾，使脾胃强健，则气血自出、气能统血；当归为本方臣药，它能够起到补血汤补气生血、使气固血充的作用；而龙眼肉，酸枣仁，远志养心安神，木香理气醒脾，使补而不滞，为本方的佐药；生姜、大枣调和营卫，为本方使药。

【运用】临床中常用于心悸怔忡，健忘失眠，盗汗，体倦食少，面色萎黄，舌淡，苔薄白等症状。

【方歌】归脾汤用术参芪，归草茯神远志齐，酸枣木香龙眼肉，兼加姜枣益心脾。

第四节 补阴

一贯煎

【方剂出处】《续名医类案》。

【药方组成】北沙参、麦冬、当归各9克，生地黄30克，枸杞子18克，川楝子4.5克。

【功能主治】本方具有滋阴疏肝的功效。主治肝肾阴虚，肝气郁滞等症。

【用法用量】以上各药，按照剂量抓取，水煎服。每次100克，每日2次。

【方解】方中生地黄具有滋养肝肾的功效，为本方君药；麦冬、沙参、枸杞具有滋阴养肝的功效，能够加强养阴作用，为本方臣药；而当归能够养血和肝，为本方佐药；川楝子能够疏肝泄热，使肝气条畅，祛除郁热，为本方使药。以上诸药搭配合用，能够使肝气条达，肝体得养，继而有效治疗上述诸症。

【运用】临床主要用于治疗慢性肝炎、慢性胃炎、胃及十二指肠溃疡、肋间神经痛、神经官能症等病症。

【方歌】一贯煎中用地黄，沙参枸杞麦冬襄，当归川楝水煎服，阴虚肝郁是妙方。

虎潜丸

【方剂出处】《丹溪心法》。

【药方组成】黄柏240克，龟板120克，知母、生地黄、陈皮、白芍各60克，锁阳45克，虎骨30克，干姜15克。

【功能主治】本方具有滋阴降火，强壮筋骨的功效。主治腰膝酸软，筋骨痿弱，腿足消瘦等症。

【用法用量】以上药材磨为细末，炼蜜为丸，每丸重9克，每次1丸，日服2次，淡盐水或温开水送下。

【方解】方中熟地、龟板、黄柏、知母具有滋补肝肾之阴，清降虚火之功，常用于肝肾阴虚火旺证。大补阴丸以猪脊髓、蜂蜜为丸，故滋补精血之功略胜；锁阳、虎骨、白芍、干姜、陈皮具有良好的补血养肝之力，并有很好的强筋壮骨作用，且补而不滞，能够起到理气和胃，并且治痿证的功效。

【运用】本方对于肝肾不足，阴虚内热之痿证。腰膝酸软，筋骨痿弱，腿足消瘦有着显著疗效。

【方歌】虎潜丸中知柏黄，龟板芍药陈皮方；更加干姜与锁阳，滋阴降火筋骨强。

百合固金汤

【方剂出处】《慎斋遗书》。

【药方组成】熟地、生地、归身各9克，白芍、甘草、桔梗、玄参各3克，贝母、麦冬、百合各12克。

【功能主治】本方具有滋养肺肾，止咳化痰的功效。主治痰中带血，咽喉燥痛，头晕目眩等症。

【用法用量】以上各药，按照剂量抓取，水煎服。每次100克，每日2次。

【方解】在本方方中，君药有生地、熟地及百合，其中生地、熟地并用，既能清热凉血，又能滋阴养血，而百合甘苦微寒，具有滋阴清热，润肺止咳的功效；臣药有麦冬和玄参，其中玄参咸寒，助二地滋阴壮水，以清虚火，麦冬甘寒，协百合以滋阴清热，润肺止咳；佐药为贝母、桔梗和当归，其中贝母润肺化痰止咳，桔梗载药上行，清利咽喉，化痰散结，当归治咳逆上气，伍白芍以养血和血；使药为生甘草，能够起到清热泻火，调和诸药的功效。

【运用】临床常用于治疗肺结核、慢性支气管炎、支气管扩张咯血、慢性咽喉炎、自发性气胸等病症。

【方歌】百合固金二地黄，玄参贝母桔甘藏，麦冬芍药当归配，喘咳痰血肺家伤。

麦门冬汤

【方剂出处】《伤寒杂病论》。

【药方组成】麦门冬42克，半夏、甘草各6克，人参9克，粳米3克，大枣100克。

【功能主治】本方具有清养肺胃，降逆下气的功效。主治咳嗽气喘，咽喉不利，咯痰不爽等症。

【用法用量】以上各药，按照剂量抓取，水煎服。每次100克，每日2次。

【方解】在本药方中，君药为麦门冬，其功效主要养阴生津，清降虚火，以润肺益胃；臣药为人参、甘草，二味药搭配使用能够起到益气生津、补中益肺的作用；佐药为半夏、粳米和大枣，其中半夏能够降逆和胃，开通胃气，祛痰除涎。重用麦门冬少佐半夏（7:1），则半夏燥性被制而降逆之功存，且麦门冬得半夏则滋而不腻，相反相成；粳米、大枣能够养胃生津，助君臣补养肺胃；使药为甘草，主要起到调和诸药的作用。

【运用】临床常用于治疗慢性支气管炎、支气管扩张、慢性咽喉炎、矽肺、肺结核等病症。

【方歌】麦门冬汤用人参，枣草粳米半夏存，肺痿咳逆因虚火，清养肺胃次方珍。

养阴清肺汤

【方剂出处】《重楼玉钥》。

【药方组成】大生地6克，麦冬、玄参各9克，生甘草、薄荷各3克，贝母、丹皮、白芍各5克。

【功能主治】本方具有养阴清肺，解毒利咽的功效。主治阴虚燥热等症。

【用法用量】以上各药，按照剂量抓取，水煎服。每次100克，每日2次。

【方解】在本药方中，大生地为君药，其性甘寒入肾，能够养阴清热；麦冬和玄参为臣药，其中麦冬能够养阴清肺，玄参能够养阴生津，泻火解毒；丹皮、白芍、薄荷为佐药，其中白芍益阴养血；贝母润肺化痰，清热散结；丹皮清热凉血消肿；少量薄荷辛凉而散，疏表利咽；生甘草为使药，主要起到调和诸药及泻火解毒的功效。

【运用】临床常用于治疗急性扁桃体炎、急性咽喉炎、鼻咽癌等病症。

【方歌】养阴清肺是妙方，玄参草芍冬地黄，薄荷贝母丹皮入，时疫白喉急煎尝。

玉液汤

【方剂出处】《医学衷中参西录》。

【药方组成】生山药30克，生黄芪15克，知母、葛根、五味子、天花粉各10克，生鸡内金6克。

【功能主治】本方具有益气生津，固肾止渴的功效。主治便频数量多，或小便混浊，困倦气短，脉虚细无力等症。

【用法用量】以上各药，按照剂量抓取，水煎服。每次100克，每日2次。

【方解】在本药方中黄芪、山药益气滋阴，补脾固肾，为君药；知母、天花粉滋阴清热，润燥止渴，配合黄芪、山药，则元气升而真阴复，气旺自能生水，故为臣药；佐以葛根升阳生津，助脾气上升，散精达肺；鸡内金助脾健运，化水谷为津液；五味子酸收，固肾生津，不使水液急于下趋。以上几味药配合使用，能够直到益气滋阴、固肾止渴的功效。

【运用】临床常用于治疗癌症放疗后、糖尿病、甲亢、小儿夏季热、尿崩症等症状。

【方歌】玉液山药芪葛根，花粉知味鸡内金，消渴口干溲多数，补脾固肾益气阴。

益胃汤

【方剂出处】《温病条辨》。

【药方组成】沙参9克，麦冬、细生地各15克，冰糖3克，玉竹炒香4.5克。

【功能主治】本方具有养阴益胃的功效。主治食欲不振，口干咽燥，舌红少苔等症。

【用法用量】以上各药，按照剂量抓取，水煎服。每次100克，每日2次。

【方解】在本药方中，生地、麦冬共为君药，二味药味甘性寒，搭配使用能够养阴清热、生津润燥，为甘凉益胃之上品；配伍北沙参、玉竹为臣，养阴生津，以加强生地、麦冬益胃养阴之力；冰糖为使药，不仅能够调和诸药，还能够濡养肺胃。本方药简力专，是很好的养阴益胃之良方。

【运用】临床常用于治疗慢性胃炎、糖尿病、小儿厌食症等病症。

【方歌】益胃汤能养胃阴，冰糖玉竹与沙参，麦冬生地同煎服，甘凉滋润生胃津。

第五节　补阳

右归丸

【方剂出处】《景岳全书》。

【药方组成】熟地黄、附子、肉桂、山药、山茱萸、菟丝子、鹿角胶、枸杞子、当归、杜仲各50克。

【功能主治】本方具有温补肾阳，填精

止遗的功效。主治阳痿遗精，大便溏薄，尿频而清等症。

【用法用量】制成丸剂，每丸3克，每次9克，每日三次。

【方解】在本药方中中，以附子、肉桂、鹿角胶为君药，能够温补肾阳，填精补髓；以熟地黄、枸杞子、山茱萸、山药为臣药，能够滋阴益肾，养肝补脾；以菟丝子、杜仲、当归为佐药，其中菟丝子能补阳益阴，固精缩尿；杜仲补益肝肾，强筋壮骨；当归补血养肝。诸药搭配使用，能温补肾阳，填精止遗。另外男性会出现阳痿，症状明显者可用鹿鞭、鲜人参、蛤蚧、海马等自制升阳酒用药酒调治。

【运用】腰膝酸冷，精神不振，怯寒畏冷，阳痿遗精，大便溏薄等症状，同样适用于本方。

【方歌】右归丸中地附桂，山药茱萸菟丝归；杜仲鹿胶枸杞子，益火之源此方魁。

桂枝加附子汤

【方剂出处】《伤寒杂病论》。

【药方组成】桂枝、芍药、甘草、生姜各9克，大枣100克，附子6克。

【功能主治】本方具有祛风除湿，温经散寒的功效。主治汗出不止等症。

【用法用量】取水700毫升，煮取300毫升，去滓，每次100毫升，温服。

【方解】方中桂枝散风寒，通经络，附子祛风除湿，温经散寒，二药相配，能够散风寒湿邪而止痹痛。附子辛温，为一有力的温中、祛寒、逐湿药，尚有振兴代谢机能的作用，无论表里若陷于阴证者，多宜以本药配方治之。桂枝加附子汤即治桂枝汤证而现少阴证者。

【运用】本方对于恶风，小便难，四肢拘急等症状，有着显著疗效。

中医
自学百日通

中篇·中药与方剂

【方歌】桂加附子治有三，风寒肢痛脉迟弦。汗漏不止恶风甚，肌肤麻木卫阳寒。

第六节　阴阳双补

炙甘草汤

【方剂出处】《伤寒杂病论》。

【药方组成】甘草12克，生姜、桂枝各9克，人参、阿胶各6克，生地黄50克，麦门冬、麻仁各10克，大枣100克。

【功能主治】本方有益气滋阴，通阳复脉的功效。主治虚烦不眠，自汗盗汗，咽干舌燥，大便干结等症。

【用法用量】以上各药，按照剂量抓取，水煎服。每次100克，每日2次。

【方解】在本方中，生地黄具有滋阴养血的功效，为君药，正如《名医别录》里所说"补五脏内伤不足，通血脉，益气力"；阿胶、麦冬、麻仁、甘草、人参、大枣共为臣药，其中阿胶、麦冬、麻仁能够滋心阴，养心血，充血脉；而甘草、人参、大枣能够益心气，补脾气，以资气血生化之源；桂枝、生姜为佐药，其性辛行温通，温心阳，通血脉，诸厚味滋腻之品得姜、桂则滋而不腻；用法中加清酒煎服，以清酒辛热，可温通血脉，以行药力，是为使药。以上各味药搭配使用，能够起到滋而不腻、温而不燥的功效，从而使气血充足，阴阳调和。

【运用】临床常用于治疗功能性心律不齐、期外收缩、冠心病、风湿性心脏病、病毒性心肌炎、甲状腺功能亢进等病症。

【方歌】炙甘草汤参姜桂，麦冬生地与麻仁，大枣阿胶加酒服，虚劳肺痿效如神。

肾气丸

【方剂出处】《伤寒杂病论》

【药方组成】干地黄240克，山药、山茱萸各120克，泽泻、茯苓、牡丹皮各90克，桂枝、附子各30克。

【功能主治】本方具有补肾助阳的功效。主治肾阳不足引起的诸多症。

【用法用量】制成丸剂，每丸1克，每次10克，白酒送下。

【方解】本方中的君药为地黄，它主要起到滋阴补肾的功效；臣药包括山茱萸、山药、肉桂和附子，其中山茱萸、山药能够补肝脾而益精血；附子、桂枝主要能够起到温补肾阳的功效；君臣相伍，补肾填精，温肾助阳，乃阴中求阳之治。从用量分析，补肾药居多，温阳药较轻，其立方之旨，又在微微生火，鼓舞肾气，取"少火生气"之意，而非峻补。又配泽泻、茯苓利水渗湿泄浊，丹皮清泄肝火，三药于补中寓泻，使邪去则补乃得力，并防滋阴药之腻滞。以上几味药搭配使用，滋而不腻，温而不燥，能够助阳之弱以化水，滋阴之虚以生气，从而使气化复常，肾阳振奋。

【运用】临床常用于治疗慢性肾炎、糖尿病、醛固酮增多症、甲状腺功能低下、肾上腺皮质功能减退、慢性支气管炎、更年期综合征、慢性前列腺肥大等症。

【方歌】《金匮》肾气治肾虚，地黄怀药及山萸，丹皮苓泽加附桂，引火归原热下趋。

地黄饮子

【方剂出处】《黄帝素问宣明论方》。

【药方组成】熟干地黄12克，巴戟天、山茱萸、石斛、肉苁蓉、附子、五味子、官桂、白茯苓、麦门冬、菖蒲、远志各15克。

【功能主治】本方具有滋肾阴，补肾阳，开窍化痰的功效。主治舌强不能言，足废不能用，口干不欲饮，足冷面赤，脉沉细弱等症。

【用法用量】以上各药，按照剂量抓取，加姜枣水煎服。每次100克，每日2次。

【方解】本主中的君药为地黄，其性甘温，臣以酸温的山茱萸，能够起到补肾填精的功效；肉苁蓉、巴戟天温壮肾阳，配伍附子、肉桂之辛热，以助温养下元，摄纳浮阳，引火归源；石斛、麦冬、五味子滋阴敛液，壮水以济火。石菖蒲与远志、茯苓合用，功能开窍化痰、交通心肾。再加少许薄荷以疏郁而轻清上行，姜、枣以和中调药。

【运用】临床常用于治疗晚期高血压病、脑动脉硬化、中风后遗症、脊髓炎等症。

【方歌】地黄饮子山茱斛，麦味菖蒲远志茯，苁蓉桂附巴戟天，少入薄荷姜枣服。

龟鹿二仙胶

【方剂出处】《医方考》。

【药方组成】鹿角5000克，龟板2500克，人参450克，枸杞子900克。

【功能主治】本方具有滋阴填精，益气壮阳的功效。主治腰膝酸软，形体消瘦，两目昏花，发脱齿摇，阳痿遗精，久不孕育等症。

【用法用量】以上各药，按照剂量抓取，水煎服。每次100克，每日2次。

【方解】方中龟板胶甘咸而寒，长于填精补髓，滋阴养血；鹿角胶甘咸而温，善于温肾壮阳，益精补血，二味为血肉有情之品，能峻补阴阳以生气血精髓，共为本方君药；搭配人参补后天脾胃之中气，以增强化生气血之源；枸杞子益肝肾，补精血，以助龟、鹿之功，均为本方臣药。四味药搭配使

用，能够起到阴阳并补、气血兼顾的功效。

本方以腰膝酸软，两目昏花，阳痿遗精为辨证要点。

【运用】临床常用于治疗治疗内分泌障碍引起的发育不良、重症贫血、神经衰弱以及性功能减退等症。

【方歌】《医便》龟鹿二仙胶，人参枸杞熬成膏，滋阴益肾填精髓，"精极"用此疗效高。

七宝美髯丹

【方剂出处】《医方集解》。

【药方组成】赤、白何首乌各500克，赤、白茯苓各500克，牛膝、当归、枸杞子、菟丝子各240克，补骨脂120克。

【功能主治】本方具有补益肝肾，乌发壮骨的功效。主治须发早白，脱发，齿牙动摇，腰膝酸软，梦遗滑精等症。

【用法用量】以上各药，按照剂量抓取，碾细，炼蜜丸，每丸重10克，早晚各服1丸，淡盐开水送服。

【方解】本方中赤、白白何首乌共用，且量较重，能够起到补肝肾、益精血，乌须发、壮筋骨的功效，为本方君药；枸杞子、菟丝子均入肝肾，能补肾益精，养肝补血，共为臣药；佐以牛膝补肝肾，坚筋骨，活血脉；当归补血养肝；补骨脂补肾壮阳，固精；赤、白茯苓补脾肾，渗湿浊。诸药搭配使用，以滋阴益精养血为主，兼顾补阳，有阴阳并补，精血互生之妙。

【运用】临床常用于治疗中年人须发早白，脱发，牙周病，以及男子不育等症。

【方歌】七宝美髯何首乌，菟丝牛膝茯苓俱，骨脂枸杞当归合，转移肝肾精血虚。

第二十六章

祛痰剂

祛痰剂是一种药剂，主治是痰症或喘咳，排除或消解痰涎。具体分为：燥湿化痰、清热化痰、温化寒痰、治风化痰、润燥化痰五种。

第一节　燥湿化痰

二陈汤

【方剂出处】《太平惠民和剂局方》。

【药方组成】半夏、橘红各15克，白茯苓9克，甘草4.5克。

【功能主治】本方具有燥湿化痰，理气和中的功效。主治咳嗽痰多，色白易咯，恶心呕吐，胸膈痞闷，肢体困重等症。

【用法用量】以上各药，按照剂量抓取，水煎服。每次200克，每日2次。

【方解】在本药方中，半夏能够降逆和胃，燥湿化痰，为君药；陈皮与半夏为臣药，其中陈皮能够理气化痰，与半夏同用，能祛痰湿，畅气机，和胃气；生姜降逆化饮；茯苓健脾渗湿；乌梅收敛肺气，使祛痰而不伤正，以上几味药共为佐药。甘草和中调药，是兼佐使之用。以上诸药搭配使用，能够燥湿化痰，理气和中。

【运用】临床常用于治疗慢性支气管炎、慢性胃炎、梅尼埃病、神经性呕吐等症。

【方歌】二陈汤用半夏陈，益以茯苓甘草成，理气和中兼燥湿，一切痰饮此方珍。

温胆汤

【方剂出处】《三因极一病证方论》。

【药方组成】半夏、竹茹、枳实各60克，陈皮90克，甘草30克，茯苓45克。

【功能主治】本方具有理气化痰，和胃利胆的功效。主治胆怯易惊，头眩心悸，心烦不眠，夜多异梦等症。

【用法用量】以上各药，按照剂量抓取，加生姜5片，大枣1枚，水煎服，每次100克，每日1次。

【方解】本方中的君药为半夏，其功效为降逆和胃、燥湿化痰；臣药为竹茹，其功效主要为除烦止呕、清化热痰；由于治痰当理气，气顺则痰消，因此以枳实作为佐药，苦辛微寒，破气消痰，使痰随气下，以通痞塞。枳实与半夏相配，则气顺痰消，气滞得畅，胆胃得和；陈皮辛苦而温，燥湿化痰；茯苓健脾渗湿，杜生痰之源，且有宁心安神之效，以上几味药均为佐药；而甘草能够益脾和中，协调诸药，为本方使药；煎加生姜，既可助君臣祛痰止呕，又可解半夏之毒；大枣一者与甘草、茯苓为伍，健脾补土以治湿，二者与生姜相配，调和脾胃，使中州健运。诸药搭配使用，能够起到清胆和胃、理气化痰的功效。

【运用】临床常用于治疗神经官能症、

急慢性胃炎、消化性溃疡、慢性支气管炎、梅尼埃病、更年期综合征、癫痫等病症。

【方歌】温胆夏茹枳陈助，佐以茯草姜枣煮，理气化痰利胆胃，胆郁痰扰诸证除。

黄连温胆汤

【方剂出处】《六因条辨》。

【药方组成】川连、枳实、半夏、橘红、生姜各6克，竹茹12克，甘草3克，茯苓10克。

【功能主治】本方具有清热燥湿、理气化痰、和胃利胆的功效。主治伤暑汗出，身不大热等症。

【用法用量】以上各药，按照剂量抓取，水煎服。每次100克，每日3次。

【方解】本方中的君药为半夏，它具有和胃健脾、除湿化痰的功效，能下逆气止呕；臣药为竹茹、枳实，枳实苦酸微寒，下气行气，气顺则痰下；竹茹辛淡甘寒，凉心缓脾，清胆和胃，止呕除烦；佐药为茯苓和陈皮，陈皮能理气化痰，茯苓能健脾利湿；使药为甘草和生姜，它们能够起到和营卫、益脾气，调和诸药的功效。

【运用】烦闷欲呕，舌黄腻等症状，适用于本方。

【方歌】温胆陈半茯，枳实草竹茹。

茯苓丸

【方剂出处】《全生指迷方》。

【药方组成】茯苓、半夏各30克，枳壳15克，风化朴硝3克。

【功能主治】本方具有燥湿行气，软坚消痰的功效。主治手不得上举，或左右时复转移，或两手疲软，或四肢浮肿等症。

【用法用量】以上各药，按照剂量抓取，加入生姜5克，水煎服。每次100克，每日2次。

【方解】在本药方中，半夏燥湿化痰为君药，茯苓健脾渗湿化痰为臣药，两者搭配使用，既能杜生痰之源，又能消已成之痰；佐药为枳壳和风化朴，其中枳壳能够理气宽中，俾痰随气行，气顺则痰消；风化朴硝软坚润燥，使结滞之伏痰消解而下泄；另外可用姜汁糊为丸，非但取其制半夏之毒，且可化痰散饮。诸药搭配使用，燥湿化痰之力较强，能够有效治疗痰停中脘之证，并且能够起到消痰润下的特殊功效。

【运用】临床常用于治疗肩周炎、颈椎病、慢性支气管炎、上肢血管性水肿等症。

【方歌】《指迷》茯丸半夏，风硝枳壳姜汤下，中脘停痰肩臂痛，气行痰消痛自罢。

第二节 清热化痰

清金化痰汤

【方剂出处】《医学统旨》。

【药方组成】黄芩、山栀子各12克，知母、桑白皮、瓜蒌仁各15克，贝母、麦门冬、橘红、茯苓、桔梗各9克，甘草3克。

【功能主治】本方具有清肺化痰的功效。主治鼻出热气，咽喉干痛，舌苔黄腻等症。

【用法用量】以上各药，按照剂量抓取，水煎服。每次100克，每日2次。

【方解】在本药方中，橘红能够理气化痰，使气顺则痰降；茯苓能够健脾利湿，湿去则痰自消；更以瓜蒌仁、贝母、桔梗清热涤痰，宽胸开结；麦冬、知母养阴清热，润肺止咳；黄芩、栀子、桑白皮清泻肺火；甘草补土而和中。以上诸药搭配使用，能够化痰止咳，清热润肺，适用于蕴而化热、痰浊不化等病症。

【运用】临床中常用治疗慢性支气管炎等病症。

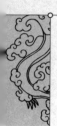

【方歌】清金化痰黄芩栀，桔梗麦冬桑贝知，瓜蒌橘红茯苓草，痰火犯肺咳嗽止。

小陷胸汤

【方剂出处】《伤寒杂病论》。

【药方组成】黄连6克，半夏12克，瓜蒌20克。

【功能主治】本方具有清热化痰，宽胸散结的功效。主治咳痰黄稠，舌红苔黄等症。

【用法用量】先煮瓜蒌，后放入其他药，水煎温服。每次500克，每日2次。

【方解】在本方中，瓜蒌为君药，具有理气宽胸、清热化痰、通胸膈之痹的功效；黄连为臣药，能助瓜蒌清热降火，开心下之结；半夏为佐药，能够降逆化痰，助瓜蒌消痰散结，散心下之痞；黄连、半夏合用，一苦一辛，苦降辛开；半夏与瓜蒌相伍，润燥相得，清热涤痰，如此则清热化痰、宽胸散结之功益著。三味药搭配使用，能够使痰去热除，结开痛止，为治胸脘痞痛的良方。

【运用】临床常用于治疗急性胃炎、胆囊炎、肝炎、冠心病、肺心病、急性支气管炎、胸膜炎、胸膜粘连等症。

【方歌】小陷胸汤连夏蒌，宽胸散结涤痰优，痰热内结痞满痛，苔黄脉滑此方求。

滚痰丸

【方剂出处】《泰定养生主论》。

【药方组成】大黄、片黄芩各240克，礞石30克，沉香15克。

【功能主治】本方具有泻火逐痰的功效。主治眩晕耳鸣，大便秘结，苔黄厚腻等症。

【用法用量】制成丸剂，每丸2克，每服10克，每日2次，温开水送下。

【方解】本药方以礞石为君药，取其燥悍重坠之性，善能攻坠陈积伏匿之老痰，与焰硝同煅，其攻逐下行之性尤强；制以硝石，使木平气下，而痰积通利，诸症自除；臣药为大黄，由于其性苦寒，能荡涤实热，开痰火下行之路；佐药为黄芩，其苦寒能泻火，专清上焦气分之热；复以沉香降逆下气，亦为治痰必先顺气之理。四味药搭配使用，泻火逐痰之力较猛，可使痰积恶物自肠道而下，能够有效治疗形气壮实、痰火胶固的患者。

【运用】临床常用于治疗中风、精神分裂症、癫痫、偏头痛、神经官能症等症。

【方歌】滚痰丸用青礞石，大黄黄芩与沉香，百病多因痰作祟，顽痰怪症力能匡。

第三节　温化寒痰

三子养亲汤

【方剂出处】《韩氏医通》。

【药方组成】紫苏子、白芥子、莱菔子各9克。

【功能主治】本方具有温肺化痰，降气消食的功效。主治痰多胸痞，食少难消，舌苔白腻等症。

【用法用量】三种药炒小会，捣碎后放入布包内煮，饮用汤剂。每次200毫升，每日2次。

【方解】在本药方中，白芥子具有行气畅膈、温肺利气、快膈消痰的功效；苏子具有降气行痰、止咳平喘的功效；莱菔子具有消食导滞、行气祛痰的功效。三味药皆系均行气消痰之品，根据"以消为补"的原则，合而为用，各逞其长，可使痰消气顺，喘嗽自平。

【运用】临床常用于治疗顽固性咳嗽、慢性支气管炎、支气管哮喘、肺心病等症。

【方歌】三子养亲祛痰方，芥苏莱菔共煎汤，大便实硬加熟蜜，冬寒更可加生姜。

苓甘五味姜辛汤

【方剂出处】《伤寒杂病论》。

【药方组成】茯苓12克，甘草、干姜各9克，细辛、五味子各5克。

【功能主治】本方具有温肺化饮的功效。主治寒饮咳嗽，咳痰量多，清稀色白，或喜唾涎沫，胸满不舒，舌苔白滑等症。

【用法用量】以上各药，按照剂量抓取，水煎服。每次100克，每日2次。

【方解】在本药方中，干姜为君药，其性辛热，既能够温运脾阳以化湿，又能够温肺散寒以化饮；细辛为臣药，其性辛散，能够温肺散寒，助干姜散其凝聚之饮；辅以茯苓之甘淡，健脾渗湿，不仅化既聚之痰，尤能杜生痰之源；佐以五味子敛肺气而止咳，与细辛、干姜相伍，散中有收，散不伤正，收不留邪，且能调和肺司开合之职；甘草为使药，能够起到和中及调协诸药的功效。

【运用】临床常用于治疗慢性支气管炎、肺气肿等症。

【方歌】苓甘五味姜辛汤，温肺化饮常用方，半夏杏仁均可加，寒痰水饮咳嗽康。

射干麻黄汤

【方剂出处】《伤寒杂病论》。

【药方组成】射干、细辛、紫菀、款冬花、半夏各9克，麻黄、生姜各12克，大枣100克，五味子3克。

【功能主治】本方具有宣肺祛痰，下气止咳的功效。主治痰饮郁结、肺气上逆等症。

【用法用量】以上各药，按照剂量抓取，水煎服。每次100克，每日2次。

【方解】在本药方中，射干能开痰结；麻黄能够宣肺散寒；紫菀、款冬花、半夏以助射干降气化痰；生姜、细辛助麻黄以散寒化饮，编号耗散太过；有伤正气，故以五味子，收敛肺气，大枣安中，调和诸药，使散中有收，邪去而不伤正，为寒饮咳喘常用有效之方剂。

【运用】本方现代可用于治疗哮喘、小儿支气管炎、支气管哮喘、肺炎、中老人急慢性支气管炎、肺气肿、肺心病、过敏性鼻炎、皮肤瘙痒症等病症。

【方歌】射干麻黄治寒哮，细辛款冬加姜枣，紫菀半夏加五味，重在宣肺不发表。

第四节　治风化痰

止嗽散

【方剂出处】《医学心悟》。

【药方组成】桔梗、荆芥、紫菀、百部、白前各1000千克，甘草375克，陈皮500克。

【功能主治】本方具有宣肺疏风，止咳化痰的功效。主治咯痰不爽，或微有恶风发热，舌苔薄白等症。

【用法用量】共研细末，每服9克，睡前服用。

【方解】在本药方中，紫菀、百部为君药，两药味苦，都入肺经，其性温而不热，润而不寒，皆可止咳化痰，对于新久咳嗽都能使用；白前、桔梗为臣药，白前能止咳化痰，治咳嗽不分久新，桔梗味苦辛，善于开宣肺气；荆芥和陈皮为佐药，其中荆芥辛而微温，疏风解表利咽，以除在表之余邪；陈皮理气化痰；桔梗、荆芥有利咽止咳之功；甘草能缓急和中，调和诸药，合而为佐使之用。

【运用】临床用于治疗上呼吸道感染、支气管炎、百日咳等症。

【方歌】止嗽散用百部菀，白前桔草荆陈研，宣肺疏风止咳痰，姜汤调服不必煎。

中医 自学百日通

中篇·中药与方剂

387

定痫丸

【方剂出处】《医学心悟》。

【药方组成】明天麻、川贝母、半夏、茯苓、茯神各30克，胆南星、石菖蒲、全蝎、僵蚕、真琥珀各15克，陈皮、远志各21克，丹参、麦冬各60克，辰砂9克。

【功能主治】本方具有涤痰熄风，开窍安神的功效。主治手足抽搐，喉中痰鸣等症。

【用法用量】以上各药，按照剂量抓取，水煎服。每次100克，每日2次。

【方解】在本药方中，胆南星能够清火化痰，镇惊定痫；半夏、陈皮、贝母、茯苓、麦冬能够祛痰降逆而开痰气之结；全蝎、僵蚕、天麻熄风定搐而解癫痫之痉；丹参、菖蒲、远志开心利窍，琥珀、辰砂、茯神镇惊安神，皆有助醒神与定痫之功；生姜少许，开痰而通神明；甘草调和诸药。以上几味药搭配使用，能够起到熄风定痫、豁痰开窍的功效。

【运用】临床常用于治疗癫痫病等症。

【方歌】定痫二茯贝天麻，丹麦陈蒲远半夏，胆星全蝎蚕琥珀，竹沥姜汁草朱砂。

第五节　润燥化痰

贝母瓜蒌散

【方剂出处】《医学心悟》。

【药方组成】贝母4.5克，瓜蒌3克，花粉，茯苓，橘红，桔梗各2.5克。

【功能主治】本方具有润肺清热，理气化痰的功效。主治燥痰咳嗽。咳嗽呛急，咯痰不爽，涩而难出，咽喉干燥哽痛，苔白而干等症。

【用法用量】以上各药，按照剂量抓取，水煎服。每次200克，每日3次。

【方解】在本方中，贝母为君药，其主要功效为化痰止咳、润肺清热；瓜蒌为臣药，其功效为润肺清热、理气化痰；佐以天花粉润燥生津，清热化痰；橘红理气化痰，使气顺痰消；茯苓健脾渗湿，以杜生痰之源；桔梗宣利肺气，令肺金宣降有权。以上诸药搭配使用，能够润燥与理气，使肺得清润而燥痰自化，宣降有常则咳逆自止。

【运用】临床中，本方可用于肺结核、肺炎等症。

【方歌】贝母瓜蒌花粉研，橘红桔梗茯苓添。呛咳咽干痰难出，润燥化痰病自安。

消瘰丸

【方剂出处】《医学·心悟》。

【药方组成】牡蛎、生黄耆各200克，三棱、莪术、龙胆草、浙贝母各100克，朱血竭50、生明乳香、生明没药各50克，玄参150克。

【功能主治】本方具有清热滋阴，化痰散结的功效。主治肝肾阴亏所致的瘰疬等症。

【用法用量】制成丸剂，每丸5克，每次10克，每日三次。

【方解】本药方为生脉散合消瘰丸加减化裁而成，方中用生脉散益气养阴以治其本；配合玄参、浙贝、生牡蛎以祛痰清热，软坚散结；配伍山慈菇祛痰散结之力倍增；白芍、甘草滋阴和中。以上诸药搭配使用，能够起到益气养阴、化痰散结的功效。

【运用】本方所治瘰疬，是由肝肾阴亏，肝火郁结，灼津为痰而成。

【方歌】消瘰丸用玄贝牡，瘰疬痰核瘿瘤疗。

第二十七章 ▶ **消食剂**

在中医中，凡以消食药物为主组成，具有消食健脾、除痞化积等作用，用于治疗食积停滞的方剂，统称为消食剂。治疗嗳腐吞酸，恶食呕逆，腹痛泄泻等症状。

第一节 消食化滞

保和丸

【方剂出处】《丹溪心法》。

【药方组成】山楂、六神曲、半夏、茯苓、陈皮、连翘、莱菔子、麦芽各50克。

【功能主治】本方具有消食，到滞，和胃的功效。主治食积停滞，脘腹胀满，嗳腐吞酸，不欲饮食等症。

【用法用量】制成丸剂，每丸2克，每次10克。

【方解】方中山楂消油腻肉积；神曲消酒食陈腐之积；莱菔子消面食痰浊之积；陈皮、半夏、茯苓理气和胃，燥湿化痰；连翘散结清热。

【运用】临床中用于消化不良，小儿厌食等症状。

【方歌】保和丸用曲与楂，陈夏苓翘莱菔子加，消食和中兼化湿，随方亦有用砂芽。

木香槟榔丸

【方剂出处】《医方集解》。

【药方组成】木香、槟榔、青皮、陈皮、广茂、枳壳、黄连各30克，黄柏、大黄

各90克，香附子、牵牛各120克。

【功能主治】本方具有行气导滞，攻积泄热的功效。主治赤白痢疾，里急后重，或大便秘结，舌苔黄腻等症。

【用法用量】研为细末，每丸2克，每服6克，饭后用生姜汤或温开水送下，每日2次。

【方解】在本药方中，木香、槟榔为君药，其功效为行气导滞，消脘腹胀满，除里急后重；青皮、香附、大黄、牵牛为臣药，其中青皮、香附行气化积，助木香、槟榔行气导滞；大黄、牵牛攻积导滞，泄热通便；陈皮理气和胃，健脾燥湿；莪术疏肝解郁，破血中之气；黄连、黄柏清热燥湿而止痢，皆为佐药之用。

【运用】临床常用丁治疗急性细菌性痢疾、急慢性胆囊炎、急性胃肠炎、胃结石、消化不良、肠梗阻等症。

【方歌】木香槟榔青陈皮，黄柏黄连莪术齐，大黄黑丑兼香附，泻痢后重热滞宜。

第二节 健脾消食

健脾丸

【方剂出处】《证治准绳》。

中医 自学百日通

中篇·中药与方剂

389

【药方组成】党参，白术，陈皮，枳实，山楂，麦芽各30克。

【功能主治】本方具有健脾开胃的功效。主治脾胃虚弱等症。

【用法用量】制成丸剂，每丸9克，每次1丸。

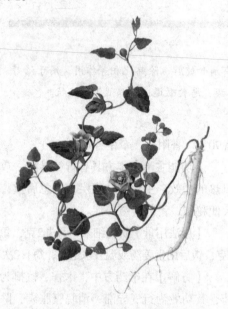

党参

【方解】在本药方中，人参、白术、茯苓、甘草具有益气健脾以补脾虚的功效，其中白术、茯苓用量偏重，意在健脾渗湿以止泻；山楂、神曲、麦芽消食化滞以消食积；山药、肉豆蔻助其健脾止泻；木香、砂仁、陈皮理气和胃，助运而消痞；黄连清热燥湿以解湿热。以上诸药搭配使用，能够起到脾健食消、湿祛热清的功效。

方中党参、白术补气健脾；陈皮利气；山楂消肉食；麦芽消谷食；枳实消积。

【运用】临床中用于脘腹满胀，食少便溏等症状。

【方歌】健脾参术苓草陈，肉蔻香连合砂仁。楂肉山药曲麦炒，消补兼施此方寻。

❉ 枳子消痞丸 ❉

【方剂出处】《兰室秘藏》。

【药方组成】干生姜、甘草、麦芽曲、白茯苓、白术各6克，半夏曲、人参各9克，厚朴12克，枳实、黄连各15克。

【功能主治】本方具有消痞除满，健脾和胃的功效。主治心下痞满，不欲饮食，倦怠乏力，大便不畅，苔腻而微黄等症。

【用法用量】制成丸剂，每丸3克，每次9克，饭后服用。

【方解】本药方中的君药为枳实，其性辛温，能行气消痞；臣药为厚朴，其性温苦，能下气除满；二药搭配使用能增强其行气消痞满之功；以苦寒之黄连清热燥湿以泻痞，半夏辛温和胃而散结除痞，用少量干姜温中祛寒，三药相合，辛开苦降，调其寒热，助枳、朴行气开痞除满；以麦芽消食和胃；用人参、白茯苓、白术、炙甘草补中健脾，祛湿和中，共为佐药；炙甘草为使药，能起到调和诸药的功效。

【运用】临床常用于治疗慢性胃炎、慢性支气管炎、胃肠神经症等症。

【方歌】枳实消痞四君全，麦芽夏曲柏姜连，蒸饼糊丸消积满，清热破结补虚全。

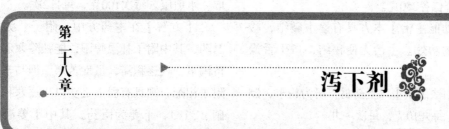

第二十八章　泻下剂

在中医理论中，以泻下药为主要组成，具有通导大便，荡涤实热、排除积滞、攻逐水饮等作用。具体可分为寒下剂、温下剂、润下剂、逐水剂和攻补兼施剂。

第一节　寒下

大承气汤

【方剂出处】《伤寒杂病论》。

【药方组成】大黄、枳实各12克、厚朴24克，芒硝9克。

【功能主治】本方具有峻下热结的功效。主治脐腹疼痛，按之坚硬有块，口舌干燥等症。

【用法用量】水煎，先煮厚朴、枳实，大黄后下，温服即可。每次200克，每日2次。

【方解】在本药方中，大黄为君药，其功效为泻热通便，荡涤肠胃；芒硝为臣药，能助大黄泻热通便，并能软坚润燥；二味药搭配使用，峻下热结之力甚强；积滞内阻，则腑气不通，故佐以厚朴、枳实行气散结，消痞除满，并助硝、黄推荡积滞以加速热结之排泄。

【运用】本方临床常用于治疗急性单纯性肠梗阻、急性胆囊炎、呼吸窘迫综合征、挤压综合征、急性阑尾炎等症。

【方歌】大承气汤用硝黄，配伍枳朴泻力强，痞满燥实四症见，峻下热结第一方。

去硝名曰小承气，轻下热结用之效，调胃承气硝黄草，便秘口渴急煎尝。

大陷胸汤

【方剂出处】《伤寒杂病论》。

【药方组成】大黄、芒硝各10克，甘遂1克。

【功能主治】本方具有泻热逐水的功效。主治大便秘结，舌上燥而渴等症。

【用法用量】以上各药，按照剂量抓取，水煎服。每次100克，每日2次。

【方解】在本药方中，甘遂善攻逐水饮，泻热破结，为君药；大黄、芒硝荡涤肠胃，泻结泄热，润燥软坚，为臣佐之用。药虽三味，而力专效宏，为泻热逐水散结之峻剂。

【运用】本方临床常用于治疗急性胰腺炎、急性肠梗阻、肝胀肿、渗出性胸膜炎、胆囊炎等症。

【方歌】大陷胸汤用硝黄，甘遂为末共成方，擅医热实结胸证，泻热逐水效专长。

大陷胸丸

【方剂出处】《伤寒杂病论》。

【药方组成】大黄、葶苈子各500克，芒硝、杏仁各250克。

【功能主治】本方具有逐水破结，峻药缓攻的功效。主治大便秘结，口干舌燥等症。

【用法用量】以上药材，研为粉末，制成丸药。每丸10克，每次一丸。

【方解】在本药方中，大黄性苦寒以泄热，芒硝性咸寒以软坚，杏仁性苦甘以降气，葶苈、甘遂取其行水而直达，白蜜取其润滑而甘缓。

【运用】大黄性苦寒，用来泄热；芒硝性咸，用来软坚，杏仁性苦甘，用来降气。

【方歌】大陷胸丸法最超，半升葶苈杏硝调。项强如痉君须记，大黄甘遂下之消。

第二节 温下

温脾汤

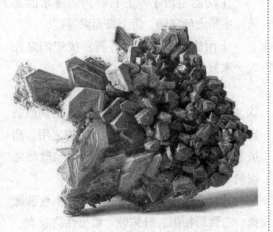

芒硝

【方剂出处】《备急千金要方》。

【药方组成】大黄15克，当归、干姜各9克，附子、人参、芒硝、甘草各6克。

【功能主治】本方具有攻下冷积，温补脾阳的功效。主治阳虚寒积、绕脐不止、手足不温等症。

【用法用量】以上各药，按照剂量抓取，水煎服。每次100克，每日2次。

【方解】在本药方中，附子、大黄为君药，其中附子补温脾阳，能祛除寒邪；大黄泻下，攻逐积滞，虽性苦寒，但与辛热之附子相配，则具有温下之功以攻逐寒积；芒硝、当归、干姜为臣药，其中干姜温中助阳，助附子温阳祛寒；芒硝、当归能润肠软坚，助大黄泻下攻积；人参和甘草为佐药，其功效为益气补脾，是其助阳须先益气之意；甘草为使药，能起到调和药性的作用。诸药搭配使用，能够温补攻下。

【运用】本方临床常用于治疗急性单纯性肠梗阻，或不全梗阻等症。

【方歌】温脾附子大黄硝，当归干姜人参草，寒热并进补兼泻，温通寒积振脾阳。

大黄附子汤

【方剂出处】《伤寒杂病论》。

【药方组成】大黄9克、附子12克、细辛3克。

【功能主治】本方具有温里散寒，通便止痛的功效。主治胁下偏痛，发热，手足厥冷等症。

【用法用量】以上各药，按照剂量抓取，水煎服。每次100克，每日2次。

【方解】在本药方中，大黄和附子为君药，大黄荡除积结，附子辛热，温里散寒，治心腹冷痛；细辛为臣药，其特性为辛温宣通，能散寒止痛，协助附子以增强散寒作用；大黄性味虽属苦寒，但配伍附子、细辛之辛散大热之品，则制其寒性而存其走泄之性。三味药搭配使用，能够起到温散寒凝、通便止痛的功效。

【运用】本方临床常用于治疗急性阑尾炎、急性肠梗阻、睾丸肿痛、胆绞痛、胆囊术后综合征、尿毒症等症。

【方歌】大黄附子细辛汤，寒积腹痛便秘方，冷积内结成实证，功专温下妙非常。

三物备急丸

【方剂出处】《伤寒杂病论》。

【药方组成】大黄、干姜、巴豆各30克。

【功能主治】本方具有攻逐寒积的功效。主治寒实冷积内停，心腹卒暴胀痛，痛如锥刺，气急口噤，大便不通等症。

【用法用量】先将大黄、干姜研末，再研巴豆，与上末和匀共捣为散；或炼蜜为丸，瓷器密贮。每服大豆许3~4丸，温开水送下。每次200克，每日2次。

【方解】在本药方中，巴豆辛热峻下，开通闭塞；干姜辛热，温中暖脾；大黄苦泄通降，一以制巴豆辛热之毒，一以协巴豆泄下通腑，且大黄之寒，得巴豆、干美之热，则其性大减。因此三味药搭配使用，能够起到很好的攻逐寒枳的功效。

【运用】本证是由饮食自倍，寒积内停，上焦不行，下脘不通所致，治疗以攻逐寒积为主。

【方歌】三物备急巴豆研，干姜大黄不需煎，卒然腹痛因寒积，速投此方救急先。

第三节 逐水

十枣汤

【方剂出处】《伤寒杂病论》。

【药方组成】芫花、大戟、甘遂各1.5克，大枣200克。

【功能主治】本方具有攻逐水饮的功效。主治悬饮，咳唾胸胁引痛，心下痞硬，干呕短气，头痛目眩等症。

【用法用量】以上各药，按照剂量抓取，水煎服。每次400克，每日3次。

【方解】在药方中，芫花性辛苦以逐水饮；甘遂苦寒有毒，善行经隧络脉之水湿，主腹满，面目浮肿，留饮宿食，破癥坚积聚，利水谷道；大戟苦寒有毒，善消胸胁伏饮痰癖。3药峻烈，各有专攻，合而用之，攻逐水饮之功甚著。用大枣10枚煎汤送服，取其益脾缓中，防止逐水伤及脾胃，并缓和诸药毒性，使邪去而正不伤。

【运用】本方临床常用于治疗渗出性脑膜炎、结核性胸膜炎、肝硬化、慢性肾炎所致的胸水、腹水或全身水肿等症。

【方歌】十枣逐水效堪夸，大戟甘遂与芫花，悬饮内停胸胁痛，水肿腹胀用无差。

甘遂半夏汤

【方剂出处】《伤寒杂病论》。

【药方组成】甘遂3克，半夏9克，芍药15克，甘草6克。

【功能主治】本方具有攻逐水饮，洁净肠腑的功效。主治心下坚满，舌质淡，苔滑等病症。

【用法用量】以水600毫升，煮取200毫升，去滓服用。每次200毫升，每日2次。

【方解】在本药方中，甘遂能够降逆，攻逐饮邪，善行肠间经隧之饮邪；半夏能够醒脾燥湿，化饮降逆，宣畅气机；芍药能够补血益阴缓急；甘草不仅能够调和诸药，还能起到益气和中的作用。

【运用】本方在临床中用来治疗乳糜尿，慢性前列腺炎，肾积水，慢性肾炎等症。

【方歌】甘遂半夏汤芍草，加蜜煎煮效果好，主治下利续坚满，药用相反效果高。

疏凿饮子

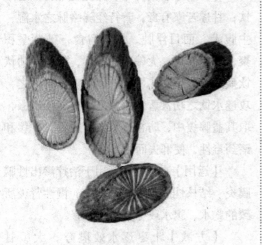

木通

【方剂出处】《济生方》。

【药方组成】泽泻、木通各12克，赤小豆、大腹皮各15克，商陆6克，羌活、椒目、秦艽、槟榔各9克，茯苓皮30克。

【功能主治】本方具有泻下逐水，疏风发表的功效。主治遍身浮肿，喘息，口渴，小便不利，大便秘结等症。

【用法用量】以上各药，按照剂量抓取，水煎服。每次100克，每日2次。

【方解】在本药方中，商陆泻饮逐水，通利二便，为君药；茯苓皮、泽泻、木通、赤小豆、椒目利水祛湿，通利小便，共为臣药。以上诸药相伍，导在里之水湿从二便而出。羌活、秦艽、生姜疏风发表，开泄腠理，使在表之水从腠理而泄；湿为阴邪，易阻气机，故配以大腹皮、槟榔行气利水，使气行则水行，共为佐药。以上诸药搭配使用，能够起到泻下逐水、疏风发表的功效。

【运用】临床常用于治疗急性肾炎水肿，血管神经性水肿，腱鞘积液等症。

【方歌】疏凿槟榔及商陆，苓皮大腹同椒目，赤豆艽羌泻木通，煎加生姜阳水服。

禹功散

【方剂出处】《儒门事亲》。

【药方组成】黑牵牛120克、茴香30克。

【功能主治】本方具有行气消肿，逐水通便的功效。主治阴囊肿胀等症。

【用法用量】以上各药，按照剂量抓取，水煎，加入5克姜汁，服用。

【方解】在本药方中，黑牵牛为君药，其性苦寒，有泻下逐水，且利小便的功效，能使水湿之邪从二便排出；茴香为臣药，其性辛温，与牵牛同用，可增其逐水通便之功，并使其无寒凝碍水之弊。两味搭配使用，药简义周，制小力宏，用于阳水便秘，实为万当。服加姜汁，以达到和胃气、开痰水的功效。

【运用】本证多由水湿邪盛，泛溢肌肤所致。治疗以行气消肿，逐水通便为主。

【方歌】《儒门事亲》禹功散，牵牛茴香一同研，行气逐水又通便，姜汁调下阳水痊。

第四节　润下

麻子仁丸

【方剂出处】《伤寒杂病论》。

【药方组成】火麻仁、大黄各500克，芍药、枳实、厚朴、杏仁各250克。

【功能主治】本方具有润肠泻热，行气通便的功效。主治肠胃燥热，脾约便秘证。大便干结，小便频数，苔微黄少津等症。

【用法用量】上药为末，炼蜜为丸，每次9克，1～2次，温开水送服。

【方解】在本药方中，火麻仁为君药，

其功效为润肠通便；臣药为杏仁、大黄和白芍，其中杏仁能降气润肠，白芍能养阴和里，大黄能通便泄热；枳实、厚朴、蜂蜜佐药，枳实、厚朴能下气破结，加强降泄通便之力，蜂蜜能润燥滑肠。以上诸药搭配使用，能够起到润肠泄热、行气通便的功效。

【运用】本方临床常用于治疗虚人及老人肠燥便秘、习惯性便秘、产后便秘、痔疮术后便秘等症。

【方歌】麻子仁丸治脾约，枳朴大黄麻杏芍，胃燥津枯便难解，润肠泻热功效确。

济川煎

【方剂出处】《景岳全书》。

【药方组成】当归15克、牛膝6克、肉苁蓉9克、泽泻4.5克、升麻3枳壳各3克。

【功能主治】本方具有温肾益精，润肠通便的功效。主治肾阳虚弱，精津不足证，大便秘结，小便清长，腰膝酸软，头目眩晕等症。

【用法用量】以上各药，按照剂量抓取，水煎服。每次100克，每日2次。

【方解】在本药方中，肉苁蓉温肾益精、暖腰润肠，为君药；牛膝和当归为臣药，其中牛膝能补肾壮腰，善于下行，当归能养血润肠；枳壳宽肠下气而助通便，升麻轻宣升阳，清阳得升，浊阴自降，且有欲降先升之妙，肾虚气化失职，水液代谢失常，以致浊阴不降，故用泽泻甘淡泻浊，又人肾补虚，配合枳壳，使浊阴降则大便通，共为佐使。以上诸药搭配使用，能够温润通便之剂，适用于产后血虚及老年人肾虚所引起的便秘症状。

【运用】本方临床常用于治疗习惯性便秘、老年便秘、产后便秘的等症。

【方歌】济川归膝肉苁蓉，泽泻升麻枳壳从，肾虚津亏肠中燥，温润通便法堪宗。

五仁丸

【方剂出处】《世医得效方》。

【药方组成】桃仁30克，杏仁、松子仁各5克、柏子仁15克，郁李仁3克，陈皮120克。

【功能主治】本方具有润肠通便的功效。主治津枯肠燥，大便艰难等症。

【用法用量】五仁研为膏，陈皮为末，炼蜜为丸，每服9克，每日1~2次，温开水送下。

【方解】方中杏仁质润多脂，能滋肠燥、降肺气、利大肠传导，为本方君药；桃仁能润燥滑肠，以助杏仁之力，为本方臣药；郁李仁质润性降，润滑肠道，专治肠胃燥热，大便秘结；柏子仁性多润滑，润肺治燥，用治虚秘；松子仁润五脏，治虚秘，共为佐药；复以陈皮理气行滞，使气行则大肠得以运化。炼蜜为丸，更能助其润下之功。以上五仁搭配使用，能够润肠通便而不伤津液，适用于津枯肠燥便秘等病症。

【运用】本症多由津液不能濡养肠道所致，治疗以润肠通便为主。

【方歌】五仁柏子杏仁桃，松子陈皮郁李饶，炼蜜为丸米饮下，润肠通便效力高。

第五节　攻补兼施

黄龙汤

【方剂出处】《伤寒六书》。

【药方组成】大黄、当归各9克，芒硝12克、枳实、人参各6克，厚朴、甘草各3克。

【功能主治】本方具有攻下通便，补气养血的功效。主治自利清水，色纯清，或大便秘结，脘腹胀满，腹痛拒按等症。

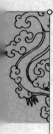

【用法用量】以水400毫升，加生姜3片，大枣2枚，煎之热服。每次100克，每日2次。

【方解】本药方原治热结旁流而兼气血两虚证，后用治邪实正虚者。方中大黄、枳实、厚朴能够攻下热结，荡涤肠胃实热积滞；人参、甘草、当归能够益气养血，扶正达邪，使之不伤正气；桔梗能够宣肺通肠腑肺与大肠相表里；生姜、大枣能够起到养胃和中的作用。

【运用】本方临床常用于治疗伤寒、副伤寒、流行性脑脊髓膜炎、乙型脑炎、老年性肠梗阻等症。

【方歌】黄龙汤枳朴硝黄，参归甘桔枣生姜，阳明腑实气血弱，攻补兼施效力强。

增液承气汤

【方剂出处】《温病条辨》。

【药方组成】玄参30克，麦冬、细生地各24克，大黄9克，芒硝4.5克。

【功能主治】本方具有滋阴增液，泻热通便的功效。主治燥屎不行，下之不通，脘腹胀满，口干唇燥，舌红苔黄等病症。

【用法用量】以上各药，按照剂量抓取，取水500毫升，煎服饮用即可。

【方解】在本药方中，重用玄参以滋阴泄热通便，为本方君药；麦冬、生地黄为臣药，测滋阴生津；君臣二味药相和即增液汤，能滋阴清热，增液通便；大黄、芒硝软坚润燥，泄热通便，共成"增水行舟"之剂。

【运用】临床常用于治疗急性传染病高热、便秘、津液耗伤较重，以及痔疮日久，大便燥结不通等病症。

【方歌】增液承气用黄硝，玄参麦地五药挑，热结阴亏大便秘，增水行舟此方宜。

第二十九章 固涩剂

固涩剂以收敛固涩药物为主要组成，具有敛汗、固脱、涩精、止泻、止遗、止带等作用的一类方剂。主要治疗阳气虚弱，卫外不固，汗出不止。

第一节 固表止汗

玉屏风散

【方剂出处】《丹溪心法》。

【药方组成】防风30克，黄芪、白术各60克。

【功能主治】本方具有益气、固表、止汗的功效。主治汗出恶风，面色㿠白，舌淡苔薄白等症。

【用法用量】每服9克，用水一盏半，加大枣一枚，煎至七分，去滓，食后热服，每日2次。

【方解】方中黄芪性味甘温，外可固表止汗，内可大补脾肺之气，为本方君药；白术能够健脾益气，助黄芪以加强益气固表之力，为本方臣药；二味药搭配使用，能够起到气旺表实、汗不外泄、邪亦不易内侵的功效；防风走表而祛风邪，为本方佐药，黄芪搭配白术，能够扶正为主，兼以祛邪。本方配伍特点在于：以补气固表药为主，配伍小量祛风解表之品，使补中寓散。其中黄芪得防风，则固表而不留邪；防风得黄芪，则祛邪而不伤正，两者相畏而相使。本药方尤其适用于表虚自汗，或体虚易于感冒的患者，用之能够起到益气固表、扶正祛邪的功效。

【运用】临床常用于治疗过敏性鼻炎、上呼吸道感染属表虚不固而外感风邪者，以及肾小球肾炎等症。

【方歌】玉屏风散用防风，黄芪相畏效相成，白术益气更实卫，表虚自汗服之应。

牡蛎散

【方剂出处】《太平惠民和剂局方》。

【药方组成】黄芪、麻黄根、牡蛎各30克。

【功能主治】本方具有敛阴止汗，益气固表的功效。主治夜卧更甚，心悸惊惕，短气烦倦，舌淡红等症。

【用法用量】研为粗散，每服9克，加小麦30克，水煎温服。每次200克，每日2次。

【方解】在本药方中，牡蛎咸涩微寒，敛阴潜阳，固涩止汗，为君药；生黄芪味甘微温，能够益气实卫，固表止汗，为本方臣药；麻黄根甘平，功专止汗，为本方佐药；小麦甘凉，专入心经，养心气，退虚热，为本方使药。以上诸药搭配使用，能够益气固

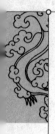

表、敛阴止汗，从而起到气阴得复、自汗可止疗效。

【运用】临床常用于治疗病后、手术后或产后身体虚弱、自主神经功能失调以及肺结核等所致自汗、盗汗等症。

【方歌】牡蛎散内用黄，浮麦麻黄根最易，自汗盗汗心液损，固表敛汗见效奇。

第二节　涩肠固脱

真人养脏汤

【方剂出处】《太平惠民和剂局方》。

【药方组成】人参、当归、白术各18克，肉豆蔻15克，肉桂、甘草各24克，白芍药48克，木香42克，诃子36克，罂粟壳108克。

【功能主治】本方具有涩肠固脱，温补脾肾的功效。主治泻痢无度，滑脱不禁，甚至脱肛坠下，脐腹疼痛等症。

【用法用量】研为粗末，每服6克，水煎去滓，饭前温服。

【方解】在本药方中，罂粟壳涩肠止泻，为君药；肉豆蔻、诃子暖脾温中，涩肠止泻，为臣药；泻痢日久，耗伤气血，故用人参、白术益气健脾，当归、白芍养血和血，且白芍又治下痢腹痛；以肉桂温补脾肾，消散阴寒；木香理气醒脾，使诸补涩之品不致壅滞气机，共为佐药；使以炙甘草调和诸药，且合参、术补中益气，合芍药缓急止痛。以上诸药搭配使用，能够涩肠止泻，温中补虚。

【运用】临床常用于治疗慢性肠炎、慢性结肠炎、肠结核、慢性痢疾、痢疾综合征等症。

【方歌】真人养脏诃粟壳，肉蔻当归桂木香，术芍参甘为涩剂，脱肛久痢早煎尝。

桃花汤

【方剂出处】《伤寒杂病论》。

【药方组成】赤石脂、粳米各500克，干姜30克。

【功能主治】本方具有温中涩肠止痢的功效。主治色黯不鲜，腹痛喜温喜按，小便不利，舌淡苔白等症。

【用法用量】以上各药，按照剂量抓取，水煎服。每次100克，每日2次。

【方解】方中赤石脂为君药，其脂质重性温，入下焦血分而涩肠固脱；干姜为臣药，其性辛温祛寒；粳米为佐药，具有养胃厚肠的功效。以上三味药搭配使用，能温中涩肠。

【运用】临床常用于治疗慢性细菌性痢疾、慢性阿米巴痢疾、慢性结肠炎、胃及十二指肠溃疡出血、功能性子宫出血等症。

【方歌】桃花汤中赤石脂，干姜粳米共用之，虚寒下痢便脓血，温涩止痢服之宜。

第三节　涩精止遗

桑螵蛸散

【方剂出处】《本草衍义》。

【药方组成】桑螵蛸、远志、菖蒲、龙骨、人参、茯神、当归、龟甲各30克。

【功能主治】本方具有调补心肾，涩精止遗的功效。主治小便频数，或尿如米泔色，或遗尿，或遗精，心神恍惚等症。

【用法用量】以上各药，按照剂量抓取，水煎，睡前服，每次100克，每日2次。

【方解】方中桑螵蛸为君药，能够补肾固精止遗；龙骨为臣药，能收敛固涩，且安心神；龟板滋养肾阴，亦补心阴，助桑螵蛸固精止遗之力，龙骨配龟板则益阴潜阳，安神之功著。佐以人参大补元气，茯神宁心安神，菖蒲善开心窍，远志安神定志，且通肾气，上达于心，如此则心肾相交；更以当归补心血，与人参合用，能双补气血。诸药搭配使用，能够交通心肾，涩精止遗，补益气血。

【运用】临床常用于治疗小儿尿频、遗尿以及糖尿病、神经衰弱等症。

【方歌】桑螵蛸散用龙龟，参茯菖远及当归，尿频遗尿精不固，滋肾宁心法勿违。

桂枝加龙骨牡蛎汤

【方剂出处】《伤寒杂病论》。

【药方组成】桂枝、芍药、生姜、甘草、大枣、龙骨、牡蛎各9克。

【功能主治】本方具有调阴阳，和营卫，兼固涩精液，燮理阴阳，交通心肾的功效。主治虚劳阴阳两虚，男子失精，女子梦交，自汗盗汗，遗尿等症。

【用法用量】取水700毫升，煮取300毫升，分三次温服，每次50毫升。

【方解】在本药方中，桂枝能够解肌、发表散外感风寒；芍药益阴敛营，两者相配，调和营卫。生姜辛温，即助桂枝解肌，又能暖胃止呕；大枣甘平，既能益气补中，又能滋脾生津：姜、枣相合，可升腾脾胃生发之气而调和营卫；甘草合桂枝以解肌，合芍药以益阴。龙骨、牡蛎固表敛汗，镇心安神，固肾摄精，全方合用，营卫调和，阴平阳秘，则阳能固摄，阴能内守，精不致外泄。

【运用】本方用于治疗癔病、失眠、遗精或滑精、不孕症、先兆流产、久泻、更年期综合征、盗汗、小儿支气管炎等症。

【方歌】桂枝汤加龙牡蛎，调和阴阳固涩剂；男子遗精女梦交，盗汗脉芤诸痛祛。

第四节　固崩止带

完带汤

【方剂出处】《傅青主女科》。

【药方组成】白术、山药各30克，人参6克，白芍15克，车前子、苍术各9克，甘草3克，陈皮、黑芥穗、柴胡各2克。

【功能主治】本方具有补脾疏肝，化湿止带的功效。主治带下色白，清稀如涕，面色㿠白，倦怠便溏，舌淡苔白等症。

【用法用量】以上各药，按照剂量抓取，水煎服。每次100克，每日2次。

【方解】在本药方中，山药和白术为君药，二味药搭配使用能够补脾祛湿，使脾气健运，湿浊得消，山药并有固肾止带之功；臣药有人参、苍术、白芍和车前子，其中苍术燥湿运脾，以增祛湿化浊之力；人参补中益气，以助君药补脾；白芍柔肝理脾，使肝木条达而脾土自强；车前子利湿清热，令湿浊从小便而出；佐药有陈皮、柴胡、芥穗，其中陈皮之理气燥湿，既可使补药补而不滞，又可行气以化湿；柴胡、芥穗之辛散，得白术则升发脾胃清阳，配白芍则疏肝解郁；使药为甘草，其主要功效为调药和中。以上诸药搭配使用，能使脾气健旺，肝气条达，清阳得升，湿浊得化。

【运用】临床常用于治疗阴道炎、宫颈糜烂、盆腔炎等症。

【方歌】完带汤中用白术，山药人参白芍辅，苍术车前黑芥穗，陈皮甘草与柴胡。

易黄汤

【方剂出处】《傅青主女科》。

【药方组成】山药、芡实各30克，黄柏6克，车前子3克，白果12克。

【功能主治】本方具有固肾止带，清热

祛湿的功效。主治肾虚湿热带下等病症。

【用法用量】以上各药，按照剂量抓取，水煎服。每次100克，每日2次。

【方解】本方中的山药、芡实为君药，其功效为补脾益肾，固涩止带；白果为臣药，它能够起到收涩止带，兼除湿热的作用；黄柏和车前子为佐药，用少量黄柏苦寒入肾，能清热燥湿；车前子甘寒，能清热利湿。以上诸药搭配使用，重在补涩，辅以清利，使肾虚得复，热清湿祛。

【运用】临床常用于治疗宫颈炎、阴道炎等症。

【方歌】易黄山药与芡实，白果黄柏车前子，能消带下黏稠秽，补肾清热又祛湿。

第五节　敛肺止咳

九仙散

【方剂出处】《卫生宝鉴》。

【药方组成】人参、款冬花、桑白皮、桔梗、五味子、阿胶、乌梅各30克，贝母15克，罂粟壳240克。

【功能主治】本方具有敛肺止咳，益气养阴的功效。主治咳嗽日久不已，甚则气喘自汗，痰少而黏等症。

【用法用量】以上各药，按照剂量抓取，水煎服。每次100克，每日2次。

【方解】本方中的罂粟壳为君药，其味酸涩，具有敛肺止咳的功效；五味子、乌梅为臣药，二味药性味酸涩，能够收敛肺气，以加强敛肺止咳之效；阿胶、人参、款冬花、贝母、桑白皮共为佐药，其中阿胶能够滋养肺阴；人参能够补益肺气；款冬花、桑白皮能够降气化痰，止咳平喘；贝母能够止咳化痰，合桑白皮清肺热；桔梗为使药，

它能够宣肺祛痰，载药上行，与以上诸药搭配使用，能够敛中有散、降中寓升，但总以降、收为主，因此能够有效治疗久咳肺虚等相关病症。

【运用】临床常用于治疗慢性气管炎、支气管哮喘、肺气肿、肺源性心脏病、肺结核、百日咳等症。

【方歌】九仙散中罂粟君，参胶梅味共为臣，款冬贝桑桔佐使，敛肺止咳益气阴。

五味子汤

【方剂出处】《证治准绳》。

【药方组成】五味子、桔梗紫、菀甘草、续断各6克，地黄、桑根、白皮各15克，竹茹9克，赤小豆15克。

【功能主治】本方具有生津止渴，暖精益气的功效。主治治咳嗽，唾中有脓血，痛引胸胁等症状。

【用法用量】取水900毫升，煮取300毫升，分三次服，每次100毫升。

【方解】在本药方中，麻黄、桂枝共为君药，二味药都具有发汗散寒以解表邪的功效，且桂枝温阳以利内饮之化，麻黄又能宣发肺气而平喘咳；干姜、细辛为臣药，均能温肺化饮，兼助麻桂解表。然而素有痰饮，纯用辛温发散，既恐耗伤肺气，又须防诸药温燥伤津，故配以五味子酸收敛气，芍药和营养血，并为佐制之用；半夏燥湿化痰，和胃降逆，亦为佐药；炙甘草益气和中，又能调和诸药，是兼佐使之用。本方虽然有八味药材，不过配伍十分严谨，不仅宣中有降，而且开中有合，能够使风寒解，营卫和，水饮去，宣降有权，则诸症自平。

【运用】凡属肺之气阴两伤，肾水不能上承而引起的咳嗽、胸闷、口渴不欲多饮、气少乏力等症，皆可使用此方。

第三十章

安神剂

安神剂指的是以滋养心神为主的，具有安神作用的一类方剂。安神剂主要治疗因气血不足、痰热内扰等引起的心神不安，虚烦失眠等症状。安神剂具有安神定志，滋阴养血的功效。具体分为：重镇安神、滋养安神、交通心肾三个种类。

第一节　重镇安神

✴ 朱砂安神丸 ✴

【方剂出处】《医学发明》。

【药力组成】朱砂15克，黄连18克，炙甘草16.5克，生地黄4.5克，当归7.5克。

【功能主治】本方具有镇心安神，清热养血的功效。主治失眠多梦，惊悸怔忡，心烦神乱等症。

【用法用量】以上药研末，炼蜜为丸，每次9克，临睡前温开水送服。

【方解】方中朱砂为君药，其味甘性寒而质重，不仅清心火，还能安心神；黄连苦寒泻火，清心除烦，为本方臣药；当归、生地为佐药，能养血滋阴，补充被耗伤之阴血；甘草为使药，不仅能调和诸药，还能安中护胃。以上诸药搭配使用，能标本兼顾，使心火下降，从而起到阴血上承、神志安宁的疗效。

【运用】临床常用于治疗神经衰弱所致的失眠、心悸、健忘，精神忧郁症引起的神志恍惚等症。

【方歌】朱砂安神东垣方，归连甘草合地黄，怔忡不寐心烦乱，养阴清热可康复。

✴ 柴胡加龙骨牡蛎 ✴

【方剂出处】《伤寒论》。

【药方组成】柴胡12克，龙骨黄芩、生姜、铅丹、人参、桂枝、茯苓、牡蛎各4.5克，半夏、大黄各6克，大枣200克。

【功能主治】本方具有和解清热，镇惊安神的功效。主治胸胁苦满，烦躁惊狂不安等疾病。

【用法用量】取水1600毫升，煮取800毫升，再放入大黄，温服即可。

【方解】方中柴胡、桂枝、黄芩和里解外；龙骨、牡蛎、铅丹重镇安神；半夏、生姜和胃降逆；大黄泻里热，和胃气；茯苓安心神，利小便；人参、大枣益气养营，扶正祛邪。

【运用】现用于癫痫、神经官能症、美尼尔氏综合征以及高血压病等症。

【方歌】参苓龙牡桂丹铅，芩夏柴黄姜枣全。枣六余皆一两半，大黄二两后同煎。

中医自学百日通

中篇·中药与方剂

第二节　滋养安神

天王补心丹

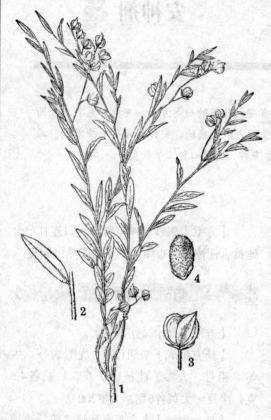

宽叶远志
1.植株，2.叶茎放大示毛，3.果实，4.种子

【方剂出处】《摄生秘剖》。

【药方组成】人参、茯苓、玄参、丹参、桔梗、远志各15克，当归、五味子、麦门冬、天门冬、柏子仁、酸枣仁各30克，生地黄120克。

【功能主治】本方具有滋阴清热，养血安神的功效。主治心悸怔忡，虚烦失眠，神疲健忘，或梦遗，手足心热等症。

【用法用量】上药共为细末，炼蜜为小丸，每服9克，温水送下。

【方解】在本药方中，生地黄为君药，

其功效为滋心肾之阴而清热，使水盛能伏火；酸枣仁、柏子仁能养心安神；天冬、麦冬、玄参皆性寒多液之品，能够助君药养阴清热，共为臣药；人参补气生血，宁心益智；当归、丹参补血活血，使补而不滞；远志、茯苓宁心安神，交通心肾；朱砂镇心安神；五味子益气敛阴，共为佐药；桔梗则为使药，能载药上行。以上诸药搭配使用，能够起到养心安神、滋阴清热的功效。

【运用】临床常用于治疗神经衰弱、冠心病、精神分裂症、甲状腺功能亢进等所致的失眠、心悸等症。

【方歌】补心丹用柏枣仁，二冬生地当归身，三参桔梗朱砂味，远志茯苓共养神。

甘麦大枣汤

【方剂出处】《金匮要略》。

【药方组成】甘草90克，小麦30克，大枣200克。

【功能主治】本方具有养心安神，和中缓急的功效。主治心中烦乱，睡眠不安，言行失常，呵欠频作，舌淡红苔少等症。

【用法用量】水煎服。上三味，以水800毫升，煮取三300毫升，温服即可。

【方解】在本药方中，小麦为君药，其性味甘微寒，能够补营益阴、宁心安神；甘草和大枣甘缓和中，能补中益气，养血安神，共为佐使药。以上三味药搭配使用，能够甘润滋养，和中缓急，养心宁神。

【运用】临床常用于治疗癔病、更年期综合征、神经衰弱、小儿夜啼等症。

【方歌】《金匮》甘麦大枣汤，妇人脏躁喜悲伤，精神恍惚常欲哭，养心安神效力彰。

酸枣仁汤

【方剂出处】《伤寒杂病论》。

【药方组成】酸枣仁15克，甘草3克，知母、茯苓、川芎各6克。

【功能主治】本方具有养血安神，清热除烦的功效。主治虚烦失眠，心悸不安，头目眩晕，咽干口燥等症。

【用法用量】水煎，分3次温服。每次100克，每日2次。

【方解】方中酸枣仁为君药，其性味甘平，入心肝之经，具有养血补肝、宁心安神的功效；茯苓及知母为臣药，其中知母能滋阴清热，茯苓能宁心安神，二味药与君药枣仁相配，以助君药安神除烦之效；川芎为佐药，其功效为调畅气机，疏达肝气，与君药相配，酸收辛散并用，相反相成，具有养血调肝之妙；甘草为使药，生用能够和中缓急，并调和诸药。

【运用】临床常用于治疗神经衰弱、心脏神经官能症、更年期综合征等症。

【方歌】酸枣仁汤治失眠，川芎知草茯苓煎，养血除烦清虚热，安然风如睡梦香甜。

第三节　交通心肾

黄连阿胶汤

【方剂出处】《伤寒杂病论》。

【药方组成】黄连12克，黄芩、芍药各6克，鸡蛋黄50克，阿胶9克。

【功能主治】本方具有养阴泻火，益肾宁心的功效。主治心烦失眠，舌红苔燥等症。

【用法用量】以上各药，按照剂量抓取，水煎服。每次100克，每日2次。

【方解】在本药方中，黄连、黄芩能够清心火；阿胶、芍药能够滋阴养血；鸡蛋黄滋阴清热两相兼顾。黄芩佐黄连，则清火力大；芍药佐阿胶，则益水力强。妙在鸡子黄，乃滋肾阴，养心血而安神。以上诸药搭配使用，使肾水可旺，心火可清，心肾交通，诸证悉平。

【运用】本方经常用来治疗妊娠、痢久不止等症。

【方歌】黄连阿胶鸡子黄，黄芩白芍共成方，水亏火炽烦不卧，滋阴降火自然康。

交泰丸

【方剂出处】《韩氏医通》。

【药方组成】黄连15克，肉桂150克。

【功能主治】本方具有通便祛火等功效；主治胸中痞闷嘈杂，大便稀则胸中颇快等病症。

【用法用量】以上为细末，每10丸1克，每次70丸。

【方解】本药方仅黄连、肉桂两味药组成，一寒一热，是治疗上实下虚、心肾不交之基本方，也是交通心肾之基本法。方中黄连乃大寒之品，入心经直折心火；肉桂温入肾经，引心火下行，有引火归元之妙。药方虽然简洁，却深蕴《易经》天地交泰之理。

【运用】心火偏亢，心肾不交，怔忡，失眠等症，也适用于此方。

【方歌】心肾不交交泰丸，一份桂心十份连。怔忡不寐心阳亢，心肾交时自可安。

第
三
十
一
章

开窍剂

以芳香开窍药物为主组成，具有开窍、醒神的作用，治疗窍闭神昏的方剂，叫开窍剂。属于"十剂"中的"宣剂"，其理论根据为《素问·至真要大论》中的"开之发之"和"十剂"中的"宣可祛壅"（"宣可祛壅"是治疗学名词，通俗地讲，就是说宣散之剂可以治疗壅塞之证）。

开窍剂主要治疗神智昏迷、口噤不开，两手紧握、二便不通、脉实有力、不省人事等属于实证的患者，能使处于昏迷状态的实证患者苏醒。

第一节　凉开

安宫牛黄丸

【方剂出处】《温病条辨》。

【药方组成】牛黄、雄黄、黄连、黄芩、郁金、朱砂、栀子、犀角各30克，梅片、麝香各7克，珍珠15克。

【功能主治】具有清热解毒，开窍醒神的功效。主治温热病，邪热内陷心包证。

【用法用量】口服，脉虚者用人参煎汤送服；脉实者用银花、薄荷煎汤送服。一次1丸，一日1次；大人病重体实者，日服两次，甚至日服三次；小儿三岁以内一次1/4丸，四岁至六岁一次1/2丸，每日一次，如果疗效不明显，可以再服用1/2丸；或者遵照医嘱增加服用剂量。

【方解】在本药方中，牛黄味凉，清心解毒，辟秽开窍；水牛角咸寒，清心凉血解毒；麝香芳香，开窍醒神。三药相配，是清心开窍、凉血解毒的常用组合，共为君药。臣以大苦大寒的黄连、黄芩、栀子清热泻火

解毒，合牛黄、水牛角则清热解心包热毒之力颇强；梅片、郁金芳香辟秽，化浊通窍，增强了麝香开窍醒神的功效。佐以雄黄助牛黄辟秽解毒；朱砂、珍珠镇心安神，消除烦躁不安。用炼蜜为丸，有和胃调中的作用。原方以金箔为衣，有重镇安神之效。

【运用】

1.本方是治疗热陷心包证的常用方，也是凉开法的代表方。凡是神昏谵语属邪热内闭心包者，均可使用。临床应用以神昏谵语，高热烦躁，舌红或降，舌苔黄燥，脉数有力为辨证要点。

2.现代常用于流行性脑脊髓膜炎、流行性乙型脑炎、脑血管意外、肝昏迷、尿毒症、中毒性肺炎、中毒性痢疾等病属痰热内闭者，或痰热蒙闭心窍者。

【方歌】安宫牛黄丸最精，芩连栀子郁砂并，更加雄角珠冰麝，退热清心力更宏。

牛黄清心丸

【方剂出处】《痘疹世医心法》。

【药方组成】牛黄0.65克，黄连15克，

朱砂4.5克，郁金6克，栀子仁、黄芩9克。

【功能主治】具有清热解毒，清心化痰，开窍安神，镇惊祛风的功效。主治温热病热闭心包证以及小儿高热惊厥，中风昏迷等属热闭心包证。

【用法用量】口服，每次3克，一日2～3次；小儿酌情减量。

【方解】在本方中，用牛黄清心解毒，豁痰开窍，为君药；黄连、黄芩、山栀清热泻火，为臣药；郁金芳香，活血开窍，朱砂寒凉重镇，用来开窍安神，二药共为佐使。方中各药，相互为用，共奏清热解毒，开窍安神之功。

【运用】

1.本方是治疗热闭心包证的常用方之一。身热烦躁，神昏谵语，以及小儿高热惊厥，中风昏迷等。

2.治疗乙型脑炎、脑血管疾病、流行性脑脊髓膜炎、中毒性痢疾、尿毒症、肝性脑病等病的临床表现符合热闭心包证的患者。

【方歌】牛黄清心丸朱砂，郁金山栀芩连抓，热陷心包神昏聩，清热开窍温水下。

行军散

【方剂出处】《温疫论》。

【药方组成】当门子（麝香）、西牛黄、梅片、珍珠、硼砂各3克，明雄黄飞净24克，火硝0.9克，飞金二十页。

【功能主治】具有清热开窍，辟秽解毒的功效。主治暑秽，还可治疗口疮咽痛，风热障翳等症。

【用法用量】将八味药物各自研磨成极细的粉末，再合在一起研磨均匀，装入瓷瓶，用蜡密封。每服0.3克～0.9克，每日2～3次，凉开水送服，或者点眼、搐鼻。

【方解】在本药方中，麝香芳香开窍，

行气辟秽；并善于止痛；牛黄清心解毒，豁痰化浊，二者合用，共为君药。冰片与麝香同用，加强了开窍止痛的功效，二者为臣药。硝石泻热破结；硼砂清热解毒；雄黄辟秽解毒；珍珠重镇安神，以上都是佐药。从全方分析，本药方是以清热开窍为主，配伍辟秽、解毒、安神，以加强清热开窍的功效。药方中应用飞金，也是取其重镇安神的功效。此外，因方中牛黄、冰片、硼砂、珍珠等具有清热解毒，防腐消翳的功效，所以此方还能治口疮咽痛，风热障翳等疾病。

【运用】在现代，行军散主要用于治疗夏季中暑、食物中毒、急性胃肠炎等属暑热秽浊者。外用可治急性扁桃体炎、咽炎、口腔黏膜溃疡等热毒病证。夏季把本品适量涂抹到鼻腔内，有预防瘟疫的效果。

【方歌】诸葛行军痧胀方，珍珠牛麝冰雄黄，硼硝金箔共研末，窍闭神昏服之康。

抱龙丸

【方剂出处】《小儿药证直诀》。

【药方组成】天竺黄30克，雄黄3克，辰砂、麝香各15克，天南星120克（在腊月放入牛胆中，阴干百日，如果没有，就将生天南星去皮、脐，锉，炒干）。

【功能主治】具有清热化痰，息风定惊的功效。主治痰热内闭的小儿急惊，也可治疗未婚女子白带。

【用法用量】用温水送服。

【方解】在本药方中，天南星味苦性凉，可清热化痰、息风定惊，所以用量要独重；麝香芳香走窜，开窍醒神，二药配伍，既能清热化痰，又能芳香开窍，共为君药。天竺黄甘寒，清热豁痰，凉心定惊；雄黄祛痰解毒，有助于君药清热化痰，共为臣药。辰砂性寒重镇，镇惊息风，为佐药。用甘草调和诸药，为使药。本方是治疗痰热内盛小儿急惊风的常用方。

【方歌】抱龙天竺与雄黄，胆星朱砂草麝香，清化热痰开心窍，小儿急惊效力彰。

第二节　温开

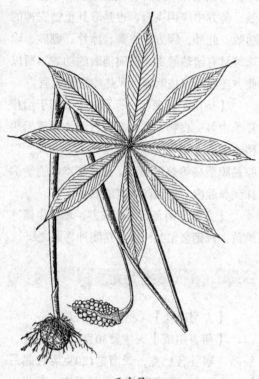

天南星

温开剂，适用于治疗中风、中寒、气郁、痰厥等属于寒邪痰浊内闭心窍之证。此类病症表现为：突然昏倒，牙关紧闭，不省人事，苔白脉迟等。常用辛温芳香开窍药，如苏合香、安息香、麝香等为主，配伍辛香温燥如荜茇、檀香、细辛、丁香、沉香等组成药方。代表方如苏合香丸等。

苏合香丸

【方剂出处】《广济方》，录自《外台秘要》。

【药方组成】麝香、沉香重者、青木香、安息香、白檀香、丁子香、吃力迦（即白术）、光明砂研、诃子、香附子中白、荜茇上者、犀角（可用水牛角代）各30克，苏合香、薰陆香、龙脑香各15克。

【功能主治】具有温通开窍，行气止痛的功效。主治寒闭证。

【用法用量】每天早晨取井花水（井华水是早晨第一次汲取的井泉水，水味甘平无毒，有安神、镇静、清热、助阴等作用。），再取四丸药，一起放入干净的容器里，将药丸研磨碎，然后用温水服下，每日一次。老人和小孩先碎一丸用温水服下，然后再取一丸，用蜡纸裹起来，装进红色的小袋子里，挂在胸口随身带着。

现代用法：口服，每次1丸，小儿酌情减少，日服1~3次，用温开水送下。昏迷不醒，不能口服的，可通过鼻腔送到患者胃中。

【方解】在本药方中，苏合香辛温走窜，通窍辟秽；安息香醒神开窍，祛痰辟秽，活血行气；麝香通络散瘀，开窍辟秽，冰片通窍辟秽，以上四药共为君药。香附子理气解郁；木香止痛行气；沉香温中降气；白檀香和胃行气、止痛；薰陆香（乳香）活血、理气、定痛；丁香温中降逆、止痛；荜茇辛热温中，止痛散寒。诸药合用，芳香辛散，温通和胃，止痛散寒，解郁行气，化瘀活血，共为臣药。朱砂重镇安神；犀角（水牛角代）清心解毒；白术健脾补气，化浊燥湿；诃子敛气温涩，可防止辛散太过，耗气伤正，为佐药。诸药合用，具有芳香化浊，温通开窍，行气止痛的效果。

【运用】

1.本方是治疗寒闭证的代表方剂。临床以突然昏倒，不省人事，牙关紧闭，苔白，脉迟为辨证要点。

2.常用于流行性乙型脑炎、脑血管意外、冠心病心绞痛、心肌梗死、癫痫、肝昏迷等属寒闭或寒凝气滞的患者。

【方歌】苏合香丸麝息香，木丁沉附荜檀香；犀冰白术朱诃乳，寒实气闭急须尝。

紫金锭

【方剂出处】《片玉心书》。

【药方组成】山慈菇、五倍子各90克，红大戟45克，雄黄、千金子霜、朱砂各30克，麝香9克。

【功能主治】具有开窍化痰，解毒辟秽，止痛消肿的功效。主治夏季流行性传染病；外敷可治疗疔疮肿毒，无名肿毒，虫咬损伤，以及丹毒、痄腮、喉风等症。

【用法用量】口服，每次0.6～1.5克，每日2次；也可外用，用醋调磨，敷在患处。

【方解】在本方中，重用山慈菇清热消肿、化痰、散结、解毒；麝香芳香开窍、止痛行气，共为君药；雄黄辟秽化痰，是解毒的要药，为臣药；千金子霜、红大戟消肿逐痰，朱砂重镇安神，五倍子涩肠止泻，均为佐药。总之，本方内服既能辟秽解毒、开窍化痰，又能缓下降逆。

【运用】本方是治疗夏季流行性传染病的常用方剂，临床以脘腹胀闷疼痛、吐泻、舌象润而不燥、苔厚腻或浊腻为辩证要点。目前常用于治疗食物中毒、急性胃肠炎、痢疾及斑疹伤寒病症等。

【方歌】紫金锭用山慈菇，大戟千金五倍朱，再加雄黄与麝香，辟瘟解毒效尤佳。

中医 自学百日通

中篇·中药与方剂

407

第三十二章 ▶

活血祛瘀剂

　　活血祛瘀剂，适于治疗各种瘀血证。如胸腹诸痛、蓄血、半身不遂，以及妇女经闭、痛经、产后恶露不止等。症见刺痛，痛有定处；舌呈紫黯色，或有紫点与紫斑；腹中或其他部位有肿块，按之坚硬、疼痛，固定不移等。适宜用活血化瘀的药物进行医治，因此，活血祛瘀剂常用川芎、红花、桃仁、丹参、赤芍等药物为主组方。因气为血之帅，气行则血行，所以活血祛瘀方常适当配以理气药，行气活血，加强活血祛瘀的作用。此外，还应根据病证的寒热虚实，酌情配武相应的药物：瘀血兼寒者，配温经散寒药；淤血化热者，配以荡涤瘀热药；瘀久正虚者，配以补养气血药。代表方有桃核承气汤、血府逐瘀汤、复元活血汤、补阳还五汤、温经汤、生化汤等。

第一节　泻热祛瘀

桃核承气汤

　　【方剂出处】《伤寒杂病论》。

　　【药方组成】桃仁（去皮尖）、大黄各12克，桂枝（去皮）、甘草炙、芒硝各6克。

　　【功能主治】具有逐瘀、泻热的功效。主治下焦蓄血证。

　　【用法用量】饭后温服五合（温服就是喝热一点的。合是剂量。一升的十分之一。五合就是半升），每天三服，当微利（当微利是指稍微有点大便）。（现代用法：作汤剂，用水煎四味药，芒硝冲服。）

　　【方解】方中大黄味苦性寒，下瘀泻热，桃仁味苦甘平，破瘀活血，二者合用，瘀热并治，共为君药。芒硝味咸苦寒，泻热、软坚、散结，有助于大黄下瘀泻热；桂枝辛甘温，通行血脉，既有助于桃仁活血祛瘀，又可预防芒硝、大黄寒凉凝血的弊端，共为臣药。硝、黄与桂枝合用，有寒下而不凉遏的功用。桂枝与硝、黄合用，有温通而不助热的疗效；炙甘草有护胃安中的作用，并缓解各种药物的猛烈，为佐使药。本药方是体现逐瘀泻热法的基础方。

　　【运用】

　　1.本方主治下焦蓄血证。辨证要点为少腹急结，小便自利，脉沉实或涩。

　　2.可用于急性盆腔炎、子宫内膜异位症、急性脑出血、附件炎、肠梗阻、胎盘滞留等属瘀热互结下焦的患者。

　　【方歌】桃仁承气五般施，甘草硝黄并桂枝，瘀热互结小腹胀，蓄血如狂最相宜。

抵当汤

　　【方剂出处】《伤寒杂病论》。

　　【药方组成】水蛭（熬）、虻虫（去

翅足）各30个，桃仁（去皮尖）20个，大黄（酒洗）150克。

【功能主治】具有破血祛瘀的功效。主治下焦蓄血证。

【用法用量】以上四味药，用五升水煎煮，煮至三升，去滓，温服一升，病不除，再服。

【方解】方中水蛭、虻虫都是有力的祛瘀药，水蛭味咸苦而性平和，破血逐瘀；虻虫味苦而性微寒，破血逐瘀，药效更加峻猛，两药相配，直入血络，行血破瘀，药力峻猛，有单刀直入之势。核桃仁活血化瘀，大黄泄热导瘀。四药合用，破血逐瘀之力最强，使瘀血得下，各种病症得以治疗。

【运用】现代临床常用于治疗神经衰弱、精神分裂症、发黄、闭经等。

【方歌】抵当汤中用大黄，虻虫桃蛭力最强。少腹硬满小便利，攻瘀逐热治发狂。

第二节　行气祛瘀

＊　　血府逐瘀汤　　＊

【方剂出处】《医林改错》。

【药方组成】桃仁12克，红花、当归、生地黄、牛膝各9克，赤芍、枳壳、甘草各6克，川芎、桔梗各4.5克，柴胡3克。

【功能主治】具有化瘀活血，行气止痛的功效。主治胸中血瘀证。

【用法用量】煎服。

【方解】在本药方中，桃仁破血行瘀，滋润去燥；红花活血祛瘀且止痛，共为君药。赤芍、川芎有助于君药祛瘀活血；牛膝入血分（血分是病因病理学名词。温热病卫气营血辨证中最深入的阶段或病位。），能祛除瘀血，疏通血脉，并引导瘀血下行，共为臣药。生地黄甘寒，清热凉血，滋阴养血；当归益阴养血，清热活血；桔梗、枳壳一升一降，开胸行滞理气，桔梗还能载药上行；柴胡解郁疏肝，升达清阳，与桔梗、枳壳同用，理气行滞的效果尤为显著，使气行则血行，以上均为佐药。用甘草调和诸药，为使药。诸药合用，活血、化瘀、行气，是治疗胸中瘀血证的代表方。

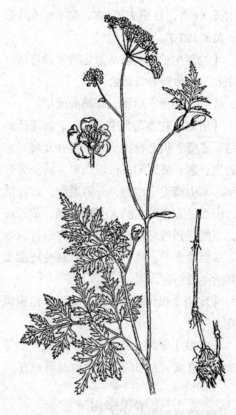

川芎

【运用】

1.本方治疗血瘀胸中引起的多种病症，辨证要点为胸痛、头痛，痛有定处，舌暗红或有瘀斑，脉涩或弦紧。

2.本方现代常用于治疗风湿性心脏病、冠心病心绞痛、胸部挫伤及肋软骨炎之胸痛，以及脑血栓形成、血栓闭塞性脉管炎、高血脂、高血压、神经官能症、脑震荡后遗症引起的头痛、头晕等属瘀阻气滞者。此外，还可治疗精神抑郁属于瘀阻气滞的患者。

【方歌】血府逐瘀枳桔膝，桃红四物柴草齐，活血化瘀兼行气，胸中瘀痛最相宜。

通窍活血汤

【方剂出处】《医林改错》。

【药方组成】赤芍、川芎各3克，桃仁研泥、鲜姜（切碎）、红花各9克，老葱（切碎）6克，红枣去核5克，麝香绢包0.15克，黄酒250克。

【功能主治】具有活血化瘀，通窍活络的功效。主治瘀阻头面症。

【用法用量】煎服，临睡前服用。

【方解】在本药方中，桃仁、红花活血通络；赤芍、川芎行血活血；麝香开窍；黄酒通络；葱、姜通阳；佐以大枣，缓和芳香辛窜。其中麝香辛性温，开窍通闭，解毒活血，因而是方中的主药；与姜、葱、黄酒配伍，更能增强通络开窍，通利气血运行的效果，从而使赤芍、桃仁、川芎、红花更能发挥其活血通络的作用。

【应用】现代临床常用于中风、白癜风等症。

【方歌】通窍全凭好麝香，桃红大枣与葱姜，归芎黄酒赤芍药，表里通经第一方。

膈下逐瘀汤

【方剂出处】《医林改错》。

【药方组成】桃仁研泥、甘草、红花各9克，五灵脂炒、川芎、丹皮、赤芍、乌药各6克，香附、枳壳各4.5克，延胡索3克。

【功能主治】具有活血祛瘀，行气止痛的功效。主治膈下瘀血证。

【用法用量】煎服。病轻者少服，病重者多服，病去药止。

【方解】在本药方中，当归、赤芍、川芎活血养血，与逐瘀药同用，既祛除瘀血又不伤阴血；丹皮化瘀活血，清热凉血；桃仁、灵脂、红花逐瘀破血，消除积块；配武以香附、枳壳、乌药、元胡，行气止痛；川芎不仅活血养血，更能行血中之气，增强逐瘀的功效；甘草调和诸药。全方以逐瘀活血和行气药物为主，使气帅血行，更好地发挥了活血逐瘀，破症消结的功效。

【运用】现用于慢性活动性肝炎、糖尿病、血卟啉病、不孕症、宫外孕等属血瘀气滞者。

【方歌】膈下逐瘀桃牡丹，赤勺乌药玄胡甘，归芎灵脂红花壳，香附开郁血亦安。

少腹逐瘀汤

【方剂出处】《医林改错》。

【药方组成】小茴香炒1.5克，干姜炒、延胡索、官桂各3克，当归、生蒲黄9克，没药、川芎、赤芍、五灵脂炒各6克。

【功能主治】具有活血祛瘀，温经止痛的功效。主治寒凝血瘀证。

【用法】煎服。

【方解】本方所治疗的病症是小腹寒滞瘀积之证，是由妇女冲任虚寒，瘀凝内阻，血不归经引起。方中当归、川芎、赤芍具有活血散瘀，养血调经的功效；小茴、干姜、官桂具有散寒通阳，温暖冲任的功效；蒲黄、五灵脂、延胡索、没药具有活血祛瘀，散结定痛的功效。诸药合用，具有化瘀散结、温阳散寒、调经止痛的功效。

【应用】现代临床常用于治疗闭经、恶露不绝月经量少、不孕、崩漏等症。

【方歌】少腹逐郁小茴香，玄胡没药芎归姜，官桂赤勺蒲黄脂，经暗腹痛快煎尝。

身痛逐瘀汤

【方剂出处】《医林改错》。

【药方组成】桃仁、当归、牛膝、红花各9克，川芎、甘草、五灵脂（炒）、没药、地龙（去土）各6克，羌活、香附、秦艽各3克。

【功能主治】具有活血祛瘀，行气通络，通痹止痛的功效。主治瘀血痹阻经络证。

【用法】煎服。

【方解】在本药方中，川芎、桃仁、当归、红花活血祛瘀；牛膝、地龙、五灵脂舒络行血，通痹止痛；秦艽、羌活除湿祛风；香附活血行气；甘草调和诸药。以上11味药合用，具有活血祛瘀，祛风除湿，蠲（驱除）痹止痛的功效。

【应用】现代临床常用于治疗肩关节炎、类风湿性关节炎、强直脊柱炎等病症。

【方歌】身痛逐瘀桃归芎，脂艽附羌与地龙，牛膝红花没药草，通络止血力量雄。

复元活血汤

【方剂出处】《医学发明》。

【药方组成】大黄（酒浸）30克，柴胡25克，桃仁（酒浸，去皮尖，研如泥）12克，瓜蒌根、当归各9克，红花、甘草、穿山甲（炮制）各6克。

【功能主治】具有活血祛瘀，疏肝通络的功效。主治跌打损伤，瘀血阻滞证。

【用法用量】每服30克，加黄酒30毫升，与水同煎，水与黄酒的比例为3:1。煎好后，空腹趁热服下；药物用量按原方比例酌情配减。

【方解】本药方中，重用酒制大黄，涤荡凝瘀败血，并引导瘀血下行；柴胡疏肝行气，并可引导诸药上行，进入肝经。二者合用，一升一降，共同攻散胁下的瘀滞，是方中君药。穿山甲破瘀通络，散结消肿；桃仁、红花祛瘀活血，止痛消肿，共为臣药。当归活血补血；瓜蒌根既能可清郁热、润血燥，消肿止痛，又入血分消瘀血、续绝伤；黄酒辛温宣通，既能借酒行散，又能增强活

血通络的药效，共为佐药。甘草缓急止痛，调和诸药，为使药。诸药合用，使本方具有活血祛瘀、疏肝通络的功效。

【运用】本方常用于肋间神经痛、肋软骨炎、胸胁部挫伤、乳腺增生症等属瘀血停滞者。

【方歌】复元活血汤柴胡，花粉当归炮甲珠；桃仁红花大黄草，跌打损伤酒煎服。

七厘散

【方剂出处】《同寿录》。

【药方组成】瓜儿血竭30克，粉口儿茶7克，乳香、红花、没药各4.5克，朱砂（水飞净）3.5克，麝香、梅花冰片各0.35克。

【功能主治】具有消肿散瘀，止血定痛的功效。主治跌打损伤、筋断骨折引起的瘀血肿痛，或刀伤出血。还可治疗无名肿毒，烧伤烫伤等。

【用法用量】口服，用量为0.5～1克，用烧酒冲服；外用，用烧酒调和，敷在伤处。

【方解】在本药方中，重用瓜儿血竭，善于止血、活血、祛瘀、止痛，为君药。乳香、没药祛瘀行气，消肿止痛，红花活血祛瘀；麝香、冰片辛散走窜，擅长行气血，止疼痛，有助于君药活血祛瘀止痛，起到瘀散气行，肿消痛止的效果，是方中臣药。儿茶清热、止血、生肌；朱砂镇心安神。为方中佐药。诸药合用，具有奏散瘀消肿，止血定痛的功效。

【运用】

1.本方是著名的伤科方剂。不仅对外伤瘀血疼痛有显著的疗效，对内伤血瘀胸痛、吐血等病症也有很好的疗效。本方还可用于一切无名肿毒、烧伤、烫伤等，既内服又可外用。

2.用本方治疗筋断骨折，可添加三七、

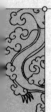

土鳖虫、自然铜、接骨茶等，以增强活血止血、接骨止痛的作用。

【方歌】七厘散治跌打伤，血竭红花冰麝香；乳没儿茶朱共末，外敷内服均见长。

第三节　益气祛瘀

补阳还五汤

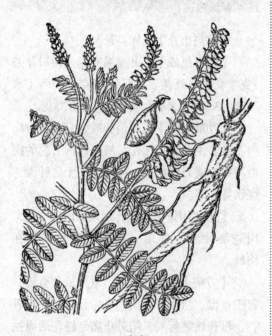

黄芪

【方剂出处】《医林改错》。

【药方组成】黄芪120克，当归尾6克，赤芍5克，地龙（去土）、川芎、红花、桃仁各3克。

【功能主治】具有补气、活血、通络的功效。主治气虚血瘀引起的中风后遗症。

【用法用量】煎服。

【方解】本方生黄芪用量较大，主要用来补益元气，达到气旺则血行，瘀去络通的效果，是本方中的君药。当归尾活血通络而不伤血，为臣药。桃仁、赤芍、川芎、红花四味药，协助当归尾活血祛瘀，为佐药；地

龙善走窜，通经活络，周行全身，配合诸药发挥各自的药力，为佐使药。诸药合用，具有气旺、瘀消、络通的功效，能达到要到病除的治疗效果。

【运用】本方主治气虚血瘀中风后遗症。辨证要点为半身不遂，口歪眼斜，舌黯淡，苔白，脉缓无力。

【方歌】补阳还五地龙芪，桃红四物去熟地，补气活血通经络，中风偏瘫此方医。

第四节　温经祛瘀

温经汤

【方剂出处】《妇人大全良方》。

【药方组成】当归、芍药、川芎、莪术（醋炒）、肉桂、牡丹皮各25克，牛膝、人参、甘草各50克。

【功能主治】具有温经散瘀，活血补虚止疼的功效。主治痛经、月经不调等症。

【用法用量】每服25克，煎服，饭前趁热服下。

【方解】在本药方中，桂心温经散寒，通脉调经；人参甘温补气，有助于桂心通阳散寒；川芎、当归活血、养血、调经；丹皮、莪术、牛膝祛瘀活血，有助于当归、川芎通行血滞；甘草、芍药缓急止痛；诸药合用，具有温经散寒，活血调经的功效。

【运用】现代医学常用于月经后期、量少、闭经、痛经等。

【方歌】妇人良方温经汤，人参芎归桂通阳，芍药甘草缓急痛，莪丹牛膝引血良。

生化汤

【方剂出处】《傅青主女科》。

【药方组成】全当归24克，川芎9克，桃仁（去皮尖）6克，干姜（炮黑）、甘草（炙）各2克。

【功能主治】具有养血祛瘀，温经止痛的功效。主治血虚寒凝，瘀血阻滞证。

【用法用量】黄酒、童便各半，将方中诸药煎煮，趁热服下（现代用法：煎服，或者酌情加入黄酒同煎）。

【方解】在本方中，重用全当归活血补血，止痛行滞，化瘀生新，为君药。桃仁祛瘀活血；川芎辛散温通，行气活血；为臣药。黄酒温通血脉，有助于增强药力；炮姜入血散寒，温经止痛，共为佐药。炙甘草和中缓急，调和诸药，为使药。另外，原方用童便同煎，是取其益阴化瘀的功效，引败血下行。全方诸药，配伍得当，寓生新于化瘀之内，使瘀血化，新血生，诸症得到治愈。本方是妇女产后的常用方，主要治疗产后血虚瘀滞偏寒者，有些地区民间习惯上将它作为产后必服之剂。

【运用】

1.本方是妇女产后的常用方，主治血虚寒凝，瘀血阻滞证。临床以产后恶露不行，小腹冷痛为辨证要点。

2.本方常用于产后宫缩疼痛，产后子宫复旧不良，胎盘残留等属产后血虚寒凝，瘀血内阻者。

【方歌】生化汤是产后方，归芎桃草酒炮姜；消瘀活血功独擅，止痛温经效亦彰。

失笑散

【方剂出处】《太平惠民和剂局方》。

【药方组成】五灵脂（酒研）、蒲黄（炒香，淘去沙土）各6克。

【功能主治】具有活血祛瘀、散结止痛的功效。主治瘀血疼痛证。

【用法用量】先用浓醋调和，每服6克，熬成膏，加入水一盏，煎煮至七分，饭前趁热服下。

【方解】在本方中，五灵脂味苦甘温，入肝经血分，通利血脉，止痛散瘀，效果显著。蒲黄甘平，消瘀行血止痛，炒用还能止血。两者相须为用（相须指性能功效相类似的药物配合应用，可以增强其原有疗效。），具有化瘀止痛的功效。用米醋调和，或用黄酒冲服，是取其活血脉、化瘀血、行药力，来加强活五灵脂、蒲黄活血止痛的疗效，并且还能压制五灵脂腥臊的气味。诸药合用，具有化瘀血、清肠道的功效，古人运用本方，患者均在不知不觉中，各种病症得以消除，不禁欣然而笑，所以命名"失笑散"。

【运用】

1.本方主要治疗瘀血停滞证，尤其是治疗肝经血瘀效果最佳。临床以心腹刺痛，少腹急痛，或妇人月经不调等为辨证要点。

2.本方常用于冠心痛、高血脂症、慢性胃炎、痛经、宫外孕等属瘀血停滞者。

【方歌】失笑灵芝蒲黄同，等量为散酽醋冲，瘀滞心腹时作痛，祛瘀止痛有奇功

丹参饮

【方剂出处】《时方歌括》。

【药方组成】丹参30克，檀香、砂仁各4.5克。

【功能主治】具有祛瘀活血，止痛行气的功效。主治血瘀气滞证。

【用法用量】煎服。

【方解】本方重用丹参为君药，味苦微寒，直入血分，活血行瘀，通其脉络。檀香辛温，善祛瘀散寒；砂仁辛温，祛除湿邪，健运脾气，共为臣药；两药与丹参相配，使本方具有活血祛瘀，行气止痛的功效。

【运用】

413

1.本方主治血瘀气滞证。临床应用以心胃疼痛，舌质黯红，脉弦为证治要点。

2.本方常用于治疗胃神经官能症、慢性胃炎、胃及十二指肠溃疡、胆囊炎肝炎以及冠心病、心绞痛等，辨证属气滞血瘀证的患者。

【方歌】丹参饮中用檀香，砂仁合用成妙方，血瘀气滞两相结，心胃诸痛用之良。

第五节 消癥祛瘀

桂枝茯苓丸

【方剂出处】《金匮要略》。

【药方组成】桂枝、丹皮（去心）、茯苓、桃仁（去皮尖）、熬芍药各9克。

【功能主治】具有化瘀活血，缓消癥块的功效。主治瘀阻胞宫证。

【用法用量】将上述五味药研磨成细末，加入炼蜜调和，制成蜜丸，如兔屎一样大小，饭前服一丸，若疗效不明显，加至三丸。

现代用法：将方中诸药研磨成细末，加入炼蜜，做成蜜丸，每日服3~5克，每日2~3次；也可作汤剂，煎服。

【方解】在本方中，桂枝辛温，温通血脉，散瘀行血，为君药。桃仁味苦甘平，活血祛瘀，有助于君药化瘀消癥，为臣药。牡丹皮既散血行瘀，又能凉血；芍药能活血养血，与方中祛瘀药合用，有活血养血的功效，并能缓急止痛；茯苓益脾利水，消痰除湿，有助于提高消癥的效力，并能益气固胎，为佐药。加入白蜜做成药丸，能缓和诸药的破泄之力，为使药。诸药合用，具有活血化瘀，缓消癥块的功效。

【运用】

1.本方主要治疗瘀阻胞宫，妊娠胎动不安，漏下不止。辨证要点为以少腹有癥块，下血紫暗，腹痛拒按；还可治疗妇女经行不畅、闭经、痛经等属瘀阻胞宫者，治疗可根据病情加减用之。

2.治疗卵巢囊肿、子宫肌瘤、子宫内膜异位症、慢性盆腔炎等。

【方歌】桂枝茯苓桃芍丹，等分为末蜜和丸，瘀阻胞宫腹疼痛，活血化瘀癥块散。

鳖甲煎丸

【方剂出处】《金匮要略》。

【药方组成】鳖甲卜90克，乌扇（炙）、黄芩、干姜、大黄、桂枝、鼠妇（熬）、石韦、厚朴、紫葳、阿胶各22.5克，蜣螂（熬）、柴胡各45克，芍药、盛虫（熬）、牡丹（去心）各37克，蜂窠（炙）30克，赤硝90克，瞿麦、桃仁15克，人参、葶苈、半夏各7.5克。

【功能主治】具有活血行气，化痰祛湿，消痰化积，疏肝解郁的功效。主治疟母、癥瘕。

【用法用量】口服，每次服1~2丸，每日2~3次，用温开水送服。

【方解】在本药方中，鳖甲咸寒入肝，软坚化痰，清酒活血通经，灶下灰消痰祛积，三者合用，活血化瘀，软坚消痰，为君药。臣以赤硝，破坚散结，大黄攻积祛瘀，蜣螂、蜜虫、桃仁、鼠妇、紫葳、蜂窠、丹皮，破血逐瘀，有助于君药加强软坚散结的作用。佐以厚朴，舒畅气机，瞿麦、石韦利水祛湿；半夏、葶苈、乌扇（即射干）祛痰散结；黄芩、柴胡清热疏肝；干姜、桂枝温中通阳，调畅郁滞，消除凝聚的痰湿，平调互结的寒热；方中加入人参、阿胶、白芍，可补气养血，使全方攻邪却不伤正。

【运用】

1.本方主治治疗疟母、癥瘕。辨证要点

为癥瘕结于胁下，推之不移，腹中疼痛，饮食减少，肌肉消瘦，时有寒热，女子月经闭止等。

2.现代用于治疗肝硬化、肝脾肿大、肝癌等具有上述证候者。

【方歌】鳖甲煎丸疟母方，䗪虫鼠妇及蜣螂，蜂巢石韦人参射，桂朴紫葳丹赤姜，

瞿麦柴芩胶半夏，桃仁葶苈和硝黄，久疟胁下结瘕块，消癥化积病自康。

大黄䗪虫丸

【方剂出处】《金匮要略》。

【药方组成】大黄（蒸）7.5克，干地黄30克，芍药12克，甘草9克，黄芩、桃仁、杏仁、虻虫、水蛭、蛴螬各6克，干漆、䗪虫各3克。

【功能主治】具有祛瘀生新，通络活血，导滞消瘀的功效。主治瘀血内停之干血痨。

【用法用量】用温开水送服。

【方解】方中大黄苦寒，攻积泻下，祛瘀活血；䗪虫咸寒，破血祛瘀，共为君药。桃仁、水蛭、虻虫、干漆、蛴螬，有助于君药破血通络，攻逐血瘀，均为臣药。杏仁润肠通便，开宣肺气，使气机通利；生地黄、芍药滋养阴血；黄芩清热，共为佐药。白蜜、甘草益气缓中，调和诸药；用酒送服，又有助于活血，且增强药力，均为使药。诸药合用，使瘀血除，瘀热清，阴血得以滋养，干血得到化解，各种病症得到治愈。本方药虽峻猛，但由于是丸剂，用量较小，使全方猛而不峻，使各种病症渐消缓散。

【运用】方中破血祛瘀的药物较多，补虚扶正的疗效仍然不足，虽有"去病补虚"之的功效，但在"干血"祛除之后，还应再施加补益之剂以收全功。

【方歌】大黄䗪虫芩芍桃，地黄杏草漆蛴螬，水蛭虻虫和丸服，去瘀生新干血疗。

第
三
十
三
章

止血剂

　　止血剂，主要治疗血溢脉外，离经妄行而出现的吐血、咳血、尿血、便血、崩漏、衄血（衄血，凡非外伤所致的某些部位的外部出血症。）等各种出血证。出血的原因有寒热虚实之分，病势有轻重缓急之别，因此，止血剂的配伍组方应随具体病情而定，如血热妄行的，常用小蓟、白茅根、侧柏叶、槐花等凉血止血药为主，若属实热而致的出血证，常配伍栀子、大黄、青黛等清热泻火药；或配伍丹皮、赤芍、水牛角等凉血解毒药，代表方有十灰散、槐花散、小蓟饮子等；若阳虚出血的，常用灶心黄土、艾叶、炮姜、棕榈炭等温阳止血药为主，常配伍白术、附子温阳健脾药；上部出血可配少量的引血下行药，如牛膝、代赭石；下部出血则辅以少量的升提药，如黑芥穗、炒升麻。至于出血兼有瘀滞者，止血又应适当配以活血祛瘀的药物，以防血止留瘀；同时，止血应治本，切忌一味止血，在止血的基础上，应根据出血的病因加以治疗。止血剂代表方有十灰散、咳血方、小蓟饮子、槐花散、黄土汤。

＊　十灰散　＊

　　【方剂出处】《十药神书》。

　　【药方组成】大蓟、小蓟、大黄、荷叶、茅根、侧柏叶、茜根、山栀、牡丹皮、棕榈皮各9克。

　　【功能主治】具有凉血止血的功效。主治血热妄行上部出血证。

　　【用法用量】将方中诸药各自烧灰存性，并研磨成极细的粉末，用纸包好放在地上，用碗盖一宿，让火毒出尽。使用时用藕汁或白萝卜汁磨京墨半碗，调服25克，饭后服下。

　　现代用法：各药烧炭存性，研磨成极细的粉末，用藕汁或萝卜汁磨京墨适量，调服9～15克；也可作汤剂，煎服，用量按原方

比例酌定。

　　【方解】在本药方中，大蓟、小蓟味甘性凉，具有凉血止血，化瘀的功效，为君药。棕榈皮收涩止血；荷叶、白茅根、侧柏叶都能凉血止血，与君药相配，既能增强澄本清源的药力，又能塞流止血，均为臣药。用栀子、大黄清降泻火，导热下行，使邪热随大、小便排出，既能降火，又有助于止血，为佐药。本方重用凉降涩止的药物，恐导致留下瘀血，所以用丹皮配大黄，凉血祛瘀，使止血而不留瘀，为佐药。本方在用法中用藕汁和萝卜汁磨京墨调服，藕汁具有凉血、清热、散瘀的功效，萝卜汁能清热、降气，有助于止血，京墨有收涩止血的功效，均属佐药。方中诸药，炒炭存性，可加强收敛止血的功效。总之，全方集凉血、止血、

416

清降、祛瘀于一方，以凉血止血为主，寄祛瘀于凉血止血之内，使血热清，气火降，出血自止。

【运用】

1.本方主治血热妄行所致的上部出血证。辨证要点为吐血、呕血、衄血咯血、嗽血，血色鲜红，舌红苔黄，脉数。

2.现代常用于治疗支气管扩张、肺结核咯血及上消化道出血等属血热妄行的病症。

【方歌】十灰散用十般灰，柏茜茅荷丹棕随；二蓟栀黄皆炒黑，上部出血此方推。

四生丸

【方剂出处】《妇人大全良方》。

【药方组成】生荷叶、生艾叶各9克，生地黄15克，生柏叶12克，各等分。

【功能主治】具有凉血止血的功效。主治血热妄行所致的吐血、衄血、血色鲜红，口干咽燥，舌红或绛，脉弦数有力等症。

【用法用量】将以上四味药捣烂，制成鸡子大的药丸，每服一丸。也可作汤剂，用水煎煮，去渣，趁热喝下，用量按原方比例酌定。

【方解】方中生荷叶清热止血散瘀；生柏叶凉血止血；生艾叶性温而止血，有制约寒凉，防止留瘀之效；生地黄清热凉血，养阴生津。诸药合用，具有凉血止血的功效。

【方歌】四生丸中三般叶，侧柏艾叶荷叶兼；生地合用为丸服，血热吐衄效可验。

咳血方

【方剂出处】《丹溪心法》。

【药方组成】瓜蒌仁（去油）、海粉、山栀子（炒黑各）9克，诃子、青黛（水飞）各6克。

【功能主治】具有凉血止血，清肝宁肺的功效。主治肝火犯肺之咳血证。

【用法用量】将方中诸药研磨成极细的粉末，制成药丸，每服9克。也可作汤剂，煎服，用量按原方比例酌定。

【方解】方中青黛味咸性寒。入肝、肺二经，清肝泻火，凉血止血；山栀子味苦性寒。入心、肝、肺经，清热凉血，泻火除烦，炒黑可入血分，能止血，二药合用，清源澄本，为方中君药。火热灼津液成痰，痰不除导致咳嗽不止，咳不止则血难以安宁，方中海粉（现多用海浮石）软坚化痰，清肺降火，瓜蒌仁，味甘性寒。入肺，清热化痰，润肺止咳；共为臣药。诃子味苦涩性平，清降敛肺，化痰止咳，为佐药。诸药合用，具有清肝宁肺的功效，使木不刑金，火热得清，痰化咳平，肺复宣降，其血自止。

【运用】

1.本方主治肝火犯肺之咳血证。辨证要点为胸胁作痛，咳痰带血，舌红苔黄，脉弦数。

2.现代常用于肺结核、支气管扩张等咳血属肝火犯肺的病症。

【方歌】咳血方中诃子收，海粉山栀共瓜蒌；青黛泻肝凉血热，咳嗽痰血此方投。

小蓟饮子

【方剂出处】《玉机微义》引《济生方》。

【药方组成】小蓟、生地黄、当归、滑石、蒲黄、藕节、木通、淡竹叶、山栀子、甘草各9克。

【功能主治】具有凉血止血，通淋利水的功效。主治热结下焦之血淋、尿血症。

【用法用量】煎服。

【方解】在本药方中，小蓟甘凉，入血分，既可清热凉血、止血，又可通淋利尿，尤其善于治疗尿血、血淋证，为君药。生地

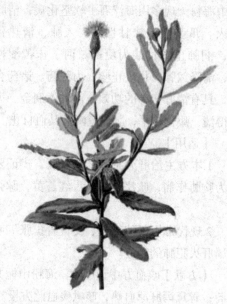

黄甘苦性寒，既凉血止血，又养阴清热；蒲黄、藕节有助于君药凉血止血，并能消瘀，使血止而不留瘀，为臣药。佐以滑石、木通、竹叶，清热利水通淋；栀子清泄三焦之火，导热下行；当归养血活血，引血归经，并防止诸药寒凉滞血。甘草、缓急止痛，和中调药，为佐使药。诸药合用，具有止血化瘀，使血止而不留瘀，清利养阴，使利尿而不伤正。本方是治疗下焦瘀热所致血淋、尿血的常用方。

小蓟

【运用】

1.本方是治疗下焦热结之血淋、尿血的常用方剂。临床应用以尿中带血或尿血，小便赤涩、热痛，舌红，脉数为辨证要点。

2.现代常用于急性泌尿系感染，肾结核，泌尿系结石等属下焦瘀热，蓄聚膀胱的患者。

【方歌】小蓟饮子藕蒲黄，木通滑石生地裹；归草黑栀淡竹叶，血淋热结服之良。

槐花散

【方剂出处】《普济本事方》。

【药方组成】槐花（炒）、柏叶（杵、焙）各12克，荆芥穗、枳壳麸（炒）各6克。

【功能主治】具有清肠止血，疏风行气的功效。主治风热湿毒，阻塞肠道，损伤血络证。

【用法用量】将方中四味药研磨成细末，每服6克，用清米汤调和，饭前空腹服下。也可作汤剂，煎服，用量按原方比例酌定。

【方解】在本药方中，槐花味苦，性微寒，清利大肠湿热，凉血止血，为君药。侧柏叶味苦涩，性微寒，既能清热止血，又有助于君药凉血清热，为臣药。荆芥穗辛散，疏风理血，微温不燥，炒用入血分，疏风而止血；枳壳宽肠行气，使气行则血行，止血不留瘀，共为佐药。诸药合用，既能清肠止血，又能疏风行气。

【运用】

1.本方主要治疗肠风、脏毒便血证。辨证要点为大便下血，血色鲜红，舌红，脉数。

2.现代常用于治疗痔疮、结肠炎或其他大便下血，属风热或湿热邪毒，阻塞肠道，损伤脉络的病症。也可用于治疗肠癌便血。

【方歌】槐花散方治肠风，侧柏芥穗枳壳从；等分为末米饮下，清肠凉血又疏风。

第二节　益气止血

固冲汤

【方剂出处】《医学衷中参西录》。

【药方组成】白术（炒）30克，生黄芪18克，煅龙骨、煅牡蛎、山萸肉各24克，生杭芍、海螵蛸各12克，茜草9克，棕榈炭6

克，五倍子1.5克。

【功能主治】具有固冲摄血，益气健脾的功效。主治脾肾亏虚，冲脉不固证。

【用法用量】将方中10味药用水煎煮，用五倍子15克调和服下。若脉象热，加生地30克；若脉象凉，加乌附子9克。

【方解】在本药方中，重用白术、黄芪，补气健脾，使脾气健旺，则统摄有权，为君药。肝脏掌管血海，肾掌管冲任，所以用山萸肉、生白芍补益肝肾，养血敛阴，为臣药。煅龙骨、煅牡蛎、棕榈炭、五倍子收涩止血。海螵蛸、茜草化瘀止血，使血止而不留瘀，以上诸药为佐药。纵观全方，补气固冲，收涩止血，标本兼治，具有固崩止血的功效。

【运用】本方是治疗脾亏肾虚，冲任不固之血崩、月经过多的常用方。临床以猝然血崩，月经过多，漏下不止，色淡质稀，心悸气短，神疲力乏，头晕肢冷，腰膝酸软，舌淡，脉微弱为辩证要点。

【方歌】固冲汤内用术耆，龙牡芍茜与山萸；五味海蛸棕炭合，崩中漏下总能医。

第三节　温阳止血

治疗虚寒出血的病症，在组方上以温阳止血为主。

❋　黄土汤　❋

【方剂出处】《金匮要略》。

【药方组成】甘草、附子（炮）、干地黄、白术、阿胶、黄芩各9克，灶心黄土30克。

【功能主治】具有健脾温阳，养血止血的功效。主治脾阳不足，脾不统血证。

【用法用量】将方中七味药，用水八升煎煮，煮取三升，分二服趁热服下。（现代

用法：先煎灶心土，澄清，去渣，取汤汁，再将其余药放入同煎，阿胶烊化。）

【方解】在本药方中，灶心黄土（即伏龙肝）味辛性温而涩，温中收涩止血，是方中君药。白术、附子温阳健脾，能有效恢复脾土统血之权，是方中臣药。白术、附子味辛性温，易耗血动血，且每次出血，阴血也随着亏耗，所以方中用生地、阿胶滋阴养血止血；黄芩味苦性寒，能制约白术、附子过于温燥的药性；生地、阿胶与白术、附子相配用，滋而不腻，避免了呆滞碍脾的弊端，均为佐药。甘草调药和中，为佐使。诸药合用，具有温阳健脾，养血止血的功效。本方是治疗虚寒性便血或妇女崩漏下血的常用。

【运用】

1.本方主要用于治疗脾阳不足所致的大便下血或妇女崩漏。临床以血色暗淡，舌淡苔白，脉沉细无力为辩证要点。

2.现代常用于治疗慢性上消化道出血及功能性子宫出血见上述证候者。

【方歌】黄土汤将远血医，胶芩地术附甘齐，温阳健脾能摄血，便血崩漏服之宜。

第四节　补血止血

❋　胶艾汤　❋

【方剂出处】《金匮要略》。

【药方组成】熟地黄、芍药各12克，阿胶（烊化）、艾叶、当归各9克、甘草、川芎各6克。

【功能主治】具有补血止血而不留瘀，调经安胎的功效。主治妇人冲任虚损证。

【用法用量】煎服，一日分三次服用，趁热服一服，其余两服温热后再服。

【方解】在本药方中，阿胶益阴、艾叶补阳，二药合用，是止血、调经、安胎的重要要药物，共为君药。干地黄、当归、芍药、川芎，补血调经，共为臣佐药。甘草调和诸药，为使药，阿胶善于止血，白芍能止痛。诸药合用，以补血止血为主，兼调经安胎。

【运用】

1.本方是治疗夫人冲任虚损出血的常用方剂。临床以月经过多、日久不尽，或妊娠出血，或流产后下血不止等为辩证要点。

2.本方现代常用于功能性子宫出血、不全流产、先兆流产、产后子宫恢复不全等属于冲任虚损的患者。

【方歌】胶艾汤中四物先，更加炙草一同煎；暖宫养血血行缓，胎漏崩中自可痊。

第五节 化瘀止血

桃红黄茜汤

【方剂出处】《杂病辨治心法》。

【药方组成】桃仁、红花、茜草、赤芍各12克，生地黄、当归、棕榈各15克，炒蒲黄10克，川芎6克。

【功能主治】具有活血化瘀止血的功效。主治瘀阻出血证。

【用法用量】既可作汤剂，又可作散剂。汤剂煎服；散剂是将方中诸药研磨成细粉，每次10克，分3次服用。

【方解】在本药方中，用茜草、炒蒲黄、棕榈可止血，另外，茜草又可化瘀，炒蒲黄可通经，棕榈可固涩；桃仁、红花、川芎活血，桃仁又可破血，红花可通经，川芎可行气；当归补血活血；生地黄、赤芍凉血，生地黄又可止血，赤芍可散瘀。方中诸药，相互为用，以活血化瘀止血为主。

【运用】

1.本方主治瘀阻出血证，辨证要点为吐血，龈衄，鼻衄，色暗红且夹血块，或皮肤紫斑，或疼痛，舌质略暗，苔薄，脉沉或涩。

2.现代常用于宫颈糜烂，功能性子宫出血症，附件炎，前列腺增生，前列腺炎，过敏性血小板减少性紫癜等病的临床表现符合瘀阻出血证者。

第三十四章

涌吐剂和驱虫剂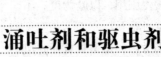

第一节 涌吐剂

凡是以涌吐药物为主组成，具有涌吐宿食（宿食就是积食之证）、毒物、痰涎等作用，用来治疗食积、误食毒物、痰厥的方剂，统称为涌吐剂。属"八法"中的吐法。《素问·阴阳应象大论》"其高者，引而越之"为其理论根据。

涌吐剂的主要作用，是迫使停蓄在胸膈、咽喉、胃脘部的痰涎、宿食、毒物从口中吐出来，来治疗喉痹、宿食停于胃脘、毒物滞留胃中等，部位在上、病情急迫，需立即急救的病证。

中风、癫狂、喉痹等病症，痰涎壅盛，阻塞咽喉等，使用本类方剂，可以通关豁痰，让痰涎排出去，病情往往就可得到好转。宿食停滞在胃脘，胸闷脘胀，时时欲吐却又吐出的，可服用涌吐剂，迫使宿食从口中吐出来。误食毒物，为时不久，毒物还停留于胃中的，用涌吐法排出毒物是一种简单、快速、易行的急救方法。干霍乱吐泻不得，是因为中焦上下不通，气机窒塞所导致，用涌吐剂涌吐，能使气机开通，窒塞病症就可得到治愈。

瓜蒂散

【方剂出处】《伤寒杂病论》。

【药方组成】瓜蒂（熬黄）、赤小豆各3克，香豉9克。

【功能主治】具有涌吐痰涎宿食的功效。主治痰涎宿食，壅滞胸脘证。

【用法用量】每服1～3克，用香豉9克煎汤送服。

【方解】方中瓜蒂味苦，具有涌吐痰涎宿食的作用，是方中君药。赤小豆味酸性平，能祛湿除烦满，是方中的臣药。二药相配，酸苦涌泄，互相增强药效，可增强催吐的药力。豆豉，既可安中护胃，在快吐之时兼护胃气，又能宣解胸中的邪气，利于涌吐，为方中佐药。三药合用，涌吐痰涎宿食，宣越胸中的邪气，使壅滞在胸脘之中的痰涎宿食涌吐排出，胸痞懊侬诸症就可得以治愈。

【运用】本方是涌吐法的首要方剂。其辨证要点为胸脘痞鞕，懊侬不安，气上冲咽喉不得息，或误食毒物仍在胃中。

【方歌】瓜蒂散用赤豆研，豆豉煎汁送下安，痰涎宿食填上脘，逐邪宣壅服之先。

三圣散

【方剂出处】《儒门事亲》。

【药方组成】防风、瓜蒂各90克，藜芦（炒黄用，去芦心）30克。

【功能主治】具有涌吐风痰及宿食的功

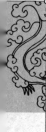

效。主治中风闭证、癫痫及误食毒物停蓄于上脘等证。

【用法用量】每次取15克，用水或姜、葱或韭菜汁煎煮，慢慢服用，以吐为度，不必尽服。也可从鼻腔内灌下。

【方解】在本药方中，瓜蒂具有涌吐风热痰涎和宿食的作用，藜芦能吐风痰，防风能祛风升散，三药合用，相辅相成，具有强烈的涌吐作用。

【运用】本方是催吐方剂中的猛剂，且具有毒性，一般应从小量开始服用，不涌吐再逐渐加量。涌吐后应立即停止用药，不必把药用完，以免中毒或过度涌吐而伤正气。

【方歌】三圣散中立藜芦，儒门事亲蒂防豪；胸中浊痰尽涌吐，食物中毒胃中掏。

救急稀涎散

【方剂出处】《圣济总录》。

【药方组成】皂角（如猪牙肥实不蛀者，削去黑皮）、白矾各30克。

【功能主治】具有开关催涌吐的功效。主治中风闭证，也治疗喉痹。

【用法用量】将方中二味药物研磨成细末，再研磨成极细的粉末。一般的患者，可服用1克；病情严重的，服用1.5克，用温水调和灌下，能使冷涎微微从口中吐出；或灌服一升二升，让患者当时苏醒，等病情缓和后，再进行调治。使用本药，用量不可过大，量过则伤人。

【方解】在本药方中，白矾酸苦涌泄，能化顽痰，并有开闭催吐的功效，为君药。皂角辛能开窍，咸能软坚，能涤除浊腻的痰涎，为使药。二药合用，具有稀涎作用，能使冷涎微微从口中吐出。

【运用】本方可用于中风痰闭之证。临床以喉中痰声漉漉，气闭不通，心神瞀闷，人事不省，脉象滑实有力为证治要点。

【方歌】稀涎皂角与白矾，痰浊壅阻宜开关，中风痰闭口不语，涌吐通关气自还。

参芦饮

【方剂出处】《丹溪心法》。

【药方组成】人参30克、藜芦60克。

【功能主治】具有涌吐痰涎的功效。主治痰涎或宿食阻塞上焦症。

【用法用量】将人参、藜芦研磨成碎末，取3~6克，用温开水调和服下。服用后仍然不吐的，可用干净的鹅毛等微物，探伸到喉部，帮助痰涎或宿食之物从口中吐出。

【方解】参芦味苦辛温，其性缓和，能使虚证者涌吐痰涎，对气虚体弱之人且必须涌吐的，用此方最为适宜。《医方集解》说："病人虚羸，故以参芦代藜芦、瓜蒂，宣犹带补，不致耗伤元气也。"服用后仍然不吐的，可用干净的鹅毛等微物，探伸到喉部，帮助痰涎或宿食之物从口中吐出。

【方歌】参芦饮是丹溪方，竹沥新加效更良，气虚体弱痰壅盛，服此得吐自然康。

第二节 驱虫剂

凡以驱虫药为主组成，具有驱虫、杀虫、止痛、消积等作用，用于治疗人体消化道寄生虫病的方剂，称为驱虫剂。

本类方剂使用于治疗蛔虫、钩虫、蛲虫、绦虫等消化道寄生虫。消化道寄生虫的成因多由饮食不洁，虫卵随饮食入口而引起。其共同的临床表现多为：脐腹作痛，时发时止，痛定能食，面色萎黄，或面白唇青，或面生虫斑，或睡中锉齿，胃中嘈杂，呕吐清水，舌苔剥落，脉象乍大乍小等。如果治疗不及时，或误诊治疗，延后耽误时日过久，可出现肌肉消瘦、精神萎靡、肚大青筋，成为疳积之证。

乌梅丸

【方剂出处】《伤寒杂病论》。

【药方组成】黄莲、乌梅各480克，干姜300克，细辛、人参、黄柏、附子（炮去皮）、桂枝（去皮）各180克，蜀椒、当归各120克。

【功能主治】温脏安蛔，兼以清热。主治脏寒蛔厥证。

【用法用量】每次服用十丸，饭前用温开水送下，一日服用三次，病情严重者可加至二十丸。服药期间禁食生冷、滑物、臭食等。

现代用法：每服9克，一日服2～3次，用温开水空腹送下。也可以作汤剂，煎服，用量按原方比例酌减。

【方解】方中重用乌梅，味酸而涩肠，酸能使蛔虫安静，蛔虫静，则疼痛止，涩肠可兼治久泻久痢，是方中君药。蛔虫涌动是因为肠寒，所以臣以辛温的蜀椒、细辛，辛可降伏蛔虫，温可温脏祛寒。黄连、黄柏味苦性寒，蛔虫遇苦则下行，寒能清解因蛔虫上扰、气机逆乱所产生的邪热；附子、桂枝、干姜味辛性热，温脏祛寒，辛可伏蛔；当归、人参补养气血，与桂枝合用，养血通脉，使阳气布达四肢，可解四肢厥冷，均为佐药。用炼蜜调和，制成药丸，可甘缓和中，为使药。诸药配伍，使本方具有温脏清热、安蛔止痛的功效。

【运用】

1.本方主要治疗脏寒蛔厥证。其辨证要点为腹痛时发时止，烦闷呕吐，四肢发凉。

2.现代常用于治疗胆道蛔虫症、慢性胃肠炎、慢性菌痢、结肠炎，属寒热错杂，气血虚弱证的患者。

【方歌】

乌梅丸用细辛桂，黄连黄柏及当归；人参椒姜加附子，清上温下又安蛔。

理中安蛔汤

【方剂出处】《类证治裁》。

【药方组成】人参9克，乌梅6克，白术、干姜（炒黑）、茯苓各4.5克，川椒1克。

【功能主治】具有温中安蛔的功效。主治中阳不振，蛔虫腹痛。

【用法用量】煎服。

【方解】本药方用于脾胃虚寒，兼有蛔虫者之症，是补脾益气，温中驱蛔的主要方剂。方中用人参、白术、茯苓益气健脾，炮姜温中散寒。乌梅味酸而涩肠，取其酸能使蛔虫安静，蛔虫静则疼痛止，涩肠可兼治久泻久痢，川椒辛辣，虫得辛则静。诸药合用，具有健脾温中、安蛔的功效。

【方歌】理中加减可安蛔，参术苓姜和椒梅；腹痛便溏因虫扰，辛酸伏蛔蛔自摧。

连梅安蛔汤

【方剂出处】《通俗伤寒论》。

【药方组成】白雷丸、尖槟榔（磨汁，冲）各9克，乌梅肉5克，胡黄连3克，川椒（炒）、生川柏各2克。

【功能主治】具有清热、安蛔、止痛的功效。主治肝火犯胃，虫积腹痛。

【用法用量】煎服。

【方解】在本药方中，胡黄连、生川柏、川椒、乌梅肉，味苦辛酸，清热除湿，泻肝救胃，安蛔止痛，为君药；佐以雷丸、槟榔专治蛔厥（蛔厥是因蛔虫感染而引起急性腹痛和四肢厥冷的病症。症见腹部绞痛，四肢发凉，痛甚则汗出，或吐涎沫，或吐蛔虫，时发时止，或伴有寒热，胃肠功能紊乱等证候。），使蛔虫静伏而不敢蠕动，或驱

使蛔虫从大便泻出。诸药合用,具有清热、安蛔、驱蛔、止痛的功效。l,

【方歌】连梅安蛔蜀椒柏,更有槟榔雷丸协;蛔扰烦噪兼厥逆,总因肝胃蕴实热。

化虫丸

【方剂出处】《太平惠民和剂局方》。

【药方组成】胡粉(即铅粉,炒)、苦楝根(去浮皮)、鹤虱(去土)、槟榔各15克,白矾(枯)3克。

【功能主治】具有驱杀肠中各类寄生虫的功效。主治肠中各类寄生虫。

【用法用量】将方中五味药研磨成细末,用面糊调和,制成药丸,大小如麻子一样。一岁小儿服五丸,往温浆水里滴入一二点生麻油,调匀服下;也可用温米汤饮下,不拘时候。服药后,细小的寄生虫皆化为水,形体稍大者随大便排出。

现代用法:将方中五味药研磨成细末,用面糊调和,制成麻子大的药丸,每服6~9克,空腹用米汤送下。儿童用量酌减。

【方解】在本药方中,鹤虱苦辛性平,有小毒,能驱杀各类寄生虫,为君药。苦楝皮苦寒有毒,驱杀蛔虫、绦虫的效果较好,还可缓解腹痛;槟榔辛苦而温,既可以驱杀蛔虫、绦虫、姜片虫,又可以缓泻,使虫体随大便排出;铅粉有毒,可杀虫化虫;枯矾酸寒收涩,既可解毒又可降伏诸虫,共为臣佐药。本方是治疗肠道寄生虫的常用方。

【方歌】化虫丸中用胡粉,鹤虱槟榔苦楝根,少加枯矾面糊丸,专治虫病未虚人。

布袋丸

【方剂出处】《补要袖珍小儿方论》。

【药方组成】夜明砂、使君子、芜荑各60克,白茯苓、白术、甘草、人参、芦荟各15克。

【功能主治】具有补养脾气,驱蛔消疳的功效。主治小儿疳疾。

【用法用量】每服1丸,用生绢袋装盛;再用精猪肉60克,同药袋一起煎煮,煮至肉熟烂,把药袋捞出,将所煮的肉和汤汁让小儿吃下。

【方解】在本药方中,使君子、夜明砂、芦荟、芜荑驱蛔消疳;人参、茯苓、白术、甘草、精猪肉补中益脾,既具杀虫之功又可补养脾气,使庶疳消而不伤正。

【方歌】布袋丸内有四君,芜荑芦荟共调匀;夜明砂与使君子,消疳去虫法可循。

肥儿丸

【方剂出处】《小儿卫生总微论方》。

【药方组成】神曲(炒)、槟榔(细锉,晒)、黄连(去须)各9克,肉豆蔻(面裹煨)、使君子(去皮、壳)、麦芽(炒)各6克,木香3克。

【功能主治】具有清热健脾,消积驱虫的作用。主治小儿疳积。

【用法用量】用热水空腹送服。

【方解】在本药方中,使君子专门杀虫,神曲重在消食健脾,两药相合,共消食、虫之积,为方中君药。臣以麦芽,可增强神曲消食的药效,还可健脾和胃;黄连清热燥湿,消除生虫之源;槟榔既能驱虫,有助于使君子发挥药效,又能行气消胀,消除胀满之证。佐以木香,行气止痛,肉豆蔻既可健脾又可涩肠止泻。用猪胆汁和药制成药丸,与黄连为伍,用以宣泻肝胃的积热。本方是治小儿疳积证的常用方。

【方歌】肥儿丸内用使君,豆蔻香连曲麦槟,猪胆为丸热水下,虫疳食积一扫清。

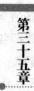

第三十五章 治痈疽疮疡剂

凡是用以主治痈、疔、疖、瘿、瘰、疬、疮、瘤、瘰、流注、痰核、丹毒等，具有解毒消肿，软坚散结，托毒排脓，生肌敛疮等作用的方剂，统称疮疡剂。代表方有仙方活命饮、阳和汤、大黄牡丹汤、苇茎汤、透脓散等。

第一节 治外痈疽疮疡

仙方活命饮

【方剂出处】《校注妇人良方》。

【药方组成】金银花、陈皮各9克，防风、贝母、乳香、赤芍、甘草、没药、皂角刺、当归尾、穿山甲、天花粉各6克，白芷3克。

【功能主治】具有清热解毒，活血止痛，消肿溃坚的功效。主治阳痈证（痈疡肿毒初起）。

【用法用量】将方中诸药，用水和酒各一大碗煮煎，煎煮后去渣滓，趁热服下（现代用法：煎服，或水酒各半煎服）。

【方解】在本药方中，重用金银花，味甘性寒，清热解毒疗疮的效果最好，历来有"疮疡圣药"之称，是方中君药。当归尾、乳香、赤芍、陈皮、没药五味药，具有行气、活血、通络、消肿、化瘀、止痛的功效，共为臣药。白芷、防风味辛性散，通瘀滞而散其结，增加了金银花的透邪透散能力，有助于消肿；贝母、天花粉，具有清热、化痰、散结的作用，可使脓在未形成之

前就得到治愈；穿山甲、皂角刺通行经络，溃坚排脓，以上均为佐药。甘草清热解毒，保护脾胃，并调和诸药；加酒煎药，酒能通瘀而行周身，有助于药力直达病处，共为使药。诸药合用，使本药方具有清热解毒，消肿溃坚，活血止痛的功效。

【运用】本方常用于治疗化脓性炎症，如化脓性扁桃体炎、蜂窝织炎、脓疱疮、乳腺炎、疖肿、深部脓肿等属阳证、实证者。

【方歌】仙方活命银花芷，归芍乳没防皂刺，贝母花粉陈山甲，疮疡肿毒阳证治。

四妙勇安汤

【方剂出处】《验方新编》。

【药方组成】金银花、玄参各90克、当归30克，甘草15克。

【功能主治】具有清热解毒，活血、凉血、止痛的功效。主治热毒脱疽证。

【用法用量】用水煎煮，连服10剂。药味不可减少，减少则无效，并忌抓擦。也可外用，将方中四味药研磨成细碎的粉末，加适量香油调和成糊，敷在患处，一日一次。

【方解】在本药方中，重用金银花，清热解毒，为君药；玄参滋阴清热，泻火解

425

毒，为臣药；当归活血和营，为佐药；生甘草解毒，调和诸药，并加强清热解毒的作用，为使药。四药合用，共奏清热解毒，活血止痛消肿之功效，能使毒解、血行、肿消、痛止。本方具有量大力专、连续服用的特点。

【运用】临床常用于治疗热毒型血栓闭塞性脉管炎，或其他原因引起的血管栓塞病变。

【方歌】四妙永安汤用归，玄参银花甘草挤；活血止痛清热毒，脱疽脉炎银显辉。

小金丹

【方剂出处】《外科证治全生集》。

【药方组成】白胶香、五灵脂、制草乌、木鳖、地龙各45克，糯米粉36克，乳香、没药、当归各23克、麝香9克、墨炭3.6克。

【功能主治】具有温阳化痰，祛瘀通络，活血止痛，消结散毒的功效。主治寒湿痰瘀证。

【用法用量】将方中诸药研磨成细碎的粉末，糯米粉调和成厚糊，把药末倒入和匀，用槌捣千下，做成芡实大小的药丸，每料250粒，晒干。每服1丸，用陈酒送下，取汗。严重者可服2丸。

【方解】方中用草乌逐寒湿，通经络，开顽痰；当归、麝香、地龙温经养血，开通经络；五灵脂、乳香、没药活血祛瘀，消肿定痛；白胶香调气血，消痈疽；木鳖子祛除痰毒，消肿散结；墨炭消肿化瘀；糯米可滋养胃气，用酒送服可加强药效，并使诸药尽快到达患处。诸药合用，使全方具有化痰祛湿，祛瘀通络的功效。

【方歌】小金丹内白胶香，木鳖地龙乳没当；麝香五灵墨草香，流注瘰疬服之康。

犀黄丸

【方剂出处】《外科证治全生集》。

【药方组成】乳香、没药各30克，黄米饭30克，麝香4.5克，牛黄1克。

【功能主治】具有解毒消痈，化痰散结，活血止痛的功效。主治瘀毒痰结夹热证。

【用法用量】将方中诸药与黄米饭一起捣烂，制成药丸，晒干，忌火烘。每服9克，用陈酒送下。病症在上部，临睡时服用，病症在下部，空腹时服用。

【方解】本方主治的诸症，多由火郁、痰瘀、热毒壅滞而成。在本药方中，犀黄清热解毒，化瘀散结；麝香辛香走窜，具有开经络，行气滞，散瘀血的功效，能消痈疽肿毒；乳香、没药消肿定痛，活血祛瘀，黄米饭调养胃气，以防诸药寒凉伤胃；用酒送服，是用其活血行血之力来加强药效，使诸药尽快到达病处。

【方歌】犀黄丸内用麝香，乳香没药与牛黄，乳岩横痃或瘰疬，正气未虚均可尝。

第二节　治内痈

薏苡附子败酱散

【方剂出处】《金匮要略》。

【药方组成】薏苡仁30克，败酱15克，附子6克。

【功能主治】具有温阳通经，排脓消肿的功效。主治肠痈寒湿证。

【用法用量】煎服，每日1剂，分3次服用。

【方解】本方所治疗的肠痈，是由素体阳虚，寒湿瘀血相互阻结，腐化成脓所引起。在本药方中，重用薏苡仁，利湿排脓，为君药；轻用附子，扶助阳气，散寒祛湿；

佐以败酱,祛瘀排脓。三药配合组成方剂,具有利湿排脓,破血消肿的功效。

【方歌】薏苡附子败酱散,解毒排脓力不缓,肠痈成脓宜急投,脓泻痛消腹自软。

桔梗汤

【方剂出处】《伤寒杂病论》。

【药方组成】桔梗3克,甘草6克。

【功能主治】具有清热解毒,宣肺利咽的作用。主要治疗肺痈脓热证。

【用法用量】用300毫升水煎煮,取200毫升,分两次趁热服下。

【方解】在本药方中,桔梗辛散苦泄,宣开肺气,利咽开音,化痰止咳,排脓消痈,无论寒热,皆可应用。甘草镇咳祛痰,还具有抗炎、修补、抗过敏作用,能保护发炎的咽喉和气管黏膜。二药合用,具有清热解毒,宣肺利咽的作用。

【方歌】甘草汤投痛未瘥,桔加一两莫轻过,奇而不效须知偶,好把经文仔细哦。

第三节　透脓愈疡

透脓散

【方剂出处】《外科正宗》。

【药方组成】生黄芪12克,川芎9克,当归6克,皂角刺5克,穿山甲(炒)3克。

【功能主治】具有益气活血,托毒排脓的功效。主治痈疽虚证。

【用法用量】煎服,每日1剂,分2次服下。服用前如果先喝一杯酒,治疗效果会更好。

【方解】在本药方中,黄芪补气固表,托毒排脓;当归补血活血、通达经脉,为君药。穿山甲、皂刺散结消肿,通透逐瘀,软

坚溃脓,为臣药;川芎行气活血,通达经脉,为佐药;用少许酒,更能增强行血、活血的作用,并有助于药力迅速布散病处。诸药合用,具有托毒溃脓的功效。[

【运用】本方比较适宜治疗痈肿不消,成脓不易,切开又不适宜的病症,如疖肿、蜂窝织炎、深部脓肿初起等属阳证、实证者。

【方歌】芎归皂甲芪生用,伴酒服下显效功;透脓散治毒成脓,芪归山甲皂刺芎。

排脓散及汤

【方剂出处】《金匮要略》。

【药方组成】

排脓散:枳实16枚,芍药2克,桔梗1克。

排脓汤:甘草100克,桔梗150克,生姜50克,大枣十枚。

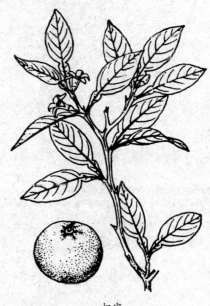

枳实

【功能主治】具有解毒排脓,清热活血,和胃健脾的功效。主治肠痈。

【用法用量】

1.排脓散:将方中三味药研磨成药散,取鸡蛋黄1枚,再取与鸡蛋黄等量的药散,

揉和，让其相互融合均匀，然后饮服。每天服用一次。

2.排脓汤：将四味药，用水三升煎煮。煮至一升。温服一半，隔日再服用一次。

【方解】在排脓散药方中，枳实苦寒，除热破滞，导水消肿，为君药，与芍药相配，具有通经活血，行血而不伤阴的功效；与桔梗相配，散瘀利气，尤其依赖鸡蛋黄的甘润，是排脓化毒的根本，鸡子黄调胃安神，可以补其血分之虚。在排脓汤中，生姜辛散，利气散结，大枣、甘草味甘甜，和胃健脾。两方合用，就具有健脾胃，和气血、排脓的作用。

【运用】

1.排脓散主用于治疗闭合性化脓症，如疖、痈等，排脓汤主用于治疗有脓性分泌物的开放性化脓症，具体到有些病症也可以合用，不用刻意区别化脓症属于闭合性还是开放性。

2.可用于外感初期，咳嗽痰多，咽喉红肿热痛等病症，有阳虚、虚火的也可用此方。

【方歌】排脓汤与散悬殊，一两生姜二草俱；大枣十枚桔三两，通行营卫是良图。

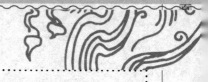

下 篇

临证诊治

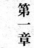

第一章 临证防治原则

临症防治原则分为临症未病先防和临症治疗原则。临症未病先防的原则，就是把疾病杀死在萌芽状态，或用简单的药物防患于未然，以期达到未病先防的目的。临症治疗的原则，就是在治疗疾病的过程中，在中医的辨证施治精神指导下，运用中医预防和治疗学的理论知识，阻断疾病的发展和传变的原则。

第一节 未病先防

中医最讲究的就是未病先防，为了防止身体疾病的发生，先预防确实是能做到祛病健身的。身体的健康代表正气，疾病代表邪气，人与疾病的斗争就是正邪之间的战争了。要想战胜邪气的疾病，就必须从这几个方面入手，来抵御邪气达到扶正健康的目的。

✳ 提高抗击邪气的能力 ✳

人的体内正气取决于身体的体质。增强体质是抵御抗击邪气最好的方法。增强体质还要注意以下环节。

加强体育锻炼，让强健的体魄来增强抵御外邪的能力

汉代名医华佗曾经创造了"五禽戏"这一健身运动，让古代者民模仿大自然中的动物：虎、鹿、熊、猿、鸟的伸张开合，从中锻炼了身体，达到了抵御外邪的目的。在后世创作的太极拳、长拳、八段锦、气功等的武术套路中，人们在锻炼的同时，身体的

正气上升了，自然也就抵御了邪气的侵入。还有现在的各种广播体操，还有广场上多姿多彩的广场舞，都是能用来锻炼身体增加正气的。

太极拳的阴阳辩证理念正暗合了中医阴阳五行、经络学理念，在修身的同时，纳入正气，以达到身体强健，抗击邪气的目的。

八段锦也是这个道理，庄子曰："吹嘘呼吸，吐故纳新，熊经鸟伸，为寿而已矣。此导引之法，养形之秘，彭祖寿考之所由也。"八段锦经过吐故纳新，伸展筋骨，一样也能达到强身健体，抗击外邪的目的。

调节精神面貌来抵御邪气的能力

人的心情好了，疾病就很少发生。《素问·上古天真论》说："恬惔虚无，真气从之，精神内守，病安从来。"古人这样说，是很有道理的，我们也经常听说一些抗癌明星的故事，他们恰恰就是保持了良好的愉快心情，以平常心来对待重大疾病，从而使自己的心态平和，真气从之，精神内守，来达到正气上升，抵御外邪的目的。

用饮食来增加正气，避免不必要的正气损失

中医自学百日通

下篇·临证诊治

431

饮食摄入不当，就会增加脾胃负担，因为脾胃是后天之本，气血生化之源，必须要好好保护才能达到最好的吸收状况，才能转化为正气来抵御外邪之气。古人有吃饭只吃七分饱，食不过午的习俗。诚然，现在的社会讲究高效率，人们自然是不能全面模仿的，但不要吃太饱这一条，对现在者来说，还是有用的，现在的食物比古代的丰富了，有营养了，食得过多过油腻，必然会增加胃肠的负担，胃肠蠕动慢了，也就影响了吸收，影响了正气的凝聚，不利于抵抗外邪。膳食还要荤素搭配，营养全面，饮食要清洁卫生，给脾胃一个好的工作环境来达到凝聚正气的目的。

作息时间直接导致正邪气的较量

中医认为，作息规律应该顺其自然，讲究天人合一，与宇宙自然的作息相对应，这就像古人说的"日出而作，日落而息"是一个道理。

适时针药扶正人体正气，也是一个抵御外邪的方法

正所谓，缺什么补什么，如果身体缺了某种营养，就补充什么，也能达到扶正的目的。如果身体稍感不适，刮刮砂，按摩一下，也会起到扶正抗邪的作用。

让邪气远离生活

1.生活中的不良习惯，是第一邪气的侵入所在。烟伤肺，能导致高血压，肺气肿等重大疾病的发生等。酒是双刃剑，少饮能串血脉，强健身体，多饮能导致血管壁变薄、动脉硬化、高血压、酒精肝等重大疾病。

2.远离食物的污染，坚决不吃变质、含高浓度农药、染色剂、催熟剂污染的食物，坚决不让邪气有机可乘。

3.规避不必要的自然伤害，在劳动中防范毒蛇蚊虫的侵害，让邪气远离生活，让正

气浩然长存。

第二节 既病防变

既病防变就是:在疾病发生后采取的最有效的规避疾病伤害的一种方法。一定要争取早发现、早诊断、早治疗，防止疾病的发展和传变。

早期的诊断治疗

当外邪之气侵入人体，而人体的正气不能足以抵抗外邪的时候，疾病就发生了。这个时候，一定要争取早发现早治疗，把病邪杀死在萌芽状态，坚决不能让邪气侵入内脏，发生传变。要掌握外邪侵入传变的途径和发展规律，尽力做到早期准确的诊断，能得到有效的治疗，以达到固本正气的目的。

防止传变的途径

牵一发而动全身，人的身体就是一个整体，如果哪个地方不舒服了，就会浑身不舒服。但真正不舒服的地方就需要仔细辩证了，就像《金匮要略》里说的："见肝之病，知肝传脾，当先实脾。"可见，要想先治疗肝病，得先对脾进行用药，肝属木，脾属土，木克土，所以临床治疗肝病的用药里，常配合健脾胃的药。这就是既病防变的具体运用的案例。

阻截传变的途径

任何疾病都有传变的途径，比如感冒咳嗽，主要的传变途径就是呼吸道传播。如果想阻断传变感冒咳嗽的途径，就要远离感冒咳嗽的感染人群。在感冒流行季节，要带口罩，尽量不上人口密集的地方去。

第三节　正治与反治

正治

当身体受到外邪侵扰时，所表现出来的征候和疾病相一致，这时候的用药就得采用正治的法则用药，反之，如果身体所表现出的不适和疾病征候相逆，那就得用反治了。

《素问·至真要大论》里是这样阐述正治的："寒者热之，热者寒之，温者清之，清者温之，散者收之，抑者散之，燥者润之，急者缓之，坚者软之，脆者坚之，衰者补之，强者泻之……"这些都是正治之法。

比如热证见热象，寒证见寒象，这就要热者寒之，寒者热之了。表寒征候用辛温解表药，里热症候就要用到辛热温里药了。

1.寒者热之的征候是寒证表现出的征候是寒象，就要用含温热的方药来治疗。热药治寒证，外寒征候者，就要用辛温解表的方药了。如果是里寒征候，那就要用辛热温里的方药了。

2.热者寒之所表现出的征候是热象，必须用寒凉方药来治疗，即是：热者寒之。如表热症候用辛凉解表方药，里热征候用苦寒清里方药等。

3.虚则补之是指身体表现出虚损的现象，用对身体有益的方药来补充，就像咱们老百姓说的吃什么补什么是一个道理。如阳虚就补温阳的方药，阴虚就要补滋阴的方药，气虚就得用益气的方药，血虚就必须补血的方药等。

4.实则泻之是指身体出现和病症一样的实象，用功逐邪实的方药来治疗实证，比如：食滞用消食导滞的方药，瘀血用活血化瘀的方药，湿浊邪气用祛湿的方药等。

反治

《素问·至真要大论》里记载："逆者正治，从者反治"。所以，反治又称"从治"。反治法就是顺从疾病所表达出的征候来治疗的一种法则。"从"，就是指所采用的方药功用和疾病所表现的假象征候一样，适用于表象和内象不完全一样的病症。常用的反治法有以下几种。

热因热用

就是以热治热，用热性方药来治疗表面假热症状的病症。适用于阴寒内盛，外表却格阳的真寒假热的征候。就像《伤寒论》里记载的："少阴病下利清谷，里寒外热，手足厥逆，脉微欲绝，身反不恶寒，其人面色赤……通脉四逆汤主之。"这个就是热因热用的经典范例。

寒因寒用

就是以寒治寒，用寒性方药来治疗表证出现寒象而内里热盛的症状。如热厥症，外表出现的是四肢冰冷，脉象虚沉，而内里却是烧心，心烦口渴，小便短赤等内热症状。因热盛是本疾病的主要征候，故必须用寒凉药治内里真热，从而让外冷征候消失。

塞因塞用

实际上就是虚则补之的沿用。比如脾虚者，常出现腹部胀满，按按就能缓解，舌质淡白，脉虚无力，这是因为脾虚所致，故要用健脾胃的方药来治疗，才能脾气健康运行，达到腹胀自消的效果。

通因通用

实质上就是以通利泻下之法则治疗泄利漏下等病证，适用于因邪实内阻引起的通泄症状的真实假虚征候。如：积滞或瘀结而致腹泻或漏血者。由积滞导致的食积腹痛，泻下不畅，就要用消导泻下法则来治疗。如瘀血所致的崩漏，就要用活血祛瘀的方药来治疗。如膀胱湿热所致的疾病征候是尿频、尿急、尿痛等病证，就要用清利膀胱湿热的方法来治疗。

第四节　治标与治本

急则治其标

急则治其标指的是，当标病危急，若得不到及时治疗还有生命危险时，或者严重影响到"本"病的治疗时，所采取的一种紧急错失。比如遇到大出血的病人，无论何种出血，都要先采取止血的治疗措施，等血止住以后再治本。急则治其标只是治本的暂缓权宜之计，为治本准备有利条件，最终达到治本的目的。

比如感冒发烧的病人，只要用点儿感冒退烧的药，烧退了就好了，可有者就爱滥用抗生素和消炎药，结果弄得"本"对药物有了耐受能力，再用普通的方药治疗的话，就不管用了。

缓则治其本

在标本疾病不甚急的情况下，先治本。缓则治其本，就是对主要病因病证进行有效的治疗，以达到解除病根的目的。如阴虚发热，就要采取滋阴养液的治本法则，发热的"标"不治就自退了。如外感风寒，就要采取解表祛邪的治疗法则，发热的"标"也就不治而退了。

标本同治

当标本征候都不甚急的情况下，就应该标本兼治。如气虚引起的感冒，虽然气虚为本，感冒为标，但若单纯补益气去治本的话，则会邪气滞留，表证不解。如果单纯解表发汗的话，则气虚得越厉害，所以只有用益气解表的方药，才能达到标本兼治的效果。标本的治疗，既要有其原则性，又要有其灵活性。无论先治本，或是先治标，或是标本兼治，都要视病情的变化，标本的缓急，

抓住治疗的关键，才能正确运用治标与治本这一法则。

第五节　扶正与祛邪

扶正祛邪的含义

扶正祛邪的含义就是，扶助正气来增强体质，提高机体抗病的能力。其实治疗疾病的过程，就是正邪较量的过程，正气旺盛了，疾病也就退却了。扶正多采用补益扶正法，药补、食补、体育锻炼等，都能达到扶正驱邪的作用。

扶正祛邪的运用

扶正与祛邪，相辅相成，相互为用。扶正能使正气加强，让机体增加抗御外邪的能力以达到祛除病邪的目的，即"正足邪自去"就是这个道理。祛邪有利于正气的保存和恢复，即"邪去正自安"。扶正祛邪法则的原则是：

一、认真观察和分析机体正邪消长盛衰的具体情况，并根据正邪在机体的较量中的地位，来计算扶正与祛邪的主次和先后。

二、扶正要消灭邪，祛邪但不能伤了正。

三、攻补祛扶一定要应用合理，扶正一定用于虚证，祛邪一定用于实证。具体运用如下：

1.扶正适用于以正气虚为主导的个体，邪气不亢盛的虚性病证或真虚假实证。就像气虚、阳虚的病证，应选择偏重补气、补阳的方法治疗；阴虚、血虚的病征，应选择偏重滋阴补血的方法治疗。

2.祛邪适用于以邪实为主的病证症候，正气虚衰的实性病证，或真实假虚证。祛邪

在实际运用当中，应辨清病邪性质、实质、强弱及所在的病位，要采用相应的治法。除此以外，还要注意中病即止，以免伤正。

3.临床应用中，先祛邪后扶正适用于正气尚能耐攻，邪盛正虚，扶正反会助邪的病证，这样的情况，必须先祛邪而后扶正。如血瘀所致的崩漏证，则先祛血瘀这个邪，再补血扶正。瘀血不去，崩漏难止，所以先用活血祛瘀方药，然后再补血，瘀血这个邪就去了，新血归经，血宁了，崩漏自然止住了。

4.先扶正后祛邪，适用于正虚为主兼有邪实之证的症候个体。因为正气的虚弱，不耐方药攻伐，或兼顾祛邪会更加伤及正气，故应先扶正后祛邪。如某些严重的虫积病证，因为正气大虚，故适合先健脾来扶正，待正气旺盛恢复了，然后再驱虫消积。

5.扶正与祛邪兼用，适用于正虚邪实并存之证的个体，两者兼用。可以获得扶正而不留邪，祛邪又不伤正的功效。具体运用时，还要分辨虚实轻重加以灵活运用，例如：正虚兼邪实者，应扶正兼顾祛邪。又如：邪实兼正虚者，又应该祛邪兼顾扶正。

第六节　调整阴阳

《黄帝内经》里说："人始生，先成精，精成而脑髓生，骨为干，脉为营，筋为刚，肉为墙，皮肤坚而毛发长"。中医里认为，人体里充满了阴阳，阴和阳同时存在，比如：形体属阴，功能属阳；脏属阴，腑属阳；气属阳，血和津液属阴等。

如果阴阳失去平衡协调了，就得辅以方药进行调整，只有阴阳调和了，身体才会健康。这就像《黄帝内经·素问·阴阳应象大论》中说的那样："阴平阳秘，精神乃治。"则表现为："淡红舌、薄白苔、平和脉"。如果阴阳失调了，就要做一下调整：

损其有余

阴阳偏盛所引起的实寒证、实热证，应该根据"实者泻之"的原则来调理。对于"阳盛则热"所引起的实热证，则应清泻阳热，用"热者寒之"的方药来治疗；如果是"阴盛则寒"所致的实寒证，就应当温散阴寒，用"寒者热之"的方药来治疗。

补其不足

由于阴阳偏衰所引起的病证，就应当补其不足了。如果是"阴虚则热"出现的虚热证，就得采用"阳病治阴"，用滋阴来阳亢。对于"阳虚则寒"所致的虚寒证，就得采用"阴病治阳"，用补阳来制阴。这就是医学里所阐述的："壮水之主，以制阳光；益火之源，以消阴翳"。

如果阴和阳有一方不足，就得施以补法，根据阴阳互济的原理，治疗阴虚证，在滋阴的方药中适当辅以补阳药；如果是治疗阳虚证，就得在助阳剂中，适当辅以滋阴药。这就是张景岳的《景岳全书·新方八阵》里记载的阴阳相济的妙处，补阳又滋阴，阴阳相济，阳得阴助而壮阳，阴得阳补而滋阴。真正实现了阴阳双补、互补的功效。

只有调整好身体的阴阳平衡了，才能让人体正常生活劳动没有病症。

第七节　调整脏腑功能

人体的脏与脏、脏与腑、腑与腑之间是相互协调的，人体是一个有机整体，是相互促进的，但在病理上则是相互影响的。如果想要健康，就要调整好脏腑的相互协调的功能，尽量避免发生疾病出现不协调。中医认为，五脏代表了天地五行，肾属水，肝属木，心属火，脾属土，肺属金。五行相生相克，这是五脏相生：肾水能生肝木，肝木能

生心火，心火能生脾土，脾土能生肺金，而肺金又能生肾水。五脏相克即五行相克：水克火，火克金，金克木，木克土，土克水。所以，在代表五行的五脏中，用药尽量记住相生相克。

脏和腑的关系是表里关系，如果脏腑功能不平衡了，也会出现病态，就像临床上说的"胃强脾弱"，这就是典型的脏腑不平衡的一个案例。

总之，无论是在饮食或用药中，一定要考虑五脏六腑的相生相克的功能，争取把脏腑功能调理到最佳状态。

第八节　调理气血关系

调理气血关系要着重从下面几个方面入手：

调精

1.填精。填精补髓适用于肾精亏虚者。精亏主要表现出的征候是：生长发育迟缓，生殖功能低下，气、血、神等的不足，就得用补髓填精的方药来调节。气血调理好了，也就肾盈精旺了。

2.固精。固精的方法常用于滑精、遗精、早泄，或者精泄不止的精脱征候。这就是肾气不固，就要在治疗的过程中补益肾气以固摄精液。

3.疏利精气。通过疏利精气，通络散结，来达到疏肝理气，舒缓气血瘀滞的目的。本条目适用于败精、浊精郁结滞留难以排出的征候。

调气

1.补气。补气用于气虚证。补气大多是补益肺、脾、肾，其中补益脾气是最关键的一环。

2.调理气机。主要用于气机失调的病证。气滞者适合行气，气逆者适合降气，气

陷者适合补气升气，气闭者适合顺气开窍通闭，气脱者适合益气固脱。辅以方药的同时，还要顺应脏腑气机的升降规律。如：脾气主升，肝气疏泄升发，就适宜畅肝气升发之性而升肝气。再如：胃气主降，肺气主肃降，就多适宜顺肺气下降的性体而降气。

调血

1.补血。补血用于血虚证。血源与脾胃、心、肝、肾等脏腑的功能密切相关。在补血的时候，就应该注意同时调治脏腑的功能，因"脾胃为后天之本"、"气血生化之源"，所以对脾胃的补养尤其重要。有时还可以使用一些补气发方药，来促使气旺生血，达到调血补血的目的。

2.调理血运。血瘀者适合活血化瘀，气滞者适合行气活血，因血寒血瘀者适合温经散寒行血；出血者适合止血，还要对出血的不同病机施以清热、补气、活血等的方药来调理，以达到调血、活血、补血的目的。

调津液

1.滋养津液用于津液不足证。气虚所导致的津液生成不足，适合益气生津的方药来达到益气生血的目的。

2.祛除水湿痰饮证。湿盛者适宜祛湿、化湿或利湿；水肿者，适宜利水消肿；痰饮者，适宜化痰多饮。体液代谢障碍与肺、脾、肾、肝等脏器功能失调有关，所以水湿痰饮的调治，多从调理肺气、脾气、肾气、肝气入手。

第九节　因时、因地、因人制宜

因时制宜

一年四季，有寒热温凉，要根据不同

的季节气候特点来考虑治疗用药，这就是"因时制宜"。比如：春夏季节，气候由温转热，阳气开始升发，人体腠理疏松开泄，用药就要慎防辛温发散的方药，以免开泄过头了耗伤气阴。到了秋冬的时候，气候由凉变寒，阴盛阳衰，人体腠理致密，而阳气秘藏于内里，用药就要慎防寒凉的方药，以防寒凉伤阳。就像《素问·六元正纪大论》里记载的那样："用寒远寒、用凉远凉，用温远温，用热远热，食宜同法。""用寒远寒"，"用热远热"，就是气候寒凉了避免用寒性药物，气候温热了，避免用温热药物，要因时制宜，就是这个道理。。

因地制宜

"因地制宜"就是根据不同地理环境特点，来考虑用药的治疗法则。不同的地理环境的气候也不相同，人的生活习惯和生理活动也不相同，病变特点也不相同，所以用药治疗也不相同。比如我国的西北地区，海拔高，干旱寒冷，其病多寒，治疗最好用辛温的方药。我国的东南地区，地势低湿热盛行，其病多湿热，治疗适合用苦寒的方药。就算是相同的病症，在治疗的时候也要考虑患者居住的地点的气候特征。如外感风寒证，西北地区严寒，用辛温解表药较重，常用麻黄、桂枝；东南地区温热，用辛温解表药较轻，就多用荆芥和防风。某些地区还有一些地方病，在治疗的时候注意加以甄别。

因人制宜

"因人制宜"就是根据病人的年龄、性别、体质等不同的特点，来考虑治疗用药的法则。

年龄

年龄的不同，导致了生理功能及病变特点的不同。比如：老年病人气血衰减，生理机能退化，所患的病也多是虚证或正虚邪实证。所以在治疗时，就要考虑他的虚弱，以补益的方药为主，避免损伤正气。除此之外，一般用药的剂量，也应该根据年龄，适当增减。

性别

由于男女性别的不同，其生理特点也不相同，妇女有月经、白带、坐胎、生产等情况，治疗用药的时候也应加以考虑。比如：妊娠期，对峻下破血的方药、滑利、走窜等伤胎或有毒的药物，应禁用或慎用。

体质

个体素质有强弱之分，还有偏寒偏热以及某种慢性疾病等不同情况，由于每个人的先天体质和后天调养的不同，身体素质也就不同。素质不同，用药也就不尽相同。如：阳盛者要谨慎用温热的方药，阴盛者要慎用寒凉的方药。因时、因地、因人制宜的治疗原则，充分体现了中医在辨证论治的实际操作中，对治疗疾病的灵活性和原则性。

第十节　简廉原则

就是以最简单的治疗方法和最廉价的方药成本来治疗的原则。如：风寒感冒初期，在大椎穴（大椎穴在人体背后颈部下端，第七颈椎棘突下面凹陷的地方）拔罐，一次就能治好；中暑，四肢末端放血好得最快；急性扭伤了腰，针刺百会穴（头顶正中心，但一定要专业医帅操作，切记）就成。这样简单又省医疗费的做法，省时省心还能治疗很多疾病，是医者父母心的体现。

第十一节 用中药治疗时的原则

重拳出击原则

治病如打仗，用药如用兵。这里所说的"重拳出击"，就是指用比较猛烈的药物，并加大它的药量来做的治疗。在临床上，适用于实证患者。如果诊断精准的话，又清楚实证雍堵的部位和性质，那么，就要加大剂量，下比较猛的药来治疗。以达到迅速疏通经络的目的。等经络疏通后，再慢慢调理各项机能。对这样的病症就需重拳出击，要么不打，要打就必须出拳稳准狠，等这病没有还击能力的时候，我们想怎么修理就怎么修理。例如：患血瘀者，用桃仁、红花、三棱、莪术、乳香、没药、水蛭等较猛的药物，而不是用像丹参、当归、赤芍、鸡血藤等较温和的药。中药是讲究复方配伍的，一定要用别的药物来抵消猛药带来的毒副作用。比如槟榔的常用量是6~15克，对虫积用药却用到60~90克，就是这个道理。

慢火炖肉原则

这里所说的"慢火炖肉"是针对某些虚证来说的，需用温和的补益方药来慢慢调理，不能用猛药，否则会前功尽弃，欲速则不达，极有可能会导致药物性实证的出现，所以一口吃不成大胖子。对于虚证征候的病人，适用慢火炖肉的用药法则。

阴阳结合原则

临床上，阴阳是相辅相成的，对阳虚者，补阳药治疗的同时少佐以补阴药，效果会更好。同理，阴虚者，在用滋阴药物治疗的同时，少佐以补阳药，效果也很好。所以在治疗过程中，补阳的时候一定要辅以补阴，补阴的时候一定要辅以补阳，这样才能达到阴阳调和，身体健康的目的。

气血结合原则

从气血的关系来说，气血是融为一体的，补气就能补血，补血又能益气。比如血瘀证时少佐以补气药能使血液流通更畅。治疗血溢证时少佐以补气药能使血液凝固；治疗血虚证时少佐一些补气药则更使血旺；治疗气虚证时佐以补血药使气有所藏，更好补；治疗气滞证时少佐以补血的药物，能消除理气药对人体的伤害等。

动静结合原则

人是由功能部分和形体部分两部分组成的，形体是静，功能是动。同样道理，药物也有动静之分：理气活血的药物为动，滋阴养血的药物为静，去实药为动，补虚药为静等。动药药性活泼，容易伤害人的气血，应用的时候要佐以静药来补气血；静药药性不活泼，进入人体之后不易流通，就要佐以动药，更能取得好的治疗效果。

补泻结合原则

在中医理论里，阴阳、天地、五行，无不相生相克。补和泄也是如此。补为补虚，泻为通利。要补虚，就得去浊，所以在用补药时少佐以通利药，补虚会更快。而泄药为通利，更能伤人气血，所以在用泻药治疗时，一定要结合补药治疗，这样就可避免由于补、泄不当导致的并发症和后遗症。

第二章 脏腑疾病

中医学中,心、肺、脾、肝、肾,称作五脏;胃、胆、大肠、小肠、三焦、膀胱,称作六腑。《素问·五脏别论》曰:"所谓五脏者,藏精气而不泻也,故满而不能实。六腑者,传化物而不藏,故实而不能满也。"所以,贮藏精气和化生是五脏的功能;传化糟粕,腐熟水谷,是六腑的功能。五脏与六腑的经脉相互依托,一脏与一腑是表里关系,所以,脏腑的疾病是互相的,是能在一起相提并论的。

头痛

中医学中的头痛病证相当于西医学中偏头痛、周期性偏头痛、紧张性头痛、丛集性头痛、血管性头痛、三叉神经痛等。

【症状】

全头、一侧、双侧、后脑、前额、头顶均可发生头痛,严重时可连及颈项、眉棱骨。头痛性质多为跳痛、胀痛、刺痛、隐痛、昏痛等。可突然发作、可反复发作,可持续数分钟、也可持续数周。头痛时多伴有面赤、倦怠、易怒、舌胖呕涎、唇紫舌瘀等症状。

【病因】

引起本证的原因主要有以下3种:

1.风热外袭,清窍不利。症见头痛满胀、如裂,发热或恶风,面红目赤,舌红、苔黄,口干渴,小便溲黄。

2.外感风湿,痰湿内生,脑髓脉络失充。症见头痛如裹,倦怠困重,苔白腻,胸闷纳呆,小便不利,大便或溏。

3.情志不畅,郁火、肝阳上冲。症见头痛满胀、眩晕,心烦易怒,夜寐不安,舌红、苔薄黄,口苦。

【主治方法】

1.头痛伴有面红目赤,方用芎芷石膏汤。

2.头痛伴有倦怠无力,方用羌活胜湿汤。

3.头痛伴有烦躁易怒,方用天麻钩藤饮。

4.头痛伴有舌胖呕涎,方用半夏白术天麻汤。

5.头痛伴有唇紫舌瘀,方用通窍活血汤。

【单方验方】

1.蔓荆子9克、川芎6克,水煎服;适用于风寒头痛。

2.桑叶9克、薄荷6克、菊花9克,水煎服;适用于风热头痛。

3.当归6克、制首乌15克、桑葚15克,水煎服;适用于血虚头痛。

4.苍耳子9克、川芎6克,水煎服;适用于偏头痛。

【口服中成药】

1.风寒头痛,用川芎茶调散。

2.风热头痛,用清眩丸。

3.肝阳上亢头痛，用脑立清。

4.痰浊阻遏头痛，用半夏天麻丸。

5.瘀血阻滞头痛，用正天丸。

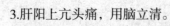

眩晕

在中医学中，以头晕、眼花为主症的这一类病证称为眩晕。相当于西医学中的高血压、低血压、贫血、低血糖等引起的眩晕，耳源性眩晕、神经衰弱等所表现出的眩晕病证。

【症状】

眩晕主要症状就是感觉身体周围的东西在不停地旋转，如坐车坐船一般，晕到厉害处，四肢发冷伴有呕吐、面色苍白出虚汗。眼睛干涩伴有耳鸣，眼球震颤，少睡健忘，腰膝酸软等症状。

【病因】

引起本证的病因主要由以下3种：

1.由于心情不好，经常恼怒引发的头晕目眩，致使肝阳偏亢而成。出现的症状是：眩晕耳鸣，头痛目胀、面红目赤、爱发火动怒、失眠多梦等。

2.由于体质弱引发的头晕目眩，因痰热与瘀血壅阻肺络所致的脓血目赤。症状表现为：咯脓血痰如米粥，腥臭异常。

3.由于邪毒入侵引起的头晕目眩。证见：不能久卧，气短乏力，自汗或盗汗，低热或午后潮热，心烦口干咽燥，面色无华，形瘦神疲等症状。

【主治方法】

1.眩晕伴有头痛目胀，失眠多梦易怒，方用天麻钩藤饮。

2.眩晕伴有痰多胸闷恶心，方用苓桂术甘汤合泽泻汤。

3.由气血亏虚引起的眩晕，方用归脾汤。

4.由气损及阳，腹中冷痛引起的眩晕，方用补中益气汤。

5.肾精不足，髓海空虚引起的眩晕，方用左归丸。

【单方验方】

1.用鲜薏苡根适量捣成汁，炖了趁热服下，每日3次。主治痰多引起的眩晕目涨。

2.山楂10克、诃子9克、猪肺尖50克，苍耳子全草30克、混合一起煎水服。主治头痛引起的眩晕。

3.女贞子、杭菊花、生地各9克、磁石24克、甘草3克、仙鹤草30克。水煎，每日1剂，分2次服用，连续服用3～5日。主治阴虚阳亢眩晕患者。

4.桑葚子、黑大豆各15克，用水煎，每日一剂，分为二次服下，把何首乌研末，每天早晨开水冲服15克。主治脾虚肾亏引起的眩晕。

5.鹿茸15克，用酒煎，滤去渣滓。加入麝香少许服用。主治肾阳不足引起的眩晕。

6.大黄30克、用酒炒3遍，研成细末，用茶调，每次3～9克，每日分2次服用。主治瘀血内阻引起的眩晕，是治标的方法。

7.天麻12克、丹参15克，用水煎，每天1剂，分2次服用。主治血瘀风动者引起的眩晕。

【晕眩症对症中成药】

1.风邪外感，用银翘解毒丸。

2.肺热痰浊，用养阴清肺膏。

3.脾虚痰盛，用半夏天麻丸。

4.痰浊上逆，用二陈丸。

5.肝肾阴虚，用天麻首乌片。

6.气血两虚，用十全大补丸。

7.瘀血阻络，用正天丸。

8.痰浊中阻，用陈夏六君子丸。

9.肾精不足，用滋阴补肾丸。

中风

中风是由于正气亏虚，情志、饮食、劳

外倦内伤等病因引起的风、火、痰、瘀，导致气血逆乱，大脑血脉痹阻或大脑血液溢出脑脉之外的一种疾病。

【症状】

临床上常出现突然昏迷扑倒、口眼歪斜、半身不遂、言语不清或秽语、半身麻木等症状。

【病因】

多因风邪侵入人体经络，导致气血痹阻，络脉不通。烦劳过度、情绪过激、气候骤变、饮酒饱食等也是诱因。本病多见于中老年人。

【主治方法】

1.补气活血汤，本方适用于中风病恢复期和后遗症。

2.脑梗死方，本方适用于脑梗死症候的患者。

3.活血抗瘫汤，本方适用于中风后遗症患者。

4.镇肝通腑化痰汤，本方适用于通经络与中风后遗症。

【单方验方】

1.黄芪、川芎、红花、地龙、水蛭、广木香、丹参、升麻、炙甘草各10克、葛根15克、槐花30克、黄精、稀莶草20克。用水煎服，每天一剂。主治脑梗死。

2.白芥子（或斑蝥24克）、樟脑粉各30克，和凡士林适量调成软膏。每天用脱脂药棉蘸取软膏，均匀涂抹在患肢上1次。主治中风半身不遂。

3.取大蒜瓣100克、明矾50克，放在一起捣烂取其汁，用药棉蘸取药汁敷在额部（勿使药液流入眼内），等到能说话的时候去掉。主治中风不语。

4.取生附子（或盐附子）研末，用淡陈醋调成饼状，敷涌泉穴。主治中风昏迷，高热不说话，下肢清冷。

5.取牙皂6克、细辛2克，共研成细末，吹入鼻孔少许。主治中风牙关紧闭，不省人事。

【中风对症中成药】

1.脑血栓，用脑血栓片。

2.偏瘫，用中风回春丹。

3.气血双亏、和风痰阻络，肝肾不足引起的中风，用大活络丸。

4.瘀血或痰湿闭阻经络的中风，用华佗再造丸。

5.痰瘀所致中风，用中风回春片。

神经衰弱

神经衰弱是指由于长期处于紧张和压力下，出现精神易兴奋和脑力易疲乏现象，常伴有情绪烦恼、易激惹、睡眠障碍、肌肉紧张性疼痛等。

【症状】

头痛失眠、忧郁多梦、头晕眼花、精神不振、心慌气短、耳鸣、注意力不能集中、记忆力减退、烦躁、手颤，男性有可能出现阳痿、遗精。

【病因】

引起本证的原因主要有以下2种：

1.阳盛不能入于阴，阳动过盛，而阴静不足以压抑，阳不能入于阴，而引起神经衰弱的病症发生。

2.阴虚不能纳阳，由于阴静不足，而导致相对的阳盛，所以阳不能入于阴。引起神经衰弱。

【主治方法】

1.酸枣仁散适用于神经衰弱，不寐多梦的患者。

2.八珍汤适用于气血两虚的神经衰弱患者。

【单方验方】

1.当归、白术各10克，川芎、炙甘草各5克，白芍药、茯苓各8克，人参3克、熟地

黄（酒拌）15克，此即八珍汤，主治气血两虚的神经衰弱症。

2.山栀15克、连翘15克、莲心10克、枣仁20克、茯神20克、白芍15克，用水煎服。如果患者躁汗，加生龙骨15克，牡蛎（先煎）15克，浮小麦25克。如果患者舌苔滑腻，惊悸，上腹满闷，去莲心，加半夏15克、橘皮15克、竹茹15克、枳壳10克。用水煎服。

3.白芍20克、生、熟地各15克、女贞子20克、生龙骨、生牡蛎（先煎）各15克、生龟板（先煎）15克、首乌藤25克，用水煎服。

4.黄芪20克、当归15克、党参15克、白术15克、白芍15克、熟地15克、茯神15克、枣仁20克、橘皮10克，用水煎服。

5.核桃仁50克、黑芝麻50克、桑叶50克，先把桑叶研成细末，与另两味药共捣如泥状做成药丸，每丸5克重，每次15克，一日二次。

6.萱草叶10克、合欢皮10克，水煎服。

【口服中成药】

1.朱砂安神丸，适用于心悸多虑的神经衰弱患者。

2.六味地黄丸、知柏地黄丸、二至丸，适用于肝肾阴虚患者。

3.人参归脾丸、补心丹，适用于心脾血虚的患者。

癫痫

癫痫俗称"羊羔子疯"，中医学称痫病、痫证、癫疾。本病是以颅神机能受损，脏腑功能失调，先天遗传或后天损伤两大致病因素所致。

【症状】

突然失去意识，仆倒不省人事，两目上视，眼球震颤，口吐涎沫，四肢抽搐，或者口中哇哇怪叫，过去了这阵儿，苏醒了和常人一样。发作前有头晕目眩，心口发闷等先兆，发作后疲倦乏力，精神不佳等症状。本病多在小儿时期成因和发生。

【病因】

引起本证的原因主要有以下3种：

1.在小儿很小的时候，元气未充，神气怯弱，受到大惊大恐的惊吓，造成脏腑的损伤，七情失调，导致了阴不敛阳而生热生风。从而诱发了本病。

2.母体突然受到惊恐，气机逆乱，导致精伤肾亏，母体精气耗伤，导致胎儿发育异常，大脑神经元发育不完全，出生后易发生痫病。

3.出生时难产，导致颅脑受伤，致神志逆乱，气血瘀阻，络脉不通，肢体抽搐，发展为癫痫。

【主治方法】

1.龙胆泻肝汤合涤痰汤，适用于风痰闭阻引起的癫痫病患者。

2.六君子汤合归脾汤，适用于痰阻脑络引起的癫痫患者。

3.当归龙荟丸合涤痰汤，适用于痰火扰神引起的癫痫病患者。

4.归脾汤合温胆汤，适用于发病日久，心脾两虚的癫痫病患者。

【单方验方】

1.黄芪15克，煮好去渣，加入莲子、粳米适量，用文火煎煮20~30分钟，每日1次食用。本方适用于心脾两虚型的癫痫患者。

2.荷叶蒂1个、砂仁1.5克、粳米50~100克、全瓜蒌5~10克，把荷叶蒂、砂仁、全瓜蒌先煎取汁，去掉渣滓，加入粳米一起煮成粥，最后加入冰糖，本方适用于痰涎壅盛证的取吐之后。

3.茯神15克、人参5克、砂糖30克、枣仁10克，把人参、茯神、酸枣仁煎汤，再加入砂糖，频服代茶饮。本方适用于心神不宁的患者。

4.天麻、川贝母、竹沥、菖蒲、远志各12克，全蝎10克，僵蚕、胆南星、姜半夏各6克，茯神、丹参各15克，用水煎服，每日一剂。本方适用于风痰闭阻患者。

5.龙胆草、茯苓、人参、菖蒲各15克，青黛、大黄、栀子、姜半夏、胆南星、橘红各6克，芦荟、黄芩、当归各12克，木香、枳实各10克，水煎服，每日一剂。本方适用于痰火扰神所致的癫痫患者。

6.赤芍、桃仁、红花、地龙各12克，川芎、全蝎各10克，老葱5克，僵蚕6克。水煎服，每日1剂。本方适用于瘀阻脑络所致的癫痫患者。

7.人参、丹参、熟地黄、酸枣仁、远志各15克，茯苓、白术、当归各12克，炙甘草、陈皮、姜半夏各6克，五味子5克。水煎服，每日1剂。本方适用于心脾两虚的癫痫病患者。

8.熟地黄、菟丝子、鹿角胶、龟甲胶、川牛膝、生牡蛎、鳖甲各15克，山药、枸杞子各12克，山茱萸6克，水煎服，每日1剂。本方适用于心肾亏虚的癫痫患者。

9.丹参、夜交藤、珍珠母（先煎）各30克，赤芍12克，红花4.5克，酸枣仁15克，地龙9克。水煎服。本方适用于痫病瘀血阻滞，心神不宁的患者。

10.党参24克，白术、制半夏、桂枝、制附子各15克，茯神、山药、薏苡仁各9克，水煎服，每日1剂。本方适用于痫病偏脾虚患者。

【口服中成药】

1.镇痫片，适用于痫证。

2.羊痫风癫丸，适用于痫证。

3.癫痫宁片，适用于痫证的痰热实火患者。

4.白金丸，适用于由痰阻心窍引起的癫痫发狂症状的患者。

5.医痫丸，适用于抽搐昏迷，口吐涎沫的患者。

6.羊痫风丸，适用于痰热痫证。

7.补肾益脑丸、刺五加脑灵液适用于肾虚型痫证。

8.苏合香丸，适用于痰气郁结证。

✳ 痴呆 ✳

痴呆多发生于老年人，是一种脑功能减退性疾病。在西医学中被分为老年性痴呆、混合性痴呆、脑血管性痴呆等。

【症状】

得病轻的患者可见神情淡漠，反应迟钝，寡言少语，善忘；重症患者表现为终日不语，或闭门独居，或言辞颠倒，行为失常，忽笑忽哭，或念念有词，或不吃也不觉得饿，分辨不清黑白昼夜，外出不知归途等。临床上望舌辩证常见：舌瘦色淡苔薄、多裂纹。

【病因】

本病多为七情内伤，久病年老，致使髓减脑消，神机失用引起痴呆。或者因为一些中毒性脑病、代谢性脑病、正压性脑积水、脑叶萎缩症、脑淀粉样血病等疾病引起大脑细胞受损，引起了痴呆症。

【主治方法】

1.三黑桃红四物化痰汤，本方适用于舌暗淡、苔厚腻，脉沉弦的患者。

2.益气活血升阳汤，适用于记忆力差，反应迟钝，肢体活动不利，舌苔淡暗，舌薄白，脉细弦者。

【单方验方】

1.生大黄10克、桃仁10克、桂枝10克、菖蒲10克、远志10克、龙骨30克、牡蛎30克、朱砂15克、蜈蚣2条、甘草6克、玄明粉10克（冲），本方适用于老年性痴呆体质壮实的患者。

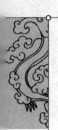

2.党参12克、炙黄芪12克、熟附片12克、益智仁12克、越菊丸（包）12克、山药12克，淡干姜3克，生白术9克、石菖蒲9克、陈皮6克、姜半夏6克。水煎服。本方适用于脾肾亏虚的痴呆患者。

3.桃仁10克、生大黄10克、玄明粉（分冲）10克、桂枝10克、远志10克、石菖蒲10克、蜈蚣2条、朱茯神15克、龙骨（先煎）30克、牡蛎（先煎）30克，甘草6克。用水煎服。本方适用于痰凝瘀阻引起的痴呆证。

4.党参30克、丹参20克、黄芪60克、桃仁10克、川芎10克、地龙15克、鹿角霜15克、红花5克、天竺黄6克、石菖蒲6克、远志6克。水煎服。本方适用于气虚血瘀引起的痴呆。

5.赤芍、当归、菖蒲各12克，川芎6～10克、桃仁、红花10克、麝香0.2克（冲）、枸杞子、山楂各15克，黄芪30克、大枣5～10克、生姜3克。水煎服，每日1剂。本方适用于气虚血瘀引起的痴呆。

6.枸杞子、丹参、赤芍、石菖蒲、卧忍冬藤各15克，制何首乌、菟丝子各20克，桑葚子、黑芝麻、黑大豆、黄芪、夜交藤各30克，川芎、桃仁、红花各10克，莲子心3克、连翘12克、苍耳子9克。水煎服，每日1剂。本方适用于肝肾亏虚，痰火扰心，血瘀内阻所致的痴呆证。

7.黄芪、卧葛根各30克，卧桃仁、红花、赤芍、当归、生地、熟地、地龙、知母、卧黄柏、郁金各9克，水蛭粉3克（服用）、石菖蒲15克、升麻、郯柴胡各4.5克。水煎服，每日1剂。本方对血管性痴呆有治疗作用。

【口服中成药】

1.脑力宝丸，适用于肝肾不足所致的健忘。

2.脑灵片，适用于心肾不交所致健忘。

3.参茸地黄丸，河车大造丸，适用于髓海不足所致的健忘。

4.清心滚痰丸，适用于内蕴痰热所致的健忘。

＊ 失眠 ＊

心神失养或心神不安，不能获得正常睡眠是为失眠。入睡困难或不能入睡，时睡时醒或醒后不能再入睡，浅睡眠等统称为失眠。

【症状】

心悸健忘、神疲乏力，舌红苔黄，急躁易怒，彻夜难眠，目赤耳鸣，头晕头胀，口干而苦，便秘溲赤，脉弦细数。

【病因】

引起此病的主要原因有以下6种：

1.心神失养，心胆气虚，神魂不安所致。症见多梦易醒，胆怯心悸，心烦不寐，触事易惊，终日惕惕，伴有倦怠乏力，气短自汗，脉弦细等。

2.由心脾两虚，心神失养，气血亏损，神不安舍所致。症见不易入睡，心悸健忘，多梦易醒，头晕目眩，神疲食少，伴有四肢倦怠，面色少华，腹胀便溏，脉细无力。

3.由心火炽盛，不能下交于肾，肾水亏虚，不能上济于心，心肾失于交通所致。症见心烦不寐，腰酸足软，心悸不安，伴头晕健忘，耳鸣，遗精，五心烦热口干津少，脉细而数。

4.由宿食停滞，胃气失和，壅遏于中，阳气浮越于外所致。症见不寐，脘腹胀满，嗳腐吞酸，胸闷嗳气，或见大便不爽，恶心呕吐等症状，脉滑。

5.由积湿生痰，郁痰生热，宿食停滞，扰动心神所致。症见心烦不寐，泛恶嗳气，胸闷脘痞，伴有头重，目眩，口干舌苦，脉滑数。

6.由肝气郁结，郁而化火，情志不遂，

上扰心神所致。症见不寐多梦，甚至彻夜不眠，急躁易怒，伴有头晕头胀，口干舌苦，目赤耳鸣，便秘溲赤，脉弦而数。

【主治方法】

1.龙胆泻肝汤，本方适用于肝气郁结，情志不遂所导致的失眠。

2.黄连温胆汤，本方适用于积湿生痰，宿食停滞所导致的失眠。

3.归脾汤合酸枣仁汤，本方适用于心脾两虚，气血亏损所导致的失眠。

4.安神定志丸合酸枣仁汤，本方适用于心神失养，心胆气虚所致的失眠。

5.人参益气汤化裁，本方适用于心胆两虚的患者。

【单方验方】

1.炒酸枣仁、麦冬各10克，远志6克，用水煎服，每日1剂。本方适用于阴亏失眠患者。

2.合欢皮、白芍各9克、琥珀0.6克，水煎服，每日1剂。本方适用于阴血亏虚的失眠者。

3.夜交藤15克、炒酸枣仁、石斛各12克，合欢花、龙齿、茯神、麦冬、白芍、夏枯草各9克、珍珠母30克、琥珀1.5克、朱砂1克，水煎服，每日1剂。本方适用于阴虚火旺的失眠患者。

4.法半夏、白术、石菖蒲、胆南星、枳壳、酸枣仁各10克，茯苓15克、陈皮9克，用水煎2次，分2次服，每日1剂。本方适用于痰火内扰所致的失眠。

5.龙眼肉15克、莲子20粒，用水煮熟至烂，睡前吃肉喝汤。本方适用于心脾两虚的失眠患者。

6.当归、茯苓、党参各100克，生地黄、桔梗、夜交藤、远志各50克，玄参15克、麦冬、丹参各75克、五味子62.5克、柏子仁25克、珍珠母125克、朱砂12.5克。共研为末，每100克药粉用蜂蜜110克拌匀，制成

大蜜丸，每丸9克。每日3次，每次1丸，连服30丸为1个疗程。本方适用于阴虚所导致的失眠患者。

7.生地15克、玄参、竹叶卷心、莲子、甘草各9克，灯蕊1束。水煎服，每日1剂。本方适用于心肾不交，心火独亢所致的失眠多梦。

8.龙胆草、炒山栀、柴胡、薄荷、生甘草各3克，黄芩、生地黄、当归各6克，半夏、炒枳实、通草、青陈皮各4.5克，水煎服，每日1剂。本方适用于绝经后，肝阴不足，肝火上亢所致的失眠。

9.法半夏、炒枳实各6克，炙远志、陈胆星、炙甘草各3克，广陈皮、炒竹茹各5克，熟枣仁、北秫米各12克，珍珠母15克。水煎服，每日1剂。本方适用于痰浊中阻，胃气不和所引起的失眠。

【口服中成药】

1.柏子养心丸，适用于心血虚引起的失眠。

2.南洋安神片，适用于各证型失眠。

3.夜宁冲剂，适用于气阴两虚引起的失眠。

4.归脾丸，适用于心脾两虚引起的失眠。

5.滋肾宁神丸，适用于肝肾亏损引起的失眠多梦。

6.龟鹿宁神丸，适用于肾虚、气血不足引起的健忘失眠。

7.天王补心丹，适用于阴虚血少引起的失眠。

8.安神补脑片、五味子糖浆适用于肾虚所致的失眠健忘。

狂病

因先天遗传，或五志过极，痰火瘀血，堵塞了心窍，致使神机错乱而引起的病症称

为狂病。

【症状】

临床主要表现为精神亢奋，少寐易惊，疑虑丛生，妄见妄闻，言语支离，骂人毁物，狂躁不安，动而多怒等

【病因】

引起此病的主要原因有以下4种：

1.五志化火，多痰，痰随火升，痰热上扰清窍所致。

2.气郁日久，血气凝滞，痰瘀互阻，痰结日深，神窍被窒所致。

3.肝火内盛，血热成为瘀血，瘀血阻窍所致。

4.火失水济，元阳升腾不能控制，耗津伤液，神明受扰所致。

【主治方法】

1.生铁落饮加减，本方适用于五志化火，痰随火升的狂病症状。

2.温胆汤合朱砂安神丸，本方适用于五志化火、便秘的患者。

3.癫狂梦醒汤，本方适用于血气凝滞，痰瘀互阻所引起的狂病。

4.通窍活血汤，本方适用于肝火内盛，灼血为瘀所引起的狂病。

5.二阴煎，本方适用于火盛伤阴，迁延日久所引起的狂病。

6.黄连阿胶汤合琥珀养心丹，本方适用于耗津伤液，火失水济所引起的狂病。

【单方验方】

1.黄芫花，取黄芫花花蕾和叶，晒干研粉，成人每服1.5~6克，饭前1次服下，1个疗程为10~20天。本方适用于狂病属痰火扰心的患者。

2.巴豆霜1~3克，分2次间隔半小时服完，隔日吃1次，10次为1个疗程，连服2个疗程。第2疗程隔2日1次。本方适用于痰火扰心的患者。

3.礞石10克、寒水石30克，水煎服，每日1剂。本方适用于痰火扰心的患者。

4.苦参为末，蜜丸。制成每个5克的蜜丸子，每日2次。主治各种狂证。

5.钩藤、竹茹各10克，牛膝12克，通草6克，琥珀（研面）3克、辰砂（研面）3克、竹沥水30~90克。本方适用于情志抑郁，五志化火所致的患者。

【口服中成药】

1.天王补心丹，本品适用于狂病日久，阳盛阴伤的患者。

2.朱砂安神丸，本品适用于心火炽盛的狂病患者。

3.归脾丸，本品适用于心脾两虚的患者。

4.平补镇心丹，本品适用于心气不足，意志不定的患者。

5.当归龙荟丸，本品适用于肝胆实火发狂的患者。

6.失笑散，本品适用于气滞血瘀的患者。

7.大黄䗪虫丸，本品适用于包络脉瘀型的患者。

8.白金丸，本品适用于由痰阻心窍引起的发狂的患者。

感冒

感冒俗称"伤风"，是受风邪外感引起的发热恶寒、打喷嚏、鼻塞流涕、咳嗽等为主要症状的疾病。一年四季都有可能发生，但在气候急剧变化、季节交替的时候发病率最高。在西医学中被称为急性上呼吸道感染、流行性感冒。

【症状】

感冒主要症状表现为：鼻塞流涕、喷嚏、发热、恶寒、咽痒、咽红、咳嗽等为主要症状。或者伴有呕吐、腹胀、痰鸣、高热惊厥等症状。

【病因】

引起此病的主要原因有以下4种：

1.外感风寒之邪所致的感冒。症见发热恶寒，鼻流清涕，头痛咽痒，无汗，咽不红，口不渴，脉浮紧。

2.外感风热之邪所致的感冒。症见发热微恶寒，头痛鼻塞或流浊涕，有汗或汗少，咽红或者疼痛，咳嗽，口渴饮引，痰稠或白或黄，脉浮数。

3.外感暑邪所致的感冒。症见高热无汗，头痛，胸闷泛恶，身重困倦，咳嗽、食欲不振，或有呕吐、腹泻，脉濡数。

4.肺阴不足，阴虚内热所致的感冒。症见面色潮红，潮热盗汗，形体消瘦，手足心热，口渴咽干，脉细。

【主治方法】

1.荆防败毒散，本方适用于外感风寒之邪所致的感冒。

2.新加香薷饮加减，本方适用于外感暑邪所致的感冒。

3.黄芪桂枝五物汤，本方适用于营卫不和，正虚邪恋所致的感冒。

4.百合固金汤加减，本方适用于阴虚内热、肺阴不足所致的感冒。

5.银翘散加减，本方适用于外感病邪或疫毒热邪侵袭所致的感冒。

6.香薷饮加味，本方适用于外有表寒，内蕴暑热，当风而卧所致的感冒。

7.卫气双解汤，本方适用于小儿各型上呼吸道感染。

【单方验方】

1.生姜3~5片，葱白头（连须）3~7根，用水煎汁加红糖适量，口服，本方适用于风寒所引起的感冒。

2.葱白2段、豆豉15克、生姜3片，水煎热服。本方适用于风寒引起的感冒。

3.大青叶30克、马鞭草30克、甘草4克、羌活10克，水煎，分次口服，本方适用于冬春感冒，头身疼痛无汗，发热不退的感冒。

4.香薷30克、柴胡30克、厚朴30克、扁豆花30克、防风30克、银花50克、连翘50克、豆豉50克、鸡苏散50克、石膏50克、板蓝根50克。煎水3000毫升，稍冷用此药水洗澡，每日1~2次，本方适用于暑邪引起的迁延不愈的感冒。

5.生大黄、枳实、山药各15克，甘草10克，寒水石20克，煎水取汁200毫升，高位直肠滴注或灌肠，每隔2~4小时1次。本方适用于各种外感高热的感冒患者。

【口服中成药】

1.桑菊感冒冲剂、双黄连口服液、柴胡口服液、抗病毒口服液，适用于外感风热所致的感冒。

2.小柴胡冲剂，适用于感冒发热，反反复复发作的患者。

3.玉屏风口服液、急支糖浆，适用于反复感染，肺部也受到感染反复发作的感冒咳嗽患者。

4.正柴胡饮冲剂，适用于外感风寒初起引起的感冒。

5.清开灵口服液、新雪丹颗粒剂，适用于各证型感冒发热的患者。

支气管炎

支气管炎多为受外邪侵入，或脏腑功能失调，影响到肺的正常宣肃，造成肺气上逆作咳、多痰的一种肺部感染的病症。

【症状】

本病大多是感冒引起，以咳嗽为主要表现症状，初起是无痰干咳，以后咳嗽加重，痰也由少量稀薄逐渐增多增稠，甚至有的变为脓性。

【病因】

本病是受外感侵袭，风邪伤肺，脏腑

功能失调，肺气闭郁，导致上呼吸道感染所致。

【主治方法】

1.宣肺止咳汤，适用于痰热壅肺，肺气失宣所致的支气管炎。

2.蛤贝止咳汤，适用于邪热恋肺，阴虚燥咳所致的支气管炎。

3.桑菊饮，适用于邪风热之邪所致的支气管炎。

4.清金化痰汤，适用于内生痰热存贮在肺里宣泄不出所致的支气管炎。

5.二陈汤，适用于内生痰湿阻肺宣泄所致的支气管炎。

6.沙参麦冬汤加减，适用于肺阴耗伤所致的支气管炎。

7.六君子汤加味，适用于肺脾气虚所致的支气管炎。

【单方验方】

1.杏仁9克、冰糖15克，鸭梨1个去核。水煎服，本方适用于风热咳嗽。

2.茯苓10克、桑白皮10克、半夏6克、橘皮6克、苏子6克、杏仁6克。先用凉水浸泡中药30分钟，再用文火煮20分钟，煎2次，共煎药液60毫升，每次服20毫升，每日3次。本方适用于痰湿咳嗽。

3.枇杷叶10克、桑白皮10克，桔梗6克、白前6克，水煎服。本方适用于肺热咳嗽。

4.杏仁10克、鱼腥草60克、桔梗12克。水煎服。适用于痰热咳嗽。

5.川贝母6克、雪梨1个、冰糖15克。蒸服。适用于阴虚咳嗽。

7.豆豉10克、葱白1根，捣泥敷于手心。本方适用于风寒咳嗽。

8.丁香3克、肉桂3克，共研为末。温水调敷于肺俞穴，用胶布固定。每日换1次。本方适用于气虚咳嗽。

9.桑叶10克、矮地茶30克，水煎服。本方适用于风热咳嗽。

10.百部根捣碎取其自然汁液，用白蜜和匀等分，熬成膏。每日二次，每次一匙，用开水送下。本方适用于年久不愈的咳嗽。

11.黄芩10克、瓜蒌壳10克、鱼腥草10克，用水煎服，本方适用于痰热咳嗽。

【口服中成药】

1.蛇胆川贝液、急支糖浆、半夏露、止咳橘红口服液，本品适用于风热、痰热咳嗽。

2.橘红痰咳液，本品适用于痰湿咳嗽。

3.蜜炼川贝枇杷膏、复方岩白菜片、复方甘草片，适用于各种咳嗽。

4.蛇胆川贝散、清气化痰丸、清肺抑火丸适用于肺热咳嗽。

5.通宣理肺丸，适用于风寒咳嗽。

支气管哮喘

支气管哮喘就是宿痰存贮在肺上，遇到外邪侵袭，痰阻呼吸道，肺失去了清肃痰的能力，痰气在肺内搏击所引起的一种呼吸道感染症状。相当于西医学的喘息性支气管炎，支气管哮喘，或其他急性肺部过敏性哮喘。本病多发生在秋初或冬令时节，有明显的季节性。

【症状】

本病发病使伴有哮鸣音的呼气性呼吸困难或发作性咳嗽、胸闷。严重者被迫采取坐位或呈端坐呼吸，干咳或咳大量白色泡沫痰，甚至出现发绀等，有时咳嗽可为唯一的症状（咳嗽变异型哮喘）。有的青少年病人则以运动时出现胸闷、咳嗽及呼吸困难为唯一的临床表现（运动性哮喘）。哮喘症状可在数分钟内发作，经数小时至数天，用支气管舒张剂或自行缓解。某些患者在缓解数小时后可再次发作。夜间及凌晨发作和加重常是哮喘的特征之一。

【病因】

引起此病的主要原因由以下3种：

1..由肺虚不能主气，痰饮蕴肺，肺气上逆，脾虚健运无权，气不化津所致的哮喘，多见于哮病日久。其症状为：舌淡苔白，气短声低，喉中有轻度哮鸣声，面色㿠白，咳痰清稀色白，自汗畏风易感冒，食少便溏，倦怠无力，脉细弱或虚大。

2.由寒痰伏肺，痰升气阻所导致的哮喘，症见呼吸急促，哮鸣，胸膈满闷喘不开，咳少，痰少咳吐不爽，口不渴，白色黏痰。或渴喜热饮，或恶寒、喷嚏、流涕，舌苔白滑，脉弦紧或浮紧。

3.由痰热蕴肺，壅阻呼吸道所引起的哮喘，症见气粗息涌，咳呛阵作，喉中痰鸣如吼，胸高胁胀，咯痰黄色或白色，粘浊稠厚，不易吐出，面赤口苦，烦闷不安，口渴喜饮，有汗，舌红苔黄腻，脉弦数或滑数。

【主治方法】

1.定喘汤，本方主治遇外邪发病，痰气上升阻肺所致的哮喘。

2.射干麻黄汤，本方主治寒痰伏肺，痰升气阻所导致的哮喘。

3.六君子汤，本方主治哮病日久，痰饮蕴肺不能宣泄的哮喘。

【单方验方】

1.白芥子20克、延胡索20克、甘遂10克、细辛10克，共研为末，加麝香0.6克和匀，在夏季三伏中，用姜汁调敷，分3次敷于肺俞、膏肓、百劳等穴，1～2小时去掉，每10日敷1次。本方适用于各种证型的哮喘。

2.地龙焙干研粉，分装在胶囊里，开水服用，每次口服3克，每日2次。本方适用于热哮者。

3.把15克皂角煎水，用所煎出的水浸白芥子30克，浸润12小时后焙干，研成粉末服用，每次1克，每日3次。本方适用于痰涌气逆的哮喘。

4.把5条僵蚕浸入姜汁，晒干，在瓦上烘焙至干至脆，和入细茶适量，共同研成粉末，开水服用，每日1次。本方适用于喉中痰鸣的哮喘。

5.核桃肉10克、老姜3克、红糖6克、黑芝麻10克，放在一起捣烂成泥，滚开水冲服，每日2次。本方适用于各种证型的哮喘。

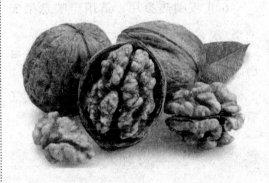

核桃肉

3.桑白皮12克、黄芩12克、黄连6克、栀子6克、杏仁6克、贝母12克，半夏10克，苏子10克。水煎服，每日1剂。本方适用于痰热遏肺所导致的哮喘。

6.半夏、茯苓、苏子、白芥子、莱菔子各12克，陈皮、甘草各6克。水煎服，每日1剂。本方适用于痰浊阻肺所导致的哮喘。

7.麻黄30克、五味子30克、甘草30克，研末做15包，每日3次，每次服1包。本方对任何证型的哮喘有效。

8.捉小蝌蚪，用凉水洗净，成人每天服用10个，小儿酌减，连服10日。本方主治过敏性哮喘。

9.蛤蚧粉45克、地龙粉75克、五味子24克、紫河车粉60克，蜜丸或水丸，每日2次，每次5克。本方治本，可减少哮喘的发作或不发。

【口服中成药】

1.黄龙咳喘冲剂、海珠喘息定片，适用于各证型哮喘。

2.补肾防喘片，适用于肾虚气喘。

3.桂龙咳喘宁胶囊，适用于风寒或痰湿阻肺者。

4.金水六君丸，适用于肺病日久，肾阳亏耗所致的哮喘。

5.止嗽定喘膏，适用于外感风寒，痰热内蕴的咳嗽哮喘。

6.止咳喘热参片，适用于喘息型气管炎。

7.蛤蚧定喘丸，适用于虚劳久咳，年老哮喘。

8.麻杏止咳糖浆，适用于急、慢性支气管炎及喘息。

大叶肺炎

大叶肺炎多发生在冬末春初，当身体抵抗力低下，突然受到外邪的侵扰就会诱发本病。本病属于中医药学的咳嗽、胸疼、咳血、哮喘等门类，其中毒性肺炎，应中西医结合起来抢救。

【症状】

大叶肺炎主要症状是发病初期干咳痰少，紧接着咯出铁锈色痰，舌红、舌苔白薄，脉数。发展严重的，可表现为烦躁不安、谵语，舌红、舌苔黄，胸痛、烦躁、咳嗽等症状。如果更严重的，可出现神志蒙眬，休克等状态，被称为中毒性肺炎。

【病因】

大叶肺炎多是因为冬春季节更替，气候变化无常，身体抵抗力下降，突然受凉所致。

【主治方法】

1.麻黄荆芥汤，主治初期大叶肺炎。

2.银花连翘知母汤，主治中期大叶肺炎。

【单方验方】

1.麻黄10克、荆芥穗15克、杏仁15克、石膏（先煎）50克、连翘15克、黄芩15克、桔梗15克、丹皮15克、芦根50克。水煎服。本方适用于大叶肺炎初发病者。

2.银花50克、连翘25克、石膏（先煎）50克、知母15克、黄连15克、丹皮15克、生地25克、鱼腥草20克、芦根50克，水煎服。本方适用于大叶肺炎中期患者。

3.鲜生地50克、元参15克、麦冬15克、知母15克、杏仁15克、冬瓜子25克、鱼腥草20克、芦根50克、黛蛤散15克。水煎服。本方适用于恢复期的大叶肺炎患者。

4.鲜蒲公英50克，捣烂，水煎服，每日二次。

5.鱼腥草一把，水煎服，每日二次。

6.浮萍20克、鲜芦根100克，水煎服，每日二次。

【口服中成药】

补中益气丸、理中丸、参苓白术散、香砂六君丸等。

肺脓肿

肺部受外邪侵袭，迁延不愈，就会形成肺脓肿。肺脓肿属于中医学的肺痈病，肺壅血瘀，郁结成痈。

【症状】

肺脓肿以咳嗽、咯痰腐臭，胸痛或者咯脓血为主要特征。起病突然，发冷发热，初期咳嗽出泡沫状痰，常伴有胸痛、气短等症状。发病一至二周后，咳嗽加剧，咯出大量脓痰，或腐臭，或痰中带血，甚至严重者，直接咳血。如病人转为慢性，则经常不规则发热，咳嗽、咯痰，有杵状指。

【病因】

肺脓肿是指多种慢性肺系疾患反复发

作，肺脾肾三脏虚损，迁延不愈，从而导致肺管不利，气道不畅，肺气壅滞，胸膺胀满不能敛降，肺部受风邪侵袭，常见化脓性感染。常由细菌感染、支气管阻塞或吸入异物而造成。

【主治方法】

1.止咳汤，主治治疗气管炎引起的肺脓肿。

2.千金苇茎汤，主治热毒瘀结于肺，肉腐成脓的严重肺气肿。

3.化痰定咳汤，主治急慢性支气管炎。

4.久咳丸，主治久咳不止。

5.敛肺止血膏，主治疗支气管扩张症。

【单方验方】

1.银花50克、连翘25克、芦根50克、甘草10克、桔梗15克、薄荷（后下）10克、浙贝母20克、杏仁15克、炒栀子15克。水煎服。本方适用于外邪伤肺肺脓肿的发病初期。

2.芦根100克、冬瓜子25克、生薏仁50克、桃仁20克、桔梗25克、黄芩15克、瓜蒌50克、黄连10克、银花50克、鱼腥草25克，水煎服。本方适用于成痈期，热壅血瘀，汗出不解，高热或寒战的患者。

3.桔梗25克、甘草15克、芦根100克、银花50克、败酱草50克、鱼腥草50克、生薏仁50克、冬瓜仁25克、桃仁20克，水煎服。本方适用于溃脓期大量排出米粥样、腐臭脓痰，血败肺腐的肺脓肿患者。

4.金荞麦、蔓荆子、鱼腥草各20克，甘草、化橘红各8克，白花蛇舌草30克，天竺子、天浆壳各10克。本方主治急慢性支气管炎。

5.荆芥、白前、化橘红各6克，前胡、杏仁、贝母、连翘、百部草、桔梗各9克，芦根24克、甘草3克。水煎服，每日1剂。本方适用于气管炎。

【口服中成药】

1.清肺抑火丸，适用于肺热咳嗽，大便干燥，痰黄稠粘，口干咽痛者。

2.蜜炼川贝枇杷膏，复方岩白菜素片，复方甘草片，通宣理肺丸，清气化痰丸。适用于肺热咳嗽，寒痰壅肺者。

＊ 肺气肿 ＊

肺气肿是指因热毒瘀结于肺，致使肉败血腐，肺叶生疮，形成脓疡，反复发作迁延不愈，导致肺脾肾三脏虚损，肺管不利，气道不畅，肺气壅滞，胸膺胀满不能敛降的一种肺部疾病。

【症状】

本病症状主要是：

【病因】

引起此病的主要原因有以下3种：

1.由热壅血瘀，痈脓溃破，血败肉腐，脓液外泄所致的肺气肿。常见症状为：突然咯吐大量血痰，腥臭异常，或痰如米粥，有时咯血，气喘不能平卧，胸中烦满而痛，烦渴喜饮，身热面赤，舌红绛苔黄腻，脉滑数等。

2.由热毒壅肺，热壅血瘀，酝酿成痈的肺气肿常见症状为：身热振寒，继而壮热不寒，咳嗽气急，汗出烦躁，咳吐浊痰，呈现黄绿色，胸满作痛，口干咽燥，脉滑数。

3.由风热外袭的肺气肿常见症状为：发热微恶寒，咯黏液痰或黏液脓性痰，咳嗽，胸痛，痰量由少渐多，咳时尤甚，口干鼻燥，呼吸不利，苔薄黄，脉浮数而滑。

【主治方法】

1.银翘散，主治风热外袭，内犯于肺者。

2.千金苇茎汤合如金解毒散，主治热毒壅肺、酝酿成痈者。

3.沙参清肺汤合竹叶石膏汤，主治热壅血瘀，血败肉腐者。

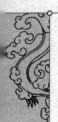
4.沙参清肺汤合竹叶石膏汤，主治邪毒已去，阴伤气耗者。

5.二陈汤合三子养亲汤，主治痰多白腻，肺病日久，痰浊停阻者。

6.越婢加半夏汤，主治宿痰热结，壅阻于肺者。

7.桑菊饮，主治外感风热之邪，侵犯肺卫者。

8.贝母瓜蒌散，主治痰少质黏，燥邪犯肺者。

【单方验方】

1.五味子3克、甘草6克、麻黄6克，水煎服，每日1剂。本方适用于各证型者。

2.苍术10克、桔梗10克，莱菔子30克，麻黄5克。每日1剂，水煎服。本方适用于胸腹胀满者。

3.生石膏、云茯苓各12克、麻黄3克、甘草、杭芍、白术、生姜、杏仁各9克、附子6克、大枣（分成两半）5枚、白茅根30支、车前子15克。水煎服，每日1剂。本方适用于痰饮郁肺，肺气不宣者。

4.活鲤鱼一尾，去除内脏肠子等杂物，加入贝母末9克，扎好，另用童子便半碗，把鱼浸入，放蒸笼隔水炖熟，和汁服之，每日一次。

5.银花、连翘、苇茎薏、苡仁各15克、冬瓜仁12克、甘草6克、炒枳实、杏仁、白芍各9克。水煎服，每日1剂。清热解毒排脓，本方适用于成痈期之末，溃脓期之初者。

6.葶苈子粉3.6克，装入胶囊口服，适用于咳嗽痰涌之症。

7.万年青根12～15克、卧红枣5枚，水煎服。适用于喘悸水肿。

8.杏仁60克、胡桃肉60克，共研为细末。每次口服3克，掺蜂蜜少许调服，每日3次。适用于肺肾气虚而肺胀者。

9.生梨1个、柿饼2个，同煎，喝水吃肉。适用于肺肾阴虚而肺胀者。

10.百合250克、枸杞子各250克，研细末加蜂蜜制成蜜丸，适用于肺肾阴虚而肺胀者。

【口服中成药】

1.羚翘解毒丸、银翘解毒片、感冒退热冲剂，适用于肺痈初期者。

2.穿心莲片、犀黄丸，适用于肺痈成痈期。

3.消咳喘，适用于痰浊阻肺者。

4.橘红丸，适用于痰热壅盛，咳嗽痰多者。

5.安宫牛黄丸，适用于痰蒙神窍神昏者。

6.猴枣散，适用于小儿痰涎壅盛，神志昏迷、喘满，烦躁不安。

7.补肾防喘片，适用于各证型。

肺结核

由结核杆菌引起的慢性呼吸道传染病叫肺结核。肺结核起病大都缓慢，具有传染特征，多有接触肺结核病人的历史，家族传染史尤为重要。肺结核属于中医学的肺痨、咳血等疾病范畴。

【症状】

本病以身体逐渐虚弱，消瘦、咳嗽、潮热、盗汗、咯血为主要特征。其临床症状可归纳为二类：

一、中毒症状。中毒症状是结核菌毒素及被破坏肺组织，吸入血流，从而刺激神经系统引起的中毒性反应。早期感觉周身不适、午后低热、疲倦无力。稍重者热型不规则、食欲减退、时高时低，心悸、失眠、消瘦、盗汗。妇女常伴有月经延期或闭经。

二、呼吸道症状。呼吸道症状早期一般咳嗽不重，少数有白色黏痰，呈干咳症状。当肺组织被结核杆菌破坏形成空洞时，痰量增多，呈黏液脓性，咳嗽、咯痰加重。有的痰中带血，或者少数病人大量咯血。如果病变延展严重时，可能出现呼吸困难、发绀等症状。

【病因】

致病因素有两种原因，内因和外因。外因即是中医学中的"痨虫相传"（结核菌）；内因就是指的身体的正气，当结核杆菌侵入身体后，如果正气充沛，就不致病，如正气虚弱，就可能发病。因为结核病，病变在肺，所以发病后常见肺气和肺阴虚耗的现象。脏腑都是互相关联的，肺痨日久，这就累及了脾胃，或出现肺肾同病的现象。

【主治方法】

1.麦门冬汤合清燥救肺汤加减，主治肺阴亏耗，肺失肃降，虚火内炽所致的肺痨。

2.甘草干姜汤，主治肺气虚寒，津反为涎，气不化津所致的肺痿。

3.紫菀散加丹参，主治肺肾气阴两虚，瘀痰阻络所致的肺痿。

4.麻黄升麻汤加减，主治日久不愈，阴阳俱损，反复发作，寒热夹杂所致的肺痿。

5.月华丸，主治阴虚肺燥，肺伤络损，肺失滋润所致的肺痨。

6.百合固金汤，主治肺肾阴伤，燥热内灼，水亏火旺，血热妄行所致的肺痨。

7.保真汤，主治阴伤气耗，肿脾两虚，脾不健运，肺失清肃所致的肺痨。

8.补天大造丸，主治肺脾肾三脏俱损，肺痨病久，阴伤及阳，所致的肺痨。

【单方验方】

1.冰糖10克，银耳15克，水煮服，每日1次。本方适用于虚热肺痨。

2.核桃肉6克、人参10克，猪瘦肉适量，加水适量，隔水炖熟服食。本方适用于虚寒肺痨。

3.野山人参12克、苏叶3克（后下）、杏仁10克、炒苏子10克、知母10克、炒莱菔子10克、冬虫夏草10克，石菖蒲15克、紫菀15克、枇杷叶15克、生石膏30克、生牡蛎30克、浙贝母9克、卧生甘草5克。水煎，分3次服。本方适用于肺痨痰多，正虚邪实者。

4.当归10克、白芍10克、麦门冬10克、桑白皮10克、百部10克、薏苡仁10克，人参3克（或党参9克），黄芩6克、五味子3克。生姜煎服。本方适用于肺痨属气阴两虚者。

5.炙麻黄10~15克，杏仁10克、炙桑白皮10克、淡黄芩5克、炒牛蒡子5克、桔梗5克、生甘草3克。水煎服，每日1剂。本方适用于急性肺不张引起的喘咳痰多、胸闷之症。

6.白及、百部、炮山甲、牡蛎等份研成细末，每服3~5克，每日2~3次。本方适用于各证型。

7.葎草1.5千克，百部0.5千克、白及0.5千克，夏枯草250克、糖2千克。加水反复煎煮，煮至浓缩液约为5千克，每日50毫升，分3次服。本方适用于各型肺痨均可服用。

【口服中成药】

1.养阴清肺丸，适用于阴虚肺热型。

2.养阴清肺糖浆，适用于阴虚肺燥者。

3.固本咳喘片，适用于肺肾气虚型。

4.百花定喘丸、蛤蚧定喘丸，适用于虚热型。

5.蛇胆半夏片，适用于虚寒型。

6.利肺片，适用于各证咳嗽、咯血者。

肺癌

肺癌是发病率和死亡率增长最快，对人群健康和生命威胁最大的恶性肿瘤之一。中医认为，邪毒侵入，正气内虚，致使痰浊内聚，蕴结于肺，气滞血瘀，肺失宣降引起本病。而目前大量资料表明，长期大量吸烟与肺癌的发生有非常密切的关系。

【症状】

肺癌典型症状是干咳无痰、慢性咳嗽、

咳血、呼吸急促困难、胸痛等。

【病因】

引起此病的主要原因有以下3种：

1.肺阴亏虚，热毒炽盛所致的肺癌。症见咳嗽无痰、少痰、痰中带血，甚至严重的患者咯血不止，胸痛，低热盗汗，心烦寐差，口渴，大便干结，或热势壮盛，久稽不退，舌红苔黄，脉细数或胖大。

2.脾湿生痰，痰湿蕴肺所致的肺癌。症见咳嗽，咯痰，痰白或黄白相兼，气憋，痰质稠粘，胸闷胸痛，神疲乏力，纳呆便溏，淡苔白腻，脉滑。

3.气滞血瘀，痹阻于肺所致的肺癌。症见咳嗽不畅，胸痛有定处，如锥刺，胸闷气憋，痰血暗红，口唇紫暗，舌暗或有瘀斑苔薄，脉细弦或细涩。

【主治方法】

1.血府逐瘀汤，本方适用于气滞血瘀，痹阻于肺所致的肺癌。

2.二陈汤合瓜蒌薤白半夏汤，本方适用于脾湿生痰，痰湿蕴肺所致的肺癌。

3.沙参麦冬汤合五味消毒饮，本方适用于肺阴亏虚，热毒炽盛所致的肺癌。

【单方验方】

1.生黄芪、云芝、半支莲、薏苡仁、白花蛇舌草各30克、全蝎6克、蜈蚣4克。每日1剂，用水煎全药两次，分两次服用。本方适用于各型肺癌。

2.小蓟、白茅根、牡丹皮、仙鹤草、白英、龙葵各30克、侧柏炭15克、草河车、蛇莓各20克、三七粉3克、紫草10克、蟾酥酒20毫升。用水煎服，每日1剂。本方适用于肺毒血热所致的肺癌。

3.半支莲、白花蛇舌草各30克、蚤休20克，水煎，分2次服，每日1剂。适用于各证型。

4.党参、黄芪、天门冬、麦门冬各10克、生地黄、熟地黄、玄参、党参各15克、

漏芦、土茯苓、鱼腥草、升麻各30克。水煎服，每日1剂。1个疗程为3个月。本方适用于邪热内蕴、正气虚弱、肺阴亏损的患者。

【口服中成药】

1.平消胶囊，适用于气滞血瘀型。

2.清肺散结丸，适用于中晚期肺癌。

3.金复康口服液，适用于治疗气阴两虚证肺癌。

4.鹤蟾片，适用于痰热壅盛型。

高血压病

高血压是由于长期精神紧张，或者忧思恼怒，动脉压升高为主要表现症状的一种慢性病。可分为原发性高血压和继发性高血压两种类型。

【症状】

本病以胸闷乏力，头晕头痛为主要临床症状。本病多见于中老年人。无论原发性或继发性高血压，本病都可见记忆力减退、头痛、头晕、耳鸣、心烦、自觉项部强硬、颜面有烘热感，或有手指麻木等症状。本病到了晚期，心、脑、肾等可出现并发症状。

【病因】

常见引发此病的原因有以下4种：

1.因肝气郁滞，郁久化火，肝阳上亢，风阳升动，上扰清窍所致。临床证见：头痛且胀，头晕目眩，烦躁易怒，夜眠不宁，或兼胁痛，面赤口苦。舌红，苔薄黄，脉弦有力。

2.因痰湿内阻，上蒙清阳，清阳不升，浊阴不降所致。临床证见：头痛而重，眩晕，胸闷，恶心，食少，多寐，呕吐痰涎，舌苔白腻，脉濡滑。

3.因肾精不足，无以充脑，清窍空虚，清窍失养所致。表现眩晕，健忘，消瘦，口干，五心烦热，神疲乏力，少气懒言，或夜尿频作，腰腿酸软，舌质淡红，苔薄，脉细

无力。

4.因久病入络，瘀血内停，脉络不畅所致。表现头晕头痛，痛如针刺，或胸闷刺痛，健忘，失眠，心悸，精神不振，耳鸣耳聋，唇舌青紫或舌有瘀点瘀斑，脉细或涩。

【主治方法】

1.天麻钩藤饮加减，主治肝气郁滞，郁久化火所致的高血压。

2.半夏白术天麻汤加减，主治痰湿内阻，上蒙清阳所致的高血压。

3.通窍活血汤加减，主治久病入络，脉络不畅，瘀血内停所致的高血压。

4.金匮肾气丸加味，主治肾精不足，清窍空虚，无以充脑，清窍失养所致的高血压。

【单方验方】

1.山栀15克、胆草10克、钩藤（后下）25克、生地15克、菊花20克、桑叶15克，水煎服。本方肝气郁滞，适用于郁久化火所致的高血压。

2.生地15克、熟地15克、元参15克、枸杞子15克、生龟板（先煎）15克、白芍15克、天冬15克、生龙骨25克、牡蛎（先煎）25克，水煎服。本方适用于阴虚肝阳上逆的高血压。

3.黄精20克、夏枯草15克、益母草15克、车前草15克、稀莶草15克。水煎服，每日1剂，分2次服。适用于眩晕、肿胀、手麻的高血压患者。

4.新鲜白颈活蚯蚓15条，洗净剖开，加白糖100克，半小时后，蚯蚓化成液体，顿服。每天早晚各1次，每5天1个疗程。适用于血压偏高、面赤心烦、头晕头痛者。

5.芹菜250克，沸水烫2分钟，加入少量植物油、盐等调料拌食，本方适用于肥胖高血压病患者。

6.石决明30克、夏枯草15克、生地黄15克、白芍15克、泽泻15克、柴胡10克、大黄

6克。适用于阴虚肝火上亢者。

【口服中成药】

1.中成药龙胆泻肝丸，适用于阳虚上亢的高血压。

2.杞菊地黄丸（或六味地黄丸），适用于阴虚肝阳上逆的高血压。

3.珍菊降压片、山绿茶降压片、潜熄宁，适用于各征型高血压。

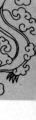

❋ 冠心病 ❋

冠心病是指心血运行受阻，胸脉痹阻，导致心前区憋闷疼痛，卒然心痛如绞，就连脊背也痛的一种疾病。

【症状】

因体力活动、情绪激动等诱发，突感心前区疼痛，多为发作性绞痛或压榨痛，也可为憋闷感。疼痛从胸骨后或心前区开始，向上放射至左肩、臂，甚至小指和无名指，休息或含服硝酸甘油可缓解。胸痛放散的部位也可涉及颈部、下颌、牙齿、腹部等。

【病因】

引起此病的原因主要由以下4种：

1.脾肾阳虚，胸阳不振，心血不利所致。常见症状为气短形寒，胸闷胸痛，小便清长，神疲腰酸，心悸肢肿，严重的还伴有胸痛彻背，冷汗肢厥，神昏喘促。舌淡，苔白。脉象见：脉沉无力。

2.气阴两虚，心失所养，心脉涩滞所致。常见症状为面色晦暗，胸闷隐痛，心悸、气短，或伴头晕乏力，倦怠懒言，盗汗或自汗，口咽干燥。舌苔薄或少，舌红，或边有齿痕。脉象见：脉细或有结代。

3.脾失运化，脾虚痰盛，痰浊盘踞，胸阳失展，气机痹阻所致。常见症状为心痛轻微，闷重，形体肥胖，身重，痰多气短，肢倦，乏力欲寐，口黏，恶心，纳呆便溏，舌苔浊腻。脉象见：脉滑。

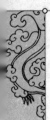

4.情志不遂，气机郁结，肝失疏泄，瘀血阻滞。本病临床证见：神情抑郁或者容易发怒生气，心胸窒闷并伴有刺痛。偏气滞的患者，胸胁窜痛，痛累及背部，背痛彻心；偏血瘀型的患者，心悸不宁，心胸刺痛，夜晚更厉害。瘀点或瘀斑，舌黯。脉象见：脉弦或涩。

【主治方法】

1.当归四逆汤加减，主治心痛如绞。

2.血府逐瘀汤加减，主治心痛如刺如绞。

3.瓜蒌薤白半夏汤加味，主治胸闷重而痛。

4.生脉饮合炙甘草汤加减，主治胸闷隐痛，倦怠。

5.金匮肾气丸、四君子汤合丹参饮加减，主治胸闷痛，形寒。

【单方验方】

1.丹参15克、黄芪30克、延胡索12克、红花6克。水煎服，每日1剂，分2次服。本方适用于冠心病患者常服药物。

2.山楂30克、粳米30克、荷叶30克、薏苡仁30克，煮粥，常食。本方适用于肥胖冠心病患者。

3.丹参10克、太子参15克、茯神10克、炙甘草5克、川芎10克、菖蒲10克、远志10克、麦门冬10克、桂枝8克。水煎服、每日1剂，分2次服。本方适用于阴寒内侵，神疲力乏的患者。

4.当归30克、玄参30克、甘草30克、银花30克、丹参30克。用水煎服、每日1剂，分2次服用。本方适用于气滞血瘀的患者。

5.太子15克、桂枝8克、菖蒲10克、参龙骨15克、炙甘草5克、茯神10克、五味子6克、远志10克、川芎10克、丹参10克、麦门冬10克、延胡索10克。水煎服，每日1剂。本方适用于各征型患者。

【口服中成药】

1.复方丹参滴丸、麝香保心丸，适用于气滞痰阻血瘀者。

2.冠心苏合香丸，适用于胸痛剧烈，汗出胶冷。

3.三七胶囊，适用于心绞痛反复发作者。

4.心血康，适用于气滞血瘀者。

病毒性心肌炎

病毒性心肌炎是以胸痛、心悸、气急、胸闷等心脏症状为临床主要表现症状，以外感邪毒，侵入心脉，内舍心包为致病因素的一种心系范畴的疾病，属于中医心悸、水肿、胸痹、虚劳、怔忡范畴。

【症状】

本病可发生于任何年龄者，以青少年多见，男性患病概率比女性多。本病临床证见心悸、胸闷为主，并伴有气急、乏力等证，严重者还可出现呼吸困难、心悸、心前区痛、昏厥，浮肿，甚至猝死等症状。

【病因】

本病主要分以下4种病因：

1.因痰湿为患，导致了热毒侵心，与痰互结，心脉被瘀阻引起发病。临床证见：心悸胸痛，胸闷气憋，头晕目眩，口苦口腻，或口干便秘，脘痞纳呆，舌红胖、腻黄、苔腻浊，脉滑数或促。

2.因温热毒邪，袭于肺卫，引起发病。临床证见：发热恶寒，鼻塞咽痛，头身痛楚，流涕，或伴咳嗽，胸闷胸痛，心悸气促，舌红，苔薄，脉结代或急促。

3.因寒毒之邪入侵，导致心脉凝滞，阻痹心血运行，引起发病。临床证见：头身疼痛，骨节酸楚，发热恶寒，无汗，心悸气短，胸闷或痛，舌淡，苔薄白，脉迟或迟紧，或结代。

4.因胸阳不足，邪伤气阳、心血失运引

发本病。临床证见：头晕，面色㿠白，胸闷心悸，气短乏力，便溏，肢冷畏寒，舌淡胖，脉沉细而迟。

【主治方法】

1.银翘散加减，本方主治温热毒邪，袭于肺卫的患者。

2.麻黄附子细辛汤加味，本方主治寒毒之邪入侵，导致心脉凝滞，阻痹心血运行所致的患者。

3.炙甘草汤合金匮肾气丸加减，本方主治邪伤气阳、心血失运所致的患者。

4.瓜蒌薤白半夏汤加味，本方主治痰湿为患，瘀阻心脉所致的患者。

【单方验方】

党参15～30克、川黄连3克、北沙参15～30克、五味子3～5克、麦冬12～15克、丹参30克、元参9～12克、郁金12克、降香5～9克、苦参10克、薤白5～9克、瓜蒌皮9克。水煎服，每日1剂，分2次服。本方适用于各种征型的病毒性心肌炎。

【口服中成药】

治疗病毒性心肌炎的口服中成药有：宁心宝胶囊、生脉饮口服液、板蓝根冲剂、天王补心丹、心宝等。服用时谨遵医嘱。

心悸

心悸就是心动过速，或者心动缓慢，心房颤动或扑动。引起这种病症的主要因素是气血阴阳亏虚，致使心失所养，或痰饮瘀血阻滞，致使心脉不畅。本病相当于西医学中的心律失常。

【症状】

本病临床主要症状有：易激动、心烦、胸闷不适、少寐多汗、头晕、颤抖、乏力等。本病多发生于中老年人群，发作频繁者，还可能伴有喘促、心胸疼痛、肢冷汗出、晕厥等症状。

【病因】

诱发本病的病因有以下4种：

1.因血瘀气滞瘀阻了心脉，心阳被压制住，心失所养诱发了本病的发生。临床证见：胸闷不舒，心悸不安，唇甲青紫，心痛时作时，痛如针刺，舌有瘀斑或紫暗，脉涩或结或代。

2.因心血不足，心失所养，导致心神不宁诱发了本病的发生。临床证见：面色无华，心悸气短，失眠健忘，头晕目眩，纳呆食少，倦怠乏力，舌淡红，脉细弱。

3.因肝肾阴虚，心火内动，水不济火，扰动心神诱发了本病的发生。临床证见：心烦失眠，心悸易惊，口干，盗汗，五心烦热，思虑劳心则会症状加重病情，急躁易怒，耳鸣腰酸，头晕目眩，舌红少津、苔少或无，脉细数。

4.因久病体虚，心阳不振，损伤心阳，心神无以为养，诱发了本病的发生。临床证见：胸闷气短，心悸不安，动则尤甚，形寒肢冷，面色苍白，舌淡苔白，脉虚弱或沉细无力。

【主治方法】

1.平补镇心丹加减，本方主治因心虚胆怯，气血亏损的患者。

2.归脾汤，本方主治心血不足，心失所养的患者。

3.天王补心丹合朱砂安神丸加减，本方主治肝肾阴虚，水不济火的患者。

4.桂枝甘草龙骨牡蛎汤合参附汤加减，本方主治久病体虚，损伤心阳的患者。

5.苓桂术甘汤，本方主治脾肾阳虚，上凌于心的患者。

6.桃仁红花煎合桂枝甘草龙骨牡蛎汤，本方主治血瘀气滞，心脉瘀阻的患者。

7.黄连温胆汤加减，本方主治痰浊停聚，痰火扰心的患者。

【单方验方】

1.琥珀3克、朱砂0.5克。勿煎煮，分两次服用。本方适用于各种证型。

2.莲子30克、大枣10枚、龙眼肉30克。上药加水炖煮，煮沸后微火炖1小时，吃莲子、大枣、龙眼肉，喝汤，每日1剂，适宜久服。本方适用于心脾亏虚的心律失常。

3.黄酒50毫升、山药（鲜品）60克、红糖30克、羊肉（去除脂肪）60克。上药加水，用小火把羊肉炖至烂熟，食肉喝汤，每日1剂，久服有效。本方适用于精虚血亏，心阳阻滞的患者。

4.党参、葱须各10克，大枣10枚。加水煎煮55分钟，滤取药液，温服，大枣可食。每日分早晚各1剂。本方适用于心阳痹阻的患者。

5.黄芪、汉防己、苦参、葛根各30克。水煎服，每日1剂。本方适用于兼气虚的患者。

6.生酸枣仁、熟酸枣仁各10克。水煎服，每日1剂，本方适用于各证型。

7.泡参、山药、何首乌、白芍、菟丝子各12克，甘草3克，当归、广陈皮、熟地、磁石（火煅醋淬）、法半夏、炒枣仁各9克。水煎服，每日1剂。本方适用于脾肾阳虚，气血不足的患者。

8.丹参15克、川芎15克、葛根15克、玄参15克、麦冬15克、玉竹15克。本方适用于心脉瘀阻，心阴亏损的患者。

【口服中成药】

1.冬虫夏草胶囊（宁心宝），适用于心气阳虚所致的各种早搏。

2.归脾丸，适用于心脾两虚者。

3.天王补心丹，适用于心阴亏虚者。

4.稳心颗粒，适用于各种证型。

5.珍合灵片，适用于心血不足之心悸。

病毒性肝炎

由多种肝炎病毒引起的以肝脏病变为主的一种传染病。临床上以食欲减退、恶心、上腹部不适、肝区痛、乏力为主要表现。部分病人可有黄疸发热和肝大伴有肝功能损害。有些病人可慢性化，甚至发展成肝硬化，少数可发展为肝癌。本病属于中医的黄疸、胁痛、虚损、肝积、急黄、瘟黄等范畴。

【症状】

病毒性肝炎的临床症状常表现为：黄疸、乏力、发热、食欲减退、恶心、呕吐、胁痛、肝脏肿大、肝区疼痛和压痛等。

【病因】

病毒性肝炎常见发病原因有以下4种：

1.常因肝胆疏泄不利，导致气机不畅，肝郁化热，郁热阻滞了胆道，致使胆汁外溢而诱发了本病的发生。临床证见：面目及全身肌肤发黄，黄色鲜明，持续不解，胁痛引背，拒按，纳呆腹胀，口苦咽干，恶心呕吐，小便短赤，大便秘结，舌质红，苔黄腻，脉弦数。

2.常因久病损伤肝阴，络脉失养，肝阴不足而诱发本病的发生。常因湿热夹毒，熏蒸肝胆、热毒炽盛而诱发了本病的发生。临床证见：发病快而急骤，黄疸迅速加深，颜色鲜明如金黄色，胁肋胀痛，壮热烦渴，纳少呕吐，神昏谵语，嗜睡，极度疲乏，尿少便结，或见腹水，或者兼有衄血或便血，舌红绛，苔黄燥，脉弦滑数或细数。

3.形体消瘦，右胁隐痛，腰膝酸软，口干唇燥，头晕目眩，耳鸣，面红潮热，手足心热，舌红少苦，脉细数。

4.常因肝气郁滞，气滞血瘀，胃失和降，瘀血痹阻导致本病的发生。临床证见：嗳气恶心、胸脘胀闷，胁下积块，胁肋胀痛或刺痛，鼻衄齿衄，手掌殷红，面唇晦滞，或夜里低热、面上有红丝，舌质黯红，脉细涩。

【主治方法】

1.方用茵陈蒿汤加减，主治肝胆疏泄失

司，郁热阻滞胆道的胁痛拒按的患者。

2.方用千金犀角散加减，主治湿热夹毒、熏蒸肝胆、热毒炽盛的胁肋胀痛、神昏的患

3.方用隔下逐瘀汤加减，主治肝气郁滞，气滞血瘀导致的胸脘胀闷的患者。

4.方用一贯煎加减，主治由久病损伤肝阴，肝阴不足导致的右胁隐痛、潮热的患者。

【单方验方】

1.茵陈10克、垂盆草30克、栀子6克、黄芩9克。水煎服，日服1剂，连服15剂。主治急性黄疸性肝炎。

2.茵陈蒿12克、柴胡10克、黄芩10克、土茯苓12克、草河车6克、凤尾草12克。水煎服，每日1剂。主治急性肝炎。

3.玉米须15克，煎汤代茶饮，主治肝功能差的肝炎。

【口服中成药】

治疗病毒性肝炎的口服中成药有：垂盆草冲剂、茵栀黄冲剂、云芝肝泰冲剂等。

脂肪肝

脂肪肝常因饮食、肝胆疏泄失调，导致湿热瘀阻不畅所致。本证属中医"积聚"范畴。

【症状】

脂肪肝其临床诊断以腹胀为主，并伴有恶心呕吐，食欲减退，胀满感或上腹压迫感等为主要症状。

【病因】

脂肪肝常见发病原因有以下3种：

1.因情志不遂伤肝，或者服食毒物伤及肝脏，致使气机阻滞，血行不畅，脉络受阻，气血瘀阻，致使肝脏肿大，胁下刺痛的发生。临床证见：胁下刺痛，肝脏肿大，肝区疼痛拒按，痛处不移，在面颈部可见赤丝

血缕，舌有瘀点瘀斑，或舌质青紫，脉弦滑或细涩。

2.因饮食没有节制，损伤到了脾胃，导致脾失健运，湿浊凝聚成痰，让痰阻了气机的鼓动，导致血行不畅，脉络壅塞，致使腹胀痛，纳呆。临床证见：腹胀或痛，纳呆，便秘，时有如条状物聚起在腹部，如果重按，则胀痛更甚，恶心呕吐，痰多咳嗽，舌淡苔腻，脉弦滑。

3.因情志郁结，气机失于调畅，肝气不舒，日久气机郁阻于内而诱发本病的发生。临床证见：腹中气聚，气攻窜导致腹胀痛，时聚时散，病情常随情绪而起伏，脘胁之间撑涨，间或乳房胀痛，舌淡，苔薄，脉弦。

【主治方法】

1.方用木香顺气散加减，主治腹胀痛，随情绪起伏的患者。

2.方用六磨汤加减，主治腹胀痛，纳呆的患者。

3.方用膈下逐瘀汤加减，主治肝脏肿大，胁下刺痛的患者。

4.方用八珍汤合化积丸化裁，主治肝脏肿大，腹水的患者。

5.茵陈汤，主治脂肪肝肝郁气滞型的患者。

6.降脂益肝汤，主治肥胖性脂肪肝的患者。

7.康灵合剂，主治肥胖型的患者。

【单方验方】

1.茵陈15克、郁金10克、柴胡12克、香橼皮10克。每日1剂，水煎服。本方主要适用于脂肪肝肝郁气滞型。

2.泽泻20~3克、丹参15~20克、生首乌15~20克、生山楂30克、黄精15~20克、草决明15~20克、大荷叶15克、虎杖12~15克。水煎服，每日一剂，早晚分服。本方适用于肥胖性脂肪肝。

3.康灵合剂由黄芪、首乌、荷叶、白

芥子、山楂、延胡索、生大黄组成。每日2次，每次100毫升，本方适用于肥胖病人。

4.柴胡6克、莪术6克、鳖甲（先煎）10克、枳实10克、三棱6克、党参10克、当归12克、川楝子12克、云苓12克，赤芍15克、生山楂30克、白术15克。水煎服，每日1剂，早晚分服。本方适用于肝炎后脂肪肝、肥胖性脂肪肝的患者。

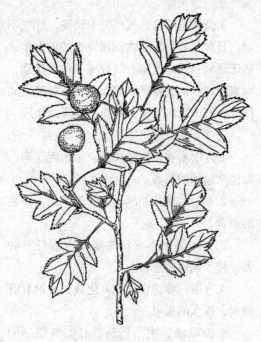

山楂

5.生首乌30克、生山楂30克、决明子30克。开水冲泡代茶饮，每15天为1个疗程。本方适用于血脂高的患者。

6.泽泻15克、草决明15克、紫丹参15克、大荷叶15克、生山楂各20克、法半夏10克、淡海藻20克、广郁金12克、陈皮6克。水煎服，每日1剂，早晚分服。本方适用于各征型患者。

7.葛根30克、草决明30克、生大黄20克、生山楂30克、茵陈20克、丹参20克、黄精20克、泽泻30克、白芍10克、香附10克、何首乌30克、柴胡10克、莱菔子10克。水煎服，每日1剂，早晚分服。本方适用于各征

型患者。

8.玉米须30克、丹皮30克、首乌15克、茯苓30克、生山楂15克、白术15克、麦芽各30克、当归15克、柴胡10克、赤芍15克、丹皮10克、甘草10克、黄芩10克、青皮10克。水煎服，每日1剂，早晚分服。本方适用于各征型患者。

鼓胀

鼓胀也称臌胀或单腹胀，是因肝脾受伤日久，肾功能失调，气滞血瘀于腹中，肾不能把浊水排泄出去，引起本病的发生。中医学中的鼓胀相当于西医学中的肝硬化、结核性腹膜炎、腹腔内肿瘤等所形成的腹水。

【症状】

鼓胀的主要临床表现症状为：以皮色苍黄，腹胀大如鼓，脉络暴露为主要临床表现，常伴有食少，胁腹疼痛，出血，神疲乏力，尿少等症状。病情严重时，常出现神昏，吐血便血，痉厥等症状。

【病因】

本病常见病因有以下4种：

1.因肝郁气滞，肝脾受伤，脾运不健，湿浊中阻，气血交阻而诱发本病。临床证见：腹部胀大，按之如囊裹水，不坚，胁下胀满或疼痛，得热稍舒，周身困重，怯寒肢肿，饮食减少，食后腹胀，小便短少，大便溏薄，舌苔薄白腻，脉弦迟。

2.因脾阳不振，湿邪困遏，寒水内停所致，而诱发本病。临床证见：腹大胀满，颜面微浮，脘腹痞胀，下肢浮肿，得热则舒，精神困倦，怯寒懒动，大便溏，小便少，舌苔白腻水滑，脉缓。

3.因湿热壅盛，蕴结于中焦，导致浊水内停而诱发本病。临床证见：腹大坚满，外坚内胀，拒按，脘腹胀急，渴不欲饮，烦热口苦，小便赤涩，兼有面目皮肤发黄，大便

秘结或溏垢舌象证见：苔黄腻或灰黑湿润，舌尖边红，脉弦数。

4.因脾肾阳虚，水湿内聚而诱发本病。临床证见：面色苍黄，腹大胀满，状如蛙腹，早晨不撑，快晚上了胀满，胸脘满闷，食欲减退，畏寒肢冷，尿少腿肿，大便溏，舌淡、胖，边有齿痕、苔厚或腻水滑，脉沉弱。

【主治方法】

1.方用柴胡疏肝散合胃苓汤，主治腹部胀大，胁下胀满或疼痛的患者。

2.方用实脾饮，主治腹寒湿困脾所致，腹大肢肿的患者。

3.方用中满分消丸合茵陈蒿汤加减，主治湿热壅盛，蕴结中焦的腹大坚满，脘腹胀急的患者。

4.方用调营饮，主治肝脾瘀结的腹大坚满患者。

5.十枣汤，主治腹大坚满，水停过多的患者。

6.方用附子理中丸合五苓散，主治腹大胀满，撑胀不甚的患者。

7.方用六味地黄丸合一贯煎合膈下逐瘀汤，主治腹大坚满，形体消瘦的患者。

【单方验方】

1.鳖甲30～60克、大蒜15～30克；或鳖鱼500克、生独头蒜80克。加水煮熟，不要放盐，每日1剂，淡食之。本方适用于各种鼓胀。

2.柴胡10克、车前草30克、枳壳10克、鳖甲30克、当归尾12克、赤芍15克、川芎9克、红花9克、桃仁9克、川牛膝12克、益母草30克、桔梗6克、丹参15克。水煎服，每日1剂。本方适用于腹胀大如鼓，腹硬，腹筋起的患者。

3.穿山甲、黑大豆、鳖甲、冬笋、陈葫芦各适量，煎汤服，每日3次。本方适用于腹水明显的患者。

4.甘遂6克、车前子30克、黑丑6克、肉桂2克。水煎服；适用于实胀。

5.芫花6克、煨甘遂6克、广木香6克、枳壳6克，大戟6克。共研细末，每丸重3克，每日服1丸，空腹服下。本方适用于腹壁青筋暴露，面部及双下肢浮肿的患者。

6.淡附子10克、茵陈15克、焦白术10克、香附10克、杏仁10克、橘红10克、党参12克、当归15克、紫河车12克、白芍15克。水煎服。

7.黄芪30～60克、茅根30克、白术30～60克、黑大豆30克。煎汤口服，每日1剂，早晚各1剂。本方适用于肝硬化腹水重的患者。

【口服中成药】

1.舟车丸，适用于腹大坚满，二便不利但正气未虚的患者。

2.平肝舒络丸，适用于胸胁胀痛、肩背窜痛的患者。

3.金匮肾气丸，适用于肾阳虚的患者。

4.舒肝丸，适用于肝郁气滞，胸胁胀满，胃脘不舒的患者。

原发性肝癌

原发性肝癌是常见的恶性肿瘤之一，常因脏腑气血亏虚，致使气血湿热、瘀毒互结于肝，肝失疏泄，渐成瘢积引起本病的发生。

【症状】

原发性肝癌常以乏力消瘦、发热、肝区疼痛、肝脏肿大、腹水、食欲减退、有较长时间纳呆为主要临床特征，属于中医的胁痛、黄疸、积聚、肝积、臌胀等范畴。

【病因】

原发性肝癌常见病因有以下3种：

1.因肝气失于条达，肝气犯胃，胃失和降，阻于胁肋，气机不畅而诱发本病。临床证见：胸闷不舒，右胁肋胀痛，腹部胀满，食少纳呆，嗳气频作，舌苔薄腻，脉弦。

2.因肝郁日久，气滞血瘀而诱发本病。

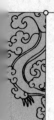

临床证见：右胁疼痛如针刺，痛有定处，拒按压，入夜更厉害，面色晦滞，食欲不振，脘腹胀满，舌质紫黯，苔薄白，脉细涩。

3.因情志不遂，导致气滞肝郁，致使运化失常，进而诱发本病。临床证见：目黄身黄，胁痛胸闷，口苦恶心，心烦，甚者呕吐，腹壁青筋显露，腹部胀大，小便短赤，大便干结，舌苔黄腻，脉弦滑。

【主治方法】

1.方用柴胡疏肝散加减，主治右胁胀痛，腹部胀满的患者。

2.方用复元活血汤加减，主治肝郁日久，气滞血瘀型的腹胀，胁痛的患者。

3.方用茵陈蒿汤加减，主治情志不遂，气滞肝郁的腹胀胸闷患者。

【单方验方】

1.丹参30克、白花蛇舌草30克、醋鳖甲30克、大黄30克、川楝子15克、莪术15克、当归15克、穿山甲15克、赤芍药20克、山栀子15克，醋香附20克，郁金10克、蜈蚣5条。水煎，每日1剂，分2次服。适用于气滞血瘀型肝癌。

2.蜈蚣、全蝎、水蛭、蜣螂、僵蚕、五灵脂、守宫各等分，研为细末，每次服3克，每日2次。本方适用于中晚期、疼痛剧烈的患者。

3.当归9克、白花蛇舌草30克、赤芍9克、白芍9克、漏芦9克、丹参9克、郁金9克、八月札9克、川楝子9克、夏枯草15克、桃仁9克、海藻15克、香附9克、海带15克。水煎，每日1剂，分早、晚服。

4.岩柏30克、香附12克、金钱草30克、白术15克、茵陈30克、白花蛇舌草30克、大腹皮12克、郁金12克、半支莲15克、泽泻12克、玫瑰花6克、猪苓12克。水煎服，每日1剂，分2次服。本方适用于肝胆湿热瘀滞。

【口服中成药】

1.肝复乐片，适用于肝瘀脾虚的原发性肝癌。

2.金克（槐耳颗粒）冲剂，适用于肝癌的辅助治疗。

3.复方木鸡冲剂，珍香胶囊，康赛迪，适用于各型肝癌。

4.复方鹿仙草颗粒，适用于原发性肝癌。

5.回生口服液，适用于气滞血瘀型肝癌。

6.鳖甲煎丸，适用于瘀滞肝络肝癌。

胆石症

胆石症通常叫胆结石，常因情志不舒、嗜食肥甘等原因导致。胆石症属于中医的黄疸、胁痛、结胸等范畴。

【症状】

胆石症常以剑突下阵发性绞痛或右上腹、向右肩背放射为主要临床表现。腹胀、隐痛、厌食油腻、嗳气等症状。本病多发于女性及肥胖者。

【病因】

导致发生本病的病因有以下2种情况：

1.因湿热蕴结于肝胆，肝胆失和，胆不疏泄而诱发本病。临床证见：持续右上腹胀痛或绞痛，疼痛放射到肩背，发热畏寒，口苦咽干，胸闷纳呆，泛恶呕逆，舌苔黄腻，脉弦紧。

2.因情志不舒，胆汁排泄不畅而诱发本病。临床证见：每因情志之变动，影响到了脾胃运化、肝胆疏泄，导致右上腹绞痛阵作，疼痛向肩背放射，伴有轻度发热恶寒、口苦、嗳气、饮食减少，恶心、呕吐等，舌稍红苔腻，脉弦紧。

【主治方法】

1.方用大柴胡汤合金铃子散加味，主治情志不舒，胆汁排泄不畅，右上腹绞痛的患者。

2.方用茵陈蒿汤加减，主治右上腹绞痛，胸闷纳呆的患者。

3.方用复元活血汤加减，主治郁热结日久，瘀血停积的胁痛如刺的患者。

【单方验方】

1.黄芩9克、虎杖根15克、木香6克、枳壳9克、甘草6克。水煎服，每日1剂。

2.金钱草30克、栀子6克、海金砂12克、茵陈6克、郁金9克、甘草6克。水煎服，每日1剂。

3.金钱草30克、川郁金10克、海金沙15克、鸡内金10克、玉米须15克、金铃子10克。水煎服，每日1剂，分2次服。本方功能是清热利胆，化解排石。

4.金钱草30克、郁金9克、柴胡9克、白芍9克、枳实9克、乌贼骨9克、炙甘草3克、浙贝母9克。水煎服，每日1剂，分2次服。本方功能是解郁镇痛，疏肝利胆，清热化石。

5.金钱草60克、枳壳9克、板蓝根30克、赤芍9克、平地木30克、柴胡3克、白芍9克、生军（后下）3克、硝矾丸4.5克（分吞）、生甘草3克。本方功能是疏肝利胆，清热排石。

【口服中成药】

胆石症的常用口服中成药有：胆宁片、金胆片、消炎利胆片、熊胆胶囊等。

急性胆囊炎

急性胆囊炎常因过食油腻，饮食不节，或蛔虫上扰，导致肝胆郁结，气郁血瘀化热，热湿蕴结而发。急性胆囊炎属于中医胁痛、胆瘅、胆胀等范畴。

【症状】

急性胆囊炎临床主要表现为右上腹轻度短暂的隐痛、胀痛，后持续上腹部绞痛、腹拘急、拒按，持续上腹部剧痛，拒按，全腹拘急，可触及包块。本病一般起病缓慢，多反复发作，女性略多于男性。本病以右胁胀痛为主，兼有灼热痛、刺痛，久病的病人也可表现为隐痛，脘腹胀满，嗳气，恶心口苦，善太息等胆胃气逆症状，病情重者可伴时寒时热，右胁剧烈胀痛，呕吐等。

【病因】

本病发病原因有以下2种：

1.因肝气郁结，情志不调，胆失通降而诱发本病。临床证见：右上腹轻度短暂隐痛、胀痛，疼痛累及两胁和右肩背部，并伴有口苦咽干，无寒热，不思饮食，尿清长或微黄，黄疸或轻度黄疸，舌苔薄白或微黄，脉平或弦紧。

2.因湿热互结，蕴蒸肝胆，导致肝失疏泄，胆失通利，气机不畅，胆汁溢于肌肤而诱发本病。临床证见：上腹绞痛持续时间长，疼痛引及肩背，阵发性加剧，拒按，腹部拘急，口苦咽干，心烦呕吐，高热，寒战或恶寒，目身发黄，尿少色黄，大便秘结，舌红，苔黄厚腻，脉弦或滑数。

【主治方法】

1.方用柴胡疏肝散加减，主治右上腹隐痛或胀痛的患者。

2.方用茵陈蒿汤，主治右胁灼热疼痛的患者。

3.方用四逆散合失笑散，主治瘀血积块，右胁刺痛的患者。

4.方用一贯煎，主治肝肾阴虚，右胁隐痛的患者。

【单方验方】

1.虎杖30克、鸡骨草30克、茵陈15克、白花蛇舌草30克、车前草30克、蒲公英30克、金铃子15克、竹茹12克、延胡索15克。本方适用于肝胆湿热型胆囊炎。

2.刺蒺藜15克、丹皮6克、金铃炭9克、花青皮9克、雅黄连（吴茱萸水炒）4.5克、山栀仁9克、木通6克、郁金6克。水煎服，每日1剂。本方适用于胆郁气滞，郁而化火的胸痛患者。

【口服中成药】

1.消炎利胆片，适用于肝胆湿热型。

2.金胆片，适用于急、慢性胆囊炎，胆石症及胆道感染。

3.益胆片、板监根注射液、柴胡注射液，适用于各型。

4.龙胆泻肝汤口服液，适用于湿热型和脓毒型。

5.加味逍遥丸，适用于胆胀属肝郁脾虚证者。

6.龙胆泻肝丸，平肝舒络丸，适用于胆胀属肝胆湿热证者。

慢性胆囊炎

慢性胆囊炎是由于肝气久郁，忧思气恼，湿热内蕴，胆腑不通，虚损劳倦，气滞血瘀，导致胆腑气机通降失常致病。慢性胆囊炎属于中医"胆胀"的范畴。本病多发于青壮年，女性比男性发病率高。

【症状】

慢性胆囊炎临床症状常表现为右胁胀痛，脘腹胀满，恶心嗳气，善太息，口苦恶心，便溏等。

【病因】

诱发本病的主要原因有以下4种：

1.因胆腑通降受阻，致使脾胃生化不足，耗伤到正气致肝肾阴亏而诱发本病。临床证见：右胁隐隐作痛，略有灼热感，急躁易怒，头晕目眩，潮热盗汗，口燥咽干，胸中烦热，舌红少苔，脉细数。

2.因热郁气滞、瘀血湿阻致使肝胆气郁，胆失通降而诱发本病。临床证见：面色晦暗，口干口苦，右胁部刺痛较剧，痛有定处而拒按，舌边有瘀斑，舌质紫暗，脉弦细涩。

3.因忧思暴怒，肝失疏泄，精汁通降不畅，累及胆腑，久郁蕴热而诱发本病。临床证见：右胁胀满疼痛，连及右肩，胸脘满闷，口苦厌油，遇怒加重，善太息，嗳腐吞酸，嗳气频作，苔白腻，脉弦。

4.因胆腑气机通降失常，胆腑不通、湿热内蕴而诱发本病。临床证见：右胁胀满疼痛，恶心呕吐，胸闷纳呆，大便黏滞，口苦心烦，或见黄疸，舌红苔黄腻，脉弦滑。

【主治方法】

1.方用柴胡疏肝散加减，主治右胁胀满疼痛，胸脘满闷的患者。

2.方用四逆散合失笑散加减，主治右胁刺痛，肝胆气郁的患者。

3.方用清胆汤加减，主治气滞热郁，右胁灼痛的患者。

4.方用茵陈蒿汤加减，主治右胁胀痛，胸闷纳呆的患者。

5.方用一贯煎加减，主治右胁隐痛，潮热的患者。

6.方用理中汤加味，主治右胁隐痛，畏寒肢凉的患者。

【单方验方】

1.白矾末0.45克、郁金粉0.6克、硝石粉1克、甘草梢0.3克、滑石粉1.8克。每日1剂，分2次服用。

2.郁金6克、茵陈12克、枳壳6克、龙胆草6克、郁金6克、木香6克。共研为末，加猪胆汁50克、羊胆汁50克，加蜂蜜适量，做成药丸，每丸重10克，早晚各服1丸。

3.柴胡10克、薤白10克、赤芍10克、威灵仙10克、川楝子10克、苍术10克、砂仁5克、木香10克、党参15克、枳壳15克、郁金15克。每日1剂，水煎服，分3次服。

4.郁金30克、桃仁10克、川芎30克、丹参20克、金钱草30克、赤芍20克、红花10克、鸡内金20克、大黄6克、川楝子10克、木香10克。每日1剂，水煎服，分3次服。

【口服中成药】

1.消炎利胆片，适用于肝胆湿热型。

2.复方胆通片、益胆片，适用于各证型。

3.熊胆胶囊，用于湿热型。

胆道蛔虫症

因饥饿、发热、受寒、手术、妊娠等原因，导致蛔虫的寄居地空肠和回肠的环境改变，使蛔虫受扰，到处窜扰迁居。蛔虫又有钻孔性，因而就发生了本病。胆道蛔虫症属于中医"蛔厥"的范畴。

【症状】

胆道蛔虫症以腹痛为主，并伴有呕吐、寒战发热、黄疸等症状。病状常为突然腹痛或绞痛，更甚者翻滚不安，疼痛难忍。本病多发生在心窝部或偏于剑突下右侧。疼痛向腰部或右肩放射，恶心、呕吐，偶有吐蛔虫。

【病因】

引起这种症状的原因主要有以下2种情况：

1.因虫体阻塞胆道，致使肝胆气滞，疏泄困难，湿热内生而诱发本病。临床证见：腹部胀痛持续，阵发时加剧，在剑突下偏右明显有压痛和肌紧张，寒热交替，纳呆，尿黄便结，口苦咽干，或有黄疸，苔黄腻，脉滑数。

2.因蛔虫钻入胆道扰动，致使肝胆络脉挛缩，拘急，气血涩滞不通而诱发本病。

临床证见：胃脘部阵发性钻顶痛，时歇时痛，间歇期如常人，腹痛时难忍，腹壁软，在剑突下或偏右有轻度压痛，剧痛时面色苍白，恶心呕吐，汗出肢冷，纳呆，小便清，苔腻，脉弦紧。

【主治方法】

1.方用乌梅汤加减，主治胃脘部阵发性钻顶痛的患者。

2.方用茵陈大承气汤加减，主治虫体阻塞胆道，腹部持续胀痛的患者。

3.方用茵陈大承气汤，主治腹胀痛，高热，神志恍惚的患者。

【单方验方】

1.乌梅30克、槟榔18克、川椒18克。如遇继发感染的患者，加鱼腥草、蒲公英、地丁；如果蛔死胆道或进入胆囊内的患者，加黄芩、茵陈、金钱草、川楝子、生地、赤芍、大黄、丹皮。连服5日。

3.乌乌梅30克、金钱草30克、茵陈30克、槟榔15克、使君子10克、生大黄（后下）15克、元胡10克、白芍18克、黄芩10克，水煎服。

4.川黄连10克、乌梅10克、黄芩10克、五味子5克、槟榔10克，水煎服。

5.大黄10克、木香10克。开水中浸泡10分钟即服，每日2~3次。

6.南瓜蒂研末，用白开水服下，每次6~9克，若喝一次痛止则停药，若无效，1小时后再服。

7.乌梅32克、木香10克、川椒10克、川楝子15克、枳壳10克。水煎服。本方适用于蛔虫性胆绞痛。

呕吐

呕吐是指胃失和降，致使气逆上升，胃中之物从口中吐出的一种病证。一般以有物有声称为呕，有物无声称为吐，无物有声称为干呕。呕与吐常同时发生，故并称为呕吐。本病相当于西医学中所有出现呕吐的病证。

【症状】

本病临床症状以呕吐为主，常伴有胸脘痞闷不舒，恶心厌食，吞酸嘈杂等症。

【病因】

引起呕吐的原因主要有以下4种：

1.因外邪犯胃，浊气上逆，中焦气滞而诱发本病。临床证见：胸脘满闷，突然呕吐，头身疼痛，发热恶寒，舌苔白腻，脉濡缓。

2.因脾胃受外邪侵扰而气虚，导致纳运无力，胃虚气逆而诱发本病。临床证见：食入难化，食欲不振，脘部痞闷，恶心呕吐，大便不畅，舌苔白滑，脉虚弦。

3.因肝气抑郁不疏，横逆犯胃，胃失和降而诱发本病。临床证见：呕吐吞酸，胸胁胀满，嗳气频繁，舌红苔薄腻，脉弦。

4.因中阳不振，痰饮内停，胃气上逆而诱发本病。临床证见：呕吐清水痰涎，头眩心悸，脘闷不食，舌苔厚腻，脉滑。

【主治方法】

1.方用藿香正气散加减，主治外邪犯胃，浊气上逆的呕吐患者。

2.方用小半夏汤合苓桂术甘汤，主治痰饮内停，胃气上逆的呕吐患者。

3.方用四七汤，主治肝气不疏，横逆犯胃的呕吐患者。

4.方用香砂六君子汤，主治脾胃气虚，食欲不振的呕吐患者。

【单方验方】

1.生姜或五味姜含服，本方适用于虚寒或痰饮内阻所致的呕吐。

2.藿香12克、半夏9克、紫苏15克，水煎服。本方适用于外感湿邪所致的呕吐。

3.苏叶10克、竹茹20克、黄连3克，水煎服。本方适用于外感暑湿所致的呕吐患者。

4.伏龙肝30～60克，水煎沉淀后，取其清液，冲入一匙姜汁，口服。本方适用于脾胃虚弱的呕吐患者。

5.甘蔗汁一杯，加温，加入姜汁少许，口服。本方适用于各种干呕。

6.芦根90克，切碎，用水煎服。本方适用于胃热呕吐的患者。

7.草豆蔻15克，研成细末，加入生姜汁为丸，每服1～3克，用开水送服。本方适用于胃寒呕吐的患者。

8.绿豆50克，灶心土如鸡蛋大一块，共研为细末，冷开水一碗，加入药末搅匀，待沉淀后取其清液，慢饮。本方适用于感受暑热呕吐的患者。

9.银花6克、果上叶（为兰科植物麦斛的全草）15克、丁香6克、卧麦冬12克、炙草6克、柿蒂5枚。水煎服，每日1剂。

【口服中成药】

1.香砂养胃丸，适用于脾胃虚寒呕吐。

2.腹可安，适用于消化不良引起的呕吐。

3.藿香正气水，藿香正气丸，适用于外感风寒暑湿呕吐。

4.舒肝丸，适用于肝气犯胃之呕吐。

呃逆

呃逆俗称打嗝，常因胃气上逆动膈，气逆上冲，声短而频，喉间呃呃连声，不能自止为主要表现的病证。偶然发生呃逆者，多能自愈。

【症状】

呃逆临床症状主要有：喉间呃呃连声，不能自止，面白，短气，神疲气怯，舌苔薄白，舌质淡，脉弱。

【病因】

常见诱发本病的原因有以下3种：

1.因脾肾阳虚，气逆冲膈，胃气衰微而诱发本病。临床证见：呃声低弱，气不连续，脘腹不适，泛吐清水，食少纳差，喜温恶冷，腰酸腿软，疲怠乏力，面色苍白少华，手足不温，小便清长，大便溏薄，舌质淡，苔薄白，脉沉细。

2.病征常因胃中积滞，化火上冲而诱发本病。临床证见：口臭，呃声响亮，冲逆而出，连续有力，脘腹胀闷，烦渴，多喜冷饮，大便秘结，小便短赤，舌苔黄，脉滑数。本

3.因寒气蓄积于胃，胃失通降而诱发本病。临床证见：膈间及胃脘不舒，呃声沉缓有力，食欲不振，遇寒加重，得热则减，善喝热汤，口淡不渴，厌食冷物，舌苔白润，脉迟缓。

【主治方法】

1.方用丁香散，主治寒气蓄积于胃，呃声沉缓有力的患者。

2.方用竹叶石膏汤，主治胃中积滞，呃声响亮，脘腹胀闷的患者。

3.方用附子理中汤，主治脾肾阳虚，呃弱尿清的患者。

【单方验方】

1.柿蒂3～5个，炒焦成研细末，用开水送服。本方适用于呃逆各个证型。

2.桂圆（连核）七个，锻烤成炭，存性，研为细末，1日2次，分四次服用。用锻代赭石15克煎汤送服。

3.生姜30克，捣烂取汁，与蜂蜜30克一起搅拌调匀，1次服下。

4.枇杷叶30～80克，去毛，水煎，每日两次服用。

* **噎膈** *

噎膈是由于食管狭窄干涩，而造成的吞咽食物时，哽噎不顺，严重者食物不能下咽到胃，食入就吐，为主要表现的一种病证。

【症状】

噎膈在临床中常见面白浮肿、面晦舌暗、呃逆吐涎、形瘦舌干等。

【病因】

本病的发生主要原因有以下3种：

1.因气郁化火，虚火上逆，阴津枯竭，胃失润降，而诱发本病。临床证见：皮肤干枯，形体消瘦，食入格拒不下，食入又吐出，更严重者水饮难进，胃脘灼热，心烦口干，小便短赤，大便干结如羊屎，舌质尖红、干裂少津，脉细数。

2.因脾胃阳虚，温煦失职，中阳衰微，气不化津而诱发本病。临床证见：面色㿠白，面浮足肿，水饮不下，泛吐多量黏液白沫，形寒气短，腹胀，精神疲惫，舌淡苔白，脉细弱。

3.因肝气郁结，痰湿交阻，胃气上逆而诱发本病。临床证见：胸膈痞满，吞咽梗阻，严重者胸膈疼痛，情志舒畅可减轻，精神抑郁却加重。口干咽燥，呕吐痰涎，嗳气呃逆，大便艰涩，舌质红，苔薄腻，脉弦滑。

【主治方法】

1.方用启膈散加减，主治肝气郁结，痰湿交阻，呃逆吐涎多的患者。

2.方用补气运脾汤加减，主治脾胃阳虚，水饮不下的噎膈患者。

3.方用沙参麦冬汤加减，主治气郁化火，食入又吐出的噎膈患者。

【单方验方】

1.小茴香9克、黄芪15克、甘草3克，水煎服。本方适用于虚寒腹痛引起的噎膈患者。

2.酒药一粒（大者），用火微炒、开水分2次冲服。本方适用于食滞腹胀痛引起的噎膈患者。

3.牛膝30克，水煎，分二次服用。本方适用于血瘀腹痛引起的噎膈患者。

4.小茴香15克、生姜3克、乌药9克，水煎服。本方适用于寒实腹痛引起的噎膈患者。

5.黄荆子炒焦研末，每服3克，加红糖适量，开水送服。本方适用于食积腹痛引起的噎膈患者。

6.把5～7瓣大蒜去皮，生吃。本方适用于寒湿腹胀痛引起的噎膈患者。

7.艾叶6克、肉桂2克、香附9克，水煎服。本方适用于寒实腹痛引起的噎膈患者。

【口服中成药】

1.五积散，适用于外感风寒，内伤生冷，腹部胀痛的噎膈患者。

2.木香槟榔丸，适用于胃肠积滞，脘腹胀痛的噎膈患者。

胃溃疡

胃溃疡又称消化性溃疡，主要指发生于胃和十二指肠的慢性溃疡，中医称为"胃疡"。

【症状】

临床常见经常性胃脘疼痛，长期反复发作，胃脘痛具有周期性、节律性，并常伴嗳气、反酸、恶心呕吐等症。

【病因】

引起本病的主要原因有以下4种：

1.因肝郁化火，郁火侵扰到胃而诱发本病。临床证见：胃脘痛来势凶猛，有灼热感，烦躁易怒，口干而苦，进食后其胃脘痛不减，或食入更痛，吞酸嘈杂，尿赤，便秘，舌红苔黄，脉弦或数。

2.因湿热蕴结，胃气痞阻而诱发本病。临床证见：脘闷灼热，胃脘疼痛急迫，口干口苦，纳呆泛吐痰涎，渴不欲饮，小便色黄，大便不爽，舌红苔黄腻，脉滑数。

3.因脾虚胃寒，失于温养而诱发本病。临床证见：胃脘持续隐痛，喜温喜按，空腹更厉害，遇冷或劳累后容易发作或者加重，手足欠温，纳差乏力，神疲懒言，泛吐清水，大便溏薄，舌淡苔白，脉虚弱或迟缓。

4.因瘀停胃络，脉络壅滞而诱发本病。临床证见：胃脘疼痛，按之痛甚，痛有定处，如刺如割，胃痛彻背，或见吐血或黑便，舌紫暗或有瘀斑，脉涩。

【主治方法】

1.方用黄芪建中汤加减，主治脾虚胃寒，失于温养，胃痛喜按的患者。

2.方用化肝煎加减，本方主治肝郁化火，胃脘灼痛的患者。

3.方用清中汤加减，主治湿热蕴结，胃气痞阻，胃脘吐痰的患者。

4.方用丹参饮合失笑散加减，主治瘀停胃络，脉络壅滞，胃脘刺痛的患者。

【单方验方】

1.三七、黄连、沉香、白及、川贝的组方比例为1：2：2：6：1。共研细末过筛，装胶囊备用。每次口服3克，每日3次。本方主治本病各证型。

2.党参15克、白术10克、云苓15克、甘松10克、刘寄奴15克、厚朴10克、乌贼骨10克、延胡索10克、生姜10克、桂枝6克、砂仁8克、炙甘草6克、大枣3枚。本方主治脾胃虚寒型溃疡病。

3.甘松30克、木香15克，共烘干研细末。每次口服10克，每日3次。本方主治瘀血阻络、肝气犯胃的患者。

4.百合15克、郁金10克、柴胡10克、川楝子10克、乌药10克、丹参10克、黄芩10克、甘草6克。本方主治肝胃气滞型溃疡病。

5.云南白药粉1瓶，饴糖500克，红枣适量。每次取饴糖60克、红枣10枚，置于碗中隔水蒸熟，先吃枣肉去核，再倒1／8瓶云南白药粉于碗内，搅匀空腹服下，每日2次。本方主治气滞血瘀的本病患者。

6.陈皮6克、生甘草12克、蜂蜜60毫升。先将前2味药煎汁200～400毫升，冲入蜂蜜，日服3次。本方主治脾胃虚弱型的消化性溃疡病患者。

7.牡蛎5份，白及4份，共研细末，过筛，瓶装备用。每次口服3～6克，饭后温开水送服，每日3次。本方主治各型消化性溃疡病。

【口服中成药】

1.气滞胃痛颗粒，主治肝气犯胃之胃脘痛。

2.香砂六君子丸，主治脾胃虚寒证。

3.阴虚胃痛冲剂，主治胃阴亏耗证。

4.胃康宁片，主治胃脘疼痛、吞酸嗳气等症。

5.安胃疡胶囊，主治气滞型、虚寒型、及溃疡愈合后的维持治疗。

6.健胃愈疡片，主治肝郁脾虚、胃气失和型消化性溃疡活动期。

胃下垂

胃下垂多因疲倦太过、长期饮食失调，致使中气亏虚，脾气下陷，胃肌肉松弛，固护收缩无力，导致了胃体下垂。本病属于中医的"胃缓"范畴。

【症状】

本病临床症状表现为：食后觉脘腹部有坠胀感，站立或劳累时胃下垂加重，并伴有无规律性的纳差嗳气、胃痛、消瘦乏力、眩晕、恶心肠鸣等症状。

【病因】

引起胃下垂发病病因一般有以下3种：

1.因情志不舒，忧思郁怒，肝郁脾虚而诱发本病。临床证见：烦躁易怒，食欲不振，食后坠痛，脘腹痞胀，胸胁不舒，嗳气频作，舌淡苔薄白，脉弦缓。

2.因劳累、体虚或患别的疾病，致使脾虚气陷、中气不足而诱发本病。临床证见：肌肉瘦削，面色萎黄，食欲不振，气短乏力，食后脘腹痞胀，嗳气不舒，脘腹坠胀，或呕吐清水痰涎等症状，舌淡苔白，脉缓弱。

3.因病后体虚，或者饮食失调，致使脾气虚弱，饮食停滞而诱发本病。临床证见：胃脘胀满，胃痛怕按压，饮食乏味，嗳腐吞酸，或呕吐不消化的食物，吐后觉舒，大便排泄困难，苔白腻，脉弦滑。

【主治方法】

1.方用补中益气汤加减，主治中气不足，脾虚气陷、脘腹痞胀的患者。

2.方用保和丸加减，主治病后体虚，饮食停滞，脘胀嗳腐的患者。

3.方用逍遥散加减，主治情志不舒，肝郁脾虚，脘胁痞胀的患者。

【单方验方】

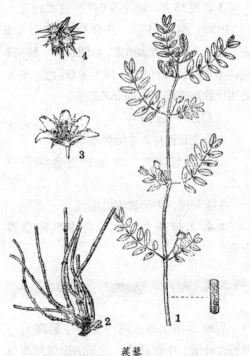

蒺藜
1.植株一部分，2.植株基部，3.花，4.果实

1.党参12克、鸡内金12克、白术10克、砂仁6克、陈皮6克、蔻仁6克、枳壳6克、谷芽6克、麦芽6克、神曲6克、炙甘草6克、山楂6克、木香3克、厚朴6克、茯苓10克、山药15克、大枣6枚。本方适用于脾虚气陷型的胃下垂患者。

2.珠儿参9克、白蒺藜9克、川石斛9克、制香附9克、路路通6克、山黄精9克、

延胡索4.5克、北沙参6克、肥知母6克、川楝子4.5克、戊己丸3克（包）。本方适用于肝强脾弱、胃火旺盛的患者。

3.白芍6克、太子参6克、北沙参6克、白蒺藜9克、川楝子7.5克、九香虫4.5克、路路通9克、佛手4.5克、山黄精9克、七香饼4.5克、大枣3枚。本方适用于肝郁脾虚、胃失和降的胃下垂患者。

4.北沙参15克、麦冬12克、石斛15克、生地12克、白芍12克、玉竹12克、当归10克、川楝子9克、乌梅10克。水煎服。本方适用于胃阴亏虚型的胃下垂患者。

5.黄芪15克、法半夏9克、白术12克、当归9克、党参15克、升麻3克、炙甘草6克、枳壳30克、柴胡6克、川椒6克、陈皮6克。水煎服，每日1剂，10天为1疗程。本方适用于脾虚气陷兼有湿邪的患者。

【口服中成药】

1.补气升提片，主治脾虚气陷证。

2.开胃健脾丸，主治脾虚食滞型胃下垂。

3.摩罗丹，主治脾虚血瘀证。

4.参术健脾丸，主治脾虚湿停型胃下垂。

胃癌

胃癌是消化道疾病中发病率最高的一种恶性肿瘤。中医认为，此病的出现可能与生活环境、饮食因素、胃的慢性病变刺激有关，因痰涎邪毒瘀血结聚胃脘，日久恶变而成。本病属于中医学"胃脘痛""心下痞""反胃""膈证"等范畴。

【症状】

胃癌是以进行性胃脘疼痛、食欲不振、形体消瘦、便血等为主要临床症状。

【病因】

常见发病原因有以下3种：

1.因长期饮食不节，痰食瘀阻而诱发本病。临床证见：精神疲惫，形体消瘦，胃脘胀痛，推按固定不移，或扪及胃脘处有肿块，按之坚硬，嗳腐，呕吐痰食，厌恶肉食，或呕血便血，大便干结，舌暗红或有瘀点，苔白，脉弦。

2.因忧思伤脾，情志抑郁，肝胃不和而诱发本病。临床证见：胃脘胀痛，累及两胁也痛，饮食减少，嗳气陈腐，或者呕吐反胃，口苦心烦，大便干结，舌质暗红，苔薄黄，脉弦细。

3.因痰瘀毒聚，气虚血亏而诱发本病。临床证见：心脏下扪及痞块，神疲乏力，食少自汗，颜面虚肿，形体消瘦，面色苍白，畏寒肢冷，心悸气短，头晕目眩，舌暗苔少，脉细无力。

【主治方法】

1.方用四逆散加味，本方适用于情志抑郁，忧思伤脾，脘胁胀痛的患者。

2.方用香砂枳术丸加味，本方适用于饮食不节，痰食瘀阻的胃脘胀痛患者。

3.方用附桂理中丸加味，本方适用于饮食不节，胃痛反胃的患者。

4.方用八珍汤加减，本方适用于胃癌晚期，痰瘀毒聚，痞块消瘦的患者。

【单方验方】

1.金银花30克、云苓12克、杏仁9克、夏枯草15克、槟榔9克、生半夏6克、陈皮9克、代赭石30克、桃仁9克、厚朴9克。水煎服，每日1剂。本方适用于肝郁气滞，湿热蕴郁所致的胃癌患者。

2.当归15克、生芪30克、生地15克、白花蛇舌草20克、熟地15克、紫河车15克、益母草15克、甘草15克、太子参20克、杭芍20克、刺五加20克、仙灵脾20克、白英30克。本方主治脾肾阳虚、气血双亏证。

3.麦冬10克、五灵脂10克、玉竹30克、没药10克、丹参30克、蒲黄10克、白屈菜

30克、藤梨根30克、莪术15克、沙参20克、干蟾皮15克。本方主治胃热伤阴、瘀毒凝滞证。

4.郁金10克、陈皮10克、枳壳10克、白术10克、代赭石30克、川楝子10克、藤梨根30克、白英石30克、甘草10克、野葡萄根30克。本方主治肝胃不和、毒气上逆证。

5.苍术15克、代赭石30克、白术15克、茯苓20克、藿香15克、炙黄芪20克、当归15克、龙葵20克、砂仁10克、陈皮10克、白英石30克、旋覆花10克、丹参30克、瓦楞子10克、生苡米30克。本方主治脾胃虚寒、中焦受阻证。

【口服中成药】

1.犀黄丸、增生平片、复方天仙胶囊等，适用于各证型。

2.珍香胶囊，适用于证属痰瘀凝聚，毒热蕴结者。

3.化瘀回生丹，适于瘀血内阻型胃癌。

4.平消片，适用于气滞血瘀者。

5.六神丸，适用于瘀毒内结型胃癌。

功能性消化不良

功能性消化不良是一种功能性胃肠疾病。中医中没有功能性消化不良这一病名，现代临床根据其症状，多将其归属于"痞满""胃脘痛""嘈杂"等范畴，其中痞满证与功能性消化不良症状最为相似。

【症状】

功能性消化不良临床症状常表现为：恶心厌食，腹痛肠鸣，脘腹胀满疼痛，吐泻后症状减轻，嗳腐或呕吐馊酸食物，大便臭秽，或伴有头痛、恶寒发热等症状。

【病因】

引起本病发生的主要因素有以下3种：

1.因七情失和，忧郁气结，怒气逆行，导致肝胃不和，而诱发本病的发生。临床证见：呕吐苦水，脘腹痞闷，喜叹息，如遇不顺心的事，则病情加重，大便不爽，舌淡红，苔薄白，脉弦。

2.因脾胃虚弱，致使运化失健，痰浊滋生，痰湿中阻而诱发本病。临床证见：身重困倦，脘腹痞胀，纳呆呕恶，口淡不渴，头晕目眩，小便不利，苔白厚腻，脉沉滑。

3.因脾胃虚弱，气血生化不利而诱发本病。临床证见：神疲乏力，脘腹痞闷，喜温喜按，时轻时重，少气懒言，语声低微，纳呆便溏，舌淡苔薄白，脉细弱。

【主治方法】

1.方用保和丸加减或枳实消痞丸，本方主治因暴饮暴食导致的腹胀嗳腐患者。

2.方用二陈平胃汤加减，本方主治脘腹痞胀，腹胀呕恶的患者。如遇痰湿偏盛，胀满明显的患者，可合用半夏厚朴汤；如遇痰湿郁久化热，可改合用黄连温胆汤。

3.方用泻心汤合连朴饮加减，本方适用于饮食失调，湿热阻胃，脘痞口苦的患者。

4.方用越鞠九合枳术丸加减，本方适用于七情失和，肝胃不和，脘痞叹息的患者。

5.方用补中益气汤加减，本方适用于脾胃虚弱，脘痞纳呆的患者。

6.方用益胃汤加减，本方适用于伤食日久，湿热蕴蒸，脘痞口干的患者。

【单方验方】

1.半夏10克、葛根10克、瓦楞子10克、党参15克、绿萼梅10克、山楂15克、黄芩10克、黄连6克、炙甘草10克。本方主治消化不良。

2.枳实10克、炒麦芽30克、莱菔子10克、焦楂曲15克。水煎服。本方主治食积气滞证。

3.柴胡5克、枳壳15克、厚朴5克、白芍10克、延胡索10克、制大黄6克、木香5克、甘草3克。如遇嗳气呕恶、反胃气逆者，去柴胡，加生赭石15克、半夏9克、沉香片5克。本方适用于肝郁气滞证。

4.川黄连（或黄芩10克）3克、天花粉

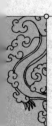

15克、半夏6克、枳实10克、厚朴5克、制大黄9克、瓜蒌皮10克、延胡索10克、蒲公英15克、芙蓉叶15克、生甘草3克。本方适用于肝郁胃热证。

5.太子参10克、茯苓12克、清半夏10克、焦神曲10克、白术10克、焦山楂10克、陈皮10克、炒麦芽30克、粉甘草6克、砂仁4克（后下）、生姜3片。本方主治脾虚食滞湿阻证。

6.生黄芪15克、神曲10克、炮姜6克、山楂10克、白术10克、半夏6克、枳壳6克、草豆蔻（后下）6克。本方主治脾胃虚寒、饮食停积证。

【口服中成药】

1.保和丸，主治一切食积证。

2.附子理中丸，适用于脾肾阳虚的患者。

3.香砂六君丸，主治脾胃气虚、寒湿中阻证。

4.胃苏颗粒，主治肝胃不和、中焦气滞证。

5.甘露消毒丹，适用于暑湿郁热的患者。

胃结石

由于摄入某种植物成分或吞入毛发或某些矿物质如碳酸钙、钡剂、铋剂等在胃内凝结而形成的异物，称为胃结石。胃石患者的临床症状和体征与胃石的大小、形态、性质及对人体消化、运动功能影响程度等因素有关。

【症状】

结石很小时病人可以完全无任何症状，当结石发展到一定大小影响胃时就会出现胃脘疼痛、有明显压痛，脘腹痞闷胀满，间歇性或慢性发作，餐后感不适，饱胀，隐隐作痛，恶心呕吐，纳差口臭，便溏。

【病因】

引发本病病因主要有以下2种情况：

1.因过量食用未成熟的柿子或黑枣，食滞胃肠，脾胃运化不及而诱发本病。临床证见：起病急，餐后一小会儿就觉脘腹胀闷疼痛，口臭，恶心呕吐，大便溏薄，苔厚腻，脉弦滑。

2.因患胃石日久，瘀滞于胃肠，损伤到脾胃而诱发本病。临床证见：恶心呕吐，纳差口臭，常见胃脘胀痛或刺痛，间或疼痛反复发作。上腹胃部隆起，用手触摸，可扪及移动性包块，大便稀溏，舌紫暗或有瘀点，脉弦或涩。

【主治方法】

1.方用保和丸加减，主治胃脘胀痛，食滞胃肠的胃结石。

2.方用大七气汤加减，主治患胃石日久，胃脘刺痛的胃结石。

【单方验方】

1.苍术15克、黄连5克、炒白术15克、厚朴12克、三棱10克、枳实10克、莪术10克、陈皮10克、鸡内金10克、半夏12克、甘草6克、生姜3片。水煎服。

2.生大黄（后下）15克、三棱10克、川厚朴15克、莪术10克、枳实12克、鸡内金20克。水煎服，每日1剂，连服4～7天。

【口服中成药】

1.枳实导滞丸，主治积滞内阻偏实证的患者。

2.枳实消痞丸，主治脾虚气滞，寒热互结的患者。

3.五香丸，主治气血郁滞证。

4.沉香化滞丸，主治积滞内停，气滞血瘀证。

胃肠积液

胃肠积液是因腹部手术后，或因胃反

等病，脾胃受损，运化输布失常，导致水饮停聚于胃肠而成。以脘腹痞胀，腹中水声漉漉，呕吐水液等为主要表现的痰饮类疾病。

【症状】

胃肠积液以腹中有水震波声、呕吐水液、脘腹痞胀等为临床特征，或口渴神疲、腹痛、心悸气短、纳差乏力、大便秘结或溏稀、头昏目眩等症状。

【病因】

常见诱发本病的病因有以下2种：

1.因患胃肠积液较久，导致脾阳虚衰，而诱发本病。临床证见：头晕目眩，心悸气短，形体逐渐消瘦，脘腹痞胀，胸胁膨满，畏冷怕寒，喜温喜按，呕吐痰涎或水液，口渴不欲饮，水入易吐，食少便溏，苔白滑，脉弦细而滑。

2.因肠梗阻、患胃扩张、腹部手术、胃肠功能紊乱等病症，损伤到脾胃，致使胃肠排泄不畅而诱发本病。临床证见：口干舌燥，脘腹胀满，并伴有慢性腹泻，虽然腹泻完了很舒服，但很快又脘腹胀满，肠间有水鸣音，大便秘结，舌象证见：苔白腻或黄，脉沉弦或伏。

【主治方法】

1.方用甘遂半夏汤合已椒苈黄丸加减，主治腹胀水声的胃肠积液患者。

2.方用苓桂术甘汤合小半夏汤加减，主治胃肠积液较久，腹胀畏冷的患者。

【单方验方】

1.茯苓30克、桂枝10克、代赭石30克、白术10克、生姜15克、半夏15克、甘草3克。水煎服。本方适用于脾胃虚弱，痰饮内停，浊气不降的患者。

2.汉防己9克、玄明粉（冲服）9克、葶苈子15克、炒枳实9克、川军（后下）6克、玄参12克、甘草6克、代赭石20克、川椒目9克、鲜芦根20克。水煎服。本方适用于水食停滞中焦，浊气不降的患者。

急性肠炎

急性肠炎是以急性腹泻为主要表现症状的一种疾病。夏秋季多发，婴幼儿的发病率高。本病属于中医的"暴泻"范畴。

【症状】

急性肠炎常见症状主要有腹痛阵作，腹胀、肠鸣辘辘，腹泻如倾，次频量多，神疲乏力，恶心呕吐，口渴尿少，大便多呈黄色水样，偶夹黏液。或伴有恶寒发热，肚脐周围有按压痛，面色苍白，皮肤干燥，目眶凹陷，神志淡漠，汗出肢冷，脉微细数等。

【病因】

引起这一病症的病因主要有以下3种：

1.因湿热壅滞，损伤脾胃而诱发本病。临床证见：腹痛即泻下，急迫，如水注，或肛门灼热，泻而不爽，粪黄臭秽，小便短赤，烦热口渴，舌红，苔黄腻，脉滑数或濡数。

2.因寒湿内盛，清浊不分，脾失健运而诱发本病。临床证见：脘闷食少，腹痛肠鸣，兼或恶寒发热、头身痠痛，大便清稀如水，苔白腻，脉濡缓。

3.因宿食内停，传化失司，阻滞胃肠而诱发本病。临床证见：不思饮食，嗳腐酸臭，腹痛肠鸣，泻下粪便如臭鸡蛋，泻后痛减，苔垢浊或厚腻，脉滑。

【主治方法】

1.方用藿香正气散加减，本方适用于寒湿内盛，腹痛水泻的患者。

2.方用葛根芩连汤加减，本方适用于湿热壅滞，损伤脾胃的腹痛热泻患者。

3.方用保和丸加减，本方适用于宿食内停，阻滞胃肠，腹泻嗳腐的患者。

【单方验方】

1.粳米14克、食盐14克、绿茶14克、干姜14克。用250毫升开水冲泡，待温后取上清液服用，每日3次。本方适用于寒湿型泄泻。

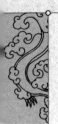
2..银花60克、败酱草30克、甘草12克、滑石块60克、薏苡仁30克、连翘18克、白鲜皮30克、元参18克、茜草根12克、花粉18克、麦冬12克、蒲公英15克、车前子（包）15克。本方主治毒热炽盛，清浊不分证。

3.适量山楂肉，焙干研成细末，每次冲服，9克，每日3次。本方适用于伤食型泄泻。

4.车前子（炒）适量，研成细末，每次6克，以米汤调服。每日3次，连服3天。本方适用于暴泻不止、小便不通的患者。

5.车前子15克、生姜9克、藿香9克，水煎服。每日2次，连服3天。本方适用于寒湿泄泻。

【口服中成药】

1.藿香正气丸（水），适用于寒湿型腹痛腹泻。

2.黄连胶囊，清开灵口服液，黄连素片，葛根芩连丸，穿心莲片，适用于湿热型泄泻。

3.保济丸，适用于伤食型泄泻。

4.消朴丸，适用于食滞胃肠之泄泻。

慢性胃炎

慢性胃炎是胃肠道常见疾病，是由不同病因引起的胃黏膜慢性炎症性病变，或萎缩性病变。本病属于中医的胃痞、胃络痛、胃胀等范畴。

【症状】

本病临床症状常见持续性上腹（胃脘部）不适、钝痛、烧灼痛、饱胀。进食后加重，并伴有泛酸嗳气、恶心纳差等症状。

【病因】

诱发本病的原因主要有以下3种：

1.因饮食不节或脾胃湿热而诱发本病。临床证见：腹脘痞闷，胃脘灼热胀痛，口苦口臭，嘈杂不适，纳少恶心，渴不欲饮，便溏尿赤，舌红苔黄腻，脉滑数。

2.因体弱年迈、饮食不节，脾胃虚弱而诱发本病。临床证见：胃脘隐痛，喜按喜温，四肢绵软，食后胀闷，脘腹痞满，少食乏力，大便稀溏，舌质淡，苔薄白，或有齿痕，脉沉细。

3.因情志郁怒，致使肝气郁结，肝胃不和而诱发本病。临床证见：胸腹满闷，胃脘胀痛，或痛窜两胁，抑郁恼怒诱发更加重病情，嗳气频作，嘈杂泛酸，大便不畅，舌红苔薄白，脉弦。

【主治方法】

1.方用清中汤加减，本方适用于湿热内蕴，脾胃湿热，脘腹痞痛的患者。

2.方用柴胡疏肝散加减，本方适用于情志郁怒，肝胃不和，脘胁胀痛的患者。

【单方验方】

1.陈皮9克，加入开水100毫升冲泡，等放凉后再服用。本方主治痰湿阻滞的慢性胃炎患者。

2.青皮7.5克、栀子15克、香附15克、川楝子15克、郁金7.5克、白芍15克、丹皮15克、沙参15克、柴胡5克。水煎服。本方适用于肝郁化火，上腹胀满疼痛的患者。

3.枳实30克、白术60克。共研细末，瓶装备用。每次用3克药粉，与适量米饭制成丸状，饭前口服，每日3次。本方主治饮食停滞型的慢性胃炎。

4.青皮7.5克、栀子15克、香附15克、川楝子15克、郁金7.5克、白芍15克、丹皮15克、沙参15克、柴胡5克。水煎服。本方适用于肝郁化火，上腹胀满疼痛的患者。

5.黄芪18克、半支莲15克、三丫苦15克、太子参18克、蒲公英30克、生地30克、救必应15克、竹茹12克、七叶莲15克、三七末1.5克。本方主治虚实夹杂型胃炎。

6.金铃子10克、大腹皮15克、延胡索10克、陈皮6克、香附10克、枳壳10克。主治气滞血瘀型胃炎。

7.青皮7.5克、栀子15克、香附15克、川楝子15克、郁金7.5克、白芍15克、丹皮15克、沙参15克、柴胡5克。水煎服。本方适用于肝郁化火，上腹胀满疼痛的患者。

8.柴胡10克、生白术10克、平地木10克、炒白芍10克、桔梗10克、连翘10克、徐长卿10克、制香附10克、八月札10克、炙甘草6克。本方主治肝胃不和型胃炎。

【口服中成药】

1.养胃舒胶囊，主治阴虚型慢性胃炎。

2.胃苏颗粒，主治气滞型慢性胃炎。

3.三九胃泰冲剂（胶囊），主治浅表性、糜烂性、萎缩性胃炎。

4.健胃消炎冲剂，是各类胃炎及胃癌的辅助治疗药物。

5.温胃舒胶囊，主治慢性胃炎、消化性溃疡。

6.胃乐宁片，主治阴虚型慢性胃炎及胃、十二指肠溃疡。

大肠癌

大肠癌主要包括结肠癌和直肠癌，大肠癌的发生与高脂肪低纤维素饮食、大肠慢性炎症、大肠腺瘤、遗传因素和其他因素如环境因素（如土壤中缺钼）、吸烟等有关。其属于中医"肠癌"范畴。

【症状】

大肠癌临床表现为：大便稀薄，次数增多，或腹泻与便秘交互更替，或大便形状变扁，带血或黏液脓血便；并伴有里急后重、腹胀肠鸣、纳差等症。

【病因】

引发本病的主要的原因有以下3种：

1.因脾肾气虚，气血双亏而诱发本病。临床证见：面色苍白，畏寒肢冷，腰膝酸软，少气无力，腹痛，喜温喜按，或腹内有包块，排水样便，并混有没消化的食物，或黎明时腹痛腹泻，或大便带血，舌淡、苔白，脉沉细。

2.因肠腑湿热，热盛酿毒而诱发本病。临床证见：腹痛腹胀，里急后重，大便带血或黏液脓血便，或大便不爽，肛门灼热，口苦口干，胸闷，或有发热、恶心、尿赤等症状并发，舌红，苔黄腻，脉滑数。

3.因瘀血内结，致使瘀滞化热，热毒内阻而诱发本病。临床证见：腹痛拒按，里急后重，或腹内有结块，便下脓血，色紫量多，面色晦暗，肌肤甲错，烦热口渴，舌紫暗或有瘀点，脉涩。

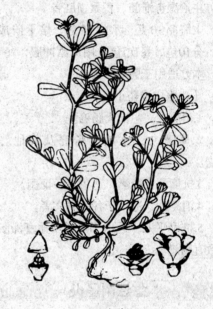

马齿苋

【主治方法】

1.方用槐角丸加减，主治肠腑湿热，灼血瘀毒所致的腹痛便血证。

2.方用膈下逐瘀汤加减，主治瘀血内结，热毒内阻所致的便血腹内结块证。

3.方用大补元煎加减，主治脾肾气虚双亏所致的痛泻喜温症状。

4.方用知柏地黄丸加减，主治病久伤阴，阴虚火旺所致的腹痛便秘症状。

【单方验方】

1.焦山楂18克、莲子肉30克、诃子肉12克、炒谷芽30克、石榴皮21克、露蜂房9克、蛇蜕9克、山豆根9克、全蝎9克、山药30克、地榆15克、赤石脂15克。本方主治大肠癌的脾胃虚弱证患者。

2.鲜瞿麦根30～60克（或用干瞿麦根20～30克），用米泔水洗净，水煎服，每日1剂。本方适用于肠道湿热者。

3.槐角15克、马齿苋30克、山豆根15克、代赭石30克、半支莲20克、白花蛇舌草20克、丹参20克、白英20克、红藤20克、蛇莓20克、石见穿10克、龙葵20克。水煎服。本方主治湿毒滞肠、积聚锁肛者。

4.海藻30克、水蛭15克。焙干研成细末，分10包，每次1包，用黄酒冲服，每日2次。本方适用于肠道瘀滞证。

【口服中成药】

1.消癌片，主治大肠癌。

2.犀黄丸，主治大肠癌及其他恶性肿瘤。

3.抗瘤消炎胶囊，适用于各证型。

4.消癌片，适用于各证属实者。

5.抗癌平丸，适用于热毒瘀血壅滞肠胃而致直肠癌。

急性阑尾炎

急性阑尾炎是常见的急腹症之一，属于中医学的"肠痈"范畴。本病发病较急，男性多于女性，多发于青年人。

【症状】

急性阑尾炎临床常表现为：始感上腹、全腹、或脐周疼痛，4～6小时后，疼痛转移至右下腹呈持续性，行走时身体前屈伛偻，卧床时喜弯曲右腿，发热，并伴有疲乏、恶心呕吐、纳差等症状。

【病因】

引起这种病症的原因有以下3种：

1.因饮食不节，暴走急奔，导致湿浊热毒郁滞肠道，气滞血瘀而诱发本病。临床证见：嗳气纳差，恶心呕吐，脘腹闷胀，疼痛绕脐阵作，随即转移至右下腹疼痛，按之更痛，腹皮微激，发热或恶寒，尿清或黄，大便正常或便秘，苔薄白或微黄，脉紧或弦，略数。2.因湿热蕴结，瘀滞化热，导致腐肉酿脓而诱发本病。临床证见：右下腹硬满，疼痛拒按，腹痛较剧，或扪及包块，并伴有发热，口干汗出，尿赤便秘，或见头昏身重，呕恶胸闷，身热不扬，尿黄浊，便溏不爽，舌红苔黄或黄腻，脉数或滑数。

3.因热毒炽盛，肠腐脓成即溃而诱发本病。临床证见：腹痛弥漫全腹，腹皮发硬，拒按，无排气排便，呕吐频繁；热毒伤阴者，伴有高热不退，烦渴欲饮，时时汗出，口臭呕吐，面红目赤，小便短赤，舌红绛，苔黄干，脉弦数。

【主治方法】

1.方用大黄牡丹汤加减，主治肠痈初期的腹痛微热证。

2.方用薏苡附子败酱散加减，主治肠痈酿脓期的腹痛发热证。

3.方用大黄牡丹汤合大承气汤加减，主治肠痈溃脓期的腹痛便秘证。

【单方验方】

1.金银花60克、冬瓜仁30克、蒲公英30克、大黄20克、木香10克、牡丹皮10克、生甘草10克、川楝子10克。本方适用于热毒证。

2.大血藤50克、紫花地丁50克。水煎服，每日2次。本方适用于气滞血瘀证。

3.金银花30克、生甘草10克、桃仁10克、蒲公英30克、大黄15克、丹皮15克、川楝子10克、赤芍12克。本方适用于湿热证。

4.川楝子15克、延胡索10克、金银花15克、牡丹皮10克、大黄10克、桃仁10克、木香10克。如果有瘀血块的患者，加红藤

30～60克。本方适用于瘀滞证。

【口服中成药】

1.阑尾消炎片，用于湿热证或热毒证。

2.阑尾灵冲剂，主治阑尾炎。

胃肠痉挛

胃肠痉挛是胃肠道平滑肌发生痉挛眭疼痛，引起的一种功能性病变的疾病，本病属于中医学的"气腹痛"范畴。本病常于夜间或清晨发病，多发于成年人。

【症状】

胃肠痉挛临床常表现为：腹部或胃脘部绞痛突然发作，剧痛难忍，四肢冰冷，面白冷汗，或者伴有恶心呕吐，肠鸣欲便，但吐泻不明显，有的患者可自行缓解；腹部无肿块，无固定压痛点，肠鸣音亢进。

【病因】

发生本病征的原因有以下3种：

1.因过食生冷，或外感寒邪，致使寒滞胃肠而诱发本病。临床证见：恶心欲吐，脘腹剧痛，面色苍白，腹胀肠鸣，腹泻或便秘，苔白，脉沉弦有力。

2.因饮食不慎，脾胃阳虚，致使气机转枢不利而诱发本病。临床证见：面色萎黄或苍白，脘腹疼痛，喜温喜按，畏寒肢冷，恶心呕吐，大便稀溏，舌淡苔白，脉缓弱或沉迟。

3.因忧郁恼怒，或寒邪侵及筋脉，致使寒滞肝脉而诱发本病。临床证见：恶寒肢冷，腹痛连及胸肋或阴股，面色发白，恶心呕吐，头痛不适，腹泻或便秘，苔白，脉弦缓有力。

【主治方法】

1.方用正气天香散，主治外感寒邪，寒滞胃肠所致的腹痛恶心证。

2.方用暖肝煎，主治寒邪侵及筋脉，寒滞肝脉所致的腹痛连胁证。

3.方用黄芪建中汤，主治脾胃阳虚，腹痛喜按证。

【单方验方】

1.鲜生姜15克、红糖10克，水煎服。本方适用于虚寒腹痛。

2.桂芯10克、胡椒5克，水煎服。本方适用于寒性腹痛。

3.莱菔子15克、官桂10克，水煎服。本方适用于气滞腹痛。

习惯性便秘

习惯性便秘是因肠道传导迟缓，导致排便困难或排不尽、粪便干结、排便次数减少的一种常见肠道疾病。本病起病缓慢，多见于年老、体弱者，或继发于热病、产后。

【症状】

本病临床症状表现为：大便多呈大块或小粒，如羊屎状，干燥至少持续3个月以上，努责难下，排粪艰难。本病常伴有腹胀痛、口苦口臭、食欲不振、神疲头晕、睡不着觉等症状。

【病因】

常见诱发本病的原因有以下4种：

1.因嗜食辛辣热灸食物或醇酒厚味，致使素体阳盛，大肠燥热内结而诱发本病。临床证见：腹胀腹痛，大便干结，数日一次，口干口臭，夜寐不安，小便短赤，舌红、苔黄燥，脉滑数或弦数。

2.因年迈肾虚阳衰，致使阴寒凝滞，腑气壅遏而诱发本病。临床证见：腹中冷痛，大便干或者不干，排便都不顺畅，形寒怕冷，手足不温，面色青白，腰酸背冷，小便清长，舌淡、苔白，脉沉迟。

3.因年老、羸弱，或久病、产后，致使耗气伤津，气虚传导无力而诱发本病。临床证见：大便不畅，努责难下，排便无力，挣则汗出气短，面色淡白，少气懒言，神疲乏

力，舌淡、苔薄白，脉弱。

4.因患病日久，致使气血津液亏虚，阴虚肠燥而诱发本病。临床证见：便秘顽固，干结难下，时或3～4天大便1次，食少消瘦，潮热颧红，头面阵热，手足心热，或心烦少寐，头晕耳鸣，舌红少苔，脉细数。

【主治方法】

1.方用麻子仁丸加减，主治大肠燥热内结所致的便秘口干证。

2.方用增液汤合六味地黄丸加减，主治气血津液亏虚的便秘潮热患者。

3.方用黄芪汤加减，主治年老、久病的便秘疲乏症患者。

4.方用润肠丸加减，主治血虚肠燥的便秘头晕患者。

5.方用济川煎加味，主治肾虚阳衰的便秘怕冷患者。

【单方验方】

1.瓜蒌30克、晚蚕沙9克、玄明粉（冲服）9克、火麻仁15克、皂角子9克、麦冬9克、川厚朴9克、炒枳实9克、莱菔子9克、油白芍9克、油归身15克、柏子仁9克。水煎服，每日1剂。本方适用于习惯性便秘。

2.枳壳10克、白术30克、肉苁蓉20克、苍术30克。水煎服，每日1剂。本方适用于气虚便秘的患者。

3.何首乌60克、黑芝麻60克、胡桃仁60克。共研细末，瓶装备用，每次服10克，每日3次。本方主治血虚便秘。

4.麦冬50克、玄参50克、生地50～100克、天门冬50克。水煎服，每日1剂，每服3天为1个疗程。本方适用于阴虚肠燥的便秘患者。

5.生大黄粉6克、麻油20毫升，用温开水冲服，每日1剂。本方适用于便秘潮热的患者。

6.肉苁蓉20克、黑芝麻30克、党参20克、柏子仁12克、木香3克、川厚朴6克、枳实6克。水煎服。如果肠中干燥的患者，加

蜂蜜适量调服。本方主治老年人便秘。

7.生地60克、麻油60克，同煎。等生地浮起油面时，捞去生地，把麻油舀到碗内，加入生蜂蜜2匙，再加适量开水拌匀，分1次或2次服下。本方适用于老人或产后血虚便秘。

8.白术60克、厚朴6克、肉桂3克、升麻5克、生地10克。水煎服。本方主治冷秘。

9.火麻仁30克、柏子仁15克、郁李仁15克、杏仁15克、厚朴15克、枳壳15克、槟榔15克、郁金15克、柴胡10克、合欢皮15克、木香（后下）10克。如果便秘时间长，内生燥热的患者，可加大黄12克、芒硝12克（冲）。本方主治大肠传导失司的气秘患者。

【口服中成药】

1.便秘通，适用于气虚便秘的患者。

2.润肠丸，适用于血虚便秘。

3.半硫丸，适用于肾虚阳衰的便秘患者。

4.通便灵，适用于阴虚血亏的便秘患者。

5.五子润肠丸，适用于阴虚血燥的便秘患者。

6.舒肝调气丸，适用于气滞的便秘患者。

直肠脱垂

直肠脱垂是脱出肛门外的一种病证，是直肠黏膜、肛管、直肠全层或部分乙状结肠向下移位造成的。黏膜脱出者，称不完全直肠脱垂；直肠全层或部分乙状结肠脱出者，称为完全直肠脱垂。本病属于中医的"脱肛""脱肛痔"范畴。多发于年老体弱、经产妇或儿童。

【症状】

主要症状为有肿物自肛门脱出。初发时肿物较小，排便时脱出，便后自行复位。以后肿物脱出渐频，体积增大，便后需用手托回肛门内，伴有排便不尽和下坠感。最后在咳嗽、用力甚至站立时亦可脱出。随着脱垂加重，引起不同程度的肛门失禁，常有黏液

流出，导致肛周皮肤湿疹、瘙痒。因直肠排空困难，常出现便秘，大便次数增多，呈羊粪样。黏膜糜烂，破溃后有血液流出。

【病因】

诱使本病发病的原因有以下3种：

1.因气血不足，中气下陷，致使肛门失于固摄而诱发本病。临床证见：大便时肛内肿物脱出，色淡红，呈圆锥形，轻重不一，并伴有肛门坠胀，头晕耳鸣，食欲不振，神疲乏力，舌淡、苔薄白，脉弱。

2.因年迈、经产等气血亏损，导致肾气不固而诱发本病。临床证见：肛内有肿物脱出，并伴有肛门坠胀，肛门松弛，手足乏力，腰膝酸软，头晕目眩等症状，舌淡红，苔薄白，脉沉细。

3.因嗜酒肥腻，或劳倦感寒，致使湿热下注，气虚失固而诱发本病。临床证见：肛内有肿物脱出，呈圆锥形，色紫暗或深红，严重者可见表面部分糜烂、溃破，并伴有肛门坠痛，肛门指检有灼热感，舌红、苔黄腻，脉滑数。

【主治方法】

1.方用补中益气汤，主治气血不足，中气下陷所致的脱肛疲乏患者。

2.方用萆薢渗湿汤，主治湿热下注，气虚失固的脱肛热痛患者。

3.方用金匮肾气丸合菟丝子丸，主治脱肛日久的患者。

【口服中成药】

1.补中益气丸，适用于各种证型脱肛。

2.十全大补丸，适用于气虚下陷及肾气不固的患者。

3.浓缩六味地黄丸，适用于肾气不固的脱肛患者。

细菌性痢疾

细菌性痢疾是一种急性肠道传染病，是由痢疾杆菌感染所致，简称菌痢。本病属于中医"痢疾"范畴，也是最常见的肠道传染病之一。

【症状】

细菌性痢疾主要表现为：起病急骤，面青肢厥、发热，腹痛腹泻，里急后重，排出赤白脓血便。

【病因】

发生本病的原因常有以下4种：

1.因脾肾阳虚，寒湿内生，致使肠腑阻滞而诱发本病。临床证见：腹部隐作隐痛，久痢不愈，喜揉喜温，下痢稀薄，夹有黏白冻，食少神疲，腰膝酸软，形寒肢冷，严重者可出现滑泄不禁、脱肛等症状，舌淡苔白，脉细弱。

2.因病久伤内，邪恋肠腑，致使传导不利而诱发本病。临床证见：饮食不当、受凉、劳累导致泻痢时发时止，日久难愈。发作时排便夹有白黏冻，里急后重，食少腹胀，倦怠嗜卧，舌淡苔腻，脉濡软。

3.因湿热疫毒损伤脾胃，致使胃气衰败，噤口不食而诱发本病。临床证见：泻痢严重不能食，恶心呕吐，食入即吐。形体消瘦，口淡不渴，纳呆口秽，胸脘痞闷；舌红、苔黄腻、舌淡，脉细弱。

4.因寒湿客肠，致使气血凝滞，传导失司而诱发本病。临床证见：脘腹胀满，腹部疼痛急促，下痢赤白如黏冻，白多赤少，或为纯白冻，里急后重，口淡乏味，头身困重，舌淡、苔白腻，脉濡缓。

【主治方法】

1.方用芍药汤加减，主治湿热蕴结，气血壅滞所致的腹痛热痢。

2.方用白头翁汤合芍药汤加减，主治感受疫邪热毒，壅盛肠道所致的壮热痛痢。

3.方用不换金正气散加减，主治寒湿客肠，气血凝滞所致的腹痛寒痢。

4.方用桃花汤合真人养脏汤，主治脾肾

阳虚，肠腑阻滞所致的痛痢倦冷。

【单方验方】

1.犀角（研冲）2.5克、生地30克、丹皮10克、西洋参5克、石斛30克、荷叶10克、赤芍6克、白芍6克、连翘10克、芦根30克、银花炭10克、青蒿10克。水煎服，每日1剂。本方适用于热毒蕴结，高烧便血的痢疾患者。

2.黄连50克、独头大蒜50克，共研成细末，用米糊做成丸。每次服6克，每日3次。本方适用于湿热痢。

3.鹿衔草120克，水煎服。本方适用于寒湿痢。

4.凤尾草60克，水煎取汁，再加蜂蜜适量，代茶饮。本方适用于疫毒痢。

5.山楂肉200克，炒黄研末，瓶装备用。每次用糖水冲服6克，每日3次。本方适用于虚寒痢。

6.栗子花适量，煎煮大约30分钟，加红糖适量饮服。本方适用于赤白痢疾。

【口服中成药】

1.香连丸，葛根芩连片，葛根芩连微丸，肠胃康冲剂适用于湿热痢疾。

2.藿香正气胶囊，适用于痢疾初起见有表证者。

3.驻车丸，适用于虚寒痢、休息痢。

急性胰腺炎

急性胰腺炎是其周围组织被自身分泌的消化酶，在消化过程中发生化学性反应而出现的一种炎症性疾病。本病属于中医的"胰瘅"范畴，并且多发于青壮年。

【症状】

急性胰腺炎以腹痛、恶心呕吐、发热，及血、尿淀粉酶显著增高为主要临床特点。临床症状常表现为：中上腹或左上腹突发剧烈疼痛，呈持续性阵发症状，疼痛向腰背部呈带状放射，并伴有恶心呕吐、发热恶寒、

黄疸等症状。严重者烦躁抽搐，汗冷肢厥，面色苍白，血压下降、手足青紫等。

【病因】

急性胰腺炎常见临床致病因素有以下3种：

1.因蛔虫上扰，窜入胆道，致使胰腑气液不得宣泄而诱发本病。临床证见：上腹部持续性疼痛，并伴有阵发性钻顶样疼痛，痛时汗出肢冷，并伴有低热呕吐，甚至吐出蛔虫，舌淡红，苔薄白，脉弦紧。

2.因情志不舒，肝郁气滞，致使横逆犯脾，纳运紊乱而诱发本病。临床证见：脘腹胀痛，痛连两胁，阵阵而作。口苦咽干，恶心呕吐，严重者大便秘结，得排气则舒，苔薄黄，脉弦较数。

3.因嗜酒暴食，致使肝胆湿热，湿毒蕴结而诱发本病。临床证见：脘腹胀满难忍，突发疼痛，纳呆呕恶，身热不扬，午后热甚，肢体困重，口苦咽干，大便不爽或干结，小便黄赤，或兼发黄疸症状，舌红、苔黄腻，脉滑数。

【主治方法】

1.方用大柴胡汤加减，主治肝郁气滞，横逆犯脾所致的胁腹胀痛。

2.方用茵陈蒿汤合龙胆泻肝汤加减，主治肝胆湿热，湿毒蕴结所致的腹痛身热。

3.方用柴胡驱蛔汤，主治蛔虫上扰，窜入胆道所致的钻顶样腹痛。

【单方验方】

1.黄芩30克、大黄10克、芍药30克、芒硝10克、柴胡15克、甘草10克、厚朴15克、大枣10克、枳实15克。水煎服，每日1剂。本方适用于胃肠燥热的急性胰腺炎。

2.柴胡15克、胡连15克、黄芩15克、延胡15克、木香15克、大黄（后下）15克、白芍15克、芒硝（冲服）15克。水煎服。本方适用于脾胃湿热型急性胰腺炎。

3.栀子15克、木香15克、丹皮15克、厚朴15克、赤芍24克、延胡索15克、芒硝10克

（冲服）大黄（后下）24克。水煎服。本方适用于本病火毒内盛者。

4.柴胡15克、杭白芍15克、大黄（后下）15克、黄芩10克、胡黄连10克、木香10克、延胡索10克、芒硝（冲服）10克。如遇蛔虫患者，加使君子、苦楝根皮、槟榔；如遇出血坏死患者，加大陷胸汤（甘遂末1克、芒硝（冲服）10～15克、大黄15～30克（后下））。水煎服，每日1剂。本方适用于肝郁气滞、脾胃蕴热的急性胰腺炎。

【口服中成药】

1.金佛止痛丸，适用于气滞腹痛。

2.玄胡止痛片，适用于腹痛、胁痛、胃脘痛等症。

慢性胰腺炎

慢性胰腺炎是一种胰腺腺泡和胰管的慢性进行性炎症疾病，常伴有假性囊肿、本病钙化、胰岛细胞减少或萎缩，以及胰腺内、外分泌功能的丧失。本病属于中医的"胰胀"范畴。

【症状】

慢性胰腺炎以消瘦、反复发作、脘腹胀痛、腹泻为主要临床特征。其症状常表现为：中上腹疼痛反复发作，向肩背、胸腰等处放射疼痛，饮酒、暴饮暴食可诱发或加重本病症状，腹胀，腹泻，大便量多色淡，恶臭，或有脂肪泻出，常伴有恶心呕吐、消瘦乏力、纳差厌油，或浮肿等症状。

【病因】

慢性胰腺炎常见原因有以下4种：

1.因湿热毒蕴，导致气血凝滞，阻塞胰络而诱发本病。临床证见：脘腹刺痛、绞痛或刀割样痛，痛处有定处，拒按，上腹部可扪及包块，厌食，食后痛甚，面色晦暗，恶心呕吐，舌苔薄白、紫暗或有瘀斑，脉弦涩。

2.因饮食不节，或外感风邪，脾胃实热，致使中焦壅阻而诱发本病。临床证见：脘腹持续性疼痛，阵发性加剧，胀满拒按，发热胸闷，口渴喜冷饮，小便短赤，大便燥结，舌红苔黄燥，脉象证见：脉弦数有力。

3.因素体脾胃虚弱，或劳累，饮食减少，致使气血亏损，脾胃虚弱而诱发本病。临床证见：食欲不振，腹胀肠鸣，左上腹隐痛，并向左肩及腰部放射，颜面黄肿，消瘦乏力，大便溏泻，食进油腻更甚，舌淡苔白或腻，脉缓或弱。

4.因情志失调，肝郁犯脾，致使气滞不畅而诱发本病。临床证见：脘腹疼痛，腹部胀满，两胁胀闷，恼怒则加重，胸闷食少，嗳气频作，舌淡红、苔白，脉弦紧。

【主治方法】

1.方用清胰汤合小承气汤加减，主治脾胃实热，中焦壅阻所致的腹痛发热患者。

2.方用参苓白术散加减，主治气血亏损，脾胃虚弱所致的痛泻倦怠患者。

3.方用膈下逐瘀汤加减，主治湿热毒蕴，阻塞胰络所致的腹痛包块患者。

4.方用柴胡疏肝散加减，主治肝郁犯脾，气滞不畅所致的腹痛胁胀患者。

【单方验方】

1.白芍40克、桂枝20克、半夏15克、黄芩15克、纹军7克、枳实15克、生姜15克、香附15克、吴茱萸10克、半夏15克、蒲公英30克、柴胡20克、红枣5枚。水煎服。本方适用于慢性胰腺炎寒热错杂证。

2.柴胡15克、生地9克、桃仁8克、赤芍9克、红花8克、牛膝5克、枳壳6克、川芎5克、桔梗6克、当归9克、甘草5克。水煎服，每日1剂，7日为1个疗程。本方适用于气滞血瘀证。

3.桂枝9克、柴胡12克、黄芩9克、党参9克、芍药9克、半夏9克、大枣5枚，甘草3克、生姜3片。水煎服，每日1剂。

4.柴胡12克、元胡10克、白芍20克、蒲

公英20克、浙贝母15克、川楝子15克、地丁20克、枳壳15克、姜黄3克、赤芍20克、丁香3克、黄芩10克、皂角刺30克、海藻30克。水煎服，每日1剂，连服20剂为1疗程。本方适用于脾胃实热证。

【口服中成药】

1.玄胡止痛片，适用于因本病引起的上腹疼痛。

2.逍遥丸，适用于肝郁脾虚证。

3.柴胡疏肝丸，适用于肝气郁滞较明显者。

4.香砂六君子丸，适用于脾胃气虚证。

5.桂枝茯苓丸，适用于中上腹部扪及包块、瘀血较甚者。

胰腺癌

胰腺癌是一种恶性程度较高的肿瘤，是由胰管上皮细胞，和少数起源于胰腺腺泡的细胞，在胰头、胰体及胰尾的胰腺外发生病变而引起。本病症属于中医的"胰癌"范畴。

【症状】

胰腺癌以脘腹痛、消瘦、纳呆、黄疸为临床特征。

【病因】

发生本病的主要因素有以下3种：

1.因长期患胰胆疾病，致使气血凝滞而蕴聚成癌。临床证见：上腹疼痛，痛有定处，或可扪及结节样的包块，拒按，仰卧或进食时疼痛加重，痛及腰背，舌紫暗或有瘀斑，脉弦涩。

2.因长期嗜食肥腻、霉腐之物，或嗜好烟酒，致使湿热瘀毒蕴聚胰腺成癌。临床证见：皮肤瘙痒，发热烦渴，身目黄疸随着患病时间延长而逐渐加深，黄色鲜明，小便呈茶色，大便灰白，呕血便血，上腹疼痛、拒按，能扪及肿块，舌质暗红，苔黄腻而厚，脉弦滑数。

3.因患胰腺癌日久，导致湿热瘀毒损耗到了阴液，致使脾胰失运而致癌。临床证

见：形体羸瘦，五心烦热，两目无光，头晕耳鸣，并扪及腹内肿块增大，脘腹胀满，黄疸日深，小便短赤，大便干结，舌光红无苔、苔剥或舌红少苔，脉弦细数。

【主治方法】

1.方用膈下逐瘀汤加减，主治长期患胰胆疾病的腹痛包块患者。

2.方用犀角地黄汤合增液汤加减，主治患胰腺癌日久，湿热瘀毒的黄瘦腹块患者。

3.方用茵陈蒿汤合五味消毒饮加减，主治湿热瘀毒蕴聚胰腺成癌的黄疸肤痒患者。

【单方验方】

1.半支莲60克、石打穿30克、八月扎30克、水红花子30克。水煎服。

2.青黛12克、紫金锭6克、人工牛黄12克、野菊花60克。共研细末，瓶装备用。饭后温开水调服，每次2～3克，每日3次。

3.肿节风30克、黄芪30克、大黄30克、人参（嚼服）10克。水煎服，每日1剂。

4.全瓜蒌30克、广木香9克、白花蛇舌草30克、黄药子50克、菝葜30克。水煎服。

【口服中成药】

1.片仔癀，适用于热毒蕴结证。

2.平消片，适用于各种癌症治疗。

3.清胰利胆冲剂，适用于胰腺癌。

肾结核

肾结核是一种由瘵虫侵犯，经肺传入肾脏或直接入肾的一种病症，本病属于中医的"内伤发热""肾痨""腰痛""虚痨""血淋"等范畴。其发病人群男性多于女性，多见于20～40岁青壮年。

【症状】

本病以低热、腰痛、乏力、尿频、尿痛、尿急、血尿为主要临床表现。可伴有不规则低热疲倦、盗汗、食欲减退、精神不振、失眠心烦、肾区疼痛等症状。

【病因】

本病常见发病原因有以下3种：

1.因房劳伤肾，阴精内耗，致使痨虫乘袭，损伤肾络而诱发本病。临床证见：腰膝酸痛，形体消瘦，眩晕目涩，视物模糊，并伴有耳鸣，午后潮热，四肢麻木，五心烦热，颧红盗汗，小便短赤，尿血，女子月经不调，男子梦遗失精等症状，舌红、苔少或苔黄，脉细数。

2.因病久入血入络，阻碍气机，致使气滞血瘀而诱发本病。临床证见：尿少而频，尿痛，尿血，腰背刺痛或酸痛，夜间更重，口唇舌黯或有瘀斑，脉沉紧。

3.因肺痨失治，耗伤肾精而诱发本病。临床证见：干咳，痰中带血，腰痛，尿血，尿痛，并伴有口干咽燥，盗汗，午后手足心热等症状，舌红，苔少，脉细数。

【主治方法】

1.方用沉香散合代抵当丸加减，主治久病气滞血瘀，瘀血阻滞，尿少痛，腰背刺痛的患者。

2.方用一贯煎加减，主治房劳伤肾，阴精内耗，尿短赤，潮热的本病患者。

3.方用百合固金丸合青蒿鳖甲汤加减，主治久患肺痨虫，伤肺阴，尿涩痛，干咳的本病患者。

【单方验方】

1.柴胡5克、台乌药6克、白芍10克、制乳香6克、海金沙10克、升麻3克、黑芥穗3克、血余炭10克、春砂仁3克、车前草12克、炙甘草3克、旱莲草12克、大蓟炭6克、冬葵子12克、小蓟炭6克、制没药6克、冬瓜仁12克、生地6克、赤小豆15克、熟地6克、赤茯苓15克。水煎服，每日1剂，分2次服。本方主治热郁膀胱的肾结核。

【口服中成药】

治疗肾结核的口服中成药有：芩部丹片、六味地黄丸、大补阴丸、尿感灵等。

※ 尿路感染 ※

尿路感染是因湿热蕴结膀胱，或肝失疏泄，或脾肾亏虚而引起的一种泌尿系统常见疾病。本病属于中医的"淋证"范畴。男女老少均可发病。

【症状】

尿路感染以尿频、尿急、尿痛为主要临床症状。可伴有发热头痛，寒战，腰痛，恶心呕吐等症状。

【病因】

诱发本病发原因常有以下2种：

1.因水肿、消渴等病伤及脾肾，或年老体衰、脾肾不足，热淋日久，耗气伤阴，致使脾肾亏虚，中气不足，脾失健运，肾气不固，膀胱气化失司而诱发本病。临床证见：少腹坠胀，腰酸，尿频，余沥不尽。神疲乏力，面色苍白，面足轻度浮肿，舌淡，苔薄白，脉沉细。

2.因淋病日久，或用渗湿利尿的药物太多，伤及肾阴，致使阴虚湿热留恋，膀胱气化不利而诱发本病。临床证见：神疲乏力，腰膝酸软，尿频不畅，尿道刺痛，并伴有午后低热，口苦咽干，五心烦热，舌红，苔薄黄，脉细数。

【主治方法】

1.方用无比山药丸加减，主治脾肾亏虚，脾失健运，尿频，余沥不尽的患者。

2.方用八正散加减，主治饮食不节、外感病邪、尿灼痛的患者。

【单方验方】

1.生地榆30克、半枝莲30克、大青叶30克、生槐角30克、白花蛇舌草30克、白槿花15克、甘草6克、滑石15克。水煎服，每日1剂，分2次服。本方主治湿热下注膀胱证。

2.连翘10克、黄柏12克、大黄10克、白芍10克、茯苓10克、当归10克、金银花15克、炒谷麦芽10克、益母草15克、鱼腥草15克、佛手

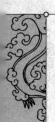

6克、车前草15克。水煎服，每日1剂，分2次服。本方主治湿热瘀血蕴结的膀胱证。

3.忍冬藤20克、连翘12克、蒲公英20克、紫花地丁15克、板蓝根15克、芙蓉花15克、泽泻15克、车前草15克、扁蓄15克、黄柏12克。水煎服，每日1剂，分2次服。主治尿路感染，小腹拘急，小便频数。

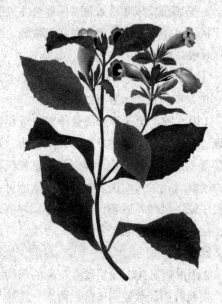

板蓝根

【口服中成药】

1.八正合剂，适用于膀胱湿热证。

2.清开灵口服液，适用于膀胱湿热证。

3.龟鹿补肾液，适用于脾肾两虚，湿热蕴结证。

尿路结石

尿路结石是泌尿系统中一种常见的疾病，常因湿热蕴结下焦，湿热日夜煎熬尿液，致使尿中杂质结成砂石而致病。本病属于中医的"石淋""劳淋""血淋"等范畴。本病多发于青年，男性多于女性。

【症状】

本病以腰部或少腹部绞痛、排出大小不等的结石，尿流中断、血尿、尿频、尿急，或排尿困难为主要临床症状。

【病因】

本病常因湿热蕴结下焦，湿热煎熬尿液日久，致使尿中杂质结成砂石而致病。发生本病征的原因有以下3种：

1.因湿热蕴结下焦，致使膀胱气化不利而诱发本病。临床证见：腰时酸时痛，或腰腹部绞痛难忍，排尿时突然中断，小便涩滞不畅，刺痛灼热，尿色黄赤，或尿中带血，或尿中时夹砂石，口臭口苦，便秘，舌红，苔黄腻，脉滑数。

2.因情志抑郁，郁久化火，致使气火郁于下焦，膀胱气化不利而诱发本病。临床证见：胁胀腰痛，小腹膨癃，窘迫难忍，小便难涩，点滴而下，苔薄黄，脉弦数。

3.因久病耗伤元气，脾肾两亏，致使肾气不足，气化不利而诱发本病。临床证见：腰腹隐痛，喜揉喜按，神疲乏力，遇劳则甚，少腹坠胀，尿涩无力，尿中时夹砂石。面色少华，纳呆，便溏，舌淡苔薄、舌边有齿印，脉细无力。

【主治方法】

1.方用石苇散合八正散加减，主治湿热蕴结下焦，腰腹绞痛的本病患者。

2.方用沉香散合石韦散加减，主治情志抑郁，郁久化火，胁胀腰痛的患者。

3.方用大补元煎加减，主治久病耗伤元气，脾肾两亏，腰腹隐痛的患者。

【单方验方】

1.每日早晨，用鸡内金1只，泡茶饮。

2.用黄鱼头部鱼脑石20颗，微火焙干，研极细末。每次1～2克，每日2次，温开水送服。

3.鲜玉米根30克、叶30克、玉米芯30克，煎水代茶饮。

4.100克粳米，淘净加水，再放入50克胡桃肉，煮粥食用。

5.鲜葫芦500克，捣烂绞汁，每日口服2

次，每次用1匙。

6.金钱草30克、白芍10克、海金沙藤18克、生地12克、琥珀末3克（冲服）、鸡内金6克、甘草4.5克、广木香（后下）4.5克。水煎服、每日1剂，分2次服。本方适用于输尿管结石。

7.海金沙100克、苏琥珀30克、净芒硝100克、南硼砂20克。共研细末，用开水冲服，每次5～10克，每日3次。本方适用于用于砂石淋。

8.海金沙60克、车前子15克、鸡内金12克、川金钱草60克、石韦12克、硝石15克、冬葵子9克。水煎服、每日1剂，分2次服。本方适用于泌尿系结石。

【口服中成药】

治疗尿路结石的口服中成药有：金钱草冲剂、排石汤、知柏地黄丸等。

尿潴留

尿潴留是由于脾、肺、肾等脏腑功能失常，致使三焦气化功能失常而诱发的一种疾病。本病属于中医"癃闭"的范畴。老年男性是本病的多发人群，也可见于产后妇女或手术后患者。

【症状】

尿潴留以小腹胀满，小便不利，点滴不畅，或小便闭塞不通，尿道涩干为主要临床症状。

【病因】

本病常因脾、肺、肾等脏腑功能失常，致使三焦气化功能失常而诱发本病。常见发生本病征的原因有以下2种：

1.因情志失调，肝郁气结，疏泄瘀滞，致使三焦水液不能正常运行和气化而诱发本病。临床证见：精神抑郁，胁腹胀满，小便不通，或通而不爽，多烦易怒，舌红，苔薄黄，脉弦。

2.因过食辛辣厚味，酿湿生热，导致湿热不解，下注到膀胱；或素体湿热，肾热下移膀胱，致使膀胱气化不利而诱发本病。临床证见：小腹胀满，小便点滴不通，或量少，或短赤灼热。口苦口黏，或口渴不欲饮，间或大便不畅，舌苔根黄腻，舌质红，脉数。

【主治方法】

1.方用沉香散加减，主治七情所伤，肝郁气结，小便不利，胁胀的患者。

2.方用清肺饮，主治热壅于肺，肺气不能肃降，小便不利，咳嗽的患者。

【单方验方】

桂枝10克、乌药12克、白术10克、党参15克、泽泻10克、茯苓15克、猪苓10克、木香10克、附子10克。水煎服，每日1剂，分2次服用。

【口服中成药】

尿潴留常用口服中成药有：癃闭舒胶囊、癃闭舒片等。

癃闭

病在中医学中，病势较缓者称为"癃"，病势较急者称为"闭"。癃和闭都是指排尿困难，多合称为癃闭。多见于老年男性，但产后妇女或手术后患者也可诱发本病。

【症状】

本病以小便不利，点滴而短少，或小便闭塞，点滴全无，尿道无疼痛感觉为主要临床症状。常伴有腹满尿赤、腹胀舌紫、神怯面白、气促苔黄、气短舌淡等症状。严重者还可表现为头晕，胸闷气促，口气秽浊，恶心呕吐，水肿，甚至烦躁，神昏等症。

【病因】

癃闭常见病因主要有以下2种：

1.因肾阳不足，命门火衰，致使肾阴亏

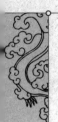

耗，水府枯竭而诱发本病。临床证见：腰膝冷，酸软无力，小便不通或点滴不爽，排出无力，神气怯弱，面色㿠白，畏寒怕冷，舌质淡、苔白，脉沉细而弱。

2.因膀胱湿热阻滞而诱发本病。临床证见：小腹胀满，小便点滴不通，或量少，或短赤灼热，口苦口黏，或口渴不欲饮，大便不畅，舌苔根部黄腻，舌质红，脉数。

【主治方法】

1.方用八正散，主治膀胱湿热阻滞，腹满尿赤多的本病患者。

2.方用千金温脾汤合吴茱萸汤，本方适用于脾肾两虚者。

【单方验方】

1.荆芥穗12克、生大黄12克。晒干后共研细末，分两次服用。每隔四小时用温开水调服1次，1日2次。本方适用于肺热癃闭。

2.新鲜卫矛（鬼箭羽）枝杆连根和叶羽，250～500克、黄酒一杯，加水煎好，去渣，趁热饭前顿服；本方适用于情志不舒的癃闭证。

3.白菊花根150克，洗净捣汁，用温开水冲服；本方适用于湿热癃闭。

4.菟丝子15克、生黄芪30克、地龙15克、虎杖20克、土茯苓15克、泽泻10克、穿山甲10克、川楝子10克、桃仁10克。将上药研成细末，制成水丸，每服6克，每日3次，每20日为1疗程。本方适用于前列腺增生症所致的癃闭患者。

【口服中成药】

1.金匮肾气丸，适用于肾阳不足癃闭者。

2.分清五淋丸，适用于湿热下注的癃闭。

3.大黄䗪虫丸，适用于尿路阻塞而致癃闭者。

4.通关滋肾丸，用于小腹胀满，尿闭不通者。

急性肾小球肾炎

急性肾小球肾炎临床又叫急性肾炎综合征，是由于外邪入侵或疮毒内侵伤及肺、脾、肾，引起水湿毒邪泛滥，导致血尿、少尿、水肿等一系列病症的发生。本病属于中医"尿血""风水""水肿"范畴，多见于儿童及青壮年。

【症状】

本病以少尿、水肿、血尿为主要临床表现，并伴有高血压、少尿、蛋白尿及程度不等的肾功能损害。

【病因】

本病常因饮食、劳逸失当，或先天禀赋不足，外邪入侵或疮毒内侵伤及到肺、脾、肾，致使水湿毒邪泛滥而诱发本病。常见引起本病的原因有以下2种：

1.因湿郁化热，邪郁中焦，致使三焦壅塞，水道不通而诱发本病。临床证见：烦热口渴，面目浮肿，延及全身，身发脓疱，小便短赤或见血尿，大便干结，舌质红，苔黄腻，脉滑数。

2.因水湿之邪内侵，湿邪困脾，脾失健运，致使水湿停聚不行而诱发本病。临床证见：全身浮肿，手指按压凹陷不起，纳呆，泛恶，小便短少，身体困重，胸闷腹胀，苔白腻，脉沉缓。

【主治方法】

1.方用胃苓散合五皮饮加减，主治水湿之邪内侵的身肿，身体困重患者。

2.方用疏凿饮子加减，主治湿热壅塞三焦，水道不通的身肿，尿赤患者。

【单方验方】

1.鲜车前草30克、茯苓30克、玉米须30克，水煎服。本方适用于浮肿患者。

2.大小蓟各30克、仙鹤草60克、鲜白茅根60克，水煎服。本方适用于尿血者。

3.黄芪18克、干益母草36克、党参18

克，水煎1碗，分4次服。

4.蝉蜕12克、鱼腥草30克、麻黄8克、白茅根30克。水煎，每日服1剂，分3次服。

5.麻黄6克、连翘15克、杏仁10克、猪苓15克、石韦12克、泽泻12克、赤小豆30克、茯苓12克、生益母草30克、炙甘草3克、白茅根30克。水煎，每日1剂，分2次服。本方适用于急性肾炎发展期。

6.黑豆15克、绿豆15克、赤小豆15克、白茅根50克。水煎服，每日1剂，分3次服。本方适用于小儿急性肾炎。

【口服中成药】

治疗急性肾小球肾炎的中成药有：参苓白术片、知柏地黄丸等。

慢性肾小球肾炎

慢性肾小球肾炎（简称慢性肾炎）是指以蛋白尿、血尿、浮肿、高血压为基本临床表现的一种病症。慢性肾小球肾炎起病方式各不相同，病情迁延，病变进展缓慢，可有不同程度的肾功能减退，最终将发展为慢性肾衰竭。本病属于中医的"阴水""水肿""虚劳""腰痛"等范畴。

【症状】

慢性肾小球肾炎以高血压、水肿、血尿、蛋白尿和肾功能不全等为主要临床表现。

【病因】

本病常因外邪侵袭，脾、肺、肾等脏腑功能失常，导致体内气化功能障碍、水精散布，水湿逗留体内或泛溢皮肤下而诱发本病的发生。诱发本病发生的原因常有以下2种情况：

1.因外邪损伤脾肾，致使脾肾阳虚，水湿内停而诱发本病。临床证见：腹胀尿少，周身浮肿明显，神疲倦怠，畏寒肢冷，男子有遗精阳痿的症状，女子有月经失调的症状，胫酸腿软，腰脊酸痛、纳呆、便溏，舌苔薄白腻，有齿印，舌淡胖，脉沉细或沉迟无力。

2.因外邪侵袭，损伤肺肾，致使肺虚，气不化精而化水诱发本病。临床证见：面色萎黄，面浮肢肿，体内水湿逗留或泛溢。少气乏力，腰脊酸痛，易感冒，舌质淡，苔薄白润，有齿印，脉细弱。

【主治方法】

1.方用玉屏风散合防己黄芪汤加减，主治面肿，乏力，腰酸的本病患者。

2.方用肾气丸合实脾饮加减，主治身肿，畏寒肢冷的本病患者。

3.方用六味地黄汤合二至丸加减，主治烦热，腰酸的本病患者。

【单方验方】

1.生黄芪30～50克、益智仁15～20克、白术10～15克、浙贝10～15克、当归10～15克、丹参15～30克、土茯苓30～50克、冬葵子30～50克、益母草30～50克、白茅根30～50克。水煎服，每日1剂，分2次服。本方益气化瘀，清热利湿。

2.白术9克、莲须3克、山药9克、扦扦活15克、大蓟根30克、石韦15克、薏苡仁根30克、芡实12克、炒陈皮6克。水煎服，日1剂。本方适用于脾肾亏虚，湿热交阻的各型慢性肾炎。

3.生黄芪30克、怀牛膝10克、威灵仙20克、熟附子10克、石韦15克、川芎10克、全当归10克、红花10克、川续断10克。水煎服、每日1剂，分2次服。本方益气化瘀，温阳补肾利水。

【口服中成药】

慢性肾小球肾炎常用的中成药有：肾炎四味片、百令胶囊、六味地黄丸、昆明山海棠等。

郁病

郁病是因情志不舒、气机郁滞不畅，导致胸部满闷，易怒易哭，胁肋胀痛等一系列症状的疾病。本病多发于中青年女性，常见于更年期综合征，神经衰弱，癔病以及部分精神分裂症患者。大多数有忧愁、悲哀、焦虑、愤懑、恐惧等情志内伤的病史。

【症状】

本病以情绪不宁，心情抑郁，胁肋胀痛，胸部满闷，或易怒易哭，或咽中如有异物梗阻为主要临床症状。常伴有抑郁太息、喜怒无常、易怒目赤、胆怯神疲等症状。

【病因】

本病常因情志不舒、气机郁滞不畅引起发病，常见发病的原因主要有以下3种：

1.因情志所伤，导致了脾失健运，心失所养而诱发本病。临床证见：头晕神疲，多思善疑，失眠健忘，面色不华，心悸胆怯，纳差不欲食等症状，舌淡、苔薄白，脉细。

2.因情志内伤，致使肝气郁滞，脾胃失和而诱发本病。临床证见：情绪不宁，精神抑郁，胸部满闷，脘闷嗳气，胁肋胀痛，痛无定处，不思饮食，大便不调，苔薄腻，脉弦。

3.因气郁日久，导致化火熏灼脏腑，横逆犯胃而诱发本病。临床证见：胸胁胀满，口苦口干，性情急躁易怒，或头痛、耳鸣，目赤、嘈杂吞酸，大便秘结，舌红、苔黄，脉弦数。

【主治方法】

1.方用柴胡疏肝散，主治情志内伤，肝气郁滞的本病患者。

2.方用丹栀逍遥散，主治气郁日久，横逆犯胃的本病患者。

3.方用归脾汤，主治脾失健运，多思善疑的本病患者。

【单方验方】

1.生枳实9克、软柴胡6克、制香附9克、六神曲9克、赤芍15克、广木香6克、带壳砂仁2.4克、炙甘草4.5克、延胡索9克、路路通4.5克。水煎服，每日1剂。本方适用于肝脾不和，气滞成瘀的本病患者。

2.柴胡6克、淮小麦30克、大枣4枚（切）、川芎6克、炙甘草6克、知母6克、琥珀粉3克（冲服）、陈皮6克。水煎服，每日1剂。本方适用于肝气郁结，心血不足的患者。

3.茯苓6克、苏叶3克、厚朴4.5克、炒杏仁3克、旋覆花（布包）4.5克、半夏6克、生杷叶6克、炒枳壳3克、生甘草3克。水煎服，每日1剂。本方适用于痰气凝结，咽中如有物附贴的本病患者。

4.酸枣仁30克、白芍15克、浮小麦30克、黄芩10克、珍珠母30克、麦冬15克、生地黄10克、牡丹皮10克、阿胶6克、黄连6

克。水煎服。

【口服中成药】

1.逍遥丸，适用于肝气郁滞证。

2.补心丸，适用于气血亏虚证。

3.越鞠丸，适用于各种郁证。

4.加味逍遥丸（水丸），适用于气郁化火证。

5.人参归脾丸，适用于心脾两虚证。

血证

血证是一种口鼻诸窍溢血，前后二阴下泄，或者肌肤溢血的一种病症，统称为血证。血证涉及多个脏腑组织，既可以单独出现，又可能出现在其他病证的发病过程中，出血量或多或少，病程或长或短。血证的范围相当广泛，内科常见的鼻衄、齿衄、吐血、咯血、尿血、便血、紫斑等都属血证。常见的出现证有以下几种：

鼻衄

鼻腔出血被称为鼻衄，是一种最常见的血证。本病多因肺热、胃热、肝火郁热上行所致。也有少数病人是正气亏虚，血失统摄所致。本病可因鼻腔局部疾病或全身疾病引起。发生于内科中的鼻衄常由发热性疾病、某些传染病、血液病、高血压、风湿热、化学药品及药物中毒、维生素缺乏症等可引起发病。

【病因】

引起鼻衄的原因主要有以下4种：

1.因火热上炎，迫血妄行，上溢清窍而诱发本病。临床证见：头痛鼻衄，面目红赤，耳鸣目眩，烦躁易怒，口苦，舌红，脉弦数。

2.因胃火上炎，迫血妄行而诱发本病。临床证见：鼻干，鼻衄，或伴有齿衄，血色鲜红，烦躁，口干臭秽，口渴欲饮，便秘，舌红苔黄，脉数。

3.因燥热伤肺，致使血热妄行，上溢清窍而诱发本病。临床证见：口干咽燥，鼻燥衄血，或伴有身热、咳嗽痰少等症，舌象证见：舌红、苔薄，脉数。

4.因气虚不摄，血溢清窍，致使气血两亏而诱发本病。临床证见：面色苍白，神疲乏力，鼻衄，或伴有齿衄或肌衄，头晕耳鸣，心悸不寐等症状，舌淡，脉细无力。

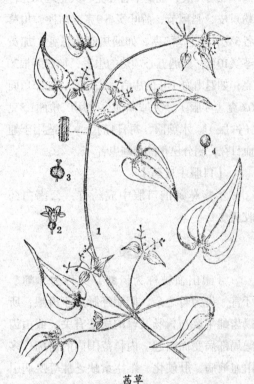

菵草
1.植株，2.花，3.花萼和雄蕊，4.果实

【主治方法】

1.方用桑菊饮，主治燥热伤肺，血热妄行的鼻衄患者。

2.方用玉女煎，主治胃火上炎，迫血妄行的鼻衄患者。

3.方用龙胆泻肝汤，主治火热上炎，上溢清窍的鼻衄患者。

4.方用四君子汤，主治气虚不摄，血溢清窍的鼻衄患者。

【单方验方】

1.生地、龟板各24克，白芍18克，生赭石、生牡蛎、生龙齿、茜草、牛膝各15克，磁石、仙鹤草、大蓟、海螵蛸、小蓟、丹参各12克，阿胶10克。水煎服，每日1剂。本方适用于肝气上逆，血虚不荣的鼻衄患者。

2.大黄10克、肉桂5克、代赭石、鲜茅各30克，侧柏炭15克。水煎服，每日1剂。本方适用于肺热胃火所致的老年人衄血。

3.当归炭、仙鹤草各15克、大生地10克，粉丹皮、肥藕节、荷叶炭各9克，桔梗、川芎各6克，生甘草3克。如遇热盛的患者，加黄芩炭10克；如遇五心烦热的患者，加白茅根30克；如遇出血不止的患者，去川芎，加犀角面0.6克（冲服），无犀角面可改用广角面1.5克（冲服）。水煎服，每日1剂。本方适用于衄血日久，阴分已伤的鼻衄患者。

【口服中成药】

治疗鼻衄的口服中成药有：云南白药胶囊。

齿衄

牙龈出血被称为齿衄，又称为牙衄、牙宣。齿为骨之余，阳明经脉入于齿龈，所以齿衄主要与胃肠及肾的病变有关，或由齿龈局部病变而引起。内科范围内的齿衄，多由血液病、肝硬化、维生素缺乏症等疾病引起。齿龈局部病变所引起的齿衄，属于口腔科范围。

【病因】

常见诱发齿衄的因素有以下2种：

1.因肾阴不足，虚火上炎，致使络损血溢而诱发本病。临床证见：起病较缓，常因受热及烦劳而诱发，齿衄，血色淡红，齿摇不坚等症状，舌红、苔少，脉细数。

2.因胃火内炽，致使循经上扰，灼伤血络而诱发本病。临床证见：齿龈红肿疼痛，齿衄血色鲜红，口臭，头痛等症状，舌红、苔黄，脉洪数。

【主治方法】

1.方用加味清胃散合泻心汤，主治胃火内炽，灼伤血络的齿衄患者。

2.方用六味地黄丸合茜根散，主治肾阴不足，虚火上炎的齿衄患者。

【单方验方】

1.白胶香、五倍子、牡蛎各等份，共研为细末，混匀敷齿龈。

2.熟附子、红参、麦冬各10克，肉桂、炙甘草、丹皮、泽泻、五味子各5克，熟地、黄山萸肉、茯苓各15克，山药、白术各30克。水煎服，每日1剂。本方适用于肾虚阴火上炎所致齿衄。

3.当归、生地、枸杞、阿胶、何首乌、白芍各12克，玄参、旱莲草各10克，丹皮8克，女贞子、知母9各克，犀角（先煎）、甘草各5克，侧柏叶6克。水煎服，每日1剂。本方适用于肾阴不足，虚火上炎所致齿龈渗血已久的患者。

4.茵陈、天冬、生地、熟地、麦冬、酒黄芩、炙枇杷、石斛、枳壳、生蒲黄（另包）、芒硝（另化）、生五灵脂、酒军各10克，炙草6克。水煎服，每日1剂。本方适用于热邪深伏，迫血妄行，齿衄大作的患者。

咯血

咯血也被称为嗽血或咳血，是一种血由肺及气管外溢，经口而咯出的病症，常表现为痰血相兼，血色鲜红，间或夹有泡沫。本病主要见于急性支气管炎、支气管扩张症、慢性支气管炎、肺结核、肺炎、肺癌等呼吸系统疾病。温热病中的风温、暑温都会导致咯血。

【病因】

诱发本病的常见因素有以下3种：

1.因虚火灼肺，肺失清肃，肺络受损而诱发本病。临床证见：咳嗽痰少，血色鲜红，痰中带血或反复咯血，颧红，口干咽燥，潮热盗汗等症状，舌红，脉细数。

2.因燥热伤肺，肺失清肃，致使肺络受损而诱发本病。临床证见：口干鼻燥，或有身热，喉痒咳嗽，痰中带血，舌红少津、苔薄黄，脉数。

【主治方法】

1.方用桑杏汤加减，主治燥热伤肺，肺络受损的咯血患者。

2.方用泻白散合黛蛤散，主治肺络受损，纯血鲜红的咯血患者。

【单方验方】

1.北沙参9克、桑白皮12克、杏仁9克、地骨皮12克、桃仁4.5克、赤芍9克、丹皮9克、制川军4.5克、黄芩9克、黛蛤散（包煎）12克、炙苏子12克。水煎服，每日1剂。本方适用于肝火犯肺，肺络受损所致的咯血患者。

2.苏条参20克、炙麻绒6克、杭白芍15克、麦冬15克、桂枝10克、五味10克、黄芪15克、当归15克、炮姜9克、甘草6克。水煎服，每日1剂。本方适用于气阴两虚，外受寒邪所致的咳嗽，痰中带血的患者。

3.白茅根20克、生蛤壳10克、青黛5克、花蕊石10克、生地15克、淡秋石10克、藕节炭10克、枇杷叶（炙、去毛）10克、茜草炭10克、黄芩10克、黑山栀10克。水煎服，每日1剂。本方适用于肝火犯肺所致咯血患者。

【口服中成药】

治疗咯血症的口服中成药有：云南白药、紫地宁血散等。

吐血

吐血也称为呕血，是血由胃来，经呕吐而出的一种病症。本病临床常见：呕吐出红色或紫黯色血液，常夹有食物残渣，临床舌象常见：舌红绛，舌红苔黄腻，舌淡。吐血主要见于上消化道出血，以肝硬化及消化性溃疡出血所致的食管和胃底静脉曲张破裂最为多见。食管炎，急慢性胃炎，胃黏膜脱垂症，以及某些全身性疾病（如尿毒症、血液病、应激性溃疡）等症也有吐血现象发生。

【病因】

常见引起本病发生的病因有以下2种：

1.因肝火横逆，胃络损伤而诱发本病。临床证见：口苦胁痛，吐血色红或紫黯，心烦易怒，寐少梦多，舌红绛，脉弦数。

2.因胃热内郁，热伤胃络而诱发本病。临床证见：脘腹胀闷，严重者阵阵作痛，吐色红或色紫黯血液，常夹有食物残渣，口臭，大便色黑，便秘等症状，舌红、苔黄腻，脉滑数。

【主治方法】

1.方用泻心汤方合十灰散加减，主治胃热内郁，热伤胃络所致的吐血患者。

2.方用龙胆泻肝汤，主治肝火横逆，胃络损伤所致的吐血患者。

【单方验方】

1.桂枝9克、黄芪12克、白芍15克、生姜3片、甘草6克、大枣五枚、白蔻仁9克、鹅管石6克、佩兰叶3克、白檀香9克、当归12克、白及9克。水煎服，每日1剂。本方适用于寒凝中焦，阳气受损的吐血患者。

2.白茅根30克、三七粉15克、荷叶30克、韭菜汁100毫升、仙鹤草30克、熟大黄10克、童便100毫升。在服用上药的同时，可用红参15克，煎水100毫升，兑服生大黄末30克。本方适用于吐血黯红，大便色黑，脘腹胀闷的本病患者。

3.淡黄芩12克、川黄连6克、生大黄6克、粉丹皮10克、小生地15克、全当归6克、藕节炭10克、生白及6克、三七粉2克、白茅根20克。将黄连等前7味中药，煎取浓汁，将大黄、三七、白及三味中药，研末调入，少量多次慢慢咽下。本方适用于饮酒过多，湿热内蕴，迫血上行的吐血患者。

【口服中成药】

治疗吐血的口服中成药主要有：紫地宁血散、云南白药、血宁冲剂、归脾丸等。

便血

便血是以出现血液随大便泄下，或排出柏油样大便为主要临床表现的一种病证，本病多由胃肠脉络受损所致。内科杂病中的便血主要见于胃肠道的溃疡、炎症、肿瘤、憩室炎、息肉等病症。

【病因】

发生便血的病因常有以下2种：

1.因中气亏虚，致使气不摄血，血溢胃肠而诱发本病。临床证见：面色萎黄，体倦食少，大便血色红或紫黯，心悸，少寐，舌质淡，脉细。

2.因湿热蕴结，致使脉络受损，血溢肠道而诱发本病。临床证见：大便不畅或稀溏，便血色红，或伴有口苦，腹痛等症状，舌红、苔黄腻，脉濡数。

【主治方法】

1.方用地榆散合槐角丸加减，主治湿热蕴结，血溢肠道的便血患者。

2.方用清脏汤，主治便血日久，湿热未尽而营阴已亏的便血患者。

3.方用归脾汤加减，主治中气亏虚，血溢胃肠的便血患者。

4.方用黄土汤，主治中焦虚寒，统血无力的便血患者。

【单方验方】

1.炒茯白术9克、党参12克、熟附片（先煎）9克、炒黄芩9克、熟地12克、阿胶9克（烊冲）、灶心土30克（包）、仙鹤草30克。水煎服，每日1剂。本方适用于脾虚肝热，血不归经的便血患者。

2.炙黄芪15克、人参10克（另煎兑入）、白术10克、茯苓10克、炮姜炭8克、阿胶珠10克、伏龙肝15克、仙鹤草15克、

三七粉3克（分冲）、炙甘草5克、肉桂6克。水煎服，每日1剂。本方适用于中焦虚寒，大便成黑色的患者。

3.白术18克、熟地30克、炙甘草18克、黄芩6克、附子9克、阿胶15克、黄土60克、侧柏叶9克。水煎服，每日1剂。黄土用开水泡，取上清液煎药。本方适用于头晕心慌，气短自汗的便血患者。

【口服中成药】

便血患者常用的口服中成药有：紫地宁血散、云南白药等。

尿血

尿血是小便中混有血液，或伴有血块的一种病症。尿血随出血量多少的不同，而使小便呈淡红色、鲜红色，亦或茶褐色。尿血是一种比较常见的病症，西医学中的泌尿系统疾病，肾小球肾炎、泌尿系肿瘤等，以及血液病、全身性疾病、结缔组织疾病等出现的血尿，都被称为尿血。

【病因】

发生尿血的常见病因有以下3种：

1.因热伤阴络，血渗膀胱而诱发本病。临床证见：面赤口疮，尿血鲜红，小便黄赤灼热，心烦口渴，夜寐不安，舌红，脉数。

2.因虚火内炽，灼伤脉络而诱发本病。临床证见：神疲，头晕耳鸣，小便短赤带血，颧红潮热，腰膝酸软，舌红，脉细数。

3.因中气亏虚，致使统血无力，血渗膀胱而诱发本病。临床证见：久病尿血，严重患者还伴有齿衄、肌衄，体倦乏力，食少，面色不华，气短声低等症状，舌淡，脉细弱。

【主治方法】

1.方用归脾汤加减，主治中气亏虚，血渗膀胱的尿血患者。

2.方用小蓟饮子加减，主治热伤阴络，血渗膀胱的尿血患者。

3.方用无比山药丸加减，主治肾虚不固，血失藏摄的尿血患者。

【单方验方】

1.车前子15克（包）、篇蓄12克、连翘10克、木通10克、茵陈30克、六一散15克（包）、草薢12克、生地30克、黄芩12克、白茅根30克、荆芥10克、麻黄10克、赤小豆30克。水煎服，每日1剂。本方适用于湿热内蕴膀胱，迫血妄行的尿血患者。

2.生石膏50克、柴胡20克、白花蛇舌草50克、连翘20克、银花50克、公英30克、大黄5克、瞿麦20克、生地30克、甘草10克、玄参20克。水煎服，每日1剂。本方适用于恶寒发热，尿血鲜红的患者。

3.白术10克、生黄芪10克、太子参10克、柴胡3克、升麻3克、当归10克、炙甘草5克、陈皮3克、黄柏5克、知母6克。水煎服，每日1剂。本方适用于脾虚气陷，时发时止的尿血患者。

【口服中成药】

治疗血尿的口服中成药有：云南白药、紫地宁血散、知柏地黄丸、归脾丸等。

痰饮证

痰饮是指体内水液输布和运化失常，导致水停积于某些部位的一类病证。痰饮包括痰饮、溢饮、悬饮、支饮四类，饮留胃肠者为痰饮（狭义），饮溢四肢肌肤者为溢饮，饮留胁下者为悬饮，饮停胸肺者为支饮。本病相当于西医学中的渗出性胸膜炎、支气管哮喘、慢性支气管炎、心力衰竭、慢性胃炎、肾炎等症出现的水肿症状。

痰饮

痰饮常见临床症状为：心下满闷，形体渐瘦，呕吐清水痰涎，胃肠有沥沥水声，本病征属饮停胃肠。引起痰饮病因的常有以下2种：

1.因水饮壅结，导致留于胃肠，郁久化热而诱发本病。临床证见：心下坚满或痛，想解小便，解后自感还没排净，只一会儿又感胸腹坚满；或水走肠间，有沥沥水声，口舌干燥、腹满、便秘等症状，苔白腻或黄腻，脉沉弦或伏。

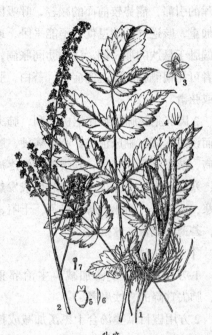

升麻
1.根和枝叶，2.花序，3.花，4.花，
5.腺体，6.雌蕊，7.雄蕊

2.因脾阳虚弱，饮停于胃，致使清阳不升而诱发本病。临床证见：头晕目眩，心悸气短，心下痞闷，胸胁支满，胃中有振水音，饮入易吐，泛吐清水痰涎，脘腹喜温怕冷，口渴不想饮水，形体逐渐消瘦，食少，大便或溏，苔白滑，脉弦细而滑。

【主治方法】

1.方用苓桂术甘汤合小半夏加茯苓汤，主治脾阳虚弱，清阳不升所致的痰饮患者。

2.方用甘遂半夏汤或己椒苈黄丸，主治水饮壅结，郁久化热的痰饮患者。

悬饮

悬饮就是水饮存留在胁下不能泄泻，

或因肺痨病引起的一种水饮病症。本病常有胸胁饱满，咳唾都能牵引肋痛，喘息急促，不能平卧等症状。发生悬饮的病因有以下2种：

1.因饮停胸胁，致使脉络受阻，肺气郁滞而诱发本病。临床证见：胸胁的疼痛，和咳唾的引痛，痛势较前面的减轻，呼吸困难却加重，咳逆气，喘息促，不能平卧，或仅能偏卧于悬饮的那一侧，病侧肋间胀满，严重者可见偏侧胸廓隆起等症状，苔白，脉沉弦或弦滑。

2.因邪犯胸肺，致使枢机不利，肺失宣降而诱发本病。临床证见：心下痞硬，胸胁刺痛，咳嗽痰少，气急，呼吸或转侧疼痛加重，寒热往来，或汗少，身热起伏或发热不恶寒，或有汗，而热不解，口苦，干呕，咽干，苔薄白或黄，脉弦数。

【主治方法】

1.方用柴枳半夏汤加减，主治邪犯胸肺，肺失宣降的悬饮患者。

2.方用椒目瓜蒌汤合十枣汤加减或控涎丹，主治饮停胸胁，肺气郁滞的悬饮患者。

溢饮

溢饮临床常表现为：身体疼痛沉重，严重者可引起肢体浮肿，当汗出、不出汗，或者伴有咳喘，本病属饮溢肢体。

本病征一般因肺脾失调，导致寒水内留，泛流肢体而引发。本病临床常见症状为身体沉重疼痛，严重者可引起肢体浮肿，无汗，恶寒，或伴有咳喘，胸闷，干呕，痰多白沫，口不渴等症状，苔白，脉弦紧。

【主治方法】

方用小青龙汤加减，主治肢体浮肿，身体疼痛沉重的溢饮患者。

支饮

支饮临床症状常表现为：咳喘严重逆咳，必须半倚休息，短气不能平卧，形体浮肿。引起支饮的病因有以下2种：

1.因支饮日久，脾肾阳虚，导致饮凌心肺而诱发本病。临床证见：心悸气短，喘促，动则更严重，或咳嗽没有底气，食少神疲，痰多胸闷，怯寒肢冷，脐下动悸，少腹拘急不忍，或小便不利，足跗浮肿，或头目昏眩，吐涎沫，舌淡胖大、苔白润或腻，脉沉细而滑。

2.因寒饮伏肺，遇感引动，致使肺失宣降而诱发本病。临床证见：咳逆经久不愈，咳逆喘满不得卧，痰吐白沫，量多，到天冷受寒时加重，严重可引起面部浮肿，或平时没有痰饮症状，遇寒即复发，复发就出现寒热，引及背痛腰疼，有眼泪自动流出，体内有振动的水声，苔白滑或白腻，脉弦紧。

【主治方法】

1.方用小青龙汤加减，主治寒饮伏肺，遇感引动的痰饮患者。

2.方用金匮肾气丸合苓桂术甘汤加减，主治支饮日久，饮凌心肺的痰饮患者。

紫斑

紫斑是血液溢于肌肤之间，皮肤出现斑块或青紫斑点的一种病症，被称为紫斑。也被称为肌衄。内科杂病的紫斑，在西医学中，被称为原发性血小板减少性紫癜和过敏性紫癜。发生本病征的原因常有以下3种：

1.因热壅经络，破血妄行，致使血溢肌腠而诱发本病。临床证见：在皮肤上出现青紫斑点或斑块，或者伴有齿衄、鼻衄、尿血、便血，口渴，发热，便秘，舌红苔黄，脉玄数。

2.因虚火内炽，灼伤脉络，致使血溢肌腠而诱发本病。临床证见：在皮肤上出现斑块或青紫斑点，时发时止，并常伴有齿衄、鼻衄或月经过多，心烦，颧红，口渴，盗汗，手足心热，或有潮热，舌红、苔少，脉细数。

3.因中气亏虚，致使统摄无力，血溢肌腠而诱发本病。临床证见：反复发生紫斑，久病不愈，头晕目眩，神疲乏力，食欲不振，面色苍白或萎黄，舌淡，脉细弱。

【主治方法】

1.方用十灰散加减，主治热壅经络，血溢肌腠的紫斑患者。

2.方用茜根散加减，主治虚火内炽，血溢肌腠的紫斑患者。

3.方用归脾汤，主治中气亏虚，血溢肌腠的紫斑患者。

【单方验方】

1.血见愁30克、白鲜皮50克、茜草25克、牡丹皮20克、仙鹤草50克、地榆炭20克、双花20克、生地黄炭20克、丹参30克、羚羊角10克（锉细末）、三七20克、紫草20克。水煎服。

2.大枣30克、紫草50克。加水适量煎煮，吃枣喝汤。本方适用于血热型紫斑。

3.茅根30克、水牛角50克。水煎，再加白糖适量，代茶饮服。本方适用于血热型紫斑。

4.甲鱼1只（去内脏）、仙鹤草30克、茜根15克。将药先煎，去渣取汁，再加入甲鱼炖熟，加盐调味服食。本方适用于阴虚型紫斑。

5.黄芪20克、花生衣30克、红枣15枚。加水共煎，吃枣饮汤。本方适用于气虚型紫斑。

6.红枣30枚，煎汤连枣服。本方适用于各征型紫斑。

7.黄柏15克、生石膏30克、儿茶6克、五倍子15克，浓煎漱口，每次5～10分钟。本方适用于紫斑，兼有齿衄较重的患者。

【口服中成药】

治疗紫斑的口服中成药有：云南白药、紫地宁血散、归脾丸等。

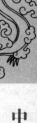

消渴证

消渴一般是因阴虚燥热引起的，临床上以典型的三多一少作为主要临床诊断，即：多食、多饮、多尿和形体消瘦，尿液有甜味为主要判断依据。本病多发于中年以后，起病缓慢，病程漫长，近年来发病率更有增高的趋势，这和人们的饮食习惯有关。本病相当于西医学中的糖尿病。

【症状】

消渴证相当于西医学中的糖尿病临床症状常表现为：初期三多不是很明显，只感觉轻微头晕，站立不稳。病程久了就会出现眩晕、胸痹心痛、肺痨、雀目、中风、疮痈等。还可有多食、多饮、多尿和形体消瘦，尿液有甜味等症状。严重患者还可出现烦渴、呕吐、头痛、呼吸短促、腹痛、甚或昏迷厥脱危象。

【病因】

常见引发本病的原因有以下3种：

1.因肾阴亏虚，肾失固摄而诱发本病。临床证见：腰膝酸软，头晕乏力，尿频量多，浑浊如膏脂，尿甜，皮肤干燥瘙痒，口干唇燥等症状，舌红、苔少，脉细数。

2.因过用寒凉，致使脾胃气虚而诱发本病。临床证见：口渴爱喝水，能食和便溏常同出现；或精神不振，饮食减少，体瘦，四肢乏力等症状，舌淡，脉弱。

3.因肺脏燥热，致使津液失于输布而诱发本病。临床证见：口干舌燥，口渴多饮，烦热多汗，尿频量多，舌边尖红、苔薄黄，脉洪数。

【主治方法】

1.方用消渴方加减，主治烦渴不止，小便频数的消渴患者。若肺热津亏，气阴两伤的患者，也可选用玉泉丸或二冬汤。

2.方用六味地黄丸，主治肾阴亏虚，尿频浑浊味甜的本病患者。

3.方用七味白术散，主治口渴引饮，能食与便溏并现的本病患者。

【单方验方】

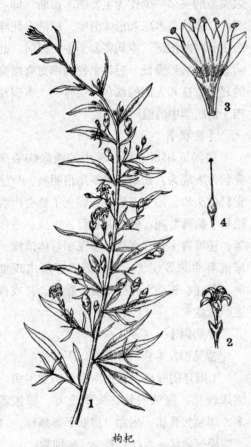

枸杞
1.植株，2.花，3.雌蕊，4.花冠展开示雄蕊

1.炒山栀10克、生石膏13克、生知母10克、瓜蒌根10克、锦纹黄10克、淡黄芩7克、淡竹叶7克、生粳米10克、粉甘草3克。水煎服，每日1剂。本方适用于暑热口渴，壮热汗出，目赤的患者。

2.南北沙参（各）15克、生地24克、天麦冬（各）15克、石斛12克、枸杞12克、山药24克、山萸肉8克、玉竹18克、五味子6克、花粉12克、覆盆子12克。水煎服，每日1剂。本方适用于肾阴亏虚，多饮多尿，眩晕的本病患者。

3.生地30克、淮山药90克、黄芪30克。水煎服，1日1剂。本适用于肺胃津伤的本病患者。

4.鲜地骨皮60克、粳米60克、小麦60克。共研细末，煮稀饭服。本方适用于胃热津伤的患者。

【口服中成药】

1.玉泉丸，适用于肺、胃、肾阴亏口渴、乏力症者。

2.消渴丸，适用于气阴两虚的多食、多饮、多尿，消瘦乏力者。

3.牛黄清胃丸，适用于胃火炽盛引起的牙龈肿痛、口舌生疮、大便秘结者。

4.六味地黄丸，适用于肾阴亏损，阴虚火旺者。

5.金匮肾气丸，适用于肾阴阳两虚的小便频数、畏寒肢冷、腰膝酸软者。

6.消渴灵片，适用于气阴两虚所致的消渴病。

7.明目地黄丸，适用于肝肾阴虚，目涩畏光，头晕耳鸣者。

汗证

汗证是一种汗液外泄失常，不因外来因素而汗出的一种病证。西医学中的甲亢、自主神经功能紊乱、结核病、发作性低血糖虚脱、某些传染病恢复期、风湿热以及胶原性疾患，或其他疾病的自汗、盗汗症状，都属于本病。

【症状】

汗证以自汗、盗汗为主要临床症状，并伴有颧红少苔、面赤汗黄等症状。

【病因】

发生本病的主要病因有以下3种：

1.因肺气不足，表虚失固而诱发本病。临床证见：面色少华，汗出恶风，稍劳尤甚，体倦乏力，易于感冒等症状，苔薄白，脉细弱。

2.因虚火内灼，逼津外泄而诱发本病。

临床证见：五心烦热，或午后潮热，夜寐盗汗或有自汗，口渴，两颧色红，舌红、少苔，脉细数。

3.因湿热内蕴，逼津外泄而诱发本病。临床证见：面赤烘热，蒸蒸汗出，汗液黄色，易使衣服黄染，口苦，烦躁，小便色黄等症状，苔薄黄，脉象弦数。

【主治方法】

1.方用玉屏风散，主治汗出恶风，易于感冒的患者。

2.方用龙胆泻肝汤，主治湿热内蕴，蒸蒸汗出黄染的患者。

3.方用当归六黄汤，主治虚火内灼，逼津外泄，夜寐盗汗或有自汗的患者。

【单方验方】

1.红枣10枚、瘪桃干15枚，水煎服，本方适用于盗汗。

2.薏苡仁12克、冬瓜仁9克、苇根18克、竹叶6克、杏仁6克、枇杷叶（炙）6克、知母3克、煅石膏9克、粳米12克、荷叶6克。水煎服，每日1剂。本方适用于肺胃湿热，烘热外窜而后汗出的患者。

3.黄芪15克、浮小麦15克、大枣5枚，水煎服。本方适用于气虚自汗。

4.肉苁蓉12克、熟附片（先煎2小时）30克、生地12克、五味子12克、山萸肉12克、党参60克、金樱子24克、杭巴戟12克、生黄芪60克、生白芍9克、桂圆肉60克、鸡血藤18克、桂枝3克。水煎服，每日1剂。本方适用于气虚阳陷、体素肥胖、心悸出汗的患者。

【口服中成药】

1.桂枝合剂，适用于营卫不和的自汗。

2.玉屏风颗粒，适用于肺气不固的自汗。

3.当归六黄散，适用于阴虚火旺的盗汗。

4.玉屏风散，适用于气虚自汗。

5.龙胆泻肝丸，适用于肝胆湿热型自汗、盗汗。

6.知柏地黄丸，适用于阴虚盗汗。

7.归脾丸，适用于心血不足所致的盗汗。

内伤发热

内伤发热以发热为主要临床表现，是因多种原因的内伤，致使气血水湿郁遏，脏腑功能失调，或气血阴阳亏虚而诱发的本病。西医学中的肿瘤、功能性低热、结缔组织疾病、血液病、内分泌疾病、部分慢性感染性疾病等，所引起的发热，都属于本病范畴。

【症状】

本病常以低热，或高热，或自觉发热，体温却不高为主要临床症状。一般发热，不恶寒。发热持续，或时作时止，或作有定时。发热并伴有自汗盗汗、头晕、神疲、脉弱无力等症。血热血虚时，还伴有血瘀、气郁、湿郁或血虚、阴虚、气虚、阳虚的症状。

【病因】

发生本病征的病因有以下3种：

1.因阴精亏虚，致使阳气偏亢而诱发本病。临床证见：夜间发热，或午后潮热，热急烦躁，手足心热，少寐多梦，口干咽燥，盗汗，舌红、苔少或无苔，脉细数。

2.因血虚失养，致使阴血无以敛阳而诱发本病。临床证见：面白少华，头晕眼花，发热，多为低热，身倦乏力，唇甲色淡，心悸不宁，舌淡，脉细弱。

3.因气郁日久，化火生热而诱发本病。临床证见：胁肋胀满，精神抑郁，低热或潮热，热势常随情绪波动而起伏，纳食减少，烦躁易怒，口干而苦，舌红、苔黄，脉弦数。

【主治方法】

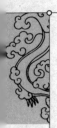
1.方用归脾汤，主治血虚失养，低热乏力的本病患者。

2.方用清骨散，主治阴精亏虚，阳气偏亢，盗汗多梦的患者。

3.方用丹栀逍遥散，主治气郁日久，化火生热，低热或潮热的患者。

【单方验方】

1.鳖甲15克、川芎5克、地骨皮10克、生地黄10克、青蒿10克、白芍10克、知母10克、当归10克、何首乌10克、淡竹叶10克、党参10克。水煎服。本方适用于阴虚发热。

2.白术9克、党参9克、黄芪12克、云苓12克、土炒当归9克、木香6克、山萸肉9克、炙甘草6克、荆芥炭9克、升麻3克、炮姜6克、阿胶（烊化）9克、大枣4枚、艾叶6克。水煎服，每日1剂。本方适用于心脾两虚所致的经期后发热患者。

3.清半夏6克、生地12克、黑山栀9克、粉丹皮12克、当归9克、黄芩9克、杭白芍9克、炒白术6克、嫩柴胡6克、甘草8克、云苓6克。水煎服，每日1剂。本方适用于肝气郁滞，时冷时热的低热患者。当归10克、黄芪15克、大枣5枚，共煎服。本方适用于气血虚发热。

4.熟地10克、黄芪10克、白芍10克、当归10克，水煎服。本方适用于血虚发热。

5.人参、肉桂、黄芪、甘草各适量，水煎服。本方适用于阳虚发热轻的患者。

【口服中成药】

1.补中益气丸，适用于气虚发热者。

2.人参归脾丸，适用于血虚发热者。

3.加味逍遥丸，适用于气郁发热者。

虚劳

虚劳是以脏腑功能衰退，气血阴阳不足为主要症候的一种疾病，又称虚损。虚劳是多种慢性虚弱症候的总称，是气血津液病证中，涉及脏腑最多的一种病证。在西医学中，多个系统的多种慢性、消耗性疾病等，都在虚劳之列。

【症状】

虚劳临床常表现为：面容憔悴，神疲体倦，自汗盗汗，心悸气短，或五心烦热，或畏寒肢冷，脉虚无力等症状。本病症状有逐渐加重，短期不易康复的趋势。

【病因】

常见诱发本病的病因有以下5种：

1.因肺气耗伤，肺失充养而诱发本病。临床证见：身倦懒言，短气自汗，声音低怯，体温时寒时热，严重者喘息不止，容易感染感冒，面白，舌质淡，脉弱。

2.因思虑劳神太过，暗耗心阴，或肝肾等脏阴亏累及于心，或热病后期，耗伤阴液而诱发本病。临床证见：潮热、盗汗，心悸失眠，烦躁健忘，或口舌生疮，面色潮红等症状，舌红少津，脉细数。

3.因肾阳受损而诱发本病。临床证见：面色苍白，畏寒肢冷，腰背酸痛，遗精或阳痿，多尿或不禁，下利清谷或五更泄泻等症状，舌质淡胖、苔白、有齿痕，脉沉迟。

4.因脾土损伤，或调养失慎而诱发本病。临床证见：面色萎黄，倦怠乏力，饮食减少，食后胃脘不舒，大便溏薄，舌淡、苔薄，脉弱。

5.因脾胃虚弱，营血亏虚而诱发本病。临床证见：爪甲不荣，头晕目眩，面白无华，视物模糊或夜盲，关节拘急不利，或见肢体麻木，手足震颤，或见妇女月经量少，严重者闭经等症状，舌淡，脉弦细或细涩。

【主治方法】

1.方用补肺汤，主治肺气耗伤，肺失充养的气短面白患者。

2.方用加味四君子汤，主治脾土损伤，或调养失慎的倦怠面黄患者。

3.方用四物汤，主治脾胃虚弱，头晕目

眩，爪甲不荣的患者。

4.方用附子理中汤，主治脾阳受损，或肾阳不足的面黄便溏的本病患者。

5.用右归丸，主治肾阴虚损，颧红足痿的本病患者。

【单方验方】

1.西洋参10克、水300毫升，浸泡2小时后，不拘时温服，再将渣全部食用，每日1剂。本方适用于气阴两虚的虚劳患者。

2.白芍15克、桂枝10克、黄芪20克、生姜5片、甘草3克、大枣5枚。水煎服，每日1剂。本方适用于卫阳不振，腠理不固的虚劳患者。

3.黄芪30克、生地黄30克、生姜60克、芍药（炙）30克、白蜜500克。上药用水4500毫升，煮取1500毫升药液，去渣，再放入蜂蜜搅匀令微沸。每日3次服用。本方适用于脾虚的虚劳患者。

4.海参（干品）50克、猪骨200克、大枣10枚，加水炖服，每日1剂。每10天为1个疗程，每个疗程间隔2～4天。本方适用于脾肾亏虚型的虚劳患者。

5.猪脊髓150克、鳖鱼1只（去内脏）、生姜3片。加水共煲至烂熟，再加入盐等调味品服食。本方适用于阴虚虚劳的患者。

6.乌鸡肉250克（去皮骨）、人参12～15克、生姜3片。放入炖盅内加适量清水，隔水炖2小时，再加盐调味服食。本方适用于气虚虚劳的患者。

7.羊肉250克、当归30克、生姜15克，加适量水煮至羊肉烂熟为止，再加入盐调味吃肉伙汤。本方适用于血虚虚劳的患者。

【口服中成药】

1.人参精，适用于脾虚食少，肺虚喘咳，体弱虚脱的患者。

2.生脉饮，适用于气阴不足之证。

3.双宝素口服液，适用于食欲不振，病后体虚，神经衰弱，疲乏无力。

4.香砂六君子丸，适用于脾虚气血不足证。

5.六味地黄丸，适用于肾阴亏损，腰膝酸软，头晕耳鸣，骨蒸潮热，消渴，盗汗遗精。

肥胖

肥胖是体重增加异常迅速，体内膏脂堆积过多的一种常见疾病。本病相当于西医学中的单纯性（体质性）肥胖病、继发性肥胖病（如胰岛病、下丘脑垂体病及甲状腺功能低下等引起的肥胖病）。

【症状】

肥胖初期仅体重增加20%～30%，没有不适症状。但随着体重的增加，出现了神疲乏力，头晕乏力，气短气喘，少气懒言，腹大胀满等症状。

【病因】

常见发病原因有以下2种：

1.因痰湿内盛，困遏脾运，致使气机阻滞而诱发本病。临床证见：身体困倦，形体肥胖，神疲嗜卧，胸膈痞满，头晕目眩，痰涎壅盛，口干不欲饮，好食肥甘醇酒，苔白腻或白滑，脉滑。

2.因脾胃虚弱，导致运化无权，水湿内停而诱发本病。临床证见：神疲乏力，肥胖臃肿，胸闷脘胀，身体困重，四肢轻度浮肿，劳累后明显，晨轻暮重，既往有暴饮暴食史，现在饮食如常或偏少，便溏或便秘，小便不利，舌淡胖，边有齿痕，苔薄白或白腻，脉濡细。发

【主治方法】

1.方用参苓白术散和防己黄芪汤，主治脾胃虚弱，四肢轻度浮肿的肥胖臃肿患者。

2.方用导痰汤，主治痰湿内盛，胸膈痞满，痰涎壅盛的肥胖患者。

【单方验方】

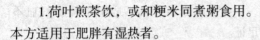

1.荷叶煎茶饮，或和粳米同煮粥食用。本方适用于肥胖有湿热者。

2.草决明，炒熟，研成细末，每次3~5克，每日2~3次。适用于肥胖合并高脂血症。

3.三七、杜仲、普洱茶、云雾茶等，每日1~2包，冲泡代茶饮。

4.山楂、荷叶、泽泻代茶饮。疗程3个月。本方适用于肥胖有湿浊、湿热者。

5.代代花、玫瑰花、茉莉花、荷叶、川芎。开水冲泡代茶饮，每日1包，3个月为1个疗程。

【口服中成药】

1.问荆茶，适用于痰涎壅盛，嗜食肥甘，嗜酒成癖的肥胖患者。

2.减肥健身茶，适用于肥胖，头晕心悸、肢麻便秘的肥胖患者。

＊ 积聚 ＊

积聚是因正气亏虚，脏腑失和，六淫邪毒入侵，邪凝毒结，致使气滞、血瘀、痰浊蕴结腹内引起本病。本病以腹内结块，积属有形，结块固定不移，或胀或痛为主要临床表现。在西医学中，凡多种原因引起的腹腔肿瘤，肝脾肿大及盆腔肿瘤等，多属"积"的范畴。幽门梗阻、胃肠功能紊乱、痉挛等，则与"聚"关系比较密切。

【症状】

积聚症状常表现为：腹内结块，或胀或痛，结块固定不移，痛有定处，肝癌就属于本病范畴，历史又称肥气、痞气、积气等。聚证以腹中气聚，攻窜胀痛，时作时止为主要临床特征。临床常见，饮食减少，倦怠乏力，严重患者可出现面色萎黄，形体日渐消瘦等症状。

【病因】

常见诱发本病的原因有以下3种：

1.因肝失疏泄，气结成块而诱发本病。临床证见：脘胁之间不适，腹中气聚，攻窜胀痛，或者时聚时散，病情常随情绪起伏，苔薄，脉弦。

2.因病在血分，瘀血内结而诱发本病。临床证见：面黯消瘦，体倦乏力，时有寒热，腹部积块逐渐增大，按之较硬，痛处固定不移，饮食减少，女子或见经闭不行等症状，舌质青紫，或有瘀点瘀斑，脉弦滑或细涩。

3.因气滞血瘀，致使脉络不和，积聚成块而诱发本病。临床证见：胸胁胀满，腹部积块，质软不坚，固定不移，并伴有胀痛，舌苔薄白，脉弦。

【主治方法】

1.方用木香顺气散，主治肝失疏泄，气结成块的腹中气聚患者。

2.方用六磨汤，主治虫积、食滞、气聚不散的患者。

3.方用膈下逐瘀汤，主治瘀血内结，腹部积块的患者。

【单方验方】

1.甲鱼1只，用黄泥封固，烘焙干黄后，去泥，研成细末。每服6克，每日3次，用红糖茶冲服。本方适用于肝脾肿大。

2.醋炒三棱15克、黑丑15克、莪术15克、白丑15克、茵陈15克、槟榔15克。研成细末，醋糊为丸。每服5克，每日2次。本方适用于腹中积块。

3.藤梨根30克、生薏苡仁30克；或龙葵15克、黄毛耳草15克、白花蛇舌草30克、蜀羊泉30克；或藤梨根30克、水杨梅根30克、虎杖根30克。均用水煎服。适用于脘腹积块（胃癌）。

4.三棱15克、莪术15克；或三白草60克，大蓟30克、地骨皮30克；或半边莲30克、黄毛耳草30克、半支莲30克、薏苡仁30克。均用水煎服。适用于右上腹积块（肝癌）。

5.生薏苡仁74克、苦参9克、熟薏苡仁74克、紫参12克、土茯苓24克、生地12克、锻牡蛎24克、地榆12克；或垂盆草30克、白花蛇舌草30克、土茯苓30克。均用水煎服。适用于下腹之积块（肠癌）。

【口服中成药】

1.金佛止痛丸，有行气止痛，祛瘀生新的功能。

2.鳖甲煎丸，适用于胁下癥块。

3.大黄䗪虫丸，适用于瘀血内停，腹部肿块。

厥证

厥证是由多种原因引起的，以突然昏倒，不省人事，并伴有四肢逆冷为主要临床表现的一种急性病证。本病相当于西医学中的"晕厥"范畴，如高血压脑病、癔病、脑血管痉挛、出血性或心源性休克、低血糖等所致的晕厥。

【症状】

厥证以急骤发病，突然昏倒为主要临床症状，发作前常有视力模糊、头晕恶心、出汗、面色苍白等先兆症状。发病时常伴有四肢逆冷，或恶心汗出等症状。由于气、血、痰、食、暑等厥证的不同，又各有相应的临床证候表现。

【病因】

诱发本病的原因主要有以下3种：

1.因元气素虚，清阳不升，致使神明失养而诱发本病。临床证见：发病前有明显的恐惧、情绪紧张、站立过久或疼痛等诱发因素，发作时眩晕昏仆，呼吸微弱，面色苍白，汗出肢冷等症状，舌淡，脉沉细微。

2.因血出过多，气随血脱，致使神明失养而诱发本病。临床证见：面色苍白，口唇无华，突然昏厥，四肢震颤，自汗肢冷，呼吸微弱，目陷口张，舌淡苔白，脉芤或细数无力。

3.因情志异常、肝郁不舒，致使气机上逆，壅阻心胸，内闭神机而诱发本病。临床证见：呼吸气粗，口噤拳握，突然昏倒，不知人事，或四肢厥冷等症状，苔薄白，脉伏或沉弦。

【主治方法】

1.方用通关散合五磨饮子加减，主治肝郁不舒，情志异常的昏厥患者。

2.方用人参养营汤，主治血出过多，气随血脱的昏厥患者。

3.方用四味回阳饮加味，主治元气素虚，眩晕昏仆的昏厥患者。

【单方验方】

1.皂荚末或生半夏少许，吹鼻取嚏。本方适用于厥病属实证者。

2.石菖蒲适量，研成细末，取少许吹鼻取嚏。本方适用于厥病属实证者。

3.生铁一块，烧红淬醋，用热气熏鼻。本方适用于厥病属实证者。

4.山萸肉30~60克，水煎服。本方适用于厥病属虚证者。

5.炒蒲黄30克，加清酒煎服。本方适用于血厥实证。

【口服中成药】

1.安宫牛黄丸，适用于高热惊厥，神昏谵语的昏厥患者。

2.安脑牛黄片，适用于暑热致厥。

3.紫雪散，适用于暑热致厥。

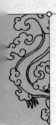
第四章 ▶ **五官疾病**

耳疖

耳疖以突起如椒目状的疖肿为其特征，是发生于外耳道，以耳痛，外耳道局限性红肿为主要临床症状的一种五官类疾病，相当于西医的外耳道疖肿。临床常见疖肿脓白、疖肿脓黄等。

【症状】

耳疖常见症状以耳痛，外耳道局限性红肿，突起如椒目状，疖肿脓白或疖肿脓黄为主要症状，或伴有发热恶寒，头痛等症状。

【病因】

本病常因风热邪毒侵袭耳道，或湿热邪毒壅盛所致。临床常见诱发本病的原因有2种：

1.因湿热邪毒壅盛，致使血凝毒滞而诱发本病。临床证见：听力下降，耳痛剧烈，连及同侧也头痛；或者耳道红肿高突，如半球状；或者疖肿多发，发热，顶部可见黄色脓头，脓溃则痛减，大便干结，小便短赤，舌质红，苔黄，脉弦数。

2.因风热邪毒侵袭耳道，致使阻滞经脉，气血壅滞而诱发本病。临床证见：耳道灼热疼痛拒按，张口或咀嚼时疼痛加重；外耳道局限性隆起，小的如粟米，大的如椒目一样大，可裹有少量黄白色脓液；或伴有头痛，发热恶寒等症状，色质红，苔薄白，脉浮数。

【主治方法】

1.方用五味消毒饮，主治风热邪毒侵袭耳道，外耳道有局限性隆起的耳疖患者。

2.方用龙胆泻肝汤加减，主治湿热邪毒壅盛，血凝毒滞，疖肿多发的耳疖患者。

【单方验方】

1.槐耳少许、上铜绿3克、蜈蚣1条、煅炉甘石3克、上梅片0.3克、珍珠粉1克。将上药共研极细粉，装瓶备用。先用3%双氧水洗净外耳道，再用吹散器将药物喷入外耳道内，每日2次。本方适用于外耳道炎患者。

2.威灵仙30克、苦参30克、冰片3克。将威灵仙、苦参加水250毫升，煎成约60毫升药液，过滤，凉后加入研碎的冰片，密封阴凉处保存备用。每次用药时，取药液约2ml，沾棉棒清洗外耳道后滴入药液2次，每15天为1个疗程。本方适用于慢性外耳道炎的患者。

【口服中成药】

治疗耳疖的常用中成药有：防风通圣丸，栀子金花丸等。

耳鸣、耳聋

耳鸣耳聋是一种常见的五官类疾病，即可单独成病，也可因多种疾病进行中的一种疾病。如西医学中的鼓膜穿孔、中耳炎、猩红热、脑肿瘤、流行性感冒、听神经瘤、高血压、药物中毒、贫血、美攸氏病、神经衰弱等疾病，均可出现耳聋耳鸣。

【症状】

耳鸣、耳聋临床症状常见：卒然耳鸣、耳聋，或两耳蝉鸣嘈嘈，头痛恶风或头痛血赤，骨节酸痛或腰膝酸软，二内作痒，口苦咽干，心烦易怒，夜寐不安，胸闷痰多，面色黧黑或面色黄白，耳流陈血，神疲纳少，头晕目眩，大便秘结或溏稀，遗精或阳痿早泄等症状。

【病因】

本病常因风邪外袭，肝胆火盛，肝肾亏损；或痰火郁结，痰阻宗脉，致使阳血亏损诱发本病。引发本病的常见病因有以下种：

1.因久病多瘀，气血不畅，致使瘀阻耳窍而诱发本病。临床证见：头痛如刺，痛有定处，头昏脑涨，舌质紫暗，脉细涩。

2.因痰热内郁诱发本病。临床证见：耳鸣突发、体型肥胖、头昏脑涨、咳唾肋痛、痰多粘连等症状，舌边、舌尖红，苔黄腻，脉玄滑数等症状。

3.因肾精不足，致使耳窍失养而诱发本病。临床证见：轻则耳鸣，严重者听力下降或失聪，须发早白。腰膝酸软，性欲减退，舌淡白，脉沉细无力。

【主治方法】

1.方用通窍活血汤加减，主治久病多瘀，气血不畅的本病患者。

2.方用温胆汤，主治突发耳鸣，体型肥胖的患者。

3.方用六味地黄汤加减，主治耳鸣，失聪的患者。

【单方验方】

1.红花6克、桃仁10克、麝香0.3克、葱白2根、生姜5片、红枣5枚、赤芍10克、川芎6克。本方适用于久病多瘀，气血不畅的本病患者。

2.桂枝10克、茯苓15克、白术12克、益母草20克、泽泻6克、防己6克、车前子10克、黄芪30克。本方适用于饮留体内，清阳不升的耳鸣、眩晕患者。

3.天麻12克、龙胆草克、钩藤10克（后下）、黄芩10克、怀牛膝12克、菊花12克、生地15克、白芍12克、麦芽9克、代赭石20克（先煎）。本方适用于耳鸣，耳胀耳痛患者。

4.连翘10克、银花10克、竹叶6克、薄荷6克、荆芥10克、菊花10克、石菖蒲10克、蝉蜕6克、黄芩10克。本方适用于病毒感染，风热感冒引起的耳鸣、耳聋患者。

5.熟地30克、黄精20克、山药20克、鹿茸3克、龟板12克、河车3克、山芋12克、枸杞子15克、牛膝12克、菟丝子15克。本方适用于耳鸣，失聪的患者。

6.杏仁10克、瓜蒌仁12克、枳实10克、法半夏8克、制南星12克、橘红8克、黄芩10克、茯苓10克、生山栀10克、礞石30克（先煎）、龙胆草8克、大黄6克（后下）。本方适用于突发耳鸣，体型肥胖的患者。

【口服中成药】

治疗耳鸣、耳聋的口服中成药有：耳聋左磁丸、枸杞地黄丸、清气化痰丸、礞石攻痰丸等。

鼻疮

鼻疮相当于西医学的鼻前庭炎，是以鼻前庭皮肤红肿、结痂、疼痛或干痒、鼻毛脱落为主要症状的一种鼻病。

【症状】

鼻疮临床症状常表现为：鼻孔灼热疼痛或干痒、结痂、鼻毛脱落，有水疱或糜烂，渗液多，糜烂黄痂，或糜烂黄水。

【病因】

本病常因肺经素有蕴热或风热湿邪侵袭而致病。常见致病原因有以下2种：

1.因郁结熏蒸鼻窍而诱发本病。临床证见：皮肤潮红肿胀，鼻孔痒，严重者灼热疼痛，有水疱或糜烂，渗液多，或疱面结厚痂。或伴有尿黄，纳呆腹胀等症状，舌质红，苔黄腻，脉滑数。

2.因肺经素有蕴热或风热湿邪侵袭而诱发本病。临床证见：全身一般无明显症状，鼻孔灼热疼痛或有痒感，皮肤弥漫性糜烂或潮红，溢少许脂水，结有脓痂，或有鼻塞、头痛、流涕、口渴鼻息灼热，微发热等症状，舌质红、苔薄黄，脉浮数。

【主治方法】

1.方用黄芩汤加减，主治鼻孔灼热疼痛，糜烂黄痂本病的患者。

2.方用除湿汤加减，主治鼻孔痒且灼热疼痛，糜烂黄水的本病患者。

鼻疔

鼻疔以局部红肿，坚硬胀痛，呈粟粒状突起，顶有脓点为主要特征，是鼻翼、鼻尖、鼻前庭或附近部位的疔疮疖肿。相当于西医学的鼻疔。

【症状】

鼻疔常见临床症状：鼻尖、鼻翼、鼻前庭及附近部位有粟状红肿、疖肿黄脓等疔疮疖肿。常伴有外鼻或鼻前庭灼热或灼热疼痛较甚，全身可有发热、微恶寒等症状。

【病因】

本病多因风热邪毒所致。常见症状有外鼻或鼻前庭轻度疼痛，灼热，或麻或痒，患处局部性红肿，隆起如黍粟，根脚坚硬，或形小如钉，触之痛甚；全身可伴有发热、周身不适，微恶寒等症状，舌质略红，苔薄黄，脉浮数。因风热邪毒而诱发本病。

【主治方法】

方用五味消毒饮加减，主治风热邪毒，粟状红肿的鼻疔患者。

【单方验方】

连翘15克、银花18克、苍术18克、归尾9克、黄柏18克、赤芍9克、茵陈30克、猪苓9克、车前子9克。用水煎服，每日1剂。如遇热毒重的患者，加野菊花、地丁、川军、土茯苓、栀子、黄芩；如遇湿盛的患者，加六一散、生苡米、云苓、苦参、白术、防己；如遇肿痛明显的患者，加乳香、川楝子、没药、川芎、红花、丹参。同时，根据病情，采用手术切开或外敷用药。本方主治鼻疔。

酒渣鼻

酒渣鼻，俗称酒糟鼻、红鼻子，是一种因血管舒缩神经机能失调引起的慢性皮肤病。毛囊虫感染、胃肠功能障碍、内分泌功能失调、情绪激动、嗜酒、过食辛辣、冷热刺激等均可促使本病。本病相当于现代西医学的酒渣鼻。

【症状】

酒渣鼻临床常见有鼻部丘疹、鼻子和鼻两旁的皮肤红赤、表面油腻光亮、鼻如疣赘等症状。

【病因】

本病常因肺胃积热，瘀热互结所致。常见致病原因有以下2种：

1.因瘀热互结而诱发本病。临床证见：鼻准头或鼻翼发红较严重，光滑油亮，上布丘疹脓疱，或呈暗红色，鼻部刺痒，皮肤增厚，粗糙不平，状如橘皮，表面血络扩张，如红丝赤缕，可伴有口干喜饮，小便黄，大便秘结等症状，舌苔薄黄，舌质红或暗红有瘀点，脉细涩而数。

2.因肺胃积热而诱发本病。临床证见：表面油腻光亮，鼻子和鼻两旁的皮肤红赤，或有暗红色的斑点，当饮酒或受到寒冷刺激后，鼻部色红更严重，或出现暗红；或见鼻头血丝红斑缠绕，状如蛛网、树枝，自觉鼻部微痒微痛，灼热，全身一般没有症状，或伴有便秘、口臭等症状，舌质红、苔薄黄，脉数有力。

【主治方法】

1.方用黄芩清肺饮加减，主治肺胃积热，鼻部色红紫的本病患者。

2.方用栀子仁丸合凉血四物汤加减，主治瘀热互结，鼻准或鼻翼发红，上布丘疹脓疱本病患者。

3.方用通窍活血汤加减，主治瘀血凝聚，患病日久，鼻如疣赘的本病患者。

【单方验方】

桑白皮10克、枇杷叶10克、川芎10克、黄芩10克、陈皮9克、桃仁9克、亦勺9克、红花9克、栀子10克、金银花30克、生地15克、甘草9克、生石膏15克。水煎服，每日1剂。如遇皮损，以红斑为主的患者，重用凉血活血的赤芍、生地、红花，并加丹皮、七叶一枝花、白茅根、白花蛇舌草；如遇皮损以红斑丘疹为主的患者，重用清热解毒的金银花，再加蒲公英、地丁；如遇晚期鼻部肥厚增大的患者，加牡蛎、丹参、川贝软坚散结；如遇便秘的患者，酌加大黄、枳壳、玄明粉；如遇饮酒引起复发的患者，加葛花以解酒毒。本方适用于各征型酒渣鼻。

鼻鼽

鼻鼽是又称"鼽涕""鼽水"，是以突然和反复发作性鼻塞、鼻痒、喷嚏、鼻流清涕为特征，与西医学里过敏性鼻炎类似，属于变态反应性疾病。本病症男女老幼皆可发生。

【症状】

鼻鼽是以突然或反复发作的鼻痒、鼻塞、喷嚏频频、清涕如水等症为主要临床表现，常见有涕清舌胖、涕清懒言、涕多尿清等症状。

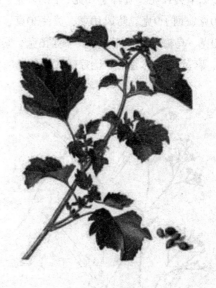

苍耳子

【病因】

本病常因脏腑虚损，禀质特异，或感外邪、灰尘、花粉及不洁之气所致。诱发本病的病因有以下2种：

1.因脾气虚弱所致。临床证见：喷嚏鼻痒，鼻塞较重，流清涕，嗅觉减退，并伴有头重头昏，纳呆腹胀，四肢无力，便溏，鼻肌膜肿胀苍白等症状，舌淡胖有齿痕，苔白，脉虚缓。

2.因肺虚感受所致。临床证见：鼻痒，鼻塞流清涕，喷嚏，嗅觉减退，晨起或遇风寒时，容易复发，并伴有自汗畏寒，咳嗽痰稀，气短懒言，鼻肌膜苍白水肿或淡红等症状，舌质淡，苔薄白，脉细弱。

【主治方法】

1.方用温肺止流丹加减，主治肺虚畏寒，涕清懒言的患者。

2.方用补中益气汤加减，主治脾气虚弱，涕清舌胖的患者。

【单方验方】

1.黄芩10克、柴胡3克、乌梅10克、防风6克、诃子肉10克、豨莶草6克、干地龙10

克，水煎服。本方适用于一般过敏性鼻炎。

2.辛夷12克、苍耳子15克、白术9克、荆芥10克、诃子9克、防风10克、黄芪30克、白芷10克、乌梅20克、细辛2克、薄荷6克、柴胡6克、麻黄3克，水煎服。治疗过敏性鼻炎。

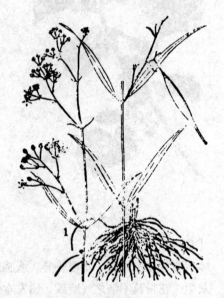

白茅根

3.茜草10克、紫草10克、徐长卿10克、蝉蜕3克、汗莲草3克。如果症状严重的患者，加干地龙、乌梅；如果涕多不敛的患者，加益智仁、石榴皮、诃子肉；如果体虚的患者，加黄芪、百合。水煎服。本方适用于一般过敏性鼻炎。

4.炒白术10克、党参15～20克（或人参6克）、猪苓10克、黄芪15克、云苓10克、干姜6克、姜半夏9克、制附子10克、甘草8克。若在发作期，或有预兆的患者，可加用黄芩10克、金银花30克、鱼腥草30克、连翘10克，停用干姜、附子；若见脾胃虚寒的患者，加大干姜、附子的用量，再加桂枝3～5克。本方适用于过敏性鼻炎。

鼻渊

鼻渊是邪毒侵袭脏腑，致使内里郁热，

蒸灼鼻窍所致。或者因脏腑虚损，邪滞鼻窍所致。鼻渊又称"脑漏""脑崩""脑渗""控脑痧"等。本病相当于西医学中的急、慢性鼻窦炎。

【症状】

鼻渊常以鼻塞、鼻流浊涕，量多不止，嗅觉减退等为主要表现症状，临床常见有涕黄痰多、涕黄苔腻、易怒脓涕、涕黏稠白等症状。

【病因】

本病常因邪毒侵袭脏腑，或脏腑虚损，导致内里郁热，蒸灼鼻窍所致。常见诱发本病的病因有以下2种：

1.因风热壅肺所致。临床证见：鼻塞，嗅觉减退，涕黄或粘白，量多，全身可伴有发热头痛，微感风寒，口渴咽痛，咳嗽痰多，鼻道可有脓涕，鼻肌膜红肿，面颊或眉间可有叩、压痛等症状，舌质红，苔薄黄，脉浮数。

2.因肺脾气虚所致。临床证见：鼻塞时作，涕黏稠白浊，量多，无臭味，嗅觉减退，并伴有头昏脑涨，少气懒言，自汗恶风，纳呆便溏，四肢倦怠，咳嗽痰粘，鼻内肌膜淡红、肿胀等症状，舌质淡，苔白，脉缓弱。

【主治方法】

1.方用银翘散加减，主治风热壅肺，涕黄痰多的患者。

2.方用温肺止流丹，主治肺脾气虚，涕黏稠白的患者。

【单方验方】

1.苍耳子10克、玳瑁15克、鱼腥草25克、蒲公英30克、黄芩10克、藁本3克、白芷9克、桔梗3克、败酱草25克、川芎6克、生地15克、辛夷6克，水煎服。主治鼻炎。

2.龙骨30克、川芎15克、牡蛎30克、夏枯草15克、柴胡30克、菊花15克、薄荷10克、地龙10克、蝉蜕10克、白芷12克、桔梗

10克、白附子6克，黄柏6克，水煎服。本方有清脑利胆的功效。

3.苍耳子12克、辛夷花12克、金银花12克、蚤休12克、黄芩12克、浙贝母12克、白芷6克、川芎12克、生薏苡仁30克、桔梗9克。如遇流黄浊涕量多的患者，加龙胆草、车前子、鱼腥草；如遇虚象的患者，加生黄芪、白术、党参、茯苓；如遇头痛的患者，加蔓荆子、白蒺藜。每日1剂，水煎服，每5剂为1个疗程。本方主治鼻窦炎。

【口服中成药】

治疗鼻渊的口服中成药有：鼻炎片、千柏鼻炎片、藿胆丸等。

喉痹

喉痹相当于西医学中的急、慢性咽炎。多是因外邪侵袭，气血阴阳失调，致使虚火上灼，咽喉失养所致。临床上有急喉痹、慢喉痹之分。

【症状】

喉痹是以咽部干燥，肌膜红肿，喉头疼痛，咽喉有异物感，吞咽不利，咽痒不适等为主要症状。临床常见咽淡痰多、咽燥红赤、颧赤痰少等症状。

【病因】

本病常因外邪侵袭，气血阴阳失调，致使虚火上灼，咽喉失养所致。临床常见诱发本病的原因有以下2种：

1.因风寒客咽所致。临床证见：吞咽不利，咳嗽，咽喉疼痛不适，咽肌膜、悬雍垂淡红微肿，痰涎较多，咽后壁淋巴滤泡突起，恶寒头痛、身疼无汗、轻微发热，清涕鼻塞，舌苔薄白，脉浮紧。

2.因风热熏咽所致。临床证见：咳嗽有痰，患病轻者咽部燥痒微热，有粗糙感，发热，微恶寒，舌苔薄白或薄黄，脉浮数。患病重者咽痛较剧，口干欲饮，吞咽困难，咽肌膜红赤，腭弓，悬雍垂，咽侧索红肿焮痛，恶寒发热，大便燥结，小便短赤，舌红苔黄，脉数有力。

【主治方法】

1.方用疏风清热汤，主治风热熏咽，咽部燥痒、咽肌膜红赤，喉痹轻的患者。

2.方用清咽利膈汤加减，主治风热熏咽，咽燥红赤较重的患者。

3.方用六味汤加减，主治风寒客咽，咽喉疼痛咳嗽，咽淡痰多的患者。

【单方验方】

1.鲜芝麻叶洗干净，嚼烂慢慢吞咽，每次6~7片叶，每日3次，连服3天即愈。

2.制大黄10克、熟附片2克、桔梗10克、丹参30克、苏梗10克、茯苓30克、炙麻黄10克、制半夏15克、厚朴10克、细辛4克、桃仁15克、生甘草9克。水煎服。

3.玄参12克、生地15克、川石斛15克、黄芪15克、太子参15克、土牛膝12克、车前子9克、百部12克。水煎服，每日1剂。本方适用于慢性咽炎。

【口服中成药】

治疗喉痹的口服中成药有：消咽丸、藏青果冲剂、六神丸、喉症丸、草珊瑚喉片等。

乳蛾

乳蛾亦称喉蛾，临床上有石蛾、烂乳蛾、急乳蛾、慢乳蛾之分。相当于西医学中的急、慢性扁桃体炎。临床上常见急乳蛾、慢乳蛾症状。

【症状】

乳蛾以喉核肿胀或肥大，咽痛，喉核陷凹有渗出腐物，并融合形成乳白色假膜，形如乳头或蚕蛾为主要临床症状。

【病因】

本病常因外邪侵袭，脏腑失调，邪壅喉

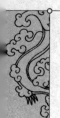

核，虚火上炎，致使气血瘀滞，喉核受邪而致病。常见致病原因有以下2种：

1.因肺胃热盛熏咽所致。临床证见：吞咽有阻塞感，咽痛较剧，累及耳根、颌下、颌下簇核和喉核肿胀，表面附有黄白脓点或脓片，并伴有压触痛，全身高热，咳嗽痰黄稠，口渴欲饮，口臭，便秘等症状，舌红，苔黄厚，脉洪大而数。

2.因风热犯咽所致。临床证见：咽痛逐渐加重，吞咽时疼痛更甚，喉核红肿增大，常超越咽门，并伴有全身发热恶风，鼻塞气急，头痛倦怠，咳嗽有痰等症状，舌质红，苔薄白或微黄，脉浮数。

【主治方法】

1.方用清咽双合饮，主治风热犯咽，喉核红肿的患者。

2.方用清咽利膈汤加减，主治肺胃热盛熏咽，核肿有脓的患者。

【单方验方】

1.大青叶15克、马勃5克、金银花15克、板蓝根15克、金灯笼6克、青蒿15克、桔梗6克、牛蒡子6克、甘草6克、玄参6克、薄荷6克、丹皮6克、黄芩6克、蒲公英10克、赤芍10克。每日1剂，水煎后频服。

2.乌梅3克、白花蛇舌草6克、橘络3克、生甘草3克、红花3克，泡水代茶饮。

3.马勃6克、射干1克、贝母6克、连翘6克、金银花10克、僵蚕6克、山豆根6克、桔梗10克、甘草6克。如果阴虚明显的患者，加玄参、生地、麦冬，水煎服。

4.软柴胡6～9克、生大黄（后入）6～10克、淡黄芩6～9克、连翘壳10～15克、金银花10～15克、射干10克、蒲公英10～15克、夏枯草10克。每日1剂，水煎服。渣再煎，连服2～3剂。再外用喉蛾散吹喉，每日5～6次。如果表热甚的患者，加薄荷叶；如果里热甚患者，加生石膏，川黄连。如果热毒甚的患者，配合银黄注射液肌注，每次2～4毫升，每日1～2次。本方适用于急性化脓性扁桃体炎。

5.马勃3克（包）、大青叶30克、生甘草5克。先将上药浸泡15分钟再煎煮，煎约80毫升药液，再煎第2次，将2次煎出的药液混合，备用。每日1剂，分3～4次服用。本方适用于急性化脓性扁桃体炎，急性扁桃体炎。

【口服中成药】

治疗乳蛾的口服中成药有：羚翘解毒丸、六神丸、铁笛丸、润喉丸等。

喉痈

喉痈发生在喉关处叫骑关痈或喉关痈，在西医学中，被称作扁桃体周围脓肿；发生在喉底部的叫里喉痈，在西医学中，被称作咽后壁脓肿；发生在颌内某侧的，叫侧喉痈或下喉痈，在西医学中，被称作咽旁脓肿。

【症状】

喉痈以咽喉部位局限性红肿、吞咽困难、疼痛剧烈、高热为主要表现症状。临床常见有痈肿成脓、痈肿尿黄、脓溃面白等症状。

【病因】

本病常因热毒攻咽，毒入营血，正虚毒聚所致。常见致病原因有以下3种：

1.因正虚毒聚所致。临床证见：吞咽不利，咽喉疼痛不甚，语言不清，患侧咽及喉核肿向咽腔，颌下区及下颌角后方脓肿穿溃，疮痈处黏膜充血触之微痛，触之不硬，皮色不红，并伴有轻微发热、疲倦纳差，少气懒言，面色淡白或淡黄，舌红苔黄，脉细缓有力。

2.因毒入营血所致。临床证见：吞咽障碍，咽喉及颈部肿痛，张口困难，牙关紧闭，并见患侧咽肌膜弥漫性黯红充血，颈部、颌下及下颌角后方明显肿胀，喉核被推向咽腔中央，触痛，成脓，穿刺可见稀薄脓血，常伴有全身发热，严重患者还可发生谵语、神昏、烦躁不眠等症状，舌质红绛而干，脉数或细数。

3.因热毒攻咽所致。临床证见：初起多有恶寒发热，体倦头痛等症状，继之咽喉剧痛，累及耳窍，吞咽困难，汤水难下，咽喉有痈疮肿起，前期触之坚硬，后期软溃，推压悬雍垂偏向对侧，全身伴有高热口渴、口臭、小便黄、大便秘结等症状，舌质红，苔黄厚，脉洪数或滑数。

【主治方法】

1.方用仙方治命饮加减，主治热毒攻咽、痈肿尿黄的患者。

2.方用清瘟败毒饮加减，主治毒入营血、痈肿成脓的患者。

3.方用黄芪解毒汤加减，主治正虚毒聚、脓溃面白的患者。

【单方验方】

1.玄参24克、生地30克、麦冬30克、板蓝根45克、黄芩15克、丹皮15克、蝉衣15克、白芍15克、薄荷6克、山豆根15克、甘草6克、桔梗9克、荆芥9克、牛蒡子15克、浙贝15克。水煎服。

2.葛根10～30克、板蓝根10～30克、白花蛇舌草10～20克、连翘6～15克、柴胡6～12克、浙贝3～12克、荆芥3～10克、射干3～10克。水煎服。

3.野菊花18克、板蓝根30克、银花18克、玄参18克、金果榄18克、诃子12克、咸竹蜂4只、胖大海18克、蟋蟀4只。水煎服，每日1剂。主治喉脓肿。

喉喑

喉喑有新、久之别，新病称作暴喑，久病称作久喑。相当于西医学中的急、慢性喉炎。

【症状】

喉喑以声音嘶哑，失音，或伴咽喉疼痛等为主要症状，临床常见有咽喉红肿涕清、红肿痰黄稠、红肿苔薄黄、红肿颧红等症状。

【病因】

本病常因邪犯咽喉，脏腑气血阴阳失调，咽喉失养所致。发生本病征的原因有以下3种：

1.因痰热壅喉所致。临床证见：咳嗽痰黄，发热口渴，声音嘶哑或失音，吞咽困难、咽喉肿痛，声带红肿明显，有黏痰附着，或咽部红肿，舌红胖，苔黄腻，脉滑数。

2.因风热犯喉所致。临床证见：病初起时喉痒咳嗽，声音嘶哑，咽喉轻微疼痛，声带微红肿，闭合欠佳。并伴有全身发热、头痛鼻塞、微恶寒等症状，舌边微红、舌苔薄黄，脉浮数。

3.因风寒侵喉所致。临床证见：病初起时声音不畅，嘶哑，咽喉微痛且痒，吞咽不利，喉部肌膜微红肿，咳嗽声重，声带淡红带紫色，肿胀。并伴有全身可恶寒发热，头痛鼻塞，或流清涕，口不渴，周身不适，无汗等症状，舌苔薄白，脉紧。

【主治方法】

1.方用清气化痰丸加减，主治痰热壅喉、红肿痰黄稠的患者。

2.方用疏风清热汤加减，主治风热犯喉、红肿苔薄黄的患者。

3.方用九味羌活汤加减，主治风寒侵喉、红肿涕清的患者。

【单方验方】

1.丹参18克、川芎15克、当归10克、桃仁10克、桂枝5克、赤芍10克、桔梗5克、射干10克、甘草8克。水煎至300毫升药液，每日服3次，每15剂为1个疗程。本方主治慢性喉炎。

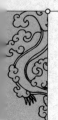

2.桔梗250克、甘草250克、麦冬250克、青果100克、怀牛膝500克。将上药共粉碎成粗末，每包10克，用塑料袋封装备用。（1）泡茶服：将1包药，放在保温杯内，用开水冲代茶饮，每日服1～2包。（2）水煎服：将药1包，放入小锅内或瓷缸内，兑水半碗，煎熬数沸，口服，每日2包。

急喉风

急喉风也叫紧喉风，又名锁喉风，是喉风的一种。本病属于西医学中的喉阻塞范畴，多继发于气管炎、急性喉炎、会厌炎、喉肿瘤、喉脓肿及咽喉部异物等。

【症状】

急喉风以发病迅速、痰声如锯、呼吸困难、汤水难下、语言难出、咽喉红肿疼痛为主要症状。临床常见有喉中痰多苔白、喉中痰多苔黄等症状。

【病因】

本病常因风火痰热之邪上攻咽喉，致使痰热壅闭，风痰闭喉诱发本病。常见致病原因有以下2种：

1.因风痰闭喉所致。临床证见：胸闷气促、咽喉肿痛、纳差腹胀。小儿表现为呼吸困难、可见三凹征。发声费力，声音嘶哑，严重者无音，口噤不开，牙关拘急、两目上视，手足抽搐，口涌痰涎，面色发绀或喉中痰鸣，并伴有恶寒发热，鼻塞不利、头痛等症状，舌淡苔白，脉浮紧。小儿指纹淡红等症状。

2.因痰热壅闭所致。临床证见：急热性咽喉病中，突然出现呼吸困难，咽喉紧缩感，声音嘶哑，喉中痰涎壅盛或有腐物，吸气性喉鸣，鸣如拽锯，可见三凹征或四凹征，并伴有全身恶寒高热，心烦口渴，小便短赤，大便秘结，舌质红或绛，舌苔黄或腻，脉数有力。

【主治方法】

1.方用清瘟败毒饮加减，主治痰热壅闭，喉中痰多苔黄的患者。

2.方用三拗汤合涤痰汤加减，主治风痰闭喉，喉中痰多苔白的患者。

【单方验方】

1.焦山栀10克、黄连6克，生地10克、射干10克、大黄10克、丹皮10克、牛蒡子10克、郁金10克、麻黄10克、水牛角60克、僵蚕10克、天竺黄10克、浙贝母15克、陈胆星10克。如果热盛的患者，加生石膏60克；如果胸闷的患者，加全瓜蒌15克；如果痰多的患者，加服"控涎丹"。本方主治急喉风。

2.连翘、银花、栀子、板蓝根、黄芩、大青叶、蝉衣、射干、炒僵蚕、赤芍、天竺黄、丹皮、泽泻、苡仁各适量，水煎服。如果痰涎壅盛的患者，加川贝母、瓜蒌仁、浙贝母、陈胆星、竹茹；如果热毒壅盛的患者，加土牛膝根、紫花地丁。

牙痈

牙痈又叫牙痈风、牙蜞风、附牙痈，是口腔常见病之一，相当于西医学中的急性根尖周脓肿，任何年龄均可发病。

【症状】

牙痈以患牙伸长感、疼痛、牙龈红肿，咬物痛增，或有脓液泌出为主要症状。临床常见有红肿成痈、脓稀舌淡、脓多苔厚等症状。

【病因】

本病常因火热内炽、上攻牙龈、致使血败肉腐而诱发本病。常见致病原因有以下2种：

1.因风热侵袭所致。临床证见：牙龈红肿成痈，不能咀嚼，灼热疼痛，得凉则痛减，颌下有蓉核触痛，流涎黏稠，并伴有发热恶寒，口渴等症状，舌尖红，苔薄黄，脉浮数。

2.因邪毒留恋，气血两虚所致。临床证见：牙痈久治不愈，疮口难敛，脓汁清稀，并伴有神疲乏力，食少纳差，声低气短等症状，舌质淡白，脉细无力。

【主治方法】

1.方用银翘散与五味消毒饮加减，主治风热侵袭，红肿成痈的牙痈患者。

2.方用托里消毒散加减，主治气血两虚，脓稀舌淡的牙痈患者。

【单方验方】

1.火炭母30克、猫眼草30克、崩大碗30克、十大功劳叶30克。水煎服，主治牙痈。

2.夏枯草（全草）90克，水煎，分数次含漱，主治牙痈。

3.茯苓6克、生石膏30克、黄连6克、栀子6克、大黄10克。水煎服，每日1剂。主治多发性牙龈脓肿。

4.黄连6克、当归6克、生地12克、黄芩9克、生石膏30克、丹皮9克、升麻9克。加水煎至300毫升，每日1剂（双煎），分两次温服。如果便秘的患者，加大黄（后下）；如果牙龈肿甚的患者，加连翘9克、天花粉15克、竹叶6克；如果牙龈出血明显的患者，加骨碎补9克、白茅根10克、生槐花9克、旱莲草15克。本方主治牙痈。

牙宣

牙宣属于西医中的牙周病范畴，是牙齿松动，牙根宣露的一种常见牙科疾病。

【症状】

牙宣以龈肉萎缩，或牙龈红肿疼痛，牙齿松动，牙根宣露，龈齿间渗出脓血为主要症状。临床常见有龈肿溢脓、龈萎色淡、龈萎缘溃等症状。

【病因】

本病常因胃火上蒸，肾阴亏虚，气血虚弱所致。常见诱发本病的病因有以下2种：

1.因肾阴亏虚所致。临床证见：牙根外露，牙龈萎缩，牙齿疏松动，咀嚼无力，牙龈边缘可有溃烂、易渗血、微红肿，牙周盲袋深，并伴有腰膝酸软，手足心热，头晕耳鸣等症状，舌质微红，少苔，脉细数。

2.因胃火上蒸所致。临床证见：牙龈红肿疼痛，牙龈萎缩，出血溢脓，牙根宣露，病久则牙齿上积垢（牙石）如烂骨头，并伴有烦渴多饮，口臭，消谷善饥，大便秘结等症状，舌质红，苔黄厚，脉洪大或滑数。

【主治方法】

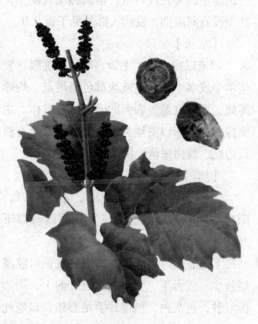

人黄

1.方用清胃散加减，主治胃火上蒸，龈肿溢脓的患者。

2.方用六味地黄汤加减，主治肾阴亏虚，龈萎缘溃的患者。

3.方用附桂八味丸，主治腰寒肢冷，小便清长的患者。

4.方用玉女煎加减，主治口干咽燥，口臭，龈肿溢脓的患者。

5.方用八珍汤加减，主治气血虚弱所致。

【单方验方】

1.鲜薄荷叶适量，捣烂，贴于患侧面部，每日数次。本方适用于牙龈炎、牙齿疼痛。

2.骨碎补5克，泡开水当茶饮，适宜长期服用，本方适用于牙齿松动。

3.旱莲草60～120克，水煎，频频含咽。本方适用于牙齿松动。

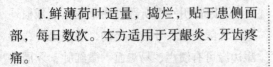

口疮

口疮也叫口疳、口疡、口破等，相当于西医学中的复发性口疮。本病易反复发作，甚至没有间歇期，发病人群多见于青壮年。

【症状】

口疮以唇、舌、上颚、颊等处黏膜，发生单个或多个灰白色或淡黄色溃烂点，灼热疼痛，周围红晕，表面凹陷，反复发作为主要症状。临床以溃烂为诊断要点，常见有溃黄边红、溃白尿清、溃面灰白等症状。

【病因】

本病常因心脾积热蒸口，虚火灼口，阳虚口腔失养所致。常见发病原因有以下2种：

1.因虚火灼口所致。临床证见：口腔溃烂量少，或舌下、舌根有溃点（面），周边微红肿，色灰白，稍痛，手足心热，口疮此愈彼起，绵延不止，并可伴有腰膝酸软，骨蒸潮热，口舌干燥等症状，舌红少苔，脉细数。

2.因心脾积热蒸口所致。临床证见：口腔黏膜有溃点，或有溃面，严重的可融合成片，周边红肿，溃面色黄，自觉灼痛，进食物时，疼痛更严重。并伴有全身发热，口臭，口干而渴，心中烦热，小便黄赤，大便干燥或秘结，舌质红，苔黄腻，脉数。

【主治方法】

1.方用凉膈散加减，主治心脾积热蒸口，溃黄边红的口疮患者。

2.方用知柏地黄汤加减，主治虚火灼口，溃面灰白的口疮患者。

【单方验方】

1.黄连6克、大黄6克、肉桂3克、附子3克。水煎服。

2.苍术12～15克、薏苡仁12克、麻黄1克、茯苓30克、胡黄连10克、甘草10克、泽泻30克。水煎服。

3.焦栀子10克、生石膏15～20克、防风10克、淡竹叶10克、藿香10克、木通6克、川牛膝10克、生地12克、生干草6克。水煎服。

4.生石膏30克、大青叶20克、芦根30克、玄参10克、生地10克、赤芍10克、生甘草10克、丹皮10克。用适量清水浸泡15分钟，煮沸，微火煎煮30分钟，倒出药液，再加水煮15分钟，将两次所煎药液浓缩成100毫升，装瓶备用。每剂25毫升，每日1剂。1日3～4次，空腹频频服。主治口疮。

【口服中成药】

治疗口疮的口服中成药有：导赤丹、牛黄解毒丸、知柏地黄丸等。

口糜

口糜是一种常见的口腔疮疡类疾病，相当于西医学中的口腔白色念珠菌病，多发于体弱的成年人。

【症状】

口糜以口腔黏膜发生潮红糜烂、口气臭秽、灼热疼痛等为主要症状，临床常见有糜多白腐、糜黄苔腻、糜少色白等症状。

【病因】

本病常因膀胱湿热蒸口，心脾积热，循经上攻，虚火灼口所致。常见诱发本病的原因有以下2种：

1.因虚火灼口所致。临床证见：口中有少量灰白色糜斑，病程较长，红痛较轻，口舌干燥等症状，舌红少津，脉细数。

2.因心脾积热，循经上攻所致。临床证见：口腔黏膜多处灰白色或黄色糜斑，周边红肿，表面附腐膜。并伴有口中灼热刺痛，口渴心烦，发热咽痛，溲赤便秘等症状，舌红苔黄，脉数。

【主治方法】

1.方用益胃汤加减，主治虚火灼口，糜少色白的患者。

2.方用凉膈散合导赤散加减，主治心脾积热，循经上攻所致的糜多白腐患者。

【单方验方】

1.大黄（酒蒸）45克、川芎（酒洗）45克、子黄芩（酒炒）45克、薄荷25克、黑丑（炒）30克、滑石粉30克、枳壳25克、槟榔38克、赤芍（微炒）30克、连翘30克。共研细末，白水和服。周岁小儿0.5克／次，随年龄增长酌增。

2.胡黄连12克、生甘草12克、当归10克。如果舌苔白厚腻的患者，加泽泻30克；如果下唇红肿或舌质红的患者，加蒲公英15克。本方主治治湿浊蕴结，气机不畅的口腔糜烂。

3.党参15克、白术15克、茯苓15克、干姜6克、黄连6克、石膏20克、甘草3克、山药20克。水煎服，每日1剂，分3次服。

4.甘草3克、玄参24克、桔梗12克、升麻10克、焦栀子12克、丹皮10克、花粉15克、石膏24克、生地15克、木通15克。水煎，每日1剂，频频当茶饮，本方主治口糜重症，连及咽喉吞咽困难的患者。

唇风

唇风又叫驴嘴风，是一种慢性口腔疾病，相当于西医学中的慢性唇炎，多发于下唇。

【症状】

唇风以口唇红肿，结痂皲裂，糜烂痛痒，起灰白色糠状鳞屑为主要症状，临床常见有红肿流水、燥裂脱屑等症状。

【病因】

本病常因风火湿热犯唇，脾虚血燥所致。诱发本病的病因有以下2种：

1.因脾虚血燥所致。临床证见：口唇肿胀明显，久而不愈，反复发作，燥裂瘙痒，唇周皮肤粗糙或脱色，时有灰白色秕糠状鳞屑脱落，并伴有口甜粘浊，面色萎黄，倦怠乏力，小便短少，纳差便溏等症状，舌干无津，脉细数。

2.因风火湿热犯唇所致。临床证见：唇部起小水疱，红肿灼痛，渐破溃，糜烂流水，并有脓血结痂，唇周皮肤有黑褐色斑，并伴有口渴喜饮，口臭便秘等症状，舌质红，苔薄黄，脉洪数。

【主治方法】

1.方用双解通圣散加减，主治风火湿热犯唇，红肿流水的患者。

2.方用四物消风饮加减，主治脾虚血燥，燥裂脱屑的患者。

【单方验方】

1.栀子6克、生石膏15克、藿香6克、生地黄10克、防风6克、玄参10克、甘草3克、麦冬6克。用清水浸泡1小时，第一煎沸后10分钟滤出，第二煎20~30分钟后滤出，两煎合一，每日1剂，早晚分服。如果热盛的患者，加连翘、黄芩；如果痒甚的患者，加牛蒡子、僵蚕；如果便秘的患者，加生大黄；如果颔下淋巴结肿痛的患者，加桔梗、金银花、浙贝母。本方主治唇炎。

2.防风10克、藿香10克、炒山栀10克、生地黄15克、莲子心2克、生甘草3克、麦冬10克。水煎服，每日1剂。本方主治唇炎。

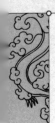
第五章 ▶ 皮肤疾病

在医学上所有关于批复的疾病，统称为皮肤病。如黄褐斑、湿疹、牛皮癣等。作为多发病，它们严重影响人们的身心健康。在内外因素印象下，皮肤（包括毛发和甲）等的形态、结构和功能等都会发生变化，产生各种临床反应。皮肤病具有发病率高、病情较轻、多不影响健康和低致命率等特点。

✱ 疣 ✱

作为一种发于皮肤浅表的良性赘生物，疣因其所发的部位不同而各有不同的名称。出现在手臂手指处的疣称作千日疮、疣目、枯筋箭、瘊子；出现于面部或手臂上的称作扁瘊；长在背部有脐窝的为鼠乳。在一般情况下，疣会被区分为寻常疣、扁平瘊、鼠乳、跖疣和丝状疣。

【症状】

寻常疣，也被称为千日疮、枯筋箭、瘊子等，通常会被叫作刺瘊。其主要特点是皮肤表面出现赘疣，初始时如绿豆大小，呈花蕊形状，时间长了会自行脱落，故被称为千日疮。

扁瘊，即为西医所说的扁平疣。多数情况下会出现在青少年身上，发病突然，多出现在面部、手臂、手臂。初始时是大小不等的扁平丘疹，有轻度的隆起，表面光滑，有圆形、椭圆形和多边形等不同，但境界清除，分布密集，会因局部搔抓而呈线性分布，除部分患者自感轻微瘙痒外，并无其他自觉症状。其病程发展缓慢，甚至会持续达数年之久。也有部分患者会自行转好。

鼠乳，在西医学称为传染性软疣，多出现在儿童的躯干或面部，呈现丘状，数目各不相同。鼠乳多具有传染性，但也会随着时间的推移而自行消失。

跖疣，在西医学叫作掌跖疣。掌跖疣，顾名思义其多出现在足底或手掌处，其表现为角化形丘状，中间略有凹陷，四周稍带黄色角质环，有明显的压痛感，多出现在外伤部位上。

丝状疣，多出现在中年妇女的颈部。一般表现为单个的丝状细软突起，呈现淡淡的红色，一般情况下并无自我感觉，会随时间的推移而自行脱落。

【病因】

引发本病的主要原因有：风热血燥、湿热血瘀、风热蕴结等原因造成的。

【主治方法】

1.因风热血燥而引发的疣目，方取治瘊方加板蓝根和夏枯草。

2.因湿热血瘀而引发的疣目，方取苋合剂加薏苡仁、冬瓜仁。

3.因风热蕴结而导致的扁瘊，方取马齿苋和木贼草、郁金、贝母。

4.因热郁互结而导致的扁瘊，方取桃红四物加黄芪、马齿苋、紫草、木贼草、郁金、贝母。

5.鼠乳多以外治法治疗。以消毒后的银针挑破尖头，尽数挤出其中的白色乳酪状物后，再以碘酒或浓苯酚（石炭酸）溶液对患处进行滴点。

6.跖疣，在治疗中，中医多采用外敷法。即以千金散进行局部外敷或以少许的乌梅肉敷贴患处。

7.丝状疣，在中医治疗时，多采用推疣法。也可采用细丝绳对其根底部进行结扎，数日后会自行脱落。

【单方验方】

1.板蓝根，夏枯草各15克，桃仁、红花、熟地、归尾、赤芍各9克，川芎、白术、炮山甲、首乌各6克，水煎服，用于治疗寻常疣。

2.蒲公英、土茯、大青叶各30克，马齿苋15克，桑叶10克，野菊花、红花各、赤芍各9克，生龙牡、磁石各30克（均先煎），用以治疗扁平疣。

【口服中成药】

1.维A酸片、熊胆丸等用以治疗寻常疣。

2.桃红四物胶囊、桃红四物颗粒、转移因子胶囊、十三味菥蓂丸、溶菌酶肠溶片等用以治疗扁平疣。

黄水疮

黄水疮，在中医上也被称为天疱疮、滴脓疮和脓疱疮。多以接触的方式对其致病菌进行传播，发病高潮在夏秋季，且多为儿童患者。

【症状】

脓疱是黄水疮的原发损害，其脓液为黄稠状，疱壁很薄，容易破裂而形成脓痂。脓痂的边缘部分会呈现出不完整的环状脓疱及红晕，在痂下是糜烂的皮肤。黄水疮多出现在面部的口鼻周围。

【病因】

引发此证的原因主要有以下2种：

1.因湿热而致此病。在发病初期时会出现脓疱密集，疱液黄稠现象，并在周围伴随红晕，在破裂后会出现鲜红的糜烂面，同时附近淋巴结肿大，并伴随出现口干发色、大便干燥、小便变黄、舌红苔黄。

2.因脾虚而致此病。此类型主要症状为脓疱稀疏，淡白或淡黄色，并且红晕不明显，破裂后糜烂面淡红，并伴随出现面色㿠白、萎黄，大便稀溏等。

【主治方法】

1.因湿热而致病，方取清暑汤加减。

2.因脾虚而致此病，方取参苓白术散加减。

【单方验方】

1.花粉、车前子各15克，滑石、泽泻各12克，淡竹叶、连翘、赤芍、金银花各10克，甘草8克，水煎服，用以治疗因湿热而致病的黄水疮。伴随有发热现象的患者需加黄连6克，黄芩、生山栀各10克。

2.薏苡仁15克，党参、茯苓、白术、白扁豆、淮山药各12克，莲子肉10克，炙甘草、桔梗各6克，砂仁3克，水煎服，用以治疗以脾气虚弱而导致的黄水疮。脓疱未清者加金银花12克、连翘12克。

【口服中成药】

1.清暑益气丸、清暑解毒颗粒等用于治疗因湿热而引发的黄水疮。

2.参苓白术片、参苓白术胶囊等用于治疗以脾气虚弱而引发的黄水疮。

药毒

通过口服、注射或皮肤黏膜直接用药等途径进入人体的药物所引发的皮肤或黏膜的急性炎症反应，称为药毒。

【症状】

1.类如荨麻疹：皮损的形式类似荨麻疹，但更为红艳，并且持续不退。

2.类如多形红斑：患者身上出现红斑、丘疹、水疱、风团等，严重的患者会在紫红色斑片上出现水疱，同时出现发热或恶寒等。

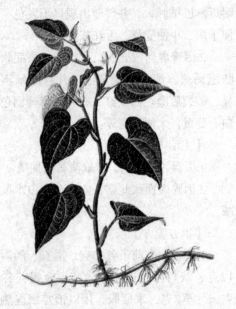

鱼腥草

3.剥脱性皮炎：开始时时小片皮肤红斑，随即全身皮肤出现潮红、干燥和龟裂的现象，很快发现为糜烂、滋水淋漓、滋痂和恶臭。口腔黏膜也出现糜烂，严重者会导致头发、指甲脱落。当病情出现好转时，滋水会相应减少，并出现广泛的大片脱屑。

4.类如固定红斑：这类情况多出现在口腔黏膜、唇缘、阴部、手背、脚背等处，表现为圆形、椭圆形水肿性斑片，斑片呈红色或紫色，边界清晰可见，斑上伴有水疱。

5.类如猩红热：主要表现为在躯干上出现针尖、迷离大小的红色丘疹、斑丘疹，同时皮肤有灼热的感觉。

6.类如湿疹皮炎：患者表现出湿疹的症状，出现红斑、水疱、丘疹、丘疱疹、糜烂、流滋，同时剧痒。

7.大疱性的皮肤松散：患者初始时皮肤出现鲜红或紫红色的斑片，并很快出现棕褐色的疱，同时出现松弛性表皮松懈，易擦破。其创面为鲜红的牛肉样，还会累及黏膜和内脏，伴随出现高烧、神志不清。

【病因】

引发本病的主要原因有以下3种：

1.因气阴两虚而出现的病毒。表现为：药疹后期会出现大片脱屑，伴随有低热，神疲乏力，气短等，口干想喝水；舌红少苔，脉细数。

2.因热毒侵体而出现的药毒。表现为：皮疹鲜红或紫红，甚至是紫斑、血疱，有明显的灼热痒痛；伴随高热而出现神志不清，口唇焦燥，口渴但不想喝水，大便干结，小便短赤；舌红苔少，脉洪数。

3.因湿毒侵体而出现的药毒。表现为：皮疹为红斑、风团、丘疹、水疱，甚至糜烂渗液，表皮剥脱；同时伴随灼热剧痒，口唇发干，大便干燥，小便黄赤，或有发热；舌红苔白，脉滑或数。

【主治方法】

1.因湿毒侵体而出现的药毒，方取萆薢渗湿汤加减。

2.因热毒侵体而出现的药毒，方取清营汤加减。

3.因气阴两虚而出现的病毒，方取增液汤合益胃汤加减。

【单方验方】

1.薏苡仁、土茯苓、滑石、鱼腥草各30克，萆薢15克，牡丹皮、泽泻、通草、防风、黄柏各12克，蝉蜕6克，水煎服，用以治疗因湿毒侵体而出现的药毒。

2.金银花、连翘、公英、干生地、白茅根、绿豆衣各25克，生玳瑁、茜草根、丹皮、赤芍各15克，生栀子10克，川连5克，水煎服，用以治疗因热毒侵体而出现的药毒。

3.玄参30克，麦冬连心、细生地各24克，北沙参、生地、麦冬、冰糖各15克，玉竹5克，水煎服，用以治疗因气阴两虚而出现的药毒。

【口服中成药】

1.二十五味绿绒蒿胶囊、八宝丹胶囊等用于因湿毒侵体而出现的药毒。

2.安宫牛黄丸、复方青黛胶囊等用于因热毒侵体而出现的药毒。

3.增液颗粒、祛瘀益胃胶囊等用于因气阴两虚而出现的药毒。

黧黑斑

由于皮肤色素的改变而在面部出现的局限性褐色斑，在中医学上，称为黧黑斑。

【症状】

黧黑斑对称出现在颜面上，多是额部、两颊、鼻唇及颏部，多为淡褐色、淡黑色、深褐色斑片，而且大小不等，形状也各不相同，有孤立散布的，有融合成片的，边缘清晰可见，多为蝴蝶状，无自觉症状。

【病因】

引发本病的主要原因有以下3种：

1.因气滞血瘀而出现的黄褐斑。主要表现为：斑呈灰褐或黑褐色，同时患者伴有慢性肝病，在女性还有可能为月经色暗含血块，或痛经等，其舌暗有瘀斑，脉象涩。

2.因肝肾功能不足而出现的黧黑斑。主要表现为：斑呈褐黑色，患者面色晦暗，同时伴有头晕耳鸣，腰膝酸软无力，失眠健忘，五心烦热等状，其舌红少苔，脉相细弱。

3.受肝郁气滞证影响出现的黧黑斑。主要表现为：斑呈深褐色，弥漫状分布，同时患者伴有烦躁不安，胸肋胀满，口苦咽干，舌红苔薄，脉相如弦细等。

【主治方法】

1.受肝郁气滞证影响出现的黧黑斑，方取逍遥散加减。

2.因肝肾功能不足而出现的黧黑斑，方取六味地黄丸加减。

3.因气滞血瘀而出现的黄褐斑，方取桃红四物汤加减。

【单方验方】

1.茯苓、白芍、当归、白术、柴胡、白芍各9克，甘草6克，水煎服，用以治疗肝郁气滞而引起的黧黑斑。

2.熟地黄24克，山茱萸、山药各12克，茯苓、泽泻、牡丹皮各9克，水煎服，用以治疗因肝肾功能不足而引起的黧黑斑。

3.白术、党参、山药各15克，扁豆、白茯苓各12克，莲子、薏苡仁各9克，甘草、砂仁各6克，桔梗5克，水煎服，用以治疗因脾虚湿蕴而引起的黧黑斑。

4.生地黄24克，桃仁、红花、白芍各12克，当归、川芎各9克，水煎服，用以治疗气滞血瘀而引起的黧黑斑。

【口服中成药】

1.加味逍遥丸、气滞胃痛颗粒等用于治疗因肝郁气滞而引发的黧黑斑。

2.六味地黄胶囊等用于肝肾功能不足而引发的黧黑斑。

3.益母草软胶囊、桃红四物胶囊等用于治疗因气滞血瘀而引起的黧黑斑。

面游风

面游风指的是一种发于面部的因皮质分泌过多溢出部位而引发的慢性皮肤炎症，称为面游风，又叫白屑风、纽扣风。

【症状】

面游风通常分为干性、湿性及玫瑰糠疹三种类型。其中干性者多表现为潮红脱屑；湿性者表现为红斑、糜烂、流滋及油腻性脱屑和结痂；玫瑰糠疹型患者则表现为圆形、椭圆形红斑，同时还伴随有油腻性脱屑。

【病因】

引发本病的主要原因有以下2种：

1.由肠胃湿热引起面游风。表现为：潮

红、糜烂、流滋等，病伴有油腻性脱屑和结痂，甚至是臭味，大便溲短赤、数日一行，舌红苔黄，脉象滑数。

2.由风热血燥型引起面游风。表现为：皮肤粗糙干燥、形态各异，红色基底上弥漫着粉末状脱屑，舌红苔白，脉象浮细。

【主治方法】

1.风热血燥型的面游风，方取祛风换肌丸合当归饮子加减。

2.肠胃湿热型的面游风，方取茵陈蒿汤加减。

【单方验方】

1.鸡血屯30克，石菖蒲15克，何首乌、玄参各12克，苦参、川芎、威灵仙、当归、防风、白蒺藜各10克，水煎服，用以治疗风热血燥型的面游风。

2.茵陈、车前子各12克，生山栀、黄芩、黄柏、泽泻各10克，生军（后下）10克，水煎服，用以治疗肠胃湿热型的面游风。

【口服中成药】

1.当归饮子丸等用于治疗风热血燥型的面游风。

2.消风散、茵陈五苓丸等用于治疗肠胃湿热型的面游风。

疥疮

疥疮是由疥虫所引发的一种接触性传染性皮肤病。它多出现在类如指侧、指缝、肘腕关节的屈侧等皮肤的皱折处，有时也出现的幼儿的头、面等处。

【症状】

疥疮多表现为针尖大小的丘疹、水疱和隧道。其中隧道是一道灰白色、浅黑色或普通肤色的细浅纹，微微隆起，用针尖等尖锐物体刺破其顶端时，会在其尖端发现黄白色发亮的疥虫。出现疥疮处皮肤奇痒无比，尤其是夜间。当疥疮不能及时得到治疗时，会

影响睡眠，并可能因搔抓而导致感染。

【病因】

疥疮是由于肌表受到疥虫侵袭，同时风湿热郁作用于肌肤而引起。

【主治方法】

1.密布在皮肤皱折处的疥疮，奇痒无比。在治疗过程中应以疏风清热止痒为主，方取消风散。

2.如迁延日久，因搔抓剧烈而引起脓疱、抓痕、血痂时，可以消风散与黄连解毒汤一同服用。

【单方验方】

（1）石膏15克，生地、荆芥、苍术、苦参各12克，胡麻、牛蒡子、当归、防风、知母各10克，生草、木通各6克，蝉蜕3克，水煎服，用以疥疮的初期阶段治疗。

（2）在上述药材中加入黄芩10克，黄柏10克，生山栀10克，黄连6克，用以治疗因搔抓剧烈而出现脓疱、血痂的疥疮。

【口服中成药】

1.消风止痒颗粒、消风冲剂等用于疥疮的疏风清热止痒。

2.黄连上清片、黄连上清丸等用于出现脓疱、血痂的疥疮治疗。

疖

发生在面部、颈部及臀臀部的毛囊及所属皮脂腺的急性化脓性感染称为疖。

【症状】

疖在初起时为红肿的小结节，随时间的推移逐渐增大，并有疼痛及压痛的感觉。在两三天后会因为结节化脓坏死而形成脓疱，在其中心处有坏死的脓栓存在，溃破后会，脓液、脓栓及坏死的组织会一起排出，这时肿痛后减退，并在一到两周内结疤痊愈。在此过程中通常伴有发热、头痛不适等症状，其临近的淋巴结会出现肿大现象，营养不良

者甚至会因此而引发脓毒症和败血症。

【病因】

引发此证病的主要原因有以下3种：

1.因为肾阴不足、内感热度而引发的疖病。在其过程中会伴随有口渴、唇舌发红等症状。

2.因湿火风邪相搏而引发疖病。多出现在颈后，背、臀等处，并且在同一部位会同时出现几个或几十个，反复发错，经久不愈；也有散布全身，此起彼伏的，它们都同时会伴有大便干结、小便溲黄、舌苔薄而黄腻的症状。

3.因脾虚引发疖病。多出现泄脓不畅，疖肿会窜犯到其他地方，并伴随出现精神疲惫、四肢乏力，舌头淡而无味的症状。

【主治方法】

1.发生在暑季的疖大多较轻，没有明显的全身症状。在治疗过程中应以清暑化湿为主，方取清湿汤加减。

2.因脾虚引发疖病，方取参苓白术散加减。

4.因湿火风邪相搏而引发的疖病，方取防风通圣散加减。

5.因为肾阴不足、内感热度而引发的疖病，方取六味地黄汤加减。

【单方验方】

1.青蒿、银花、紫花地丁各15克，六一散（包）12克，连翘、赤芍、泽泻、竹叶、鲜藿佩各9克，鲜荷叶6克，生甘草3克，水煎服，用于以清暑化湿为主的疖病。

2.紫花地丁、蒲公英各30克，银花、半枝莲各15克，赤芍12克，丹皮、黄芩各9克，野菊6克，生甘草3克，水煎服，用于以清热解毒为主的疖病治疗。

3.生米仁30克，黄芪、银花、地丁草各15克，党参、茯苓、白术、淮山药各12克，扁豆、连翘各9克，生甘草3克，水煎服，用于以健脾益气、扶正托毒为主的疖病治疗。

4.鸭跖草80克，冬防风、连翘、泽泻、

赤芍、生石膏（打碎）各12克，生山栀、黄芩各9克，后入薄荷、生大黄各3克，水煎服，用于以祛风清热利湿为主的疖病治疗。

5.银花15克，生地、天花粉、山萸肉、淮山药、茯苓、泽泻、黄芪各12克，丹皮9克，水煎服，用于以滋阴补肾、清热解毒为主的疖病治疗。

【口服中成药】

1.清暑解毒颗粒、黄连上清丸等用于以清暑化湿为主的疖病治疗。

2.龙珠软膏、消炎片等用于以清热解毒为主的疖病治疗。

3.人参健脾丸、健脾益气丸等用于以健脾益气、扶正托毒为主的疖病治疗。

4.防风通圣颗粒、防风通圣颗粒等用于以祛风清热利湿为主的疖病治疗。

5.天麻首乌片、六味地黄丸等用于以滋阴补肾、清热解毒为主的疖病治疗。

痈

痈是多脓头的疖肿，即多个相邻的毛囊、皮脂腺急性化脓性感染即为痈。常发生于颈项、背、腰等处。

【症状】

痈在出现为弥漫性浸润硬块，其表面为紫红色发亮，继而会出现化脓和组织坏死，脓液同时由多个毛囊口排出，形成蜂窝状的脓头，其中含有坏死的脓栓。容易并发淋巴结炎、静脉炎。同时出现痈的部位会有剧痛感，伴随出现发热、畏寒等全身症状。

【病因】

中医学认为，痈是从外感毒邪，风热与湿热交替蒸熏肌肤，导致气血瘀滞，毒邪狙击在皮肉内而引起的。

【主治方法】

1.痈在化脓期时，方取仙方活命饮加减。

2.痈在收口期时，方取八珍汤。

中医自学百日通

下篇·临证诊治

519

【单方验方】

1.银花15克，连翘12克，当归、皂角刺、赤芍、紫花地丁各9克，陈皮、象贝母各6克，生甘草3克，水煎服，用以化脓期的痈。加荆芥12克，防风9克，可同时治疗寒热；对于便秘者，则添加枳壳9克、生大黄（后下）9克；大便溲赤的患者，需加车前草30克，草薢、泽泻12克。

2.香谷芽80克，党参、黄芪各15克，当归、白芍、白术、炙甘草各9克，陈皮6克，水煎服，用以治疗收口期的痈。

【口服中成药】

1.仙方活命片、仙方活命丸等用于治疗化脓期的痈。

2.八珍颗粒等用于治疗收口期收口缓慢的痈。

丹毒

溶血性链球菌从皮肤、黏膜等的微小损伤处侵犯皮内网状淋巴管所引发的炎症，通常被称为丹毒。

【症状】

丹毒一般不化脓，表现为向红色片状斑，边界清晰可见，轻压时红色会消退，但会随着压力的去除而很快恢复，当红肿向四周蔓延是，中央的红色会消退、脱屑，而呈现出棕黄色，其隆起的红肿边缘，多数情况下会高于正常组织的表面，在严重时甚至会发生水泡，同时患处附近的淋巴结会出现肿大疼痛的症状。

【病因】

在中医学认为，丹毒是由于火邪的侵犯，使血热积郁于肌肤而导致，也有可能是由于皮肤黏膜的破伤，使毒邪乘隙侵入而引发。

【主治方法】

1.出现在面部的丹毒，在其治疗过程中应以散风清火解毒为主。方取普济消毒饮加减。

2.出现在腰部胯下的丹毒，在其治疗过程中应以清肝泄热利湿为主。方取柴胡清肝汤或化斑解毒汤加减。

3.出现在下肢胫足处的丹毒，在治疗过程中应以利湿清热解毒为主。方取五神汤合萆薢渗湿汤如减。

4.新生儿的丹毒大多会遍体游走，甚至发生坏疽和毒邪攻心等。在其治疗过程中以凉营清热解毒为主，方取犀角地黄汤合黄连解毒汤加减。

【单方验方】

1.板蓝根30克，银花15克，牛蒡子、连翘、生地各12克，生山栀、黄芩、赤芍各9克，僵蚕6克，黄连3克，水煎服，用于以散风清火解毒为主的面部丹毒治疗。

2.车前子（包）30克，银花15克，生地、连翘各12克，柴胡、丹皮、生山栀、赤芍各9克，龙胆草、生甘草各3克，水煎服，用于以清肝泄热利湿为主的腰胯丹毒治疗。

3.生攻仁30克，紫花地丁、银花、萆薢各15克，连翘、丹皮、赤芍、川牛膝、赤茯苓、黄柏各9克，水煎服，用于以利湿清热解毒为主的胫足丹毒治疗。

4.紫花地丁、银花各15克，鲜车地、连翘各12克，丹皮、赤芍、黄芩、生山栀、柏各9克，黄连、生甘草各3克，水煎服，用于以凉营清热解毒为主的新生儿丹毒治疗。

【口服中成药】

1.普济消毒丸等用于以散风清火解毒为主的面部丹毒治疗。

2.柴胡清肝散等用于以清肝泄热利湿为主的腰胯丹毒治疗。

3.萆薢分清丸等用于以利湿清热解毒为主的胫足丹毒治疗。

4.犀角地黄丸等用于以凉营清热解毒为主的新生儿丹毒治疗。

冻疮

冻疮是冬季多发的一种疾病，症见局部皮肤发凉，出现暗紫红色或紫蓝色斑片，按之柔软，严重时出现水疱，破裂后形成糜烂或溃疡。遇热后自觉痒、灼热感及疼痛。中医认为，冻疮主要由寒冷之气所伤，系阳气不达、阳抑血凝、经脉涩滞、血行不畅而成。

【症状】

冻疮一般出现在手足、鼻部、面颊、耳部等处。出现冻疮时，局部皮肤呈紫红色，有痒胀疼痛的感觉，严重时会起水疱，当水泡破裂时，容易发生糜烂和溃疡，因其易受感染，所以愈合较慢。

【病因】

本病因素体气血虚弱，寒冷外袭，不胜其寒，寒凝肌肤，经络阻塞，气血凝滞而成。

【主治方法】

1.未溃破的前提下，进行局部清理，以酒精擦涂，用桂枝猪油软膏外敷，同时注意保温。

3.已经出现窥破的时候，则需以大黄猪脂染膏外敷。

【单方验方】

1.将七八个茄根煮水后熏蒸患处，或用热灰煨热后的生姜擦涂患处，用于治疗未曾溃破的冻疮。

2.煅石膏25克，海螵蛸25克，青黛10克，研为细末，以香油调敷溃烂的冻疮。

3.桂枝、白芍、当归各15克，木通、细辛各5克，甘草7克，水煎服，用以治疗溃烂的冻疮。

痤疮

痤疮，也叫粉刺，是一种多发于青年男女颜面及胸背部的毛囊皮脂腺慢性炎症。痤疮病程缠绵，甚至会迁延数年，甚至十数年，大多数情况下在30岁时会逐渐痊愈。

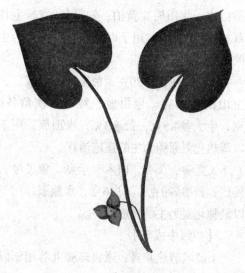

细辛

【症状】

痤疮在临床上表现是散布在面部和胸背部的毛囊性丘疹，其顶部多有小脓疱。脓疱破裂后会留下深色、凹陷性的疤痕。也有的会形成结节、囊肿，同时出现皮脂多、毛孔粗大的症状。

【病因】

引发本病的主要原因有以下3种：

1.由肺经风热引起。表现为颜面潮红、伴有脓疱，舌红苔黄等症状。

2.由肠胃湿热引起。多表现为红肿疼痛、便秘溲赤、纳呆腹胀，舌苔黄腻等症状。

3.因脾失健运引起的痤疮多表现为反复发作，病程久，或成结节囊肿，同时出现纳呆便溏、疲乏无力、舌苔薄白等症状。

【主治方法】

1.由肺经风热引起的痤疮，方取枇杷清肺饮加减。

2.由肠胃湿热引起的痤疮，方取茵陈蒿汤加减。

3.因脾失健运引起的痤疮，方取参苓白术散加减。

【单方验方】

1.生地、连翘各15克，枇杷叶、黄芩、

桑白皮、生山栀、黄柏、知母各9克，生甘草3克，水煎服，用于以疏风宣肺清热为主的痤疮治疗。

2.白花蛇舌草30克，茵陈蒿、生苡仁、生山楂各15克，生山栀、黄芩、槐角各9克，生大黄4.5克，黄连3克，水煎服，用于以清热化湿通腑为主的痤疮治疗。

3.党参、茯苓、白术、半夏、象贝母、桃仁、丹参各9克，陈皮6克，水煎服，用于以健脾化湿为主的痤疮治疗。

【口服中成药】

1.疏风清热胶囊、通宣理肺丸等用于以疏风宣肺清热为主的痤疮治疗。

2.茵陈蒿丸、清热祛湿颗粒等用于以清热化湿通腑为主的痤疮治疗。

3.参苓白术丸、木香顺气丸、健脾丸等用于以健脾化湿为主的痤疮治疗。

带状疱疹

由水痘—带状疱疹病毒所引起的急性疱疹性皮肤病，又叫作蛇串疮。多在春秋季节出现在成年人身上。

【症状】

在发作初期先是轻度发热，全身不适，疲倦无力，食欲不振。在患部皮肤有灼热感、神经痛等前驱症状，通常三天后会在神经分布区域出现不规则红斑，继而出现群簇的水疱；再经过数日会出现结痂，痂落后则痊愈。蛇串疮通常发生在身体的一侧，一般不会逾越中线。

【病因】

引发本病的主要原因有以下3种：

1.由气滞血瘀引发的蛇串疮多出现在老年人身上，其皮损消退后会出现局部神经痛、两肋窜痛、夜不安眠、情绪低落，舌呈暗紫色等症状。

2.由有脾湿毒郁引发的蛇串疮会表现出糜烂渗水、纳呆腹胀、舌苔白黄发腻等症状。

3.由肝火热毒引发的蛇串疮会表现出皮损处灼热疼痛、口苦咽干、眼睛发红，大便溲赤、舌红苔黄等症状。

【主治方法】

1.由肝火热毒引发的蛇串疮，方取龙胆泻肝汤加减。

2.由有脾湿毒郁引发的蛇串疮，方取黄连苍术汤合甘露消毒丹加减。

3.由气滞血瘀引发的蛇串疮，方取血府逐瘀汤加减。

【单方验方】

1.龙胆草、黄芩、柴胡各20克，当归、生地各15克，栀子、木通、甘草各10克，青黛9克，水煎服，用于以清肝泻火为主的蛇串疮治疗。另外如有便秘情况则加黄腻苔黄柏10克，生军10克后下；出现局部疼痛的则加乳香、没药各10克；有皮损现象的，需加金银花、连翘各10克。

2.赤小豆30克，甘露消毒丹15克（包煎），白术、茯苓、猪苓、山药、白蒺藜各12克，芡实、连翘、防风、苍术、白芷、桔梗、草菊各10克，水煎服，用于以健脾利湿、清热解毒为主的蛇串疮治疗。

3.当归、生地、牛膝、赤芍各12克，柴胡10克，桃仁、红花、枳壳、甘草、桔梗、川芎各6克，水煎服，用于以其疏肝解郁、通络止痛为主的蛇串疮治疗。

【口服中成药】

1.龙胆泻肝胶囊、龙胆泻肝丸等用于以清肝泻火为主的蛇串疮治疗。

2.黄连上清片、黄连解毒丸等用于以健脾利湿、清热解毒的蛇串疮治疗。

3.疏肝解郁胶囊、疏肝理气丸等用于以疏肝解郁、通络止痛为主的蛇串疮治疗。

红蝴蝶疮

红蝴蝶疮是一种可累及皮肤和全身多脏

器的自身免疫性疾病，此病相当于西医的红斑狼疮。

【症状】

红蝴蝶疮在早期会表现出类如发热、全身不适、关节酸痛乏力等非特异性的全身症状。

【病因】

引发本病的主要原因有以下2种：

1.因脾肾阳虚引发的红蝴蝶疮会表现为面目四肢浮肿、胸腹胀满、小便不利、大便溏薄、舌苔白润等症状。

2.因气滞血瘀引发的红蝴蝶疮会表现为面部红斑、皮肤瘀斑、痛楚固定、皮下结节、胸肋刺痛甲床黑暗、舌暗瘀筋显露等症状。

【主治方法】

1.因脾肾阳虚引发的红蝴蝶疮，方取二仙汤合右归丸加减。

2.因气滞血瘀引发的红蝴蝶疮，方取桃红四物汤。

【单方验方】

1.犀角粉0.2克（吞），丹参、茅根、生地各15克，玄参12克，丹皮、赤芍、黄芩各10克，黄柏6克，黄连3克，水煎服，用于以清热解毒凉血为主的急性发作期红蝴蝶疮治疗。

2.知母、生地、玉竹、玄参、地骨皮、女贞子各10克，秦艽、山萸肉各9克，石斛、黄柏、枸杞子6克，水煎服，用于以养阴清热为主的缓解期红蝴蝶疮治疗。

3.茯苓12克，黄芪、白术、白参各10克，仙灵脾、巴戟天各8克，葫芦巴6克，水煎服，用于以温补脾胃为主的红蝴蝶疮治疗。

4.海风藤20克，鸡血藤、丹参、银花藤各15克，雷公藤、牛膝、玄胡、赤白芍、羌独活各10克，秦艽9克，水煎服，用于以祛邪通络为主的红蝴蝶斑治疗。

5.赤芍10克、丹参12克、川芎6克、红花6克、桃仁10克、红藤12克、凌霄花6克、三棱6克、莪术6克,生地10克，水煎服，用

于以活血化瘀为主的红蝴蝶疮治疗。

【口服中成药】

1.犀角地黄丸、清热解毒片等用于以清热解毒凉血为主的红蝴蝶疮治疗。

2.知柏地黄丸等用于以养阴清热为主的红蝴蝶疮治疗。

3.二仙丸、青蒿素片等用于以温补脾胃为主的红蝴蝶疮治疗。

4.雷公藤糖浆等雷公藤系列制剂等用于以祛邪通络红蝴蝶疮的治疗。

5.活血化瘀丸等用于以活血化瘀为主的红蝴蝶疮治疗。

虫咬皮炎

被刺毛虫、跳蚤、虱类等致病虫类叮咬后，在其接触毒液、虫体毒毛等的皮肤上会引起虫咬皮炎。多在夏季出现在身体的裸露部位上，尤以小儿、青年居多。

【症状】

患者的皮肤以丘疹、瘀点、风团等形式出现，皮损以吸吮点为中心散布，有奇痒、灼热和疼痛感，严重者会出现恶寒发热、胸闷、头痛恶心等症状。

【病因】

被昆虫叮咬过者体，因接触到昆虫毒液或虫体卜的毒毛刺，造成邪毒侵入皮肤，过敏所致。

【主治方法】

在治疗时以清热解毒，消肿止痒为主，方取五味消毒饮加减。

【单方验方】

金银花15克，野菊花、蒲公英、紫花地丁、紫背天葵子各6克，水煎服，用于以清热解毒、消肿止痒为主的虫咬皮炎治疗。

【口服中成药】

清热解毒片等用于以清热解毒、消肿止痒为主的虫咬皮炎治疗。

湿疹

湿疹是一种常见的皮肤病，发病机理为迟发变态反应。多由于某些外界刺激与机体内的敏感因素互为影响所致，因果关系较复杂，如动物性、植物性因素、各种强化刺激均可诱发本病。湿疹可发生在任何年龄，无性别差异。患者往往有过敏性体质，家族中有过敏性病史。

【症状】

湿疹主要表现为以多种形态存在，有明显渗出倾向，瘙痒剧烈，多泛发或呈对称性分布，病程较长，容易因迁延而形成慢性湿疹。临床表现为肿胀、红斑、糜烂、结痂等，多发生在头面部、手脚、小腿、乳房等处。

【病因】

引发本病的主要原因有以下2种：

1.由肝经湿热引起。多表现为肿胀、潮红、糜烂，浸淫成片，结痂，剧烈瘙痒，大便溲赤，舌苔黄腻等现象。

2.由脾虚引起。多表现为以丘疹、丘疱疹的形式存在，滋水多，同时有身体懈怠无力，大便或干或溏，小便清长、舌苔白腻等症状。

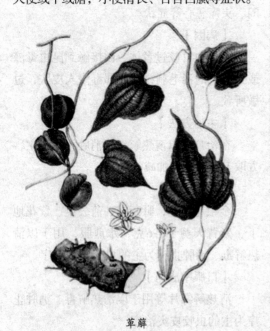

草薢

【主治方法】

1.湿热型湿疹，方取龙胆泻肝汤加减。

2.脾虚型湿疹，方取胃苓汤加减。

3.慢性湿疹多是以上两种湿疹反复发作而成，其具体表现为皮肤粗糙肥厚，在治疗过程中以养血祛风、清热利湿为主，方取四物汤合草薢渗湿汤加减。

【单方验方】

1.苡仁12克，车前子、生山栀、黄芩、大黄、草薢、黄柏各10克，龙潭草、木通、生甘草各6克，水煎服，用于以清热利湿为主的急性湿热型湿疹治疗。

2.猪苓、赤茯苓、泽泻、生山栀各12克，苍术、厚朴、滑石、防风各10克，陈皮、木通、生甘草各6克，水煎服，用于以健脾化湿为主的亚急性脾虚型湿疹治疗。

3.当归、熟地、白芍、草薢、茯苓、泽泻、苡仁各12克，川芎6克，以水煎服，主要用于慢性湿疹的治疗。

【口服中成药】

1.龙胆泻肝丸、清热祛湿颗粒等用于急性湿热型湿疹的治疗。

2.香砂胃苓丸、参苓白术散等用于亚急性脾虚型湿疹的治疗。

3.养血祛风丸、草薢分清丸等用于慢性湿疹的治疗。

瘾疹

瘾疹是由于皮肤黏膜血管扩张、通透性增加而出现的一种病症。一般情况下急性瘾疹的疗程为一到两周，持续四到六周反复发作的多为慢性瘾疹。一般情况下急性瘾疹症状较轻，但如反复发作时，甚至会持续达数月，甚至数年。

【症状】

瘾疹的临床表现为发病突然，最先出现的是瘙痒，很快就会出现大小不同形状各异的风团，呈淡红或苍白色，遍布全身或局限在某些不稳，多在一日之内自行消退，但也会再次发作，且消退后不留痕迹。

【病因】

引发本病的主要原因有以下3种：

1.因气血两虚而导致。瘾疹常反复发作，迁延数月至数年，在劳累后会加剧，发作时精神疲惫，气短无力，夜不安眠，舌淡苔薄。

2.因风热外袭而导致。表现为患处皮肤呈赤红色，遇热加剧，在冷的环境中减轻，舌苔薄黄。

3.因风寒外袭而导致。表现为患处皮肤呈白色，遇冷或风加剧，在热的环境中会缓解，舌苔白腻，脉相迟缓。

【主治方法】

1.因风寒外袭而导致的瘾疹，方取桂枝汤或麻黄桂枝各半汤加减。

2.因风热外袭而导致的瘾疹，方取消风散加减。

3.因气血两虚而导致的瘾疹，方取八珍汤加减。

【单方验方】

1.白芍10克，红枣9克，麻黄、桂枝、生甘草、羌活各6克，细辛、生姜3克，水煎服，用于治疗因风寒外袭引起的瘾疹。

2.当归、生地、防风、蝉蜕、知母、苦参、荆芥、胡麻、金银花、连翘、牛蒡子各10克，木通6克，水煎服，用于治疗风热外袭引起的瘾疹。

3.当归、黄芪、丹参各12克，白芍、熟地、党参、白术、茯苓各10克，川芎6克，水煎服，用于治疗气血两虚引起的瘾疹。

【口服中成药】

1.祛风舒筋丸、祛风止痒口服液等用于治疗风寒外袭引起的瘾疹。

2.消风止痒颗粒、消风冲剂等用于治疗风热外袭引起的瘾疹。

3.八珍益母丸、乌鸡白凤丸等用于治疗气血两虚引起的瘾疹。

牛皮癣

牛皮癣，也被叫作银屑病，是常见而又容易复发的慢性炎症性皮肤病。大多牛皮癣在冬季发病，到夏季来临时会有所缓解。

【症状】

牛皮癣的基本症状表现为红色丘疹或斑块，其上附着银内色的鳞屑。它可能出现在身体的任何部位，其中以四肢和头部较多。

【病因】

引发本病的主要原因有以下4种：

1.风寒型。多发于冬季，皮肤干燥脱屑，其基底为红色，白屑迭起，舌苔薄白。

2.风热型。多发于夏季，其皮损为点滴状或片状，基底潮红，表面附着银白色鳞屑，舌苔薄黄。

3.湿热蕴阻型。表现为皮损红色、鳞肩，并有渗出，同时奇痒、发热现象，大便干燥焕赤，舌红苔黄。

4.肝肾不足型而导致的牛皮癣，大多旷日持久，虽皮肤干燥但基底潮红，白屑迭起，同时伴随有头晕乏力，腰背酸疼，面色萎黄，舌红苔少。

【主治方法】

1.风寒型的牛皮癣，方取桂枝汤加减。

2.风热型的牛皮癣，方取消风散加减。

3.湿热蕴阻型的牛皮癣，方取散风苦参汤加减。

4.因肝肾不足、营血亏损而导致的牛皮癣，方取杞菊地黄丸合二至九丸加减。

【单方验方】

1.当归、赤芍各12克，麻黄10克，桂枝、蝉蜕各6克，用于治疗风寒型牛皮癣。

2.防风、白藓皮各12克，金银花、苦参、黄芩各10克，蝉蜕6克，用于治疗风热型牛皮癣。

3.土茯苓30克，生核仁、乌梢蛇各15克，白藓皮、六一散、防风、苦参各12克，黄柏、苍术、丹皮、连翘、制大黄、金银花各10克，水煎服，用于治疗湿热蕴阻型牛皮癣。

4.黄芪、鸡血藤、乌梢蛇各15克，生熟地、麦冬、当归、苦参、白藓皮各12克，蝉蜕、红花、炙甘草各6克，水煎服，用于治疗肝肾不足、营血亏损型的牛皮癣。

【口服中成药】

1.祛风舒筋丸、祛风止痒颗粒等用于治疗风寒型牛皮癣。

2.消风止痒颗粒、消风冲剂等用于治疗风热型牛皮癣。

3.散风苦参丸、当归苦参丸等用于治疗湿热蕴阻型牛皮癣。

4.双蚁祛湿通络胶囊等用于治疗肝肾不足、营血亏损型牛皮癣。

斑秃

斑秃是一种骤发性的局限性斑片状脱发疾病。其病变处的头皮正常，并无炎症与自觉症状。其过程缓慢，多可以自行缓解和复发。

【症状】

斑秃是局限性的非疤痕性脱发，其脱发区呈现出圆形或椭圆形，边缘处的头发易脱落且无光泽，在皮损附近及远隔的部分上会出现类似的脱发区，最终彼此融合成片。斑秃在经过三四个月后可能停止发展，并逐渐恢复，至长出新发。

【病因】

引发本病的主要原因有以下4种：

1.因湿热内蕴而导致。其毛发多油垢、瘙痒，并半岁后腹痛便秘、小便短赤舌苔黄腻等症状。

2.因肝肾不足而导致。出现全秃，在过程中伴有失眠目眩、头昏耳鸣、舌淡苔薄等症状。

3.因血虚风燥导致。发病突然，病程很短，脱发呈现圆形或不规则形状，同时伴随有头昏、失眠等症状。

4.因气滞血瘀导致的斑秃，其脱发病程长，伴有头痛、胸肋疼痛、夜不安眠、舌现瘀斑。

【主治方法】

1.因血虚风燥导致的斑秃，方取神应养真丹加减。

2.因气滞血瘀导致的斑秃，方取逍遥散合通窍活血汤加减。

3.因肝肾不足而导致的斑秃，方取七宝美髯丹加减。

4.因湿热内蕴而导致的斑秃，方取枇杷清肺饮加减。

【单方验方】

1.首乌、熟地、当归各12克，川芎、白芍、木瓜、菟丝子、天麻各10克，羌活6克，水煎服，用于治疗血虚风燥引发的斑秃。

2.柴胡、白术、白芍、当归、茯苓各10克，炙甘草、生姜各6克，水煎服，用于治疗气滞血瘀引发的斑秃。

3.补骨脂15克，制首乌、当归、枸杞子各12克，牛膝、茯苓、菟丝子各10克，水煎服，用于治疗肝肾不足引发的斑秃。

4.白花蛇舌草30克，生山楂、生山栀、生地黄、旱莲草各12克，枇杷叶、宣木瓜、黄芩、黄柏各10克，水煎服，用于治疗湿热内蕴引发的斑秃。

【口服中成药】

1.养血生发胶囊等用于治疗血虚风燥引发的斑秃。

2.通窍活血胶囊等用于治疗因气滞血瘀引发的斑秃。

3.固肾生发丸、益肾生发丸等用于治疗肝肾不足引发的斑秃。

4.枇杷清肺颗粒等用于治疗湿热内蕴引发的斑秃。

第六章 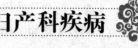 妇产科疾病

妇产科疾病是女性的常见病和多发病。多年来，由于人们对这类疾病的认识不足，同时对身体的保健不够重视，再加上各种不良生活习惯的影响等，使得部分女性被疾病缠身，长时间治疗得不到好转，使生理健康状况越来越差，给她们的工作和生活带来极大影响。

第一节　妇科

月经先期

女性的月经来临提前一周以上，或者每月来两次月经的情况，统称为月经先期，也叫作月经提前、经早。

【症状】

月经先期在临床上主要表现为月经来潮的周期并不是正常的28天，而是每月总提前7天以上，甚至是每月两次。提前3～5天，同时没有伴随其他明显症状，或者是偶尔一次的超前，并不能算作是月经先期。

【病因】

引发此病的主要原因有以下4种：

1.因阴虚血热而导致的月经先期，临床表现为月经量少，质地黏稠、颜色发红，同时患者伴随有潮热盗汗、五心烦热、舌红少苔等现象。

2.因肝郁血热而导致的月经先期。临床表现为量多少不一，质黏稠，颜色深红，同时患者伴随有经行不畅、含血块、嘴里有苦味、咽喉发干、小腹及乳房胀痛、胸闷胁满、容易烦躁等症状

3.因肾气虚而导致的月经先期。临床表现为量少、质稀、颜色暗淡，同时患者伴随有面色晦暗、头晕耳鸣、腰膝酸软、舌淡苔薄白等症状。

4.因脾气虚而导致的月经先期。临床表现为量多，质稀、颜色淡，同时患者伴随有疲倦无力、气短不爱说话、吃不下东西、舌淡苔薄白等症状。

【主治方法】

1.因肾气虚而导致的月经先期，方取固阴煎。

2.因肝郁血热而导致的月经先期，方取丹栀逍遥散。

3.因阴虚血热而导致的月经先期，方取两地汤。

4.因脾气虚而导致的月经先期，方取补中益气汤。

【单方验方】

1.人参适量、熟地9克、山药（炒）、菟丝子（炒香）各6克、山茱萸4.5克，炙甘草3克，远志（炒）2克，五味子14粒，水煎服，用于治疗肾气虚引发的月经先期。

2.牡丹皮、茯苓、白术（土炒）、白芍

（酒炒）各10克、栀子（炒焦）、柴胡（酒制）、当归各8克，甘草（蜜炙）6克，薄荷3克，水煎服，用于治疗肝郁血热引起的月经先期。

3.生地25克，玄参、白芍、地骨皮、焦艾、益母草各15克，阿胶（化冲）10克，水煎服，用于治疗阴虚血热引起的月经先期。

4.黄芪、党参、炙甘草各15克，柴胡12克，白术、当归各10克，陈皮、升麻各6克，生姜9片，大枣6枚，水煎服，用于治疗脾气虚引发的月经先期。

【口服中成药】

1.清经颗粒等用于治疗肾气虚而引起的月经先期。

2.加味逍遥丸等用于治疗肝郁血热引起的月经先期。

3.知柏地黄丸等用于治疗阴虚血热引起的月经先期。

4.归脾丸、补中益气丸等用于治疗脾气虚引起的月经先期。

月经后期

月经后期，又称经水后期、经行后期或经迟，指的是由于寒凝、气滞、血虚、血瘀等原因造成的月经延后一周或更长时间的现象。

【症状】

月经周期会比正常情况之后7天以上，甚至3~5个月，连续两个经行周期以上。

【病因】

引发此病的主要原因有以下3种：

1.由气滞引起的月经后期。表现为月经周期延后，经量少，经色暗红有血块，小腹有胀痛感，患者胸闷不舒服，精神抑郁寡欢，经前胸肋及乳房均有胀痛感，舌象正常，舌苔显示为薄白或萎黄。

2.由血虚引起的月经后期。表现为：月经周期延长，经量少，颜色淡红，经质清稀，患者面色或白或黄，有小腹绵绵作痛或头晕眼花、心悸少眠等症状，舌质淡红。

3.由肾气虚引起的月经后期。表现为：月经周期延长，经量少，色泽暗淡，经质清稀，患者要面色暗晦或有暗斑，头晕耳鸣，腰膝酸软，蛇胆苔薄。

【主治方法】

1.由肾气虚引起的月经后期，方取当归地黄饮。

2.由血虚引起的月经后期，方取大补元煎。

3.由气滞引起的月经后期，方取乌药汤。

【单方验方】

1.熟地9~15克，当归6~9克，山药、杜仲各6克，牛膝4.5克，山茱萸3克，炙甘草2.4克，水煎服，用于治疗肾气虚引起的月经后期。

2.人参10克，山药（炒）、杜仲各6克，熟地、当归（若泄泻者去之）、枸杞各6~9克，炙甘草3~6克，山茱萸3克（如畏酸吞酸者去之），水煎服，用于治疗血虚引起的月经后期。

3.乌药（锉）、藿香叶、檀香（锉）、丁香皮、甘草（炙、锉）各50克，桂（去粗皮）、木香25克，荜澄茄（炒）15克，槟榔5枚（锉），水煎服，用于治疗气滞引起的月经后期。

【口服中成药】

1.六味地黄丸等用于治疗肾气虚引起的月经后期。

2.八珍益母丸等用于治疗血虚引起的月经后期。

3.元胡止痛片、调经活血片等用于治疗气滞引起的月经后期。

经间期出血

以氤氲期周期性出现的子宫少量出血，在中医学上被称作经间期出血。多出现在育龄妇女的产后或流产后。

【症状】

经间期出血在临床上表现为周期性出现的子宫少量出血。

【病因】

引发此病的主要原因有以下3种：

1.由血瘀引起的经间期出血。主要表现为其出血量或多或少、色泽紫黑或有血块，同时患者伴随有小腹胀痛或刺痛、胸闷烦躁、神情抑郁、舌头发紫或有紫斑。

2.由湿热引起的经间期出血。主要表现为两次月经中间的阴道出血量稍微显多，色泽深红、质地黏腻，且平时带下量较多、颜色发黄，同时患者还有神疲乏力、小腹阵痛、骨节酸软、口苦咽干、胸闷烦躁、纳呆腹胀、小便短赤、舌红苔黄等症状。

3.由肾阴虚引起的经间期出血。主要表现为阴道会在两次月经中间少量出血，其色泽鲜红、质地稍稠，同时患者还伴有腰酸头晕、五心烦热、夜不能眠、小便困难、尿色发黄、舌体偏小且发红等症状。

【主治方法】

1.由肾阴虚引起的经间期出血，方取两地汤和二至丸。

2.由湿热引起的经间期出血，方取清肝止淋汤。

3.由血瘀引起的经间期出血主，方取逐瘀止血汤。

【单方验方】

1.生地（酒炒）30克，当归尾、枳壳各15克，大黄、赤芍、龟板（醋炙）各9克，丹皮3克，桃仁（泡，炒，研）10粒，水煎服，用于治疗血瘀引起的经间期出血。

2.白芍（醋炒）、当归（酒洗）、小黑豆各30克，生地（酒炒）15克，阿胶（白面炒）、粉丹皮各9克，黄柏、牛膝各6克，香附（酒炒）3克，红枣10个，水煎服，用于治疗湿热引起的经间期出血。

3.熟地黄、女贞子、旱莲草、丹参、仙鹤草各20克，丹皮、茯苓各15克，菟丝子、山萸肉、补骨脂、当归各10克，甘草6克。水煎服，用于治疗由肾阴虚引起的经间期出血。

【口服中成药】

1.六味地黄丸、二至丸等用于治疗肾阴虚引起的经间期出血。

2.宫血宁胶囊等用于治疗湿热引起的经间期出血。

3.血府逐瘀胶囊等用于治疗血瘀引起的经间期出血。

经期延长

月经周期时间基本正常，但其行经时间却达7天以上，甚至会淋漓达半月的情况，在中医学上被称为月经延长，或经期延长。

【症状】

经期延长临床表现为患者月经周期时间基本正常，但行经时间会在7天以上，甚至达半月以上。

【病因】

引发此病的主要原因有以下4种：

1.由气虚引发的经期延长。主要表现为行经时间延长、月经量大、经液色红质稀，患者伴随有肢体及神态疲倦不堪，自觉气短不愿说话，面色㿠白，舌淡苔薄等症状。

2.由血瘀引发的经期延长主要表现为经行时间延长、月经量多少不定、颜色紫黯有结块，同时患者伴随有疼痛、怕按压、舌质紫黯或有斑点。

3.由湿热型血热引发的经期延长。主要表现为经行时间延长、月经量不大、呈败酱般黯色，质地黏腻，也有表现为量多、呈赤白或黄色的，同时患者伴随有下腹热痛，舌红苔黄腻等。

【主治方法】

1.由气虚引发的经期延长，方取举元煎。

2.由湿热型血热引发的经期延长，方取固经散。

3.由血瘀引发的经期延长，方取桃红四物汤合含笑散。

【单方验方】

1.人参、炙黄芪各10～20克，炙甘草3～6克，升麻4克，白术3～6克，水煎服，用于治疗气虚引起的经期延长。

2.当归、川芎、熟地、白芍、红花、桃仁各15克，用于治疗血瘀引起的经期延长。

3.龟板10克，黄柏、白芍各7.5克，条芩5克，阿胶、地榆、黄芪各5克，樗白皮、香附2.5克，水煎服，用于治疗湿热型血热引起的经期延长。

【口服中成药】

1.参苓白术系列中成药等用于治疗气虚引起的经期延长。

2.越鞠丸等用于治疗血瘀引起的经期延长。

3.固经丸等用于治疗湿热型血热引起的经期延长。

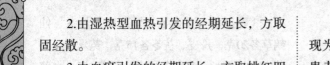

月经过多

在中医学上，月经周期正常，但经量却明显增多的月经病被称为月经过多。

【症状】

月经过多在临床上表现为月经周期内经期正常，有规律性，但月经量多达到100毫升以上。

【病因】

引发此病的主要原因有以下3种：

1.因血瘀原因导致的月经过多主要表现为月经量多、经色紫黯、质稠有血块，同时换换伴随有经行腹痛或平时的小腹胀痛等症状。

2.因阳盛血热原因导致的月经过多主要表现为月经量多、颜色鲜红或暗红、经质黏稠，同时患者伴随有口渴饮冷、心烦多梦、小便发黄、大便干结等症状。

3.因气虚原因造成的月经过多。主要表现为月经量多、颜色淡红、经质清晰，同时患者伴随有精神疲惫、四肢倦乏，小腹空坠、气短懒言等症状。

【主治方法】

1.因气虚原因造成的月经过多，方取安冲汤加减。

2.因阳盛血热原因导致的月经过多，方取保阴煎加减。

3.因血瘀原因导致的月经过多，方取失笑散加减。

【单方验方】

1.银耳12克，旱莲草、紫珠草各9克，水煎服，用于治疗阴虚导致的月经过多。

2.生地榆（研末）62克，甜酒适量，地榆末每次6克，以甜酒煎服，用于治疗血热导致的月经过多。

3.贯众炭30克，桂枝、当归、麦冬15克，白芍、吴萸、羊藿叶、川芎、丹皮、艾叶、半夏、生姜各10克，甘草6克，三七粉（服用）5克，水煎服，用于血寒血瘀导致的月经过多。

【口服中成药】

1.补中益气丸、人参归脾丸等用于治疗阴虚引起的月经过多。

2.宫血宁胶囊、荷叶丸、固经丸等用于治疗血热引起的月经过多。

3.云南白药胶囊、血安胶囊等用于治疗血瘀引起的月经过多。

月经过少

在中医学上，月经周期正常，但经量却明显较平常少，而且持续不到两天，甚至是点滴即净的月经病，被称为月经过少。

【症状】

月经过少在临床上表现为月经量不超过20毫升。

【病因】

引发此病的主要原因有以下4种：

1.因血瘀导致的月经过少主要表现为月经量少，经色紫黑有结块，同时患者伴随有小腹刺痛拒绝按压、胸肋胀痛等症状。

2.因气血两亏导致的月经过少主要表现为月经量少、不日即净或点滴即止、经血淡红质稀，同时患者伴随有头眼昏花、心悸失眠、面色萎黄等症状。

3.因肾虚导致的月经过少主要表现为月经量少、不日即净或点滴即止、经血暗淡质稀，同时患者伴随有腰腿酸软、头晕耳鸣、小便频仍等症状。

4.因痰湿导致的月经过少主要表现为月经量少、经血淡红、经质黏腻如痰，同时患者伴随有胸闷恶心等症状。

【主治方法】

1.因肾虚导致的月经过少，方取归肾丸。

2.因气血两亏导致的月经过少，方取滋血汤加减。

3.因痰湿导致的月经过少，方取苍附导痰汤加减。

4.因血瘀导致的月经过少，方取桃红四物汤加减。

【单方验方】

1.猪蹄250克，牛膝20克，另外在炖煮过程中加入米酒20～50克，适用于肾虚引起的月经过少。

2.益母草、红糖各20克，水煎服，适用于治疗血瘀引起的月经过少。3.益母草30克，香附、茯苓各15克，苍术、陈皮、法夏、枳壳、胆星、白芥子、牛膝各10克，甘草6克，水煎服，用于治疗痰湿引起的月经过少。

4.生鳖甲30克，山药、扁豆各12克，北沙参、麦冬、石斛、知母、玉竹、地骨皮各9克、粉甘草3克。水煎服，适用于治疗气血两虚引起的月经过少。

【口服中成药】

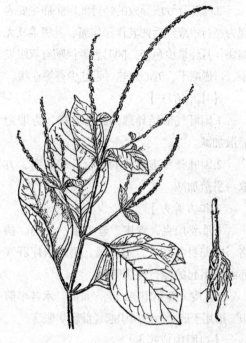

牛膝

1.五子衍宗丸等用于治疗肾虚引起的月经过少。

2.乌鸡白凤丸等用于治疗气血两虚引起的月经过少。

3.二陈丸等用于治疗痰湿引起的月经过少。

4.当归丸、复方益母草膏等用于治疗血瘀引起的月经过少。

 经行乳房胀痛

经行乳房胀痛指的是每个月的经行前后或经期出现的乳房作胀、乳头胀疼痛；甚至不能正常穿衣的现象。

【症状】

临床症状表现为乳房或乳头胀痛。

【病因】

引发此病的主要原因有以下2种：

1.因肝气郁结导致。主要表现为经行前或进行中乳房胀痛或乳头痒痛、经行不畅、经血暗红，同时患者伴随有小腹胀痛、胸肋闷胀，精神抑郁等症状。

2.因肝肾亏虚导致的经行乳房胀痛主要表现为经行中或经后两乳作胀作痛、乳房柔软无结块、月经量少色淡，同时患者伴随有双眼发干、口燥咽干、五心烦热、舌红少苔等症状。

【主治方法】

1.因肝气郁结导致的经行乳房，方取逍遥散加减。

2.因肝肾亏虚导致的经行乳房胀痛，方取一贯煎加减。

【单方验方】

1.瓜蒌12克，青皮、丝瓜络、柴胡、橘络、当归身各10克，水煎服，用以治疗肝气郁结所引起的经行乳房胀痛。

2.陈皮、鹿角霜各15克，黄酒、水各半煎服，适用于肝肾亏虚所引起经前乳房胀痛。

【口服中成药】

1.逍遥丸、加味逍遥丸等用于治疗肝气郁结导致的经行乳房胀痛。

2.从珍颗粒、参苓白术丸等用于治疗肝肾亏虚导致的经行乳房胀痛。

经行发热

在中医学上，出现在经期或经行前后的周期性发热为主的病症被叫作经行发热。

【症状】

在临床上，经行发热表现为在经期或经行前后出现周期性发热，且一般在经后逐渐消退。

【病因】

引发此病的主要原因有以下3种：

1.由瘀热壅阻导致。主要表现为经行期或经期后发热、经色紫黯有血块，同时患者还伴随有腹痛、舌黯有瘀点等症状。

2.由血气虚弱导致。主要表现为经行期或经期后发热，且热势不扬、多汗、经量较多，同时患者伴随有精神疲惫、四肢发软、无气力、寡言少语、舌质淡薄、舌苔白润等症状。

3.由肝肾阴虚导致。主要表现为经行期或经后的午后发热，月经量少、经色鲜红，同时患者伴随出现五心烦热、口燥咽干、两颧潮红、舌红苔少等症状。

【主治方法】

1.由肝肾阴虚导致的经行发热，方取蒿芩地丹四物汤。

2.由血气虚弱导致的经行发热，方取补中益气汤。

3.由瘀热壅阻导致的经行发热，方取血府逐瘀汤加丹皮。

【单方验方】

1.炙鳖甲（先煎）生地、玄参各12克，青蒿、地骨皮、丹皮、麦冬、秦艽、白薇各10克，克肥知母、银柴胡各9克，生甘草3克加减，水煎服，用于治疗肝肾阴虚导致的经行发热。

2.仙鹤草30克，黄芪15克，党参12克，白术、炒白芍各10克，升麻、当归、防风各9克，陈皮、柴胡各6克，炙甘草3克，水煎服，用于治疗血气虚弱引起的经行发热。

3.玄胡索、川楝子各12克，当归、赤白芍、丹参各10克，枳壳9克，桃仁9克，柴胡6克，水煎服，用于治疗瘀热壅阻引发的经行发热。

【口服中成药】

1.补中益气丸等用于治疗肝肾阴虚等引起的经行发热。

2.生脉饮等用于治疗治疗血气虚弱引起的经行发热。

3.金刚藤糖浆、七味新消丸、血府逐瘀丸等用于瘀热壅阻引起的经行发热。

经行泄泻

在中医学上，经行泄泻指的是发生在行经期妇女身上的，在经期或行经前后出现的周期性大便泄泻，并且每天达数次之多的月经期疾病。

【症状】

经行泄泻主要表现为患者在经期或行经前后周期性大便泄泻，甚至是每天几次之多。

【病因】

引发此病的主要原因有以下2种：

1.由脾气虚导致的经行泄泻。主要表现为经前或经期的大便泄泻、经行量多色淡质稀，患者还有腹部胀满、精神疲惫、四肢酸懒、面部及四肢浮肿、舌淡苔白等症状。

2.由肾阳虚而导致的经行泄泻。主要表现为经前或经期大便泄泻，尤其是在早晨，月经量少色淡，同时患者伴随有腰腿酸软、四肢发冷、头晕耳鸣、面色晦黯、舌淡苔白等症状。

【主治方法】

1.由脾气虚导致的经行泄泻，方取参苓白术汤。

2.由肾阳虚而导致的经行泄泻，方取健固汤合四神汤。

【单方验方】

1.苡仁25克，茯苓、扁豆（炒）各15克，人参、炒白术各10克，肉豆蔻5克，炮姜、阳春砂（冲）、桔梗各4克，炙甘草2.5克，水煎服，用于治疗脾气虚引起的经行泄泻。

2.牛膝、菟丝子各30克，芡实20克，党参、黄芪、杜仲各15克，焙附子、红花、当归、枳壳各10克，肉桂3克（焗），蜈蚣2条，水煎服，用于治疗肾阳虚引起的经行泄泻。

【口服中成药】

1.参苓白术散等用于治疗脾气虚引起的经行泄泻。

2.四神丸等用于治疗肾阳虚引起的经行泄泻。

痛经

在中医学上，痛经指的是妇女在经期前后或行经期内出现的周期性下腹痛等不适症状为主要表现的一种病症。

【症状】

痛经多自月经来潮后开始，最早出现在经前12小时，以行经第1日疼痛最剧烈，持续2～3日后缓解。疼痛常呈痉挛性，位于下腹部耻骨上，可放射至腰骶部和大腿内侧。可伴有恶心、呕吐、腹泻、头晕、乏力等症状，严重时面色发白、出冷汗。

【病因】

引发此病的主要原因有以下4种：

1.由肝肾虚亏引起。主要表现为经后小腹隐痛，患者同时伴随有经少色淡、腰腿发软、头晕耳鸣等症状。

2.由寒凝胞中引起。主要表现为经期或经后小腹冷痛、喜欢被按压、在温暖的环境中能得到舒缓，患者同时伴有月经量少色黯淡、腰腿疲惫发软、小便清长、舌苔白润等症状。

3.由气滞血瘀引起。主要表现为经前或经期内下腹胀痛，患者同时伴有经前乳房发胀，经行不畅、颜色黯红、血块排出后疼痛感减轻、舌头紫黯有瘀点等症状。

4.由气血两虚引起。主要表现为经期或经后小腹隐痛、有重坠感、喜欢被揉按，患者同时伴有月经量少色淡质清稀、精神疲惫、四肢乏力、大便稀溏、面色萎黄等症状。

【主治方法】

1.由气滞血瘀引起的痛经，方取加味乌药汤合失笑散加减。

2.由寒凝胞中引起的痛经，方取温经汤加减。

3.由肝肾虚亏引起的痛经，方取益肾调经汤加减。

4.由气血两虚引起的痛经，方取圣愈汤加减。

【单方验方】

1.延胡索、制香附各15克，乌药12克，木香、失笑散（包）、郁金、枳壳各9克，砂仁（后下）6克，艾叶3克，水煎服，用于治疗气滞血瘀引起的痛经。

2.延胡索、炙甘草各15克，炒白芍12克，当归、川芎、桂枝、煨木香各9克，吴茱萸、丹皮、生姜各6克，炙甘草5克，水煎服，用于治疗以寒凝胞中引起的痛经。

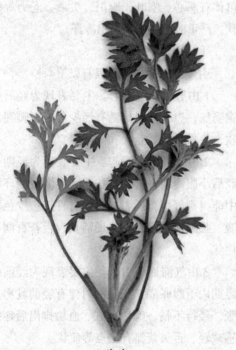
艾叶

3.炒白芍、菟丝子各12克，当归、山茱萸、巴戟天、淮山药、香附各9克，阿胶（冲）、炙甘草各6克，水煎服，用于治疗肝肾虚损引起的痛经。

4.黄芪15克，热地、党参、白芍、制香附各12克，当归、川芎、延胡索各9克，水煎服，用于治疗气血两虚引起的痛经。

【口服中成药】

1.田七痛经胶囊、月月舒冲剂、妇科得生丸等用于气滞血瘀引起的痛经。

2.痛经丸、艾附暖宫丸等用于寒凝胞中引起的痛经。

3.乌鸡白凤丸、八珍益母丸等用于治疗气血两虚引起的痛经。

4.妇科养坤丸等用于治疗肝肾虚损引起的痛经。

崩漏

在中医学上，妇女在行经期间突然出现的阴道大量出血，或下血淋漓不尽超过两周的症状被称作崩漏。其中崩指的是出血突然、来势凶猛、出血量大的现象；漏指的是来势缓慢、出血量少的现象。崩与漏的发病机理相同，在发展过程中会出现转换，所以常将崩漏并称。

【症状】

崩漏的主要表现为月经不按周期运行、出血时间有长有短、出血量有多有少，流血断续，甚至会出现骤然的大量出血，稍后表现为淋漓不断；或是淋漓达数月不止，更有在停经数月后有出现上述现象的。

【病因】

引发此病的主要原因有以下4种：

1.由火热内盛引发的崩漏。主要表现为月经不按周期运行、大量出血或淋漓不断、血色深红质稠，患者同时表现为心烦少觉、头晕面赤、口渴时爱喝冷饮、小便发黄、大便干结等。

2.由肾阴虚损引发的崩漏主要表现为月经不按周期运行、出血量或多或少、淋漓不断、血色鲜红质稠，患者同时伴有头晕耳鸣、手足心发热、腰膝酸软、颧唇赤红等。

3.由肾阳虚损引发起的崩漏主要表现为月经不按周期运行、出血量多、淋漓不尽，经血色淡质稀，患者同时伴有腰痛肢冷、大便稀溏、小便清长、面色晦黯等症状。

4.由脾虚引发的崩漏主要表现为月经不按周期运行，大量出血或淋漓不断，其色淡质稀，患者同时伴随有精神疲怠、肢体倦懒、气短少言、目光呆滞、大便稀溏、面色淡黄浮肿等症状。

【主治方法】

1.由脾虚引发的崩漏，方取固本止崩汤加减。

2.由肾阴虚损引发的崩漏，方取左归汤加减。

3.由肾阳虚损引发起的崩漏，方取右归丸加减。

4.由火热内盛引发的崩漏，方取逐瘀止崩汤加减。

【单方验方】

1.大熟地（酒蒸）、白术（土炒焦）各50克，当归（酒洗）25克，黄耆（生用）、人参各15克，黑姜10克，水煎服，用于脾虚引起的崩漏。

2.炒地榆50克，生地、鹿角胶、海螵蛸各25克，白芍、川断、杜仲、寄生、蒲黄炭各20克，当归16克，山药、黄芪、山萸肉各15克，水煎服，用于治疗肾阴不足引起的崩漏。

3.熟地6～9克，制附子3～9克，甘草、肉桂（炙）各3～6克，山药（炒）、枸杞、杜仲（姜制）各6克，山茱萸3克，水煎服，用于治疗肾阳虚损引起的崩漏。

4.炙龟板（研末、先煎）、生甘草各40克，牡蛎粉（包煎）、清阿胶（陈酒炖冲）、大生地、地骨皮、地榆片、生藕节各25克，焦山栀、生黄芪、陈棕炭各15克，水煎服，用于治疗火热内盛引起的崩漏。

【口服中成药】

1.补中益气丸、归脾丸等用于脾虚引起的崩漏。

2.二至丸、固经丸等用于肾阴虚损引起的崩漏。

3.紫地宁血散、十灰散等用于肾阳虚损引起的崩漏。

闭经

闭经有原发性闭经与继发性闭经之分。

其中原发性闭经指女子超过18周岁，但尚未初潮的现象；继发性闭经指的是女子在月经来潮后，连续停经达三个月以上的现象。

【症状】

闭经主要表现为月经不来，同时伴随有腰腿酸软、头晕心悸等。

【病因】

引发此病的主要原因有以下3种：

1.因气滞血瘀造成的闭经主要表现在长时间闭经，同时患者表现为精神压抑、暴躁易怒、胸肋有胀满感、小腹胀痛怕按压、舌色紫黯有瘀斑等症状。

2.因气血虚弱造成的闭经主要表现额外后期经少色淡，直至闭经不行，患者同时伴随有头眼昏花、心悸气短、精神疲惫、四肢倦懒、食欲不振、易脱发、面色发黄、舌淡苔少等症状。

3.因肝肾不足原因造成的闭经主要表现为18周岁后未曾行经，或月经后期量减少至停经，患者同时伴随有体质虚弱、腰腿酸软、头晕耳鸣、舌红苔少等症状。

【主治方法】

1.因肝肾不足原因造成的闭经，方取归肾丸加减。

2.因气血虚弱造成的闭经，方取归脾汤加减。

3.因气滞血瘀造成的闭经，方取血府化瘀汤加减。

【单方验方】

1.熟地15克、菟丝子12克、山药、山萸肉、茯苓、当归、枸杞、杜仲各9克，水煎服，用于治疗肝肾不足引起的闭经。四肢发冷、小便清长的患者，需加巴戟天12克、仙茅9克；五心烦热、盗汗、舌红口干的患者，去熟地，加生地15克、女贞子12克、地骨皮、麦冬、阿胶（冲）各9克。

2.当归、白术、白芍、枣仁、龙眼肉、仙灵脾、黄芪、石楠叶各9克，川芎、木

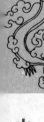

香、红花各6克，水煎服，用于治疗气血虚弱引起的闭经。

3.生地30克，山药15克，杜仲、黄精、首乌、地骨皮各12克，龟板、山萸肉、杞子、当归、知母、黄柏各9克，炙甘草6克，水煎服，用于治疗阴虚血燥引起的闭经。

4.牛膝、枳壳各12克，桃仁、红花、当归、生地、川芎、赤芍、柴胡各9克，酒军、甘草各6克，水煎服，用于治疗气滞血瘀引起的闭经。有胸肋小腹发胀的患者，加莪术12克，青皮9克，木香6克；小腹疼痛、怕按压的患者，需要加延胡索、三棱各9克。

5.赤芍15克，热地、制香附各12克，当归、菟丝子、乌药各9克，肉桂（后下）8克，川芎、艾叶、小茴香各6克，红花5克，干姜4.5克，水煎服，用于治疗寒湿凝滞引起的闭经。

6.制半夏、枳壳、六曲各12克，茯苓、陈皮、苍术、香附、当归、川芎各9克，甘草、南星各6克，生姜三片，水煎服，用于治疗痰湿阻滞引起的闭经。

【口服中成药】

1.艾附暖宫丸、九制香附丸等用于理气行血调经为主的闭经治疗。

2.六味地黄丸等用于补益肝肾、健脾胃为主的闭经治疗。

3.乌鸡白凤丸、河车大造丸等用于补肝肾、养经血、温阳通络、行气活血为主的闭经治疗。

4.加减逍遥丸、活血调经丸等用于疏肝理气、活血调经为主的闭经治疗。

带下病

在中医学上，将带下量明显变化，同时色、质、味发生异常，并伴有全身或局部其他症状的病变称作带下病。

【症状】

带下病在临床上表现为带下量有或多或少的明显变化，同时带下的色、质、味发生异常变化，并同时伴有脸色黄白、四肢无力等其他症状。

【病因】

引发此病的主要原因有以下3种：

1.由湿热下注引起带下病。主要表现为带下量多、色黄绿、味秽臭，同时患者伴有阴部发痒、阴户肿痛、大便干结、身热口苦、舌红苔黄腻等症状。

2.由肾虚不固引发的带下病。主要表现为白带清冷量多、整日淋漓不断、质稀薄，患者同时伴随有腰酸疼、小腹发冷、小便频繁清长、大便稀溏、舌淡苔白等症状。

3.由脾虚湿盛引发的带下病。主要表现为带下色白或淡黄、质黏稠、连绵不绝，患者同时伴随有黄色萎黄、四肢发冷乏力、精神疲惫、大便稀溏、舌淡苔白等症状。

【主治方法】

1.由脾虚湿盛引发的带下病，方取完带汤加减。

2.由肾虚不固引发的带下病，方取内补汤加减。

3.由湿热下注引起带下病，方取止带方加减。

【单方验方】

1.党参、椿根皮各15克，苍术、白术、山药、黑芥穗、车前子（包煎）各12克，白芍、陈皮各9克，甘草、柴胡各6克，水煎服，用于治疗脾虚湿盛引起的带下病。

2.煅龙牡（煎）30克，黄芪、赤石脂（先煎）各15克，杜仲、桑螵蛸各12克，鹿角霜（包煎）、菟丝子、潼蒺藜、制附片（先煎）、紫菀茸、补骨脂各9克，水煎服，用于治疗肾虚不固引起的带下病。

3.土茯苓、蒲公英各30克，猪苓、知母、白茅根、蛇床子、茜草各15克，牛膝、丹皮各12克，黄柏、炒苡仁、炒山栀各9克，生甘草3克，水煎服，用于治疗湿热下注引起的带下病。

【口服中成药】

1.乌鸡白凤丸等用于治疗脾虚湿盛引起的带下病。

2.知柏地黄丸、内补丸等用于治疗肾虚不固引起的带下病。

3.妇科千金片、二妙丸、白带丸等用于治疗湿热下注引起的带下病。

盆腔炎

在中医学上，盆腔炎是指由于各种原因造成的女性内生殖器及生殖器周围结缔组织发生的炎症，这种炎症极有可能局限于某个具体位置，也有可能同时发生在几个部位。

【症状】

在临床上，盆腔炎主要表现为小腹冷痛、同时伴有不退的高烧，面色潮红，赤白带下或有大量恶露、脓血，同时还伴随有腹泻、腹胀、尿急、尿频等症状。

【病因】

引发此病的主要原因有以下3种：

1.由肝肾不足引起的盆腔炎主要表现为小腹隐痛、长时间不能缓解、白带多，患者同时伴随有坐姿时腰骶疼痛、头晕乏力、舌黯苔薄等症状。

2.由气滞血瘀引起的盆腔炎主要表现为小腹胀痛怕按压、带多色黄白，患者同时伴随有便秘、坐姿时腰骶疼痛、月经失调、婚后不孕、舌黯苔薄等症状。

3.由寒湿凝滞引起的盆腔炎主要表现为小腹胀痛、遇热缓解、月经后期量少、色黯有结块，带下色白，患者同时伴随有坐姿时腰低疼痛、舌淡苔白等症状。

【土治方法】

1.由肝肾不足引起的盆腔炎，方取六味地黄汤加减。

2.由气滞血瘀引起的盆腔炎，方取少腹逐瘀汤加减。

3.由寒湿凝滞引起的盆腔炎，方取桂枝茯苓丸加减。

【单方验方】

1.鸡血藤15克，熟地、山药、川楝子各12克，泽泻、当归、赤芍、白芍、茯苓、枸杞子各9克，山萸肉、丹皮、炙甘草各6克。水煎服，用于治疗肝肾不足引起的盆腔炎。

2.蒲公英30克，延胡索15克，当归、生山楂各12克，川芎6克，五灵脂、川楝子、桃仁、小茴香、刘寄奴各9克，川芎、乳香、没药各6克，水煎服，用于治疗气滞血瘀引起的盆腔炎。

3.赤芍15克，苡仁、香附、失笑散（包煎）各12克，桂枝、茯苓、桃仁、丹皮、乌药、小茴香各9克，艾叶、炙甘草各6克，水煎服，用于治疗寒湿凝滞引起的盆腔炎。

【口服中成药】

1..六味地黄丸等用于治疗肝肾不足引起的盆腔炎。

2.少腹逐瘀丸等用于治疗气滞血瘀引起的盆腔炎。

3.盆炎净片、妇科千金片等用于治疗寒湿凝滞引起的盆腔炎。

宫颈炎

宫颈炎是指由于宫颈损伤或病原体侵袭而引发的妇科生殖系统炎症。在中医学中，宫颈炎被归属于带下、阴痒的范畴。

【症状】

宫颈炎有急性宫颈炎和慢性宫颈炎的区别。在临床上多见的为慢性宫颈炎，在多数情况下并无明显症状，也有部分患者表现为阴道淡黄色或脓性分泌物增多、性交后出血、月经间期出血，甚至也会有分泌物刺激而引起外阴瘙痒不适。

【病因】

1.由湿热下注漫浸宫颈所导致的急性宫颈炎。主要表现为带下量多、色如脓黄有臭味，患者同时伴随有外阴瘙痒、腰腿酸软、舌红苔黄腻等症状。

2.由湿热逗留下焦所导致的慢性宫颈炎。主要表现为白带增多、质后如脓，患者同时伴随有腰腿酸软、舌苔淡薄等症状。

【主治方法】

1.由湿热下注漫浸宫颈所导致的急性宫颈炎，方取清热消炎止带方加减。

2.由湿热逗留下焦所导致的慢性宫颈炎，方取完带汤加减。

【单方验方】

1.鱼腥草、苡仁各80克，蒲公英30克，花粉15克，知母、黄柏、赤芍各12克，炙甘草5克，水煎服，用于治疗湿热下注漫浸宫颈所导致的急性宫颈炎。如果是小溲淋痛的患者，加龙胆苹、瞿麦、六一散（包煎）、萆薢各9克；有腰腿酸痛症状的患者，加败酱草15克、生地、牛膝各12克，桑寄生9克。

2.生白术10克，山药、椿根皮、生苡仁各15克,川断、女贞子各12克，生白术、芡实、黄柏各10克，莲仁（后下）3克，水煎服，用于治疗湿热逗留下焦引起的慢性宫颈炎。

【口服中成药】

1.清热消炎宁片等用于治疗湿热下注漫浸宫颈所导致的急性宫颈炎。

2.完带丸等用于治疗湿热逗留下焦引起的慢性宫颈炎。

＊ 子宫肌瘤 ＊

子宫肌瘤是多发于30～50岁的妇女身上，是由不成熟的子宫平滑肌细胞增生所引起的女性生殖系统常见的一种良性肿瘤。在临床上子宫肌瘤产生的主要原因是气滞血瘀和痰湿阻滞，所以在治疗过程中要以消瘕化

瘀为主。

【症状】

子宫肌瘤因为生长部位和大小的不同，有各不相同的临床表现：有的患者没有任何症状，但可以在妇科体检时被发现；也有的患者表现为周期紊乱、经期延长、月经量多、子宫出血等症状；严重的患者甚至会导致贫血；能在腹部触及肿块的较大肌瘤患者还会伴随有尿频、白带增多、腹痛等症状。

【病因】

引起此病的主要原因有以下2种：

1.由气滞血瘀引起。主要表现为积块、月经量多、经期延长、淋漓不尽，患者同时伴有小腹胀满、口干苔薄等症状。

2.由痰湿阻滞引起。主要表现为积块、带下量多色白、月经淋漓不净，患者同时伴有形体肥胖、胸满气闷、神情倦懒、口淡无味、舌苔白腻等症状。

【主治方法】

1.由气滞血瘀引起的子宫肌瘤，方取桂枝茯苓汤加减。

2.由痰湿阻滞引起的子宫肌瘤，方取苍附导痰汤加减。

【单方验方】

1.白花蛇舌草、夏枯草各15克，川楝子、茯苓、赤芍、党参各12克，桂枝、桃仁、丹皮、当归、三棱各9克，水煎服，用于治疗气滞血瘀引起的子宫肌瘤。患者有乳房及肋间胀痛感的，加郁金9克，柴胡6克。

2.夏枯草15克，制半夏、茯苓、留行子各12克，苍术、胆星、枳壳、桃仁、陈皮6克，甘草5克，水煎服，用于治疗痰湿阻滞引起的子宫肌瘤。患者中有动则气急症状的，加黄芪15克、白术9克；有头晕眼花、面色萎黄症状的，加当归10克，赤芍、熟地各9克；有经量很多症状的患者，需加仙鹤草15克，阿胶（冲）9克。

【口服中成药】

1.桂枝茯苓丸等用于治疗气滞血瘀引起的子宫肌瘤。

2.苍附导痰丸等用于治疗痰湿阻滞引起的子宫肌瘤。

子宫脱垂

子宫脱垂指的是子宫沿着阴道从正常位置下降奥宫颈外到坐骨棘水平以下，甚至是全部脱出阴道口外的一种病症。在中医上此种病症通常也被称作为阴挺、阴脱。

【症状】

子宫脱垂一般表现为阴道脱出肿物，在开始时只有腹压增加时才会脱出，当休息时刻自行恢复。如果长时间得不到治疗的话，可能会发展到整天脱出，并且肿胀充血，同时患者伴随有阴部下坠、腰酸、月经过多等临床症状。甚至有部分患者因为阴道前后壁的膨出而导致出现尿潴留、尿路感染，甚至是尿失禁等症状。

【病因】

1.由湿热下注引起。主要表现为子宫脱出阴道口外、黄水淋漓，患者同时伴随有小腹坠痛、带下量多、色如脓黄、有秽臭味、小便赤黄、舌红苔黄腻等症状。

2.由肾虚引发。主要表现为子宫下脱，患者同时伴随有小腹下坠、腰腿酸软、头晕耳鸣、小便频繁、舌红苔薄等症状。

3.由气虚引发。主要表现为子宫下移，或是子宫脱出阴道口外、劳动时病症更严重，患者同时伴随有小腹下坠、心悸气短少言、精神疲乏、带下量多色白质稀、舌淡苔薄等症状。

【主治方法】

1.由气虚引发的子宫脱垂，方取补中益气汤加味。

2.由肾虚引发的子宫脱垂，方取大补元煎加减。

3.由湿热下注引起的子宫脱垂，方取龙胆泻肝汤加减。

【单方验方】

1.炙黄芪、金樱子各15克，党参、当归、白术各10克，陈皮6克，甘草5克，柴胡、升麻各3克，水煎服，用于治疗气虚引起的子宫脱垂。患者中有头晕眼花症状的，加熟地10克，鹿角胶（烊）6克；有腰酸症状的，加续断、杜仲各10克；有白带多症状的，加莲须、海螵蛸各12克。

2.党参12克，杜仲、当归、热地、菟丝子、芡实、金樱子各10克，淮山药、枸杞子、山萸肉各9克，炙草5克，水煎服，用于治疗肾虚引起的子宫脱垂。患者中有惧怕寒冷、小便清长症状的，加肉桂3克。

3.泽泻、当归各10克，龙胆草、山栀子、黄芩、车前子（包）、升麻、知母、黄柏各9克，炙草5克，木通4.5克，水煎服、用于治疗湿热下注引起的子宫脱垂。

【口服中成药】

1.补中益气丸等用于治疗气虚引起的子宫脱垂。

2.大补元煎丸等用于治疗肾虚引起的子宫脱垂。

3.龙胆泻肝丸等用于治疗湿热下注引起的子宫脱垂。

第二节　产科

异位妊娠

异位妊娠又称宫外孕，指的是孕卵在子宫腔外的其他部位着床并发育的现象。

【症状】

常见的异位妊娠是输卵管妊娠，它在流传或破裂后会引发腹腔内大出血，是常见的妇产科急症，如果不能及时得到处理的话，将会危及患者生命。异位妊娠主要表现为停经后出现不规则性阴道出血，同时伴随出现有下腹部的突发性剧痛，甚至是晕厥和休克。

【病因】

引发此病的主要原因有以下2种：

1.由气滞血瘀造成。主要表现为出血量少，患者同时伴随有小腹坠胀、按压时有痛感、但没有明显的剧痛、血压稳定、面色不华、精神疲惫、四肢乏力等症状。

2.因气虚血脱造成。当输卵管妊娠破裂后会造成腹腔内大量出血，患者同时伴随有小腹突发性剧痛、血压下降、冷汗淋漓、脸色苍白、四肢发冷、神情淡漠、舌淡苔白等症状。

【主治方法】

1.因气虚血脱造成的异位妊娠，方取独参汤或参附汤加减。

2.由气滞血瘀造成的异位妊娠，方取血府逐瘀汤加减。

【单方验方】

1.赤芍12克，制附片（先煎）9～12克，桃仁9克，红参（另炖）、炙甘草各6克，红花4.5～6克，干姜4.5克，水煎服，或直接取红参粉3～6克服用，用于治疗气虚血脱引发的异位妊娠。

2.党参30克，阿胶（烊）、生地、赤芍各15克，桃仁、当归、枳壳各9克，红花6克，水煎服，用于治疗气滞血瘀引起的异位妊娠。如果患者出现出血较多情况，视情况服用参三七粉4.5克，云南白药2克；有腹胀便秘的实热患者，应再加生大黄（后下）、川朴各9克，芒硝（冲）、枳实各6克，以疏涤肠道、倾泻腑实；属寒实的情况，应该加生大黄（后下）9克，附子4.5～9克，肉桂（后下）1.5克。

【口服中成药】

1.参附丸等用于治疗气虚血脱引起的异位妊娠。

2.血府逐瘀丸等用于治疗气滞血瘀引起

的异位妊娠。

恶阻

恶阻，也被称为孕吐，指的是发生在妊娠早期的孕妇身上的不同程度的呕吐、恶心等症状。

【症状】

多发生在妊娠早期的恶阻主要表现为呕吐、恶心、头晕厌食，一般会持续到妊娠三个月左右。严重者会出现连续性剧烈呕吐、不能正常进食，造成营养摄入的困难，使体液平衡失调、新陈代谢紊乱，从而严重印象换恶化的身体健康。

【病因】

引发此病的主要原因有以下种：

1.由肝胃不和导致的恶阻。主要表现为妊娠初期恶心、吐酸水，患者同时还伴随有胸闷气短，口苦纳呆、头痛心烦、舌红苔黄薄等症状。

2.由痰浊中阻导致的恶阻主要表现为妊娠初期呕吐剧烈、清涎反复，患者同时伴随有心胸郁闷、身体倦懒贪睡、口渴却没有饮水的欲望、小便很少，大便稀溏，舌苔油腻等症状。

3.由脾胃虚弱导致的恶阻主要表现为妊娠恶心呕吐、无法进食，患者同时伴随有精神疲惫、四肢乏力，大便稀溏、口淡无味、舌淡苔白等症状。

【主治方法】

1.由脾胃虚弱导致的恶阻，方取香砂六君子汤加减。

2.由痰浊中阻导致的恶阻，方取霍朴夏苓汤加减。

3.由肝胃不和导致的恶阻，方取苏叶黄连汤加减。

【单方验方】

1.太子参、姜竹茹各12克，白术、茯

苓、姜半夏各9克，广木香、陈皮各6克，砂仁（后下）3克，水煎服，用于治疗脾胃虚弱引起的恶阻。患者如有口干想喝水、舌尖发红症状的，要加黄芩9克，黄连3克；有胃寒症状的，加吴茱萸3克。

2.生姜、制半夏各15克，云苓、苡仁各12克，泽兰、苏梗、新会皮各9克，白蔻仁8克，藿香、川朴、大腹皮各6克，水煎服，用于治疗痰浊中阻引起的恶阻。患者有口苦烦躁现象的，加左金丸（包煎）6克。

3.太子参15克，乌梅10枚，苏叶、竹茹、白芍各9克，吴茱萸4.5克，黄连、陈皮各3克，水煎服，用于治疗肝胃不和引起的恶阻。

【口服中成药】

1.香砂六君丸等用于治疗脾胃虚弱引起的恶阻。

2.二陈丸、陈夏六君子丸等用于治疗痰浊中阻引起的恶阻。

妊娠腹痛

中医学上，妊娠腹痛指的是在妊娠后期出现的阴道少量出血、下腹疼痛，但子宫口未开、胎膜未破、妊娠物也未排除，子宫与停经前大小相符的病症。

【症状】

在临床上，妊娠腹痛表现为在妊娠后期阴道内少量出血、下腹疼痛。

【病因】

引发此病的主要原因有以下种：

1.由气血虚弱引起的妊娠腹痛。主要表现为怀孕后小腹隐痛，患者同时还表现出头晕眼花、面色发慌、心悸失眠、蛇胆苔薄等症状。

2.由肝郁气滞引起的妊娠腹痛。主要表现为怀孕后小腹胀痛，患者同时有胸肋不舒服、暴躁爱发火、舌苔黄薄等症状。

3.由阳虚内寒引起的妊娠腹痛。主要表现为怀孕后小腹绵绵冷痛，患者同时表现为

四肢发冷、惧怕寒冷、喜欢温暖、大便稀溏、舌淡苔薄等症状。

【主治方法】

1.由气血虚弱引起的妊娠腹痛，方取当归逍遥散加减。

2.由肝郁气滞引起的妊娠腹痛，方取逍遥散加减。

3.由阳虚内寒引起的妊娠腹痛，方取胶艾汤加减。

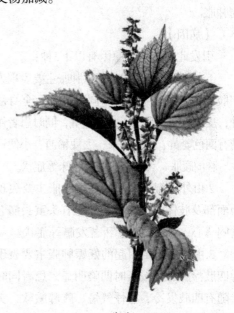

紫苏

【单方验方】

1.柴胡、白术、茯苓各6～9克，当归、白芍6～12克，薄荷、甘草2～4克，煨生姜2～4片，水煎服，用于治疗气血虚弱引起的妊娠腹痛。

2.柴胡、当归、白芍、白术、茯苓、生姜各15克，薄荷、炙甘草各6克，水煎服，用于治疗肝郁气滞引起的妊娠腹痛。

3.川芎、艾叶各10克，当归、阿胶各15克，芍药20克，干地黄50克，甘草6克，水煎服，用丁治疗阳虚内寒引起的妊娠腹痛。

【口服中成药】

1.当归逍遥丸等用于治疗气血虚弱引起的妊娠肿痛。

2.逍遥丸等用于治疗肝郁气滞引起的妊娠肿痛。

妊娠肿胀

妊娠肿胀，又称子肿，指的是怀孕后出现的肢体、面目肿胀的现象。

【症状】

妊娠肿胀的临床表现主要是肢体和面目的肿胀。

【病因】

引发此病的主要原因有以下3种：

1.由脾阳虚弱引起的妊娠肿胀主要表现为四肢浮肿，尤其是腿脚，同时面部及全身浮肿，皮薄发亮，受按压式有凹坑，同时患者伴随有面色萎黄、精神纳呆、大便稀溏、小便短少、胸闷腹胀、舌淡苔薄、口无味等症状。

2.由外感湿阻引起的妊娠肿胀主要表现为面部及肢体浮肿，患者伴随有头重头痛、胸闷恶心、小便短赤、舌苔发腻等症状。

3.由肾阳不足引起的妊娠肿胀主要表现为四肢浮肿、受按压时凹陷明显，患者同时伴随有四肢发冷、心悸气短、腰膝酸软、头晕耳鸣、困乏无力，舌淡苔白等症状。

【主治方法】

1.由脾阳虚弱引起的妊娠肿胀，方取白术散加减。

2.由肾阳不足引起的妊娠肿胀，方取真武汤加减。

3..由外感湿阻引起的妊娠肿胀，方取茯苓导水汤与越婢加术汤加减。

【单方验方】

1.连皮苓、桑寄生各12克，白术9克，党参、五加皮、香苓炭、木香各6克，橘皮、砂仁、炙甘草各3克，水煎服，用于治疗脾阳虚弱引起的妊娠肿胀。

2.芍药、生姜（切）、茯苓、附子（炮制，去皮，破成八片）各9克，白术6克，水

煎服，用于治疗肾阳不足引起的妊娠肿胀。

3.抉荟皮、白花荟各30克，白术、生牡蛎各25克，泽泻、大腹皮各15克，北杏仁12克，姜皮9克，苍术、陈皮各6克，水煎服，用于治疗外感湿阻引起的妊娠肿胀。

【口服中成药】

1.参苓白术丸、人参健脾丸等用于治疗脾阳虚弱引起的妊娠肿胀。

2.五苓片等用于治疗肾阳不足引起的妊娠肿胀。

3.逍遥丸等用于治疗气机郁滞、水湿停滞引起的妊娠肿胀。

妊娠眩晕

妊娠眩晕，又称子晕，指的是出现在妊娠中后期的头晕目眩，甚至是胸闷、恶心等症状。

【症状】

妊娠眩晕的症状主要表现为妊娠中后期出现的头晕目眩、看东西模糊不清，或者是感到天旋地转、站立不稳等。

【病因】

引发此病的主要原因有以下2种：

1.由阴虚肝旺引起的妊娠眩晕主要表现为头晕眼花、脑袋发胀头疼、看东西模糊不清，患者同时还伴随有耳如蝉鸣、手脚麻木、皮肤瘙痒、大便干结、口干舌红苔少等症状。

2.由心肝火旺引起的妊娠眩晕主要表现为头痛发胀、头眩眼花，患者同时伴随有心烦失眠、咽干口渴、小便热赤、唇舌发红、舌苔黄糙等症状。

【主治方法】

1.由阴虚肝旺引起的妊娠眩晕，方用杞菊地黄汤加减。

2.由心肝火旺引起的妊娠眩晕，方取天麻钩藤饮加减。

【单方验方】

1.菟丝子、桑寄生各15克，钩藤、桑叶、百合、淮山药、菊花、川贝、玉竹、生僵蚕各9克，水煎服，用于治疗阴虚肝旺引起的妊娠眩晕。

2.石决明15克，当归、夏枯草、白芍各9克，桑叶、黄芩、钩藤、菊花各6克，水煎服，用于治疗心肝火旺引起的妊娠眩晕。

【口服中成药】

1.杞菊地黄丸等用于治疗阴虚肝旺引起的妊娠眩晕。

2.羚羊角粉等用于治疗心肝火旺引起妊娠眩晕。

胎漏、胎动不安

胎漏指的是在妊娠期的前三个月内出现的少量阴道出血；以上症状伴有腰酸、腹痛等症状的现象，被称为胎动不安。

【症状】

胎漏主要表现为怀孕的前二个月内有少量的阴道出血。胎动不安在胎漏的同时伴有腰酸、腹痛的症状。

【病因】

引发此病的主要原因有以下3种：

1.由血热伤胎引起。主要表现为阴道内鲜红色出血，患者同时伴随有心烦意乱、口十咽燥、小便赤黄、大便干结、自我感觉发烧、舌红苔黄薄等症状。

2.由气血虚弱引起。主要表现为阴道内内少量淡红色出血，患者同时伴随有精神疲惫、四肢乏力、面色发白、舌淡苔薄等症状。

3.由肾阴不固引起。主要表现为在怀孕期间引道内有少量暗红色出血，患者同时伴随有小腹坠胀、腰膝酸软、头晕耳鸣、四肢倦怠、小便频繁、舌淡苔白等症状。

【主治方法】

1.由肾阴不固引起的胎漏、胎动不安，方取寿胎丸加减。

2.由气血虚弱引起的胎漏、胎动不安，方取安胎饮加减。

3.由血热伤胎引起的胎漏、胎动不安，方取保阴煎加减。

【单方验方】

1.菟丝子120克（炒炖），桑寄生、川续断、真阿胶各60克，将前三味细细研碎，用水化阿胶和为药丸，每丸重0.3克，每此服用20丸，以温开水送服，用于治疗肾气不固引起的胎漏、胎动不安。

2.当归、益母草、续断、寄生、条芩、白术各5克，陈皮、砂仁各4克，川芎3克，甘草1.5克，水煎服，用于治疗气血虚弱引起的胎漏、胎动不安。

3.玉竹、鳖甲、龟甲各25克，熟地、生地、麦冬、牛膝（酒蒸）、山药（蒸）各15克，天冬、茯苓各10克，圆肉10枚，水煎服，用于治疗血热伤胎引起的胎漏、胎动不安。

【口服中成药】

1.寿胎丸等用于治疗肾气不固引起的胎漏、胎动不安。

2.安胎丸等用于治疗气血虚弱引起的胎漏、胎动不安。

3.清热养阴丸等用于治疗血热伤胎引起的胎漏、胎动不安。

羊水过多

羊水过多指的是由于脾胃虚弱等原因造成的脏腑之间有水停留，影响妊娠的症状。

【症状】

在怀孕的中后期，羊水过多表现为腹部异常大、有胀满感、肚皮发亮紧绷，同时伴随有胸闷气短、腹腿及外阴水肿、小便短少或不通、行动困难等。

【病因】

造成羊水过多的原因主要是脾肾虚弱。

【主治方法】

由于脾肾虚弱、饮食不节、劳倦忧思等原因造成的羊水过多主要表现为腹部异常大、胸闷气短，患者同时伴随有精神疲惫、身体倦懒、四肢发冷、小便短少、舌淡苔白等症状。在治疗过程中医健脾利水、养血安神为主，方取当归芍药散。

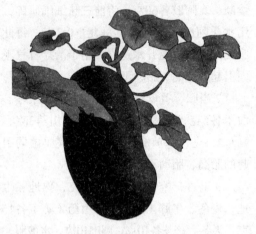

冬瓜

【单方验方】

1.天仙藤、陈皮、香附、乌药、柑皮、木瓜各10克，紫苏6克，生姜4片，水煎服，用于治疗羊水过多。

2.茯苓皮、大腹皮、冬瓜片、山药、白扁豆、抽葫芦各15克，石莲子冲天草、车前子、川断、天仙藤、桑白皮各10克，防己6克，水煎服，用于治疗羊水过多。

子痫

子痫指的是怀孕后期、临产前或产后一两天内，孕（产）妇出现的晕倒、四肢抽搐、牙关紧咬、口吐白沫、双眼直视的症状。子痫是产科的危、急、重症，严重威胁母婴生命安全。

【症状】

子痫的症状表现为孕产妇在怀孕后期、临产前或产后会出现眩晕倒仆，昏不知人，

两目上视，牙关紧闭，四肢抽搐，全身强直、口吐白沫等。

【病因】

引发此病的主要原因有以下2种：

1.由肝风内动引起。主要表现为四肢抽搐、口吐白沫、两眼直视，患者在发作前会有头晕目眩、眼花心烦、面色潮红、胸闷口干、两肋胀痛、舌红苔少等症状。

2.由痰火上扰引起。主要表现为昏昏不认人、牙关紧咬、四肢抽搐、颜面青紫、呼吸气短、喉咙痰鸣，患者在发作前会有胸闷恶心、面部及四肢肿痛、舌红苔黄等症状。

【主治方法】

1.由肝风内动引起的子痫，方取羚羊钩藤汤加减。

2.由痰火上扰引起的子痫，方取安宫牛黄丸加减。

【单方验方】

1.生地黄15克，白术12克，鲜竹茹、茯神木各10克，川贝母、菊花、钩藤（后下）各9克，霜桑叶6克，生甘草3克，羚羊角（先煎）1~5克，水煎服，用于治疗肝风内动引起的子痫。

2.制半夏、南星姜各12克，茯苓、枳实各10克，橘红7.5克，人参、石菖蒲各5克，竹茹3.5克，甘草半钱2.5克，水煎服，用于治疗痰火上扰引起的子痫。

【口服中成药】

安宫牛黄丸等用于治疗痰火上扰引起的子痫。

胎死不下

胎死不下指的是在怀孕的中后期，孕妇腹中胎儿死亡，但因种种原因不能自行运胎外出的情况。

【症状】

胎死不下的主要症状表现为在怀孕的中

后期，孕妇感到胎动停止，同时腹部不再继续增大，同时伴有腰酸、腹坠、口臭、阴道出血等。

【病因】

引发此病的主要原因有以下2种：

1.由血瘀内阻引起的胎死不下主要表现为死亡的胎儿不能顺利娩出，患者同时伴随有小腹疼痛、面色紫青、阴道内有少量暗紫色出血、嘴唇发青、口臭等症状。

2.由气血虚弱引起的胎死不下主要表现为死亡的胎儿不能顺利娩出，患者同时伴随有小腹疼痛、精神疲惫、四肢乏力、气短懒言、消化不良、舌头黯淡等症状。

【主治方法】

1.由气血虚弱引起的胎死不下，方取救母丹加减。

2.由血瘀内阻引起的胎死不下，方取加味理血煎。

【单方验方】

1.米酒200毫升、白蜜70毫升、猪板油37克，一起煎沸后，趁热分三次服下，主治气血凝滞引起的胎死不下。

2.鹿角屑30克，淡豆豉15克，葱白5根，水煎服，主治胎死不下。

产后血晕

产后血晕是指产妇在生产后24小时内，阴道出血量超过400毫升的一种病症。

【症状】

产后血晕主要表现为产后阴道突然大量出血，患者同时伴随有面色苍白、头晕胸闷、四肢乏力等症状。

【病因】

引发此病的主要原因有以下种：

1.由气滞血瘀引起的产后血晕主要表现为产后大量黯红色出血、并夹杂血块，患者同时伴随有面色苍白、舌头黯紫、小腹疼痛

怕按压、逐渐至昏迷不省人事等症状。

2.由气虚血脱引起的产后血晕主要表现为大量的淡红色产后出血，患者同时伴随有面色苍白、胸闷恶心、冷汗如雨、身体不适、舌淡苔薄，逐渐不省人事等症状。

3.由产道创伤而出现的产后血晕主要表现为持续性的阴道出血、出血量或多或少，患者同时伴有面色苍白、头晕心悸、舌淡苔薄等症状。

【主治方法】

1.由气滞血瘀引起的产后血，方取逐瘀止崩汤加减。

2.由气虚血脱引起的产后血，方取参附汤加减

3.由产道创伤而出现的产后血晕主，方取八珍汤加减。

【单方验方】

1.黄芪30克，熟地、党参各15克，白术12克，当归10克，炮姜、炙甘草各5克，水煎服，用于治疗气虚血脱引起的产后血晕。患者有多汗发冷症状的，紧急服用独参汤；有头晕眼花症状的，加龙骨（先煎）、乌贼骨各30克，茜草根9克；有腹痛症状的，加艾叶炭3克。

2.生龙骨（先煎）、生牡蛎（先煎）各30克，乌贼骨15克，当归、五灵脂各12克，川芎、没药、丹皮炭、炒丹参、阿胶（烊冲）各9克，三七（服用）5克，炒艾叶3克，水煎服，用于治疗气滞血瘀引起的产后血晕。患者有发烧腹痛怕按压、恶露发臭等症状的，加败酱草30克，红藤15克。

3.黄芪、仙鹤草各15克，白术12克，当归、熟地、淮山药各10克，茯苓、赤芍、白芍各9克，水煎服，用于治疗产道创伤引起的产后血晕。

【口服中成药】

1.吉林参粉等用于治疗气虚血脱引起的产后血晕。

2.云南白药等用于治疗气滞血瘀引起的产后血晕。

产后发热

产妇在生产后6周内出现的以发热为主，并伴随有其他辅症的情况，被称作产后发热。

【症状】

产后发热主要表现在产妇在生产后出现发热、恶露异常、小腹疼痛等。

【病因】

引发此病的主要原因有以下种：

【主治方法】

1.由血疯发热引起的产后发热主要表现为寒热时有发作、恶露少或不下，患者同时伴随有小腹疼痛怕按压、恶露中杂有血块、口干咽燥却不想喝水、舌头紫黯有斑点、舌苔较薄等症状。

2.由外感风寒导致的产后发热主要表现为发热无汗，患者同时伴随有头部及四肢疼痛、流鼻涕、咽喉发痒咳嗽，舌苔薄白等症状。

3.由血虚发热引起的产后发热主要表现为身体微热、午后低烧出汗，患者同时伴随有头昏眼花、觉少，小腹连续疼痛、手脚麻木、面色发慌，舌红苔薄等症状。

4.由外感风热引起的产后发热主要表现为发热出汗、头部胀痛，患者同时伴随有咽喉干痛、口干咳嗽，舌苔黄薄等症状。

【主治方法】

1.由外感风寒导致的产后发热主，方取参苏饮加减。

2.由外感风热引起的产后发热，方取银翘散加减。

3.由血疯发热引起的产后发热，方取生化汤加减。

4.由血虚发热引起的产后发热，方取八珍汤加减。

【单方验方】

1.川芎5克，防风、桂枝各3.5克，吴茱萸3克，白蔻2.5克，当归、黑姜、炙甘草各2克，水煎服，用于治疗血疯引起的产后发热。

2.人参、紫苏、陈皮、茯苓、甘草、枳壳、桔梗、前胡、黄芩各5克，生姜3克，薄荷叶1.5克，水煎服，用于治疗外感风寒引起的产后发热。

3.芦根15克，银花、连翘桑叶、蒲公英各12克，桔梗、菊花、黄芩、炙桑皮、竹叶各9克，荆芥、胆草各6克，甘草5克，薄荷、木通各3克，用于治疗外感风热引起的产后发热。

4.熟地、鸡血藤15克，党参12克，茯苓、白术、当归、桂枝、川芎各9克，制附子、干姜、炙甘草各6克，水煎服，用于治疗血虚引起的产后发热。

【口服中成药】

1.生化汤（丸、颗粒、口服液等）用于治疗血疯引起的产后发热。

2.参苏丸、参苏片等用于治疗外感风寒引起的产后发热。

3.银翘解毒丸等用于治疗外感风热引起的产后发热。

4.八珍丸、八珍颗粒等用于治疗血虚引起的产后发热。

产后腹痛

产后腹痛指的是产妇在生产完成后，由于子宫收缩所引起的小腹疼痛。

【症状】

产后腹痛以小腹部疼痛最为常见。以新产妇多见。

【病因】

引发此病的主要原因有以下2种：

1.由血瘀引起的产后腹痛主要表现为产

后小腹疼痛怕按压，患者同时伴随有恶露色紫有结块而且量少不畅、胸肋发胀、四肢发冷、舌黯苔白等症状。

2.由血虚引起的产后腹痛主要表现为小腹隐约有疼痛感、受到按压时感觉舒服，患者同时伴随有头昏、头晕心悸、恶露色淡质稀而且量少、大便干结、舌淡苔薄等症状。

【主治方法】

1.由血虚引起的产后腹痛，方取肠宁汤加减。

2.由血瘀引起的产后腹痛，方取生化加减汤。

【单方验方】

1.鸡蛋1~2个、红糖适量，以糖水煮鸡蛋，用于治疗血虚引起的产后腹痛。

2.山楂肉30克，红糖（冲）15克，水煎服，用于治疗血瘀引起的产后腹痛。

3.益母草30克，红糖（冲）15克，生姜3片，水煎服，用于治疗血瘀引起的产后腹痛。

4.祈艾、益母草各30克，红糖（冲）15克，水煎服，用于治疗血瘀引起的产后腹痛。

【口服中成药】

益母丸、益母膏等用于治疗产后腹痛。

产后恶露不绝

恶露一般在产后4~6周消失。但有时少量褐色的恶露会持续到产后第一次月经来潮。但如果超过这段时间恶露仍然淋漓不绝，即为"恶露不尽"，又称恶露不尽。

【症状】

产妇在生产二十天后仍淋漓不绝地出现恶露的现象，同时患者还伴随有小腹坠胀等症状。

【病因】

引发此病的主要原因有以下3种：

1.由血瘀内阻引起的产后恶露不绝主要表

现为紫黯色恶露长时间淋漓不净、量多有血块，患者同时伴随有小腹疼痛怕按压、血块排出后疼痛感减轻、舌色紫黯有瘀点等症状。

2.由热毒侵扰冲任脉引起的产后恶露不绝主要表现为鲜红或暗红色恶露不止、量多质稠味臭，患者同时伴随有产后发热、面色潮红、嘴唇及咽喉干燥、大便干结、小腹疼痛怕按压、舌红苔黄等症状。

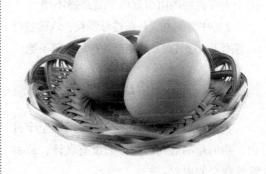

鸡蛋

3.由气虚不固引起的产后恶露不绝主要表现为生产后淡红色恶露不绝、质稀量多无臭味，患者同时伴随有精神疲惫、四肢乏力、面色发白、头脑发晕、不愿说话、小腹空坠、乳汁较少、舌淡苔薄等症状。

【主治方法】

1.由气虚不固引起的产后恶露不绝，方取补中益气汤加减。

2.由热毒侵扰冲任脉引起的产后恶露不绝，方取保阴煎加减。

3.由血瘀内阻引起的产后恶露不绝，方取加味生化汤。

【单方验方】

1.黄芪、金钱草各30克，党参、陈皮、胡桃肉、淮牛膝、白茅根各15克，白术、柴胡、当归、续断各12克，升麻9克，炙甘草6克，水煎服，用于治疗气虚不固引起的产后恶露不绝。

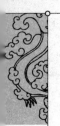

2.红藤、败酱草、蒲公英各20克，益母草15克，生地、熟地、山药、赤芍、炒蒲黄、川续断、五灵脂各12克，黄芩、黄柏各10克，甘草3克，水煎服，用于治疗热毒侵扰冲任脉引起的产后恶露不绝。

3.焦山楂16克、益母草10克，泽兰5克，红糖适量，水煎服，用于治疗血瘀内阻引起的产后恶露不绝。

【口服中成药】

1.益母草膏（冲剂）、五加生化胶囊等用于治疗血瘀内阻引起的产后恶露不绝。

2.补中益气丸、补血益母颗粒、八珍益母丸等用于治疗气虚不固引起的产后恶露不绝。

产后缺乳

产后缺乳多发生在产后的三两天至半月内，指的是哺乳期内的产妇没有乳汁，或者乳汁很少的现象。

【症状】

产后缺乳主要表现为乳房不胀、乳汁全无或较少，导致不能正常哺乳。

【病因】

引发此病的主要原因有以下2种：

1.由气血虚弱引起的产后缺乳主要表现为乳汁全无或甚少、质地清稀、乳房柔软，患者同时伴随有面色发慌、精神疲惫、四肢乏力、心悸气短、舌淡苔少等症状。

2.由肝郁气滞引起的产后缺乳主要表现为乳房胀痛、乳汁很少或全无，患者同时伴随有胸肋闷胀、情志不舒、有低烧、舌苔黄薄等症状。

【主治方法】

1.由气血虚弱引起的产后缺乳，方取通乳丹加减。

2.由肝郁气滞引起的产后缺乳，方取下乳涌泉散加减。

【单方验方】

1.党参、黄芪各30克，当归15克，山甲珠、王不留行各9克，通草6克，七孔猪蹄1只，煮汤去油，代水煎药，用于治疗气血虚弱引起的产后缺乳。

2.夜交藤60克，王不留行24克，夏枯草16克，沙参、细生地黄各12克，生白芍、炒川楝、阿胶珠、川贝母、土鳖虫、生蒲黄、茜草各10克，水蛭6克，蚕蛹20枚，水煎服，用于治疗肝郁气滞引起的产后缺乳。

【口服中成药】

1.催乳丸、生乳丸、十全大补丸等用于治疗气血虚弱引起的产后缺乳。

2.逍遥丸等用于治疗肝郁气滞引起的产后缺乳。

胎黄

在中医学上，因为感受湿热、湿浊瘀阻等原因导致的面部、皮肤及血液全都呈现黄色特征症状，被称作胎黄。

【症状】

胎黄主要表现为婴儿的面部、皮肤及血压等都呈现出黄色。

【病因】

引发此病的主要原因有以下2种：

1.由脾阳不振、寒湿阻遏引发的胎黄主要表现为婴儿面目及皮肤呈现出晦暗的黄色、精神不振，患者同时伴随有四肢发冷、大便灰白、舌苔白腻等症状。

2.由湿热熏蒸引发的胎黄主要表现为婴儿面目及皮肤呈现出鲜艳的黄色、但精神状态还不错，患者同时伴随有腹部胀满、身体发热、小便深黄、大便干结、舌头黄腻等症状。

【主治方法】

1.由湿热熏蒸引发的胎黄，方取茵陈蒿汤加减。

2.由脾阳不振、寒湿阻遏引发的胎黄，方取茵陈理中汤加减。

【单方验方】

（1）金钱草15克，茵陈12克，石打穿10克，焦栀子、丹皮、郁金、赤芍、白芍各6克，醋柴胡、丹参各5克，莪术3克，水煎服，用于治疗湿热熏蒸引起的胎黄。

2.茵陈、白术各9克，猪苓、泽泻、茯苓各6克，桂枝、干姜各3克，水煎服，用于治疗寒湿阻遏引起的胎黄。

3.淮山药、炒麦芽各20克，茵陈15～30克，夏枯草、白花蛇舌草、鸡骨草各15～20克，板蓝根、田基黄、土茯苓等各10～15克，丹参6～10克，竹茹、山楂、大青叶各6克，水煎服，用于治疗湿热熏蒸或湿热阻滞引起的胎黄。

【口服中成药】

茵陈五疸丸等用于治疗湿热熏蒸引起的胎黄。

厌食

由于乳食喂养不当、饮食没有节制、脾胃运化不正常所导致的小儿长时间食欲不振、食量下降，被称为厌食。厌食多出现在1～6岁的小孩身上。

【症状】

小儿厌食主要表现为长期食欲不振、饭量下降，同时精神正常但出现形体偏瘦、大便不调等特点。

【病因】

引发此病的主要原因有以下2种：

1.由脾胃气虚引起的厌食主要表现为食欲不振、吃东西少、不爱说话，患者同时伴随有面色发黄、精神不振、大便稀溏等症状。

2.由脾胃不和引起的厌食主要表现为食欲不振、吃饭少甚至不吃，患者同时伴随有形体瘦削、面色不好，精神一般等症状。

中医 自学百日通

下篇·临证诊治

549

【主治方法】

1.由脾胃不和引起的厌食，方取调脾散加减。

2.由脾胃气虚引起的厌食，方取参苓白术散加减。

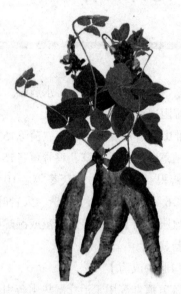

葛根

【单方验方】

1.赤芍、炒藕节、黑山栀、炒谷芽各9克，炒白芍6克，桂枝、甘草、陈皮各3克，红枣3个，生姜2片，水煎服，用于治疗脾胃不和引起的厌食。

2.谷芽12克，北沙参、茯苓、陈皮、神曲各9克，太子参、苍术各4.5克，甘草3克，水煎服，用于治疗脾胃气虚引起的厌食。

【口服中成药】

1.曲麦枳术丸等用于治疗脾胃不和引起的厌食。

2.小儿健脾丸、儿康宁口服液等用于治疗脾胃气虚引起的厌食。

疳积

由于喂养不当、疾病等原因使脾胃、气液受到损伤而导致的小儿形体瘦削、面色发黄、头发干枯、精神萎靡不振或烦躁不安、大便不调等病症，被称为疳积。疳积多出现在三岁以下的婴幼儿身上，不仅影响其身体发育，而且容易并发其他疾病，所以应该及早治疗。

【症状】

疳积主要症状为形体消瘦，体重不增，腹部胀满，纳食不香，精神不振，夜眠不安，大便不调，常有恶臭，舌苔厚腻等。

【病因】

引发此病的主要原因有以下2种：

1.由喂乳不节制或贪吃肥甘生冷导致脾胃受伤而引起的疳积，主要表现为面黄肌瘦、腹部满胀怕按压，患者同时伴随有呕吐物有食物残渣、大便干结或稀溏恶臭，舌红苔垢等症状。

2.由于疾病原因导致脾虚气弱等引起的疳积主要表现为形体瘦弱、面色黄暗无光、毛发干枯，患者同时伴有小便如米泔、大便不调、舌淡苔腻等症状。

【主治方法】

1.由喂乳不节制或贪吃肥甘生冷导致脾胃受伤而引起的疳积，方取消乳丸加减或保和丸加减。

2.由于疾病原因导致脾虚气弱等引起的疳积，方取消积理脾汤加减。

【单方验方】

1.鸡内金、生谷芽、焦麦芽、五谷虫、蜣螂各30克，生黄芪25克，胡黄连12克，研为粉末，每晚以红糖水冲服3～6克，治疗脾胃不和引起的疳积。有结膜干燥、角膜软化症状时，加谷精草、菟丝子，重症患者加枸杞子；脾虚腹泻症状的患者，酌情加入茯苓、白术等。

2.薏苡仁15克，葛根12克，冬瓜仁、滑石、砂仁、法半夏、厚朴、雷丸、榧子、甘草各6克，杏仁3克，乌梅1个，水煎服，用于以健脾利湿、安虫化虫为主的疳积治疗。

【口服中成药】

1.木香槟榔丸、小儿香橘丹等用于治疗

疳积。

2.健脾肥儿片等用于治疗脾虚夹虫引起的疳积。

惊厥

多见于儿科急诊的惊厥，也被称为"抽搐""惊风"或"抽风"，是最为常见的小儿神经系统症状，同时它也是儿童时期常见的急重病症。其发病没有季节性，多出现在婴幼儿的身上，而且随年龄的增长，发病的概率逐渐降低。长期的抽搐还有可能会使人的神经系统受到损害。

【症状】

惊厥在临床上多表现为四肢有节律性的运动，甚至是昏迷。

【病因】

引发此病的主要原因有以下4种：

1.由肝郁不舒导致的惊厥主要表现为突然晕倒、不省人事，患者同时还可能伴随着四肢发冷、呼吸短促、牙关紧咬、拳头握死等症状。

2.由急躁发怒而引起的惊厥主要表现为突然晕倒、牙关紧咬、人事不省，患者同时伴随有面色发红、嘴唇发紫等症状。

3.由元气虚弱引起的惊厥主要表现为发作前有各种明显诱因、发作时出现眩晕昏倒，患者同时伴随有面色苍白、四肢发冷、出汗、面色苍白等症状。

4.由出血过多导致的惊厥主要表现为突然昏厥，患者同时伴随有面色苍白、四肢抖动、四肢发冷、眼睛凹陷、嘴大张、呼吸微弱等症状。

【主治方法】

1.由肝郁不舒导致的惊厥主，方取通关散和五磨饮子加减。

2.由元气虚弱引起的惊厥，方取四味回阳饮加味。

3.由出血过多导致的惊厥，方取人参养营汤。

4.由急躁发怒而引起的惊厥，方取通瘀煎。

【单方验方】

1.青皮、陈皮、茯苓、白术各15克，乌药、白芷、白人参、附子各10克，炙甘草1.5克，水煎服，用于治疗肝郁不舒引起的惊厥。

2.茯苓12克，党参9克，淡附子6克，干姜、炙甘草、琥珀粉（吞）各3克，水煎服，用于治疗出血过多引起的惊厥。

3.当归、泽兰叶、各12克，益母草10克，川芎、炒桃仁、红花、延胡索、香附、赤芍各8克，甘草5克，水煎服，用于治疗急躁发怒引起的惊厥。

【口服中成药】

安宫牛黄丸、安脑牛黄丸、紫雪散等用于治疗暑热引起的惊厥。

夜啼

婴儿白天反应正常，夜间却哭闹不止或定时苦恼，甚至整夜苦恼的症状，被称为夜啼。夜啼多出现在新生儿及出生不满半年的婴儿身上。

【症状】

夜啼的主要症状表现为白天反应平常，夜间哭闹不止，甚至通宵达旦。症状严重的婴儿甚至有双眼紧闭或直视、心跳加快、呼吸短促、出汗等症状。

【病因】

引发此病的主要原因有以下3种：

1.由惊恐伤神引起的小儿夜啼主要表现为夜间突然开始哭闹、宛如见到异物，患者同时伴随有神情不安、如受惊吓般紧紧偎依在母亲身边、面色青白、声音时高时低、忽急忽缓等症状。

2.由心经积热引起的小儿夜啼主要表现为哭闹时声音洪亮、面部及嘴唇发红、有灯光时

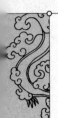

哭闹尤其严重，患者同时伴随有烦躁不安、身体及小腹发热、小便短赤、大便干结等症状。

3.由脾寒气滞引起的小儿夜啼主要表现为哭闹时声音低弱、不时停止，患者同时伴随有睡时蜷卷、喜欢被按摩腹部、四肢发冷、吮吸乳汁无力、小便清、大便稀溏、面额清白、嘴唇及指纹成淡红色等症状。

【主治方法】

1.由脾寒气滞引起的小儿夜啼，方取乌药散和匀气散加减。

2.由心经积热引起的小儿夜啼，方取导赤散加减。

3.由惊恐伤神引起的小儿夜啼，方取远志丸去朱砂。

【单方验方】

1.藿香、甘草（炙）各120克，砂仁、白果仁各60克，沉香、丁香、生姜、桂心、青橘皮（汤浸、去瓤、白，焙）、檀香、木香、乌药、蓬莪术各30克，水煎服，用于治疗脾寒气滞引起的小儿夜啼。

2.煅龙牡30克，石决明21克，首乌藤15克，嫩钩藤、茯神各9克，生山栀6克，淡黄芩4.5克，川连、炙远志、淡竹叶、灯蕊各3克，水煎服，用于治疗惊恐伤神引起的小儿夜啼。

【口服中成药】

1.小儿夜啼颗粒等用于治疗心经积热等引起的小儿夜啼。

2.珠珀惊风散等用于治疗惊恐伤神引起的小儿夜啼。

遗尿

遗尿指的是3岁以上的孩子在睡眠中无意识地小便，直到睡醒才能发觉的病症，一般情况下被称作"尿床"。

【症状】

小儿遗尿主要表现为由于种种原因影响导致的小儿夜间遗尿，到睡醒后才能发觉，同时会伴随有小便清长，或短而频、尿少发黄等。

【病因】

引发此病的主要原因有以下3种：

1.由肝经郁热引起的小儿遗尿主要表现为睡中遗尿少而黄、气温腥臊，患者同时伴随有说梦话、平时心情急躁、嘴唇发红，舌红苔黄等症状。

2.由脾肺气虚引起的小儿遗尿主要表现为睡中遗尿短而频、有汗出，患者同时伴有面色发黄、少气无力、食欲不振、大便稀溏、舌淡苔薄等症状。

3.由肾气不固引起的小儿遗尿主要表现为睡中遗尿清而长、到醒来后才能发觉，患者同时伴随有精神疲惫、四肢发冷无力、面色发白、腰酸腿软、记忆力减退、舌淡苔少等症状。

【主治方法】

1.由肾气不固引起的小儿遗尿，方取桑螵蛸散合巩堤丸加减。

2.由脾肺气虚引起的小儿遗尿，方取补中益气汤和缩泉丸加减。

3.由肝经郁热引起的小儿遗尿，方取沈氏泌泉丸加味。

【单方验方】

1.黄芪、山药、五味子各9克，党参、白术、菟丝子、枸杞、覆盆子、当归各6克，小茴香3克，肉桂2克，水煎服，小儿酌减，用于治疗肾气不固引起的小儿遗尿。有小腹发冷、乏力症状的患者，加附片、芦巴子各6克；有手心脚心发热、舌红口干的患者，去陈皮，加熟地8克，山萸肉6克；有腹部发胀、进食量小的患者加神曲6克，砂仁4.5克。

2.补骨脂、金樱子、防风、藁本、浮萍、石菖蒲各10克，甘草5克，水煎服，用于治疗小儿遗尿。

3.金樱子、覆盆子各9克，益智仁、桑螵蛸各6克，补骨脂、干菖蒲、广郁金各4.5

克，陈皮3克，水煎服，用于治疗小儿遗尿。有气虚导致遗尿的患者，酌情添加党参、黄芪、白术、淮山药等。

4.益智仁、白果仁、补骨脂各100克，桑螵蛸40克，黄芪、炒山药各30克，水煎服，用于治疗小儿遗尿。

【口服中成药】

1.五子衍宗丸大蜜丸等用于治疗肾气不固引起的小儿遗尿。

2.遗尿散、夜尿宁等用于治疗脾胃气虚引起的小儿遗尿。

3.龙胆泻肝丸等用于治疗有肝经郁热引起的小儿遗尿。

五迟

以站立、行走、生发、长牙和说话都比同龄孩子迟缓为主要特征的小儿生长发育迟缓的疾病，被称为五迟。

【症状】

五迟主要表现为站立迟缓、行走迟缓、生长迟缓、长牙迟缓和说话迟缓。

【病因】

引发此病的主要原因有以下种：

1.由气血虚弱引起的儿童五迟主要表现为头发黄萎稀疏，患者同时伴随有肌肤苍白、精神疲惫、四肢乏力、舌质淡薄等症状。

2.由心气不足引起的儿童五迟主要表现为语言发育迟缓、几岁时不能开口说话或是语言发音含糊不清，患者同时伴随有面色发白、智力不健全、神情呆滞迟钝、舌质淡薄等症状。

3.由肝肾亏虚引起的儿童五迟主要表现为站立、行走和长牙都较为缓慢，患者同时伴随有面色发白、双眼无神、筋骨萎弱、智力迟钝、囟门宽大、舌质淡薄等症状。

【主治方法】

1.由肝肾亏虚引起的儿童五迟，方取加味六味地黄丸加减。

2.由心气不足引起的儿童五迟，方取菖蒲丸加减。

3.由气血虚弱引起的儿童五迟，方取八珍汤加减。

【单方验方】

1.益智仁120克，枸杞子90克，少人、鹿茸各70克，熟地黄、炒白术、炒杜仲、山茱萸、巴戟天、牛膝、菟丝子、肉苁蓉、当归、连翘、山药各60克，研为细末，以0.3克为计量装入胶囊，治疗肝肾亏虚引起的五迟。

2.益智仁、当归、茯苓各10克，远志、黑芝麻、石菖蒲、鱼鳔各7.5克，水煎服，用于治疗心气不足引起的儿童五迟。

3.干山药10克，川芎、炙甘草各6克，人参、茯神、白术、白茯苓、白芍、黄芪、熟地黄、当归各5克，石菖蒲4克，水煎服，用于治疗气血虚弱引起的儿童五迟。

【口服中成药】

1.大补元煎丸、健步丸、壮腰健身丸等用于治疗肝肾亏虚引起的儿童五迟。

2.补肾益脑丸、安神补气丸、安神定志丸等用于治疗心气不足引起的儿童五迟。

3.八珍丸、七宝美髯丹、人参卫生丸等用于治疗气血虚弱引起的儿童五迟。

五软

五软是多发于五六岁以内儿童身上的小儿生长期发育障碍疾病。它主要表现为头顶软、口软、手软、脚软和肌肉软。

【症状】

五软主要表现为处于发育期的儿童头顶、口、手、脚和肌肉发软。

【病因】

引发此病的主要原因有以下2种：

1.由脾胃虚弱引起的儿童五软主要表现为皮肤松弛、肌肉瘦削、四肢萎弱、手不能举、脚不能站，患者同时伴随有面色萎黄、精神倦懒、有气无力、不爱说话、舌头常伸出嘴外、舌涎淋漓不绝、大便稀溏等症状。

2.由肝肾亏虚引起的儿童五软主要表现为天柱骨无力、头倾斜不能正常放正、手足骨软、不能正常站立提举，患者同时伴随有生长发育缓慢、神情呆滞、智力迟钝等症状。

【主治方法】

1.由肝肾亏损引起的儿童五软，方取补肾地黄丸加减。

2.由脾胃虚弱引起的儿童五软，方取补中益气汤加减。

【单方验方】

1.党参、黄芪、山药、当归、狗脊、何首乌各10克，熟地黄、枸杞子、菟丝子、杜仲、牛膝、续断、巴戟天各5克，水煎服，用于治疗肝肾亏虚引起的儿童五软。

2.黄芪、白术、杜仲、紫河车各30克，山茱萸、熟地黄、茯苓、补骨脂、牛膝各15克，当归、鹿茸、人参各9克，石菖蒲、升麻各6克，研为细末，制成绿豆大小药丸，用于治疗脾肾虚弱引起的儿童五软。

【口服中成药】

1.归肾丸、无比山药丸、大补元煎丸等用于治疗肝肾亏虚引起的儿童五软。

2.补中益气丸、人参养荣丸等用于治疗脾胃虚弱引起的儿童五软。

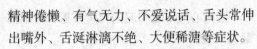

佝偻病

佝偻病是常见于3岁以下小儿，常发生在冬春两季的慢性营养缺乏性疾病，尤其是6～12月龄的儿童发病率最高。

【症状】

佝偻病在临床上多表现为夜啼多汗、烦躁枕秃、肌肉松软、囟门迟闭，甚至肋缘外翻、鸡胸、下肢弯曲等。

【病因】

引发此病的主要原因有以下种：

1.由脾肾亏损引起的佝偻病主要表现为面色㿠白，焦躁不安，出汗较多，患者同时伴随有四肢发软、神情淡漠、智力发育不健全、长牙及坐立行走迟缓、头颅方大、龟背鸡胸、下肢成"O"或等"X"形弯曲、脊柱后突或侧弯、舌淡苔少等症状。

2.由脾虚气弱、肝木较旺引起的佝偻病主要表现为夜啼不安、容易受惊吓、甚至出现惊厥，患者同时伴随有头部汗多、面色少华、头发稀少、进食量少、坐立行走无力、囟门迟闭、长牙较晚、舌淡苔薄等症状。

3.由肺脾气虚引起的佝偻病主要表现为肌肉松软、身体虚胖、精神疲惫、四肢乏力，患者同时伴随有面色苍白多汗、头发稀少易脱落、进食量小、大便虚空、容易反复感冒等症状。

【主治方法】

1.由肺脾气虚引起的佝偻病，方取人参五味子汤加减。

2.由脾虚气弱、肝火较旺引起的佝偻病，方取益脾镇惊散加减。

3.由脾肾亏损引起的佝偻病，方取补天大造丸加减。

【单方验方】

1.大熟地13克，生龟板10克，蒸归身、川续断各6.5克，甘枸杞、菟丝子、山萸肉各6克，淮牛膝（盐水炒）5克，巴戟天4克，炙甘草、鹿角霜各3克，水煎服，用于治疗脾虚气弱引起的佝偻病。

2.牡蛎、龙骨各0.03克，龟板0.25克，黄芪、山楂各0.02克，大枣、太子参、珍珠母、鸡内金、白术、苍术、党参、茯苓、麦门冬、山药、佛手各0.01克，五味子、菖蒲、甘草各0.005克，以上所有共计0.25克，为6月龄小儿用量，研为粉末口服，治疗肺脾气虚引起的佝偻病。7～12月龄小儿以2倍量服用；1～2岁龄小儿服用3倍量；2～3岁小儿使用4倍量。

3.山药4~10克，熟地、炙龟板、炙鳖甲、党参、茯苓、鸡内金各3~9克，炙甘草3~5克，水煎服，治疗脾肾亏虚引起的佝偻病。

【口服中成药】

1.龙牡壮骨冲剂、玉屏风丸等用于治疗脾肺气虚引起的佝偻病。

2.龙牡壮骨冲剂、六味地黄丸等用于治疗脾肾亏虚引起的佝偻病。

肠道寄生虫病

寄生虫病是一种种类多、分布广、危害大的疾病，它指的是某些寄生虫寄生在人的身体中所引发的疾病。以蛔虫病、蛲虫病最为多见，其主要的感染人群是免疫力较低的儿童。

【症状】

蛔虫病主要表现为脐周阵发性疼痛，消化不良导致身体瘦削、发育缓慢，记忆力减退。

钩虫病主要表现为贫血、面色苍白中带黄，患者头晕眼花、四肢乏力。

【病因】

寄生虫病在治疗过程中以消灭寄生虫为主，根据虫种采用最有效的驱虫药物。

1.蛔虫：寄生于小肠的蛔虫常使腹中嘈杂、脐周腹痛时有发作、呈索状包块，患者常出现口吐清水、舌涎、面黄肌瘦、鼻孔发痒、梦中磨牙、面部现白色虫斑等症状。

2.钩虫：寄生于十二指肠和上段小肠的钩虫会使上腹有不适、隐痛感，面色萎黄、四肢无力、心慌气短、眼花耳鸣，患者面部、手掌及全身皮肤呈现出蜡黄色，有凹陷性水肿症状。

【主治方法】

1.蛔虫：在治疗中以雷丸、乌梅、鹤虱、使君子、川椒、槟榔片等驱虫药为基础，配合芒硝、大黄等泻下药物以排虫。

2.钩虫：在治疗中以青矾、厚朴、苍术、白矾等组成燥湿杀虫类方剂。

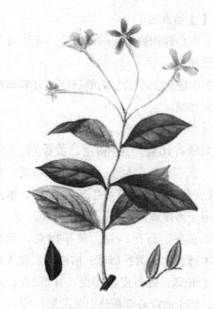

使君子

【口服中成药】

1.化虫丸、槟榔散、万应丸等用于治疗蛔虫类的寄生虫病。

2.钩虫丸等用于治疗钩虫类寄生虫病。

鹅口疮

鹅口疮又名雪口病、白念菌病，由真菌感染，是儿童口腔的一种常见疾病。在口腔黏膜表面形成白色斑膜，多见于婴幼儿。

【症状】

鹅口疮的临床症状主要表现为口腔及舌上遍布或散布白屑，犹如鹅口状，白如雪片。

【病因】

引发此病的主要原因有以下种：

1.由虚火上浮引起的鹅口疮主要表现为白屑散布口腔，周围红晕不明显，患者同时伴随有形体瘦削、手脚心发热、口干不渴、舌红苔少等症状。

2.由心脾积热引起的鹅口疮主要表现为白屑布满口腔、面赤唇红，患者同时伴随有烦躁多啼、口干渴、小便赤黄、大便干结、舌红苔薄等症状。

【主治方法】

1.由心脾积热引起的鹅口疮，方取清热泄脾散加减。

2.由虚火上浮引起的鹅口疮，方取知柏地黄丸加减。

【单方验方】

1.滑石10克，连翘8克，藿香7克（后下）、黄芩6克，木通、白豆蔻各5克，射干4克，薄荷（后下）3克，菖蒲3克，水煎服，用于治疗虚火上浮引起的鹅口疮。

2.玄参、石膏24克，黄芩18克，天花粉、木通、生地黄各15克，桔梗、焦栀子各12克，升麻、牡丹皮各10克，甘草3克，水煎服，用于治疗心脾积热引起的鹅口疮。

【口服中成药】

六味地黄丸等用于治疗久病体虚婴幼儿的鹅口疮。

麻疹

麻疹是儿童最常见的急性呼吸道传染病之一，其传染性很强，尤其多见于六月龄以上至5岁的小儿。它大多出现在冬春季节，但夏秋时节也有发作，具有很强的传染性。

【症状】

麻疹在临床上主要表现为发热咳嗽、泪水汪汪、鼻塞流涕等症状，患者同时还伴随有全身透发性红色疹点，早期还会出现口腔麻疹黏膜斑等。

【病因】

引发此病的主要原因有以下3种：

1.由邪陷心肝引起的麻疹主要表现为高烧不退、神志不清说胡话、疹点密集成片、呈紫暗色，患者伴随有舌头发红、舌苔黄糙等症状。

2.由热毒攻喉引起的麻疹主要表现为身体发热不退、咽喉肿痛、咳嗽声音重，咽喉中有痰响，吸气时感到困难。患者同时伴有

胸高肋陷、焦躁不安、面色发紫、舌红苔黄腻等症状。

3.由麻毒闭脉引起的麻疹主要表现为高烧烦热、咳嗽气短、鼻翼翕动、咽喉中有痰响、疹点呈暗紫色或隐没，患者同时伴随有面色青灰、唇口发绀、舌红苔黄等症状。

【主治方法】

4.由麻毒闭脉引起的麻疹，方取麻杏石甘汤加减。

5.由热毒攻喉引起的麻疹，方取清咽下痰汤加减。

6.由邪陷心肝引起的麻疹，方取清营汤加减。

【单方验方】

1.生地16克，银花、青连翘、淡豆豉、生栀子、鲜芦根各9克，板蓝根、桑叶各7.5克，桔梗、菊花各6克，荆芥穗、牛蒡子各4.5克，水煎服，用于麻疹治疗。有咽喉肿痛症状的患者，加马勃9克，杏仁泥6~9克，川贝7.5克，并服用安宫牛黄散；有神志发昏说话等症状的患者，加牛黄散；只出疹的患者，加滑石粉、木通各6克；出斑的患者加大青叶；麻疹不透的患者，以小红萝卜缨混合大麻子捣碎后擦拭身体。

2.枯黄芩、赤芍各9克，牛蒡子、荆芥穗、桔梗、前胡、青皮各6克，甘草、木通各3克，水煎服，用于麻疹初期、麻疹未全出时的治疗。有瘀证表现的患者，加大黄；有血热症状的患者，加生地，有瘀点粗大症状的患者，加蝉蜕、大黄；瘀点稠密的患者，加山楂、大黄；发疹颜色深红的患者，加生地、丹皮、玄参；发疹颜色暗红的患者，加生地、大黄、丹皮、玄参、生石膏；有心烦口渴症状的患者，加生石膏、大黄、花粉；四肢发冷的患者，加大黄、丹皮、生石膏；胡言乱语症状的患者，加大黄、生地、犀角、黄连、生石膏；出现痰迷神昏症状的患者，加黄连、川贝母、犀角、羚羊角

粉；咳嗽呼吸短促的患者，加生石膏、桑白皮、枳实、川贝母。

3.生荸荠、粟米心（先煎）30克，紫草、生麦芽各12克，垂丝柳、蒲公英各10克，牛蒡子、雪梨、葛根各9克，荆芥、升麻各5克，甘草3克，川红花1.5克，水煎服，用于麻疹发热期、出疹期的治疗。有风寒加重症状的患者，去川红花，加赤芍10克，藏红花各0.6~1.5克；有大便不通症状的患者，加火麻仁（打烂）12克或西秦艽（后下）10克，枳实8克；因正虚邪陷、出疹反复、气喘不安的患者，取花旗参（浸白糖水10分钟后，去表面污垢，切片）6~9克，另煎冲药服用。

4.黄连、大青叶、黄芩、紫地丁、蒲公英、板蓝根、栀子，水煎服，用于治疗肺炎重症的麻疹。

痄腮

痄腮多发于3~5岁的小儿，多在冬春季节流行于幼儿园或小学中较低年纪的群体中，如能得到及时有效治疗，会很快痊愈。

【症状】

痄腮在临床上主要表现为发热、耳部及下腮部肿胀疼痛。也有的会伴随有小腹或睾丸疼痛等。

【病因】

引发此病的主要原因有以下3种：

1.由邪陷心肝所导致的痄腮主要表现为高烧不退、神智发昏、贪睡、腮部肿痛，患者同时伴随有头痛、呕吐、舌红苔黄等症状。

2.由热毒蕴结所导致的痄腮主要表现为高烧不退、两腮肿痛、张口及拒绝困难、焦躁不安，患者同时伴随有口渴、头痛呕吐、咽喉红肿、食欲不振，尿少赤黄，舌红苔黄等症状。

3.由瘟毒作用于体表所导致痄腮主要表现

为轻微地发热恶寒，随即出现两侧同时或相继肿胀、疼痛，患者同时伴随有咽喉肿痛、咀嚼吞咽不便、头痛、舌红苔薄等症状。

【主治方法】

1.由瘟毒作用于体表所导致痄腮，方取柴胡葛根汤加减。

2.由热毒蕴结所导致的痄腮，方取普济消毒饮加减。

3.由邪陷心肝所导致的痄腮主，方取凉营清气汤加减。

【单方验方】

1.蒲公英、板蓝根、夏枯草各12克，银花、紫地丁、浙贝、牛蒡子（炒）、玄参各9克，制天虫6克，柴胡、薄荷各4.5克，升麻、蝉蜕各3克，（以上均为学龄儿童用药量）水煎服，用于治疗流行性痄腮。

2.生石膏30克，连翘15克，蝉蜕、牛蒡子、大青叶、生地、黄芩、板蓝根、玄参各10克，薄荷、马勃、桔梗、甘草各6克，水煎服，用于流行性痄腮的治疗。

3.大青叶、蒲公英、夏枯草、银花藤、车前草各30克，柴胡25克，连翘15克，升麻、黄芩各12克，薄荷、大力子各10克，水煎服，用于治疗温毒作用于体表所引起的痄腮。

【口服中成药】

1.五福化毒丸等用于治疗热毒蕴结引起的痄腮。

2.板蓝根冲剂等用于治疗瘟毒作用于体表而引起的痄腮。

水痘

水痘是一种急性发疹性时行疾病，也有被称为水疱、水疮或水花，主要在冬春两季发生在1~6岁龄的小儿身上。因为其强大的传染性，所以很容易引起流行，但痊愈后不会留下瘢痕，并能够获得终身免疫能力。

【症状】

水痘在临床上主要表现为发热，同时在皮肤黏膜上出现丘疹、疱疹、结痂等，呈现出红润或紫黯色。

【病因】

引发此病的主要原因有以下2种：

1.由风热轻证所引起的水痘主要表现为轻微发热、鼻塞流涕打喷嚏、发病后同时出现斑丘疹、疱疹、钾盖症状、疹呈红润色、疱浆清凉，稀疏分布在躯干上、舌苔薄白。

2.由热毒重证所引起的水痘主要表现为发热不退、焦躁不安、口渴想喝水，患者同时伴随有面红耳赤、水痘分布密集、红晕显著、疹呈紫黯色、疱浆为混浊状，小便赤黄、大便干结、舌红苔黄等症状。

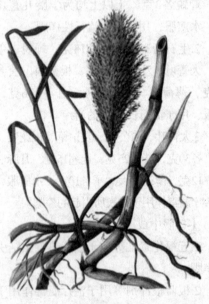

苇根

【主治方法】

1.由风热轻证所引起的水痘，方取大连翘汤加减。

2.由热毒重证所引起的水痘，方取清胃解毒汤加减。

【单方验方】

1.苇根9克，金银花、连翘、紫地丁各6克，桑叶、淡豆豉各5克，蝉蜕3克，山栀衣2克，薄荷1克，（以上为3岁龄儿童用量）水煎服，用于治疗初起的水痘。

2.大青叶、茵陈各6克，连翘、金银花、薄荷各4.5克，赤芍、生栀子各3克，水煎服，用于治疗早期的水痘。

3.银花、连翘、芦根、滑石各10克，蒲公英、紫地丁、各6克，黄芩5克，炒栀子、蝉蜕、木通、甘草各3克，薄荷2.4克，水煎服，用于治疗出痘期的水痘。

【口服中成药】

1.板蓝根冲剂、银翘解毒丸等用于治疗风热轻证引起的水痘。

2.牛黄解毒片等用于治疗热度重证引起的水痘。

百日咳

百日咳是多在冬末春初时节，发生在1～5岁龄小儿身上的一种急性呼吸道传染病。

【症状】

百日咳在初发时类似于感冒，随着会出现阵发性痉挛性咳嗽，在剧烈咳嗽的同时有鸡鸣般的吸气声，并伴有面部浮肿、舌头溃疡、眼睑膜出血等症状。

【病因】

引发此病的主要原因有以下种：

1.百日咳在初期主要表现为外感咳嗽，出现发烧、喷嘴、流涕、阵阵发作的咳嗽逐渐加重，并伴随有痰白清稀、舌苔薄白等症状。

2.百日咳在中期主要表现为痰热咳嗽，出现类如鸡鸣样吸气声，咳嗽时面红耳赤、弯腰曲背、涕泪横流，患者同时伴随有呕吐、眼睑浮肿、两眼发红，痰中带血，舌苔黄薄等症状。

3.百日咳在后期主要表现为肺脾两虚、咳嗽减轻、痉咳症状消失，患者同时伴随有痰稀少、气短怯、进食少、口渴咽燥、舌红少苔等症状。

【主治方法】

1.百日咳初期,方取小青龙汤加减。

2.百日咳中期,方取宗桑白皮汤加减。

3.百日咳在后期,方取人参五味子汤加减。

【单方验方】

1.黄荆子、车前子各10克,天竹子、白苏子各6克,六轴子1克,水煎服,用于治疗百日咳。有呕吐症状的患者,家姜竹茹6克;有痰中带血症状的患者,加仙鹤草10克,有流鼻血症状的患者,加鲜茅根10克,黑荆芥6克;有便秘症状的患者,加生大黄3克。

2.代赭石(先煎)30克,紫苑、杏仁、百部、半夏各10克,橘红6克,蜈蚣、甘草各3克,水煎服,用于治疗百日咳。有痰多气逆症状的患者,加制杷叶(包)、葶苈子各10克;有痰粘、咳嗽不痛快症状的患者,加麦冬10克、制胆星6克;有眼睛发红、流鼻血、咯血症状的患者,加白茅根12克、侧柏叶10克。

3.灵磁石(先煎)10~15克,百部、白芍、鹅不食草各6~9克,旋复花4~8克,大贝母、枇杷叶(蜜炙1包)3~6克,黄芩5克,蝉衣3~5克,水煎服,用于治疗百日咳。在咳嗽同时伴随呕吐痰涎等症状的患者,加半夏、陈皮;有口干想喝水、舌红苔少症状的患者,加南沙参、麦冬;舌苔黄腻的患者,加瓜蒌皮;咯血或鼻出血患者,加黛蛤散(包)、白茅花;痉挛性咳嗽剧烈的患者,加炙僵蚕、全蝎、蜈蚣或干地龙粉;有眼球结膜出血症状的患者,加桃仁、藕节、红花等。

4.桔梗、黄芩、瓜蒌、桑白皮各30克,百部、槟榔各12克,杏仁、半夏各10克,(不足1岁的儿童药量减半),水煎服,用于治疗百日咳。有鼻出血、咯血症状的患者,加栀子、白及各10克;有口唇发干、咽喉干燥,午后发热症状的患者,加玄参、麦冬、百合、天冬各10克。

【口服中成药】

1.羊胆丸等用于百日咳的初期治疗。

2.二冬膏等用于百日咳的恢复期治疗。

流行性乙型脑炎

流行性乙型脑炎是一种高致死率和高致残率的传染病,它多在盛夏的三伏天,发生在10岁以下的儿童身上,尤其多见于2~6岁的儿童。在近年,由于免疫计划的开展,预防接种的普遍,其发病率已得到明显的控制。

【症状】

流行性乙型脑炎主要表现为高热、抽搐和昏迷,其发病突然、变化迅速。

【病因】

引发此病的主要原因有以下3种:

1.由痰蒙清窍所引起的流行性乙型脑炎主要表现为意识不清、失语失聪、精神烦躁,患者同时伴随有吞咽困难、喉咙间有痰鸣、舌红苔黄等症状。

2.由邪在营血所引起的流行性乙型脑炎主要表现为发热、抽搐、昏迷,且起伏不定,多在早晨时较轻、晚上则较重,患者同时伴随有两眼上翻、瞳孔反应迟缓、牙关紧咬、脖子僵硬发直、四肢抽搐、大小便失禁、舌体僵硬、舌苔剥脱等症状。

3.由邪在卫气所引起的流行性乙型脑炎主要表现为突然性发热、微热风寒或发热但不感觉冷,患者同时伴随有头痛无汗或烧焊,口渴有喝水欲望,恶心呕吐、精神烦躁、贪睡、舌红苔薄白等症状。

【主治方法】

1.由邪在卫气所引起的流行性乙型脑炎,方取新加香薷饮合白虎汤加减。

2.由邪在营血所引起的流行性乙型脑炎,方取增液汤和犀角地黄汤加减。

4.由痰蒙清窍所引起的流行性乙型脑炎,方取苏合香丸或安宫牛黄丸加减。

【单方验方】

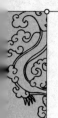

1.白马骨、地耳草各30克,白花蛇舌草、七叶一枝花各9克,水煎服,用于流行性乙型脑炎的急性期治疗。

2.生石膏各16克,银花15克,野菊花10克,藿香、佩兰、连翘、菖蒲、郁金、僵蚕、钩藤、全蝎各9克,蜈蚣1条,竹沥水30毫升,水煎服,用于治疗乙型脑炎。有抽搐症状的患者,加地龙9克;有痰多症状的患者,加天竺黄9克;有大便干结症状的患者,加瓜蒌15克。

3.牛筋草150克,菖蒲、连翘、生地、大青叶各50克,玄参、竹茹、紫草各25克,丹参20克,麦冬、郁金、天竺黄各15克,黄连、胆星各10克,羚羊角各2克,水煎服,用于治疗流行性乙型脑炎。

【口服中成药】

1.龙胆泻肝丸、礞石滚痰丸等用于治疗正虚邪恋、痰蒙清窍引起的流行性乙型脑炎。

2.牛黄清心丸、至宝丹、紫雪丹、安宫牛黄散等用于治疗邪在气营或邪在营血所引起的流行性乙型脑炎。

猩红热

猩红热是而儿童常见的一种急性外感热病,多发生在冬春两季,具有极强的传染性。

【症状】

猩红热的主要发烧、咽喉肿痛糜烂溃疡、皮肤上密布丹痧。

【病因】

引发此病的主要原因有以下3种:

【主治方法】

1.由温热时毒侵袭肺卫所引起的猩红热主要表现为恶寒发热、头痛咳嗽,患者同时伴随有口渴、咽喉肿痛糜烂、皮肤丹痧隐见等症状。

2.由时毒侵袭皮肤肺胃所引起的猩红热主要表现为初时发热怕冷,而后壮热、烦躁、口渴、咽喉肿痛溃疡,丹痧隐见于肌肤。

3.由热毒壅结所引起的猩红热主要表现为壮热、口渴想喝水、心情烦躁不安、咽喉肿痛米兰、丹痧显露于皮肤。

【主治方法】

1.由温热时毒侵袭肺卫所引起的猩红热,方取清咽汤加减。

2.由时毒侵袭皮肤肺胃所引起的猩红热,方取清咽豆豉汤。

3.由热毒壅结所引起的猩红热,方取余氏清心凉膈散。

【单方验方】

1.连翘、双花、芦根、玄参、寸冬、竹茹各15克,菊花、生地各20克,牛蒡子、黄芩、栀子各10克,水煎服,用于治疗瘟毒侵袭肺卫所引起的猩红热。

2.元参、生地各20克,金银花、蒲公英各16克,白芍13克,麦冬、丹皮、贝母桔梗各10克,甘草6克,水煎服,用于治疗时毒侵袭肺胃所引起的猩红热。

3.生石膏100克,玄参、天花粉各30克,射干、牛蒡子、浙贝母、青连翘、鲜芦根、粳米各15克,甘草4.5克,水煎服,用于治疗热毒壅结引起的猩红热。

【口服中成药】

一清胶囊、双黄连口服液、六神丸等用于治疗猩红热。

第八章 针灸疗法

针灸疗法具有应用广泛、操作简单、经济便捷的优点，是我国劳动人民几千年来同疾病做斗争的经验总结。针灸疗法在对我国医疗保健事业发挥重大作用的同时，还早早地走出了国门。在公元6世纪时，我国的针灸术被传到了朝鲜、日本等邻国，在16～17世纪交替时，针灸术被传到了欧洲，从此之后，针灸术真正地走上了国际医学的舞台。在现阶段，世界范围内使用和研究针灸术的国家有120个之多，我国特有的传统针灸医学发展成为了世界医学的重要组成部分。

第一节　针灸原理

针灸的概念和原理

针灸疗法是通过针刺和艾灸的方法来对经络脏腑气血进行调整的一种疾病治疗手段，对于保持人类的身体健康具有重大意义。

针灸医学的起源最早可追溯到我国的远古时代。当时居住在山洞中的原始社会人类，由于阴暗潮湿的居住环境，再加上时不时要与野兽进行搏斗，经常会发生流血受伤的事情，而在此时人们身上的痛楚或有可能会减轻。所以当人们身体上出现痛楚时，在祈祷以外，会自然而然地用手去揉按、锤击痛楚的地方或曾经因受伤出血而能够减轻痛苦的部位，以达到再次减轻痛苦的目的，甚至会用特制的楔形石块开叩击身体，或放血来增加疗效，从而创造除了使用砭石治疗的方法，这就是最初状态的针刺。后来随着人类经验的积累和生产工艺的创新，用于针刺的针具逐渐从石砭、骨针，发展到青铜针、铁针、金针、银针，一直到现代医学上普遍使用的不锈钢针。

灸的发明是在人类懂得用火以后的事情，人们发现身体上疼痛的部位在接受火的烘烤时会有一种舒适或缓解的感觉，从而认识到了灸在医学治疗上的使用，并通过不断的摸索发现，从使用各种树枝施灸发展到现在的艾灸。

针灸的功用

针灸的功用主要表现为疏通经络、调和阴阳和扶正祛邪三个方面。

疏通经络：通过疏通经络使瘀阻的经络变得通常，从而恢复其正常生理机能，是针灸最根本最直接的治疗作用。经络的主要生理功能是运行气血。当经络不通，气血受阻时会在临床上表现出麻木、疼痛、肿胀、瘀斑等病症，通过以合适的针刺手法对相应的腧穴进行针灸或以三棱针对穴道点刺出血可以使经络通畅，气血运行恢复正常。

调和阴阳：通过针灸可以使机体失衡的

561

阴阳状态恢复平衡，这是针灸治疗的终极目的，是通过经络阴阳属性、针刺手法和经穴配伍来完成的。

扶正祛邪：通过针灸治疗达到扶助机体正气和祛除病邪的目的。

第二节　人体各部常用穴位

人体各部的常用穴位按部分的不同，划分为头部常用穴、面部常用穴、胸腹部常用穴、背腰部常用穴、上肢常用穴、下肢常用穴。

头部常用穴的定位及主治

位于头部的针灸穴位主要有百会、上星、四神聪、翳明、安眠、健脑、供血、头维、角孙、翳风、率谷、风池。

百会

百会属督脉穴，位于头顶正中线上、两耳尖直上与督脉线的交点处（与前发际距离约5寸，与后发际距离约7寸）。主要治疗头晕头痛、失眠健忘、痴呆、精神病、抑郁病、低血压、高血压、昏迷休克、小儿脑瘫、胃下垂、子宫脱垂、脱肛等。

上星

上星属督脉穴，位于前发际正中1寸处。主要治疗头痛、鼻病、精神病、抑郁症等。

四神聪

四神聪属奇穴，位于百会穴上下左右各1寸处。主要治疗头晕头痛、失眠健忘、痴呆、精神病、抑郁病、低血压、高血压、昏迷休克、小儿脑瘫、胃下垂、子宫脱垂、脱肛等。

翳明

翳明属奇穴，位于颈部，耳垂后凹陷处向后1寸处。主要治疗近视、远视、青光眼、夜盲、白内障、视神经萎缩、头痛、耳鸣、眩晕、失眠、精神病等。

安眠

安眠属奇穴，位于翳风穴与风池穴连线的中点处。主要治疗精神病、失眠。

健脑

健脑属奇穴，位于风池穴下5分处。主要治疗头晕头痛、痴呆、健忘、脑萎缩等。

供血

供血属奇穴，位于风池穴下1寸处。主要治疗头晕头痛、痴呆、健忘、脑萎缩等。

头维

头维属胃经穴，位于额角直上发际内4寸处。主要治疗头痛、头晕眼花、两眼红肿胀痛等。

角孙

角孙属三焦经穴，位于侧头部、正对耳尖处。主要治疗偏头痛、眼睛红肿痛等。

翳风

翳风属三焦经穴，位于耳垂后凹陷处。主要治疗耳聋耳鸣、中耳炎、面瘫、面部神经痉挛、咽喉疼痛、呃逆等。

率谷

率谷属胆经穴，位于侧头部、耳尖（角孙穴）直上进入发际1.5寸、耳尖与顶骨结节连线之中点处。主要治疗偏头痛、眩晕、两眼红肿胀痛、耳聋耳鸣、腮腺炎及小儿惊风等。

风池

风池属胆经穴，位于后颈部，枕骨下方两侧凹陷中发际内1寸处。主要治疗头痛、落枕、感冒、近视、耳聋耳鸣、口腔咽喉病、鼻病等。

面部常用穴的定位及主治

面部常用穴有印堂、素髎、水沟、承浆、迎香、地仓、下关、四白、颊车、阳白、太阳、牵正、攒竹、丝竹空。

印堂

印堂属督脉穴，位于两眉头连线的中点。主要中医治疗头晕头痛、红眼病、近视眼、鼻窦炎、高血压、失眠、小儿惊风、小儿夜啼，同时还具有美容的功效。

素髎

素髎属督脉穴，位于鼻尖正中，主要治疗鼻病、哮喘、低血压、休克等。

水沟

水沟属督脉穴，通常也被称为人中，位于人中沟正中点。主要治疗昏迷、抽搐、癫狂、急性腰扭伤、小儿多动症等。

承浆

承浆属任脉穴，位于下巴颏唇沟正中凹陷处。主要治疗面瘫、口角流涎、下牙痛、小儿惊风、小儿夜啼。

迎香

迎香属大肠经穴，位于鼻翼处缘中点旁开5分的鼻唇沟中。主要治疗面瘫、面痒、面肿、各种鼻病，同时具有美容的功效。

地仓

地仓属胃经穴，位于口角旁开4~5分处。主要治疗面瘫、牙痛、口角流涎，同时具有美容的功效。

下关

下关属胃经穴，位于面部颧骨弓（颧骨到耳前的拱形横骨）下的凹陷中。主要治疗面瘫、牙痛、牙关紧咬、下颌关节炎、耳聋耳鸣、中耳炎等。

四白

四白属胃经穴，位于瞳孔直下1寸处。主要治疗眼皮跳动、近视、面瘫、面痉挛，同时具有美容功效。

颊车

颊车属胃经穴，位于下颌角前上方1寸处，是咬牙时肌肉隆起的最高点。主要用于治疗面瘫、牙痛、牙关紧咬、下颌关节炎，同时具有美容功效，还可用灯火灸此穴治疗腮腺炎。

阳白

阳白属胆经穴，位于眉毛的正中点直上

1寸处。主要治疗面瘫、眼病、正头疼，同时具有美容功效。

太阳

太阳属奇穴，位于眉梢与外眼角连线中点后1寸左右的凹陷中。主要治疗偏头痛、头晕、面瘫、眼病等。

牵正

牵正属奇穴，位于耳垂与面颊交界线前0.5~1寸处。主要治疗面瘫，并具有美容功效。

攒竹

攒竹属膀胱经穴，位于眉头处。主要治疗近视、红眼病、眉棱骨疼痛、呃逆、面瘫、腰疼等。

丝竹空

丝竹空属三焦经穴，位于眉尾处。主要治疗近视、红眼病、眉棱骨疼痛、面瘫等。

✳ 胸腹部常用穴的定位及主治 ✳

胸腹部的常用穴位有天突、膻中、中脘、神阙、关元、气海、中极、天枢、大横、期门。

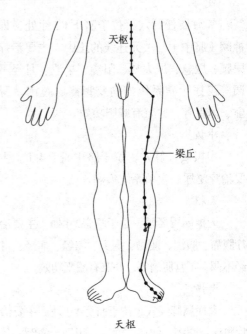

天枢

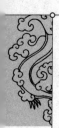

天突

天突属任脉穴，位于颈下正中、胸骨柄上窝中。主要治疗哮喘、咳嗽、胸闷、胸痛、呃逆、吞咽不利、咽喉肿痛等。

膻中

膻中穴属任脉穴，位于两乳头连线的正中位置（女子平第四肋间隙）。主要治疗咳嗽、胸闷、胸痛、哮喘、呃逆、乳腺炎、产后少乳等，并兼有丰乳作用。

中脘

中脘属任脉穴，位于脐中直上4寸处。主要治疗呕吐、呃逆、胃痛、腹痛、腹泻、便秘、痢疾，并兼有减肥功效。

神阙

神阙属任脉穴，又称为脐中，顾名思义位于肚脐正中。主要治疗寒性呕吐、胃痛、腹痛、腹泻、休克、痢疾、皮肤瘙痒等。

关元

关元属任脉穴，位于神阙（脐中）直下3寸处。主要治疗尿频、尿急、尿失禁、阳痿、早泄、月经不调等泌尿、生殖系统疾病及腹痛、腹泻、肾虚、休克等，并兼有减肥功效。

气海

气海属任脉穴，位于脐下1.5寸处，即神阙（脐中）与关元连线的正中。主要治疗尿频、尿急、尿失禁、阳痿、早泄、月经不调等泌尿生殖系统疾病及腹痛、腹泻、肾虚、休克等，并兼有减肥功效。

中极

中极属任脉穴，位于脐中直下4寸。主要治疗泌尿、生殖系统疾病。

天枢

天枢属胃经学，位于脐旁2寸处。主要治疗腹痛、腹泻、便秘、痢疾、闭经、痛经、月经不调、子宫肌瘤等，并兼有减肥功效。

大横

大横属脾经穴，位于脐旁4寸处。主要治疗腹痛、腹泻、便秘、痢疾、闭经、痛经、月经不调、子宫肌瘤等，并兼有减肥功效。

期门

期门属肝经穴，位于乳头直下2个肋间隙（即第6肋间）处。主要治疗肋痛、肝胆病，肝气郁结、犯胃所引起的胸闷、恶心、呕吐、呃逆、胃痛、反酸、月经不调、痛经等。

❋ 背腰部常用穴的定位及主治 ❋

背腰部常用穴有大椎、身柱、至阳、命门、腰阳关、定喘、痞根、腰眼、夹脊穴、肩井、风门、肺俞、厥阴俞、膏肓、膈俞、肝俞、胆俞、脾俞、胃俞、三焦俞、肾俞、天宗。

大椎

大椎属督脉穴，位于肩背正中最高骨头（第七颈椎）下方的凹陷中。主要治疗颈椎病、落枕、发热、伤风感冒、疟疾、哮喘、癫狂、抽搐、高血压病等。

身柱

身柱属督脉穴，位于第3胸椎下凹陷中，平肩胛冈脊柱端。主要治疗哮喘、咳嗽、伤风感冒、肩背疼痛、脊柱疼痛等，并兼有促进小儿身体发育、强身健体的功效。

至阳

至阳属督脉穴，位于第7胸椎下凹陷中，平肩胛下角。主要治疗咳嗽、胸背疼痛、胃病、肝胆病等。

命门

命门属督脉穴，位于第2腰椎下凹陷中（约平肋弓下缘）。主要治疗腰痛、肾虚、耳聋耳鸣、遗精、遗尿、闭经、阳痿、月经不调、白带、畏寒、五更腹泻、下肢瘫痪，并兼有强肾保健、延年益寿的功效。

腰阳关

腰阳关属督脉穴，位于第4腰椎下凹陷中（平髂嵴）。主要治疗坐骨神经痛、各种腰痛、下肢瘫痪。

定喘

定喘属奇穴，位于大椎穴旁开0.5~1寸处。主要治疗肩背疼痛、哮喘、咳嗽、感冒等。

痞根

痞根属奇穴，位于第1腰椎下旁开3.5寸，即三焦俞旁开2寸处。主要治疗疙瘩、囊肿、肿块、肿瘤等各种体内外痞块。

腰眼

腰眼属奇穴，位于腰阳关旁开3~4寸的凹陷中。主要治疗各种腰痛。

夹脊

夹脊穴属奇穴，位于颈部第3颈椎到第5腰椎旁开5分。主要治疗与颈椎、胸椎、腰椎相关的椎体病变。

肩井

肩井属胆经穴，位于大椎穴与肩峰连线中点处。主要治疗落枕、肩背疼痛、两眼发红肿痛、乳腺炎、高血压病等。

风门

风门属膀胱经穴，位于第2胸椎下旁开1.5寸（后正中线与肩胛骨内缘垂直线的中点）处。主要治疗咳嗽、哮喘、伤风感冒、肩背疼痛、皮肤瘙痒等。

肺俞

肺俞属膀胱经穴，位于第3胸椎下旁开1.5寸处。主要治疗鼻病、感冒、咳嗽、咯血、盗汗、肺结核、皮肤病、肩背疼痛等。

厥阴俞

厥阴俞属膀胱经穴，位于第4胸椎下旁开1.5寸处。主要治疗胸背疼痛、胸闷、心悸、心烦、心绞痛、冠心病、心跳过速、心律失常、失眠多梦、贪睡健忘、发癫发狂等。

膏肓

膏肓属膀胱经穴，位于第4胸椎下旁开3寸（心俞穴旁开1.5寸，贴近肩胛骨内缘）处。主要治疗伤风感冒、背痛、哮喘咳嗽、咯血、肺结核、贫血、白细胞减少、病愈后体弱等。

心俞

心俞属膀胱经穴，位于第5胸椎下旁开1.5寸。主要治疗胸背疼痛、胸闷、心悸、心烦、心绞痛、冠心病、心跳过速、心律失常、失眠多梦、贪睡健忘、发癫发狂等。

膈俞

膈俞属膀胱经穴，位于第7胸椎下旁开1.5寸。主要治疗胸闷背痛、咳嗽、气喘、呃逆、皮肤瘙痒及贫血、瘀血、各种慢性出血等诸血症。

肝俞

肝俞属膀胱经穴，位于第9胸椎下旁开1.5寸。主要治疗背痛、眼病、肝胆病、贫血、白细胞减少等。

胆俞

胆俞属膀胱经穴，位于第10胸椎下旁开1.5寸。主要治疗背痛、肝胆病。

脾俞

脾俞属膀胱经穴，位于第11胸椎下旁开1.5寸。主要治疗背痛、胃下垂、慢性胃痛、消化不良、腹胀腹泻、水肿、月经过多、功能性子宫出血、贫血、白细胞减少、子宫脱垂、脱肛等。

胃俞

胃俞属膀胱经穴，位于第12胸椎下旁开1.5寸。主要治疗背痛、胃下垂、慢性胃痛、消化不良、腹胀腹泻、水肿、月经过多、功能性子宫出血、贫血、白细胞减少、子宫脱垂、脱肛等。

三焦俞

三焦俞属膀胱经穴，位于第1腰椎下旁开1.5寸。主要治疗背痛、胃下垂、慢性胃痛、消化不良、腹胀腹泻、水肿、月经过多、功能性子宫出血、贫血、白细胞减少、子宫脱垂、脱肛等。

肾俞

肾俞属膀胱经穴，位于命门穴旁开1.5寸。主要治疗肾虚腰痛、耳鸣耳聋、遗尿、遗精、阳痿、白带、月经不调、畏寒、五更腹泻、下肢瘫痪，并兼有强肾保健、延年益

寿的功效。

志室

志室属膀胱经穴，位于命门穴旁开3寸。主要治疗肾虚腰痛、耳鸣耳聋、遗尿、遗精、阳痿、白带、月经不调、畏寒、五更腹泻、下肢瘫痪，并兼有强肾保健、延年益寿的功效。

天宗

天宗属小肠经穴，位于肩胛骨正中央。主要治疗肩背疼痛、双眼发红肿痛、乳腺炎等。

上肢常用穴的定位及主治

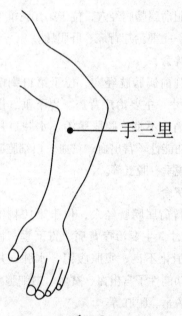

手三里

手三里

上肢常用的穴位有肩髃、曲池、手三里、阳溪、合谷、肩髎、阳池、外关、支沟、肩前、治瘫穴、甜美、落枕、四缝、八邪、腰痛点、肩贞、小海、后溪、尺泽、孔最、太渊、列缺、少商、曲泽、大陵、郄门、内关、间使、中冲、少海、神门、通里、阴郄。

肩髃

肩髃属大肠经穴，位于上臂平举抬肩时的肩峰前下凹陷中。主要治疗上肢瘫痪及各类肩关节类病症。

曲池

曲池属大肠经穴，位于最大程度屈肘时，肘横纹外端（拇指侧）尽头处。主要治疗肘关节病、上肢疼痛或瘫痪麻痹、面瘫、热病、迎风流泪、呃逆、腹痛腹泻、痢疾、便秘、皮肤瘙痒、高血压等，并兼有减肥、美容功效。

手三里

手三里属大肠经穴，位于曲池穴下2寸。主要治疗肘臂疼痛、上肢萎软无力、瘫痪、面瘫及急性腰扭伤。

阳溪

阳溪属大肠经穴，位于腕背横纹拇指侧凹陷中。主要治疗腕关节病、上肢外侧前缘麻疼、上牙疼痛、头痛、两眼发红肿痛、面瘫等。

合谷

合谷属大肠经穴，位于手背1、2掌骨之间（虎口）略靠第2掌骨中点。主要治疗手背红肿、上肢麻痛瘫痪、感冒发烧、疼痛、头面及五官疾病、下牙痛、咽喉肿痛、失音、癔症、癫狂、昏迷抽搐、小儿惊风、胃痛、腹痛腹泻、便秘、痛经、难产等，并兼有减肥和美容效果。

肩髎

肩髎属三焦经穴，位于上臂平举抬肩时肩上出现的后一个凹陷（约肩髃后1寸处）。主要治疗上肢瘫痪及各类肩关节病症。

阳池

阳池属三焦经穴，位于腕背横纹（手背和下臂的交界处）中点。主要治疗腕关节疾病、耳鸣、水肿、偏头痛、腹泻、便秘等。

外关

外关属三焦经穴，位于腕背横纹中点（阳池）直上2寸处。主要治疗腕关节病、上肢酸软无力、上肢瘫痪、偏头痛、感冒发热、耳鸣耳聋、胸肋疼痛等。

支沟

支沟属三焦经穴，位于外关穴上1寸处。主要治疗上肢酸软无力、上肢瘫痪、耳聋耳鸣、偏头痛、便秘、熊类疼痛。

肩前

又称为肩内陵，属奇穴，位于腋前纹头上1寸。主要治疗上肢瘫痪及各类肩关节病症。

治瘫

治瘫穴属奇穴，位于上臂外侧，三头肌正中点。主要治疗肌肉萎缩、上肢瘫痪。

甜美

甜美属奇穴，位于列缺与阳溪连线的中点处。对于戒烟有特殊功效。

落枕

落枕又称外劳宫，属奇穴，位于握拳时，第2、3指掌关节结合部后1寸处。主要治疗落枕、急性腰扭伤。

四缝

四缝属奇穴，位于拇指外其余四指掌面近心端横纹中点处，每只手有四个穴位。主要治疗百日咳、哮喘、小儿消化不良、虫症等。

八邪

八邪属奇穴，位于手背五指指缝纹头端，每只手4个穴位。主要治疗关节麻木、红肿疼痛。

腰痛点

又被称为精灵或威灵，属奇穴，位于手背正中央水平线的第2、3掌骨之间和第4、5掌骨之间，共两处。主要治疗落枕、腰扭伤。

肩贞

肩贞属小肠经穴，位于腋后纹头上1寸。主要治疗上肢瘫痪及各类肩关节病症。

小海

小海属小肠经穴，位于肘关节小指侧，肱骨内侧髁与尺骨鹰嘴之间的凹陷中。主要治疗尺神经麻痹、肘关节病变。

后溪

后溪属小肠经穴，位于握拳时，第5指掌关节后纹头端。主要治疗手指疼痛麻木、

中风瘫痪、面瘫、痉挛、落枕、颈椎病、癫狂、疟疾、急性腰扭伤。

尺泽

尺泽属肺经穴，位于肘横纹上，大筋（肱二头肌腱）拇指侧。主要治疗哮喘、咯血、咽喉疼痛、中暑、急性肠胃炎、上吐下泻、肘关节病等。

孔最

孔最属肺经穴，位于肘横纹大筋外尺泽穴直下5寸。主要治疗前臂疼痛、咯血、哮喘、咽喉肿痛、急性咳嗽、痔疮出血。

太渊

太渊属肺经穴，位于掌面腕横纹拇指侧凹陷中。主要治疗哮喘、咳嗽、咯血、肺气肿、老年慢性支气管炎、心律失常、心动过速/缓、脉管炎。

列缺

列缺属肺经穴，位于腕背横纹拇指侧上1.5寸处，即两虎口自然平直交叉，食指尖所抵达的位置。主要治疗腕关节疼痛、感冒头痛、哮喘咳嗽、咽喉部、落枕、遗尿或尿闭。

少商

少商属肺经穴，位于拇指内侧（掌心向后位）指甲角旁开1分。主要治疗中暑、高热昏迷、癫狂、咽喉肿痛、失音。

曲泽

曲泽属心包经穴，位于肘横纹上，大筋小指侧。主要治疗肘关节病、心烦、心慌、急性肺炎、中暑。

大陵

大陵属心包经穴，位于掌面腕横纹中点处。主要治疗腕关节疾病、心痛、胃痛、口臭和癫狂。

郄门

郄门属心包经穴，位于掌面腕横纹中点（大陵穴）直上5寸，两筋（掌长肌腱、桡侧曲腕肌腱）之间。主要治疗前臂疼痛、胸闷胸痛、心烦、心悸、心绞痛、冠心病、癫狂。

内关

内关属心包经穴，位于掌面腕横纹中点（大陵穴）直上2寸，两筋（掌长肌腱、桡侧曲腕肌腱）之间。主要治疗胸闷疼痛、心脏病、失眠、高/低血压病、恶心呕吐、呃逆、胃痛、腹痛腹泻、咽喉肿痛等。

间使

间使属心包经穴，位于内关穴上1寸，两筋（掌长肌腱、桡侧曲腕肌腱）之间。主要治疗胸闷胸痛、心烦、心悸、心痛、咽喉肿痛、胃痛、疟疾、癫狂等。

中冲

中冲属心包经穴，位于中指顶端。主要治疗中暑、高热昏迷、癫狂、咽喉肿痛、失音。

少海

少海属心经穴，位于尽量屈肘时，肘横纹内端（小指侧）尽头处。主要治疗心烦心痛、肘关节病变。

神门

神门属心经穴，位于掌面腕横纹小指侧凹陷中。主要治疗心脏疾病、失眠多梦、神志不清。

通里

通里属心经穴，位于神门穴上1寸处。主要治疗心脏病、咽喉肿痛、口舌生疮、失声。

阴郄

阴郄属心经穴，位于神门穴上5分处。主要治疗前臂疼痛、胸闷胸痛、心绞痛、冠心病、心悸、心烦、癫狂。

* 下肢常用穴的定位及主治 *

下肢的常用穴位有环跳、风市、阳陵泉、胆囊穴、光明、悬钟、丘墟、足临泣、伏兔、梁丘、中平、阑尾、上巨虚、下巨虚、丰隆、解溪、内庭、殷门、委中、承山、昆仑、申脉、至阴、膝眼、胫上、八风、血海、阴陵泉、地机、三阴交、公孙、隐白、太溪、复溜、照海、涌泉、太冲、行间、大敦、足三里。

环跳

环跳属胆经穴，位于臀部股骨大转子高点与臀沟骶管裂孔连线处的1/3与2/3的交点处。主要治疗坐骨神经痛、肌肉萎缩、下肢瘫痪。

风市

风市属胆经穴，位于大腿外侧正中线上膝上7寸处。主要治疗大腿外侧疼痛、麻木、下肢瘫痪、坐骨神经痛。

阳陵泉

阳陵泉属胆经穴，位于膝关节外下方，腓骨小头前下方凹陷中。主要治疗膝关节病、下肢痛麻、抽搐瘫痪、肋间神经痛、肝胆病、心绞痛、肠胃痉挛疼痛、泌尿系统绞痛、各种扭伤。

胆囊穴

胆囊穴属胆经穴，位于阳陵泉穴下2~3寸的压痛点。主要治疗胆囊炎等肝胆疾病、下肢外侧疼痛。

光明

光明属胆经穴，位于外踝高点直上5寸处。主要治疗小腿痛麻、各种眼病、乳胀。

悬钟

悬钟又称绝骨，属胆经穴，位于外踝高点直上3寸，腓骨前缘。主要治疗踝关节病、下肢萎软瘫痪、耳鸣、偏头痛、贫血、落枕、痴呆、健忘、大脑发育不全等。

丘墟

丘墟属胆经穴，位于外踝前下方凹陷中。主要治疗踝关节、偏头痛、耳鸣耳聋、胸肋疼痛、肝胆病。

足临泣

足临泣属胆经穴，位于足背第4、5趾关节结合部前方凹陷中，趾缝后约2寸。主要治疗足背肿痛、偏头痛、胸肋疼痛、乳房胀痛、坐骨神经痛、耳鸣耳聋。

伏兔

下篇·临证诊治

伏兔属胃经穴，位于大腿前面，膝关节髌骨外上缘上6寸处。主要治疗大腿麻木、疼痛、坐骨神经痛、腰背疼痛、下肢瘫痪。

梁丘

梁丘属胃经穴，位于膝关节髌骨外上缘上2寸处。主要治疗膝关节病、急性乳腺炎、急性胃痛。

中平

中平属胃经穴，位于外膝眼直下4寸的左右压痛点处。主要治疗肩周炎、肩关节病。

阑尾

阑尾属胃经穴，位于足三里穴直下2寸左右的压痛点。主要治疗单纯急性阑尾炎、腹痛腹泻、痢疾、便秘、下肢萎软瘫痪。

上巨虚

上巨虚属胃经穴，位于足三里穴直下3寸处。主要治疗下肢痛麻、萎软无力、瘫痪失用、大肠病变引起的消化系统疾病。

下巨虚

下巨虚属胃经穴，位于足三里穴直下6寸处。主要治疗下肢痛麻、萎软无力、瘫痪失用、小肠病变引起的消化系统疾病。

丰隆

丰隆属胃经穴，位于外膝眼与外踝连线的中点。主要治疗下肢痛麻、瘫痪、眩晕头重、痰多咳喘、高血压、高血脂、癫狂、癔症、便秘等，此外丰隆还是全身减肥的要穴。

解溪

解溪属胃经穴，位于足背与小腿交界处、踝关节正中点。主要治疗足背与踝关节肿痛、前额疼痛、上牙痛、足下垂。

内庭

内庭属胃经穴，位于足背第2、3趾缝纹头端。主要治疗足背肿痛、胃痛、前额疼痛、上牙疼痛、咽喉肿痛、糖尿病、便秘、面瘫、全身发热，并且也是减肥的要穴。

殷门

殷门属膀胱经穴，位于大腿后面正中线上，膝弯上8寸处。主要治疗大腿麻木疼痛、腰背疼痛、坐骨神经痛、下肢瘫痪。

委中

委中属膀胱经穴，位于膝弯正中处。主要治疗膝关节病、中暑、急性肠胃炎、腰背疼痛、坐骨神经痛、下肢疼痛。

承山

承山属膀胱经穴，位于小腿肚腓肠肌人字纹下方。主要治疗小腿抽筋疼痛、痔疮、便秘、脱肛、坐骨神经痛。

昆仑

昆仑属膀胱经穴，位于外踝高点与跟腱连线的中点处。主要治疗踝关节病、下肢痛麻瘫痪、头颈腰背疼痛、落枕、难产、胞衣不下等。

申脉

申脉属膀胱经穴，位于外踝下方凹陷中。主要治疗踝关节病、下肢痉挛疼痛、头颈腰背疼痛、坐骨神经痛、面瘫、痉挛、失眠、白天发作的癫痫等。

至阴

至阴属膀胱经穴，位于足小趾外侧趾甲角旁开1分。主要治疗难产、胎位不正、胞衣不下。

膝眼

膝眼属奇穴，位于屈膝时，膝关节髌骨下方髌韧带两侧凹陷中，其中外膝眼又被称作犊鼻，属胃经穴。主要治疗各种膝关节病。

胫上

胫上又叫脑清，属奇穴，位于解溪穴上3寸。主要治疗小腿痛麻、头晕头痛、记忆力下降、足下垂。

八风

八风属奇穴，位于足背4个趾缝纹头端（含内庭、行间穴）。主要治疗足背肿痛麻木、脚气病。

血海

血海属脾经穴，位于膝关节髌骨内上

中医
自学百日通

下篇·临证诊治

缘上2寸处，即两人相对站立时，虎口向上左/右掌心放在对方的右/左髌骨上后，拇指端所能抵达的地方。主要治疗膝关节病、虫症、皮肤瘙痒、妇科病、多种血症。

阴陵泉

阴陵泉属脾经穴，位于膝关节内下方高骨下凹陷中。主要治疗膝关节病、痢疾、腹胀、黄疸、泌尿系统感染、膀胱炎、水肿、白带等。

地机

地机属脾经穴，位于阴陵泉下3寸处。主要治疗小腿内侧麻木疼痛、下肢萎软瘫痪、月经不调、痛经、功能性子宫出血。

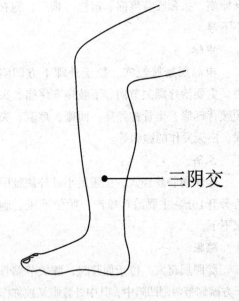

三阴交

三阴交

三阴交属脾经穴，位于内踝高点直上3寸。主要治疗踝关节病、下肢痛麻、萎软瘫痪、肠鸣、腹泻腹胀、遗精、遗尿、水肿、疝气、阳痿、月经不调、白带、痛经、闭经、不育不孕、失眠、贫血、高/低血压、糖尿病、低血糖、皮肤瘙痒，并兼有强身健体、益寿延年的功效。

公孙

公孙属脾经穴，位于第1趾趾关节后陷中向后约1~1.5寸。主要治疗足趾内侧痛、胃痛、腹痛、呕吐、肠鸣、腹胀腹泻、痛经、白带、月经不调。

隐白

隐白属脾经穴，位于大趾内侧趾甲角旁开1分。主要治疗高热昏迷、抽风癫狂、腹胀、月经过多、功能性子宫出血。

太溪

太溪属肾经穴，位于内踝高点与跟腱连线中点。主要治疗踝关节病、下肢寒凉、足跟痛、耳聋耳鸣、口燥咽干、虚火牙痛、遗尿、失眠、遗精、阳痿、月经不调等。

复溜

复溜属肾经穴，位于太溪穴直上2寸。主要治疗踝关节病、下肢寒凉、足跟痛、耳聋耳鸣、口燥咽干、虚火牙痛、遗尿、失眠、遗精、阳痿、月经不调等。

照海

照海属肾经穴，位于内踝下方凹陷中。主要治疗踝关节病、月经不调、子宫脱垂、咽喉干燥疼痛、便秘、夜间发作的癫痫。

涌泉

涌泉属肾经穴，位于足趾以外的足底前1/3与后2/3的交点。主要治疗足底疼痛、足心发热、头顶痛、咽喉干燥疼痛、虚火牙痛、失眠盗汗、虚喘、癫狂、癔症、昏迷、高血压等。

太冲

太冲属肝经穴，位于足背1、2趾趾关节结合部前方凹陷中，趾缝后约2寸处。主要治疗足背肿痛、下肢瘫痪、行走困难、肝胆病、肋痛疝气、月经不调、功能性子宫出血、阴痒、头顶痛、眩晕、高血压、红眼病、面瘫、痉挛、风湿疼痛、抽搐、癫狂、昏迷。

行间

行间属肝经穴，位于足背1、2趾缝纹头端。主要治疗足背肿痛、肋痛、疝气、月经不调、功能性子宫出血、阴痒、头顶痛、眩

570

晕、高血压、红眼病、抽风。

大敦

大敦属肝经穴，位于足拇指外侧趾甲旁开1分。主要治疗高热昏迷、抽风癫狂、疝气、阴痒、月经不调、功能性子宫出血。

足三里

位于外膝眼直下3寸，胫骨前崤外开1中指宽。主要治疗膝关节病、下肢痛麻、萎软无力、瘫痪、消化系统疾病、黄疸、贫血、高/低血压病、遗尿、糖尿病等，并兼有强身健体、益寿延年的功效。

❋ 取穴的方法 ❋

遍布在十四处经脉上的361个穴位，是穴位的主要组成部分。十四经之外的穴位一般被称作经外奇穴，临床中依据疾病的压痛点而定位的针灸穴位则被称作为阿是穴。

对于具有明确定位的穴位，其位置确定的正确与否关乎着疗效的有无高低，所以在临床施治中必须要准确地把握取穴的方法。一般情况下，常用的取穴方法主要有骨度法、指量法、自然标记取穴法。

骨度法

骨度法也被称为折量法，指的是无论人的大小、高矮、胖瘦，依据其不同部位规定划分为若干等分，每等位称一寸。如上腹部正中线由剑突下到脐作间的距离共分为8等分，也就是8寸。

指量法

指量法也被称为手指同身寸法，指的是以患者的手指作为取穴标准的方法。当施术者的手指与患者相仿时，也可以施术者的手指来作为测量标准。常用的指量法有中指同身寸、拇指同身寸、一夫法。指量法操作简单快捷，但较骨量法准确度差一些。

以微曲的中指中节两端横纹头间距离作为1寸的方法，被称作中指同身寸；以拇指第一节的宽度作为1寸的方法，被称作拇指同身寸；以手掌张开四指并拢，拇指外其余四指中节处的总宽度定为3寸，作为一夫的方法，被称作一夫法。

自然标志取穴法

指的是以人体体表的解剖标准作为取穴依据的方法。如头部的五官眉发，背部的颈椎棘突、肩胛、肋间、髂崤；胸腹部的胸骨、乳头、浮肋、脐孔、耻骨联合；四肢的骨踝、关节、肌腱、皮纹。

第三节 针法

❋ 针具和练针 ❋

一、关于针具

在临床上常用的针具为合金钢制成的毫针或三棱针。

毫针

根据其粗细长短的不同，毫针有多种规格型号。根据其粗细不同，区分为26、28、30、32等号数，分别对应直径为0.45、0.38、0.32、0.28毫米的针具；另外根据长短的不同，毫针有0.5、1.5、2.0、3.0、4.0等寸数的区分，分别对应毫针15毫米、40毫米、50毫米、75毫米、100毫米的长度。一般针灸常取用30号针，在眼区穴位施针时多选32号针，如果在操作过程中需要点刺出血或较强刺激时需选用26或28号针。而针身长度的选取在需要根据穴位所在位置筋肉厚薄和操作手法的不同而灵活选用。

三棱针

针尖尖锐、针体呈三角棱形，且三面均开锋利刃口的三棱针主要应用于放血和挑治。

不管是那种针，在使用后要注意维修与贮存，对于那些有弯曲或针尖带钩的要及时进行修理，并注意针的防锈。

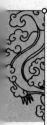
二、关于练针

为避免在针刺过程中，因为指力不足或手法的生疏，而给患者带来痛苦，导致进针困难而影响治疗效果，所以必须进行练针。

练针的方法是选用草纸折叠成板寸厚度的纸垫，也可以垫2~3厘米厚度的棉花在纸垫中间，然后将纸垫用线扎成井字形，按照各种进针的要求及施术的手法来进行反复练习。

针刺之前的准备

在进行针刺之前应做好如下准备：

1.体位选择

在进针之前，要根据施术穴位的不同而给患者选择不同的体位。选择体位的原则是使患者感到舒适，身体移动较少，穴位暴露；在条件允许的前提下，为避免晕针，尽可能地采取卧位。

2.穴位选定

针对病情的不同，准确地选择穴位，并进行适当地配穴。

3.选针

根据穴位的深浅和手法的要求选择粗细长短适宜的针，并认真检查针体腐蚀与否、有无裂纹、是否弯曲、针尖是否有钩等，力求避免针刺时的断针情况。

4.消毒

为避免发生感染，对针具、穴位近处皮肤和施术者的手指按常规方法进行消毒处理。

针刺手法

基本的针刺手法主要有捻转、提插、震颤、刮针。

捻针

刺针到一定深度时，以右手拇指、食指、中指捏住针柄进行转动。当捻转的幅度较大、速度较快时，会有较强烈的针感；反之，当捻转幅度较小、速度较慢时，针感相对就虚弱一些。需要注意的是，一旦肌肉纤维缠绕住针体时，捻转就会引起滞针和疼痛感，这时候应避免强行捻转，可在稍停片刻之后，向相反方向捻转以出针。

提插

提插包含着进针和提针两个动作，进针称为插，出针称为提。当刺针到一定的深度时，以右手拇指、食指和中指捏住针柄，反复地上提下插针体。需要注意的是提插的深度要适当，且用力均匀，以避免弄弯针体，在内脏和大血管、神经附近施针时尤其要慎重，以免发生刺伤。

在现实中，捻针和提插常结合在一起使用。

震颤

以右手拇指、食指捏住针柄进行的小幅度、快频率的提插动作，被称作震颤。

刮针

刮针有两种不同的手法。其一是以右手的拇指、食指轻轻地捏住针柄，自下而上做出螺旋形的动作，使针体颤动轻微，但不会将针提出；其二是以一只手的拇指轻轻地压在针柄的顶端，另一只手的拇指或食指、中指的指甲对针柄进行上下刮动。这两种手法都是在出现针感以后才能使用的，它们的刺激相对比较平和，且能够使针感得到扩散。

针刺的感应、刺激强度和针刺时机

针刺的感应也被称为"得气"，主要有酸、胀、麻、重和电麻样感等，同时施术者会有下针沉紧的感觉。只有当针刺的刺激达到一定的强度时才能得气，一般认为得气迅速的情况，针感放散较好，疗效也就相对较好。当进针后患者没有感觉，而施术者下针有虚滑感觉的情况，称为不得气。不得气的原因可能是穴位不准、刺针有偏差，这时候如果对针刺方向和深浅进行改变，并施以捻转提插后，一般都可以得气；对于反应迟缓、身体虚弱的病人，在留针片刻后，再施以捻转提插的情况，被称为候气。

对不同的穴位进行针刺时，会有不同的感应。如头额部穴位的感应多为局部肿感；肌肉厚实处的穴位感应以酸感为主；四肢末端及人中沟等处的感应多为痛感，当刺中神经时会出现麻电样的感觉并向远端放射。熟练掌握针刺感应对于提高针刺疗效有积极的作用。

只有当针刺的感应达到一定的强度时才能起到治疗作用，而这种刺激强度可以从针感的轻重上直观地反映出来。不同的疾病、穴位和体质在针刺时有不同的反应，在对刺激强度进行判断时，应将施术者的手法、患者的发硬、治疗效果等三个方面进行综合分析评定。

提高针刺治疗的效果，除进行准确的辩证选穴、使用得当的针刺手法外，还要掌握好治疗时机。如流行性腮腺炎、急性乳腺炎、急性阑尾炎等炎症性疾病的早期治疗以消炎止痛为主，施治越早越好；规律性发作或有发作先兆的疾病，在发作前或出现发作先兆时及时给与针刺治疗，能够使其发作减缓或得到控制，甚至能收到比病症显著时更好的针刺效果；对于胃痛、关节痛等痛症，在其发作时针刺能收到显著的止痛效果。对于那些慢性病则需要根据疗程进行有计划的治疗。

✳ 针刺的适应症和疗程 ✳

针刺的适应证主要有：

1.感冒、哮喘、咳嗽、咽喉炎、气管炎、扁桃体炎等呼吸系统疾病。

2.膈肌痉挛、贲门痉挛、胃痛、呕吐、食欲不振、急慢性胃炎、胃溃疡、胃下垂、

十二指肠溃疡、消化不良、腹胀腹泻、便秘痢疾、便血、脱肛、痔疮等消化系统疾病。

3.遗尿、尿闭、尿失禁、尿路感染、阳痿早泄、遗精、月经不调、经闭、痛经、子宫脱垂、子宫出血、盆腔炎、难产、胎位不正等泌尿生殖系统疾病。

4.心绞痛、心动过速、心脏神经官能症、贫血、休克、高血压、脉管炎等循环系统疾病。

5.精神分裂症、神经官能症、癫痫、癔症、头晕头痛、中风、小儿麻痹症、神经性疼痛等神经系统疾病。

6.劳损、风湿性关节炎、创伤性关节炎、四肢酸胀、麻木疼痛、扭伤、腱鞘炎、肌体瘫痪、肌无力等运动系统疾病。

7.聋哑、鼻病、翼状胬肉、耳病、结膜炎、白内障、青光眼、近视、远视、视网膜炎等五官科疾病。

8.糖尿病、尿崩症、甲状腺功能亢进等内分泌系统疾病。

针刺的疗程区分

1.急性病多根据各不相同的症状进行治疗，以病情来确定针疗的次数，以症状的消失为终止。

2.慢性病的治疗以十次为一个治疗疗程。当一个疗程不能治愈的，在继续第二个疗程前应休息3~5天。对于一些疾病的治疗，为巩固疗效，可在症状消失后，适当对治疗的次数进行延长。

✳ 针刺的注意事项和禁忌证 ✳

针刺的注意事项和禁忌证主要有以下几点：

1.根据术前的体位选择进行针刺治疗，禁止立位针刺。

2.对于刺针的选择以针身挺直光滑、无锈迹、无弯曲，针尖尖而不锐、圆而不钝。刺针

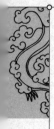

的长度以露出长度约为刺入部分的1/3为宜，以便能在发生折针事故时方便地取出断针。

3.刺针在使用前需进行消毒处理，使用后及时进行修整。

4.高热、心脏衰竭、严重呼吸困难的患者，在施针时应注意观察其反应。

5.对胸背、肝脾等部位进行施针时，要求以斜刺为主。为避免意外，不可采用深刺。

6.当出现过度劳累、过度饥饿、过分饱餐、酒醉、精神紧张时，应避免进行施针。

7.禁针的部位主要有：囟门，恶性肿瘤患者的瘤体，妊娠期间的妊娠禁忌穴位（怀孕五个月以内的孕妇，下腹部和腰骶部的俞穴；怀孕五月以上的孕妇，其上腹部俞穴，合谷、昆仑、三阴交、至阴、太冲等敏感穴位）。

意外情况的预防和处理

针刺时发生的意外情况主要归结为：

1.晕针

导致晕针的原因主要有患者体质虚弱、饥饿疲劳、初次施针精神紧张或是针刺手法过重等。晕针主要表现为面色苍白、心慌出汗、头晕眼花、恶心呕吐，严重的甚至出现昏迷症状。当出现晕针症状时，施术者要保持沉着镇静，并及时出针，然后使患者平卧休息，也可以取头低位。对于轻症者饮以热开水，旋即就会恢复；对于重症者可针刺其人中穴，或灸其百会穴，使其恢复苏醒。晕针的关键在于预防，对于体弱、精神紧张或初诊的患者尽可能地采用卧位进行针刺，且手法要轻，并做好解释工作。

2.滞针

滞针指的是进针后针下紧涩异常，不能正常捻转、提插的情况。对于滞针，应根据其形成原因的不同进行分别处理。如由于体位移动造成的滞针，只需将体位更正即可；对于肌肉紧张引起的滞针，要按摩穴位的四

周，或在其临近的部位上加刺一针，以使肌肉松弛下来。滞针的现象消失后也不可以进行强力捻转。

3.折针

造成折针的原因主要有针根处有裂痕或针体折损，也有因进针后强力扭转、体位移动或肌肉痉挛等原因造成。为尽量避免折针，应在操作前对针具仔细进行检查，有裂痕或折损的，要及时剔除；在操作过程中，要避免粗暴，做到工作细致，同时在进针时避免将针体全部刺入，必须要在体外保留大约1/4的针体，并叮嘱患者不能随便进行体位的变动。一旦有折针情况出现时，要保持沉着冷静，为避免断针位置的移动，应使患者保持原体位不动。有断端留在体外，可用手或镊子将其取出，对于不能直接取出，又在重要部位的折针，需进行手术取出。

4.弯针

弯针指的是由于患者体位变动，或粗暴操作用力不匀导致患者体内针体弯曲，使针不易取出的症状。为避免弯针，在操作过程中要指力均匀，尽量使患者保持体位。出现弯针现象时，切忌猛拔针或强行捻转，以免产生剧痛或折针，应沿着针柄的方向，顺势利导，慢慢拔出。

5.血肿

在进行针刺治疗时应尽量避开血管，并在出针后按压穴位1~2分钟。出针后出现局部瘀血肿胀的，要按压肿胀处片刻并轻柔，以利于止血消肿，当出血停止后，可热敷以加快吸收消散。当出血现象出现在眼区时，应在出血时冷敷，并按压止血，血止后再改为热敷。

6.气胸

气胸是由于对胸背部穴位进行针刺治疗时，针刺的方向或深度不恰当，或是突然的体位变动、咳嗽、深呼吸等所引起的。如果血管被伤及时，则会发生血气胸。气胸患者表现为气闷胸痛，严重者甚至会出现呼吸

困难、发绀、冷汗、脉搏加快、血压降低、虚脱等症状。轻症患者在经过一周左右的休息后，使气体自行吸收而得到恢复，再有咳嗽、胸痛等症状的，可进行对症治疗。严重的患者要进行及时的抢救。气胸的关键在于预防：对胸背穴位进行针刺时，以斜刺为主，避免直刺；根据患者体型胖瘦情况的不同，对进针的深度进行严格控制；操作时力求严肃认真、谨慎细心，同时还要叮嘱患者不能挪动身体、咳嗽和大力呼吸。

第四节　灸法

灸法是借助火力的作用来强健身体，达到防治疾病目的一种方法，即点燃作为原料的易燃物品，熏烤或烧灼体表的特定部位，使人感到一种温热性的刺激。

＊　灸用材料　＊

灸法治疗选用的材料主要有艾绒、艾炷、艾条三种。

艾绒

艾是一种中药材，将晒干的艾叶捣得极细后，再筛去出其中粗杂的部分后，剩下的柔软部分即为艾绒。艾绒在贮存一段时间后就可以使用了，为避免出现虫蛀和霉烂变质等毁坏，要定期进行曝晒。艾绒具有容易燃烧、温度均匀温和、无火星冒出等特点，是灸法最适宜的燃料。

艾炷

艾炷是用拇指、食指和中指将置于平板上的少许艾绒搓捏而成的上尖下平的小圆锥体，常用的艾炷从麦粒大小、到黄豆大小、枣核大小不等。

艾条

艾条是用桑皮纸将艾绒卷制而成的条状物，且卷得越紧越好。在卷制前掺入中药末的艾绒制成的被称为药条。

＊　常用灸法及适用范围　＊

中医学上最长使用的灸法是艾炷灸、艾条灸和温针。

艾炷灸

艾炷灸有直接灸与间接灸两种，燃烧一个艾炷的时间被称为一壮。

1.直接灸：直接灸是指将艾炷直接置于皮肤上点燃灸治的方法。它是将取用的中等艾炷放置在穴位的皮肤上，待其燃烧至一半多，患者有灼痛感觉时去除，另换一壮灸治，直到出现局部红晕为止。直接灸主要用于肺结核病、支气管哮喘、慢性腹泻、淋巴结结核等慢性病的治疗。

2.间接灸：间接灸是将一层药物隔垫在艾炷与穴位皮肤的中间，其具体名称因所用药物的不同而有差别。

（1）隔姜灸：将1分左右厚度的薄姜片，针扎数个孔洞后放置在穴位或患部上，使用中等大小的艾炷进行灸治，当有灼痛感觉时换炷，当出现局部皮肤红润时为止。隔姜灸多用于呕吐、腹泻、关节痛等因寒导致的病症。

（2）隔蒜灸：将蒜泥或针扎数孔的1分左右厚度的薄蒜片放置在穴位或患部上，使用中等或较大的艾炷进行灸治，可连续灸5~7壮。隔蒜灸用于治疗初期的肿疡、淋巴结结核和肺结核等。

（3）隔盐灸：将细而净的食盐放置在脐孔处，在其上放置大艾炷灸治；或者在食盐上另加一薄姜片，进行连续施救，直到症状减轻。隔盐灸适用于急性吐、泻，或虚脱的急救。

艾条灸

以艾条在距离皮肤1~2寸的地方对准穴位或患处进行施救，以达到温热感和局部红晕为止，每次灸治10~20分钟。艾条灸的操作简单易学，能够被患者熟练掌握，所以应用较多。艾条灸主要用于治疗腹泻、腹痛、扭伤、挫伤、关节痛和胎位不正等症状。

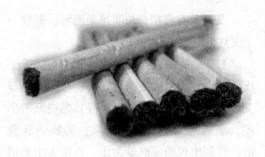

艾条

温针

合并使用针刺与艾灸治疗的温针，是在针刺得气后，燃烧附于针柄上的艾绒，使热力通过针体传入穴位的治疗方法。温针主要用于治疗软组织劳损、关节痛、瘫痪等症状。

灸法的注意事项和禁忌证

1.在进行灸治时，患者的体位必须要保证平正舒适，且不能随意进行体位变换；在使用艾条灸、温针时，为避免烧伤皮肤或烧坏衣物，要尽量避免燃烧的艾绒或热灰的脱落。

2.在施用间接灸时，需预防皮肤因姜汁或蒜汁的刺激而起疱，当患者感觉烧烫时，应及时拿起所用的姜、蒜片，冷却片刻后再行施灸。

3.在进行灸治的过程中，要遵循先上后下、先背腰后胸腹、先头身后四肢的治疗顺序。但在特殊情况下也可以灵活运用。

4.施灸后出现的局部红晕灼热感，会在不久后自行消失；灸治过程中出现的小水疱，可以自愈，注意不要擦破；对于出现的较大水疱，就需要将其渗出液弄出，再以消毒敷料进行包扎治疗。

5.对于妊娠期间的妇女不可以对其下腹和腰骶部的穴位进行灸治。

6.在发烧时不可以进行灸治。

7.面部和肌腱、血管较浅露的部位上不宜实行灸治。

第五节 针灸治疗常见病证

呕吐

呕吐是合在一起并称的两个临床概念，其中有声有物的症状被称作呕，有物而无声的症状被称作吐，无物而有声的症状被称作干呕。

在临床治疗上，呕吐的致病因主要有寒邪客胃、热邪内蕴、痰饮停聚、夜间进食不能正常消化和胃气虚弱等。

由寒邪客胃引起的呕吐主要表现为口吐清水、痰涎，怕冷、大便稀溏，舌苔发白。由热邪内蕴引起的呕吐主要表现为见到有人吃东西就会有呕吐感，并且在呕吐时有酸苦热臭的味觉刺激，口干渴，喜欢清爽、怕热、大便干结、舌苔发黄。由痰饮停聚引起的呕吐主要表现为头眼眩晕，胸部胀满、呕吐痰涎，或是心悸，舌苔白腻。由肝气横逆引起的呕吐表现为肋间胀痛、呕吐酸水、烦躁暴怒、舌苔薄腻。由胃气虚弱引起的呕吐主要表现为饮食不注意时会发生呕吐、同时四肢倦懒无力、大便稀溏、舌苔薄等。

在治疗过程中以和胃降逆、行气止呕为主，具体操作为用毫针以补虚泻实的方法刺中脘、内关、足三里三穴，留针30分钟。有虚寒症状的患者同时使用艾灸法。有寒吐症状的患者配胃俞穴；有热吐症状的患者配金津穴，以玉液穴放血；有痰饮症状的患者配丰隆穴；有食泻症状的患者配梁门、天枢二穴；有肝气郁结症状的患者配太冲穴；有胃脾虚寒症状的患者配脾俞、肾俞二穴。每日1次，10日为一疗程。

风疹

风疹又叫"瘾疹"，是一种常见的过敏性皮肤病，其主要症状表现为患者皮肤瘙痒异常，片状或块状风团时隐时现。急性风疹患者会在发作后短期内痊愈，但是慢性风疹患者常常是缠绵反复，经久难愈。

由风邪外袭引发的风疹表现为全身皮肤瘙痒、发病迅速，淡红色或白色的皮疹此起彼伏，呈现出大小不等的各种形状，具有相对清晰的界线，患者同时伴随有咳嗽口渴、身体发热、四肢酸楚等症状。由胃肠积热引起的风疹表现为出现皮疹的同时，伴随小腹胀痛、发热、精神疲惫纳呆、大便干结或腹泻等症状。

风疹在治疗过程中以疏风清热、活血合营为主，具体操作为用毫针以泻法刺曲池、合谷、血海、三阴交、膈俞五穴，留针30分钟。有呼吸困难症状的患者配天突穴；肠胃不适的患者配天枢、大肠俞二穴。每日1次，10日为一疗程。

痤疮

痤疮，又被称为"肺风粉刺"，是多见于15~30岁青年男女前额、双颊及胸背部的一种毛囊皮脂腺炎症。其初发时表现为粉刺或黑头丘疹，对称性分布，能挤出乳白色粉质物体。在其发展过程中可能会演变为脓疱、囊肿、炎性丘疹、结节、瘢痕等，也有可能会多种并存。

由肺经风热引起的痤疮主要表现为丘疹损害，同时伴随有结节、脓疱、囊肿、舌苔黄薄等症状。由脾胃湿热引起的痤疮主要表现为面部皮肤油腻不适，并伴随有结节、脓疱、囊肿、便秘、舌苔黄腻等症状。有冲任不调引起的痤疮主要表现为痛经、月经不调，舌红苔黄等。

痤疮在治疗时以宣肺、清热、化湿为主，具体操作为用毫针以泻法刺合谷、曲池、内庭、阳白、四白五穴，留针30分钟。由肺经风热致病的患者，配少商、风门二穴；由脾胃湿热致病的患者配天枢、阴陵泉二穴；由冲任不调致病的患者配三阴交、血海二穴。每日1次，10日为一疗程。

哮喘

哮喘是一年四季即可发病，多发于寒冷季节或气候巨变时的常见反复发作的疾病。哮喘的发病没有年纪的区别，男女老幼皆有患者。

哮喘在临床上主要表现为呼吸急促、喉茧哮响，严重者张口抬肩，平卧不得。由风寒外袭引发的哮喘伴随有头痛、咳嗽喘息、痰稀薄，身体发冷无汗，舌苔薄白等症状；由痰热阻肺引起的哮喘伴随有胸闷肋痛、咳喘痰黏，或是身体发热、口渴恶心、舌苔黄腻等症状；

实证引起的哮喘在治疗过程中以祛邪肃肺、止哮平喘为主，具体操作为用毫针以泻法刺肺俞、膻中、天突、尺泽四穴，留针30分钟，并对背俞穴进行艾条。有风寒症状的患者配风门穴；有风热症状的患者配大椎、曲池二穴；有肝郁症状的患者配太冲穴；有痰盛症状的患者配丰隆穴；喘症严重的患者配定喘穴。每日1次，10日为一疗程。

由肾气不足引起的哮喘伴随有气短喘促、喉中痰鸣、吐痰稀薄、气怯声低，或是口干烦热、两颊潮红等症状；由病久肺虚及肾引起的哮喘常伴随有气息短促、行动时喘息得厉害，身体瘦削、精神疲惫，四肢发冷、舌淡苔红等症状。

虚证引起的哮喘治疗过程中以补益肺

肾、止哮平喘为主，具体操作为用毫针以补法刺肺俞、肾俞、膏肓、太渊四穴，留针30分钟。或对以上四穴进行艾灸。有肺气虚患者配气海穴；有肾气虚症状的患者配太溪穴；有盗汗症状的患者配阴郄穴；有喘症严重的患者配定喘、天突二穴。每日1次，10日为一疗程。

胃痛

胃痛，又被称为胃脘痛，其临床症状主要表现为上腹胃脘部位的经常性反复发作的疼。胃痛有实证与虚证之分。

由寒邪侵入胃部引起的胃痛表现为胃病突然发作、喜欢温暖、口吐酸水、没有口渴的感觉、喜欢喝温热的东西，或是有恶寒症状，舌苔薄白；由饮食伤胃引起的胃痛主要表现为胃部胀满疼痛、吞咽酸水、呕吐或出虚恭后疼痛有所减轻、大便半截、舌苔厚腻；由肝气犯胃所引起的胃痛表现为胃部胀满疼痛、并牵连到肋间，接连打嗝、心烦暴怒、大便不畅通、舌苔薄白，常因情志原因而诱发病症；有瘀血停滞所引发的胃痛则表现为胃部定点疼痛怕按压、进食后尤其严重、呕吐带血、大便发黑、舌色暗紫有瘀斑等症状。以上数种均属实证范畴。

对于实证引发的胃病在治疗过程中以疏通瘀滞、和胃止痛为主，具体操作为用毫针以泻法刺中脘、内关、足三里三穴，留针30分钟。对于寒气凝滞引发的胃痛可使用温针灸。由寒邪犯胃引发的胃痛配胃俞穴；由饮食停滞引发的胃痛配梁门穴；由肝气犯胃引发的胃痛配膈俞、公孙二穴。每日1次，10日为一疗程。

引发胃痛的虚证主要是脾胃虚弱，这时的症状主要是胃部隐隐作痛、口吐清水、趋温喜欢被按压、饮食不好、精神疲惫，或是手足发冷、大便稀溏、舌苔薄白等。

由虚证引发的胃痛在治疗过程中以温中

健脾、和胃止痛为主，具体操作为用毫针以补法刺中脘、脾俞、胃俞、足三里四穴，留针30分钟。有虚寒症状的患者配气海、关元二穴；有肾阴不足、虚火上炎症状的患者配内庭穴。每日1次，10日为一疗程。

在治疗过程中需要特别注意的是：

1.针灸治疗胃痛时，要确认不是症候相似的肝胆疾患或胰腺炎。

2.对于胃穿孔或溃疡出血等重症，要及时进行外科治疗。

3.注意规律性饮食，避免刺激性食物的摄取。

腹痛

腹痛是临床上常见的，多伴随其他疾病而生的胃脘以下、脐周部分的疼痛。

在临床上腹痛因其病因、部位和性质的不同，而被区分为寒、热、虚、实四种。

由寒证引发的腹痛表现为腹痛突然发生、在温暖的环境中能有所缓解，腹部胀满、腹中肠鸣、四肢发冷、大便稀溏、小便清长、舌苔发白等症状。

对于寒证引发的腹痛在治疗过程中以温经散寒、理气止痛为主，具体操作为用毫针刺中脘、足三里二穴，留针30分钟。对神阙穴施以温针灸或隔盐灸。每日1次，10日为一疗程。

由热证引发的腹痛表现为腹部疼痛怕按压、有胀满感觉、焦躁口渴、喝水多、出汗多、大便干结、小便短赤、舌苔黄腻等症状。

对于热证引发的腹痛在治疗过程中以清热导滞、行气止痛为主，具体操作为用毫针以泻法刺中脘、上巨虚、内庭三穴，留针30分钟。有泄泻症状的患者配天枢穴。每日1次，10日为一疗程。

由虚证引起的腹痛表现为腹痛连绵不绝、作止交替、精神疲惫、四肢乏力，在患者饥渴劳累后病症加剧，得到进食和休息后有所减轻、畏惧寒冷、舌淡苔白等症状。

对于虚证引发的腹痛在治疗过程中以温运脾阳、缓急止痛为主，具体操作为用毫针以补法刺脾俞、胃俞、中脘、章门四穴，亦可以使用温针灸，留针30分钟。有大便稀溏症状的患者配天枢穴。每日1次，10日为一疗程。

由实证引起的腹痛主要表现为小腹胀满、疼痛怕按、吞咽酸水、打嗝时有酸腐味、大便排泄后疼痛有所减缓，或是大便干结、舌苔厚腻。气滞血瘀致病的患者会表现为腹部胀满、牵连两肋；以气滞为主的腹痛表现为痛处不确定，打嗝或出虚恭后疼痛感缓解，舌苔薄白；以血瘀为主的患者，疼痛较气虚为重，疼痛部位固定不变、舌苔暗紫。

对于实证引发的腹痛在治疗过程中以通调肠胃、行气导滞为主，具体操作为用毫针以泻法刺中脘、天枢、太冲三穴，留针30分钟。有便秘干结症状的患者配支沟穴。每日1次，10日为一疗程。

在对急性腹痛进行针灸治疗的过程中，要仔细进行观察，对于适应手术治疗的急腹症要及时转科治疗。

泄泻

泄泻，通常被称为腹泻，一般作为多种疾病的并发症存在，泄泻主要表现为大便次数过多、粪便清薄、泄如水下、各种食物不能得到完全消化。

在临床上，泄泻有急性泄泻和慢性泄泻的区分。

急性泄泻表现为发病急、大便次数多。由寒湿引起的急性泄泻伴随有大便清稀、水谷杂处、腹痛肠鸣、身体发冷、喜欢处在温热的环境中、舌苔白滑等症状。由湿热引起的急性泄泻伴随有腹痛、大便稀溏带黏液、肛门有灼热感、口渴喜欢喝冰凉的饮料、小便发赤、舌苔黄腻等症状。由食物滞留肠胃引起的急性泄泻伴随有肠鸣腹痛、大便恶臭、便中带有未消化的食物、泄后疼痛感减轻、舌苔厚腻等症状。

对于急性泄泻，在治疗过程中以除湿导滞、疏调肠胃为主，具体操作为用毫针以泻法刺天枢、阴陵泉、上巨虚三穴，留针30分钟。有发热症状的患者配内庭穴；有食滞症状的患者配中脘穴。每日1次，10日为一疗程。

慢性泄泻表现为发病缓、病程长。由脾虚引起的慢性泄泻迁延反复，伴随有腹胀肠鸣、大便溏薄、面色发黄、精神疲惫、四肢发热、怕冷。舌淡苔白等症状。由肝郁侮脾引起的慢性泄泻，伴随有胸胀肋满、舌苔发白等症状。由肾虚引起的慢性泄泻伴随有黎明前脐腹胀痛、当肠鸣响时便会泻下、泻后疼痛感减轻、腰酸腿软、身体及四肢发冷、舌淡苔白等症状。

对于慢性泄泻，在治疗过程中以健脾调肠、温肾止泻为主，具体操作为用毫针以补法刺脾俞、天枢、足三里、三阴交四穴，留针30分钟。有肝郁症状的患者配太冲穴；有肾虚症状的患者配肾俞、命门二穴；有腹胀症状的患者配公孙穴。每日1次，10日为一疗程。

便秘

便秘是多种疾病的并发症，它是由于大肠的传导功能失常，使得粪便在肠内滞留时间过长，水液被过度吸收而引起的，主要表现为大便秘结不通、干燥艰涩难下。

在临床上便秘的致病因有实证和虚证之分。

实证便秘主要表现为大便干结、常三五日甚至更长时间1次，且临厕时多有干燥难下的症状。由热邪过盛引起的实证便秘伴随有身体发热、烦躁口渴、口干口臭、喜欢冷饮、舌苔黄燥等症状；由气机郁滞引起的实证便秘伴随有便秘、肋痛腹胀、舌苔黄腻等症状。

对于实证便秘的治疗过程以清热理气、

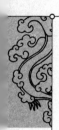

通导肺腑为主，具体操作为用毫针以泻法刺天枢、支沟、曲池、内庭四穴，留针30分钟。有气滞症状的患者配天冲穴。每日1次，10日为一疗程。

虚证便秘主要表现为大便干燥、数日不解。由气血虚弱引起的虚证便秘伴随有面色发白、精神疲惫、头晕心悸、出汗气短、舌淡苔薄等症状；由阴寒内结引起的虚证便秘伴随有腹中冷痛、四肢发冷、喜欢温暖环境、舌淡苔白等症状。

对于虚证便秘的治疗过程以健脾益气、温阳通便为主，具体操作为用毫针以平补平泻法刺大肠俞、天枢、支沟、上巨虚四穴，留针30分钟。有气血虚弱症状的患者配足三里穴；有阴寒症状的患者对神阙穴进行灸治。每日1次，10日为一疗程。

月经不调

月经不调指的是诸如月经先期、月经后期、月经先后无定期等月经的周期、经色、经量、经质方面的异常变化。

月经先期指的是月经周期提前7天以上，甚至每10余天一次的情况。由气虚导致的月经先期伴随着月经量多、质稀、色淡、精神疲惫、四肢倦懒、心悸气短、大便稀溏、舌淡无味等症状；由血热导致的月经先期伴随有月经量或多或少、色红质黏稠、手足心发热、两颧潮红、舌红苔少等症状；由实热导致的月经先期伴随有月经量多、质地黏稠、色红发紫、面红口干、心胸烦热、大便干燥、小便短黄、舌红苔黄等症状。

对于月经先期的治疗过程中以清热调经为主，具体操作为用毫针刺关元、血海二穴；留针30分钟。实证用泻法，虚证使补法，气虚患者使用温针灸或在针刺后加灸。由实热导致的月经先期配太冲穴；由虚热导致的月经先期配三阴交、太溪二穴；有气虚导致的月经先期配足三里、脾俞、气海三穴；由心烦导致的月经先期配神阙穴；月经过多的患者配隐白穴。每日1次，10日为一疗程。

月经后期指的是月经周期推迟7天以上，乃至每40~50天一次的情况。由实寒导致的月经后期伴随有量少色黯结块、小腹及四肢发冷、遇热稍减、舌苔薄白等症状；由虚寒导致的月经后期伴随有月经色淡质稀量少、小腹隐痛喜按喜热、舌淡苔白等症状。

对于月经后期的治疗以温经散热、和血调经为主，具体操作为以毫针刺气海、三阴交二穴，留针30分钟。气滞导致的月经后期以平补平泻法进行针刺；寒、虚证导致的月经后期以针加灸的方式治疗。有小腹冷痛症状的患者配灸关元、归来二穴；有小腹胀痛、经血结块症状的患者配血海穴；有气郁症状的患者配太冲穴。每日1次，10日为一疗程。

月经先后无定期指的是月经或提前或滞后的情况。由气滞导致的月经先后无定期伴随有经量多少不定、经行不畅、色黯有结块、小腹胀痛、胸肋及乳房有发胀感、舌苔薄白等症状；由肾虚导致的月经先后无定期伴随有月经量少色淡、头晕耳鸣、腰骶酸痛、舌淡苔薄等症状。

对于月经先后无定期的治疗以调补肝肾为主，具体操作为以毫针刺关元、三阴交、肝俞三穴，留针20~30分钟。对于虚证引起的月经先后无定期用补法刺；气郁引起的月经先后无定期以平补平泻法刺。有胸肋胀痛症状的患者配支沟、阳陵泉穴；有腰骶疼痛症状的患者配次露穴；有肝郁气滞症状的患者配太冲穴。

需要注意的是，对月经不调的针灸多在月经前5~7天时开始施针，每周期刺5~7次。至下次月经来潮前再进行二次施针。

痛经

痛经指的是多见于青年妇女的，经行前

后或经行期内小腹或腰骶部胀痛，或剧痛难忍、恶心呕吐的症状。根据其发病原因的不同，痛经有实证痛经与虚证痛经的区别。

由血瘀引起的痛经伴随有小腹胀痛剧烈、怕按压、经色紫红有结块、血块排出后疼痛症状缓解等症状；由气滞引起的痛经伴随有小腹胀痛牵连两肋、胸闷恶心等症状。这二者都为实证。

对于实证引起的痛经在治疗过程中以散寒逐瘀、痛经止痛为主，具体操作为用毫针以泻法刺中极、次髎、地机三穴，留针20~30分钟。有寒痛症状的痛经艾灸归来穴；由气滞症状的患者配天冲穴；有腹胀症状的患者配天枢穴。每日1次，10日为一疗程。

虚证引起的痛经主要表现为经后腹痛绵绵不绝、小腹柔软喜欢被按压、月经量少、头晕心悸、腰酸、四肢倦懒、进食少等症状。

对于虚证引起的痛经在治疗过程中以调补气血、温养冲任为主，具体操作为用毫针以补法刺关元、气海、足三里、三阴交四穴，留针20~30分钟。也可以施行温灸。有肾气虚弱症状的患者配肾俞、太溪二穴。每日1次，10日为一疗程。

值得注意的是引起痛经的原因很多，为明确诊断，在施治前需做妇科检查。

闭经

在医学上，闭经又称为经闭，有原发性经闭和继发性经闭的区分。前者是指正常发育的女子在年龄超过18岁后仍没有月经来潮的症状；后者指的是形成月经周期后又连续中断达三月以上的症状。根据发病原因，本病可分为血枯和血滞两类。

由血枯导致的经闭主要表现为月经超龄未至或是首先出现月经后期、经量渐少，最后出现经闭。肝肾不足的患者伴随有头晕耳鸣、口干咽燥、五心烦热、腰酸腿软、潮热盗汗、舌红苔少等症状；气血虚弱的患者伴随有头晕目眩、精神疲惫、心悸气短、四肢倦懒、食欲不振、舌淡苔白等症状。

对于血枯引起的经闭，在治疗过程中以养血调经为主，具体操作为用毫针以补法刺关元、脾俞、肾俞、足三里四穴，留针30分钟。有潮热盗汗症状的患者配太溪穴；有心悸症状的患者配内关穴；有纳呆症状的患者配中脘穴。每日1次，10日为一疗程。

由气滞血瘀导致的闭经伴随有烦躁暴怒、情志抑郁、胸肋胀满、小腹胀痛怕按压，舌质紫黯有瘀点等症状。由寒凝血滞引起的经闭，伴随有小腹及肢体寒冷、喜温，舌苔发白等症状。

对于血滞引起的经闭，在治疗过程中疏肝理气、健脾化湿、温经散热为主，具体操作为用毫针以泻法刺中级、太冲、合谷、三阴交四穴，留针30分钟。有胸肋胀满症状的患者配内关穴；有小腹胀满症状的患者配归来穴。每日1次，10日为一疗程。

第九章 ▶ 推拿疗法

推拿是医生以不同的手法对人体体表的特定部位进行操作治疗的方法，它遵循的是中医基础理论，是中医传统的物理性疗法之一。作为中医学有机组成部分的推拿为中医学理论基础、体系的建立和发展积累了大量的医疗经验，在中医学的理论基础体重重占有极其重要的地位。

第一节 推拿原理

推拿的基本作用

推拿是对人体肌表的特定部位施以手法作用，达到对机体生理、病理状况产生影响的治疗方法。它的作用可以归纳为疏通经络、运行气血、调整脏腑、滑利关节、增强体质等方面。

疏通经络

作为人体气血运行的通道，经络能联系人体各部分，将它们统一为一个协调而稳定的有机整体。如果经络发生生理功能障碍的话，会造成气血的失调，使它不能正常行驶营内卫外的功能，从而导致疾病的发生。推拿具有疏通经络的功能，当经络被疏通后，那些因经络不通导致的疾病自然也就会消失了。

运行气血

作为构成人体的基本物质，气血是经络、脏腑和组织器官进行生理活动的基础物质之一。只有通过气血的供养和调节才能使人体的组织发挥它们所应有的功能作用。推

拿通过健运脾胃、疏通经络和强化肝的疏泄功能达到调和气血、促进气血运作的作用。通畅的经络使气血得以贯通全身，其营养组织器官、抵御外邪、保卫机体的作用才能得到发挥；而肝的疏泄功能则制约着人体气质调畅与否，只有条达通畅的气机，才能使气血得到调和，才能使瘀滞不会发生。

调整脏腑

具有化生气血、通调经络功能的脏腑，是主持人体生命活动的主要器官。推拿调整脏腑功能的主要作用主要表现为通过手法对体表的刺激直接影响脏腑功能，利用经络与脏腑间的联系来实现其调整功效。

滑利关节

属于筋骨范畴的关节，其正常的活动需要气血的温煦濡养。当筋骨受到损伤时，关节的活动也会受到相应影响。通过推拿来滑利关节主要表现为：通过手法的刺激来促进局部的气血运行，达到消肿祛瘀，改善局部营养，促进新陈代谢的作用；通过适当的关节活动手法来松解粘连的关节；利用整复手法来纠正筋出槽、关节错位等。

增强体质

体内正气与邪气在斗争中此消彼长的过程，体现在外就是疾病发生、发展、转归的过程。当人体的抗病能力充分时，即使有致病因素也不能使机体染病。推拿正是通过刺激经络、调和气血、调整脏腑来达到扶正祛邪、增强体质的目的。

从而上叙述，不难看出推拿的各项作用相互关联、相互制约。通过推拿对经络的疏通作用来达到促进气血运行、调整脏腑、滑利关节、增强肌体抗病能力，进而平衡阴阳的作用。

❋ 推拿对人体的影响 ❋

推拿对人体各个系统都有各不相同的作用，但是其主要作用较多地表现在运动系统方面。即：

使肌肉的营养代谢得到加强和改善

在进行推拿治疗后可使血流量增加、促进血液的循环，调整肌肉弹性、增强肌肉力量，增加关节滑液的分泌、改善软骨营养。避免肌组织因过劳而发生变性、坏死、结构紊乱等病变。

对损伤软组织的修复起到促进作用

通过推拿使受伤的软组织中胶原纤维的排列接近正常，并提高其结构强度。

松解粘连的软组织

受损的软组织会因瘢痕组织增生、粘连，卡压神经血管束而导致疼痛和运动障碍。各种推拿手法可以直接或间接地松解粘连的软组织。

对异常的解剖位置进行纠正

应用推拿手法对因急性损伤所造成的肌

腱滑脱或关节错位进行整复，使肌腱、关节顺位，当组织的扭转、牵拉或压迫等刺激得以解除时，疼痛感就会消失。

通过促进身体突出物的移位，使神经等组织的压迫得以减轻

腰椎间盘突出患者的突出物可通过推拿使其部分回纳或移位，使突出物与神经根间的关系得以改变，减轻或消除疼痛感。

使痉挛的肌肉得以缓解

通常情况下肌肉痉挛是人体自我保护的一种，但持续的肌肉痉挛却会因神经血管受到挤压而形成疼痛源。推过推拿利用肌肉的牵张反射可以直接抑制肌肉痉挛，或通过消除疼痛源来间接接触肌肉痉挛。

对炎症介质的分解、稀释起到促进作用

当软组织受到损伤后，血浆或血小板会分解出许多具有强致炎、致病的炎症介质，而推拿手法在促进静脉、淋巴回流，加快物质运送的同时，还能起到促进炎症介质分解、稀释的作用，使患者局部损伤性的炎症得到消退。

对水肿、血肿等病症渗出物的吸收起到促进作用

推拿良好的活血化瘀功效能够起到加快静脉回流的目的，有利于患者水肿、血肿的吸收。

第二节 推拿操作技法

❋ 推拿手法的概述 ❋

推拿手法是按照特定的技巧和规范的动作，用手或其他肢体部分对体表进行操作的

动作，其具体操作形式多种多样，可以使用包括头、指、掌、腕、肘、脚等多处肢体，但因为其操作动作多是以手为主，所以被统称为手法。熟练的推拿手法技术具备持久、有力、均匀、柔和、渗透五个特色。

持久

持久指的是能在保持推拿动作和力量连贯性的同时，持续运作一段时间，而不是断断续续；对具体部位操作时，为使其产生得气感能够将操作维持一定时间，对于重点穴位和部位的治疗能持续操作较长时间。

有力

有力指的是推拿的操作手法具有相应的力度。既能对固定部位施加相应的压力，又能在操作过程中根据治疗对象、施治部位和操作手法的不同及病症的虚实情况来合理运用功力，达到轻巧而不轻浮，稳重而滞息的效果。

均匀

均匀指的是推拿的操作手法中动作的节奏感和用力的稳妥性较强，频率和谐。动作和力量能够保持其连贯性，既不能时快时慢，又不可忽轻忽重。

柔和

柔和指的是推拿的操作手法节奏协调性好、用力均匀而缓慢，能达到手法技巧和力量的完美结合。

渗透

渗透指的是推拿的操作手法能使作用力达到病症所在的地方，能起到有效治疗的作用。

在推拿手法运用中以力量为基础，但其中最为关键的还是技巧运用。充沛的体力能

够使高超的手法技术得到充分发挥，在操作用做到得心应手；但是要达到最佳的治疗效果，在力量的基础上，还必须要熟练地掌握好手法技巧。在手法特色中，持久、有力是对手法中力量因素的描述；均匀、柔和是对手法中技巧因素的描述，这四个方面是密切相关的，它们之间相辅相成、相互渗透，决不能单独地提出或强调其中某一方面的重要性。

在实际操作中，持续的手法操作能够使功力逐渐得到深透，而均匀协调的动作更是能够使手法趋于缓和，当力量和技巧达到完美结合时，也就达到了人们通常所说的那种"刚柔相济"的境界。

推拿手法的分类

按照手法的动作形态，可把手法分为六大类：即摆动类手法、摩擦类手法、振动类手法、挤压类手法、叩击类手法和运动关节类手法。

摆动类手法

摆动类手法指的是用指、掌或腕关节做连续协调摆动，来达到推拿治疗目的的一种手法。它包括一指禅推法、㨰法和揉法等。

一指禅推法

一指禅推法是通过拇指不断地对病变部位或穴位施加作用的推拿方法。

在具体操作中施术者拇指伸直，对患者体表的特定部位或学位以拇指的指端或指腹施力，拇指外其余四指呈自然弯曲状态，由前臂主动动作来带动腕关节的节律性摆动；第一指间关节同时做屈伸活动，使被治疗的部位能够持续不断地感受到指端或指腹轻重交替所传来的功力。手法的频率应控制在每分钟150～200次之间。

指端接触的"一指禅"推法适用于全身

各部的经络穴位，其特点主要表现为接触面小、刺激相对强烈；指端偏锋推法适用于颜面部的推拿，其特点主要表现为轻快柔和；指腹接触的推法多用于人们的躯干及四肢部位的经络穴位，刺激表现得相对柔和。

㨰法

㨰法是一个复合动作，其动作由前臂的旋转和腕关节的屈伸复合而成，用第5指掌关节背侧突起部位吸定需要治疗的部位，以前部的主动运动来带动腕关节的屈伸旋转，使治疗部位得到持续不断地外力作用。

在具体操作中，以手背的小指侧为轴来完成前臂的旋转运动，也就是说将第5指掌关节的突起部接触到治疗部位上，同时手指放松、呈微曲状态，手背绷劲，由前部主动做旋转动作，使手背偏小指侧部能够在治疗部位上进行持续滚动；以第2至第4掌指节的背侧为轴带动腕关节做大幅度的屈伸活动，来完成屈伸腕关节。㨰法的手法频率控制在每分钟120～160次之间。

㨰法操作中，由于腕关节的屈伸幅度较大，其接触面和刺激面都比较大，所以受到的刺激相对强烈，㨰法多用于项、背、腰、臀和四肢部位的推拿。

揉法

揉法是用作为吸定点的手指或手掌来带动治疗部位轻缓地做环旋转动的推拿手法，是推拿中最为常见的手法。揉法有指揉法和掌揉法的区分。

指揉法有拇指腹、中指腹和四指（食指、中指、无名指、小指）腹揉法，分别是以各指指腹来吸定需要按摩的穴位或部位，使腕关节保持足够的紧张度，来带动皮下组织，轻柔小幅度环转的推拿方法。指揉法的频率应控制在每分钟120～160次之间。指揉法具有接触面小、力量轻柔的特点，适用于头面部穴位的治疗。

掌跟揉法是以掌根部位贴紧治疗部位，放松腕关节，用前臂的主动动作带动腕关节运动，以掌根部带动治疗部位的环旋转动。掌跟揉法的频率应控制在每分钟120～160次之间。掌跟揉法具有接触面大、力量沉稳适中的特点，较多应用于背、腰、臀和躯干部位。

大鱼际揉法：大鱼际揉法是将大鱼际部紧贴治疗部位，放松腕关节，由前臂的主动运动来带动腕关节，治疗部位在大鱼际带动下进行环旋转动。大鱼际揉法的频率都以每分钟120～160次为宜。大鱼际揉法多用于面部、颈项、腹部和四肢等部位。

摩擦类手法

摩擦类手法是以手指、手掌部位紧贴体表，做直线或环旋运动的推拿手法。摩擦类手法有摩法、擦法、推法、搓法和抹法的区别。

摩法

摩法指的是以手指或手掌在患者的体表做环形移动的推拿手法。在操作过程中有指摩法和掌摩法的区别。

指摩法操作过程中手指自然伸直并拢，腕关节在保持一定紧张度的同时略屈，拇指外四指的纸面贴紧治疗部位，用肘关节做支点，让前臂主动运动，通过腕、掌来使指部在需要治疗的部位上做环旋运动，指摩法的频率应控制在每分钟120次左右。掌摩法操作过程中手掌自然伸直，腕关节放松的同时略带背伸，手掌吸定在治疗部位上，肘关节作支点，支撑前部主动运动，通过腕部的活动让掌心在治疗部位上做环旋运动，频率比指摩法稍慢，控制为每分钟80～100次。

摩法治疗具有刺激轻柔和缓的特点，全身各部均可使用，较多用于相符、胁肋部位的推拿治疗。

擦法

擦法指的是以掌跟、大小鱼际附着于特定部位进行快速直线往返运动，使接触部位发热的推拿手法。擦法根据使用部位不同分为掌擦法和大小鱼际擦法。

掌擦法在施行过程中，将掌面贴附在施术部位上，伸直腕关节，肩关节做支点，由上臂运动，通过肘关节、前臂和腕关节带动掌面进行前后的连续运动，在运动中以肌表达到温热或透热为准。操作频率应控制在每分钟100～120次之间。由于掌擦法的擦动范围较大，所以多用于胸肋及腹部的推拿按摩中，尤其适合对胸部膻中穴和背腰部脊椎两侧的穴位进行摩擦按摩。

大小鱼际擦法在施行过程中，手掌处于伸直状态，平伸腕关节，以大鱼际或小鱼际贴附在需要治疗的部位上，用肩关节作为指点，通过肘、腕的带动作用，使大小鱼际在治疗部位做均匀的前后往返移动，以热量透达肌肤为基准。操作频率应控制在每分钟100～120次之间。大鱼际擦法多应用于胸腹、腰背和四肢的推拿按摩上，小鱼际擦法多在肩背腰臀和下肢部位的按摩上。

推法

推法是指用指掌或其他部位着力于人体一定部位或穴位上，然后单方向做直线或弧线移动的一种方法，俗称为平推法。推法有指推法（拇指推法、四指推法）、掌推法、拳推法的区分。

在拇指推法中贴实治疗部位或穴位的是拇指的指端部位，其他四肢要放置在对侧或相对应的位置上用来做助力固定，腕关节略屈同时偏向尺侧，用拇指或腕臂部来主动发力，来控制拇指端向前方做直推或向侧面做横推。拇指推法具有接触面小、推动距离短、力量柔中带刚的特点，多用于对查找和治疗面、项、手、足等部位的较小病灶。

在四指推法中对穴位或施治部位进行着力的是拇指以外的四指指腹部，四指的指腹附着在肌肤上做往返的直线运动，要求用力均匀而柔和，兼具刚柔。四指推法的接触

面积和刺激量的强弱可进行调控，多用于颈项、腰背和四肢的推拿按摩。

在掌推法中贴实施术部位的是掌根部，腕关节及肘关节伸直，以肩关节做支点，由上臂部进行主动施力，通过前臂和腕关节来带动掌根部做均匀而缓慢的单向直线推行。在拳推法中掌心朝下、握拳自然，以拇指外四指的前二节背侧和大小鱼际对皮肤进行接触，做向前的推擦动作。拳、掌推法具有接触面大、推动距离长、力量柔和而沉实的特点，较多应用于背腰、胸腹及四肢肌肉丰厚处的推拿按摩。

搓法

搓法是以手掌对特定部位或穴位进行来回搓揉，或两手掌夹持住集体的特定部位做大力而快速搓揉的推拿按摩手法。其中如搓脚心等以手掌对特定部位或穴位的来回揉搓称为单手搓法；两手夹持特定部位，以肘、肩关节为支点，由前臂或上臂主动施力，在快速往返揉搓的同时，同时逐渐由肢体近心端移向远心端的方法被称为双手搓法。

搓法多见于四肢部位的推拿按摩，一般是作为按摩结束的手法出现。

抹法

抹法是以单手或双手拇指指腹部贴紧皮肤，做左右、上下的直线或曲线运动的推拿按摩手法。在抹法具体操作中，拇指指腹被置于患者的特定部位上，其余手指以固定助力的方式置于各自相应的部位上，以腕关节作为支点，由拇指的掌指关节做主动运动，带动拇指指腹的左右、上下运动。

抹法由于其活动范围较小的特点，多用于头、面及颈项部位的推拿按摩，尤以面部指抹除皱最为多见。

挤压类手法

挤压类手法是以指、掌或其他部位对体表的特定部位进行按压或挤压，使体表产生

压迫或挤压感觉的推拿手法。挤压类手法有点压、按、掐、拿、捏、捻等几种分类。

点压

点压是用拇指、中指的指端或拇指、食指、中指的指间关节突起对体表特定部位或穴位进行用力点压，使受压部位产生酸、麻、胀等感觉的推拿手法。

拇指点压是将拇指伸直、其余四指张开或握成空拳，以拇指端施力，对体表特定部位或穴位进行点压的操作方法。拇指点压的时间、用力轻重根据患者的体质状况和病情的不同而有所区别。

中指点压是将中指伸直、其余四肢张开或半握拳，以中指端施力，对体表特定部位或穴位进行点压的操作方法。中指点压的时间、用力轻重根据患者的体质状况和病情的不同而有所区别。

指关节点压是将拇指、食指、中指弯曲，用任意指间关节的背侧突起部位对体表特殊部位或穴位进行点压的操作手法。

在实际操作中，点压手法常结合按、揉、击组合，共同组成点按、点揉、点击等复合类手法。点压法具有作用面小、刺激强烈的特点，常常用于穴位及肌肉浅薄的骨缝等部位的治疗。

按法

按法是以指、掌、肘等部位对特定部位施力，并逐渐加强，进行按压治疗的手法。按法有指按法、掌按法和肘按法的区别。

指按法是以拇指或中指指腹对体表特定部位或穴位进行由轻而重的持续按压，使受压部位产生酸、麻、胀等感觉的按法推拿。对每处的按压持续2~3分钟，或5~6分钟，具体的按摩时间和用力轻重时间应根据患者的体质和病情的发展而确定。指按法具有按压作用面小的特点，可用于全身经络穴位的治疗。

掌按法是伸直手指，用手掌作为着力部，以单掌、双掌或两掌重叠的按压手法。掌按法多用于腰背、腹部等面积较大且平坦部位的按法治疗。

肘按法是弯曲肘关节以突起的肘尖部位对体表特定部位施力进行持续的垂直按压治疗的手法。肘按法具有刺激力强劲的特点，适用于腰骶和下肢后侧的推拿治疗。

在临床实际中，按法是结合揉法，组成按揉复合揉法进行使用的。

掐法

掐法是用拇指的指甲对穴位进行用力掐按的治疗手法，在临床实践中常结合按法共同组成掐按。

在实际操作中，掐法的施行是一只手对相应部位进行固定，用另一只手的拇指指甲用力掐按、挤压穴位；或是边掐边进行按揉，使受掐部位产生肿和疼痛等较重感觉。掐压的时间和力度，根据患者体质和病情的不同而有所区别。

掐法操作主要适用于人中、鼻尖、耳穴和四肢的末端。

拿法

拿法是对特定穴位以拇指和其他四肢相对称施力，进行挤压、提起拿捏的推拿手法。

在实际操作中拿法是以手指相配合，对治疗部位的肌肤、肌体进行轻重交替、连续不断地节律性拿捏提揉，使肌肤产生酸、麻、胀等感觉的操作。拿法的时间和力度根据患者的体质和病情有所不同。拿法常结合捏、揉共同组成拿捏、拿揉复合手法。

拿法的刺激性较强，在临床上常用于风池穴、肩井穴和四肢等部位的治疗。

捏法

捏法是以拇指和其他四肢相对用力，对特定部位进行挤压的按摩手法。捏法有捏穴位和捏脊法两种。

捏穴法是拇指和中、食、无名三指分置在肢体相应的穴位上，同时进行按压和对捏，使穴位产生酸、麻、胀、痛感觉的推拿手法。

捏脊法：捏脊有二指捏、三指捏和五指捏等多种手法。

二指捏法：二指捏法操作时患者呈俯卧姿势，腰背部裸露，施术者以双手的拇、食指沿着患者裸露的脊柱从尾部骶骨两侧开始自下而上进行提、捏、夹，当经过病变穴位时要停留片刻，同时将穴位处的皮肉上提3～5次，以重点刺激病患部位，当捏到第7颈椎下的大椎穴两侧时结束。反复进行操作3～5次。

三指涅法：三指涅法操作时患者呈俯卧姿势，将腰背裸露，施术者以两手拇指、食指、中指以撮捏状沿患者脊柱从尾部骶部两侧开始自下而上进行提、捏、夹，同样在经过病变穴位时停留片刻，并上提穴位3～5次，以重点刺激病患部位，当捏到第7颈椎下大椎穴两侧时结束，进行反复操作3～5次。

五指捏法：五指捏法是用五个指头对四肢、腓肠肌等需治疗部位进行相对用力挤压的方法。

捏法较为柔和，主要用于颈、肩、腰背、脊柱、四肢等部位的推拿治疗。

在实际操作中涅法常结合拿法使用，组成拿捏复合手法。但捏法主要是单纯的对掌挤压，而拿法则是对治疗部位的提起揉捏。

捻法

捻法式以拇指、食指指腹挤压治疗部位，并对称用力如捻线般快速搓捻的推拿手法。

在实际操作中捻法是以拇指指腹螺纹面和食指的拇指桡侧对治疗部位做相对挤压，并来回用力捻动，同时逐渐向远端移动，上下反复。

捻法具有轻柔和缓、操作灵活的特点，较多用于指、趾部的小关节和浅表肌肤的推拿。

叩击类手法

叩击类手法是用指、掌、拳或借助桑枝等物体对体表进行击打的推拿手法。叩击类手法有拍法、弹法、击打、捶打等的区别。

拍法

拍法是对患者体表以虚掌进行拍打的推拿手法。

在拍法的具体操作中，拍打体体表的虚掌五指并拢，略显弯曲。既可以单手进行操作，也可以双手进行操作。

拍法多用于背、腰骶和四肢的推拿按摩，在治疗过程中患者感受到的振击感较为强烈。

弹法

弹法是用手指指端对患病部位或相应穴位进行弹击的推拿方法。

弹击操作中，手指微曲，由拇指的指腹将中指指甲盖压紧，宛如莲花指状，对准需要治疗的部分进行联系的弹击。频率以控制在每分钟120～160次之间。

弹击法较多应用在头部病症的治疗上。

击打法

击打法是以手指、掌跟、指掌关节、拳、小鱼际或借助桑枝等对体表进行击打的按摩方法。

手指叩击：手指叩击是以指尖对患者的相关部位或穴位进行快速击打的推拿手法。在临床上有单指叩击和多指叩击的区别。其中，单指叩击是以自然弯曲的中指指端对穴位进行快速击打的手法；多指叩击是以五指弯曲成爪，用指尖着力，对病变部位或相关穴位进行有弹性、有节律地击打的方法。手指叩击的频率以控制在每个穴位每个叩击周期100～200次之间。手指叩击法多应用于头面部的推拿治疗。

掌跟锤打法：掌跟捶打是微屈手指，背伸手腕，以掌跟为着力点，对体表的特定部位进行有弹性、有节奏地击打的推拿方法。掌跟捶打法多用于腰骶部和下肢的推拿治疗。

指掌关节捶打法：指掌关节捶打是握紧拳头以第5指掌关节或整个手臂上所有指掌关节对病痛部位或相关穴位进行捶打的推拿方法。指掌关节捶打法多用于下肢部位的推拿治疗。

握拳捶打法：握拳捶打是保持手呈空拳状态，用拳面或拳背对病变部位或相关穴位进行弹性击打的推拿手法。握拳捶打法普遍应用于对背部、腰骶和下肢的推拿中。

小鱼际击打法：小鱼际击打是手呈握拳状态或拇指向上，五指自然伸直，用小指侧的指掌关节或小鱼际施力，两手如剁菜状有弹性、有节律地对体表进行击打的推拿手法；也可将两手交叉相合，以小鱼际同时对患病部位或相关穴位进行击打。小鱼际击打法多应用在颈肩和四肢的推拿中。

桑枝棒打：桑枝棒打是用特制的桑枝拍打棒对腰背或小指后侧进行有弹性和有节律性击打的手法。桑枝棒打多应用在腰背和下肢后侧的推拿治疗中。

任何一种击方法，都会使患者的受力部位产生振动和舒适的感觉。

振动类手法

振动类手法是指通过特定的手法使患者的病变部位或相关穴位产生振动的推拿治疗手法。在实际操作中，振动类手法有振法和抖法两种。

振法

振法是通过特定手法使治疗部位产生局部振动的按摩手法。根据施术手法的不同，有指振法和掌振法的区别。

指振法是以放置在体表穴位上的食指、中指，通过施力使穴位有酸胀得气感觉后，挺紧腕关节，由前臂的静力性收缩来带动手指连续、快速地在治疗部位上下颤动的推拿方法。指振法克用于胸腹、腰穴及头颅穴位的推拿治疗。

掌振法是将手掌平放在治疗部位上，由手臂的静力收缩带动手掌对治疗部位连续、快速地上下颤动，使治疗部位有明显的振动感。施振频率以能达到每分钟500~700次的频率为佳。掌振法多用于胸腹及腰穴的推拿治疗。

抖法

抖法是施术于四肢末端，使肢体的近端产生频率抖动的推拿方法，多见于上肢抖法。

抖法的操作中，患者取坐姿，施术者在病人的患病一侧，双手握持患者手指，保持肩关节外展，在牵引的情况下，均匀、小幅、快速而连续地上下抖动，并保证抖动动作能传导到肩关节上。在抖动的过程中，可不定期不加大牵引的同时，瞬间加大抖动幅度3~5次。

抖法广泛用于肩部及上肢部位的推拿治疗中。

运动关节类手法

运动关节类手法是通过外力是关节做伸展、屈伸或旋转类被动性活动手法的通称。在临床操作中运动关节类手法有摇、扳、背、拔伸等手法的区别。

摇法

摇法指的是使关节被动环转活动的手法。摇法具有舒筋活血、滑利关节、松解粘连和增强关节活动功能等特点，多用于脊柱部及四肢关节的治疗。

在具体的摇法操作中，使用一只手握住或扶好被摇关节的近端肢体，而另一只手则握紧关节的远端肢体，轻轻地做缓和回旋的

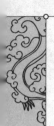

环转活动。需要注意的是摇法操作中要转幅度要逐渐增大，同时保持动作的缓和及施力的稳重。粗暴的动作和违反生理功能的摇转对身体是有害无益的。摇法根据部位的不同有摇颈、摇肩、摇腰、摇髋、摇踝五种。

摇颈法

摇颈法在具体操作中患者持坐姿，颈项部位放松，施术者站立于患者的侧面，一只手托住患者头顶，另一只手托住下颌，然后两手以反方向缓慢活动，促使头部进行摇转。

摇颈法多用来治疗落枕、颈椎病、颈项部软组织劳损和风寒引起的颈项酸痛、活动不利等症状。

摇肩关节

肩关节的摇法治疗根据受到限制部位和程度的不同，有各不相同的操作手法。具体表现为握手摇、托肘摇、大幅度摇。

1.握手摇法：在握手摇法的操作中，患者保持坐姿，放松肩部，病患肢体呈自然下垂的状态。以一只手扶好患者肩关节近端，另一只手握住患手，以顺时针和逆时针方向缓慢摇动，使患者的肩关节能保持小幅度的旋转活动。一般情况下，以顺逆各摇转8～10次为宜。

2.托肘摇法：在托肘摇法操作中，患者保持坐姿，放松肩部，肘部弯曲。施术者站立在患者的侧面，同样以一只手扶好患者肩关节近端，另一只手托稳患者患病的肘部，以顺时针或逆时针方向做缓慢摇动，以能够使肩关节保持中幅度的旋转活动为佳。

3.大幅度摇法：在大幅度摇法中，患者保持坐姿，上肢下垂，施术者以丁字步站在患者的侧面，一手轻握患肢腕部，用另一首的掌背向上托起至140～160°后，反手握住腕部，用原本握住腕部的手沿手臂滑移到患者肩部并按住。协调按肩手下压，握腕手上提，以便使肩关节得到充分伸展，向后下方

运动使肩关节能够大幅度运转，周而复始，两手交替协调动作，患者的患病肢体保持连续环转活动，一般前后各摇动3～5次。

摇肩关节多用于治疗肩关节活动功能的各种障碍。

摇腰法

摇腰法在操作过程中，患者保持坐姿，放松腰部，施术者坐在患者后面一手按住腰部，另一手扶好肩部，两手协调使腰部依次做前屈、侧屈、后身等次序摇动，让腰部能够保持旋转活动，一般以左右摇转各3～5次为佳。

摇腰法多作为急性腰扭伤等腰部活动不利情况的辅助治疗手法使用。

摇髋关节

摇髋关节操作过程中，患者保持仰卧，髋膝部微屈；站在侧面的施术者以一只手按住患者膝部，另一只手抓住足跟部位，两手协同使髋关节屈曲到90°后，以顺时针或逆时针方向各摇动8～10次。

摇髋关节多用于髋部筋骨酸痛、内收肌劳损和腰腿痛引起的髋关节活动牵掣疼痛等症状的治疗。

摇踝关节

摇踝关节操作中，患者取仰卧位，下肢伸直，踝部呈放松状态。立于患者足后侧的施术者一手托起患者足跟，另一手紧握患者足趾部，用力拔伸牵引的同时做环转摇动。

摇踝关节多用于踝部肿胀酸痛、伤筋日久、活动不利等症状。

扳法

扳法指的是对关节在弹性限制的位置瞬间受力，做被动旋转、屈伸、收展的推拿手法。扳法具有松解粘连、调整脊柱生理弧度、整复关节错缝的作用，多用于软组织粘连引发的关节运动障碍、脊柱生理弯曲改变、小关节错缝的病症的治疗。

扳法是不能确定具体位置时使用的一种小幅度的被动运动方法，它要求被扳关节在伸展或旋转到最大功能位的基础上，稍微加大动作幅度的推拿方法。在操作过程中，要求动作稳、准、巧。这是因为扳法的动作是短暂、优先、分阶段的被控动作，需要提前确定活动的范围和作用部位，并以此作为依据进行因势利导，切不可粗暴地强拉硬扳。

在关节手法中，扳法是技术含量高、难度大的手法，尤其是颈椎扳法存在很大的危险性，初学者应在带教老师的指导下进行操作。关节扳法常用的主要有颈椎旋转扳法、腰椎斜扳法及肩关节扳法几种。

颈椎旋转扳法

颈椎旋转扳法也被称为颈椎旋转复位法，通常情况下患者保持坐姿，放松的颈项略前屈或后身，施术者站立在患者的侧面，一手扶患者头顶，另一手托住其下颌部，两手同时动作使头慢慢转向一侧，感到有明显阻力时，稍作停留，然后用力做一个旋转幅度在5°~10°之间的快速扳动，以能听到颈椎"格嗒"的响声为限，这时表示手法操作到位。

颈椎斜扳法主要治疗神经根型颈椎病、颈椎生理弧度的改变和落枕等因长时间牵连扭蹩导致的颈椎小关节错缝。颈椎斜扳法在临床应用上应根据病情，并结合颈椎的解剖特点，谨慎正确施用，必须确保在施治过程中的姿势恰当、动作缓稳、定位正确、手法轻巧。

腰椎斜扳法

腰椎斜扳法的操作中，患者保持侧卧位，患病侧肢体朝上，屈膝屈髋成90°，下方的健康肢体自然伸直，保持腰部放松。施术者站在患者对面，以两手（或肘部）分按患者的肩前和臀部，用力做反方向的缓慢扳动，使腰部扭转，当有明显的阻滞感时，给一个增大幅度的猛推，至听到"格嗒"的响

声，这时表示手法操作到位。腰椎斜扳法的定位根据高低不同的病变位置，通过控制腰椎的上下旋转幅度来进行调节。如上腰椎出现病变时，下半身旋转幅度要大于上半身，反之亦然，当病变出现在下腰椎时，则上半身的旋转幅度较下半身大。

腰椎斜扳法多用于腰椎后关节紊乱（急性腰扭伤滑膜嵌顿）、腰椎间盘突出症、腰脊畸形侧弯和腰椎生理弧度的病变等的治疗。

颈、腰椎的旋转扳法是将脊椎关节的活动延伸到生理极限范围外，但不超过解剖极限的治疗手法。当患病关节超出可行性的活动范围，在加卡其被动活动范围时，常会听到被认为脊椎复位、手法作用到关节上的"格嗒"声响。

肩关节扳法

在管关节扳法的操作中有向上举、后伸、内收、外展四种基本动作。

1. 上举扳法：进行上举扳法操作时，患者保持坐姿，施术者站立在患者的侧面，弯腰使患者手臂置于施术者的肩膀上，施术者以双手抱的动作固定患者肩部，慢慢直身抬举患肢，重复3~5次。

2. 内收扳法：在内收扳法操作中，患者保持坐姿，患病肢体在胸前最大程度内收，施术者站在患者身后靠紧背部以稳定患者身体，一手扶好患者肩部，另一只手握住患者肘部向内收方向进行扳动。

3. 外伸扳法：在外伸扳法操作中，患者保持坐姿，两手自然下垂，施术者站立在患肢一次，扶住患者肩部，同时握住其手腕向后缓慢扳动，当达到最大幅度时改屈肘动作。需要注意的时，屈肘动作操作中患病一侧的装备靠近腰骶部并顺脊椎向上缓慢扳动。

4. 外展扳法：外展扳法操作中，患者保持仰卧姿势，施术者扶住患者肩部的同时，

以另一只手握住患者肘部做向外的拉伸扳动和旋内、旋外动作。

肩关节扳法多用于肩关节粘连的后期及恢复期治疗，并根据其粘连程度和活动情况的不同，进行不同的操作。在肩关节粘连的治疗过程中，以上四种肩关节扳法多是配合使用的。

背法

背法是施术者将病患者反向背起的治疗方法。

在背法的具体操作中，施术者与病患者靠背站立，两肘铰接，通过屈膝、弯腰、挺臀等动作反背患者至双脚离地，患者要尽量向后仰头，以使二人背部卡进，起到牵伸腰椎的目的，施术者以臀部上下左右晃动，确定患者呈放松状态时，快速伸膝挺臀以使患者腰椎出现突然性后伸。为达到牵伸腰椎目的，应注意臀部晃动与双膝的屈伸、挺臀动作的协调一致。

背法是利用患者自身重量对腰身的牵引，来达到过伸腰椎，促使扭错关节复位的方法，主要用于急性腰扭伤、腰椎间盘突出症、腰椎后关节紊乱等的治疗。

拔伸法

拔伸法是将一侧肢体或关节固定，对另一侧实行牵拉的推拿手法。拔伸法多用于颈椎、肩、腕、指等关节的治疗，要求力量稳定而持续，切不可突发暴力。拔伸是通过对关节缝隙的拉宽，来达到放松肌肉及软组织，松解粘连，来为关节的整复和功能恢复创造条件的。也可用于类风湿关节炎所引发的关节活动不利、指间关节囊肿等病症的治疗。

颈椎拔伸法

在颈椎拔伸法的具体操作中，患者端坐，施术者站在患者后侧方，一手的肘弯托住患者的下颌部，手扶头部对侧，另一只手托住枕后，同时用力上拔，达到牵引颈椎的目的。

颈椎拔伸法常结合扳法，用于颈椎半脱位、颈椎病和落枕、颈项部扭伤等的治疗。

肩关节拔伸法

在肩关节拔伸法的操作中，患者坐立在矮凳上，放松肢体，施术者站在患者的后外侧，以柔和的动作对患者腕部进行缓慢的向上牵拉。

肩关节拔伸法多作为肩周炎引发的关节功能障碍的辅助治疗手法使用。

腕关节拔伸法

在腕关节拔伸法的操作中，患者和施术者对面而坐，施术者握住患者手掌，缓慢加力拔伸，同时患者身体略向后仰，形成对抗性牵引。

腕关节拔伸法多用于腕部拉筋、腕骨错缝的治疗，为避免后遗症，在多数情况下会在拔伸的基础上结合对腕部的推抹捏正手法使用。

指间关节拔伸法

握住患者腕部，对患病指端进行反方向用力拔伸。指间关节拔伸法多用于指部的脱位、拉筋治疗，为促使关节复位，多在拔伸后进行推抹。腰、髋关节因为拔伸效果不佳，多采用机械牵引的方法。

第三节　推拿治疗常见病证

偏头痛

偏头痛是由于血液循环不良产生瘀血而导致的血管性头疼。在没有其他伴随症状的前提下，疼痛可以通过对穴位的推拿来消除。

其推拿方法主要为采用平躺姿势，首先从印堂穴开始，分推至太阳穴，并进行按揉；用多个手指对头部两侧及耳朵上方进行揉拿，并对头部正中施以按压；以掌跟对前额至两耳上方之间进行揉搓和挤压；用十指对眼部周围进行按压；揉搓两手心发热后，敷盖在闭着的眼睛上，进行缓慢揉动；以两手的相对，用掌侧对头部进行叩击，并以指端进行抓打；用多个手指对风池穴进行缓慢揉搓和点按；用双手的拇指对肩部进行揉压；以两手的掌指段对颈部进行大力顶托。以上操作可以重复施行，直至病痛减轻。

失眠

失眠是指由思虑劳倦、房劳过度、内伤心脾、心肾不交、心胆气虚、肝阳扰动、胃中不和、情志抑郁等原因所引起的经常性不易入睡或睡眠不深为特征的病症。

失眠在临床上主要表现为多梦易醒、心悸健忘、易出汗，同时伴随有头晕耳鸣、腰酸遗精、情志抑郁、头痛头晕、急躁暴怒、胸肋胀痛、小腹胀痛等症状。

针对失眠的推拿操作主要有：

1.以0.05千克压力，棒推神门穴5分钟，保持每分钟120次的频率。

2.以0.15十克压力，指振心穴、耳背心穴3分钟，保持每分钟240次的频率。

3.对内关穴进行点、按、揉操作；掐揉三阴交；掐按足三里；捏脊（详见捏脊疗法）。

慢性鼻炎

慢性鼻炎包括慢性肥厚性鼻炎和慢性单纯性鼻炎，是发生在鼻腔黏膜和黏膜下层的一种慢性炎症疾病。

慢性肥厚性鼻炎鼻塞呈双侧持续性分布，分泌物少，但较为稠厚。患者同时伴随有嗅觉明显减退，鼻黏膜呈淡红色或暗红色，表面出现结节状或是桑葚状，受到触摸时感觉硬实，一般不产生凹陷，一旦出现凹陷很难及时复原，对血管收缩剂具有较差的反应。

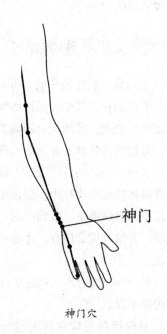

神门穴

慢性单纯性鼻炎多是由于急性鼻炎频繁发作或没有得到根治，鼻黏膜长期受临近病灶刺激，鼻腔通气受偏曲的鼻中隔影响而引发。慢性单纯性鼻炎在临床上表现为间歇性或交替性鼻塞，稠厚半透明黏液状的鼻涕增多，甚至伴有少许脓液，两侧下鼻甲肿胀，暗红色的鼻子光滑湿润，触摸时有柔软而富有弹性，对血管收缩剂具有良好反应。

在推拿治疗过程中，慢性鼻炎患者采取仰卧姿势，施术者以一指禅推法，从印堂穴开始沿鼻梁两侧到迎香穴位置，上下往复推拿5分钟；从印堂穴开始到两侧太阳穴、从印堂穴开始到两侧印堂穴抹5~6次，并按揉迎香穴和太阳穴以配合，然后对鼻梁两侧用小鱼际以擦法进行治疗，到温热为止。患者

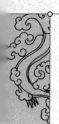

再取坐姿，施术者以一指禅推法（或按揉）法治疗风池穴、风府穴至酸胀位置，然后以拿法对风池穴起到颈椎两侧进行自上而下治疗3~4遍；拿两侧的肩井穴、对大椎、肺俞、风门三穴分别进行1分钟的按揉操作，对胸部两侧的中府穴按揉至酸胀，从肩部到腕部，拿上肢往复3~4次，同时拿合谷穴、按揉曲池穴以配合治疗。

牙痛

作为临床常见病症的牙痛，可分为牙源性和非牙源性两种。其中牙源性疼痛主要表现为龋齿、牙髓炎、牙周炎、冠周炎、根尖周围炎、牙过敏等症状；非牙源性疼痛主要表现为三叉神经痛、颌骨肿瘤、上颌窦炎等症状。在具体的临床治疗中，要依据牙痛的病程、性质、患病部位、发病时间、诱因和伴随症状，并结合局部检查，才能够做出明确的诊断。

对牙痛的推拿治疗，主要是点按合谷穴、揉按颊车穴。

1.双手拇指对患者合谷穴进行重力点按，至有强烈酸胀感觉时保持1分钟。要求点按的力量由轻到重逐渐增加，最后改为对合谷穴的按揉或拿。

2.双手拇指对患者脸颊两侧的下关穴、颊车穴经行约1分钟的按揉，以产生较强烈的酸胀感度。

3.上牙痛患者，可加拿风池穴；隐痛症状患者保持俯卧姿势，以拇指揉按太溪穴1分钟，或施重力拿捏跟腱1分钟。

4.对颊车穴的点按：用拇指以重手法点按病患一侧的颊车穴，持续半分钟到1分钟后，进行揉捻，并配合点揉翳风穴、承浆穴等，对下牙痛的治疗有明显效果。

5.对颧髎穴、下关穴的点按：用拇指以重手法点按病患侧的颧髎穴、下关穴，持续半分钟到1分钟后，进行揉捻，并配合点揉人中穴、迎香穴，可使患者的疼痛得到缓解。

6.无论是上牙痛、下牙痛，可揉捻病患侧的合谷穴1分钟；疼痛不能得到缓解的话，则换另一侧合谷穴进行揉捻。

7.用洗净的手直接推拿牙龈，并以稍重手法对病患牙处进行重点按揉，止痛效果明显。揉按完成后用淡盐水进行漱口。

注意事项：

1.治疗中的酸胀感以患者的承受能力为原则。

2.推拿治疗的目的在于止痛，在操作过程中疼痛得到缓解时，可用力稍减或直接中止操作。

3.在日常饮食中，要尽量避免强烈的冷热酸甜等刺激。

咽喉痛

咽喉疼痛主要表现为咽干咽痛、咽喉有异物感、咽喉发热、扁桃体肿大等症状。它可能是咽炎、急性扁桃体炎的主症，也有可能是感冒、咳嗽等的并发症。

咽喉疼痛的推拿治疗：

1.对肘部曲池穴、腕外侧的阳溪穴用拇指以重力进行按揉，以穴位保持强烈的酸胀感为止。对曲池穴附近肌肉、筋腱以指拨法进行为期1分钟的重力推拨，两肢轮换进行。

2.施术者手握患者一侧手腕，同时对另一只手的合谷穴进行为期1分钟的重拿法操作，以穴位酸胀为止，两肢轮换进行。

3.用拇指和食指、中指、无名指在患者喉结两边者迎会上做轻缓的拿揉，同时做相对用力的拿捏，时间为3~5分钟。

4.用重滞而柔和的力量，对患者两臂从肘到腕的部位进行拇指揉推法推拿，各两遍。

5.患者呈正坐姿势，以拿风池、颈项的方法进行1分钟的推拿。

6.患者或坐或站，用右手食指指腹轻压天突穴1分钟后，再对俞府穴进行为期1分钟的压迫，并沿顺时针方向推拿3~6次。

落枕

落枕，也被称为"失枕"，多数情况是单纯的颈部肌肉痉挛，主要表现为急性颈部肌肉痉挛、酸胀、强直、疼痛等所引起的颈部转动失灵。症状较轻者可在几天内自然痊愈，病症较重的患者甚至会拖延数周时间，给工作和生活带来严重不便。如果成年人落枕发作频繁的话，则很有可能是颈椎病的前兆。

落枕的治疗主要以舒经活血、温经通络为主，当患者的颈部肌肉放松，气血得以通畅时，病症很快就能痊愈。其治疗方法主要有：

1.患者保持坐姿，施术者在患者的颈部、肩部进行轻㨰发、一指禅推法的操作，并配合颈椎做各方向的活动，然后用拿法对颈、肩部进行操作，对紧张的肌肉以弹拨法进行操作。

2.患者保持坐姿，施术者对患者的颈项，先做摇法操作，然后再坐颈椎的斜扳法操作，不必强调必须出现弹响的声音。

3.患者保持坐姿，施术者以由轻转重的手法，对风池穴、风门穴、风府穴、肩井穴、天宗穴进行按拿，然后再施以擦法推拿，并对颈部进行湿热敷。并做好颈项的保暖，以不睡高枕为宜。

需要注意的是，疼痛感强烈的患者，可以先对病患侧的天宗穴进行2~3分钟的按揉，并让其自己进行轻摇，待疼痛减轻后在依照上述方法进行治疗。

颈椎病

作为常见病、多发病的一种，颈椎病是由于颈椎的椎间盘变性、颈椎骨质增生所引起的周围软组织损害。一般情况下，轻症的颈椎病患者只影响肩颈部的肌肉，而重症患者的椎动脉、交感神经、神经根及脊髓等都受影响。另外，身体的其他部位器官、组织也会因受颈椎病的间接影响而引发更为复杂多变的颈椎相关性疾病。随着生产方式和生活方式的转变，颈椎病的发病率有上升和逐年年轻化的趋势。

在诊断明确的前提下，以轻柔和缓的推拿法对颈椎病进行治疗效果显著。推拿法治疗颈椎病以牵引为主，并辅以按压。推拿治疗的作用在于扩大椎间隙、椎间孔，复位滑脱的椎体，恢复颈椎变形的生理弯曲，消除肿胀、分解粘连，缓解神经根的压迫，解除血管及肌肉痉挛，改善血液循环，增强病患部位的血液供应，加速病患组织的修复。在施治过程中，以舒筋活血、理筋整复为主要原则，较多地采用㨰、按、揉、拿、牵引、旋转、拿搓、擦等手法。

在具体操作中，患者端正坐姿，施术者分别对风池穴、缺盆穴、天鼎穴、肩外俞穴、肩中俞穴、肩髃穴、曲池穴、手三里穴、小海穴、合谷穴、外关穴、内关穴、神门穴等做按揉；然后施术者站在患者背后，对颈肩部、上背部和上肢肌肉进行5~10分钟以放松为目的的揉法推拿；再对颈项部进行拿揉，并配合以推桥弓、推肩臂操作；随后对颈项部进行拔伸操作；最后对两侧肩井穴进行推拿，并搓患病肩部至前臂数次。

在临床上常用的颈项拔伸方法主要有：

1.施术者站立在患者的背后，将两前臂放在患者肩部向下用力，两手大拇指顶在风池穴的上方，为避免患者头晕，不可用力过

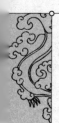
猛，手掌和其余四肢向上用力托起下颌部，前臂与手同时反向施力，以牵开颈椎，在牵引的同时使患者头颈部重复前屈、后伸和左右旋转动作。

2.患者正坐，施术者站在患者的侧方，以屈曲的右肘关节托住患者下颌，用手扶好健康一侧的颈枕部，缓力上拔，并同时做左右旋转，另一拇指在患病椎旁的压痛点上施以按揉法。

需要注意的是：

1.对头颈部施以扳法时，不可强求弹响声。

2.疼痛严重，颈项不能转动的患者，先对患病一侧的天宗穴进行2～3分钟的揉按，并要求患者请转颈项以配合，待疼痛感稍轻时，再施以上述方法的治疗。

3.注意合理用枕和肩颈部的保暖。

肩周炎

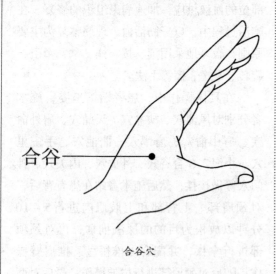

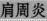

合谷穴

肩周炎是风寒湿邪侵入而引发的肩部酸痛、肩关节疼痛和肩关节运动功能障碍等症状。肩周炎多发生在50岁左右的体力劳动者身上，大部分患者会因为得不到及时有效地治疗而导致肩关节功能活动和生活质量受影响。

肩周炎的早期治疗以舒经活血、通络止痛为主，疼痛较重者以轻柔的手法进行局部推拿，以改善其血液循环，加快渗出物的吸收，确保病变肌腱和韧带的早日修复。

肩周炎的后期治疗以松解粘连、滑利关节，促进肩关节功能恢复为主，可用较重的扳法、拔伸和摇法对肩关节的各功能位进行被动活动。

对肩周炎推拿的具体操作：

1.患者保持仰卧位或正坐位，施术者或站或坐在患者的一侧，用㨰法或一指禅推翻对病患一侧的肩部和上肢内侧进行反复推拿，并配合患肢的被动外展、外旋，以达到牵拉喙肱韧带和短头肌腱的目的。

2.患者保持健侧卧位，施术者一手握肘部，另一只手对肩外侧和腋后部施以㨰法治疗，并按拿肩髃穴、肩贞穴，做上举内收活动。

3.患者保持正坐位，对其肩井穴、肩髃穴、天宗穴、秉风穴、肩贞穴、曲池穴、肩内陵穴、合谷穴等进行点按。

4.环绕摇肩：施术者站在患者的侧后方，一手扶住病患肩部，另一手托住肘部，以肩为轴心，做由小到大的环转运动，然后由施术者托住患者前臂，使病患肘内收小臂，病患一次额的手搭放在对侧的肩膀上，并绕过头顶直达病患肩膀，反复操作5～7次，同时配合对病患肩膀的拿捏。

5.被动后扳上肢：施术者站在患者的侧前方，一只手握住病患一侧的腕部，用肩膀顶住病患肩膀的前部，以防止前屈，由握住患腕的手将患臂逐渐施力后扳2～3次。

6.背后拉臂：施术者站立在患者健康一侧的稍后方，为防止前屈，用一只手扶住健康肩膀的前部，另一只手从背后抓住病患侧腕部向健康一侧进行牵拉，并逐渐用力，以患者不能忍受为止。

7.提抖法：施术者站在病患肩膀的外

侧，两手通过握住病患侧的腕部，以提抖的方法将病患侧的肩膀提起，进行牵拉。先沉肩屈肘，然后缓慢地将病患肩膀向斜上方牵拉，并逐步加大力量。

8.搓抖法：对肩部、上臂、前臂进行反复搓动，添加抖法结束。

需要注意的是：

1.在日常生活中，注意肩部的保暖，避免过度劳累。

2.以功能锻炼和治疗相结合，医生与患者相互配合，通过持之以恒、循序渐进的治疗进行改善。

腰背痛

作为一种常见的脊柱病患，腰背痛是背、腰、腰骶及骶髂部疼痛的统称，有时也包括下肢的感应痛和放射痛。多是由于腰背皮肤、皮下组织、韧带、肌肉、脊椎、肋骨、脊髓和脊髓膜的组织病变而引发的。

对腰背痛的推拿治疗：

1.在脊柱两侧3~10厘米处，从骶骨椎到第七椎，往返依次进行3~5次的按、揉、捶、推、拿等手法循环操作，尤其是腰部更要多做几次。

2.对肩和腿进行搬法推拿。

3.进行捏脊推拿3~5次，具体操作见捏脊法。

腰扭伤

腰扭伤一般涉及肌肉、筋膜、韧带、椎间小关节、骶髂关节和腰骶关节等，大多数的腰扭伤发生在下腰部。腰扭伤的患者大多表现为腰部的持续性剧痛，在活动时会有加重的感觉，即使充分休息也不能得到消除；同时腰部向各方向的活动受到明显的限制，

甚至是不能翻身。

腰扭伤的推拿操作手法：先在压痛点周围做掌跟按揉法和擦法治疗，刺激逐渐由轻转重，同时将接触点缓慢地由压痛点向疼痛处转移；在病患一侧眼骶棘肌纤维方向进行往复数遍的推法操作，并配合以腰部后伸动作；用拇指对肾俞穴、腰阳关穴和压痛处进行按揉操作，拿委中穴、承山穴，以上两操作以操作至接触部位酸胀为止；对腰部施以斜扳法推拿；以发热为终止，沿病患侧的骶棘肌纤维方向做擦法推拿。

腰肌、背肌严重痉挛的患者，应在压痛点及附近施以柔和深沉的弹拨法；腰椎小关节错位的患者，为整复错位可对腰部进行旋转复位；棘间和棘上韧带损伤患者，用拇指平推法治疗，施术者单手拇指按压疼痛处上方，另一手对韧带做自上而下的推抹操作。

腰腿痛

腰腿痛是多种原因引起的优质症候群，作为多发病，腰痛常常与腿痛伴随而生，多发生的搬运工、木工、司机和井下矿工等体力劳动者和长期从事伏案工作的机关人员中。

对腰腿痛的推拿治疗主要有以下几种：

按命门穴：采取站姿或坐姿，用拇指对第二腰椎棘突下凹陷处的命门穴进行大力按压，至有酸胀感觉为止，然后进行数十次的揉动。

揉肾俞穴：采取站姿或坐姿，用单手拇指对第二腰椎棘突下，命门穴外两指宽处的肾俞穴进行重力按压，至有酸痛感为止，然后进行数十次的揉动。操作完毕后，换另一侧进行揉按。

擦腰：采取站姿，分两脚与肩部同宽，用握拳的两手拳眼侧从骶部向尽可能高的位

置，自下而上，进行快速重力擦动，至皮肤发热。

揉臀：采取站姿，用单手大鱼际处贴紧同侧的臀部，进行或顺或逆时针揉动数十次，完毕后换另一侧进行重复。需要注意的是要对病痛侧的臀部多进行揉按。

推腰臀腿部：先以左弓箭步叉腰站立，分开右掌，拇指向前，对同侧腰部自臀部开始，向下经大腿，至小腿处，进行自上而下的推动，同时身体随动作向右侧弯曲。然后换成右弓箭步，对左侧进行推动。以4～10次为周期，两侧交替进行。

推腰部：采取站立，分两脚与肩部同宽，拇指超前，双手叉腰，先以右手对右侧腰部，向前、向左进行推动；然后换左手对左侧腰部进行推动，以数十次为周期，两侧交替进行，还可以进行反向推动。

弯腰捏腿：持站姿或坐于床上，保持昂头姿势，伸直两腿后慢慢朝前弯腰的同时，用两手对大小腿前部的筋肉进行捏拿，以到足背为最佳，反复操作5～10次。

捶腰：保持站姿，以握空拳的两手拳眼对两侧腰部进行上下往复的锤击20～30次。

腰椎间盘突出症

腰椎间盘突出症多是由外伤得不到及时治疗而导致，常发生在青年人及中年人身上。

腰椎间盘突出症在临床上主要表现为由臀部开始的疼痛，沿坐骨神经向腿后、小腿外侧、足背外缘、足跟、足掌进行扩散。但患者有咳嗽、打喷嚏、大便等动作时疼痛感会有加剧的感觉。患者大多表现为单侧的坐骨神经痛，也有部分患者表现为双侧的坐骨神经痛和不同程度的脊柱侧弯。

针对腰椎间盘突出症的推拿治疗主要为：

1.以0.1千克压力，每分钟90次的频率对腰骶椎穴进行3分钟的揉捏操作；

2.以0.25千克压力，每分钟90次的频率对坐骨神经穴、臀穴分别进行3分钟的指推操作；

3.以0.2千克压力，每分钟120次的频率对二轮上脚部进行3分钟的指点操作。

在治疗过程中，需要注意的是：患者要在硬板床上休息。治疗3个月内不得进行向前弯腰、单手提重物和其他剧烈活动，1年周期内不得进行肩负或肩部重物。

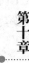

第十章 ▶ **其他中医治疗方法**

在悠久的中医传统中，除以上各章所述的治疗方法外，中医治疗还有刮痧、拔罐、针刺、皮肤针等。

第一节 刮痧

可追溯到旧石器时代的刮痧疗法，也被称为刮背疗法，它是广为流传的最常用的简易传统外疗法。在实际操作中，刮痧疗法是用具有光滑边缘的嫩竹板、小汤匙、铜钱、瓷器片、玻璃棍或蚌壳、头发、苎麻等，蘸上清水、食用油等对体表进行自上而下、从内到外的反复刮动。

刮痧疗法的原理和作用

与针灸疗法和推拿疗法原理相同的刮痧，同样是在经络学说基础之上建立的。刮痧疗法的作用主要体现为：

疏通经络

中医学认为："不通则痛，通则不痛"，一般来说，疼痛与肌肉的紧张和抽搐是互为因果关系的。通过刮痧疗法能促使局部皮肤充血，达到加快血液循环、身高局部组织温度，舒展原本紧张或痉挛肌肉，缓解疼痛的目的；当消除了疼痛病灶后，原本痉挛紧张的肌肉也就松弛下来了。

活血化瘀

刮痧通过对肌肉收缩与舒张的调节，起到调整组织间压力的作用，从而促进刮拭部位周围的血液循环，增加组织的血流量，起到活血化瘀的作用。

调和气血

通过刮痧达到畅达气血，输布营卫之气的目的，从而起到加强血液和淋巴液循环，调和气血，促进新陈代谢，改善机体营养的作用。

平衡阴阳

对于内脏功能而言，刮痧还具有调整和改善脏腑功能，平衡阴阳的作用。如肠蠕动减弱者，刮痧又可使肠蠕动加强。肠蠕动亢进者，对腹部和背部等处进行刮痧，可使亢进的肠蠕动受到抑制而恢复正常。这个事例就形象地说明了刮痧可以调整和改善脏腑功能，使脏腑阴阳得以平衡。

刮痧的适应证

集疾病防治与康复保健于一体的刮痧疗法，对治疗头痛、高热中暑、头痛、四肢麻

木疼痛、颈椎病、关节炎、腰椎间盘突出、坐骨神经痛、腰肌劳损、肠胃痉挛、恶心呕吐、下肢静脉曲张、多种皮肤病等具有明显效果；对高血压病、心绞痛、哮喘也颇有疗效；此外刮痧还广泛应用于防病保健、减肥美容等，如可以祛除妇女腹、腰及臀部的妊娠纹。

刮痧疗法的特点

相对于其他疗法，刮痧具有简、便、廉、广、验、安全等特点，具体特点如下。

简便易行

自古就有"刮板不离手，健康随你走"的说法，无论是使用工具上，还是操作方法及取穴方式上，刮痧疗法都很简单，而且不受时间、环境和条件的限制，随时随地都可以进行刮痧治疗。刮痧治疗在稍加讲解和指导后，入门十分容易，基本上是一看就懂，一学就会。

适用范围广

随着科学技术的发展，刮痧疗法也得到不断研究开发，原本仅被用来治疗中暑的刮痧疗法也逐渐发展到既能治疗急性病，又可以治疗慢性病，同时病种也广泛涉及内、妇、儿、外、皮肤、五官及骨科等。除此之外，刮痧对于一些疑难杂症也有其独特疗效。

疗效快捷

刮痧疗法在很多病症都具有很好的疗效，一般在经过1次或2～3次刮痧治疗基本都能痊愈。即使是那些久治不愈的病症，在进行刮痧治疗后也会有意外的效果。当刮痧治疗与中医脏腑、经络理论指导相结合时，将会有更佳的疗效。

经济实惠

刮痧治疗是能够少花钱，甚至是不花钱就治病的方法，它最大程度上减轻了患者的经济负担，尤其适用于缺医少药地区的疾病治疗。

安全可靠

刮痧治疗的作用点在体表，所以不会对内脏有所损伤，具有安全可靠、无毒副作用的特点。

刮痧用具和介质

如同刮痧法一样，刮痧的用具也十分简单、方便，只要是边缘比较圆滑的东西，如梳子、搪瓷杯盖子等，都可以用来刮痧。当然，如果长期使用或作为治疗，还是用正规一些的刮痧板比较好。刮痧板选用天然水牛角为材料，对人体肌表无毒性刺激和化学不良反应。而且水牛角本身是一种中药，具有发散行气，活血和润养作用。

另外，刮痧之前，为了防止划破皮肤，还要在皮肤表面涂一层润滑剂，香油、色拉油都可以用。当然，有条件的话，最好采用专门的"刮痧活血剂"。它是一种采用天然植物油加十余种天然中药，经传统与现代高科技结合的方法提炼加工而成的刮痧油，具有清热解毒、活血化瘀、开泄毛孔、疏通经络、排毒驱邪、消炎止痛等作用。

刮痧的操作程序和方法

术前准备

在刮痧治疗进行前，首先要对刮具进行认真仔细的检查，检查的重点是刮具边缘是否光滑、清洁，是否有裂痕、缺口。在刮痧前，应将准备好的刮具在肥皂水或消毒液中进行仔细清洗，再用毛巾擦拭干净，也可以用高压、煮沸或酒精浸泡的方式进行消毒处理。为避免交叉感染，每个人都应使用自己专用的刮具进行刮痧处理，需要经行刮痧治疗的局部皮肤也要进行清洗消毒，在操作中，先用热毛巾将皮肤擦洗干净后，再进行常规性的消毒处理。

刮痧姿势的选择

各种不同刮痧治疗位置需要不同的姿势进行配合。

1.普通坐姿、俯伏坐姿：这种姿势适用于头面、颈项、肩背及上下肢部位的刮痧治疗。

2.仰靠坐姿：仰靠坐姿适用于前颈部、胸腹部及上下肢部位的刮痧治疗。

3.仰卧姿势：仰卧姿势适用于头面、颈部、胸腹部及上下肢部位的刮痧治疗。

4.俯卧姿势：俯卧姿势适用于头颈部、腰背部和下肢背面的刮痧治疗。

5.站立姿势：站立姿势多用于急性腰扭伤、慢性腰肌劳损等需要在刮痧同时需要配合作肢体活动疾病的刮痧治疗。

刮痧部位的选择

刮痧部位的选择是根据治疗方案来确定的，一般都选定在穴位的附近，但由于其作用面积较宽，取穴也就相对宽松一些，要求不要有太大的偏差即可。一般情况下，对颈部进行刮痧治疗需要刮正中的凹陷处及其两侧部位；对腰背部的刮痧治疗需要刮脊柱、脊柱两侧，对上中背部，应该沿着肋骨间隙向外进行斜刮治疗，脊椎骨突起、过于瘦弱的病人只对脊柱两侧进行刮治；对胸部的刮痧治疗是在胸骨向外的第2~4肋骨间进行的；针对四肢的刮痧治疗，主要是肘膝弯曲及各关节处。具体操作为：

头部刮痧

头部的刮痧是以头顶的百会穴为中心，用刮痧梳呈放射状向四周进行刮拭，直到头皮有发热感觉为止。对于疼痛点，要进行反复刮拭5~10次。因为头部是人身上阳经汇聚所在，在清晨起床后，以刮痧梳对头部进行刮拭，能起到振奋阳气、提神醒脑的作用，给人一种神清气爽的感觉。

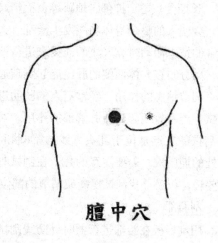

膻中穴

刮眼周

刮眼周类似于眼睛保健操，其不同之处在于以刮痧板来代替进行按摩的手指，对眼周穴位进行更为有效的刺激。具体操作为：首先用刮痧梳对睛明穴进行点按，然后分别从上、下眼眶两个方向，对眼周进行以睛明穴为起点、到外眼角为终点的刮拭。刮拭眼周能起到改善眼周经络的气血运行，缓解视觉疲劳、视觉干涩，达到明目的作用。

刮颈部

大多数的伏案工作者都具有颈肩不适的"职业病"，而通过刮痧可以有效地起到舒筋活血、改善气血瘀滞的作用。颈部刮痧主要选择三条路线：由后发际中点向大椎穴进行刮痧；从后发际两个外角上缘分别向左右肩部进行刮痧治疗。

刮胸骨

因为心情不好或劳累而感觉胸闷气短

者，在用刮痧板单角对下半段胸骨进行自上而下的缓慢刮拭时，能起到明显的改善作用。胸部的膻中穴受到刺激时，能起到宽胸理气的作用，所以爱打嗝者多会对这个部位进行刮拭。

刮胁肋

长期受焦虑、抑郁、烦躁等负面情绪影响，会使人的整个身体功能发生紊乱。人们正常的情志活动时靠气血的通畅来进行调节的，而分布在人体两侧的肝经能起到疏通气机、调节情志的作用。经常对人的胁肋进行刮拭，能有效地起到疏肝解郁的作用。对胁肋刮拭的重点是位于乳头直线与第6肋间交点处的期门穴，需要注意的是，在刮拭时动作要轻，积极寻找刮拭疼痛或结节的部位。

刮腹部

用刮痧板在腹部进行顺时针防线刮拭，能起到有效地通调腑气、清泻大便的作用。对于影响消化功能、使机体吸收毒素的长期便秘治疗具有积极作用。但在刮拭过程中需要注意的是，有内脏下垂症状的患者应采取由下到上的顺序进行刮拭。

刮手脚

中医学认为，冬季出现在女性身上的手脚冰冷症状，主要是由于患者气血运行不畅、阳气不足。在施治过程中以舒经活络、通行气血为主，可先用刮痧板对手掌进行刮拭，待手掌出现发热感觉后，再以刮痧板的凹槽对手指的四面从根部到指尖进行5~10次的刮拭，刮完手后，再对脚进行同样的上述操作。

刮足底

在临睡前，先用热水泡脚后，再进行足底刮拭，有助于缓解大脑皮质的兴奋状态，能够有效地治疗失眠症。其具体操作为先从足掌到足跟进行全足底刮拭，待出现发热感觉后，再以刮痧板的单角对脚心的涌泉穴进行刮拭。

介质的涂抹

刮痧前应在选择好的刮痧部位上，涂抹好润滑油或是中草药制剂作为介质。

刮痧的顺序

对于体表病症的刮痧治疗，其刮痧顺序为先颈项部，然后是病患部位。一般遵循头顶部、脊柱及两侧、胸部、腹部、四肢及关节的顺序。对于内脏病的刮痧治疗，说先对夹脊、腰背部足太阳经背腧穴进行刮痧治疗，然后是各相关的经脉和病患部位，对每一处进行3~5分钟、30~50次的刮拭后，再进行下一处的刮拭，绝对不可以东一下、西一下，盲目无序地进行刮拭。

刮拭的方向

在刮痧治疗中必须坚持从上而下，由内到外，先左后右的顺序，沿着固定的方向进行刮拭，绝对不可来回地往复刮动。具体操作为：对头部、肩胛区、腰背部及腹部的刮拭坚持从上到下，或从内向外的方向，腹部刮拭时，也可以采取顺时针方向围绕肚脐进行弧形刮拭；面部及胸肋部的刮拭采取由内向外的方向；四肢部位的刮拭采用由上而下的方向，当下肢有水肿或静脉曲张时，要以轻手法进行从下而上的刮拭。

刮痧的实际操作

1.基本要求：刮痧治疗中一般是用右手抓住刮具，使刮具的边缘与皮肤成45°角，利用腕臂的力量，进行有节奏而均匀地刮拭。刮拭面要求尽可能地拉长。对于肌肉丰满处以刮痧板的横面进行刮拭；肌肉浅薄、凹凸较多的部位以刮痧板的棱角处进行刮拭。在对头额部以外进行刮拭时，要在刮拭的同时蘸取介质，知道刮拭部位的皮下出现轻微紫红或是黑色的痧痕、斑点为止。进行保健刮拭时也不需要介质。

2.进行保健刮拭或是对额头、小儿进行刮拭治疗时要选用棉花团或丝瓜络等柔软之物进行轻刮，也可以进行间接刮拭疗法。间接刮拭是指在需要刮拭的部位隔着衣服或按摩巾，用刮具以每秒2次的速度进行单方向快速刮拭，每处穴位的刮拭约进行30次左右，以皮肤出现轻微痧痕为主。另外对于腹部的柔软处可用手指沾食盐后进行擦拭。

3.对于病灶深、病情重，同时身强力壮的患者及神经兴奋症状、痉挛疼痛和各种初起炎症等，要用泻法进行重刮刺激；对于病灶浅、病情轻，同时体质较差的患者及儿童少年、年老体弱或生病日久者，要以补法轻刮或进行保健刮法。一般的病症多采用平补平泻的方法进行刮拭。补法刮拭时每个部位进行5～10分钟的刮拭；泻法刮拭时对每个部位进行3～5分钟的刮拭；而保健刮拭没有明确的时间限制，以患者感觉到满意、轻松、舒适为原则。

4.皮损处干燥、无渗液、炎症及溃烂的皮肤病患者，可以在皮损处直接进行刮拭；皮肤及皮下没有病痛性结节的患者，也可以直接进行刮拭。皮损处出现化脓性炎症及红、肿、热、痛等急性炎症或渗液溃烂的患者不能在皮损或炎症局部进行直接刮拭，而应选择在皮损处的周围进行刮拭。

5.皮肤抵抗力较差的糖尿病患者因为起血管脆性增加，不宜采用泻法刮拭；下肢静脉曲张及水肿患者，为促进血液循环，适宜采用补法或平法，从肢体末端向近心端进行刮拭。

6.刮痧治疗结束后，要将体表的水渍或油渍擦干，并略加按摩，同时饮用少量的温开水、姜糖水或淡盐水，然后休息15～20分钟，才可进行其他活动。

7.在同一部位进行两次刮痧治疗的间隔时间多在3～6天，以皮肤上的痧痕完全消失，皮肤无疼痛感为原则；如果对不同的部位进行刮拭则不受时间的限制。一般情况下以连续5～8次刮痧为1个治疗疗程，连续两个疗程无明显效果的患者，需要进行重新检查或改用其他疗法。

不同痧象的意义

进行刮痧治疗以后，出现在皮肤表面的或紫色或红色或黑色的条痕和斑块，被称为"痧痕"。痧痕是一种正常的生理反应，一般会在数天后自行消失，同时在出痧后的1～2天内，进行刮痧治疗处的皮肤会有发痒、蚁行感以及轻度疼痛，甚至是感觉体表冒热气或凉气，或是体表出现类似风疹的变化，这些都属于正常的刮痧治疗现象，没有必要进行任何处理。

进行刮痧治疗后，痧痕不易出现，或出现鲜红色点状痧痕，且多出现在皮肤表面，说明疾病的病情较轻，病程也短，预后较好，这种病症就没有必要进行多次刮痧治疗；如果出现的是暗红色片状瘢痕，且多出现在皮下，暗示疾病的病情相对较重，而病程也相对长，预后较差，这是应该进行重刮；随刮痧治疗时间的推移，当痧痕由暗红色斑块，转变为鲜红色散点时，就是病情好转的预兆了。

刮痧的注意事项

在进行刮痧治疗时，要注意以下几点：

1.在刮痧治疗前，为放松情绪，消除紧张和疲劳，应进行5～10分钟的休息。疲劳和紧张状态下的病人不可进行刮痧治疗。

2.刮痧器具和进行刮痧治疗的部位要严格消毒，同时施术者的双手在施术前也要确保清洁、干净。刮具在使用后应进行严格消毒后，方能二次使用。为避免交叉感染，除保健自用器具和间接刮治外，决不允许进行

603

3.在进行刮痧治疗时，患者的体位要既有利于操作，同时也要兼顾患者的自然、舒适。为避免患者疲劳，在刮痧过程中要适时进行体位变换。

4.在进行刮痧好资料时，要注意保持空气流通和恒温，当室温过低时要适当减少皮肤的裸露。为避免影响刮痧效果和防止因感受风邪而引发其他疾病，在冬天时要注意规避风寒；在夏天时也不能在风扇下进行刮痧。

5.具有浅表淋巴结的颈部、腋下及腹股沟等处进行刮痧治疗时，不可强力猛刮，要注意手法的轻柔、松散。

6.在刮痧治疗过程中，出现消退筋膜挛急疼痛症状时，除对双膝弯进行加刮外，也可以用药棉蘸取酒精对疼痛部位进行擦拭，或以温水泡脚。

7.在刮痧治疗结束后，患者要饮用少量温开水、淡盐水或姜糖水，以补充消耗、促进新陈代谢，并进行稍事休息；同时为避免外邪入侵，在1小时内不可以洗冷水澡。

8.第二次在同一部位进行刮痧治疗时，要确保第一次刮拭的痧痕已经完全消退，两次刮拭的时间间隔以3~6天为宜。

刮痧治疗的禁忌

1.高血压病、重症心脏病、中风、急性传染病等重危疾病不宜进行刮痧治疗。

2.肝昏迷、血友病和其他有出血倾向的患者，应避免进行刮痧治疗。

3.有局部损伤、皮肤溃烂等的患者，不可直接对病患处进行刮痧治疗。

4.过饥、过饱及对刮痧有恐惧心理的患者经避免进行刮痧治疗。

异常情况的预防和处理

在刮痧过程中，因为操作不当而出现的

刮痧异常情况主要表现为：

刮伤皮肤

在刮痧治疗过程中，如果因操作不慎而出现刮伤皮肤现象，要立即停止刮治，及时进行消毒，并做好包扎和预防感染工作。

刮晕

"晕刮"是指在刮痧治疗过程中出现的病人心慌、头晕眼花、恶心欲呕、面色苍白出冷汗、四肢发冷，甚至突然晕倒的现象。在出现"晕刮"现象时，应立即停止刮痧治疗作业，迅速使病人采取头低足高的平卧姿势，并给予少量的温糖开水，一般情况下都会很快好转。当刮晕患者不能好转时，可以使用刮痧板对其人中、百会、涌泉、内关及足三里五个穴位进行刮痧救治，其中针对人中穴要使用棱角轻刮，而其他几个穴位则要进行重刮。

"晕刮"现象的出现重点在于预防。为避免带给病人不必要的麻烦，刮痧的操作过程中要注意手法的柔和适中，绝对不能过猛过重。对于初次进行刮痧治疗的患者，在治疗前应对患者做好解释工作，消除顾虑，使患者紧张的精神得到舒缓；不要对过于饥饿、饱餐、疲劳、紧张以及醉酒者进行仓促的刮痧治疗；在对年老体弱、儿童少年以及因怕痛而紧张的患者进行刮痧治疗时，操作手法要轻，并注意咨询患者的感受，力求及时发现和处理发生的意外情况。

第二节 拔罐

拔罐，也被称为火罐、吸筒，在古代被叫作角法，它是通过排除空气产生负压的方法来使罐具吸附在皮肤表面，使皮肤局部充血、郁血，以刺激经络腧穴来达到治疗目的的方法。

拔罐的作用和适应证

与艾灸一样，拔罐也是利用火来进行疾病治疗的一种疗法，也是对人体的一种温热刺激，拔罐疗法适用于一切艾灸疗法的适应证。

具有温经通络、行气活血、消肿止痛、祛湿除寒功效的拔罐疗法，广泛应用于颈、肩、腰、腿疼痛等肢体、关节的风湿痹症，面瘫、中风后遗症等神经系统疾病，伤风感冒、哮喘咳嗽等呼吸道疾病，腹痛、胃痛、泄泻、呕吐等消化道疾病。另外对于包括急性软组织损伤、疮疡初起、毒虫叮咬、肌肤麻木不仁以及顽癣、皮肤瘙痒、神经性皮炎等皮肤病，可在病变部位刺血后进行火罐治疗，以便吸拔出更多瘀血、污血，以达到改善局部组织的血液循环，促进新陈代谢过程的目的。

拔罐治病机制

拔罐治疗是通过火的作用对人体施以温热刺激，从而发挥温通经络的作用达到治病目的的。

拔罐疗法具有疏通经络、祛风除湿、消肿止痛、调和气血等作用，具体体现为：火罐利用吸拔的力量引起体表的局部组织高度充血，使毛细血管呈现出扩张的状态，病变部位的血脉保持畅通，从而加快血流速度，并能导致部分小血管破裂，积聚在患病部位的风寒湿邪和瘀血得到宣散。

因吸拔力量而导致部分小血管破裂，使血液得以在组织间被吸收、溶解，从而对机体产生良心刺激。更加旺盛的新陈代谢，使得组织营养得到一定的改善，从而增强白细胞吞噬病原体的作用，提高和增强人体的免疫防卫能力和抗病能力。

罐具的种类

拔罐疗法使用的罐具主要有陶罐、竹罐、玻璃罐、金属管、抽气罐等。

竹罐：竹罐是取坚固的圆竹筒，一端保留竹节，作为罐底，另一段打磨光滑，作为罐口。竹罐容易取材，便于制作，不易破裂的特点，同时还可以通过药液浸煮来制成药罐，在临床上应用最为广泛。

陶罐：陶罐是由陶土烧制，罐口平滑、状如木钵的火罐。陶罐具有很强的吸附力，但却容易摔破损坏，在临床上使用较少。

金属罐：金属罐多是采用铜、铁的金属材料制成的，虽然坚固耐用、不易漏气，但由于传热快，容易造成灼伤。在临床上已被淘汰。

玻璃罐：玻璃罐是由玻璃加工而成的圆形小口器皿，罐口平滑。透明的玻璃罐能够清晰地看到拔罐部位的充血淤积情况，便于实时掌握，但却很容易破损。在临床上应用最为广泛。

抽气罐：抽气罐有注射器抽气罐和橡皮球抽气罐等多种类型，多是由透明玻璃或塑料制成，通过顶端连接的注射器或橡皮球来进行排气。由于其具不需要燃火排气、可以根据病情随时对气压进行调整的特点，代表了罐具的发展方向。

竹罐、陶罐、玻璃罐，都可以在医药公司购买。有条件的家庭，可以根据自身条件购置不同型号、不同规格的火罐备用。在一时不能购买的情况下，可以用完好的茶杯、罐头瓶等广口玻璃瓶代替。

拔罐的操作方法

火罐、气罐、易罐、扶阳罐都普遍适用于家庭保健的拔罐治疗。在进行拔罐治疗前应备好罐具、棉球、火机、酒精、小纸片等

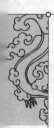

物品，在拔罐前可以在拔罐部位和罐口涂抹适量的膏油，以便在增强火罐吸附力，同时能加强对皮肤的保护。

火罐法

火罐治疗中有闪火法、投火法、贴棉法、滴酒法及架火法等。

1.闪火法：闪火法是用镊子夹持95%酒精棉球进行点燃后，在罐内迅速闪动并立刻退出，同时将罐具倒扣在事先选好的皮肤上的方法。闪火法安全系数高，且不受患者体位限制，一个棉球可以陆续拔几个火罐，是临床上应用最广的一种拔罐法。

拔罐后，将火罐留在体表不动的方法被称为"坐罐"；仅仅是在火罐刚刚吸拔住后，就马上取下，然后再拔再取……陆续反复几次、几十次的方法被称作闪罐法。

家中只有1个罐具，而病痛出现在腰背、大腿等大范围上的时候，可以采用推罐法或走罐法进行治疗。即在选定好的部位和罐口处涂上翻凡士林、按摩油膏等润滑剂，用手握住拔住的罐体，进行上下、左右方向的缓慢推动，直至皮肤充血。

2.投火法：投火法是将燃烧的95%酒精棉球投入罐体后，迅速将火罐拔在穴位上的方法。家中没有酒精棉球的，也可以使用燃烧的火柴杆或小纸片投入罐中，同样迅速地将火罐在选定的部位进行吸拔。投火法广泛适用于不会将燃烧物抖落在皮肤上的侧面横拔治疗。

3.贴棉法：贴棉法是将撕开的小块95%酒精棉球在火罐内部紧贴，点燃后迅速按拔在选定穴位上的方法。

4.滴酒法：滴酒法是将95%的酒精均匀滴洒在火罐内壁，点燃后迅速按拔在穴位上的治疗方法。滴酒法同样只适用于侧面横拔。

5.架火法：架火法是将装有95%酒精的

反转塑料盖在选定的穴位上点火后，迅速罩上罐具的治疗方法。

6.拔火罐的基本要求是：选穴准、动作快、火力猛、吸附稳。吸附在皮肤上的火罐可在留罐10分钟左右，出现皮肤充血或罐内皮肤呈现紫红色时才可以将火罐取下。

7.取罐时要求一手扶稳罐身，另一手手指对罐口附近皮肤进行按压，当空气进入罐内时，罐具便会脱落。切记不可强力拉扯或扭转，以免伤及皮肤。

取罐后，皮肤出现局部发红或紫红，均为正常现象。如果出现火力烫伤导致的水疱，当水疱较小时，可不作理会，由其自行吸收；如果水疱较大或皮肤出现破损，为避免与衣服摩擦产生疼痛或引发感染，应该将水疱刺破，放出其中液体，并用创可贴或纱布进行敷盖。

水罐法

水罐法又称水竹罐、水竹罐，它是将没有缺口、裂纹的完好竹罐在沸水中蒸煮后，用镊子把竹罐倒着取出，飞快地将罐口用毛巾扪紧，趁热倒扣在既定的穴位上进行治疗的方法。水罐法对风寒湿邪引发的体表及内脏疼痛治疗效果较好。

药罐法

药罐法是在水罐法的水中加入适当药物后，再行煮沸的拔罐法，是一种药、罐结合的疗法。其具体操作为将依据不同病情配置的相应药物，放置在布袋中扎紧，将布袋放入清水中蒸煮到适当浓度后，再投入竹罐煮沸10~15分钟后即可进行拔罐治疗。

气罐法

气罐是由有机玻璃做罐具，配抽气枪成套使用的。因为它不用点火，所以比普通火罐更为清洁卫生、更安全，尤其适用于热性病症的治疗；美中不足之处在于因为没有火罐的温热刺激，对寒性病症治疗效果欠佳。

气罐的具体操作是：在使用时，将提起顶端塞子的气罐罩在病变位置或相应穴位上，用抽气枪连接在顶端进行连续抽气，直到患者感到气罐的吸力适中时停止抽气，留罐10～15分钟后，提起气罐顶端塞子取罐。

拔罐治疗在注意事项及各种禁忌

1.拔罐治疗时，治疗方案的选择，要根据患者的体质、病情及罐疗的使用范围进行制定。如果是急性病的话，可以按每日1次，甚至是2~3次的标准进行罐疗；如果是慢性病或病情患者的患者则可以隔日1次，或每2~3日1次的标准进行罐疗。另外对于较为沉重的病情，可以进行较长时间的罐疗操作，较轻的病情，则要相应缩短。

2.心脏病患者、血友病、紫癜症等出血倾向病症患者、高热患者、相应部位皮肤破损患者和经期、妊娠期的妇女都可不可以进行拔罐治疗。

3.为避免出现皮肤烫伤或灼伤现象，在进行罐疗时，最可能地选择便于进行观察的透明罐具。

4.针罐法不可用于对胸背部的腧穴进行操作。

5.走罐法不可用于对肌肉瘠薄及骨骼凸起位置的罐疗操作。

6.在罐疗后出现的皮肤红晕、发绀色瘀斑，为正常反应，可自行消退。第二次进行罐疗时，不可在未消退的红晕或紫斑处施罐。

7.在罐疗过程中，一旦出现晕罐现象，应立即中止。

第三节　刺血疗法

刺血疗法是在病人身上用采血针或三棱针通过点刺出血来治疗疾病的方法。它以中医基础理论为指导，通过放血驱邪的方式来达到平衡阴阳、调和气血和恢复正气的目的。在《内经》中有对刺血疗法的详细描述，它具有操作简单、疗效迅捷的临床特点，且无毒副作用，是现代提倡的天然健康疗法之一。

刺血针具

进行刺血治疗的针具主要是采血针、三棱针。其中采血针是常用于医院化验室一次性采血的微型针具；三棱针，在古代也被称为锋针，是一种具有棱角和锋利针尖的针具。

在医院内进行刺血治疗时，可以用尖头手术刀进行；在家庭中进行刺血治疗时，通常会选择大号的缝衣针作为刺血针具，也有用皮肤针通过重力叩刺来进行刺血治疗的。

刺血疗法的作用和适应证

刺血疗法具有泻热开窍、宣通血脉、活血化瘀、消肿止痛的作用，对热证、痛证、急证、实证也具有较好的疗效。

刺血疗法多用于高热中暑、神昏、顽固性肢体麻木疼痛、扭伤、各种皮肤病及毒虫咬伤等的治疗。具具体操作为：

对大椎穴、中冲穴、曲池穴、耳垂及耳尖施以进行刺血疗法，用于治疗高热症状；

对人中穴、曲泽穴、委中穴、大椎穴施以刺血疗法，用于治疗中暑症状；

对人中穴、中冲穴或十指指尖施以刺血疗法，用于治疗神昏症状；

对百会穴、印堂穴、太冲穴、太阳穴施以刺血疗法，用于治疗高血压病、头痛及眼红肿痛等症状；

对鼻尖处的素髎穴施以刺血疗法，用于治疗急性喉炎、哮喘、呼吸困难等病症；

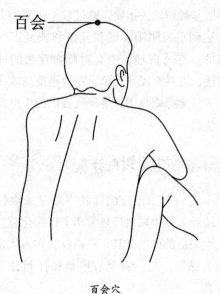

百会穴

急刺中冲穴或手足十指指端，用于治疗促发性心脏病；

急刺人中穴、后溪穴出血，用于治疗癫痫发作症；

刺百会穴、两侧耳垂下端出血，用于治疗栓塞性或缺血性中风；

点刺人中穴、龈交穴、委中穴、腰阳关穴、后溪穴，用于治疗急性腰扭伤；

点刺合谷穴、太冲穴、八邪及八风，用于治疗手足部的红肿疼痛；

扭伤、皮肤病、关节疼痛、毒虫叮咬等的刺血治疗应进行局部选穴或直接点刺青紫肿胀点出血。

*   *

x在进行刺血疗法前，应对患者的施术部位及施术者的手指进行常规消毒处理。以刺手（持针手）的拇指、食指捏牢针柄，用中指在距离针尖2～3分的距离处抵住针尖部位，以便对针刺的深浅度进行控制。而在进行刺血操作时，要用押手（不进行针刺的手）捏紧或绷紧需要进行针刺部位的皮肤，

以配合刺手的操作。最为常见的针刺手法主要有以下几种。

点刺法

在预定针刺部位进行上下方向的用力推按，使血液聚集于针刺部位，用消过毒的刺针飞快地刺入2～3分的深度后立即出针，并挤压针孔附近皮肤，使其出数滴血，最后将血滴用消毒的棉球擦拭，并按压针孔位置止血。

散刺法

散刺法又称豹纹刺，在病变部位的局部或周边进行多处点刺，其针刺后出血如豹纹状。为排除更多的瘀血，可以根据病变部位的不同，进行3～5次、十几次甚至几十次的针刺。散刺法具有刺点多、面积大的特点，多用于丹毒、顽癣、初起的疖肿、急性关节扭伤、毒虫叮咬引发的局部血肿等皮肤病、软组织损伤等的治疗。

划刺法

将施术部位进行消毒后，以三棱针、尖头手术刀等划开浅表血络或皮肤，释放3～5毫升血液后，以消毒纱布对创口进行敷盖的刺血方法。

挑刺法

在刺血部位消毒后，以押手按住舒适部位两侧，固定皮肤，以刺手捏持三棱针纵行挑破表皮3～5毫米后，再深入皮下挑断白色纤维组织，最后再用碘酒消毒，并用消毒后的纱布进行敷盖的刺血方法。

刺络法

用三棱针挑破经过消毒处理的充盈、暴露的静脉血管的施术部位，使暗紫色血液缓慢流出至变红时，进行止血的刺血方法。

刺血疗法以轻、浅、快为要诀。在刺血疗法的开始阶段出血多为深红、暗红或紫黑色，这时候应放任其出血，直到血液颜色转变为红色时，进行止血，并对刺血附近的

血迹进行擦拭清理。为加强刺血疗法的出血量，可以在点刺的同时进行拔罐出血，以通过负压作用排除更多的瘀毒血液，刺血拔罐多是使用气罐治疗，只有带有寒性症状的疾病才使用火罐治疗。

一般刺血治疗方法，对急性病症以每日2次的频率进行；慢性病症可以隔日或数日进行1次刺血治疗；出血量大的刺络法则以每周1次为宜。

刺血疗法的注意事项

刺血疗法具有刺激强烈、针孔稍大的特点，在操作过程中应注意以下几点：

1.此穴疗法视病情的不同，出血量有所变动，一般在5~30毫升之间。适量的出血，不但对身体无害，反而能起到治疗疾病的目的。

2.为避免体位不适而引发晕针，要使患者选择一个相对舒适的体位进行刺血治疗。

3.为预防感染，使用的针具及针刺部位要进行严格的消毒处理。针具要在75%浓度的酒精中浸泡半小时，或直接用火烧的方式进行消毒，待其冷却后使用；针刺部位的消毒首先使用2%浓度的碘酒，然后再用75%浓度的酒精棉球进行脱碘后方可施针；在针刺结束止血后，需再进行消毒处理。

4.为避免出现意外，在内脏、较大神经、血管等部位进行刺血治疗时不要进行深刺。

5.刺血治疗的患者，应进食清淡食物，以补充营养，但决不可取食辛辣刺激、生冷食物及公斤、猪头肉、鲤鱼、鹅肉等发病类食品。

6.在进行刺血治疗后，必须要注意创口卫生，且刺血部位36小时内不得过水。

7.刺血治疗后的患者经尽量避免吸烟酗酒、熬夜，也不可长期处在空调环境下。并且还要逐步对自己的生活和工作习惯进行调整。

8.在临床实践中，既有刺血后病症即刻减轻的患者，也有刺血后出现病症反而加重的瞑眩现象的。一般情况下，出现瞑眩现象的患者会在4~5天后相继转好。刺血后会使人产生疲劳感，要及时补充营养。

9.刺血治疗后出现在刺血针孔处的硬币大小的皮下瘀斑，是生理反应。瘀斑会在一段时间内逐渐消失。

10.气血不足、体质虚弱的患者，妊娠期及产后哺乳期的妇女，血小板减少、血友病等自发性出血倾向的患者，不可以使用刺血疗法进行治疗。

11.皮肤表面有感染、瘢痕、溃疡及不明肿块时，应在周围进行刺血治疗，而不可直接进行局部点刺。

12.饥饿、口渴、饮酒或房事过度的患者不得进行刺血治疗。

13.为确保治疗效果，巩固疗效，应坚持治疗，不可因一时效果不明显或无效果而放弃治疗。

第四节　皮肤针

皮肤针疗法，也被称为皮刺疗法，它是用多支短针制作的针具对皮肤进行叩打，通过疏通经络、促进气血进行，达到改善关节脏腑，恢复机体正常功能的作用，但并不刺入皮肉的一种多针浅刺疗法。

皮肤针的作用和适应证

皮肤针疗法通过疏通体表经络气血，起到调节和沟通体表组织与脏腑内部的作用，皮肤针能够广泛地应用于针灸治疗的各种病症，是一种安全有效的家庭保健针具。

皮肤针疗法对于治疗头痛眩晕、神经衰

弱、失眠、近视、高/低血压，颈肩腰背疼痛、四肢关节疼痛、胸肋疼痛、胃痛、肠胃炎、哮喘、痛经、闭经及丹毒、皮癣等皮肤病、皮肤瘙痒、斑秃、脱发及肌体麻木等病症有其独特效果。

皮肤针针具

皮肤针是分散装嵌在莲蓬状物体上的数枚小针的统称，皮肤针有单头与多头的区别。皮肤针的命名是根据其装针的多少而得来的，既有装5枚小针的梅花针，也有装7枚小针的七星针，更有装18枚小针的十八罗汉针；而丛针则指的是集束安装在一起的数枚小针。通常使用的皮肤针是一头梅花针或七星针，而另一头则是以丛针形式存在的。

用作皮肤针针柄的材质有硬质胶木、金属棒和软质塑料、牛角制品的区别。

皮肤针在叩刺时由于接触面大，针尖仅触及皮肤而已，具有刺激表浅、疼痛轻微的特点，多用于妇女、儿童和年老体弱者的治疗，所以也有"妇女针""小儿针"的别称。

皮肤针叩刺部位的选择

在进行皮肤针叩刺治疗时，根据叩刺部位的不同，分为循经叩刺、穴位叩刺和局部叩刺三种。

循经叩刺

以经络辩证为基础，依照经络循行的路线进行叩刺治疗。最常进行叩刺的经络为督脉经、膀胱经和四肢膝盖下的经络。

穴位叩刺

依照经脉辩证法来进行循经取穴，然后对照穴位的主治进行叩刺治疗。经常进行叩刺的穴位为华佗夹脊穴、阿是穴和特定学等。

局部叩刺

对病患处进行叩刺治疗。如对扭伤、挫伤后出现的局部瘀肿疼痛处，要进行局部的散刺或围刺。

皮肤针叩刺操作方法

进行皮肤针叩刺治疗的基本操作方法如下。

持针法

皮肤针的持针手法依据针柄材质类型的不同而有所区别：硬质胶木针柄的皮肤针在持针时，以右手的大拇指、中指、无名指和小指握住针柄，由伸长的食指在针柄上进行按压；以软质塑料或牛角制品作为针柄的皮肤针在持针时，可以直接用大拇指和食指捏住针柄。

叩刺方法

在进行皮肤针叩刺时，应首先对针具及施术部位进行消毒处理，然后用拇指、食指和中指捏住针柄，以针头对准施术部位，利用针的弹力和手腕的上下抖动来进行垂直叩刺。在叩刺中，要保证针尖在接触皮肤后即可弹起，反复进行。为减少痛感，要确保在操作中不可时轻时重、时快时慢。

叩刺顺序

在进行皮肤针叩刺治疗时，应遵循如下的顺序进行。

头部：对头部进行叩刺时自前发际向后直至后发际。以督脉为正中线，自神庭穴始，直至脑户穴、风府穴；以两旁膀胱经为第一侧线，自曲差穴始，直至玉枕穴、天柱穴；以胆经为第二侧线，自临泣穴至风池穴。

眼部：对眼部的叩刺要先从眉头至眉梢处，然后从目内眦、经上眼睑直到瞳子髎，最后进行叩刺的目内眦，经眼眶下缘到瞳子髎的位置。

面部：对面部的叩刺要求按穴位进行。

耳部：对耳部的叩刺要求以耳垂后，耳前为重点。

颈部：首先对督脉正中线处的风府穴至大椎穴进行叩击，再对两侧天柱穴至膀胱经第一侧线第六颈椎的两旁以及风池穴直下一直到膀胱经第二侧线第六颈椎的两旁。

肩胛部：先对肩胛骨内缘自上而下进行叩击，然后从肩胛骨上缘由内向外进行叩击，最后进行叩击的是肩胛骨下缘，以从内岛外的顺序进行。

背部：对背部的叩击，首先是膀胱经的第一侧线，然后是第二侧线。

腹部：对上腹的剑突至脐部进行叩刺，按自上而下的顺序先对腹部中线的任脉进行叩刺，再对两侧各进行3~4行的叩刺，然后依左到右的顺序进行横向叩刺4~5行。对下腹部的脐部至耻骨连合处进行叩刺，顺序同上腹部。

骶部：对骶部的叩击主要集中在骶部两侧皮区，要求各叩刺三行。

上下肢：对外侧的叩击分别按手/足三阳经循行线进行；对内侧的叩刺则要求分别按手/足三阳经循行线进行；对各关节的周围进行环形叩刺。

叩刺强度和疗程

叩刺治疗的强度和疗程根据患者的体质、病症情况及施术部位的不同而有所区别。年老体弱患者、妇幼患者、慢性虚弱型疾病患者及头面部的皮肤针叩刺治疗应该以慢打轻刺为主，以达到局部皮肤略显潮红、轻度充血为原则。而对于身体健壮的急性实

症患者及腰背、四肢部位等肌肉较多地方的皮肤针叩刺则以快打重刺为主，需要达到局部皮肤重度充血或轻度出血的程度。

对跌打损伤、风湿疼痛、皮肤病、刺伤及毒虫叮咬等，需要在叩刺的基础上施以拔罐治疗，利用罐具的吸力来加强出血效果。

皮肤针叩刺治疗一般以每日1次或隔日1次为宜，慢性病以10~15次为一个治疗疗程，两个治疗疗程之间要间隔开1~2周的时间。

皮肤针叩刺疗法的注意事项

进行皮肤针叩刺时，应注意以下事项：

1 为避免对施术部位皮肤造成伤害，在使用前对针具进行检查并消毒。针尖处有缺损、钩毛，或是针尖参差不齐的，要进行修理后方可实用。

2.损伤、溃疡或感染的皮肤，不可在病患处进行叩刺。有重叩出血现象的，以消毒棉球进行局部清理，以避免发生感染。

3.叩刺过程中，要始终确保针面与皮肤的垂直，同时要用力均匀。为避免产生痛感，不宜时轻时重、忽快忽慢地进行叩刺，更不能进行拖刺。

4.治疗完毕后，对皮肤针进行冲洗、消毒处理，以备下次使用。

5.血友病、再生障碍性贫血、血小板减少性紫癜等出血性疾病患者及有冻伤、烧伤、烫伤、瘢痕等局部皮肤损伤溃疡症状的患者，不可以使用皮肤针叩刺法进行治疗。

6.为巩固疗效，对慢性疾病的叩刺治疗在取得疗效后，要继续一个疗程。

7.皮肤针的操作简单易学，慢性病患者可以在学习后进行自我操作。